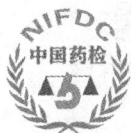

中国食品药品检定研究院
"三品一械"检验技术丛书

全球化妆品技术法规比对

组织编写　中国食品药品检定研究院
主　　编　王钢力　张庆生
副 主 编　董树芬　邢书霞　苏　哲
主　　审　中国香料香精化妆品工业协会
编　　委　（以姓氏笔画为序）

乌　兰　　左甜甜　　冯克然　　刘　洋

刘晓悦　　李　华　　李　杨　　李正涛

杨树双　　吴　莹　　吴　景　　吴　震

吴冯丹　　宋　钰　　张　杰　　张　昱

张凤兰　　陈　淙　　陈　超　　林庆斌

罗飞亚　　金卫华　　姜宜凡　　黄怡康

谢柳青　　裴新荣

人民卫生出版社

图书在版编目（CIP）数据

全球化妆品技术法规比对 / 王钢力，张庆生主编 . —北京：
人民卫生出版社，2017

ISBN 978-7-117-25021-4

Ⅰ. ①全… Ⅱ. ①王…②张… Ⅲ. ①化妆品 – 卫生管理 – 法
规 – 对比研究 – 世界 Ⅳ. ①D912.160.4

中国版本图书馆 CIP 数据核字（2017）第 201149 号

人卫智网	www.ipmph.com	医学教育、学术、考试、健康，购书智慧智能综合服务平台
人卫官网	www.pmph.com	人卫官方资讯发布平台

全球化妆品技术法规比对

主　　编：王钢力　张庆生
出版发行：人民卫生出版社（中继线 010-59780011）
地　　址：北京市朝阳区潘家园南里 19 号
邮　　编：100021
E - mail：pmph @ pmph.com
购书热线：010-59787592　010-59787584　010-65264830
印　　刷：北京汇林印务有限公司
经　　销：新华书店
开　　本：787×1092　1/16　印张：42
字　　数：1022 千字
版　　次：2018 年 1 月第 1 版　2018 年 1 月第 1 版第 1 次印刷
标准书号：ISBN 978-7-117-25021-4/R·25022
定　　价：238.00 元
打击盗版举报电话：010-59787491　E-mail：WQ @ pmph.com
（凡属印装质量问题请与本社市场营销中心联系退换）

序

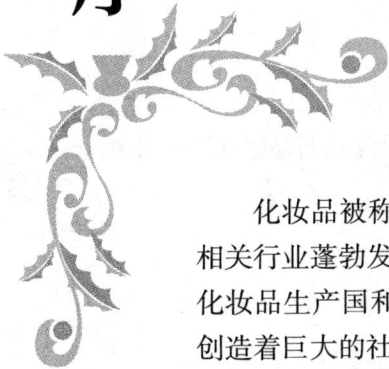

化妆品被称为"美丽经济",自改革开放以来,我国化妆品市场和相关行业蓬勃发展,取得举世瞩目的成就。中国现已成为全球最大的化妆品生产国和消费国之一,为全球市场提供了丰富的产品和原料,创造着巨大的社会财富,成为我国经济活动中不可缺少的一部分。

在国际贸易与交流日益频繁的今天,化妆品作为一种日常使用的消费品,充分体现出生产、贸易全球一体化的特点。尤其自我国加入世界贸易组织以来,化妆品产业的对外开放进入到一个全新阶段,进出口量逐年增大。在国际化的形势和背景下,化妆品监管人员及从业人员应当时刻保持全球化的视野。因此,如何在符合我国国情、确保消费安全的前提下,促进我国化妆品监管与国际接轨,便成为一项尤为重要的课题。

所谓"他山之石,可以攻玉",国家食品药品监督管理总局始终高度重视世界范围内化妆品法规的研究工作,并且始终将目光投向全球:欧美等国家和地区的化妆品产业经历了相对较长的发展历史,其监管法规相对科学、成熟,尤其是其中的技术要求和技术标准值得我国学习借鉴;同时,近年来涌现出一批新兴化妆品消费市场,具有消费人群庞大、产业发展迅速等特点,虽然这些国家和地区的监管和法规体系尚有待完善,但恰恰能够反映出化妆品监管发展的阶段特性,其现状同样值得思考。这些日常研究工作,不仅有益于我国化妆品监管队伍的建设,更是为化妆品技术法规的制修订工作提供重要的参考依据。

本书正是这样一本应运而生的书籍,选取了一些具有代表性的国家和地区,就化妆品监管体系、法规要求等方面与我国相关情况进行了详细对比,基本包括了化妆品监管的全部要素,特别是将两千余种组分的收录情况、技术要求等进行逐一对比,其研究结果、科学结论对于我国化妆品的技术监管具有十分宝贵的借鉴意义。在本书中,还充分结合法规的对比分析情况,对《化妆品安全技术规范》的修订内容进行了阐释,既体现了法规修订的科学性、先进性、严谨性,也将有助于化妆品监管人员及从业人员对法规的理解。总体而言,本书内容翔实、理念先进、实用性强,是一本含金量极高的专业书籍。

最后,希望本书能够在化妆品领域发挥最大的价值,为生产、经营、从业人员提供法规及技术参考,为监管、科研、教学人员提供最前沿的法规动态和发展方向。衷心希望行业、政府、科学机构共同携手,为消费者的安全保驾护航!

中国食品药品检定研究院院长

2017 年 6 月

前言

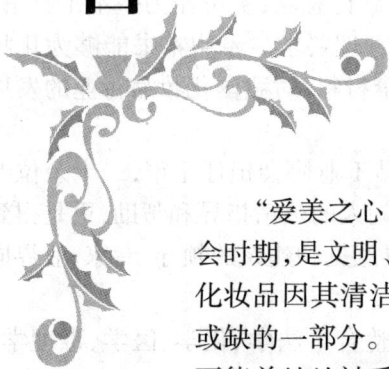

"爱美之心，人皆有之"。化妆品，最早可以追溯到人类的原始社会时期，是文明、艺术的重要载体。随着社会、经济、文化的不断发展，化妆品因其清洁、健护、修饰、美化等作用，逐渐成为人类生活中不可或缺的一部分。随着科技的发展和消费需求的不断升级，化妆品已经不能单纯地被看作一种普通日用化学工业产品，而应该是安全的、有利于人体健康的产品，需符合消费者期待的更高要求。

为保证化妆品的质量安全，我国制定了完善的监管制度和法规体系，其中，《化妆品卫生规范》（2007年版）是化妆品监管工作中的主要技术法规。然而随着化妆品行业的发展和科学认识的提高，《化妆品卫生规范》（2007年版）在某些方面已不能完全满足当前化妆品行业的发展需要，特别其中禁用、限用组分列表所收录的物质及其要求，亟待进行修订补充。为确保我国法规的先进性和科学性，更加科学地完成技术法规的修订工作，我们对欧盟、美国、日本、韩国、加拿大等国家和地区的化妆品现行技术法规进行了研究与对比。所选取的这些国家和地区，主要为化妆品生产和消费大国，体现了世界主流的化妆品技术重点和监管需求，为《化妆品安全技术规范》的修订和执行提供参考。

由于化妆品技术法规仅为化妆品监管体系的一部分，因此，在侧重于技术法规的基础上，我们还分析对比了这些国家和地区的主要监管体系和配套行政管理法规，作为理解、借鉴相关技术要求的背景和前提。此外，不同国家和地区对于化妆品的定义不同，实际的产品范围有所差异，为防止法规的误读与遗漏，我们并未将对比范围局限于"化妆品"，还包括了某些在其他国家（地区）被定义为医药（部）外品、甚至是医药品的产品，使研究结果更加全面客观，更具参考价值。

2015年12月，《化妆品安全技术规范》正式发布。为使其得到更好的宣传和理解，我们梳理了法规比对工作的研究成果，同时结合该技术法规的主要修订过程和修订内容，形成本书《全球化妆品技术法规比对》。本书共分为八个章节：首先从化妆品的定义及分类、监管机构及法规、技术支撑体系等角度对比介绍了化妆品的监管背景；接着以化妆品的生命周期为主线，由原料至终产品上市，对化妆品的技术要求、包装及标签广告要求、管理手段（上市前和上市后）等进行了对比；随后结合近年来化妆品法规动态，对世界范围内化妆品监管的几项热点问题及相关科学研究进行了讨论；最后则结合正文之后的 12 个附表，详细对比了《化妆品卫生规范》（2007 年版）中的各组分列表与其他国家和地区的异同，以及《化妆品安全技术规范》相应的修订情况，共涉及 2000 余种物质。因此，本书不仅反映了我国化妆品技术法规的修订思路，更可作为一本工具书，快速查找比对不同国家和地区化妆品的技术要求和其他管理要求。希望本书能够为化妆品的日常监督管理以及科学研究提供技术法规方面的背景材料，对我国化妆品行业的发展有所帮助。

　　本书由王钢力、张庆生主编，中国香料香精化妆品工业协会担任主审，二十余位专家参与了编写。在本书成稿过程中，得到有关领导、专家、同人的热情指导和帮助，更是得到行业的大力支持。在此，对所有为本书做出贡献、提出宝贵意见和建议的领导、专家、业界同人致以最崇高的敬意和由衷的感谢。

　　本书涉及的内容广泛、法规众多，在编写过程中整合了法学、化学、医学、毒理学、生物学、工程学等众多学科的专业知识，同时克服了大量的语言及翻译障碍。对于本书存在的不足之处，敬请各位读者批评指正。

编者

2017 年 6 月

目录

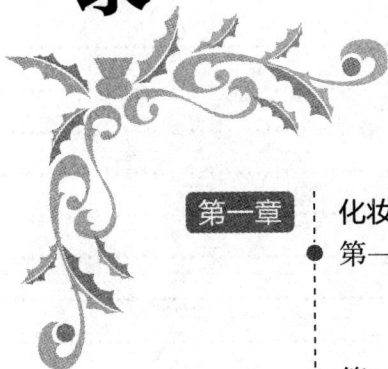

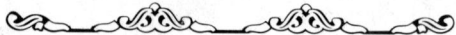

第一章

化妆品定义及分类

化妆品的界定、分类问题一直是监管部门所讨论的重要话题。在各国（地区）关于化妆品的基本监管法规中，往往都先规定化妆品的定义——这不仅仅关系到相关产品的归类问题，更是对监管范围的界定。因此，在对化妆品技术法规进行详细比较之前，首先讨论这些国家和地区化妆品的定义和分类，这是对比的基础和前提。

另一方面，由于化妆品定义的内涵不完全一致，各个国家和地区对于化妆品的监管模式也有所不同。尤其是对于一些"边缘产品"，在某些国家（地区）作为化妆品进行管理，而在某些国家（地区）则被归类为药品等。因此，在研究比较政府部门对化妆品的管理模式时，不能简单地将其总结为严格或者宽松，而应当首先结合该国（地区）化妆品的定义内涵讨论。还需注意的是，对于某类合法产品，无论在某一国家（地区）是否被归为化妆品，该产品仍然是客观存在的，只是在不同法规体系下的监管方式不同。因此，为防止技术法规对比的遗漏和缺失，本书所讨论的化妆品指广义的化妆品，也就是包含了一些在我国归类为化妆品、而在其他国家和地区作为药品或医药（部）外品等进行管理的产品。

为了横向比较化妆品含义的不同，从而确定后续的讨论范围以及产品、技术法规的对应关系，同时更好地从其他国家和地区的化妆品释义中获得启示，本章首先分别介绍化妆品的定义及分类。

第一节 中国化妆品的定义及分类

一、中国法规中"化妆品"的定义

在我国《化妆品卫生监督条例》中，化妆品被定义为"以涂擦、喷洒或者其他类似的方法，散布于人体表面任何部位（皮肤、毛发、指甲、口唇等），以达到清洁、消除不良气味、护肤、美容和修饰目的的日用化学工业产品"[1]。

此外，在国家质量监督检验检疫总局发布的标准及相关文件中，也对化妆品的定义进行了一定的解释。在国家质量监督检验检疫总局和国家标准化管理委员会发布的国家强制标准《消费品使用说明化妆品通用标签》（GB 5296.3—2008）中，化妆品是指"以涂抹、洒、喷或其他类似方式，施于人体表面任何部位（皮肤、毛发、指甲、口唇等），以达到清洁、改变外观、

1

修正人体气味、保养、保持良好状态目的的产品"。而在国家质量监督检验检疫总局 2007 年公布的《化妆品标识管理规定》(总局令第 100 号)中,化妆品是指"以涂抹、喷、洒或者其他类似方法,施于人体(皮肤、毛发、指趾甲、口唇齿等),以达到清洁、保养、美化、修饰和改变外观,或者修正人体气味,保持良好状态为目的的产品"。

在中国不同的法规、标准之间,对于化妆品的定义有所差异。一方面这是由于《化妆品卫生监督条例》发布于 1989 年,随着社会的进步和化妆品产业的发展,出现了一些创新和边缘产品;另一方面,我国之前对于化妆品实行多部门管理,由于职能范围和业务侧重点有所不同,对于化妆品的定义也不尽相同。其中,由于《化妆品卫生监督条例》是国务院批准的上位法,因此目前大多数情况下仍然执行《化妆品卫生监督条例》的定义。

《化妆品卫生监督条例》对化妆品的定义主要包含三个要素:方法、部位、作用。在该定义下,并不包括牙膏等作用于牙齿和口腔黏膜的产品、外生殖器清洁护理产品等。根据该定义对某种产品是否属于化妆品进行判断时,应当主要从以下几个方面进行考虑:

(1)化妆品的使用方式是涂擦、喷洒或者其他类似的方法,而以口服、注射等方式达到美容目的的产品不属于化妆品范畴;

(2)化妆品的施用部位是人体表面任何部位,如皮肤、毛发、指甲、口唇等,而牙齿、口腔黏膜、阴道等不在此范围;

(3)化妆品的功能和使用目的是清洁、消除不良气味、护肤、美容和修饰,不具有预防和治疗疾病的功能,且目前中国并不存在"药妆"的概念;

(4)化妆品属于日用化学工业产品的范畴,不包括装饰品等。

二、中国化妆品的分类

化妆品的种类繁多,目前国际上并没有统一的分类方法。根据我国国情以及监管需求,《化妆品卫生监督条例》将化妆品分为特殊用途化妆品和非特殊用途化妆品。

《化妆品卫生监督条例》第十条规定,"特殊用途化妆品是指用于育发、染发、烫发、脱毛、美乳、健美、除臭、祛斑、防晒的化妆品"。这九种特殊用途化妆品之外的化妆品均属于非特殊用途化妆品范畴。在《化妆品卫生监督条例实施细则》第五十六条中,又进一步对九种特殊用途化妆品的含义进行了说明界定,具体含义如下:

(1)育发化妆品:有助于毛发生长、减少脱发和断发的化妆品。

(2)染发化妆品:具有改变头发颜色作用的化妆品。

(3)烫发化妆品:具有改变头发弯曲度,并维持相对稳定的化妆品。

(4)脱毛化妆品:具有减少、消除体毛作用的化妆品。

(5)美乳化妆品:有助于乳房健美的化妆品。

(6)健美化妆品:有助于使体形健美的化妆品。

(7)除臭化妆品:有于消除腋臭的化妆品。

(8)祛斑化妆品:用于减轻皮肤表皮色素沉着的化妆品。

(9)防晒化妆品:具有吸收紫外线作用、减轻因日晒引起皮肤损伤功能的化妆品。

此外,因市场上大部分宣称有助于皮肤美白增白的化妆品与宣称用于减轻皮肤表皮色素沉着的化妆品作用机制一致,为控制美白化妆品的安全风险,国家食品药品监督管理总局于 2013 年 12 月发布了《关于调整化妆品注册备案管理有关事宜的通告》(2013 年第 10 号),

明确将美白化妆品纳入祛斑类化妆品管理。2014年4月,国家食品药品监督管理总局又发布《关于进一步明确化妆品注册备案有关执行问题的函》(食药监药化管便函〔2014〕70号),其中对于美白化妆品的注册管理相关工作进行了详细规定,主要包括美白化妆品的范围界定、功效宣称管理以及注册申报程序等。

在《化妆品卫生监督条例》中,并没有对特殊用途化妆品以及非特殊用途化妆品进行进一步的细分。为行政许可检验的需要,2010年2月,原国家食品药品监督管理局发布了《化妆品行政许可检验管理办法》(国食药监许〔2010〕82号),为方便对不同产品检验项目等的管理,将非特殊用途化妆品分为发用品、护肤品、彩妆品、指(趾)甲用品和芳香品等五大类。此外,为便于化妆品生产许可的管理,原国家质量技术监督局还将化妆品分为了六个单元,即:一般液态单元、膏霜乳液单元、粉单元、气雾剂及有机溶剂单元、蜡基单元和其他单元,根据产品特性又将前四个单元分为了护发清洁类、护肤水类、染烫发类等十个小类。但需注意的是,这个分类方法一般仅用于化妆品生产许可,并且自2006年起,原国家质量技术监督总局开始将牙膏单独作为一类产品实施生产许可管理。

2015年12月,国家食品药品监督管理总局发布《化妆品生产许可工作规范》,以生产工艺和成品状态为主要划分依据,将化妆品划分为七个单元,共对应15个类别:

(1)一般液态单元,包括护发清洁类、护肤水类、染烫发类、啫喱类;

(2)膏霜乳液单元,包括护肤清洁类、护发类、染烫发类;

(3)粉单元,包括散粉类、块状粉类、染发类、浴盐类;

(4)气雾剂及有机溶剂单元,包括气雾剂类、有机溶剂类;

(5)蜡基单元,包括蜡基类;

(6)牙膏单元,包括牙膏类;

(7)其他单元。

虽然《化妆品生产许可工作规范》中包括了"牙膏单元",但基本是对原国家质量技术监督总局生产许可相关工作的延续。按照《化妆品卫生监督条例》中对于化妆品的定义,牙膏等作用于牙齿和口腔黏膜的产品,尚不属于化妆品。

第二节 欧盟化妆品的定义及分类

一、欧盟法规中"化妆品"的定义

依据欧盟《化妆品法规1223/2009》[Regulation (EC) No.1223/2009 of the European Parliament and of the Council of 30 November 2009 on Cosmetic Products]第2.1.(a)条的规定,化妆品定义为"用于接触人体外部(表皮、毛发系统、指甲、嘴唇和外部生殖器)或者牙齿和口腔黏膜,专门或者主要使其清洁、具有香气、改变外观、起到保护作用、保持其处于良好状态或者调整身体气味的物质或混合物"[2]。其法规原文为:'Cosmetic product' means any substance or mixture intended to be placed in contact with the external parts of the human body (epidermis, hair system, nails, lips and external genital organs) or with the teeth and the mucous membranes of the oral cavity with a view exclusively or mainly to cleaning them, perfuming them, changing their appearance, protecting them, keeping them in good condition or correcting body odours.

二、欧盟化妆品的分类及类型

在欧盟，化妆品终产品的安全主要通过其中所使用原料的安全性进行保证。因此，欧盟更侧重于化妆品原料的分类及管理，并没有将终产品划分类别并进行区分管理。

欧盟法规明确定义了化妆品，然而，与化妆品定义相对应的产品范围较为宽泛，在有些情况下，判断产品是否属于化妆品存在一定难度，需要结合实际情况（例如产品功能和作用机制等）进行分析后才能逐一判断。因此，《化妆品法规1223/2009》前言中说明条款第7条指出，一个产品是否属于化妆品，应全面考虑产品特性，按照产品实际情况逐个分析（The assessment of whether a product is a cosmetic product has to be made on the basis of a case-by-case assessment, taking into account all characteristics of the product）。同时，欧盟成员国的主管部门有责任对产品是否属于化妆品类别进行最终判定。

为了帮助判断产品是否属于化妆品类别，在欧盟《化妆品法规1223/2009》前言说明条款第7条中，还列举了化妆品的主要产品类型，包括：皮肤用的膏霜、乳液、啫喱和油状产品，面膜，饰色底妆（液体、膏状、粉状），粉状彩妆类产品、粉状浴后用品，粉状清洁用品，卫生间用香皂，除臭香皂，香水，淡香水和古龙水，洗浴用品（盐状、泡沫状、油状、啫喱状），脱毛类产品，除臭和抑汗类产品，染发产品，卷发、拉直和定型产品，造型产品，发用清洁产品（液状、粉状、洗发水），发用护理产品（液状、霜状、油状），美发用产品（液状、喷涂类，发油类），剃须产品（霜状、泡沫状、液状），彩妆和卸妆类产品，唇部用产品，牙齿和口部护理产品，指甲护理和彩甲类产品，外用亲密卫生用品，日光浴用品，无须日光作用的美黑产品，皮肤美白产品和去皱产品。其原文为：Cosmetic products may include creams, emulsions, lotions, gels and oils for the skin, face masks, tinted bases (liquids, pastes, powders), make-up powders, after-bath powders, hygienic powders, toilet soaps, deodorant soaps, perfumes, toilet waters and eau de Cologne, bath and shower preparations (salts, foams, oils, gels), depilatories, deodorants and anti-perspirants, hair colorants, products for waving, straightening and fixing hair, hair-setting products, hair-cleansing products (lotions, powders, shampoos), hair-conditioning products (lotions, creams, oils), hairdressing products (lotions, lacquers, brillian-tines), shaving products (creams, foams, lotions), make-up and products removing make-up, products intended for application to the lips, products for care of the teeth and the mouth, products for nail care and make-up, products for external intimate hygiene, sunbathing products, prod-ucts for tanning without sun, skin-whitening products and anti-wrinkle products.

三、欧盟"边缘产品"的界定

产品类别的正确划分是判断产品适用法规的前提条件，后者则是产品合规性的判断依据。根据欧盟法规中对于化妆品的定义，除使用部位、使用目的的要求外，化妆品还应是一种"物质或混合物"，强调化妆品的化学属性。同时，根据《欧盟化妆品法规1223/2009》中第2.2条规定，注射、口服、吸入或植入的产品不属于化妆品（A substance or mixture intended to be ingested, inhaled, injected or implanted into the human body shall not be considered to be a cosmetic product)。

　　然而,在某些情况下,结合产品实际情况分析、判定产品法规类别及其适用法规存在一定难度,特别是针对一些处于化妆品和其他品类边缘地带的产品,即"边缘产品(borderline products)"。鉴于判定产品正确法规类别的重要意义,欧盟委员会(European Commission,EC)发布了一系列具有指引性作用的指导性文件,这些指引性文件包括指导手册、指南文件、界定化妆品和其他产品(例如,医药类、生物杀灭剂类产品)类别的释义性文件等。

　　化妆品法规适用范围的清晰界定对化妆品法规的实施,以及欧盟成员国对其正确解读和执行具有重要意义[3],因此,欧盟指导手册(Manual on the Scope of Application of the Cosmetics Regulation (EC) No.1223/2009)对《化妆品法规1223/2009》适用范围可能存在的相关问题给予解释说明。此外,鉴于化妆品法规和药品法规适用范围的清晰界定对两个法规的实施,以及欧盟成员国对其正确解读和执行具有重要意义,对于介于化妆品和药品之间的"边缘产品",可在指南文件(Guidance Document on the Demarcation between the Cosmetic Products Directive 76/768 and the Medicinal Products Directive 2001/83)的帮助下针对具体产品进行分析。值得注意的是,中国法规概念下的一些化妆品,特别是一些"特殊用途化妆品",在欧盟并不一定被归类为化妆品的法规类别。例如:美乳产品在我国为特殊用途化妆品管理,而在欧盟则作为药品管理;我国育发、健美、祛斑(美白)等特殊用途化妆品类别的产品,在欧盟应当依据其产品宣称判断是否作为化妆品或药品管理;目前在我国为非特殊用途化妆品管理的祛痘产品,但在欧盟同样需依据其产品宣称判断是否作为化妆品或药品管理。

第三节　美国化妆品的定义及分类

一、美国法规中"化妆品"的定义

　　美国《联邦食品、药品和化妆品法案》(Federal Food,Drug,and Cosmetic Act,FD&C Act)规定,化妆品为"预计以涂抹、喷洒、喷雾或其他方法使用于人体,能起到清洁、美化、增进魅力或改变外观目的的物品(肥皂除外)"[4]。该法规原文为:The term 'cosmetic' means (1) articles intended to be rubbed,poured,sprinkled,or sprayed on,introduced into,or otherwise applied to the human body or any part thereof for cleansing,beautifying,promoting attractiveness, or altering the appearance,and (2) articles intended for use as a component of any such articles; except that such term shall not include soap.

　　该定义将肥皂排除在化妆品之外,在配合《联邦食品、药品和化妆品法案》实施而制定的《联邦法规法典》(Code of Federal Regulations,CFR)第21篇中,对于不属于化妆品的肥皂定义进一步作出解释,即需满足以下条件的肥皂不属于化妆品:(1)产品中的非挥发性物质主要是由碱性脂肪酸盐组成,并且其清洁去污能力来自于这些化合物;(2)仅作为肥皂进行标签、销售、描述等。该法规原文为:In its definition of the term cosmetic,the Federal Food, Drug,and Cosmetic Act specifically exclude soap.The term soap is nowhere defined in the act.In administering the act,the Food and Drug Administration interprets the term 'soap' to apply only to articles that meet the following conditions: (1) The bulk of the nonvolatile matter in the product consists of an alkali salt of fatty acids and the detergent properties of the article are due to the alkali-fatty acid compounds; and (2) The product is labeled, sold, and represented only as soap。

美国药品是指"预计用于人或动物疾病的诊断、治疗、缓解、处理、或预防的物品"以及"影响人或动物机体结构或功能的物品"〔articles intended for use in the diagnosis, cure, mitigation, treatment, or prevention of disease and articles (other than food) intended to affect the structure or any function of the body of man or other animals〕。在美国的药品中,有一类非处方药(OTC),非处方药是指通过了新药审批或收录于OTC专论中的产品。在符合专论要求的前提下,非处方药无须经过上市前审批;而不符合OTC专论的药品则需要在上市前经过严格的新药申请程序,因此可被通俗地称为NDA(New Drug Application)药物。防晒产品、防龋产品、去屑产品等,在美国均作为非处方药进行管理,需符合相关OTC专论的要求。

需要注意的是,在美国还存在同时作为化妆品和药品进行管理的产品。在美国食品药品管理局(Food and Drug Administration, FDA)的官网上,通过问答的形式,对于该类产品的定义和法规要求等进行了详细说明(How can a product be both a cosmetic and a drug):某些产品可能具有双重使用目的,同时符合化妆品和药品的定义,例如去屑洗发香波因具有清洁头发的作用被认为是化妆品、而同时因其具有治疗头皮屑的作用被认为是药品,再例如含氟牙膏、具有止汗功能的除臭剂以及宣称具有防晒功能的保湿产品和化妆产品等,这些产品必须同时符合化妆品和药品的相关法规要求(Some products meet the definitions of both cosmetics and drugs. This may happen when a product has two intended uses. For example, a shampoo is a cosmetic because its intended use is to cleanse the hair. An antidandruff treatment is a drug because its intended use is to treat dandruff. Consequently, an antidandruff shampoo is both a cosmetic and a drug. Among other cosmetic/drug combinations are toothpastes that contain fluoride, deodorants that are also antiperspirants, and moisturizers and makeup marketed with sun-protection claims. Such products must comply with the requirements for both cosmetics and drugs)。

二、美国化妆品自愿注册产品分类目录清单

美国化妆品范围较为宽泛,没有进一步的产品分类,但在美国食品和药品管理局官方网站的化妆品自愿登记系统(Voluntary Cosmetic Registration Program, VCRP)下,列有化妆品产品分类编码(Cosmetic Product Category Codes),借此可以大致了解美国化妆品的分类情况。在这份化妆品自愿登记产品的分类目录清单中,依据功效宣传用语和预期用途等,将化妆品分为13个类别,具体如表1-1所示。

表1-1　美国化妆品分类列表

类别	品目	中文翻译
01. Baby Products 婴儿产品	a. Baby Shampoos b. Lotions, Oils, Powders, and Creams c. Other Baby Products	a. 婴儿香波 b. 乳液、油、粉、面霜 c. 其他婴儿产品
02. Bath Preparations 浴用产品	a. Bath Oils, Tablets, and Salts b. Bubble Bath	a. 浴油、浴片、浴盐 b. 泡沫浴

续表

类别	品目	中文翻译
	c. Bath Capsules	c. 胶囊沐浴乳
	d. Other Bath Preparations	d. 其他浴用产品
03. Eye Makeup Preparations 眼妆产品	a. Eyebrow Pencil	a. 眉笔
	b. Eyeliner	b. 眼线膏、眼线笔、眼线液
	c. Eye Shadow	c. 眼影、眼睑膏
	d. Eye Lotion	d. 眼部用乳液
	e. Eye Makeup Remover	e. 眼部用卸妆液
	f. Mascara	f. 睫毛膏、睫毛油
	g. Other Eye Makeup Preparations	g. 其他眼妆产品
04. Fragrance Preparations 芳香产品	a. Cologne and Toilet Waters	a. 古龙水和淡香水
	b. Perfumes	b. 香水
	c. Powders (dusting and talcum, excluding aftershave talc)	c. 香粉（喷剂和爽身粉，不含剃须后用爽身粉剂）
	d. Sachets	d. 香薰包
	e. Other Fragrance Preparations	e. 其他芳香产品
05. Hair Preparations (non-coloring) 非染色用头发产品	a. Hair conditioner	a. 护发素
	b. Hair Spray (aerosol fixatives)	b. 喷发（定型）剂、发胶（气雾剂）
	c. Hair Straighteners	c. 头发拉直
	d. Permanent Waves	d. 烫发
	e. Rinses (non-coloring)	e. 洗发剂（非染色）
	f. Shampoos (non-coloring)	f. 洗发香波（非染色）
	g. Tonics, Dressings, and Other Hair Grooming Aids	g. 护发液、生发水，敷料及其他头发护理助剂
	h. Wave Sets	h. 卷发定型产品
	i. Other Hair Preparations	i. 其他头发产品
06. Hair Coloring Preparations 染发产品	a. Hair Dyes and Colors (all types requiring caution statements and patch tests)	a. 染发剂和着色剂（所有类型需要警示说明和斑贴测试）
	b. Hair Tints	b. 染发剂
	c. Hair Rinses (coloring)	c. 头发漂洗产品（染色）
	d. Hair Shampoos (coloring)	d. 洗发香波（染色）
	e. Hair Color Sprays (aerosol)	e. 染发喷雾（气雾剂）
	f. Hair Lighteners with Color	f. 染色亮发产品
	g. Hair Bleaches	g. 头发漂白产品
	h. Other Hair Coloring Preparations	h. 其他染发产品
07. Makeup Preparations (not eye) 非眼部化妆产品	a. Blushers (all types)	a. 胭脂、腮红（所有类型）
	b. Face Powders	b. 散粉
	c. Foundations	c. 粉底
	d. Leg and Body Paints	d. 腿部和身体涂料
	e. Lipstick	e. 口红、唇膏
	f. Makeup Bases	f. 妆前打底剂
	g. Rouges	g. 胭脂、口红

续表

类别	品目	中文翻译
	h. Makeup Fixatives	h. 定妆产品
	i. Other Makeup Preparations	i. 其他化妆产品
08. Manicuring Preparations 指甲产品	a. Basecoats and Undercoats	a. 底漆
	b. Cuticle Softeners	b. 角质软化产品
	c. Nail Creams and Lotions	c. 指甲油和指甲液
	d. Nail Extenders	d. 指甲延长剂
	e. Nail Polish and Enamel	e. 指甲油（漆）
	f. Nail Polish and Enamel Removers	f. 指甲油（漆）去除产品
	g. Other Manicuring Preparations	g. 其他指甲产品
09. Oral Hygiene Products 口腔清洁产品	a. Dentifrices（aerosol, liquid, pastes, and powders）	a. 牙膏、牙粉、洁牙液（气雾剂，液体，膏、粉末等）
	b. Mouthwashes and Breath Fresheners（liquids and sprays）	b. 漱口水和口气清新产品（液体和喷雾）
	c. Other Oral Hygiene Products	c. 其他口腔清洁产品
10. Personal Cleanliness 个人清洁产品	a. Bath Soaps and Detergents	a. 浴用皂和清洗剂
	b. Deodorants（underarm）	b. 除臭剂（腋下）
	c. Douches	c. 女性外阴部清洗产品
	d. Feminine Deodorants	d. 女性用除臭剂
	e. Other Personal Cleanliness Products	e. 其他个人清洁产品
11. Shaving Preparations 剃须产品	a. Aftershave Lotion	a. 剃须后洗剂、护肤液
	b. Beard Softeners	b. 胡须软化产品
	c. Men's Talcum	c. 男士用爽身粉
	d. Pre-shave Lotions（all types）	d. 剃须前洗剂、护肤液（所有类型）
	e. Shaving Cream（aerosol, brushless, and lather）	e. 剃须膏（气雾剂、无刷类、泡沫）
	f. Shaving Soap（cakes, sticks, etc.）	f. 剃须皂（块状、棒状等）
	g. Other Shaving Preparations	g. 其他剃须产品
12. Skin Care Preparations（Creams, Lotions, Powders, and Sprays） 皮肤护理产品（膏霜、乳液、粉、喷雾）	a. Cleansing（cold creams, cleansing lotions, liquids, and pads）	a. 清洁产品（雪花膏（冷霜）、洁面乳液、液体以及清洁垫（棉））
	b. Depilatories	b. 脱毛产品
	c. Face and Neck（excluding shaving preparations）	c. 面部和颈部护理产品（不包括剃须产品）
	d. Body and Hand（excluding shaving preparations）	d. 身体和手部护理产品（不包括剃须产品）
	e. Foot Powders and Sprays	e. 足部用散粉和喷雾
	f. Moisturizing	f. 保湿产品
	g. Night	g. 晚霜
	h. Paste Masks（mud packs）	h. 面膜贴（面膜泥）
	i. Skin Fresheners	i. 皮肤清洁、清新产品
	j. Other Skin Care Preparations	j. 其他皮肤护理产品

续表

类别	品目	中文翻译
13. Suntan Preparations 美黑产品	a. Suntan Gels，Creams，and Liquids b. Indoor Tanning Preparations c. Other Suntan Preparations	a. 美黑啫喱、美黑霜和美黑水 b. 室内美黑产品 c. 其他美黑产品

第四节　日本化妆品的定义及分类

　　除医药品、化妆品等概念以外，日本还存在一类产品，即"医药部外品"。在日本《医药品、医疗器械等品质、功效及安全性保证等有关法律》（简称《药机法》，即原《药事法》）中，依次对医药品、医药部外品、化妆品的定义进行了解释。中国法规定义下的化妆品，在日本可大致被分为"化妆品"和"医药部外品"。

一、日本"化妆品"的定义

　　在日本《医药品、医疗器械等品质、功效及安全性保证等有关法律》中，"化妆品"被定义为：以涂抹、喷洒或其他类似方法使用，起到清洁、美化、增添魅力、改变容貌或保持皮肤或头发健康等作用的产品，对人体使用部位产生的作用是缓和的[5]，但不包括除上述目的以外、具有第一款第 2 项或第 3 项所列用途的产品 i 以及医药部外品。

　　该法规原文为：「化粧品」とは、ヒトの身体を清潔にし、美化し、魅力を増し、容貌を変え、又は皮膚若しくは毛髪を健やかに保つために、身体に塗擦、散布その他これらに類似する方法で使用されることが目的とされている物で、人体に対する作用が緩和な物をいう。ただし、これらの使用目的のほかに、第一項第 2 号又は第 3 号に規定する用途に使用されることも併せて目的とされている物及び医薬部外品を除く。

二、日本"医药部外品"的定义

　　根据《医药品、医疗器械等品质、功效及安全性保证等有关法律》，日本的医药部外品是指作为下列目的的使用，对人体产生缓和作用的产品：

　　（1）作为下列①～③目的使用的非机械器具，但不包括除下列①～③目的以外、同时具有前一款第 2 项或第 3 项中所规定用途的产品（即：医药品）。

　　①防止恶心、其他不适感及口臭、体臭（例如：口腔清凉剂、防腋臭喷雾等）；

　　②防止痱子、糜烂等（例如：痱子粉等）；

　　③防止脱发，以及育发、脱毛等。

　　（2）为保护人或动物使用的驱除或预防老鼠、苍蝇、蚊子、跳蚤等其他类似生物的、非机械器具等的产品。

---

　　i 在日本《医药品、医疗器械等品质、功效及安全性保证等有关法律》关于定义的部分，第一款对医药品的定义进行了解释，第二款为医药部外品，而第三款为化妆品。因此，"第一款第 2 项或第 3 项所列用途的产品"即指医药品。

（3）以诊断、治疗或预防疾病为目的使用的产品或以影响身体构造、机能为目的产品中属于厚生劳动大臣指定的产品，包括：

1> 用于改善胃部不适的产品

2> 止鼾药

3> 卫生用棉类（含纸棉类）

4> 将钙作为主要功效成分的保健药品（不包括 19> 项的内容）

5> 含漱药

6> 健胃药（不包括 1> 及 27> 项的内容）

7> 口腔咽喉药（不包括 20> 项的内容）

8> 隐形眼镜佩戴用药

9> 杀菌消毒用药（不包括 15> 项的内容）

10> 冻疮、皲裂用药（不包括 24> 项的内容）

11> 泻药

12> 消化药（不包括 27> 项的内容）

13> 作为滋养强壮、改善虚弱体质及营养补给使用的产品

14> 将草药作为主要功效成分的保健药

15> 用于擦伤、割伤、刺伤、抓伤、鞋子摩擦、创伤部位等的消毒或保护目的使用的产品

16> 整肠药（不包括 27> 项的内容）

17> 染发产品

18> 隐形眼镜用消毒产品

19> 用于缓解身体疲劳及中老年等补充用维生素或钙产品

20> 用于改善喉咙不适的产品

21> 烫发产品

22> 改善鼻塞用药（仅限外用）

23> 含维生素的保健药（不包括 13> 及 19> 项的内容）

24> 用于改善皲裂、痱子、糜烂、鸡眼、茧子、手足皮肤粗糙、毛刺等的产品

25> 除《医药品、医疗器械等品质、功效及安全性保证等有关法律》第 2 条第 3 款中规定的使用目的以外（即满足"化妆品"的定义），同时作为防止痤疮、皮肤粗糙、接触性皮炎、冻疮等，或用于皮肤、口腔的消毒杀菌目的使用的产品（例如：药用化妆品及药用药膏等）

26> 沐浴产品

27> 符合 6>、12> 及 16> 项中内容任意两项的产品

关于医药部外品定义的法规原文为：

「医薬部外品」とは、次に揭げる物であつて人体に対する作用が缓和なものをいう。

一、次のイからハまでに揭げる目的のために使用される物（これらの使用目的のほかに、併せて前項第二号又は第三号に规定する目的のために使用される物を除く。）であつて機械器具等でないもの

イ吐きけその他の不快感又は口臭もしくは体臭の防止

ロあせも、ただれ等の防止

ハ脱毛の防止、育毛又は除毛

二、人又は動物の保健のためにするねずみ、はえ、蚊、のみその他これらに類する生物の防除の目的のために使用される物（この使用目的のほかに、併せて前項第二号又は第三号に規定する目的のために使用される物を除く。）であつて機械器具等でないもの

三、前項第二号又は第三号に規定する目的のために使用される物（前二号に揭げる物を除く。）のうち、厚生労働大臣が指定するもの

日本"医药部外品"中的部分产品，与中国的部分特殊用途化妆品存在对应关系。按照大致分类对比，《化妆品卫生监督条例》所规定的9类特殊用途化妆品中，共有6类在日本作为医药部外品进行管理，包括育发、染发、烫发、脱毛、除臭、祛斑等产品；防晒产品在日本作为化妆品管理；而对于美乳和健美产品，因日本法规中没有此具体产品分类，应根据具体情况进行分析。

在日本的医药部外品中，包含一类通常被俗称为"药用化妆品"的产品。事实上，"药用化妆品"在法规上并没有明确的定义，这种称谓最早出现于厚生省药务局长通知《有关医药部外品指定告示的部分修订》（1961年11月18日药发第470号）。之后，作为医药部外品中一类产品的总称，被厚生劳动省（Ministry of Health，Labor and Welfare，MHLW）、化妆品业界以及普通消费者广泛接受，甚至直接引用于发布的法规之中，例如《药用化妆品功效成分清单》（药食审查发第1225001号2008年12月25日）等。关于"药用化妆品"的释义，也曾经出现于《药用洗发水及药用护发素许可审查有关的注意事项》（2014年5月2日药食审查发0502第1号）中："除药事法第二条第三款规定的使用目的外，同时具有祛痘、防皮肤粗糙、防冻疮、去湿疹等作用，或皮肤、口腔消毒杀菌目的的产品。其成分及功效大致与化妆品类似，即所谓药用化妆品。"因此，可认为药用化妆品属于医药部外品的范畴，具有化妆品使用目的的同时，同时又具有防止皮肤粗糙、防止冻伤、皲裂、痤疮等功效。

与日本法规定义下的"化妆品"不同，这些"药用化妆品"含有一定浓度的功效成分，并允许宣称规定范围内的特殊功效。但需注意的是，医药部外品中的某些产品，如防腋臭剂、育发剂、脱毛剂、染发剂、烫发剂、药用牙膏、痱子粉和浴用剂等，并不属于"药用化妆品"的范畴。

三、日本化妆品的分类

在日本现行的《医药品、医疗器械等品质、功效及安全性保证等有关法律》中，虽然未对化妆品产品进一步分类，但对化妆品及医药部外品的功效范围作出了相关规定。此外，日本《有关药事法施行的通知》（1961年2月8日药发第44号药务局长通知）、《化妆品功效范围的修订》（2000年12月28日医药发第1339号）、《化妆品功效范围的修订》（2011年7月21日药食发0721第1号）以及日本化妆品工业联合会（Japan Cosmetic Industry Association，JCIA）发布的《化妆品等适当广告指南》等，也可作为产品分类的重要参考。

日本化妆品允许宣称的功效范围如表1-2所示，共计56种，根据此表可大致了解日本化妆品所包含的主要产品类型。

表1-2　日本"化妆品"功效分类列表

1. 清洁头皮、毛发	3. 保持头皮、毛发健康
2. 用香味抑制毛发、头皮的异味	4. 使毛发增加韧性、弹性

5. 滋润头皮、毛发	31. 使皮肤有光泽
6. 保持头皮、毛发滋润	32. 使皮肤光滑
7. 使毛发变得柔顺	33. 使胡须容易剃除
8. 使毛发梳理顺畅	34. 调整剃须后的皮肤
9. 保持毛发光泽	35. 防止痱子（扑粉）
10. 增加毛发光泽	36. 防晒
11. 去除头皮屑及刺痒	37. 防止日晒引起的色素及色斑
12. 减轻头皮屑及刺痒	38. 使气味芳香
13. 保持毛发的水分、油分	39. 保护指（趾）甲
14. 防止毛发的断裂、分叉	40. 保持指（趾）甲健康
15. 整理并保持发型	41. 滋润指（趾）甲
16. 防止毛发带电	42. 防止口唇干裂
17. （通过去除油污）清洁皮肤	43. 调理口唇肌理
18. （通过清洗）防止痤疮、痱子（洁面类）	44. 滋润口唇
19. 调整肌肤	45. 保持口唇的健康状态
20. 调整肌肤平滑触感	46. 保护口唇,防止口唇干燥
21. 保持皮肤健康	47. 防止嘴唇干燥引起的脱皮
22. 防止皮肤粗糙	48. 使嘴唇滑润
23. 收紧皮肤	49. 防止龋齿（需使用牙刷清洁的洁齿类）
24. 滋润皮肤	50. 洁白牙齿（需使用牙刷清洁的洁齿类）
25. 保持皮肤的水分、油分	51. 去除齿垢（需使用牙刷清洁的洁齿类）
26. 保持皮肤的柔软性	52. 净化口腔（洁齿类）
27. 保护皮肤	53. 防止口臭（洁齿类）
28. 防止（皮肤）干燥	54. 去除牙垢（需使用牙刷清洁的洁齿类）
29. 柔软皮肤	55. 防止牙石的形成（需使用牙刷清洁的洁齿类）
30. 使皮肤有弹性	56. 使干燥引起的细小皱纹变得不明显

对于日本"医药部外品"中的"药用化妆品",其功效范围如表 1-3 所示。其中,防晒产品在日本作为化妆品或药用化妆品进行管理:属于化妆品的防晒产品可宣称防晒、预防日晒引起的色斑雀斑等用途;但假如除此以外还具有抑制黑色素生成等作用机制,则应属于药用化妆品。

表 1-3 日本"药用化妆品"分类列表

1. 洗发水	a）止痒、止头屑	1. 洗发水	c）清洁毛发、头皮
	b）防止毛发、头皮的汗臭		d）保持毛发、头皮健康

续表

1. 洗发水 2. 护发素	e) 保持毛发柔顺	5. 剃须用膏剂	a) 防止剃须后的皮肤不适
	a) 止痒、止头屑		b) 保护皮肤,使胡须更易剔除
	b) 防止毛发、头皮的汗臭	6. 防晒产品	a) 防止日光、雪光照射引起的皮肤粗糙
	c) 补充并保持毛发的水分、油脂		
	d) 防止毛发断裂、分叉		b) 防止日光、雪光照射
	e) 保持毛发、头皮健康		c) 防止日晒导致的色素、色斑[1]
	f) 保持毛发柔顺		d) 保护皮肤
3. 化妆水	a) 防止皮肤粗糙、粗糙性皮肤	7. 面膜	a) 防止皮肤粗糙、粗糙性皮肤
	b) 防止痱子、冻伤、裂纹、裂口、痤疮		b) 防止痤疮
	c) 油性皮肤		c) 油性皮肤
	d) 防止剃须后的皮肤不适		d) 防止日晒导致的色素、色斑[1]
	e) 防止日晒引起的色素、色斑[1]		e) 防止日光、雪光照射引起的皮肤灼热
	f) 日光、雪光照射造成的皮肤灼热		
	g) 收紧皮肤、洁净皮肤、调整肌肤		f) 使皮肤顺滑光洁
	h) 保持皮肤健康、滋润皮肤		g) 清洁皮肤
4. 膏霜、乳液、护手霜、化妆用油	a) 防止皮肤粗糙、粗糙性皮肤	8. 药用肥皂（包括洁面类产品）	A. 主含灭菌剂的产品(包括同时主含消炎剂的产品)
	b) 防止痱子、冻伤、裂纹、裂口、痤疮		a) 皮肤的清洁、杀菌、消毒
	c) 油性皮肤		b) 防止体臭、汗臭及痤疮
	d) 防止剃须后的皮肤不适		B. 主含消炎剂的产品
	e) 防止日晒引起的色素、色斑[1]		a) 清洁皮肤
	f) 日光、雪光照射引起的皮肤灼热		b) 防止痤疮、剃须后的皮肤粗糙及不适
	g) 收紧皮肤、洁净皮肤、调整肌肤		
	h) 保持皮肤健康、滋润皮肤		
	i) 保护皮肤、防止皮肤干燥		

注:1:根据作用机制,"抑制黑色素生成,防止色斑、雀斑"的功效作用也被认可。

补充说明:即便具有上述功效,但仅宣称具有普通化妆品功效范围的产品,不得作为医药部外品。

第五节　韩国化妆品的定义及分类

根据韩国《化妆品法》第 2 条的规定,韩国化妆品可分成两大类,即一般化妆品和机能性化妆品。此外,韩国《药事法》第 2 条还规定了"医药外品"的定义。类似于日本法规定义下的医药部外品,韩国医药外品中有一部分产品在我国也应当属于化妆品。因此,如参照中国化妆品的概念和范围,化妆品在韩国可对应归入三类:

（1）一般化妆品；

（2）机能性化妆品：具有防晒、美白、抗皱功效的化妆品；

（3）医药外品：染发剂、牙膏、除腋臭剂、脱毛剂、防脱育发剂、口腔清洁剂、沐浴用产品（例如有痘肌肤辅助治疗的香皂制剂和沐浴时投入的外用剂等）、痱子粉等产品。

一、韩国"化妆品"的定义

在韩国《化妆品法》第2条中，化妆品被定义为：起到清洁、美化人体的效果，以增加魅力、美化外表，或者可以保持或加强肌肤、毛发的健康，以涂抹、轻揉或喷洒等类似方法用于人体的物品，并且对人体作用轻微，属于《药事法》第2条第4号中规定的医药品除外[6]。

该法规原文为："화장품"이란인체를청결·미화하여매력을더하고용모를밝게변화시키거나피부·모발의건강을유지또는증진하기위하여인체에바르고문지르거나뿌리는등이와유사한방법으로사용되는물품으로서인체에대한작용이경미한것을말한다.다만,「약사법」제2조제4호의의약품에해당하는물품은제외한다.

韩国《化妆品法》第2条中，还对机能性化妆品进行了定义——机能性化妆品是指符合下面任意一项、由总理令（即《化妆品法施行规则》[7]）规定的化妆品：有助于美白肌肤的产品、有助于改善肌肤皱纹的产品、有助于晒黑肌肤或者具有抗紫外线保护肌肤功效的产品。结合以上定义以及《化妆品法施行规则》第2条的内容，韩国机能性化妆品可被归纳为：

（1）有助于美白肌肤的产品，即：①具有防止肌肤黑色素沉淀、抑制黄褐斑和雀斑生成的功效，有助于美白肌肤的化妆品；②具有淡化沉淀到肌肤的黑色素的功效，有助于美白肌肤的化妆品。

（2）有助于改善肌肤皱纹的产品，即：具有提升肌肤弹力、舒缓肌肤皱纹或改善皱纹功效的化妆品。

（3）有助于晒黑肌肤，或者具有抗紫外线保护肌肤功效的产品，即：①具有抵御强烈阳光、同时使肌肤均匀晒黑功效的化妆品；②具有阻挡或散射紫外线功能，保护肌肤免受紫外线侵害的化妆品。

韩国《化妆品法》和《化妆品法施行规则》中，有关机能性化妆品定义的原文可概括为：

（1）피부의미백에도움을주는제품：a.피부에멜라닌색소가침착하는것을방지하여기미·주근깨등의생성을억제함으로써피부의미백에도움을주는기능을가진화장품；b.피부에침착된멜라닌색소의색을엷게하여피부의미백에도움을주는기능을가진화장품.

（2）피부의주름개선에도움을주는제품：피부에탄력을주어피부의주름을완화또는개선하는기능을가진화장품.

（3）피부를곱게태워주거나자외선으로부터피부를보호하는데에도움을주는제품：a.강한햇볕을방지하여피부를곱게태워주는기능을가진화장품；b.자외선을차단또는산란시켜자외선으로부터피부를보호하는기능을가진화장품.

二、韩国"医药外品"的定义

在韩国《药事法》第2条中，将医药外品定义为：由食品医药品安全部长指定的，符合下面任意一项的物品（医药品除外）[8]：

（1）以治疗、减轻、处理或者预防人或动物的疾病为目的的纤维、橡胶产品或者类似的产品；

（2）对人体的作用轻微或者不会直接作用于人体，且不是器具、机器（或类似产品）的产品；

（3）为了预防传染病而使用的，具有杀菌、杀虫或类似用途的产品。

医药外品定义的法规原文为："의약외품(醫藥外品)"이란다음각목의어느하나에해당하는물품(제 4 호나목또는다목에따른목적으로사용되는물품은제외한다)으로서식품의약품안전처장이지정하는것을말한다.

（1）사람이나동물의질병을치료·경감(輕減)·처치또는예방할목적으로사용되는섬유·고무제품또는이와유사한것；

（2）인체에대한작용이약하거나인체에직접작용하지아니하며，기구또는기계가아닌것과이와유사한것；

（3）감염병예방을위하여살균·살충및이와유사한용도로사용되는제제。

需要注意的是，韩国的医药外品所涵盖的范围较为广泛，其中只有一部分产品与中国法规定义下的"化妆品"有对应关系，例如育发产品、染发产品、脱毛产品、除臭产品等。在本书中，对于韩国医药外品的讨论，也主要集中于这些相关产品。

在韩国，对于牙膏的管理相对较为严格，完全未纳入化妆品进行管理，而是根据其功效和氟含量分为医药品或医药外品。具体而言，有助于治疗牙齿、牙龈疾病的牙膏，或者氟含量超过 1500ppm 的牙膏属于医药品，医药品以外的其他牙膏均属于医药外品管理。

三、韩国化妆品的分类

根据《化妆品法施行规则》附件 3，韩国化妆品的产品分类如表 1-4 所示。由于机能性化妆品是由产品的功效所决定的，因此该产品分类列表中，既包括了一般化妆品，也包括了机能性化妆品。其中，需注意的是，在韩国化妆品中包括一类染发用产品，但这些染发用产品为非永久性的，作用机制不同于韩国医药外品中的染发产品。

表 1-4　韩国化妆品分类列表

1. 婴幼儿用产品类	3. 清洁用产品类	d. 睫毛膏
a. 婴幼儿用洗发水和护发素	a. 洁面产品	e. 眼部卸妆液
b. 婴幼儿用乳液和霜	b. 身体清洁产品	f. 其他眼部化妆用产品类
c. 婴幼儿用护肤油	c. 液体香皂	5. 芳香用产品类
d. 婴幼儿清洁用产品	d. 外阴部清洁剂	a. 香水
e. 婴幼儿沐浴用产品	e. 湿巾	b. 粉末香
2. 沐浴用产品类	f. 其他清洁用产品类	c. 香囊
a. 洗浴用油状、片状、胶囊状产品	4. 眼部化妆用产品类	d. 古龙水
b. 浴盐类	a. 眉笔	e. 其他芳香用产品类
c. 泡泡浴产品	b. 眼线液	6. 染发用产品类（非永久性）
d. 其他沐浴用产品类	c. 眼影	a. 染发产品（hair tints）

15

b. 喷雾式染发产品	f. 发蜡	e. 剃须泡沫
c. 其他染发用产品类	g. 发用喷雾、摩丝、蜡、啫喱	f. 其他剃须用产品类
7. 彩妆用产品类	h. 洗发水和护发素	**11. 基础化妆用产品类**
a. 胭脂	i. 烫发产品	a. 柔肤水
b. 散粉和粉饼	j. 直发产品	b. 按摩霜
c. 粉底液、粉底霜和粉底膏	k. 其他发用产品类	c. 精华素和护肤油
d. 隔离霜	**9. 指甲用产品类**	d. 粉类
e. 定妆产品	a. 指甲底油	e. 身体用产品
f. 唇膏、唇线笔	b. 指甲油	f. 面膜、面贴膜
g. 唇彩、唇膏	c. 亮甲油	g. 眼周用产品
h. 身体彩绘、脸部彩绘和装扮用产品	d. 护甲霜、乳液、精华	h. 乳液和霜
	e. 卸甲液	i. 护手护脚产品
i. 其他彩妆用产品类	f. 其他指甲用产品类	j. 洁肤水、洁肤油、洁肤乳、洁肤霜等卸妆类产品
8. 发用产品类	**10. 剃须用产品类**	
a. 护发素	a. 须后乳	k. 其他基础化妆用产品类
b. 发膜	b. 男性用润滑粉末	**12. 除臭用产品类**
c. 头发光泽修护产品	c. 须前乳	a. 除臭剂
d. 发用霜和乳液	d. 剃须膏	b. 其他除臭用产品类
e. 发用油		

第六节 加拿大化妆品的定义及分类

一、加拿大"化妆品"的定义

在加拿大的《食品和药品法案》(Food and Drugs Act)中,化妆品被定义为:所有为清洁、改善或改变肤色、皮肤、头发或牙齿而生产、销售或展示的物质或混合物,包括除臭剂和香水[9]。该法规原文为:Cosmetic includes any substance or mixture of substances manufactured, sold or represented for use in cleansing, improving or altering the complexion, skin, hair or teeth, and includes deodorants and perfumes.

该定义包括了除臭剂、香水和香皂等产品,根据这个定义,用于动物美容的产品同样属于化妆品,这一点与大部分国家和地区对于化妆品的定义有所不同。此外,为了帮助消费者和企业区分化妆品和非化妆品,加拿大卫生部还特别在其官方网站上针对以下产品进行了分类举例:

(1)以下产品属于化妆品:

- 皂类 soaps
- 人工指甲增强剂 artificial nail builders
- 假指甲和头发等的黏合剂 adhesives such as for artificial nails, hair extensions, etc.
- 保湿产品 moisturizers
- 彩色的保湿产品（遮瑕产品）tinted moisturizers（concealer）
- 刺青文身墨水 tattoo inks
- 彩妆产品 makeup products
- 牙齿美白产品 tooth whiteners
- 清洁湿巾 cleansing wipes
- 女性阴部冲洗（灌洗）产品 feminine douches

（2）以下产品不属于化妆品：

- 防晒产品（包括带有 SPF 值的彩妆品）sunscreens（including makeup products with SPF）
- 痤疮的护理产品 acne treatment
- 皮肤的美白剂 skin whiteners or lighteners
- 假牙清洁剂 denture cleaners
- 手部消毒剂 hand sanitizers
- 假指甲和用于加长的头发 artificial nails and hair extensions
- 化妆刷 brushes
- 激光毛发去除产品 laser treatment hair removers
- 胶原或者"肉毒素"的注射剂 collagen or "Botox" injections
- 驱虫剂 insect repellents
- 口服制剂 oral supplements
- 室内空气或者服装的喷雾产品 room or fabric sprays
- 非处方的隐形眼镜 non-prescription contact lenses

二、介于化妆品和药品之间的产品（PCDIs）

在加拿大还有一类介于化妆品和药品之间的产品（Classification of Products at the Cosmetic-Drug Interface, PCDIs），包括药品、天然健康产品、化妆品等。对于一个具体的产品，可能对应三种管理上的分类，并对应不同的监管法规及监管机构：

（1）化妆品法规：加拿大卫生部健康环境及消费者安全中心消费品安全委员会（Product Safety Directorate, Healthy Environments and Consumer Safety Branch, PSD）；

（2）食品和药品法规：加拿大卫生部健康产品和食品管理中心治疗产品委员会（Therapeutic Products Directorate, Health Products and Food Branch）；

（3）天然健康产品法规：卫生部健康产品和食品管理中心天然健康产品委员会（Natural Health Products Directorate, Health Products and Food Branch）。

对于 PCDI 产品的具体分类问题，加拿大卫生部并没有给出明确的标准。为了指导企业更好地进行产品分类，加拿大卫生部发布了一项相关指南[10]，但其中也只是列出原则，并没有针对各类产品或功效宣称的分类清单，企业需要按照化妆品、药品的定义，分析产品使用的原料、功效宣称、使用方法等自行判断。图 1-1 是加拿大卫生部介于化妆品和药品之间的产品（PCDIs）分类指南中给出的决策树。在区分化妆品和药品时，主要判断依据为产品是否明示或暗示具有诊断、预防、治疗疾病的作用，或者改变人体器官的功能。

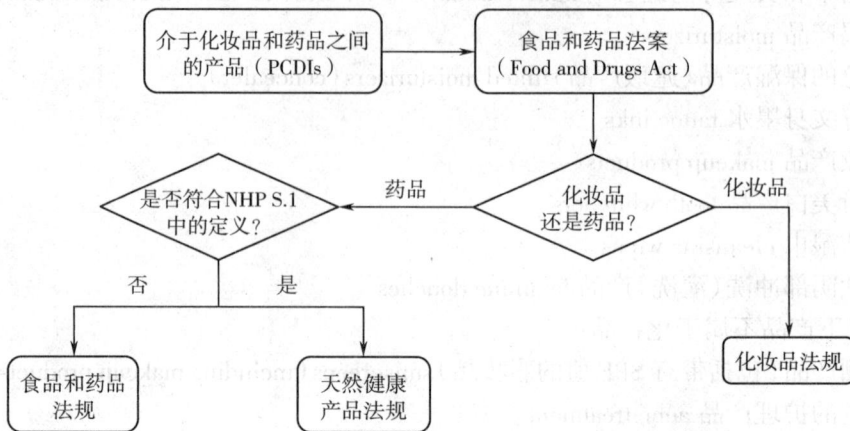

图 1-1　加拿大介于化妆品和药品之间的产品法规分类图

一般来说，加拿大的介于化妆品和药品之间的产品（PCDIs）包括具有去屑、皮肤漂白、止汗、防晒等用途的产品，包含多种我国法规定义的特殊用途化妆品，分类指南中的相关描述为："Examples of these types of products include anti-dandruff shampoos, skin whiteners, antiperspirants and sunburn protectants"。但需注意的是，加拿大政府对止汗剂的管理有一个转变的过程：2009 年以前，止汗剂在加拿大是作为药物严格管理的，后因风险较低，转为化妆品管理，但其宣称仍然受到极其严格的限制。

加拿大卫生部对特定种类发布产品分类评估标准（Product Assessment Against Criteria, PAAC），即存档的、详细的产品分类判断依据（documented, detailed rationale for a classification decision）。目前，已经完成的产品分类评估标准有：止汗剂（Antiperspirants）、尿布疹相关产品（Diaper Rash Products）、医学护肤产品（Medicated Skin Care Products），其中止汗剂和尿布疹相关产品的产品分类评估标准均对外公开，而医学护肤产品的产品分类评估标准可在申请后获得。

2009 年，加拿大卫生部发布了关于止汗剂的产品分类评估标准（Product Assessment against Criteria：Antiperspirants）。根据该标准，符合相关要求、且用于减少腋下出汗的普通铝基止汗产品（Aluminum-based antiperspirant preparations）可按照化妆品管理。但是，用于多汗症的产品、具有更为持久效果的止汗产品，应当仍然按照药品管理。在该项评估中，还对止汗产品的配方、作用强度、产品宣称等进行了讨论和规定，只有当止汗剂产品符合这些相关规定时，才能够被归为化妆品。

三、加拿大化妆品的分类

与欧盟、美国、日本、韩国等国家不同，加拿大既没有详细的化妆品分类，也没有举例清单，仅仅对于一些介于化妆品和药品之间的产品，即所谓的"边缘产品"，发布了专门的分类指南，通过产品宣称效果、产品成分等进行归类。对于既符合化妆品定义、同时又宣称具有预防治疗疾病作用的产品，应当优先满足药品的相关规定。

第七节　其他国家和地区化妆品的定义及分类

一、东盟

根据《东盟化妆品指令》(ASEAN Cosmetic Directive，ACD)，东盟的"化妆品"是指：用于人体皮肤表面(表皮、指甲、嘴唇和外生殖器)或牙齿和口腔黏膜，意在专门或主要清洁、芳香、改变接触部位外表和(或)改善体味和(或)保护或使接触部位保持在良好状态的物质或制剂[11]。该法规原文为：A "cosmetic product" shall mean any substance or preparation intended to be placed in contact with the various external parts of the human body (epidermis，hair system，nails，lips and external genital organs) or with the teeth and the mucous membranes of the oral cavity with a view exclusively or mainly to cleaning them，perfuming them，changing their appearance and/or correcting body odours and/or protecting them or keeping them in good condition.

与中国化妆品定义的不同之处在于，东盟的化妆品既包括牙膏、漱口水等口腔清洁产品，也包括外生殖器清洁护理产品，同时还包括香皂等。此外，部分产品过去在东盟曾被归类为非处方药，现在作为化妆品进行管理，例如祛痘产品、漱口水、去屑洗发水等。

对于化妆品所包括的具体产品，《东盟化妆品指令》中以清单的形式进行了举例介绍。但需要强调的是：该清单仅供参考，某个产品是否属于化妆品仍取决于是否符合化妆品的定义。在分类方面，东盟化妆品未作进一步的产品分类，这一点与欧盟的管理模式相类似。

二、印度

印度《药品化妆品法案》(the Drug and Cosmetics Act)中对化妆品定义为：为了清洁、美化、提升魅力、改变外在而在人体或者人体部分区域上以揉擦、涂抹、撒放、喷洒、引入或者其他方法使用的产品，也包括意图作为化妆品原料来使用的物质[12]。其法规原文为：Cosmetic means any article intended to be rubbed，poured，sprinkled or sprayed on，or introduced into，or otherwise applied to，the human body or any part thereof for cleansing，beautifying，promoting attractiveness，or altering the appearance，and includes any article intended for use as a component of cosmetic。

印度法规中关于化妆品的定义，与我国存在较大差异，主要体现在两点：①印度化妆品的施用方式包括"引入"(introduced into)的方式，而我国《化妆品卫生监督条例》中所规定的化妆品，应严格限定于人体表面部位，不得将化妆品引入体内；②按照法规中的定义，印度的化妆品除包括终产品外，还包括原料，这一点与大部分国家和地区对于化妆品的定义也有所不同。

印度的化妆品与药品之间也存在着相对较为明确的界线，如产品宣传中具有预防和治疗含义的用语，则产品不得作为化妆品进行管理，而有可能被归为药品。

三、南非

在南非《食品、化妆品和消毒产品法案》(Foodstuffs，Cosmetics and Disinfectants Act)中，

化妆品被定义为:除《药品管理法案(1965年版)》(Drugs Control Act)中规定的药品外,通过涂擦、倾倒、散布或喷洒等其他方式作用于人体,起到清洁、美化、增加魅力、修饰或改变外观的物品或者物质,包括这些物品或者物质的部分或原料[13]。其法规原文为:Cosmetic means any article or substance[except a drug as defined in the Drugs Control Act, 1965] intended to be rubbed, poured, sprinkled or sprayed on or otherwise applied to the human body for purposes of cleansing, beautifying, promoting attractiveness or improving or altering the appearance, and includes any part or ingredient of any such article or substance。在这项法规中,化妆品的定义中包括了原料,这一点与印度《药品化妆品法案》对于化妆品的定义相类似。

此外,在南非化妆品和香化协会(Cosmetics Toiletry and Fragrance Association,CTFA)的《化妆品纲要》(Cosmetic Compendium)中,同样对化妆品的定义进行了解释,且其内容与欧盟法规类似:化妆品为用于接触各种人体外部(表皮、毛发系统、指甲、嘴唇和外部生殖器)或者牙齿和口腔黏膜,专门或者主要用于清洁、芳香、改变外观、调整身体气味、保护作用或者保持其处于良好状态的物质或产品[14]。其法规原文为:A Cosmetic Product shall mean any substance or preparation intended to be placed in contact with the various external parts of the human body (epidermis, hair system, nails, lips and external genital organs) or with the teeth and the mucous membranes of the oral cavity with a view exclusively or mainly to cleaning them, perfuming them, changing their appearance and/or correcting body odours and/or protecting them or keeping them in good condition。

四、巴西

巴西国家卫生监督局(Agência Nacional de VigilânciaSanitária,ANVISA)发布的RDC No.07法规(ANEXO IResolução da DiretoriaColegiada,RDC)中,对化妆品进行了定义:化妆品指用于人体外部任何部位(皮肤、毛发、指甲、口唇、和牙齿及口腔黏膜)的天然或人工合成的物质,主要起到清洁、芳香或保护作用,以达到保护良好状况、美容或消除体臭的目的[15]。其法规原文为:Produtos de HigienePessoal,Cosméticos e Perfumes:são preparações constituídas por substânciasnaturais ou sintéticas,de uso externonasdiversas partes do corpohumano,pele,sistemacapilar,unhas,lábios,órgãos genitaisexternos,dentes e membranasmucosas da cavidade oral,com o objetivoexclusivo ou principal de limpá-los,perfumá-los,alterar sua aparência e ou corrigirodorescorporais e ou protegê-los ou mantê-los em bom estado。可见,巴西对于化妆品的定义与欧盟基本一致,但在其中特别强调了"天然或人工合成的物质"。

第八节 化妆品定义及分类的比较

一、化妆品的类别及层级管理

比较以上国家和地区相关法规中对于化妆品的定义,基本包括了使用部位、使用方法、使用目的等要素。除个别国家和地区的特殊规定外,化妆品的作用部位一般为人体表面,其目的主要包括清洁、美化、芳香、增添魅力等,作用一般较为舒缓,往往采用涂抹、喷洒等方式施用于人体。化妆品定义的这些共同特征,是由化妆品的定位所决定的——适用于健康、正常人群,主要起到美化作用,这一点与药品的预防、治疗作用有着本质区别。因此,对于化妆品而言,应尽量避免或减少可能引起的机体损伤,作用方式也不可过于强烈,在监管方面优先考虑控制安全风险;而药品一般是以预防或治疗疾病为目的,需有明确的药理机制,作用方式也相对较为直接、激烈,往往可以采用口服、注射、植入等途径,并且允许一定的药物副作用,对于药效和安全风险进行综合考虑。

此外,化妆品的定义还体现出其"产品属性"的重要性。化妆品种类繁多,且使用目的、产品形态、使用方法等五花八门,产品特色突出而鲜明。判断一类产品是否属于"化妆品"、是否作为"化妆品"进行管理,往往需要基于产品的具体特征。并且,在定义的基础上,通过对具体产品的举例和分类,也能够进一步明确法规定义下化妆品的具体范围。

对于大部分产品而言,能够明确被归入化妆品、药品或其他类别的管理范畴,但仍有部分产品因使用目的、安全风险等原因,处于两者的边缘。针对这种情况,不同的国家和地区采取了不同的管理方式,例如发布相关的产品分类指导原则,或在医药品之外增加一种产品分类进行过渡(例如日本的医药部外品、韩国的医药外品)等。此外,单就化妆品而言,不同的产品也存在着不同的安全风险及监管重点,因此,部分国家(地区)还进一步对化妆品进行了分类。化妆品及相关产品的主要分类管理情况如下:

1. 中国根据《化妆品卫生监督条例》,化妆品进一步分为特殊用途化妆品、非特殊用途化妆品。

2. 欧盟对于一些介于化妆品和药品之间的"边缘产品",可在欧盟相关指导性文件的帮助下对具体产品进行分析。

3. 美国防晒产品、防龋产品、去屑产品等作为非处方药进行管理,此外,如果产品符合药品和化妆品的全部规程,则应同时作为药品和化妆品进行管理。

4. 日本除化妆品外,还存在医药部外品的概念,且医药部外品中有一类产品被俗称为"药用化妆品"。

5. 韩国化妆品中有一类产品为"机能性化妆品",此外还存在医药外品的概念。

6. 加拿大有一类介于化妆品和药品之间的产品(PCDIs),可包括药品、天然健康产品、化妆品等,根据卫生部的指南文件进行分类,并应符合相对应的法规要求。

二、具有一定功效化妆品的分类

一般认为,化妆品主要用于清洁、美化、消除不良体味等,但具体而言,化妆品所涉及的产品用途和功效十分广泛,且其中部分产品的功效具有一定的针对性,强调一定的作用机制。一方面,为实现特定的使用目的往往需要在产品配方中添加一些功效成分,而这些原料组分往往具有相对较高的安全风险;另一方面,这些产品强调功效,对于所宣称的功效应有所保证,以达到预期的使用效果,尤其对于防晒等产品,防晒功能的缺失可能直接导致消费者机体损伤。因此,对于部分具有一定功效的化妆品而言,产品整体具有相对较高的安全风险,需要特别的监督、指导和关注。各国(地区)出于对消费者使用习惯的考虑以及各自的监管需求,对其采取了不同的监管措施,其中非常重要的一项便是分类管理。因此,在表1-5中,对部分具有一定功效的化妆品在不同国家和地区的分类管理情况进行了比较。

表 1-5　几种功效化妆品在不同国家和地区的分类比较

功效	中国	欧盟	美国	日本	韩国	加拿大
育发	特殊用途化妆品	药品/化妆品（依据产品宣称）	NDA 药品（生发及防脱发）	医药部外品	医药外品	药品
染发	特殊用途化妆品	化妆品	化妆品	医药部外品	化妆品（暂时性染发产品）、医药外品（永久性染发产品）	化妆品
烫发	特殊用途化妆品	化妆品	化妆品	医药部外品	化妆品	化妆品
脱毛	特殊用途化妆品	化妆品	化妆品	医药部外品	医药外品	化妆品
美乳	特殊用途化妆品	药品	化妆品、NDA 药品	根据具体情况进行分析	药品	药品
健美	特殊用途化妆品	药品/化妆品（依据产品宣称）	化妆品、NDA 药品	根据具体情况进行分析	药品	药品
除臭	特殊用途化妆品	化妆品	化妆品	医药部外品	医药外品	化妆品
祛斑（美白）	特殊用途化妆品	药品/化妆品（依据产品宣称）	化妆品、OTC 药品、NDA 药品	医药部外品	化妆品（机能性化妆品）	药品
防晒	特殊用途化妆品	化妆品	OTC 药品	化妆品、医药部外品（药用化妆品）	化妆品（机能性化妆品）	药品
抑汗	即除臭类产品	化妆品	OTC 药品	医药部外品	医药外品	化妆品
去屑	非特殊用途化妆品	化妆品	OTC 药品	医药部外品	化妆品	化妆品
抗皱	非特殊用途化妆品	化妆品	化妆品	化妆品（使干燥引起的细小皱纹变得不明显）	化妆品（机能性化妆品）	化妆品
祛痘	非特殊用途化妆品	药品/化妆品（依据产品宣称）	OTC 药品	医药部外品	化妆品、医药外品、药品	药品
美黑产品	非特殊用途化妆品	化妆品	化妆品	化妆品、医药部外品	化妆品（机能性化妆品）	化妆品

三、部分边缘产品的分类

除用途和功效外，产品的施用部位、使用习惯、监管历史等原因，也可能导致某些产品在不同国家和地区的归类情况有所不同，在表 1-6 中，对几种边界产品进行了比较。

以牙膏为例,在美国、欧盟、日本等国家和地区,根据配方、宣称及作用机制等不同,牙膏可能被归类为化妆品或药品(医药部外品、医药外品);但在韩国,目前牙膏仅作为医药品或医药外品管理,而非化妆品。并且,在这些国家和地区,牙膏的归类很大程度上取决于其中氟化物的含量,例如:在欧盟,氟化物含量不高于0.15%(以氟计)的牙膏作为化妆品管理;在韩国,有助于治疗牙齿、牙龈疾病的牙膏,或者氟含量超过1500ppm的牙膏属于医药品,其余则属于医药外品。

对于皂类产品,不同国家和地区也有着各自的管理方式。根据美国《联邦食品、药品和化妆品法案》及《联邦法规法典》第21篇的规定,如果肥皂中的非挥发性物质主要由碱性脂肪酸盐(alkali salt of fatty acids)组成,其清洁去污能力来自于这些化合物,且仅作为肥皂进行标签、销售、描述时,则不得被归类为化妆品。

此外,从化妆品监管法规的日常追踪情况来看,产品分类管理的标准并不是一成不变的,通常会根据监管需求进行适时的讨论和调整。例如,止汗剂原本在加拿大作为药物管理,但经2009年调整之后,符合一定技术要求的止汗剂可作为化妆品进行管理。2015年7月,韩国发布《化妆品法施行规则》的修订案,出于安全性等因素的考虑,韩国食品医药品安全部将湿巾(之前属于工业品)纳入化妆品进行管理,并且要求在制造湿巾时禁止使用荧光增白剂、二甲苯等引起皮肤刺激或者具有毒副作用的物质[16]。

表1-6 几种边缘产品在不同国家和地区的分类比较

产品	中国	欧盟	美国	日本	韩国	加拿大
牙膏	《化妆品卫生监督条例》中化妆品的定义并不包括牙膏等作用于牙齿和口腔黏膜的产品	氟化物含量不高于0.15%(以氟计)的牙膏属于化妆品	化妆品、OTC药品(取决于宣称)	化妆品、医药部外品	医药品医药外品	化妆品、天然健康产品(抗龋和抗敏感牙膏按照天然健康产品管理)
香皂	在《化妆品生产许可工作规范》所划分的化妆品单元中,并未直接列举香皂	化妆品	一般消费品、化妆品(取决于宣称和成分)	化妆品、医药部外品	工业制品	化妆品
消毒型湿巾	消毒产品	生物杀灭剂产品	OTC药品	杂货	医药外品	属于消毒产品
卫生湿巾(非消毒型)	一般卫生用品	化妆品	化妆品	杂货、化妆品(化妆用或婴儿臀部用)	人体清洁用湿巾属于化妆品	化妆品
宠物用化妆品	宠物用品	消费品	非化妆品	杂货、医药部外品	动物用医药外品	化妆品

参考文献

［1］卫生部令第 3 号. 化妆品卫生监督条例.1989.

［2］Regulation（EC）No.1223/2009 of the European Parliament and of the Council of 30 November 2009 on cosmetic products（recast）;Official Journal of the European Union L342 of 22 December 2009.

［3］Manual on the scope of Application of the Cosmetic Regulation（EC）No.1223/2009,version 1.0（November 2013）

［4］Section 201 of the Federal Food, Drug, and Cosmetic Act, PL.No.75-717,52 Stat.1040（1938）,as amended 21 U.S.C.301 et seq.

［5］第 34 届通常国会第一次池田内阁. 药事法. 法律第 145 号,1960.

［6］韩国食品医药品安全部. 化妆品法. 法律第 13117 号,2015.
식품의약품안전처. 화장품법. 법률제 13117 호,2015.

［7］韩国食品医药品安全部. 化妆品法施行规则. 总理令第 1182 号,2015.
식품의약품안전처. 화장품법시행규칙. 총리령제 1182 호,2015.

［8］韩国食品医药品安全部. 药事法. 法律第 13114 号,2015.
식품의약품안전처. 약사법. 법률제 13114 호,2015.

［9］Food and Drugs Act（R.S.C.,1985,c.F-27）.Act current to 2015-09-10 and last amended on 2014-11-06. Minister of Justice of Canada, http://laws-lois.justice.gc.ca/eng/acts/F-27/index.html.

［10］Guidance Document Classification of Products at the Cosmetic-Drug Interface.Health Canada.http://www.hc-sc.gc.ca/cps-spc/pubs/indust/cosmet_drug_guide-drogue-ref/index-eng.php.

［11］ASEAN Cosmetic Directive, http://aseancosmetics.org/default/asean-cosmetics-directive/articles-of-acd.

［12］Central Drugs Standard Control Organization.http://cdsco.nic.in/forms/contentpage1.aspx?lid=1888.

［13］Foodstuffs, Cosmetics and Disinfectants Act,54 of 1972.The Department of Health（South Africa）.

［14］CTFA Cosmetic Compendium 4th Edition, requirements for the advertising, labeling, composition and safety of Cosmetic Products in South Africa, Cosmetic Toiletry & Fragrance Association of South Africa, May 2014.

［15］ANEXO I RDC No.07 法规（Resolução da Diretoria Colegiada, RDC）,Anvisa 2015.

［16］韩国食品医药品安全部. 化妆品法施行规则及化妆品安全基准等相关规定的部分修订告示第 2015-43 号,2015-07-10.
식푹의약품안전처,화장품법시행규칙개정및화장품안전기준등에관한일부규정개정고시제 2015-43 호,2015-7-10.

第二章

化妆品监管机构及法规状况

　　为了实现化妆品科学、权威的管理，必须有专门的监管机构及配套法规，而一个国家和地区的主管机构及监管法规，也能够较为直观地体现其化妆品监管框架及基本思路。近年来，各国（地区）化妆品主管部门也在法规方面进行着积极的沟通与交流：首先是20世纪80年代后期，欧、美、日通过"Mutual Understanding"（相互谅解）会谈，使得化妆品管理技术法规实现了较大程度上的统一；20世纪90年代，亚洲多个国家和地区的经济发展迅速崛起，化妆品相关法规也随之不断地进行着修订和完善，其中部分借鉴了欧、美等发达地区的管理理念。当然，求同存异是沟通与交流的前提，在争取相互理解的基础上，还必须客观认识到各国（地区）政治体制、经济基础、发展水平等基本情况的不同，化妆品的监管制度绝不可盲目借鉴、生搬硬套。因此，了解这些国家（地区）的化妆品监管法规体系，有助于了解其化妆品监管的整体规划，尤其是制度设计的出发点以及不同监管措施之间的相互配合，从而有助于日常的监管交流、法规解读、法规制修订等工作。在此章节中，将对全球主要国家和地区的化妆品监管机构及监管法规进行比较。

第一节　中国化妆品监管机构及法规状况

一、中国化妆品监管机构及历史沿革

　　中国化妆品的监管目前主要由国家食品药品监督管理总局负责，包括制定化妆品相关的各项政策、部门规范性文件、标准法规等，并加以实施；同时还负责化妆品生产许可等有关审批工作，以及组织化妆品的监督管理以及核查处置等。此外，由质量技术监督检验检疫部门负责进出口化妆品的检验检疫，工商行政管理部门负责化妆品的广告管理以及流通监管等。

　　改革开放前，我国化妆品产业尚不发达，化妆品的生产由原轻工业部管理，原料的生产由原化工部管理。改革开放后，随着经济与科技的进步，对于化妆品的监管出现了许多新的需求，化妆品监管的历史也随之经过了几个发展阶段：

　　1984年，国务院发布了原国家经济委员会制定的《工业产品生产许可证试行条例》，化妆品的生产许可工作由原国家经济委员会领导，原轻工业部负责管理。同年，成立了全国工

业产品生产许可证办公室,承担全国工业产品生产许可证日常管理工作。

1988 年,组建原国家技术监督局,并承接原国家经济委员会的质量管理职能。

1989 年,国务院发布了原卫生部制定的《化妆品卫生监督条例》,明确了对化妆品实行卫生监督制度,卫生监督工作由卫生行政部门主管。

1993 年,国家工商行政管理局发布了《化妆品广告管理办法》,国家工商行政管理局依法对化妆品广告管理,同年原轻工业部撤销,成立原轻工总会。

1998 年,原国家技术监督局撤销,成立国家质量技术监督局,统一管理化妆品生产许可工作,并对生产、流通中质量进行管理,2001 年国家质检总局成立,全面管理化妆品质量工作和生产许可证工作,且于 2006 年将牙膏生产纳入生产许可证管理。

2008 年,原卫生部将化妆品卫生许可审批和卫生监督等职能移交原国家食品药品监督管理局。2013 年成立国家食品药品监督管理总局,纳入了原质检总局除进出口化妆品的检验检疫和监督管理外的化妆品管理职能和原食药监局的工作,国内相关化妆品的行政许可/备案、生产许可和上市后监管等统一归入国家食品药品监督管理总局的职能。至此,我国对化妆品的管理基本形成了统一综合管理的全新格局。

根据职能划分,国家食品药品监督管理总局下辖药品化妆品注册司、药品化妆品监管司和稽查局等三个主要的化妆品监管部门。

其中,药品化妆品注册司承担的化妆品相关工作主要有:组织拟定化妆品注册管理工作制度、技术标准及指导原则等,并监督实施;严格依照法律法规所规定的条件和程序开展特殊用途化妆品、化妆品新原料等的行政许可工作,并优化行政许可流程;拟定非特殊用途化妆品等的备案管理办法,并监督实施;指导督促下级行政机关开展相关工作等。

药品化妆品监管司承担的化妆品相关工作主要有:化妆品生产许可管理,拟定化妆品生产经营管理办法并监督实施;拟定化妆品不良反应监测管理制度并监督实施;组织开展上市后化妆品不良反应监测、化妆品监督抽检和安全风险监测;拟定化妆品召回和处置制度,并指导督促相关工作等。

稽查局承担的化妆品相关工作主要有:组织落实化妆品稽查工作制度并监督实施;建立和完善化妆品安全"黑名单"制度;组织查处重大化妆品安全违法案件,组织开展相关的执法检查,组织拟定补充检验方法和检验项目;指导督促地方化妆品稽查工作;建立完善的行政执法与刑事司法衔接工作机制等。

此外,各省级食品药品监督管理局主要负责本行政区域内化妆品生产许可、国产特殊用途化妆品生产企业卫生条件审核、国产非特殊用途化妆品备案管理以及化妆品上市后监管工作。各市/县级食品药品监督管理部门(市场监管部门)主要承担化妆品生产经营的日常监督检查工作。

二、中国化妆品监管法规

在监管法规方面,1989 年国务院颁布了《化妆品卫生监督条例》,1991 年由原卫生部颁布《化妆品卫生监督条例实施细则》。在《化妆品卫生监督条例》及其实施细则中,对化妆品的定义及分类、卫生监督及卫生许可制度、卫生及原料要求、特殊用途化妆品的批准要求、包装标签及宣传要求、进口化妆品的要求等作出了明确规定,是我国化妆品监管、执法的重要依据。

而在技术法规方面,1987年原卫生部发布了关于《化妆品卫生标准》等四项卫生标准的通知,是最早的化妆品国家标准,后被1999年原卫生部发布的《化妆品卫生规范》在事实上取代。《化妆品卫生规范》后历经2002年、2007年两次修订。在很长一段时间内,《化妆品卫生规范》(2007年版)在化妆品技术管理方面发挥了极其重要的作用,然而随着科技的发展,该版本规范已经无法满足生产、监督的需求。2015年,国家食品药品监督管理总局组织对其进行修订,最终形成现行的《化妆品安全技术规范》。在此版本规范中,对于化妆品的相关定义、安全通用要求、禁限用组分、准用组分、理化检验方法、微生物检验方法、毒理学试验方法、人体安全性检验方法和人体功效评价检验方法等作出了明确规定。所有在我国生产、销售的化妆品,必须满足《化妆品安全技术规范》中的技术要求。

化妆品监管相关工作,经历了由卫生部向食药监总局转移的过程,这些部门相继制定了一系列技术规范、部门规范性文件、管理办法等,以解决行政许可、技术审评、风险评估、命名管理等具体工作问题。总体而言,目前我国化妆品管理法规体系可分为法律、法规、部门规章、规范性文件和技术标准等五个层次。

(1)涉及化妆品的法律主要有《中华人民共和国行政许可法》(2003年8月27日第十届全国人民代表大会常务委员会第4次会议通过)、《中华人民共和国产品质量法》(1993年2月22日第七届全国人民代表大会常务委员会第30次会议通过,2000年7月8日第九届全国人民代表大会常务委员会第16次会议修正)、《中华人民共和国消费者权益保护法》(1993年10月31日第八届全国人大常委会第4次会议通过,2009年8月27日第十一届全国人民代表大会常务委员会第10次会议第1次修正,2013年10月25日第十二届全国人大常委会第5次会议第2次修正)和《中华人民共和国广告法》(1994年10月27日第八届全国人民代表大会常务委员会第10次会议通过,2015年4月24日第十二届全国人民代表大会常务委员会第14次会议修订)等,对化妆品的行政许可、生产和产品质量、消费者权益保护和广告管理等方面从法律上进行了一般性规定。

(2)化妆品相关的主要法规包括:《关于加强食品等产品安全监督管理的特别规定》(2007年中华人民共和国国务院令第503号)、《中华人民共和国工业产品生产许可证管理条例》(2005年中华人民共和国国务院令第440号)、《化妆品卫生监督条例》(1989年9月26日国务院批准)、《进出口商品检验法实施条例》(2005年8月10日国务院第101次常务会议通过)。

(3)化妆品相关的部门规章主要包括:《化妆品卫生监督条例实施细则》(1991年3月27日卫生部令第13号)、《进出口化妆品检验检疫监督管理办法》(2011年8月10日国家质量监督检验检疫总局令第143号)、《化妆品标识管理规定》(2007年7月24日国家质量监督检验检疫总局第100号令)、《化妆品广告管理办法》(1993年7月13日国家工商行政管理局令第12号,2005年国家工商行政管理局令第21号修正)。

(4)化妆品相关的规范性文件较多,内容涉及化妆品日常管理、行政许可、行政许可检验管理、备案管理、申报与审评、审评专家管理、风险监测与控制、原料要求、新原料管理、产品技术要求、产品卫生要求、产品命名、标签标识、检测方法等各方面,例如:《化妆品卫生规范》(2007年版)、《化妆品行政许可申报受理规定》《化妆品产品技术要求》《化妆品命名规定》《化妆品行政许可检验管理办法》《化妆品行政许可延续技术审评要点》《化妆品审评专家管理办法》《化妆品行政许可受理审查要点》《国产非特殊用途化妆品备案管理办法》《化妆品生产企业卫生规范》《化妆品生产许可证换发证实施细则》《化妆品生产经营日常监督现场检查工作指南》《化妆品新原料申报与审评指南》《国际化妆品原料标准中文名称和目录》《化妆品用三乙醇胺原料要求》《粉状化妆品及其原料中石棉测定方法(暂定)》等。

(5)技术标准涉及的内容较庞杂,分类的方法也不尽相同。如果按发布的对象划分大致可以分为国家标准,如《化妆品分类》(GB/T 18670—2002),以及行业标准,如《护发素》(QB/T 1975—2013)等。如果按标准的内容分大致可以分为通用基础标准,如《消费品使用说明化妆品通用标签》(GB 5296.3—2008);卫生标准,如《化妆品卫生标准》(GB 7916—1987);方法标准,如《化妆品卫生化学标准检验方法》(GB/T 7917—1987);产品标准,如《发用摩丝》(QB 1643—1998);原料标准,如《化妆品用芦荟汁、粉》(QB/T 2488—2006)等。

第二节　欧盟化妆品监管机构及法规状况

一、欧盟(EU)及欧盟委员会(EC)

欧洲联盟(European Union,EU),简称欧盟,最早可追溯到1957年,由欧洲经济共同体(European Economic Community,EEC)发展而来。欧盟正式成立于1993年,现已拥有德国、英国、法国、意大利等28个会员国,涉及5亿多人口。它的诞生,标志着欧洲进入了经济政治高度一体化的时代,各欧盟成员国发展着共同的外交政策,并在司法、安全、内政等事务上保持着高度一致与深入合作。

为更好地处理各项日常事务,欧盟建立了常设执行机构——欧盟委员会(EC)。欧盟委员会位于比利时首都布鲁塞尔,它代表着整个欧盟的利益,负责向欧洲议会和欧盟理事会提议立法,同时确保欧盟法律在成员国正确实施。就化妆品而言,欧盟委员会主要参与市场准入的法规架构、国际贸易关系和法规趋同化的相关工作。欧盟委员会的工作旨在最大可能地保护消费者的安全,同时,起到促进产品创新和提高产品竞争力的作用。

二、欧盟化妆品相关法规

为了便于化妆品在欧盟范围的内部市场上自由流通,欧盟将化妆品管理法规要求进行统一整合,于1976年颁布了《化妆品指令76/768/EC》,同时,自颁布之日起,基本上每年都要进行技术性修订,前后历经了五十余次实质性的修改。为了更大程度上减少化妆品监管中存在的问题,减轻政府负担,同时更好地保护消费者权益,2009年欧盟颁布了《化妆品法规1223/2009》,从而取代了《化妆品指令76/768/EC》及其一系列的修订文件。

欧盟《化妆品法规1223/2009》[1],即Regulation(EC)No.1223/2009 of the European Parliament and of the Council of 30 November 2009 on Cosmetic Products,正式颁布于2009年11月30日,于2010年1月11日生效,并于2013年7月11日起直接在欧盟各成员国(以及挪威、冰岛和列支敦士登)作为国家法律文件正式生效,替代了1976年颁布的《化妆品指令76/768/EC》[2]。《化妆品法规1223/2009》的发布,使得欧盟化妆品监管的主要依据由"指令(Directive)"上升为"法规(Regulation)",同时在管理理念、技术水平、监管手段等多个方面体现了进步和发展。

首先，相较于《化妆品指令 76/768/EC》，《化妆品法规 1223/2009》的理念更为先进，主要包括：着重强调化妆品的安全性要求（即确保消费者的使用安全），规定了"责任人（responsible person）"及其责任，要求欧盟上市的化妆品进行统一备案，制定了严重不良反应汇报制，建立了化妆品中使用纳米材料的新规则。其次，"一体化"的理念在欧盟化妆品法规要求上同样得到了充分的体现，在《化妆品法规 1223/2009》前言中说明条款的第 4 条提到"在较大程度保护消费者安全的同时，该法规在各个方面对欧盟的法规要求进行了统一，以达到欧盟内部化妆品市场一体化"（This Regulation comprehensively harmonises the rules in the Community in order to achieve an internal market for cosmetic products while ensuring a high level of protection of human health）。此外，随着科学评估意见的完善和更新，增加了对 CMR（carcinogenic，mutagenic or toxic to reproduction，即致癌、致突变、有生殖毒性）类物质和纳米材料的要求，对禁用、限用、准用组分列表中所收录的物质及其限制要求也进行了更新和调整，因此具有更高的借鉴意义。

在欧盟，除《化妆品法规 1223/2009》之外，还有一系列相关法规配合进行化妆品市场的各项监管，例如，在《委员会法规 655/2013》中，对化妆品的宣称要求进行了规定[3]。同时，各成员国也可根据自身的实际情况、监管需求等，在欧盟通行法规的基础上进行补充，形成更贴合本国国情的法规或条例。例如，英国在欧盟法规要求的基础上补充了对化妆品中农残等的相关要求，即英国的《化妆品执行法规 2013 年（第 1478 号）》[The Cosmetic Products Enforcement Regulations 2013（No.1478）][4]。

三、欧盟成员国监管部门及其作用

欧盟各成员国化妆品主管部门分别负责其国内上市产品的市场监督管理。为了方便信息交流和工作协作，同时也确保了消费产品相关问题处理方法的一致性，这些欧盟国家的市场监管部门还成立了欧盟化妆品市场监督部门平台工作组（Platform of European Market Surveillance Authorities for Cosmetics，PEMSAC）。同时，该工作组还会向欧盟委员会反馈新的法规需求，以及欧盟法规在实施过程中所遇到的执行层面的问题。

虽然欧盟在化妆品法规上保持着高度的一致性，但成员国仍然保留有各自的监管职责和适用法规。而通过各成员国监管部门所发出的不同的反馈声音，欧盟委员会也得以对化妆品的监管需求和潜在风险等进行更加及时、准确地把握。欧盟《化妆品法规 1223/2009》第 27 项条款中规定：当某成员国确定市场上的化妆品存在或可能存在威胁人类健康的风险时，该国可采取临时措施以对该产品采取撤柜、召回等限制手段；该成员国应当立即与委员会及其他成员国进行沟通，通报所采取的措施以及任何支持该举措的数据。该法规原文为：In the case of products meeting the requirements listed in Article 25（1），where a competent authority ascertains，or has reasonable grounds for concern，that a cosmetic product or products made available on the market present or could present a serious risk to human health，it shall take all appropriate provisional measures in order to ensure that the product or products concerned are withdrawn，recalled or their availability is otherwise restricted.The competent authority shall immediately communicate to the Commission and the competent authorities of the other Member States the measures taken and any supporting data.

第三节　美国化妆品监管机构及法规状况

一、美国食品药品管理局（FDA）

从化妆品监管的环节和内容来看，美国化妆品（以及被归入非处方药的防晒剂等）的主管机构是美国食品药品管理局（FDA），隶属于美国卫生与公众服务部（United States Department of Health and Human Services，HHS），其主要职责是确保食品、药品、化妆品相关法规的顺利实施，从而保护消费者的健康和利益。其中，具体负责化妆品监管相关工作的为化妆品和色素办公室（Office of Cosmetics and Colors）。

美国食品药品管理局的角色主要定位于"信息规范"和"事后制裁"，对化妆品监管的重点在于掺假伪劣（Adulterated）和错误标识（Misbranded）。但是，当企业出现违反相关规定的行为时，美国食品药品管理局仍然有权对产品进行没收，并启动刑事指控程序。美国对于化妆品的监管模式是建立于企业自律基础之上的，在美国的监管制度框架之下，企业应对化妆品的安全和质量负完全责任，并且负责上市后产品的质量监控，一旦出现违法行为或安全事件，企业有可能承担极其严重的法律后果，例如高额赔偿或罚款等。

二、美国化妆品、药品相关法规

1938 年，美国《联邦食品、药品和化妆品法案》（FD&C Act）出台，首次为美国化妆品监管提供了法规依据。该法案并且赋予美国食品药品监督管理局对于食品、药品、化妆品的监督管理权力。因此，也正是因为该法案的出台，化妆品开始正式纳入美国 FDA 的职责范围。在美国，法案经国会通过后，会被收录进《美国法典》（United States Code，U.S.C）。《美国法典》是美国各项法案的集合，美国国会根据不同的主题予以编号，其中与食品、药品、化妆品相关的法案收录于第 21 卷，即 U.S.C 21，而《联邦食品、药品和化妆品法案》则被收录于第 21 卷第 9 章。在《联邦食品、药品和化妆品法案》中，重点规定了化妆品不得掺假伪劣（Adulterated）、不得错误标签（Misbranded）[5]。

由于《联邦食品、药品和化妆品法案》是在总体指导原则上做出的规定，为了保障其顺利实施，针对一些具体问题的规定以及实施细则仍需要进一步说明。因此，美国食品药品管理局编制了与之相配套的系列法规文件，并在《联邦法规法典》中收录发布[6]。《联邦法规法典》由美国联邦政府执行机构和部门发布，并公开发表于"联邦公报"（Federal Register），每年至少补充、核对并出版一次。法典涉及金融、农业、卫生、环保等多方内容，并且这些内容按照联邦机构的管理职责进行划分，其中《联邦法规法典》第 21 篇（Title 21）为食品与药品规章，包含了化妆品的质量安全要求、标签要求等相关内容，以及防晒剂等非处方药的相关规定，往往简称为 21CFR。与其他国家细致的组分列表的管理方式不同，《联邦法规法典》中仅收录了少量的禁用组分、限用组分，以及相对较为严格的着色剂清单等。

三、美国州政府化妆品相关法令

根据美国体制，各州政府可以根据自身监管的需要，颁布化妆品相关法令，而这也成为近年来美国化妆品法规变化的主要体现。因各州高度自治,目前为止,对于各州化妆品相关立法及其修订,并没有统一的指导原则。虽然各州具有极高的自主权,对于化妆品、非处方药及相关产品的管理风格也不尽相同,但是各州政府出台的法令仍然具有较高的借鉴意义。相较于美国国家层面的法律法规,各州法令的推动、颁布、修订更为灵活,在一定程度上体现了最新的监管需求及发展方向,有时甚至会推动美国法律法规的变革。例如,早在2014年,美国加利福尼亚州、伊利诺伊州就已通过地方法令,对化妆品中使用的塑料微珠作出了限制,至2015年12月,美国总统奥巴马签署了无微珠水域法案,正式在全美范围内禁止了淋洗类化妆品中微珠的使用。

第四节　日本化妆品监管机构及法规状况

一、日本厚生劳动省医药食品局

日本化妆品及医药部外品的管理部门为厚生劳动省医药食品局。厚生劳动省(MHLW),其中"厚生"意为使人民生活富足,而"省"大致可对应我国行政体系下的"部"。因此,日本厚生劳动省主要承担社会福利与劳务的相关职能,以保障和提高国民生活水平、促进经济发展为目的,综合推进社会福祉、社会保障、公众卫生以及工作环境改善、职业稳定、人才培养等工作,同时应对少子老龄化、男女共同参与、经济结构变化等社会问题,整体推进社会保障政策与劳动政策的制定。除化妆品外,日本厚生劳动省医药食品局同时也对食品、药品以及医疗器械等进行管理。

在日本,行政区划有都、道、府、县等概念,与我国的省(市、自治区)相类似。整个日本共有1都(东京都)、1道(北海道)、2府(京都府和大阪府)、43县。上市后化妆品及医药部外品的监督指导工作,主要由各都道府县的监管部门负责实施。

二、《医药品、医疗器械等品质、功效及安全性保证等有关法律》

日本化妆品及医药部外品的基本法律是《医药品、医疗器械等品质、功效及安全性保证等有关法律》(简称《药机法》,原《药事法》),在化妆品监管方面的法律地位相当于中国的《化妆品卫生监督条例》。颁布此法的目的是为了确保药品、医药部外品、化妆品及医疗器械等的品质、功效性及安全性,同时采取必要的措施,以推动药品及医疗器械的研究与开发。在化妆品及相关产品方面,《医药品、医疗器械等品质、功效及安全性保证等有关法律》中规定了化妆品、医药部外品等的定义、申报注册程序、标签广告、监督管理、进出口等事宜[7]。

在此之前,日本化妆品监管所依据的基本法律是《药事法》,于1960年开始实施,并于2014年11月17日起正式更名为《医药品、医疗器械等品质、功效及安全性保证等有关法律》。其中涉及化妆品的部分未发生实质变更,而是着重强化了药品、医疗器械等产品的安全管理对策,例如:对于健康卫生危害的发生或扩大应进行必要的监管;医药品等的品质、功效性及安全性应由相关人员承担责任;医药品等的制造销售者应向厚生劳动大臣提交最新信息进行备案。此外,还重新细化了医药部外品进行行政许可申报的申请类别,并进一步明确不同类别的定义以及申报时所需提交的资料范围等。

三、日本化妆品、医药部外品及其他相关法规

除《医药品、医疗器械等品质、功效及安全性保证等有关法律》外，厚生劳动省也会发布具体的实施细则，这些条令在日本的法律体系中具有专有的称谓，例如："省令""政令""告示""通知""事务联络"等。目前为止与化妆品以及医药部外品相关的法律法规共计五百项左右，如《与化妆品标识相关的公平竞争公约》《药事法实施令》《化妆品基准》《医药部外品原料规格》等，涉及化妆品以及医药部外品的研究开发、制造销售、使用时的注意事项、报废及召回、功效性与安全性、广告宣传、监督指导等多个方面。

在"事务联络"中，有一类是关于法规或热点问题的问答集（Q&A），主要就法规相关的疑问及时进行解答，以方便与行业及消费者的沟通与联系。另一方面，通过这些信息，也能够迅速了解监管部门及行业所关注的法规重点。例如，近年来发布的问答集有：《关于医药部外品或化妆品相关研究报告的问答集》（2013.11.5）、《关于冲洗型发用定型产品自主基准的问答集》（2014.2.18）、《医药部外品制造销售许可申请相关问答集》（2014.11.25）等。

除政府监管部门所发布的法规，"日本化妆品工业联合会"与"日本肥皂洗涤剂工业会"等化妆品行业协会也会发布一系列相关的指导文件，以供化妆品企业进行参考，主要包括《化妆品全成分的标注方法指南》《化妆品原料规格制定指南》《化妆品等适当广告指南》《SPF测定法》《UVA防护效果测定法》等。

此外，日本法规体系中还有一类"别纸规格"，意即：除《日本药典》与《医药部外品原料规格》（简称《外原规》）等公开发布的规格（标准）以外，企业自行制定并作为医药部外品成分、得到厚生劳动省批准的规格（标准），英文译为"Standards Listed in the Appendix"。需要注意的是，别纸规格不是行业标准，而是企业标准，是获得厚生劳动省医药部外品许可的附件资料，由申请企业自行管理，并且不对外公开。

第五节 韩国化妆品监管机构及法规状况

一、韩国食品医药品安全部（MFDS）

韩国政府对化妆品及相关产品的管理主要分为三个方面：制造者、制造销售者的登记管理；机能性化妆品、医药外品的上市前审批；上市后的监督管理。主管部门为韩国食品医药品安全部（Ministry of Food and Drug Safety，MFDS）以及各地方厅。

韩国食品医药品安全部原为韩国食品医药品安全厅（Korean Food and Drugs Administration，KFDA），隶属于韩国保健福利部（Ministry of Health and Welfare）。2013年，食品医药品安全厅升级为食品医药品安全部，为国务总理室（Office for Prime Minister）所属。升级前食品医药品安全厅只有法律修正的权力，升级后食品医药品安全部可以单独立法。

韩国食品医药品安全部与各地方厅有着良好的分工与配合。机能性化妆品上市前需要通过审查或者报告，相关的审批事项均由食品医药品安全部负责；而化妆品制造者和制造销售者的登记管理相关事宜委任于各地方厅，由各地方厅负责。医药外品上市前需要通过许

可或者申告,其中产品的许可审批由食品医药品安全部负责,需要进行产品的安全性和有效性的审查以及标准和试验方法的审查等,而产品的申告审批由各地方厅负责,省略了产品的安全性和有效性审查,仅需要进行标准和试验方法的审查。市场监管亦主要由各地方厅负责,地方自主团体(保健所、市县政府等)负责抽查后将结果汇报至地方厅,并由地方厅进行相应的处罚。

二、韩国化妆品相关法规

在了解韩国化妆品相关法规制度之前,需要先了解韩国的法律体系,以便更加清晰地理解各项化妆品法规的法律地位以及相互关系。韩国的法律体系大致可分为五个层级:最高级为宪法,第二层为法律、大总统紧急命令、大总统紧急制定经济命令,第三层为大总统令、国会规则、大法院规则、宪法审判机关规则、中央选举管理委员会规则,第四层为总理令和附令,最下层为自制法规(条例,规则)。

在韩国,宪法为最高级别的法律,作为指导性法律,具有很重要的地位。

韩国《化妆品法》属于第二层法律的范畴,是韩国化妆品业界最重要的法律,也是最基本的化妆品相关法律,以提高国民保健、发展化妆品产业为目的,对化妆品的制造、进口以及销售等相关事项进行规定。其内容主要包括化妆品相关定义、制造者/制造销售者登记、机能性化妆品审查、制造销售者等的义务、化妆品安全标准、安全容器包装、标示广告、制造进口销售等的禁止事项、监督管理、罚则等[8]。早期,韩国对于化妆品的监管并没有单独立法,1953年制定的《药事法》中包含了化妆品相关内容。1999年9月,化妆品相关规定从《药事法》中分离出来,并单独制定了《化妆品法》,其核心要点为:化妆品制造者的申告管理,机能性化妆品的审查制度,以及化妆品新原料的审查制度等。2011年8月,《化妆品法》开始全面修订:引入了制造销售者的概念,并实行制造销售者的登记管理制度;废除了化妆品新原料的审查制度,原料管理体系转变为否定清单制度;此外,还引入了标示、广告实证等的相关规定。

《化妆品法》之下为《化妆品法施行令》和《化妆品法施行规则》。《化妆品法施行令》属于大总统令[9],该施行令规定了《化妆品法》中所委任的事项及施行需要的事项,包括附加税的计算标准、食品医药品安全部委任给地方厅的权限、罚款的征收标准等。而《化妆品法施行规则》属于总理令[10],是根据《化妆品法》和《化妆品法施行令》制定的更加详细具体的施行规则,包括机能性化妆品的范围、制造者/制造销售者登记的资料要求、机能性化妆品审查的资料要求和审查标准等具体内容。

最下层的自制法规包括食品医药品安全部的各种告示。主要的食品医药品安全部告示包括:《化妆品安全标准等相关规定》《化妆品色素种类、标准和试验方法》《机能性化妆品审查相关规定》《机能性化妆品标准及试验方法》等。其中,《化妆品安全标准等相关规定》中规定了化妆品禁用、限用、准用组分,以及流通化妆品安全管理标准等内容,而《化妆品色素种类、标准和试验方法》则规定了化妆品中可使用的着色剂的种类、标准和试验方法。韩国化妆品所涉及的禁用、限用、准用组分清单包含于上述两个告示中。

第六节 加拿大化妆品监管机构及法规状况

一、加拿大卫生部(Health Canada)

加拿大政府的化妆品主管部门是卫生部(Health Canada),直接管理化妆品的职能部门是卫生部消费品安全局(Consumer Product Safety Bureau,CPSB),负责产品上市后监管的是加拿大卫生部的消费品安全中心(Consumer Product Safety Directorate,Healthy Environments And Consumer Safety Branch,Health Canada)。

此外,因为我国定义下的少数化妆品在加拿大按照药物管理,因此这些产品还会涉及加拿大卫生部下属的医药品监管部门。当这些产品中的活性成分超出强制性标准(Monograph)的要求时,可以按照产品类型向以下两个部门申请评价和审核:天然和非处方健康产品管理中心(Natural and Non-Prescription Health Products Directorate,NNHPD);治疗产品委员会(Therapeutic Products Directorate,TPD)。这两个机构都隶属于加拿大卫生部的健康产品和食品管理中心(Health Products and Food Branch of Health Canada)。

二、加拿大化妆品相关法规

加拿大化妆品的监管依据是《食品和药品法案》(Food and Drugs Act)[11],以及在其框架下制定的《化妆品法规》(Cosmetic Regulation)[12]。前者规定了食品、药品、化妆品以及医疗器械的基本管理架构和原则,包括化妆品定义;后者则规定了化妆品的具体管理政策,包括包装、标签、安全、备案等。

此外,正如第一章"化妆品的定义及分类"中所介绍的,对于加拿大介于化妆品和药品之间的产品(PCDIs),应根据其具体情况,依据《化妆品法规》《食品和药品法规》(Food and Drug Regulations,FDR)[13]或《天然健康产品法规》(Natural Health Products Regulations,NHPR)[14]监管。

第七节 其他国家和地区化妆品监管机构及法规状况

一、东盟

东南亚国家联盟(Association of Southeast Asian Nations,ASEAN),简称东盟,最早正式成立于1967年,发展至今共有10个成员国:印度尼西亚、马来西亚、菲律宾、新加坡、泰国、文莱、越南、老挝、缅甸、柬埔寨。东盟总面积约444万平方公里,覆盖人口5.91亿。

东盟化妆品的监管机构为东盟化妆品委员会(ASEAN Cosmetic Committee,ACC),于2003年9月2日成立,由成员国化妆品主管部门委派一名官方代表组成,负责监管法规的有效执行。东盟标准和质量咨询委员会(ASEAN Consultative Committee on Standards and Quality,ACCSQ)和东盟秘书处(ASEAN Secretariat)协助东盟化妆品委员会处理指令实施的相关事务。

东盟最重要的监管法规是《东盟化妆品指令》,其内容与之前的《欧盟化妆品指令》十分接近,规定了化妆品的定义、产品备案、安全性评价、上市后监管、不良反应信息收集、召回、禁限用组分、准用成分等内容[15]。

对于化妆品的监管,虽然有东盟层面的法规,但东盟各个成员国仍然在法规要求方面保持着一定的独立性,这与《化妆品法规 1223/2009》在欧盟的地位有所不同。例如,新加坡和菲律宾对化妆品的法规要求基本与东盟层面保持一致,但是印尼和越南则与东盟层面仍存在一定差异。

二、印度

在印度,药品和化妆品的进口、生产、配送、销售主要由卫生和家庭福利部(Ministry of Health and Family Welfare,MOHFW)负责管理,卫生和家庭福利部下设中央药品管理局和 36 个地方药品管理局。

印度化妆品监管法规主要有《药品化妆品法案》(The Drugs and Cosmetics Act)和《药品和化妆品条例》(The Drugs and Cosmetics Rules)。《药品和化妆品法案》明确了化妆品管理的基本规定,包括不得掺假、标示错误等要求,并赋予政府监管的权力。《药品和化妆品条例》则具体规定了化妆品的行政管理要求,包括进口化妆品的管理要求、化妆品生产经营企业的管理要求、化妆品标签标识管理要求、政府机构对上市后产品的监督检验要求等具体行政措施。印度标准局(Bureau of Indan Standard,BIS)制定发布的《化妆品原料分类》(IS4707)是化妆品安全管理的核心技术法规。

三、南非

在南非,化妆品的主要监管部门是南非卫生部(Department of Health)。此外,口岸卫生管理局(Directorate of Port Health)等海关部门也会在口岸抽查进口产品。

在南非卫生部制定的《药品及相关物质法案》(Medicines and Related Substances Act)和《食品、化妆品和消毒产品法案》(Foodstuffs,Cosmetics and Disinfectants Act)中,包括了化妆品相关的基本规定,但是南非化妆品的监管法规体系尚有待完善。目前,在南非卫生部许可的前提下,化妆品通过南非化妆品和香化协会(CTFA)进行行业自律管理。该协会参考欧盟的法规要求制定了《化妆品纲要》(Cosmetic Compendium),作为南非化妆品要求的指引性文件,对化妆品产品的广告、标签、成分、安全等问题进行了规定(Requirements for the Advertising,Labelling,Composition and Safety of Cosmetic Products in South Africa)。此外,南非《消费者保护法案》(Consumer Protection Act)也为消费者群体提供了法律保障。

四、巴西

巴西化妆品的监管部门为国家卫生监督局(ANVISA),其主要职责是建立规范以保证产品的质量和安全,范围包括经营许可证、GMP认证、监测等。主要依据联合法规决议(esolução da DiretoriaColegiada,RDC)系列进行监管,这些法规涉及不同的内容,例如,在 2012 年发布的 RDC No.03 2012 中列出了禁用、限用、准用组分及其具体要求,其中包含了三乙醇胺、乙醇胺等的限量及规格要求,且与欧盟的要求基本一致。巴西国家卫生监督局会依据监管需求,对相应的法规进行修订。

2015 年 2 月,巴西国家卫生监督局(ANVISA)还发布了关于个人卫生用品、化妆品、香水等产品发布了新的技术要求,即 RDC No.07 2015。在该技术法规中,对化妆品的定义、分类举例、注册要求等情况进行了说明。

巴西大部分化妆品相关法规都参考了欧盟的管理模式,其中也有针对防晒产品和儿童用化妆品的法规,例如《防晒产品法规》《儿童用化妆品法规》。

第八节　化妆品监管机构及法规状况的比较

一、化妆品监管机构及法规体系对比

在世界范围内,化妆品多被划入食品药品管理局或卫生福利部门的监管范围。政府通过立法对化妆品进行监督和管理,监管机构进而根据法律规定,制定相应的配套实施法规,一般主要包括技术标准、生产许可、市场准入、上市后监督管理等方面的管理要求。

各国(地区)因为体制和文化的不同,监管系统的建立大致可分为三种:第一种是以欧盟和东盟为代表的成员国委员会制,委员会制定区域性的法规制度,各成员国依其对化妆品进行监管,并协调地区间的管理问题等;第二种是以美国为代表的邦州共治制,联邦政府发布核心法律规定,各州政府可自行发布实施地域性管理要求;第三种以日本、韩国、中国等为代表,由中央政府部门主导法规的制定和修订,地方政府配合完成部分监管事项的实施。

此外,由于化妆品定义和功效界定的不同,很多国家和地区(如美国、加拿大、日本、韩国等)均存在类药类产品的管理,这一点可以从顶层法律设计以及监管部门职责中也得以体现。例如,美国的《联邦食品、药品和化妆品法案》、日本的《医药品、医疗器械等品质、功效及安全性保证等有关法律》等,既是化妆品监管所依据的基本法规,其中也包含了药品等的监管规定。而负责这些法规具体实施的政府部门,大多也同时负责医药品等的监管工作。

总体而言,化妆品监管的专业性和技术性较强,一般需设立专门的监管部门,对于管理人才也需进行长期的储备和培养,全球主要国家和地区的化妆品监管机构及法规基本情况见表 2-1。

表 2-1　主要国家和地区监管机构及监管法规比较

	中国	欧盟	美国	日本	韩国	加拿大	东盟
监管机构	国家食品药品监督管理总局	欧盟委员会、欧盟各成员国政府主管机构	美国食品药品管理局	厚生劳动省	食品医药品安全部	卫生部	东盟化妆品委员会、各成员国药监局或卫生部
基础法规	《化妆品卫生监督条例》	《化妆品法规1223/2009》	《联邦食品、药品和化妆品法案》	《医药品、医疗器械等品质、功效及安全性保证等有关法律》	《化妆品法》《化妆品法施行令》《化妆品法施行规则》	《食品和药品法案》《化妆品法规》	《东盟化妆品指令》

	中国	欧盟	美国	日本	韩国	加拿大	东盟
配套法规	《化妆品安全技术规范》《化妆品行政许可申报受理规定》等	《委员会法规655/2013》对化妆品宣称设立通用标准,此外还有一些化妆品相关法规要求,如化妆品法定计量、压力容器等要求	美国食品药品管理局发布的《联邦法规法典》	厚生劳动省发布的省令、政令、告示、通知等,以及日本化妆品工业联合会作为自主管理标准发布的行业指南等	告示,如化妆品安全标准等相关规定,化妆品色素种类、标准和试验方法,机能性化妆品审查相关规定,机能性化妆品标准及试验方法等	卫生部各相关职能部门颁布的强制性标准以及禁限用组分清单等文件	禁用、限用、准用组分清单,GMP指南,安全性评价指南等

二、化妆品相关法规汇总表

在本书中,对不同国家和地区的主要化妆品法规内容进行了研究和对比,其中既包括化妆品相关的基本法律法规,也包括原料使用、安全性评估、生产流通、包装、标签、宣称、广告、处罚等方面的法规、文件和指南等,所涉及的主要法规及文件如表2-2所示。

表2-2 本书涉及化妆品相关法规、指南汇总表

序号	国家/地区	颁布机构	法规名称	法规名称(外文名)	备注
1	欧盟	欧洲议会和欧盟理事会	欧盟指令2001/95:一般产品安全	Directive 2001/95/EC of the European Parliament and of the Council of 3 December 2001 on general product safety	
2		欧洲议会和欧盟理事会	化妆品法规1223/2009	Regulation(EC)No.1223/2009 of the European Parliament and of the Council of 30 November 2009 on cosmetic products	代替了《欧盟化妆品指令76/768》
3		欧盟委员会	欧盟委员会法规655/2013	Commission Regulation(EU) No.655/2013 of 10 July 2013 laying down common criteria for the justification of claims used in relation to cosmetic products	对化妆品宣称进行了相关规定
4		欧盟委员会	欧盟委员会关于纳米材料定义的推荐性规定	Commission Recommendation of 18 October 2011 on the definition of nanomaterial	发布了纳米材料定义等相关内容的建议
5		欧盟委员会和欧盟各成员国政府主管机构	欧盟化妆品法规1223/2009适用范围的指导手册	Manual on the Scope of Application of the Cosmetics Regulation(EC)No.1223/2009	

续表

序号	国家/地区	颁布机构	法规名称	法规名称(外文名)	备注
6	欧盟	消费者安全科学委员会	化妆品原料安全性评价测试指南	The SCCS's Notes of Guidance for the Testing of Cosmetic Substances and Their Safety Evaluation	
7	英国	英国议会	化妆品执行法规2013年(第1478号)	The Cosmetic Products Enforcement Regulations 2013(No.1478)	英国补充了对化妆品中农残的要求
8	美国	美国国会	联邦食品、药品和化妆品法案	Federal Food, Drug, and Cosmetic Act	简称《FD&C法案》
9		美国国会	公平包装和标签法	Fair Packaging and Labeling Act	
10		美国国会	防止有毒包装法案	Poison Prevention Packaging Act	
11		美国国会	联邦贸易委员会法案	Federal Trade Commission Act	
12		美国国会	防晒创新法案	Sunscreen Innovation Act	
13		美国联邦政府各执行机构和部门 美国食品和药物管理局	联邦法规法典 防晒产品OTC专论	Code of Federal Regulations Sunscreen Drug Products for Over-the-counter Human Use Final Monograph	与化妆品相关的内容为第21篇,即21CFR
14		美国食品和药物管理局	美国准许使用的色素清单	Listing of Color Additives	
15		美国食品和药物管理局	化妆品标签指南	Cosmetic Labeling Guide	
16		美国食品和药物管理局	考虑是否在FDA监管的产品中涉及纳米技术应用的行业指南	Guidance for Industry Considering Whether an FDA-Regulated Product Involves the Application of Nanotechnology	
17		美国食品和药物管理局	纳米材料在化妆品中应用安全性的行业指南	Guidance for Industry: Safety of Nanomaterials in Cosmetic Products	
18		美国食品和药物管理局	评估制造加工的变化和新技术对于食品原料和食品接触物质(包括食品着色剂)的安全和法规影响的行业指南	Guidance for Industry: Assessing the Effects of Significant Manufacturing Process Changes, Including Emerging Technologies, on the Safety and Regulatory Status of Food Ingredients and Food Contact Substances, Including Food Ingredients that Are Color Additives	

续表

序号	国家／地区	颁布机构	法规名称	法规名称（外文名）	备注
19	美国	美国食品和药物管理局	纳米技术在动物食品中的应用	Guidance for Industry Use of Nanomaterials in Food for Animals	
20		美国个人护理产品协会	国际化妆品原料字典和手册	International Cosmetic Ingredient Dictionary and Handbook	
21	日本	内阁	医药品、医疗器械等品质、功效及安全性保证等有关法律	医薬品、医療機器等の品質、有効性及び安全性の確保等に関する法律	简称《药机法》，原《药事法》
22		内阁	药事法实施令	医薬品、医療機器等の品質、有効性及び安全性の確保等に関する法律施行令	
23		厚生劳动省	化妆品基准	化粧品基準	2000年9月29日公布，2001年4月1日施行
24		厚生劳动省	药用化妆品功效成分清单	いわゆる薬用化粧品中の有効成分リスト	
25		厚生劳动省	医药部外品添加剂清单	医薬部外品の添加物リスト	
26		厚生劳动省	医药部外品原料规格	医薬部外品原料規格	简称《外原规》
27		厚生劳动省	染发剂制造销售许可基准	染毛剤製造販売承認基準	含染发剂列表
28		厚生劳动省	医药品、医药部外品、化妆品及医疗器械的品质管理标准之有关省令	医薬品、医薬部外品、化粧品及び医療機器の品質管理の基準に関する省令	
29		厚生劳动省	医药品等适当广告基准	医薬品等適正広告基準	1980年10月9日药发第1339号药务局长通知
30		厚生劳动省	有关滑石粉的品质管理	タルクの品質管理	
31		厚生劳动省	医药品、医药部外品、化妆品及医疗器械的品质管理基准	医薬品、医薬部外品、化粧品及び医療機器の品質管理の基準に関する省令	GQP
32		厚生劳动省	医药品、医药部外品、化妆品及医疗	医薬品、医薬部外品、化粧品及び医療機器の製造販売後安全管	GVP

序号	国家/地区	颁布机构	法规名称	法规名称（外文名）	备注
32	日本		器械的制造销售后安全管理基准	の基準に関する省令	
33		公平交易委员会	化妆品适当包装规则	化粧品の適正包装規則	内阁总理大臣下属日本的行政机构,简称"公取委"
34		日本化妆品工业联合会	化妆品安全性评价指南	化粧品の安全性評価に関する指針2008	
35		日本化妆品工业联合会	化妆品全成分的标注方法指南	化粧品全成分表示記載のガイドライン	
36		日本化妆品工业联合会	化妆品原料规格制定指南	化粧品原料の規格作成の手引き	
37		日本化妆品工业联合会	化妆品等适当广告指南	化粧品等の適正広告ガイドライン	
38		日本化妆品工业联合会	SPF测定法	SPF測定法基準	依据ISO 24444进行修订
39		日本化妆品工业联合会	UVA防护效果测定法	UVA防止効果測定法基準	依据ISO 24442进行修订
40		日本香妆品学会	新功效(部外品许可)抗皱产品评价试验指南	新規効能取得のための抗シワ製品評価ガイドライン	
41		日本香妆品学会	新功效(部外品许可)美白机能评价试验指南	新規効能取得のための医薬部外品美白機能評価試験ガイドライン	
42	韩国	韩国食品医药品安全部	化妆品法	화장품법	
43		韩国食品医药品安全部	化妆品法施行令	화장품법시행령	
44		韩国食品医药品安全部	化妆品法施行规则	화장품법시행규칙	
45		韩国食品医药品安全部	药事法	약사법	
46		韩国食品医药品安全部	化妆品安全标准等相关规定	화장품안전기준등에관한규정	
47		韩国食品医药品安全部	化妆品色素种类、标准和试验方法	화장품의색소종류와기준및시험방법	

序号	国家／地区	颁布机构	法规名称	法规名称（外文名）	备注
48	韩国	韩国食品医药品安全部	机能性化妆品审查相关规定	기능성화장품심사에관한규정	主要包括机能性化妆品申报时所提交的资料的范围和要求、制作要领、免除资料的范围等
49		韩国食品医药品安全部	机能性化妆品标准及试验方法	기능성화장품기준및시험방법	
50		韩国食品医药品安全部	有机农化妆品的标准相关规定	유기농화장품의기준에관한규정	
51		韩国食品医药品安全部	医药外品标准制造基准	의약외품표준제조기준	
52	加拿大	加拿大司法部	食品和药品法案	Food and Drugs Act	加拿大司法部即：Ministry of Justice
53		加拿大司法部	化妆品法规	Cosmetic Regulation	
54		加拿大司法部	天然健康产品法规	Natural Health Products Regulations	
55		加拿大司法部	消费者包装和标签法案	Consumer Packaging and Labelling Act	
56		加拿大司法部	消费者包装和标签法规	Consumer Packaging and Labelling Regulations	
57		加拿大卫生部	介于化妆品和药品之间产品的分类指南	Guidance Document Classification of Products at the Cosmetic-Drug Interface	
58		加拿大卫生部	关于牙齿美白产品中过氧化物的指南	Guidance for Peroxide and Peroxide-generating Compounds Used in Tooth Whitening Products	
59		加拿大卫生部	加拿大止汗剂强制性标准	ANTIPERSPIRANT	
60		卫生部健康产品和食品管理中心	加拿大防晒剂强制性标准	Sunscreen Monograph	
61		加拿大广告标准协会	非处方药和化妆品行业无医疗术语广	Guidelines for the Nonprescription and Cosmetic Industry Regarding	

续表

序号	国家/地区	颁布机构	法规名称	法规名称（外文名）	备注
61	加拿大		告和标签宣称指南	Non-therapeutic Advertising and Labelling Claims	
62	东盟	东盟委员会	东盟化妆品指令	ASEAN Cosmetic Directive	
63		东盟委员会	化妆品安全性评价指南	Guidelines for the Safety Assessment of a Cosmetic Product	
65		东盟化妆品科学机构	东盟植物性原料安全性评价指南	ASEAN Guidance Document for Evaluating the Safety of Botanical Raw Materials Used in Cosmetics	
66	印度	印度卫生和家庭福利部	药品化妆品法案	The Drugs and Cosmetics Act	
67		印度卫生和家庭福利部	药品和化妆品条例	The Drugs and Cosmetics Rules	
68		印度标准局	化妆品原料分类（IS4707）	Classification of Cosmetics Raw Materials and Adjuncts	
69	南非	南非共和国议会	消费者保护法案	Consumer Protection Act	
70		南非卫生部	食品、化妆品和消毒产品法案	Foodstuffs, Cosmetics and Disinfectants Act	
71		南非卫生部	药品及相关物质法案	Medicines and Related Substances Act	
72		南非卫生部	药品管理法案	Drugs Control Act	
73		南非化妆品和香化协会	化妆品纲要	Cosmetic Compendium	
74	巴西	巴西国家卫生监督局	RDC 系列法规		如 RDC No.07、RDC No.03、RDC No.48 等
75		巴西国家卫生监督局	防晒产品法规	REGULAMENTO TÉNICO MERCOSUL SOBRE PROTETORES SOLARES EM COSMÉTICOS	
76		巴西国家卫生监督局	儿童用化妆品法规	RESOLUÇÃO DA DIRETORIA COLEGIADA-RDC No.15	儿童产品的要求分布在该法规中

第九节 化妆品标准管理

一、中国化妆品标准

在中国化妆品监管体系中,除颁布的法律、法规、部门规范性文件以外,还存在着一系列与化妆品相关的标准,可看作是法律法规的一种辅助。根据《中华人民共和国标准化法》的有关规定,我国标准可分为:国家标准、行业标准、地方标准以及企业标准四大类[16]。

《中华人民共和国标准化法》第二章第六条规定:

"对需要在全国范围内统一的技术要求,应当制定国家标准。国家标准由国务院标准化行政主管部门制定。

对没有国家标准而又需要在全国某个行业范围内统一的技术要求,可以制定行业标准。行业标准由国务院有关行政主管部门制定,并报国务院标准化行政主管部门备案,在公布国家标准之后,该项行业标准即行废止。

对没有国家标准和行业标准而又需要在省、自治区、直辖市范围内统一的工业产品的安全、卫生要求,可以制定地方标准。地方标准由省、自治区、直辖市标准化行政主管部门制定,并报国务院标准化行政主管部门和国务院有关行政主管部门备案,在公布国家标准或者行业标准之后,该项地方标准即行废止。

企业生产的产品没有国家标准和行业标准的,应当制定企业标准,作为组织生产的依据。企业的产品标准须报当地政府标准化行政主管部门和有关行政主管部门备案。已有国家标准或者行业标准的,国家鼓励企业制定严于国家标准或者行业标准的企业标准,在企业内部适用。"

而根据《中华人民共和国标准化法》第二章第七条规定:

"国家标准、行业标准分为强制性标准和推荐性标准。保障人体健康,人身、财产安全的标准和法律、行政法规规定强制执行的标准是强制性标准,其他标准是推荐性标准。

省、自治区、直辖市标准化行政主管部门制定的工业产品的安全、卫生要求的地方标准,在本行政区域内是强制性标准。"

在化妆品领域,国家自1987年以来陆续分布了几十项国家标准和行业标准,大致可分为基础标准、方法标准、质量标准和管理标准等4类,涉及卫生部、全国香料香精化妆品标准化技术委员会等[17]部门和组织。其中:

基础标准主要包括《化妆品卫生标准》(GB 7916-1987)、《化妆品分类》(GB/T 18670-2002)、《化妆品检验规则》(QB/T 1684-2006)等。

方法标准主要包括《化妆品卫生化学标准检验方法汞》(GB/T 7917.1-1987)、《化妆品能用检验方法pH值的测定》(GB/T 13531.1-2000)等20余项化学检验方法标准,《化妆品微生物检验方法标准细菌总数测定》(GB/T 7918.2-1987)、《化妆品微生物检验方法标准粪大肠菌群》(GB/T 7918.3-1987)等微生物检验方法标准,《化妆品安全性评价程序和方法》(GB 7919-1987)等毒理学评价标准,以及《化妆品痤疮诊断标准及处理原则》(GB 79149.3-1997)等6项皮肤病诊断标准。

产品标准主要包括《发用摩丝》(QB 1643-1998)、《洗面奶》(QB/T 1645-2004)以及护发素、唇膏等 20 余项。

管理标准主要包括《消费品使用说明化妆品通用标签》(GB 5296.3-2008)、《化妆品产品包装外观要求》(QB/T 1685-2996)等。

二、国际标准化组织(ISO)及化妆品相关标准

国际标准化组织(International Organization for Standardization),简称 ISO(源于希腊词汇 isos,意为"相等、平等"),成立于 1946 年,是一个独立的非政府组织,是全球最大的推荐性标准的制定者。

ISO 的宗旨是:在世界范围内促进标准化以及相关活动的开展,以便于商品和服务的国际交换,在智力、科学、技术和经济领域开展合作。ISO 的最高权力机构为每年召开一次的"全体大会",其日常办事机构为中央秘书处,设在瑞士日内瓦。

目前 ISO 的成员包含约 162 个会员国,参与者主要为各会员国的国家标准机构,另外也会有公司的参加。ISO 通过其下辖的 238 个技术委员会(Technical Committees)起草标准,其中化妆品的技术委员会代号为 TC217,成立于 1998 年,迄今为止有 40 个正式成员国,24 个观察员。

中国于 1978 年加入 ISO,在 2008 年 10 月的第 31 届国际化标准组织大会上,中国正式成为 ISO 的常任理事国。代表中国参加 ISO 相关活动的国家机构为国家质检总局下的中国国家标准化管理委员会(Standardization Administration of China,SAC)。

ISO 所有的标准均为自愿实施,是推荐性的,而非强制性。截止到 2015 年 10 月,ISO 共制定和发布了 19 500 个国际推荐性标准,几乎涵盖各个行业,如科学技术、食品安全、农业技术、公共健康等,ISO 的标准在无形之中影响着每个人的生活。

在 ISO 的众多标准之中,涉及化妆品的主要集中在 5 个领域:化妆品的生产质量管理(GMP)、包装和标签、分析方法、卫生质量控制(微生物)、功效评价(防晒能力评价)。

截止到 2015 年 10 月,ISO 共发布了 23 个化妆品相关标准,具体如表 2-3 所示:

表 2-3　化妆品相关 ISO 标准

标准标号	中文标准名称	英文标准名称	ICS 编号
ISO 10130:2009	化妆品 - 分析方法 - 亚硝胺类:成品中 N- 亚硝基二乙醇胺(NDELA)的检测方法,柱后衍生高效液相色谱法	Cosmetics—Analytical methods—Nitrosamines:Detection and determination of N-nitrosodiethanolamine(NDELA)in cosmetics by HPLC,post-column photolysis and derivatization	71.100.70
ISO 11930:2012	化妆品 - 微生物学 - 成品防腐效能的评价方法	Cosmetics—Microbiology—Evaluation of the antimicrobial protection of a cosmetic product	07.100.99 71.100.70
ISO 12787:2011	化妆品 - 分析方法 - 色谱技术分析结果的验证标准	Cosmetics—Analytical methods—Validation criteria for analytical results using chromatographic techniques	71.100.70
ISO/TR 14735:	化妆品 - 分析方法 - 亚硝胺	Cosmetics—Analytical methods—	71.100.70

续表

标准标号	中文标准名称	英文标准名称	ICS 编号
2013	类:减少成品中 N- 亚硝基二乙醇胺,及其检测方法的技术指南	Nitrosamines:Technical guidance document for minimizing and determining N-nitrosamines in cosmetics	
ISO 15819:2014	化妆品 - 分析方法 - 亚硝胺类:成品中 N- 亚硝基二乙醇胺(NDELA)的定性定量检测方法,高效液相色谱二级质谱连用 HPLC-MS-MS	Cosmetics—Analytical methods—Nitrosamines:Detection and determination of N-nitrosodiethanolamine(NDELA)in cosmetics by HPLC-MS-MS	71.100.70
ISO 16212:2008	化妆品 - 微生物学 - 霉菌和酵母菌的计数	Cosmetics—Microbiology—Enumeration of yeast and mould	71.100.70
ISO/TR 17276:2014	化妆品 - 分析方法 - 成品中重金属定性定量分析法	Cosmetics—Analytical approach for screening and quantification methods for heavy metals in cosmetics	71.100.70
ISO 17516:2014	化妆品 - 微生物学 - 微生物限值	Cosmetics—Microbiology—Microbiological limits	71.100.99 07.100.99
ISO 18415:2007	化妆品 - 微生物学 - 特定和非特定微生物的检测	Cosmetics—Microbiology—Detection of specified and non-specified microorganisms	07.100.99 71.100.70
ISO 18416:2007	化妆品 - 微生物学 - 白色念珠菌的检测	Cosmetics—Microbiology—Detection of Candida albicans	07.100.99 71.100.70
ISO 21148:2005	化妆品 - 微生物学 - 微生物检测的一般指南	Cosmetics—Microbiology—General instructions for microbiological examination	71.100.70 07.100.99
ISO 21149:2006	化妆品 - 微生物学 - 嗜热需氧菌的检测和计数	Cosmetics—Microbiology—Enumeration and detection of aerobic mesophilic bacteria	07.100.99 71.100.70
ISO 21150:2006	化妆品 - 微生物学 - 大肠杆菌的检测	Cosmetics—Microbiology—Detection of Escherichia coli	07.100.99 71.100.70
ISO 22715:2006	化妆品 - 包装和标签	Cosmetics—Packaging and labelling	71.100.70
ISO 22716:2007	化妆品 - 良好生产规范 GMP- 良好生产规范的指南	Cosmetics—Good Manufacturing Practices(GMP)—Guidelines on Good Manufacturing Practices	71.100.70
ISO 22717:2006	化妆品 - 微生物学 - 铜绿假单胞菌的检测	Cosmetics—Microbiology—Detection of Pseudomonas aeruginosa	07.100.99 71.100.70
ISO 22718:2006	化妆品 - 微生物学 - 金黄色葡萄球菌的检测	Cosmetics—Microbiology—Detection of Staphylococcus aureus	07.100.99 71.100.70
ISO 24442:2011	化妆品 - 防晒实验方法 -UVA 防护能力,人体法	Cosmetics—Sun protection test methods—In vivo determination of sunscreen UVA protection	71.100.70
ISO 24443:2012	UVA 防护能力,实验室方法	Determination of sunscreen UVA photoprotection in vitro	71.100.70

续表

标准标号	中文标准名称	英文标准名称	ICS 编号
ISO 24444:2010	化妆品 - 防晒实验方法 -SPF 指数的测定，人体法	Cosmetics—Sun protection test methods—In vivo determination of the sun protection factor (SPF)	71.100.70
ISO/TR 24475：2010	化妆品 - 良好生产规范 GMP- 通用培训材料	Cosmetics—Good Manufacturing Practices—General training document	71.100.70
ISO/TR 26369：2009	化妆品 - 防晒实验方法 - 防晒能力检测方法的评估	Cosmetics—Sun protection test methods—Review and evaluation of methods to assess the photoprotection of sun protection products	71.100.70
ISO 29621:2010	化妆品 - 微生物学 - 微生物低风险产品的风险评估和识别指南	Cosmetics—Microbiology—Guidelines for the risk assessment and identification of microbiologically low-risk products	07.100.99 71.100.70

三、经济合作与发展组织及准则

在 ISO 所发布的化妆品相关标准中，有多项涉及化妆品检测及评价方法，事实上，另一国际化组织——经济合作与发展组织（Organization for Economic Co-operation and Development，OECD），在化学品检测方面也发布有一系列准则（OECD Guideline）。

经济合作与发展组织成立于 1961 年，是由多个市场经济国家组成的政府间国际经济组织，旨在共同应对全球化带来的经济、社会和政府治理等方面的挑战。目前，经济合作与发展组织已有 34 个成员国，包括法国、德国、英国、美国、日本、韩国、澳大利亚等，总部设在巴黎。

OECD 准则是用于评测化学品对人体健康及环境的潜在影响的特别方法（"a unique tool for assessing the potential effects of chemicals on human health and the environment"），被工业界、学术界、政府部门等广泛接受，用于化学品的检测，例如化工产品、杀虫剂、个人护理产品等。经济合作与发展组织遵循结果互认的原则（Mutual Acceptance of Data），即在经济合作与发展组织成员国或者遵守相关决定的参与国之间，按照 OECD 准则和良好实验室规范（Principles of Good Laboratory Practice，GLP）得出的实验结果是被互相接受的。OECD 准则共收录有 150 余种测试方法，在经济合作与发展组织成员国数千名专家的技术支持下，会定期进行更新和修订。

OECD 准则主要包括 5 个部分，分别为理化性质（Physical Chemical Properties）、生物系统作用（Effects on Biotic Systems）、降解和蓄积（Degradation and Accumulation）、健康作用（Health Effects）、其他（Other）。其中，第 4 部分"健康作用"（Section 4：Health Effects）包括评价化学品安全性的毒理学试验方法，其中还包括一些动物替代实验方法（Alternative Methods），具体如表 2-4 所示。

表 2-4　OECD 准则第 4 部分"健康作用"实验方法

方法编号	发布 / 更新日期	方法名称（英文）
490	2015.7.28	In Vitro Mammalian Cell Gene Mutation Tests Using the Thymidine Kinase Gene

方法编号	发布 / 更新日期	方法名称（英文）
491	2015.7.28	Short Time Exposure In Vitro Test Method for Identifying i）Chemicals Inducing Serious Eye Damage and ii）Chemicals Not Requiring Classification for Eye Irritation or Serious Eye Damage
492	2015.7.28	Reconstructed human Cornea-like Epithelium（RhCE）test method for identifying chemicals not requiring classification and labelling for eye irritation or serious eye damage
493	2015.7.28	Performance-Based Test Guideline for Human Recombinant Estrogen Receptor （hrER）In Vitro Assays to Detect Chemicals with ER Binding Affinity
404	2015.7.28	Acute Dermal Irritation/Corrosion
421	2015.7.28	Reproduction/Developmental Toxicity Screening Test
422	2015.7.28	Combined Repeated Dose Toxicity Study with the Reproduction/Developmental Toxicity Screening Test
430	2015.7.28	In Vitro Skin Corrosion：Transcutaneous Electrical Resistance Test Method（TER）
431	2015.7.28	In vitro skin corrosion：reconstructed human epidermis（RHE）test method
435	2015.7.28	In Vitro Membrane Barrier Test Method for Skin Corrosion
439	2015.7.28	In Vitro Skin Irritation：Reconstructed Human Epidermis Test Method
455	2015.7.28	Performance-Based Test Guideline for Stably Transfected Transactivation In Vitro Assays to Detect Estrogen Receptor Agonists and Antagonists
476	2015.7.28	In Vitro Mammalian Cell Gene Mutation Tests using the Hprt and xprt genes
478	2015.7.28	Rodent Dominant Lethal Test
483	2015.7.28	Mammalian SpermatogonialChromosomal Aberration Test
442C	2015.2.5	In Chemico Skin Sensitisation
442D	2015.2.5	In Vitro Skin Sensitisation
489	2014.9.26	In Vivo Mammalian Alkaline Comet Assay
431	2014.9.26	In Vitro Skin Corrosion：Reconstructed Human Epidermis（Rhe）Test Method
473	2014.9.26	In Vitro Mammalian Chromosomal Aberration Test
474	2014.9.26	Mammalian Erythrocyte Micronucleus Test
475	2014.9.26	Mammalian Bone Marrow Chromosomal Aberration Test
487	2014.9.26	In Vitro Mammalian Cell Micronucleus Test
430	2013.7.26	In Vitro Skin Corrosion：Transcutaneous Electrical Resistance Test Method（TER）
431	2013.7.26	In Vitro Skin Corrosion：Reconstructed Human Epidermis（RHE）Test Method
437	2013.7.26	Bovine Corneal Opacity and Permeability Test Method for Identifying i）Chemicals Inducing Serious Eye Damage and ii）Chemicals Not Requiring Classification for Eye Irritation or Serious Eye Damage

续表

方法编号	发布 / 更新日期	方法名称（英文）
438	2013.7.26	Isolated Chicken Eye Test Method for Identifying i）Chemicals Inducing Serious Eye Damage and ii）Chemicals Not Requiring Classification for Eye Irritation or Serious Eye Damage
439	2013.7.26	In Vitro Skin Irritation-Reconstructed Human Epidermis Test Method
488	2013.7.26	Transgenic Rodent Somatic and Germ Cell Gene Mutation Assays
405	2012.10.2	Acute Eye Irritation/Corrosion
443	2013.7.26	Extended One-Generation Reproductive Toxicity Study
455	2013.7.26	Performance-Based Test Guideline for Stably Transfected Transactivation In Vitro Assays to Detect Estrogen Receptor Agonists
457	2013.7.26	BG1Luc Estrogen Receptor Transactivation Test Method for Identifying Estrogen Receptor Agonists and Antagonists
460	2013.7.26	Fluorescein Leakage Test Method for Identifying Ocular Corrosives and Severe Irritants
443	2011.7.28	Extended One-Generation Reproductive Toxicity Study
456	2011.7.28	H295R Steroidogenesis Assay
488	2011.7.28	Transgenic Rodent Somatic and Germ Cell Gene Mutation Assays
417	2010.7.23	Toxicokinetics
429	2010.7.23	Skin Sensitisation
439	2010.7.23	In Vitro Skin Irritation
442A	2010.7.23	Skin Sensitization
442B	2010.7.23	Skin Sensitization
487	2010.7.23	In Vitro Mammalian Cell Micronucleus Test
403	2009.9.8	Acute Inhalation Toxicity
412	2009.9.8	Subacute Inhalation Toxicity：28-Day Study
413	2009.9.8	Subchronic Inhalation Toxicity：90-Day Study
451	2009.9.8	Carcinogenicity Studies
452	2009.9.8	Chronic Toxicity Studies
453	2009.9.8	Combined Chronic Toxicity/Carcinogenicity Studies
436	2009.9.8	Acute Inhalation Toxicity-Acute Toxic Class Method
437	2009.9.8	Bovine Corneal Opacity and Permeability Test Method for Identifying Ocular Corrosives and Severe Irritants
438	2009.9.8	Isolated Chicken Eye Test Method for Identifying Ocular Corrosives and Severe Irritants
441	2009.9.8	Hershberger Bioassay in Rats

方法编号	发布/更新日期	方法名称（英文）
455	2009.9.8	The Stably Transfected Human Estrogen Receptor-alpha Transcriptional Activation Assay for Detection of Estrogenic Agonist-Activity of Chemicals
407	2008.10.16	Repeated Dose 28-Day Oral Toxicity Study in Rodents
425	2008.10.16	Acute Oral Toxicity：Up-and-Down Procedure
426	2007.10.15	Developmental Neurotoxicity Study
440	2007.10.15	Uterotrophic Bioassay in Rodents
	2006.9.11	Summary of Consideration sin the Report from the OECD Expert Groups on Short Term and Long Term Toxicology
435	2006.8.17	In Vitro Membrane Barrier Test Method for Skin Corrosion
427	2004.11.23	Skin Absorption：In Vivo Method
428	2004.11.23	Skin Absorption：In Vitro Method
430	2004.11.23	In Vitro Skin Corrosion：Transcutaneous Electrical Resistance Test（TER）
431	2004.11.23	In Vitro Skin Corrosion：Human Skin Model Test
432	2004.11.23	In Vitro 3T3 NRU Phototoxicity Test
404	2002.4.24	Acute Dermal Irritation/Corrosion
405	2002.4.24	Acute Eye Irritation/Corrosion
420	2002.2.8	Acute Oral Toxicity-Fixed Dose Procedure
423	2002.2.8	Acute Oral Toxicity-Acute Toxic Class Method
414	2001.1.22	Prenatal Development Toxicity Study
416	2001.1.22	Two-Generation Reproduction Toxicity
408	1998.9.21	Repeated Dose 90-Day Oral Toxicity Study in Rodents
409	1998.9.21	Repeated Dose 90-Day Oral Toxicity Study in Non-Rodents
424	1997.7.21	Neurotoxicity Study in Rodents
471	1997.7.21	Bacterial Reverse Mutation Test
473	1997.7.21	In Vitro Mammalian Chromosome Aberration Test
474	1997.7.21	Mammalian Erythrocyte Micronucleus Test
475	1997.7.21	Mammalian Bone Marrow Chromosome Abberation Test
476	1997.7.21	In Vitro Mammalian Cell Gene Mutation Test
483	1997.7.21	Mammalian Spermatogonial Chromosome Abberation Test
486	1997.7.21	Unscheduled DNA Synthesis（UDS）Test with Mammalian Liver Cells in vivo
422	1996.3.22	Combined Repeated Dose Toxicity Study with the Reproduction/Developmental Toxicity Screening Test
418	1995.7.27	Delayed Neurotoxicity of Organophosphorus Substances Following Acute Exposure

续表

方法编号	发布/更新日期	方法名称（英文）
419	1995.7.27	Delayed Neurotoxicity of Organophosphorus Substances：28-Day Repeated Dose Study
421	1995.7.27	Reproduction/Developmental Toxicity Screening Test
406	1992.7.17	Skin Sensitisation
401	1987.2.24	Acute Oral Toxicity
402	1987.2.24	Acute Dermal Toxicity
479	1986.10.23	Genetic Toxicology：In Vitro Sister Chromatid Exchange Assay in Mammalian Cells
480	1986.10.23	Genetic Toxicology：Saccharomyces Cerevisiae，Gene Mutation Assay
481	1986.10.23	Genetic Toxicology：Saccharomyces Cerevisiae，Miotic Recombination Assay
482	1986.10.23	Genetic Toxicology：DNA Damage and Repair，Unscheduled DNA Synthesis in Mammalian Cells in vitro
484	1986.10.23	Genetic Toxicology：Mouse Spot Test
485	1986.10.23	Genetic Toxicology：Mouse Heritable Translocation Assay
477	1984.4.4	Genetic Toxicology：Sex-Linked Recessive Lethal Test in Drosophila Melanogaster
478	1984.4.4	Genetic Toxicology：Rodent Dominant Lethal Test
415	1983.5.26	One-Generation Reproduction Toxicity Study
410	1981.5.12	Repeated Dose Dermal Toxicity：21/28-day Study
411	1981.5.12	Subchronic Dermal Toxicity：90-day Study

参考文献

[1] Regulation (EC) No.1223/2009 of the European Parliament and of the Council of 30 November 2009 on Cosmetic Products (recast)；Official Journal of the European Union L342 of 22 December 2009.

[2] Council of the European Union.Council Directive 76/768/EEC of 27 July 1976.http://eur-lex.europa.eu/eli/dir/1976/768/oj.

[3] Commission Regulation (EU) No.655/2013 of 10 July 2013；Official Journal of the European Union L10/31；11 July 2013.

[4] The Cosmetic Products Enforcement Regulations 2013；2013 No.1478，17 June 2013.

[5] Sec.601-603，Federal Food，Drug，and Cosmetic Act，FD&C Act，U.S.Food and Drug Administration.http://www.fda.gov/RegulatoryInformation/Legislation/FederalFoodDrugandCosmeticActFDCAct.

[6] Code of Federal Regulations.http://www.ecfr.gov/cgi-bin/ECFR.

[7] 第34届通常国会第一次池田内阁,《药事法》,法律145号,1960.

［8］韩国食品医药品安全部.化妆品法.法律第 13117 号,2015.

식품의약품안전처.화장품법.법률제 13117 호,2015.

［9］韩国食品医药品安全部.化妆品法施行令.大总统令第 26452 号,2015.

식품의약품안전처.화장품법시행령.대통령령제 26452 호,2015.

［10］韩国食品医药品安全部.化妆品法施行规则.总理令第 1182 号,2015.

식품의약품안전처.화장품법시행규칙.총리령제 1182 호,2015.

［11］Food and Drugs Act(R.S.C.,1985,c.F-27),Act current to 2015-09-10 and last amended on 2014-11-06. Minister of Justice of Canada,http://laws-lois.justice.gc.ca/eng/acts/F-27/index.html

［12］Cosmetic Regulations(C.R.C.,c.869),Regulations are current to 2015-09-10 and last amended on 2007-06-14,Minister of Justice of Canada,http://laws-lois.justice.gc.ca/eng/regulations/C.R.C.%2C_c._869

［13］Food and Drug Regulations(C.R.C.,c.870),Regulations are current to 2015-09-10 and last amended on 2015-06-13,Minister of Justice of Canada,http://laws-lois.justice.gc.ca/PDF/C.R.C.,_c._870.pdf

［14］Natural Health Products Regulations(SOR/2003-196),Regulations are current to 2015-09-10 and last amended on 2008-06-01,Minister of Justice of Canada,http://laws-lois.justice.gc.ca/eng/regulations/sor-2003-196

［15］Asia Cosmetic Directive,http://aseancosmetics.org/default/asean-cosmetics-directive/articles-of-acd

［16］全国人民代表大会常务委员会.中华人民共和国标准化法［S］.北京:中国计量出版社,2000.

［17］孙波,耿莉,王艳.化妆品标准体系的探讨［J］.日用化学品科学,2013,36(5):84-87.

第三章

化妆品监管技术支撑体系

化妆品监管专业性、技术性强，特别在原料管理、安全评估、产品检验、安全事件应对等方面，均需要一定的专业知识及从业经验，因此除了完整的行政管理体系外，还需要强大的技术支撑体系予以支持配合。化妆品技术支撑体系一般可包括专业的研究机构，具有专业知识背景、丰富行业经验的专家队伍，以及在政府与企业之间起到良好沟通作用的行业协会等。在一定的规章制度和运行机制下，多方合作对市场监督、法规修订、风险评估等环节中遇到的技术问题进行研讨解答，并为监管部门提供科学合理的意见和建议。

在此章节中，将对全球主要国家和地区的化妆品监管技术支撑体系进行介绍。在社会发展高度国际化的今天，通过对这些技术支撑体系及相关制度的了解，有助于理解各国（地区）技术法规制定的背景、条件和基础。

第一节　中国化妆品监管技术支撑体系

在我国，化妆品的主要监管部门为国家食品药品监督管理总局，在其直属机构中，四家单位承担有化妆品监管的相关职能，分别为：中国食品药品检定研究院、国家中药品种保护审评委员会（国家食品药品监督管理总局保健食品审评中心）、国家药品不良反应监测中心、国家食品药品监督管理总局食品药品审核查验中心。此外，为树立科学监管理念，充分发挥专家在化妆品监管工作中的作用，国家食品药品监督管理总局还组织成立化妆品监管相关的专家委员会。这些机构和专家通过分工与配合，共同构建起了化妆品法规修订、注册审批、抽检监测、风险防控、技术交流等各个环节的技术支撑体系，在我国化妆品监管中发挥着极其重要的作用。

一、中国食品药品检定研究院

中国食品药品检定研究院（National Institutes for Food and Drug Control, NIFDC）是国家食品药品监督管理总局的直属事业单位，前身是 1950 年中央人民政府卫生部成立的药物食品检验所和生物制品检定所，1961 年两所合并为卫生部药品生物制品检定所，1998 年由卫生部划转为国家药品监督管理局直属事业单位，并于 2010 年更名为中国食品药品检定研究院，加挂国家食品药品监督管理局医疗器械标准管理中心的牌子，对外使用"中国药品检验总所"的名称。

中国食品药品检定研究院是国家检验药品、生物制品质量的法定机构和最高技术仲裁机构,依法承担药品、生物制品、医疗器械、食品、保健食品、化妆品、实验动物、包装材料等多领域产品的审批注册检验、进口检验、监督检验、安全评价及生物缺口批签发,负责国家药品、医疗器械标准物质和生产检定用菌毒种的研究、分发和管理,并开展相关技术研究工作。

在化妆品监管技术支撑方面,中国食品药品检定研究院主要负责化妆品相关的技术规范、技术要求和检验方法的制修订,承担化妆品风险监测、风险评估等工作,开展化妆品实验室规范管理,以及承担国家食品药品监督管理总局化妆品标准专家委员会、化妆品安全委员会(下设化妆品风险评估专门委员会)秘书处的工作。

二、国家中药品种保护审评委员会(总局保健食品审评中心)

国家中药品种保护审评委员会,即国家食品药品监管总局保健食品审评中心,是国家食品药品监督管理总局的直属事业单位,主要承担国家中药品种保护、保健食品、化妆品的技术审评和食品许可指导工作。

国家中药品种保护审评委员会内设有化妆品处,承担化妆品技术审评相关工作,主要包括进口化妆品和国产特殊用途化妆品行政许可资料的接收和审核、专家审评会议的召开、有关资料的传递和发放等工作。

三、国家药品不良反应监测中心

国家药品不良反应监测中心,即国家食品药品监督管理总局药品评价中心,为国家食品药品监督管理总局的直属事业单位,其主要职能有:组织制定药品不良反应、医疗器械不良事件监测与再评价以及药物滥用、化妆品不良反应监测的技术标准和规范;组织开展药品不良反应、医疗器械不良事件、药物滥用、化妆品不良反应监测工作;开展药品、医疗器械的安全性再评价工作;指导地方相关监测与再评价工作,组织开展相关监测与再评价的方法研究、培训、宣传和国际交流合作;参与拟订、调整国家基本药物目录;参与拟订、调整非处方药目录等。

根据职能要求,国家药品不良反应监测中心内设8个机构,其中包括化妆品部。在化妆品监管方面,主要负责组织制定化妆品不良反应监测的技术标准和规范,组织开展化妆品不良反应监测工作,承担化妆品不良反应报告的收集、分析、评价和上报工作等。

四、国家食品药品监督管理总局食品药品审核查验中心

国家食品药品监督管理总局食品药品审核查验中心是国家食品药品监督管理总局的直属事业单位,其主要职能有:组织制定药品、医疗器械、化妆品审核查验工作的技术规范和管理制度,参与制定药品、医疗器械、化妆品相关质量管理规范及指导原则等技术文件;组织开展药品注册现场核查相关工作,开展药物研究、药品生产质量管理规范相关的合规性核查和有因核查,开展医疗器械相关质量管理规范的合规性核查、临床试验项目现场核查以及有因核查,组织开展药品、医疗器械、化妆品质量管理规范相关的飞行检查;承担相关国家核查员的聘任、考核、培训等日常管理工作,开展审核查验机构能力评价相关工作;负责汇总分析全国药品审核查验相关信息,开展相关风险评估工作,开展药品、医疗器械、化妆品审核查验

相关的理论、技术和发展趋势研究,组织开展相关审核查验工作的学术交流和技术咨询;组织开展药品、医疗器械、化妆品相关境外核查工作,承担审核查验相关的国际交流与合作工作等。

在化妆品监管方面,国家食品药品监督管理总局食品药品审核查验中心主要负责化妆品审核查验工作技术规范、管理制度、相关质量管理规范及指导原则等技术文件的制定,组织开展化妆品质量管理规范相关的飞行检查、境外核查,以及开展相关审核查验工作的学术交流和技术咨询工作等。

五、化妆品审评专家委员会

为加强化妆品的技术评审工作,确保化妆品技术评审工作的科学、规范、公平、公正,卫生部于 1999 年建立了化妆品评审专家库,承担化妆品技术评审及相关咨询工作。由于化妆品监管职能划转,2009 年原国家食品药品监督管理局发布了《关于推荐化妆品评审专家的通知》(食药监许函〔2009〕144 号),重新聘请化妆品评审专家,并建立了新的化妆品评审专家库。化妆品审评专家委员会主要由化妆品审评专家库中的专家组成,并承担化妆品新原料行政许可的技术审评工作及产品配方、安全性毒理学、卫生化学、生产工艺等涉及产品安全性方面申报资料的技术审查工作。

六、化妆品标准专家委员会

2010 年 1 月 7 日,原国家食品药品监督管理局发布了关于《成立化妆品标准专家委员会的通知》(国食药监许〔2010〕3 号),同年我国化妆品标准专家委员会正式成立,并将秘书处设在中国药品生物制品检定所(现中国食品药品检定研究院)。

委员会主要职责是评审化妆品卫生标准草案,开展技术咨询等工作。为加强和规范化妆品标准委员会的工作,提高和保证化妆品标准的质量,2010 年 9 月 30 日,原国家食品药品监督管理局发布了《关于印发化妆品标准专家委员会章程的通知》(国食药监许〔2010〕398 号),对委员会的定位、人员架构、任务职责等进行了说明。

七、化妆品安全专家委员会

2010 年 8 月 23 日,原国家食品药品监督管理局发布了《关于推荐化妆品安全专家委员会专家的通知》(食药监办许函〔2010〕348 号)。化妆品安全委员会主要职责是对化妆品监管工作提供技术咨询、政策建议,承担化妆品安全风险评估工作,对重大化妆品安全事件提供技术咨询意见。

2011 年,化妆品安全专家委员会正式成立,秘书处设在中国食品药品检定研究院。委员会由化学、医药、皮肤科学、毒理学、应急管理、卫生、法学、工艺等多个领域的专家组成,并在化妆品安全专家委员会下设了安全风险评估专门委员会。2011 年 12 月 13 日,原国家食品药品监督管理局发布了《关于印发化妆品安全专家委员会章程的通知》(国食药监保化〔2011〕491 号),对委员会的定位、机构组成、职责、委员资格和聘任程序、基本工作制度等进行了说明。

第二节 欧盟化妆品监管技术支撑体系

一、欧盟消费者安全科学委员会（SCCS）

在欧盟，欧盟消费者安全科学委员会（Scientific Committee on Consumer Safety，SCCS）是化妆品领域最为重要的技术支撑机构。作为欧盟科学委员会之一，欧盟消费者安全科学委员会（SCCS）主要提供非食品类消费产品和服务的健康和安全风险相关的科学意见，例如化学、生物学、作用机制及其他方面的安全风险等。其中非食品类的消费产品主要包括化妆品和化妆品原料、玩具、纺织品、服装、个人护理产品和家居产品等，非食品类的服务例如文身、人工日光浴等。

在发展过程中，欧盟科学委员会经历了多次变革，最终才形成了现在负责化妆品相关工作的欧盟消费者安全科学委员会（SCCS）。其前身按照时间顺序分别为：

——1979—1997 年，美容科学委员会（Scientific Committee on Cosmetology，SCC）；

——1997—2004 年，消费者用化妆品和非食品产品科学委员会（Scientific Committee on Cosmetic Products and Non-food products intended for Consumers，SCCNFP）；

——2004—2009 年，消费产品科学委员会（Scientific Committee on Consumer Products，SCCP）。

美容科学委员会（SCC）最早成立于 1979 年，隶属于政府机构，后由于机构改革，于 1997 年从政府机构中分离出来，成为独立的科学委员会，即消费者用化妆品和非食品产品科学委员会（SCCNFP），提供化妆品和非食品类消费品的安全相关科学意见，尤其侧重于产品中所用物质、产品配方和包装类型等。2004 年，消费者用化妆品和非食品产品科学委员会（SCCNFP）被消费产品科学委员会（SCCP）替代，主要提供消费品安全（消费者用非食品类产品）相关的科学意见，重点关注可能对消费者健康产生影响的个人护理产品、玩具、纺织品、服装、境内生产产品（例如：清洁产品）和消费者服务（例如：文身）等，尤其是化妆品产品和原料的安全性和致敏性。2009 年，消费产品科学委员会（SCCP）更名为消费者安全科学委员会（SCCS）。目前，消费者安全科学委员会（SCCS）以及健康、环境和新出现风险科学委员会（Scientific Committee on Health，Environment and Emerging Risks，SCHEER），已经成为欧盟委员会最为重要的两大科学委员会，来自两个委员会的主席、副主席还组成委员会间合作组（Inter-Committe Cooperation Group，ICCG），以协调处理两大科学委员会之间的交流与合作，共同应对安全风险相关问题。

消费者安全科学委员会（SCCS）成员由欧盟健康和食品安全总司（Directorate General for Health and Food Safety）任命，在工作中需遵循独立性、透明性、保密性的原则。为了支持科学委员会的工作，欧盟健康和食品安全总司为其提供科学及行政秘书处，提供必要的支持，并且协助科学委员会进行科学意见（Opinions）质量控制相关的工作。

按照一般的工作流程，在收到欧盟委员会的明确要求即指令（Mandates）后，消费者安全科学委员会（SCCS）对申请人（如行业、成员国政府机构等）提供的、符合特定要求的安全资料展开评估，并将安全评估内容概括为消费者安全科学委员会科学意见（SCCS Opinion），从而完成对该指令的回复。在最终发表前,消费者安全科学委员会就其科学意见(SCCS Opinion)向社会公开征求意见。此外,消费者安全科学委员会还制定了《化妆品原料安全性评价测试指南》(Notes of Guidance for Testing of Cosmetic Ingredients and Their Safety Evaluation by the SCCS),目的是规范欧盟化妆品法规所收录物质的安全评估流程及其他相关事项,对于化妆品原料和产品的安全性风险评估,应该在参考该指南的同时进行具体产品评估。

在消费者安全科学委员会发表正式的科学意见后,欧盟委员会依情况决定是否需要采取风险管理措施。如有必要,将根据科学委员会的意见(SCCS Opinion)提出相关的法规草案。来自欧盟委员会、成员国、行业等的专家所组成的非官方化妆品工作组(Working Group on Cosmetic Products),会对法规草案及相关的科学委员会意见进行讨论,继而将讨论结果提交至官方的化妆品常委会(Standing Committee on Cosmetic Products,成员主要来自欧盟委员会和成员国)。化妆品常委会将依据《欧盟化妆品法规1223/2009》第32条对法规草案及相关的消费者安全科学委员会意见进行表决[1],如果通过,则将法规修订案发布于欧盟官方期刊(EU Official Journal)。

二、欧洲化妆品协会(CE)

欧洲化妆品协会(Cosmetics Europe,CE)成立于1962年,是欧洲化妆品和个人护理产品的行业协会。欧洲化妆品协会成立至今已经经历了50多年的发展,目前该协会拥有多家成员国协会以及超过4000家不同规模的化妆品和个人护理产品企业会员。

除了联系会员企业、组织行业活动、承担政府与企业间沟通桥梁的作用外,欧洲化妆品协会在法规相关事务中也起到积极作用。首先,协会与欧盟各成员国政府部门及企业有着长期的合作与交流,帮助其正确解读欧盟化妆品相关的各项法规,提供中肯的专业建议,同时积极收集和听取各方关于化妆品法规的意见和建议。因此,欧洲化妆品协会对化妆品法规的实施与更新能够起到一定的推进作用。在政府法规制定或修订的过程中,欧洲化妆品协会的专家也会积极参与,在科学和业界相关问题的讨论中提供重要支持。此外,欧洲化妆品协会也会帮助企业在符合法规要求的前提下寻求更好的解决方案,在行业内具有较高的号召力与影响力。

第三节 美国化妆品监管技术支撑体系

一、美国食品药品管理局的技术支撑力量

美国食品药品管理局内部有大量的技术人员及行业专家,其所在部门承担了一定的技术工作。美国食品药品管理局下设有六个针对产品的机构,其中涉及化妆品、非处方药等相关产品技术工作的部门主要有食品安全与应用营养学中心、药品评价与研究中心等。

美国食品安全与应用营养学中心(The Center for Food Safety and Applied Nutrition,CFSAN)是美国食品药品管理局下设机构之一,为消费者和国内外相关行业组织提供服务,提供科学分析和支持,参与制定食品和化妆品相关的政策法规,以及对特别事件进行应对和处理。CFSAN的组织架构主要包括秘书处以及专家支撑系统,包含了来自化学、微生物学、

毒理学家、食品技术、病理学、分子生物学、药学、营养学、流行病学、数学、卫生学、物理、兽医学等方面的专家。

美国药品评价与研究中心（The Center for Drug Evaluation and Research，CDER）主要职责是确保药品的安全性和有效性，从而推进公共基础健康建设，具体主要负责非处方药和处方药的监管工作。

美国食品药品管理局会定期对法规进行修订，近两年的详细修改记录可详见其网页（http://www.ecfr.gov/cgi-bin/text-idx？SID=5fe533a0b7f2e27ffa4f1fc64bc65881&mc=true&tpl=/updatesrecent.tpl）。若计划修订相关法规，一般由美国食品药品管理局发布修订草案，公开征询意见，美国食品药品管理局再根据收到的反馈对草案进行修改，发布最终版本以及实施日期等。在一系列化妆品相关法规中，美国对着色剂的管理较为严格，食品安全与应用营养学中心（CFSAN）专门对着色剂进行安全性评估。必要时，美国食品药品管理局会根据其评估意见，对《联邦法规法典》第21篇（21CFR）中的着色剂清单进行修订。

二、美国化妆品原料评价委员会（CIR）

除美国食品药品管理局内设的机构外，一些社会机构和组织也会对化妆品原料安全性等感兴趣的技术问题进行审查和评定，例如美国化妆品原料评价委员会（Cosmetic Ingredient Review，CIR）。不同于欧盟消费者安全科学委员会（SCCS）意见对于化妆品法规修订的影响力度，美国化妆品原料评价委员会（CIR）的评估报告并不能够直接作为美国政府的立法依据，但对于化妆品公司及行业，美国化妆品原料评价委员会关于原料的观点和结论仍然是一项十分重要的参考。

美国化妆品原料评价委员会成立于1976年，由美国个人护理产品协会（Personal Care Products Council，PCPC）建立并提供财政资助，但其评价过程是独立于美国个人护理产品协会和业界的，其评估报告发表在《国际毒理学杂志》（International Journal of Toxicology）上。

三、美国个人护理产品协会（PCPC）

美国个人护理产品协会（PCPC）是美国重要的个人护理用品行业组织，成立于1894年，原名为化妆品、盥洗品和芳香品协会（Cosmetic Toiletry and Fragrance Association，CTFA），总部位于华盛顿，目前有600多家会员企业。

美国个人护理产品协会在规范市场行为、消费者知识普及以及法规宣贯倡议等方面开展了大量的工作。例如，为了统一化妆品原料的命名、解决不同公司对于相同原料采用不同名称的问题，美国个人护理产品协会的前身，即化妆品、盥洗品和芳香品协会（CTFA），于1973年首次编写了《国际化妆品原料字典和手册》（International Cosmetic Ingredient Dictionary and Handbook），并且在国际上被广泛采纳和认同。此外，该协会也积极对行业内的热点问题发表见解，同时积极参与立法倡议等工作。

四、美国标准体系

与许多国家和地区有所不同，美国的标准体系是高度分散、独立、市场化的，多为民间主导和自愿性质。美国的各个团体，例如美国材料试验协会等，均可自行制定团体标准，而这些团体标准的本质都是推荐性标准。此外，美国国家标准学会（American National Standards

Institute，ANSI）也积极参与标准相关工作，美国国家标准学会为非营利性质的民间标准化团体，负责协调各个团体和政府相关部门之间的关系。

第四节　日本化妆品监管技术支撑体系

一、日本国家产品技术与评价院（NITE）

在日本，没有专门从事化妆品评价的官方机构，但有国家级别的从事化学物质管理的独立行政法人：国家产品技术与评价院（National Institute of Technology and Evaluation，NITE）。该机构旨在提供化学物质有关的科学性见解，以及法律法规、国际惯例等有关的技术及情报方面的支持。

国家产品技术与评价院受政府委托，为政府部门提供技术支持，因此其见解受到业界的广泛关注。国家产品技术与评价院在化学物质管理领域的工作主要分为三个部分：一是化学物质审查管理工作，主要包括新化学物质审查的事前指导、化学物质的风险评估、企业现场检查等；二是《化学物质排放管理促进法》（简称《化管法》）的有关工作，主要包括《化管法》施行的指导、《化管法》有关信息的收集和分析等；三是《化学兵器禁止法》的有关工作。

二、日本化妆品工业联合会（JCIA）

此外，在日本化妆品行业内影响力较大的，还有日本化妆品工业联合会（JCIA）。该协会最早为东京化妆品工业会，成立于 1950 年，发展至今，共有会员企业约 1000 家。下设 13 个专业委员会，包括动物替代、原料规格、着色剂、微生物、紫外线等与化妆品重要相关的专业委员会，委员大多是来自各化妆品及原料企业的专家，他们负责讨论和制定行业的自主管理标准，并参与国际组织的合作交流活动。例如，日本化妆品工业联合会出版了《化妆品安全性评价指南》[2]，作为保证化妆品安全性的参考文件而被广泛使用。

三、日本香妆品学会（JCSS）

日本香妆品学会（Japanese Cosmetic Science Society，JCSS）最早由皮肤科医生、化妆品及药品研究人员创立，其目的是建立一个探讨化妆品及相关物质在医学、科学方面问题的平台。其第一届学术研讨会于 1976 年召开，迄今为止共举办了 38 次，会员人数超过 800 人。除学术研讨和交流外，该学会还是化妆品安全性、功效性评价，以及相关领域研究成果的发表平台。此外，针对化妆品功效性评价，日本香妆品学会还制定了《新功效（部外品许可）抗皱产品评价试验指南》[3]《新功效（部外品许可）美白作用评价试验指南》[4]等指南，成为日本化妆品行业重要的技术指导。

四、日本医药品医疗器械综合机构（PMDA）

除以上化妆品相关的技术支撑机构外，日本的医药品医疗器械综合机构（Pharmaceutical and Medical Devices Agency，PMDA）在辅助厚生劳动省进行医药品、医药部外品等管理方面发挥了十分重要的作用。2004 年 4 月 1 日，日本国立医药品食品卫生研究所医药品医疗器械审查中心、医药品副作用危害救济·研究振兴调查机构以及医疗器械中心的部分部门被统一合并,正式成立了医药品医疗器械综合机构。

根据日本《独立行政法人医药品医疗器械综合机构法》第三条,PMDA 成立的目的在于:提高日本国民健康水平,在发生医药品副作用或生物制品感染等健康危害时及时采取救济措施,为提高医药品的品质、功效及安全等实施相关审查工作。在人员组成上,机构人员大多数非公务员编制,为厚生劳动省派驻人员,近年来也开始自行招聘员工。PMDA 的"一般药等审查部"负责一般医药品(OTC)、非新功效成分医药品及医药部外品的审查,其中负责医药部外品有关人员约 10 人左右;医药品医疗器械综合机构的"安全第一部"则负责上述产品的安全管理。

医药品医疗器械综合机构的主要职责包括:①针对医药品副作用等的健康危害采取救济措施;②依据《医药品、医疗器械等品质、功效及安全性保证等有关法律》对医药品及医疗器械等实施相关审查工作;③为确保医药品及医疗器械等的品质公开安全对策及相关信息(医药品、医疗器械的添附文件内容等)。因此,医药品医疗器械综合机构被称作日本特有的、以保护国民安全为核心的"安全三角"(如图 3-1 所示)。根据日本《医药品、医疗器械等品质、功效及安全性保证等有关法律》规定:厚生劳动省可将医药部外品的审批工作委托给医药品医疗器械综合机构负责,医药品医疗器械综合机构将审查结果向厚生劳动省报告,再由厚生劳动省大臣做出最终批准决定。

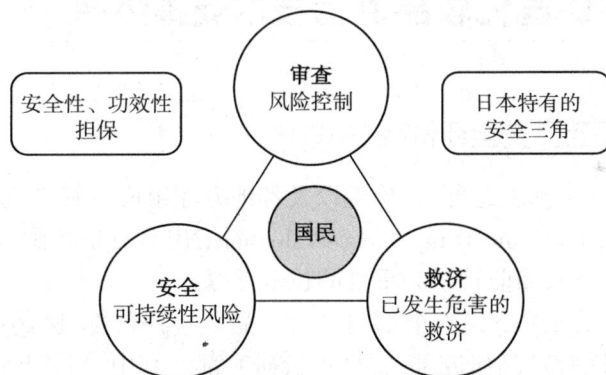

图 3-1　日本医药品医疗器械综合机构"安全三角"

1. 健康危害救济工作
①向医药品副作用、生物制品感染等健康受害者提供医疗费、残障年金、家属年金等;
②向亚急性脊髓视神经炎患者提供健康管理补贴,负责人类免疫缺陷病毒(HIV)感染者、发病者补助金的代理发放;
③参与健康福利事业,开展医药品危害现状调查以及副作用危害治疗等相关研究。

2. 审查相关工作
①依据《医药品、医疗器械等品质、功效及安全性保证等有关法律》,对医药品、医疗器械等实施许可审查;
②对临床试验等提出指导和建议;
③对许可申报及再审查、再评价申请所提交资料进行审核,以确定其满足 GCP、GLP 等

规范的要求；

④通过对 GMP、QMS 等要求事项的确认，开展对生产设备、工艺、品质管理的调查；

⑤依据《医药品、医疗器械等品质、功效及安全性保证等有关法律》，确认是否需要进行再审查、再评价。

针对医疗现场所使用的医药品及医疗器械、日常生活中所使用的一般医药品及医药部外品，医药品医疗器械综合机构按照不同产品进行品质、功效及安全性的审查。许可审查对象除"新型医药品"以外，还包括"非新功效成分医疗用医药品"（与已许可医药品具有同一性质的医药品）、无须药局或药店医师处方即可购买的"一般用医药品"（OTC）以及"医药部外品"等。

3. 安全对策及相关信息的发布工作（主要针对医药品）

①安全相关信息的集中和汇总；

②科学性调研和讨论，以采取及时合理的安全对策；

③参与申报材料有关的咨询和建议，以提高医药品、医疗器械乃至企业的安全管理水平；

④在官网上公开医药品、医疗器械有关的品质安全、产品召回、紧急措施、新药批准等信息。

第五节 韩国化妆品监管技术支撑体系

一、韩国食品医药品安全评价院（NIFDS）

韩国食品医药品安全部由总部、评价院以及各地方厅组成。其中，食品医药品安全评价院（National Institute of Food and Drug Safety Evaluation，NIFDS）是韩国食品医药品安全部附属的研究机构，是韩国化妆品监管最为重要的技术支撑。

食品医药品安全评价院下设 6 个部门，即：食品危害评价部、医药品审核部、生药审核部、医疗仪器审核部、医疗产品研究部、毒性评价研究部。其中，与化妆品相关的部门为"生药审核部"（下设"化妆品审核科"）和"医疗产品研究部"（下设"化妆品研究科"），具体职责和工作内容如下。

1. 生药审核部 - 化妆品审核科 职责主要有：医药外品的品质、安全性、有效性的审查，化妆品的标识、广告证明资料的检查，机能性化妆品的审查，化妆品标准和试验方法检查以及规格、安全性评价，医药外品品质相关资料的检查，医药外品审查相关信息的公开，参与化妆品和医药外品标准和规格的建立以及实施，参与化妆品和医药外品许可、审查相关指南的制定和修订，化妆品人体适用实验等相关技术支持问题。

2. 医疗产品研究部 - 化妆品研究科 职责主要有：化妆品、医药外品的风险评估以及风险评估相关研究，化妆品、医药外品的实验检定，化妆品、医药外品的规格标准以及评价相关的调查和研究，化妆品、医药外品的制造和品质管理相关的调查和研究，化妆品危害管理及有害物质标准相关的调查和研究，化妆品、医药外品安全性审查相关的技术支持，指定化妆品实验机构以及实况调查，化妆品、医药外品标准品的管理等。

二、韩国化妆品相关行业协会

根据韩国《化妆品法》第十七条规定:为保障自主性活动和共同利益,提高国民保健,制造销售者或者制造者可以成立团体。因此,韩国各化妆品团体或协会在行业发展、政府沟通、自我管理等方面发挥着重要作用。韩国化妆品相关的行业协会主要有:大韩化妆品协会、化妆品产业研究院等。

大韩化妆品协会(Korea Cosmetic Association,KCA)的宗旨是协助化妆品产业的健全发展,为强化共同福利和提高国民保健做贡献。其主要职责包括:为化妆品产业的发展而进行调查研究以及资料收集,相关法规制度的研究和宣传,技术及管理层面的指导,关于业界振兴发展的政策建议,交易秩序的维持,加强会员福利和相互联系,政府部门或相关机构的委托事项,化妆品进出口相关指导,以及教育培训、出版业务、国际交流等。

大韩化妆品产业研究院(Foundation of Korea Cosmetic Industry Institute,KCII)是由政府和企业共同建立的化妆品专业研究机构,主要目的是为了提高韩国化妆品产业的国际竞争力,同时提高国民保健。其主要研究项目包括:全球化妆品市场信息的研究与分析,化妆品原料的安全评估,全球化妆品研究和发展国家中心,建立皮肤特性数据库,提供化妆品质量检测服务,培养专业人才等。

第六节　加拿大化妆品监管技术支撑体系

一、加拿大卫生部

在加拿大,化妆品技术法规以及相关技术工作主要由加拿大卫生部完成,包括制定、修订和发布化妆品禁用、限用组分清单(Cosmetic Ingredient Hotlist:Prohibited and Restricted Ingredients)。禁用、限用组分清单的更新提案可以来自政府内部,也可以来自社会各方,加拿大卫生部按照证据权重的原则分析各方面的数据和意见,包括已经发表的科学论文、国内和国际上权威的安全性评价结论等,形成初步意见并面向社会征求公众意见。在卫生部的官网(http://www.hc-sc.gc.ca/cps-spc/cosmet-person/hot-list-critique/changes-modifications-eng.php)上有历次技术法规的修订记录,使读者迅速清晰地了解加拿大化妆品技术法规的变化及沿革。

二、加拿大健康环境及消费者安全委员会(HECSB)

加拿大与化妆品相关的安全评价机构为:健康环境及消费者安全委员会风险管理局-风险管理政策司-化学、可燃物、化妆品风险管理科,隶属于加拿大卫生部,其英文名称为Risk Management Unit-Chemistry/Flammability/Cosmetics,Risk Management Strategies Division,Risk Management Bureau,Consumer Product Safety Directorate,Healthy Environments And Consumer Safety Branch(HECSB),Health Canada。

该委员会科学评价主要围绕成分和安全问题,一般不评价成品,但在特殊情况下,也可以按照企业的要求评价成品,并且向企业出具报告。与欧盟的消费者安全科学委员会

（SCCS）、美国的化妆品原料评价委员会（CIR）不同，该机构一般不对外发布评价结论，也没有自己的专门网站。其组成人员全部为加拿大卫生部的官员，一般不会外聘专家。

三、加拿大化妆品协会（CCTFA）

加拿大化妆品、化妆用具和香水协会（Canadian Cosmetic,Toiletry and Fragrance Association,CCTFA）在化妆品行业有巨大的影响力，是加拿大化妆品企业和政府进行法规对话的主要渠道，在业界发挥着十分重要的作用。CCTFA 目前约有 150 个企业会员，在 2014 年便已涵盖了约 95 亿美元的零售市场。

加拿大 CCTFA 下设多个委员会，包括：
1. 广告委员会（CCTFA Advertising Committee）
2. 科技委员会（CCTFA Scientific Advisory Committee）
3. 生产和配方研发委员会（CCTFA Manufacturing/Formulation Committee）
4. 法规委员会（CCTFA Cosmetic Regulatory Committee）
5. 环境委员会（CCTFA Environment Committee）
6. 政府关系委员会（CCTFA Government Relations Committee）

除联系政府与企业外，加拿大化妆品、化妆用具和香水协会（CCTFA）还向企业提供多种服务，如出具自由销售证明、GMP 合规证书等。同时，还向行业提供各种专业培训和资格认证服务，例如专业美容师资格认证（Beauty Specialist Certification Program,BCSP）等。

第七节　其他国家和地区化妆品监管技术支撑体系

一、东盟

东盟化妆品科学机构（ASEAN Cosmetics Scientific Body,ACSB）由主管机构、行业和学术界的代表组成，负责审查化妆品成分清单、解答技术及安全问题等。东盟化妆品科学机构（ACSB）每年定期召开两次会议，议题主要有：各国监管部门或其他管理机构提出的议题；讨论欧盟的法规变化，以及是否在东盟采纳这些法规；讨论化妆品安全性热点问题等。

此外，东盟化妆品协会（ASEAN Cosmetics Association,ACA）也发挥着积极的作用，该协会成立于 1999 年，由东盟各国的化妆品协会组成，主要职责是在各国维护和协调化妆品法规的实施。东盟化妆品的监管机构化妆品委员会（ACC）会邀请该协会参加每年的定期会议，并由其负责东盟化妆品行业日常事务的咨询工作。

二、印度

在印度，给予化妆品行业技术支持的最重要的部门为印度标准局（BIS）。印度标准局（BIS）是印度政府的国家标准管理部门，负责产品质量认证、消费者保护及技术标准制定等工作。印度《化妆品原料分类》[5]（IS4707）作为化妆品的主要技术管理法规，由印度标准局负责制定和发布，并定期对其进行审查及更新。

三、南非

与其他国家和地区化妆品协会的地位有所不同,作为南非《化妆品纲要》的制定单位,南非化妆品和香化协会(CTFA)在化妆品监管方面起到了十分重要的技术支持作用。南非化妆品和香化协会主要参考和借鉴了欧盟等国家和地区的相关法规,发布了技术性文件《化妆品纲要》,并不定期调整、完善化妆品的相关技术要求。

四、巴西

巴西化妆品监管的技术支撑力量,主要来自巴西国家卫生监督局的专家团队。专家团队中的成员包含巴西国家卫生监督局的技术人员、毒理学家、医生以及其他相关专业的顾问等。专家团队中的人员由政府正式任命,任期也会相应的进行变动。当巴西国家卫生监督局对某些原料有特别担忧或对欧盟消费者安全科学委员会(SCCS)和美国化妆品原料评价委员会(CIR)结论有疑问时,巴西国家卫生监督局会组织专家团队对该原料的毒理资料进行评估。除防晒产品、儿童用化妆品外,巴西其他化妆品技术法规大都参照欧盟等国家和地区的管理,因此欧盟消费者安全科学委员会(SCCS)和美国化妆品原料评价委员会(CIR)的评估结果成为重要的参考依据。

参考文献

［1］Regulation (EC) No.1223/2009 of the European Parliament and of the Council of 30 November 2009 on cosmetic products (recast); Official Journal of the European Union L342 of 22 December 2009.

［2］日本化妆品工业联合会 . 化妆品安全性评价指南 2008. 东京:株式会社药事出版社,2008.

［3］日本香妆品学会,抗老化机能评价专业委员会 . 新功效(部外品许可)抗皱产品评价试验指南 . 日本香妆品学会杂志,2006,30(4):316-332.

［4］日本香妆品学会,美白机能评价专业委员会 . 新功效(部外品许可)美白机能评价试验指南 . 日本香妆品学会杂志,2006,30(4):333-337.

［5］Bureau of Indian Standards.http://www.standardsbis.in/Gemini/home/Home.action.

第四章

化妆品技术要求

　　随着化学、物理学和机械工业的发展，自 19 世纪欧洲工业革命起，化妆品开始由小作坊方式的制作转变为工业化的生产。特别是在 20 世纪第二次世界大战后，随着石油化学、精细化工工业的迅速发展，许多化学合成原料开始取代天然原料用于化妆品制造，如石油化工产品（白矿油、凡士林、石蜡等）以及化学合成的香料、着色剂、防腐剂、油性原料等。到了 20 世纪后期，化学合成原料所造成的环境污染和人体毒性等问题引起了广泛的关注，人们更加追求在保证安全性、配伍稳定性以及良好使用性的前提下，使用更加安全的原料，通过更加绿色环保的工艺，生产出丰富的产品。

　　化妆品技术发展至今，其成分和工艺已经十分复杂，一个配方中所包含的原料往往多达十几种甚至几十种，且加工过程中往往涉及不同生产工艺，因此影响化妆品质量安全的风险点相对较多。本章将按照化妆品生产过程中的几个重要环节，对主要国家和地区的化妆品技术要求进行对比，主要包括原料管理和要求、生产过程要求、终产品质量安全要求等。此外，在本书第八章中还将进一步对化妆品技术法规中所收录的禁用、限用、准用组分进行逐项逐条对比。因此，关于化妆品原料的要求可结合第八章的有关内容进行理解。

第一节　原料要求

一、中国对化妆品原料的要求

　　在《化妆品卫生监督条例》中，对化妆品中使用的原料等作出了基本要求。根据《化妆品卫生监督条例》第八条规定，"生产化妆品所需的原料、辅料以及直接接触化妆品的容器和包装材料必须符合国家卫生标准"。根据《化妆品卫生监督条例》第九条规定，"使用化妆品新原料生产化妆品，必须经国务院卫生行政部门批准。化妆品新原料是指在国内首次使用于化妆品生产的天然或人工原料"。

　　1987 年，我国发布了国家强制性标准《化妆品卫生标准》（GB 7916-1987），在其中规定了化妆品组分的禁用组分、限用组分、限用防腐剂、限用紫外线吸收剂、暂用着色剂等。1999 年，原卫生部在此基础之上进行了修订和更新，发布了《化妆品卫生规范》，后经两次修订，最终形成《化妆品卫生规范》(2007年版)，成为化妆品最为重要的技术法规。2015年12月23日，国家食品药品监督管理总局正式发布《化妆品安全技术规范》，取代了《化妆品卫生规范》。至此，化妆品中禁用、限用、准用组分等相关要求，应符合《化妆品安全技术规范》中的规定。

在《化妆品安全技术规范》修订过程中，还特别增加了关于化妆品原料安全的其他体要求，主要包括：①化妆品原料应经安全性风险评估，确保在正常、合理及可预见的使用条件下，不得对人体健康产生危害；②化妆品原料质量安全要求应符合国家相应规定，并与生产工艺和检测技术所达到的水平相适应；③规定了原料技术要求内容；④原料的包装、储运、使用等过程，均不得对化妆品原料造成污染；⑤应能通过标签追溯到原料的基本信息等；⑥动植物来源的化妆品原料应明确其来源、使用部分等信息等。

除通过《化妆品安全技术规范》进行原料管理外，国家食品药品监督管理总局还通过发布《已使用化妆品原料名称目录》，界定化妆品中的已使用原料与新原料。但需注意的是，该目录只能用来区别新原料，从而便于对新原料的申请进行管理。国家食品药品监督管理总局未组织对该目录所列原料的安全性进行评价，化妆品生产企业在选用该目录所列原料时，应当符合国家有关法规、标准、规范的相关要求，并对原料进行安全性风险评估，承担产品质量安全责任。2015年12月23日，为进一步加强化妆品原料管理，国家食品药品监督管理总局对已使用化妆品原料名称目录进行了调整更新，发布了《已使用化妆品原料名称目录》(2015版)。

此外，为加强我国化妆品原料管理，促进我国化妆品原料命名规范，原卫生部于2007年组织翻译了美国化妆品盥洗用品及香水协会（即后来的美国个人护理产品协会）2004年出版的《国际化妆品原料字典和手册（第十版）》(International Cosmetic Ingredient Dictionary and Handbook)，对其中所收录的化妆品原料名称进行了翻译，印发了《国际化妆品原料标准中文名称目录》，从而规定了11 713种化妆品原料唯一的标准中文名称。2010年，在原卫生部发布的《国际化妆品原料标准中文名称目录》(2007版)的基础上，原国家食品药品监督管理局继续组织翻译了《国际化妆品原料字典和手册（第十二版）》中所收录的原料名称，并在《国际化妆品原料标准中文名称目录》(2010版)中予以发布。该目录的不断完善，实现了化妆品原料中文命名的规范化，有助于与世界接轨，同时为我国化妆品标签的全成分标识奠定了技术基础。

二、欧盟对化妆品原料的要求

原料安全性是终产品安全性的基本前提，因此，化妆品的原料安全性评价及原料管理是欧盟化妆品监管的一项重点，通过对原料的安全性评价和管理，能够帮助终产品更好地符合化妆品法规中关于质量安全的要求。在欧盟《化妆品法规1223/2009》中，规定了化妆品禁用组分、限用组分（其中包含染发剂），以及允许使用的防晒剂、防腐剂、着色剂，化妆品中所使用的原料必须符合相关要求。欧盟消费者安全科学委员会(SCCS)负责针对附表中所列的物质以及应列入附表中管理的物质进行评估，同时，按照欧盟《化妆品法规1223/2009》的规定，化妆品安全"责任人(responsible person)"应委托专业安全评估人员或机构，负责产品中的其他化妆品成分的安全评估[1]。为规范化妆品安全评估的过程，欧盟消费者安全科学委员会(SCCS)发布了《化妆品原料安全性评价测试指南》(Notes of Guidance for Testing of Cosmetic Ingredients and Their Safety Evaluation by the SCCS)，其中包含了与化妆品原料有关的试验方法和安全评价信息,为政府机构和化妆品行业提供了技术指导。同时,随着科学的发展、化妆品原料检测和安全评价经验的积累,《化妆品原料安全性评价测试指南》也在不断地被修改和更新,现行的版本是 2015 年 9 月 29 日通过采纳的第 9 版。

欧盟消费者安全科学委员会(SCCS)及化妆品公司进行化妆品原料安全性评价的具体的分工及流程参见《化妆品原料安全性评价测试指南》[2],如图 4-1 所示。

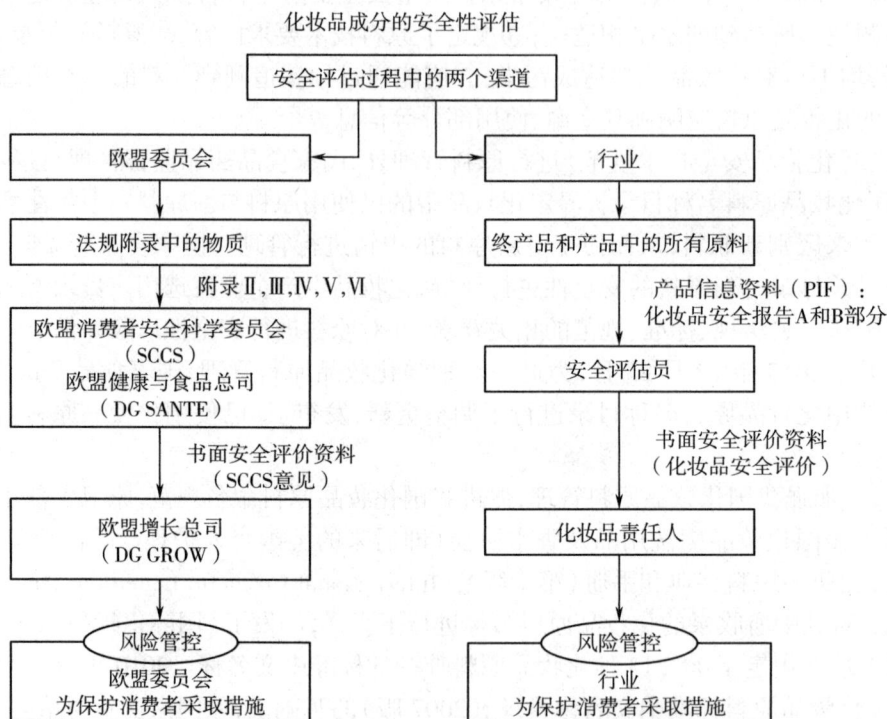

图 4-1　欧盟化妆品成分安全性评价示意图

根据《化妆品原料安全性评价测试指南》,化妆品原料的安全性评价分为四个步骤:危害识别、剂量反应评价、暴露评价、风险特性。该指南对化妆品原料安全性评价应考虑的因素进行了系统性介绍,其中首先包括受试物的理化性质,这些信息有助于初步判断化妆品原料毒理学性质。例如,物质的分子量、亲水性等会影响透皮吸收的可能性,此外还将进一步影响安全评价过程中所考虑的毒性研究及试验方法等有关内容。化妆品原料安全性评价相关的毒理学研究主要包括:急性毒性、腐蚀性和刺激性、皮肤致敏性、皮肤及经皮吸收、重复毒性、致突变性、遗传毒性、致癌性、生殖毒性、毒代动力学研究、光诱导毒性、人体试验资料等。

该指南不但介绍了应收录于欧盟《化妆品法规 1223/2009》附表中的物质的毒理学研究要求,还介绍了化妆品企业安全评估员对化妆品终产品中的物质进行风险评估的基本要求。同时,该指南对芳香类物质、潜在内分泌干扰素、动物来源物质、致癌性/突变/生殖毒性物质和纳米材料等,也进行了有针对性的详细讨论。此外,该指南还详细介绍了化妆品原料的安全边际和终身致癌风险计算的一般原则,以及染发产品及其成分的特殊安全评价、毒理学关注阈值(TTC)、吸入途径风险评估等内容。

三、美国对化妆品原料的要求

除对着色剂管理较为严格外,美国官方仅颁布了一份化妆品禁用或限用原料名单。生产企业对终产品的安全负责。除着色剂外,美国并没有对于新原料设立许可管理制度。对于企业,美国食品药品管理局并无强制性要求保证化妆品原料安全性所采用的具体实验方法,也不强制要求企业提交相应的资料,但是化妆品企业需要持有这些原料的翔实资料,以确保化妆品的安全性。

与其他原料相比,美国对于化妆品中着色剂的管理极为严格,所有着色剂均需通过美国食品药品管理局的审批许可。对于美国食品药品管理局准许清单中的着色剂,还有部分种类需要经过美国食品药品管理局的批次检验。而无论着色剂是否被豁免批次检验,化妆品用着色剂都需要满足《联邦法规法典》第 21 篇中所规定的纯度要求及其他相关要求。

美国有相关的专论对于非处方药(如防晒剂等)进行规定。就原料管理而言,如果起防晒作用的活性组分或组合未包含在 OTC 专论中,则相关产品在上市前需要经过严格的新药申请程序。相反,如果产品严格满足 OTC 专论的要求,则无须 FDA 的审批即可上市销售。

近年来,美国对于防晒剂的管理进行了积极的改革。2014 年 11 月 26 日,美国通过了新的《防晒创新法案》(Sunscreen Innovation Act,S.2141)。该法案会对《联邦食品、药品和化妆品法案》进行修订。建立该法案的目的在于建立一个更加高效、透明的新型防晒成分的审批程序。根据新法案规定,任何企业或个人可以向美国卫生与公众服务部(HHS)秘书处提出申请,对非处方防晒成分或其组合的有效性和安全性进行考察,并做出是否收录至 OTC 防晒剂专论的决定。秘书处可以要求申请人提供相应的安全性和有效性资料或信息,在资料或信息齐全的情况下,予以受理;不全时应以书面形式告知申请人并做出说明。同时,法案还要求药品审评中心在 300 天内完成新成分申请的审查。

四、日本对化妆品原料的要求

日本对化妆品和医药部外品进行分类管理。对于化妆品,自 2001 年法规管理制度放宽以后,除《化妆品基准》[3]中提到的禁用组分、限用组分清单中所收录的物质以外,允许在企业承担安全自认的前提下,自行判断使用。此外,对于未收录于禁限用列表之中的成分,企业还可以进行列表追加或限量变更的申报,审查通过后以公告的形式予以发布。在企业自主管理、承担责任的大环境下,企业还可参照日本化妆品工业联合会的《化妆品原料规格制定指南》,自行制定化妆品原料规格并依其进行管理。

在"新原料"的管理方面,日本区分了有使用历史和无使用历史的原料,其判断依据为《化妆品基准》(厚生省告示第 331 号 2000 年 9 月 29 日)、《医药部外品原料规格》(药事日报社)、《药用化妆品功效成分清单》(药食审查发第 1225001 号 2008 年 12 月 25 日)、《医药部外品添加剂清单》(药食审查发第 0327004 号 2008 年 3 月 27 日)以及企业自身所掌握的原料使用历史等。由已有使用历史的原料构成的产品配方,与下列项目进行对照,其使用方法等完全一致的情况下,可依据其上市历史而判断产品的安全性;但如果没有上市历史,或原料的配伍方法等不完全相同时,应在企业责任的前提下,使用适当的方法对产品进行包括下述项目在内的安全风险评估:

①原料的使用历史及安全评价结果;

②产品种类;

③产品使用方法;

④产品中的配合浓度;

⑤产品中的配合量;

⑥产品使用频率;

⑦与皮肤接触的总面积;

⑧使用部位;

⑨使用时间;

⑩使用对象;

⑪类似组分产品的上市历史。

而对于医药部外品中的配合成分,与化妆品的最大区别在于额外添加了特定的功效成分。这些成分的使用浓度,须保证产品能够产生一定的功效作用,并且不得超过药品中的添加浓度。按照《医药品、医疗器械等品质、功效及安全性保证等有关法律》规定,法定清单中未被收录的成分,如用于医药部外品,应作为新原料接受审查,即根据原料的使用状况等,与产品一同申报。

日本化妆品及医药部外品,在配合使用原料时,需要遵循的主要法规包括:《化妆品基准》(厚生省告示第 331 号 2000 年 9 月 29 日)中的组分列表、《药用化妆品功效成分清单》(曾作为药用化妆品功效成分被批准、经厚生劳动省发布的成分)、《医药部外品添加剂清单》(曾作为药用化妆品的添加剂成分被批准,厚生劳动省发布的 2008 年版本中共收录有 2731 种成分)以及其他药典、别纸规格 i 等。

五、韩国对化妆品原料的要求

在 2013 年 3 月 23 日修订的韩国《化妆品法》第 8 条中,规定了化妆品原料等的安全标准:

①食品医药品安全部部长指定并公告化妆品制造中不允许使用的原料;

②食品医药品安全部部长对防腐剂、着色剂、防晒剂等特别需要在使用上受限制的原料指定其使用标准,不得使用指定、公告原料以外的防腐剂、着色剂、防晒剂等;

③对于在国内外被告知含有危害物质等可能危害国民保健的化妆品原料,食品医药品安全部部长应根据保健福利部令规定,迅速评价危害要素,决定是否具有危害;

④完成第 3 项危害评价后,食品医药品安全部部长指定相关化妆品原料不能作为化妆品制造原料使用或者指定其使用标准;

⑤食品医药品安全部部长可以规定并公告其他的流通化妆品安全标准。

韩国对于化妆品原料的管理采用否定清单制度,食品医药品安全部制定了《化妆品安全标准等相关规定》[4]和《化妆品色素种类、标准和试验方法》[5],规定了韩国化妆品的禁用组分、准用防腐剂、准用防晒剂、其他限用组分以及准用着色剂等。此外,机能性化妆品的功效原料应按照《机能性化妆品审查相关规定》[6]进行管理,当使用清单以外的功效原料时,需要在申报机能性化妆品时提交相应资料。

需要特别说明的是,染发产品在韩国属于医药外品管理范畴,食品医药品安全部制定了

---

i 别纸规格:企业自行制定的原料规格,产品申报时提交厚生劳动省,但不做公开。

《医药外品标准制造基准》[7],规定了韩国的染发剂清单。使用清单以外的染发剂时,需要在申报医药外品时提交相应资料。

在上述禁限用组分清单的基础上,对于国内外报道的含有危害物质以及可能危害国民健康的化妆品原料,食品医药品安全部部长应迅速开展危害评价,判定是否具有危害性。完成危害评价后,食品医药品安全部部长可将相关化妆品原料列为禁用组分或者限用组分。在进行相关化妆品原料的危害评价时,对于国内外研究机构已经作出危害评价的、或者已经进行了科学实验和分析的,可以依据有关资料判定其是否具有健康危害。

在韩国《化妆品法施行规则》第17条中,还进一步对化妆品原料等的危害评价进行了具体规定:

(1)危害评价应按照确认、确定、评价等各项进行:①确认危害要素是否对人体存在潜在危害;②确定危害要素在人体的暴露容许量;③危害要素在人体的暴露评价;④综合第①~③的结果,判断对人体造成的危害影响,评价危害程度。

(2)食品医药品安全部部长依据第1项的结果,按规定的标准决定危害与否。当国内外研究、检察机关已经实施了危害评价,或者针对危害要素有相关的科学实验、分析资料时,可以用其资料决定化妆品原料等是否具有危害。

(3)第(1)项及第(2)项危害评价的标准、方法等相关事项,由食品医药品安全部部长进行规定并公告。

在原料使用历史的管理方面,韩国食品医药品安全部通过信息化的手段,对有使用历史的原料进行了收载。2015年3月8日起,韩国化妆品的原料数据库,即"化妆品原料e-词典"开始试运行,该数据库网址为:http://ezdrug.mfds.go.kr。在运行初期,"化妆品原料e-词典"便收载了多达30 000余种化妆品常用组分,包括其来源、分子式、EINECS号、CAS号以及限用原料的使用量等信息,并计划在2015年内再增加7000多种原料。但需注意的是,原料数据库中的物质并非"化妆品准用原料",而是常用成分的汇总,对于化妆品产品的开发、生产具有指导意义,同时也便于原料的管理。

六、加拿大对化妆品原料的要求

加拿大对化妆品原料管理基于产品分类,一类为普通的化妆品,另一类为介于化妆品和药品之间的产品(PCDIs),如防晒剂、止汗剂等。

介于化妆品和药品之间的产品(PCDIs)按照强制性标准管理,即"Monograph",其中详细规定了产品准用的活性成分、宣称,甚至功效的验证方法等。例如,在加拿大防晒产品的强制性标准规定了准用防晒剂清单,止汗产品的强制性标准规定了止汗剂的活性成分清单,口腔护理产品的强制性标准规定了氟化物清单,去屑产品的强制性标准规定了具有去屑功能的活性成分。

对于一般的化妆品,加拿大没有这样专门针对某一类产品的强制性标准(Monograph),但是化妆品中所使用的原料首先应符合法规中禁用、限用、准用组分等相关要求。与我国化妆品技术法规中组分清单的设置有所不同,加拿大没有分别列出防腐剂、着色剂、染发剂的准用清单等,而是在限用组分表中列出了防腐剂、着色剂、染发剂的限制条件。加拿大不实行新原料注册制度,也没有可使用原料、已使用原料清单。对于某些风险比较高的化妆品成分,加拿大会发布专门的指南,例如《关于牙齿美白产品中过氧化物的指南》[8]。

七、其他国家和地区对化妆品原料的要求

（一）东盟

在东盟,化妆品技术法规为《东盟化妆品指令》,其内容基本采用欧盟化妆品技术法规,包括禁用组分表、限用组分表(包含染发剂)、准用着色剂列表、准用防腐剂列表、准用防晒剂列表等。与欧盟化妆品法规类似,《东盟化妆品指令》中所有符合化妆品定义的产品均为一般通用的化妆品类别,应符合这些禁用、限用、准用组分清单的相关规定,对于化妆品中的防腐剂、防晒剂、着色剂、染发剂等,企业只得使用《东盟化妆品指令》相应清单中所收录的物质。在东盟没有新原料注册制度,但是特别强调原料安全是企业的责任。

《东盟化妆品指令》里的各个附表原则上依据欧盟《化妆品法规 1223/2009》的相应附表进行修订,但是通常会较欧盟法规的更新滞后 1~3 年。东盟化妆品协会(ACA)和东盟化妆品科学机构(ACSB)每年定期召开两次会议,讨论欧盟前一年同期发布的化妆品技术法规。例如,2015 年 5 月 28 日的会议议题之一,就是讨论欧盟 2013 年 4 月至 2014 年 4 月期间发布的技术法规,即 EU No.344/2013、EU No.483/2013、EU No.658/2013、EU No.1197/2013、EU No.358/2014。总体而言,东盟关于化妆品原料的技术要求和欧盟保持高度一致。

2014 年 1 月,东盟化妆品科学机构还专门发布了《东盟植物性原料安全性评价指南》(ASEAN Guidance Document for Evaluating the Safety of Botanical Raw Materials Used in Cosmetics)[9]。这一指南分别简单描述了化妆品植物性原料安全性评价的 4 个步骤,并特别强调安全使用历史、类似成分数据借用、局部皮肤耐受性等概念。

（二）印度

在原料管理方面,印度中央医药品标准管理机构(Central Drug Standard and Control Organization,CDSCO)和印度标准局(BIS)制定了多项药品、化妆品相关的国家强制性标准。其中,印度《化妆品原料分类》(IS 4707)(Classification of Cosmetics Raw Materials and Adjuncts)对化妆品原料进行了分类,并在附录中确认了化妆品中可以使用和禁止使用的物质[10]。印度《化妆品原料分类》(IS 4707)共分为两大部分:第一部分为"一般认为安全的物质(GRAS)",采用肯定列表的管理形式,包含了化妆品中允许使用的染料、着色剂等;第二部分为"一般认为不安全的物质(GNRAS)",收录有禁止或限制使用的化妆品成分。而具体物质列表则主要参考欧盟法规的管理形式和内容,包括《化妆品禁用组分》《化妆品限用组分》《化妆品允许使用的防腐剂》及《化妆品允许使用的防晒剂》等。此外,《印度药典》中也涵盖了部分化妆品原料,包括原料的技术说明和检测方法,尤其是具有功效的成分。

印度的化妆品原料分类标准在绝大程度上参考了欧盟化妆品指令的相关技术内容,印度标准局定期(目前每五年)对标准进行回顾,并进行必要增补和修订。

（三）南非

南非对于化妆品原料的管理和要求,主要参见南非《化妆品纲要》。《化妆品纲要》是南非关于化妆品管理的技术性法规,由南非化妆品和香化协会(CTFA)制定。南非《化妆品纲要》涵盖了化妆品广告、标签标示、成分及产品安全等方面的有关要求。其中,附录Ⅱ至附录Ⅶ中,收录了化妆品中禁用、限用、准用组分及有关要求等,化妆品企业在选择化妆品原料时,需符合《化妆品纲要》附录Ⅱ至附录Ⅶ中的有关规定,以保证化妆品终产品的安全。南非《化妆品纲要》主要参考了欧盟的《化妆品指令 76/768/EC》和《化妆品法规 1223/2009》中

的规定,总体而言与欧盟化妆品技术法规相似度较高并随之进行调整和适时更新。

(四)巴西

在原料管理方面,巴西同样将欧盟的化妆品法规要求作为主要参考依据。在巴西联合法规决议(RDC)中,如 RDC No.47 2006、RDC No.48 2006、RDC No.3 2012、RDC No.44 2012、RDC No.15 2013 等,就包含了各项禁用、限用、准用组分清单。此外,对于南美洲而言,包含了巴西的南方共同市场(South American Common Market,MERCOSUR)也主要参考和借鉴欧盟化妆品法规要求。南方共同市场每年举行会议,对其成员国所提出的法规建议进行讨论,一旦在讨论会上达成协议,将会在各成员国中生效。

巴西的《防晒产品法规》是同时参考美国和欧盟的法规而制定的,对防晒产品中允许使用的防晒成分及相关要求进行了规定。该防晒剂清单中包含了 38 种活性成分(Lista de filtrosultravioletaspermitidos para produtos de higienepessoal,cosméticos e perfumes)。需要特别强调的是,该成分清单仅指为了滤除某些紫外线、保护皮肤免受伤害而在防晒产品中添加的物质,不包括为保护产品本身免受紫外线伤害而添加的物质。目前,该法规的修订正在公众征求意见阶段,更新后将有望在整个南美国家联盟共同执行。

第二节　生产过程要求

化妆品的生产加工过程,也是化妆品监管中的重要一环。尤其随着近年来化妆品代加工,即 OEM 生产的日益兴起,生产企业的规范与否在一定程度上直接影响着终产品的质量安全。在本节,将重点对比不同国家和地区对于化妆品生产过程的管理及相关的法规要求。

在第二章所介绍的 ISO 体系中,有一条关于化妆品生产管理的标准,即《ISO 22716 化妆品良好生产规范(GMP)的指南》。ISO 22716 于 2007 年 11 月出台,强调生产管理中要素的齐全,并侧重于对管理制度的要求。在 ISO 22716 中,基本涵盖了化妆品生产过程的各个环节,其主要内容有:适用范围、用语及定义、人员、厂房、设备、原料及包装材料的管理、生产过程、终产品、品质管理实验室、次品的处理、报废、分包、差异、投诉及召回、变更管理、内部审核、文件管理等。

作为一项重要的质量管理体系标准,ISO 22716 与化妆品生产企业密切相关。通过 ISO 22716 所提倡的科学严谨的组织管理、标准要求等,可有效预防化妆品生产过程中可能出现的物理、化学、生物污染,从而预防和消除质量安全隐患,实现稳定可靠的质量结果。目前,ISO 22716 在全球得到了广泛的借鉴和采纳,并且直接体现在欧盟、东盟、日本等多地的监管法规中,化妆品 GMP 的有关理念也将在以下的法规对比中得以体现。

一、中国对化妆品生产过程的要求

我国化妆品企业数量虽多,但多为中小企业,生产规模小,品牌产品少,产品集中度低,产品质量参差不齐,创新和技术水平整体相对较低。除对化妆品生产企业进行日常监管和检查外,主要通过生产许可的制度进行引导和管理。

2015 年 12 月 15 日,国家食品药品监督管理总局发布《关于化妆品生产许可有关事项的公告》(2015 年第 265 号),其中包含《化妆品生产许可工作规范》及《化妆品生产许可检查要点》。该项公告的主要内容包括：

1. 对化妆品生产企业实行生产许可制度，《化妆品生产许可证》有效期为 5 年；

2. 已获得国家质量监督检验检疫总局发放的《全国工业产品生产许可证》和省级食品药品监督管理部门上发放的《化妆品生产企业卫生许可证》的化妆品生产企业，其许可证有效期自动顺延至 2016 年 12 月 31 日；

3. 自 2016 年 1 月 1 日起，凡新开办化妆品生产企业可向所在地省级食品药品监督管理部门提出申请，核发《化妆品生产许可证》；

4. 自 2016 年 1 月 1 日起，持有《全国工业产品生产许可证》或《化妆品生产企业卫生许可证》的化妆品生产企业，可向所在地省级食品药品监督管理部门提出申请，审核换发《化妆品生产许可证》；

5. 为便于统一管理，对 2016 年底《化妆品生产企业卫生许可证》或《全国工业产品生产许可证》尚未到期的化妆品生产企业，由省级食品药品监督管理部门组织对企业进行审核，达到要求的换发新的《化妆品生产许可证》；

6. 牙膏类产品的生产许可工作也按照此公告执行；

7. 化妆品生产企业现有包装标识可以使用到 2017 年 6 月 30 日，自 2017 年 7 月 1 日起生产的化妆品必须使用标了《化妆品生产许可证》信息的新的包装标识。

在这项公告中，还以附件的形式发布了《化妆品生产许可工作规范》，规范共包含五章，分别为：申请与受理，审查与决定，许可证管理，变更、延续、补办及注销，监督检查。规范正文共 36 条，同时有 3 项附件，分别为：《化妆品分类》《化妆品生产许可申请表》《化妆品生产许可检查要点》。在《化妆品生产许可检查要点》中，对化妆品生产过程相关的软件、硬件进行了要求，且对于某些重要指标有具体要求。其中部分推荐项目体现出良好生产规范（GMP）的思想，可见我国对于化妆品生产企业的监管，开始逐步引入、推进 GMP 概念下的管理模式。

二、欧盟对化妆品生产过程的要求

在生产管理方面，欧盟并没有针对化妆品生产企业的生产许可管理制，也不颁发生产许可证。然而，按照欧盟《化妆品法规 1223/2009》第 8.1 条的相关规定，化妆品生产须符合良好生产规范（GMP），以确保产品满足法规中第 1 条所规定的立法目的，即保证内部市场的正常运作和更好地保护消费者健康（The manufacture of cosmetic products shall comply with good manufacturing practice with a view to ensuring the objectives of Article 1）。

符合 GMP 的判定标准为：化妆品生产符合相关通用标准，其具体要求可参见发表于欧盟官方期刊（Official Journal of the European Union）的化妆品 GMP 有关规定。一般情况下，欧盟生产企业应遵照 GMP 的相关要求，虽然化妆品生产企业也可以遵照其他标准，但必须证明该标准不低于 GMP 所要求的内容。同时，根据欧盟《化妆品法规 1223/2009》，化妆品责任人需在提交产品信息资料（Product Information File，PIF）时，附上化妆品良好生产规范的自我声明。

三、美国对化妆品生产过程的要求

在美国食品药品管理局相关的化妆品法规中，并没有强制要求化妆品生产必须遵守

GMP,且对于化妆品生产企业不实际生产许可证等制度。然而,根据美国化妆品个人护理协会(PCPC)的《消费者承诺规范》(Consumer Commitment Code),声明化妆品生产应遵循GMP,以保证化妆品的质量安全。而作为非处方药管理的防晒、止汗、抗龋等产品,则必须按照美国食品药品管理局的要求,符合GMP,不遵循GMP的药品将被认为是伪劣产品。

虽然美国食品药品管理局并未强制要求化妆品生产需遵守GMP等有关规定,但发布有《化妆品GMP指南草案》(Draft Guidance for Industry:Cosmetic Good Manufacturing Practices)[11],企业可自行选择是否遵循相关原则。该指南最早发布于1997年2月12日,并于2008年4月和2013年6月两次进行修订。

美国食品药品管理局在制定化妆品GMP指导原则时,充分借鉴了ISO 22716标准中的有关要求。2013年6月24日,美国食品药品管理局发布了最新修订的化妆品GMP指南草案,以"协助企业和其他利益相关方确定标准及其他可能影响产品质量的问题"。根据简介,美国食品药品管理局在修订该指南时主要参考了《ISO 22716化妆品良好生产规范(GMP)的指南》,并基于自身的监管需求和经验,决定采纳、修改或排除ISO 22716在某些方面的规定。该指南修订之后,主要内容包括简介、背景、讨论三部分。其中在讨论部分,进行了概述和定义的解释,并详述了化妆品生产相关的特定指南,涉及文档、记录、厂房和设备、人员、原材料、水、着色剂、禁用和限用的化妆品成分、生产、实验室控制、内部审查、投诉、不良反应事件以及召回等方面的要求。

四、日本对化妆品生产过程的要求

根据《医药品、医疗器械等品质、功效及安全性保证等有关法律》第12条规定,医药品、医药部外品、化妆品及医疗器械的制造销售企业,应事先取得制造销售业许可。而根据2005年4月对《医药品、医疗器械等品质、功效及安全性保证等有关法律》的修订(《药事法及采血及供血中间商取缔法部分修订的法律》2002年法律第96号、《有关药事法及采血及供血中间商取缔法部分修订的法律的施行》药食发第0709004号2004年7月9日),日本将《医药品、医药部外品、化妆品及医疗器械的制造销售后安全管理基准》(简称GVP,厚生劳动省令第135号2004年9月22日)、《医药品、医药部外品、化妆品及医疗器械的品质管理基准》(简称GQP,厚生劳动省令第136号2004年9月22日)作为制造销售业许可的必要条件。制造销售业许可体系的正式建立,旨在明确产品上市后的品质安全责任由制造销售企业负责,以加强产品的安全管理。

在化妆品GMP管理方面,2007年11月,国际标准ISO 22716出台后,日本化妆品工业联合会便将其作为自主管理标准而采用。2008年6月25日,厚生劳动省对外宣布,废除之前由日本化妆品工业联合会发布的自主管理标准《化妆品的生产及品质管理有关技术指南》,改为采用GMP[12]要求。

日本的GMP管理是推荐性要求,其适用范围包括化妆品、医药部外品、口腔清凉剂、杀虫剂、医用棉类产品等。而其中需要取得行政许可的医药部外品,还应满足《医药品、医药部外品、化妆品及医疗器械的品质管理标准之有关省令》[13](2004年12月24日厚生劳动省令第179号)中的要求。化妆品及医药部外品应取得制造业或制造销售业许可,但原则上GMP不作为许可的必要条件。

五、韩国对化妆品生产过程的要求

韩国化妆品公司主要分为三类:一类是制造者,即化妆品的全部或者部分的制造者(包括只参与包装或标示程序的制造者),相当于中国的"实际生产企业";一类是制造销售者,即把制造(包括委托加工)的化妆品或者进口的化妆品用于经销、销售或者进口代理交易为目的的代理介绍者,相当于中国的"生产企业";另外一类是销售者,包括进口商和专业流通商等。韩国化妆品质量安全的全部责任由化妆品的"制造销售者"承担,同时政府对企业的管理也在逐步加强。

制造或者制造销售化妆品,首先需要向韩国食品医药品安全部申请登记。根据 2013 年 3 月 23 日修订的韩国《化妆品法》第 3 条之规定,化妆品的全部或者部分制造者(包括只参与包装或标示程序的制造者),以及以经销、销售或者进口代理交易为目的的制造销售者,应按总理令规定向食品医药品安全部部长申请登记。登记的制造者应按照规定的设施标准,配备相应设施并符合相关规定。仅制造化妆品的一部分时,则不需要配备相应设施。登记的制造销售者则应该符合规定的化妆品品质管理标准和制造销售的安全管理标准等,并设置能够进行管理的"制造销售管理人"。

在 2013 年 3 月 23 日修订的韩国《化妆品法》第 5 条中,还规定了制造销售者等的义务:

①制造销售者应该遵守总理令规定的化妆品的品质管理、制造销售安全管理,以及其他制造销售相关事项;

②制造者应遵守总理令规定的化妆品制造相关事项;

③制造销售者应根据总理令规定将化妆品的生产实绩或进口实绩、化妆品制造过程中使用的原料明细等报告至食品医药品安全部部长;

④食品医药品安全部部长认为为了防止危害国民健康而有必要进行教育时,可命令制造者、制造销售者及制造销售管理者等接受化妆品安全性及品质管理相关教育;

⑤第 4 项的教育实施机关、教育内容及教育对象等相关事项,由总理令进行规定。

根据总理令,即《化妆品法施行规则》第 12 条之规定,韩国鼓励化妆品制造者遵循化妆品良好生产规范,但这并非强制性制度,化妆品制造者可以按照《优秀化妆品制造及品质管理基准》[14]的要求,自愿向韩国食品医药品安全部提出认证申请。《优秀化妆品制造及品质管理基准》中规定了化妆品生产的设备要求、原辅料管理、制造管理、品质管理、认证检查等相关内容。

对于韩国的医药外品而言,GMP 管理应按照韩国食品医药品安全部制定的《医药品等的安全相关规则》[15]中附表 1 "医药品制造及品质管理基准"来执行。但是,医药外品的GMP 管理属于部分强制性,对于本书中重点讨论的育发产品、染发产品、脱毛产品、除臭产品等,均不需要强制遵从该法规的要求。

六、加拿大对化妆品生产过程的要求

对于化妆品生产企业,加拿大并不采用生产许可证等制度进行管理。但根据加拿大《食品和药品法案》(Food and Drugs Act)第 16、18 章的规定,禁止在不卫生的条件下生产、制备、充填包装、储存化妆品,禁止化妆品混有肮脏物、腐败物、外来杂质。该法规将"不卫生"具体定义为:在这种环境下,食品、药品、化妆品可能会被尘土或其他不洁物质污染,从而损害

消费者的健康。

根据加拿大卫生部网站上公布的通知《化妆品良好生产规范》[Good Manufacturing Practices（GMPs）for Cosmetic Products]，化妆品企业应按照国际化妆品法规合作组织（International Cooperation on Cosmetics Regulation，ICCR）发布的国际法规合作框架指南，执行 ISO 22716 化妆品 GMP 标准。此外，该通知还明确指出，ISO 22716 标准并没有规定具体的操作要求，只是明确了生产中的各项质量管理环节及其目的，各企业应根据自己的实际情况，制定具体的管理措施。为了帮助化妆品生产企业更好地符合 GMP 的规定，加拿大卫生部还在其网站提供由美国食品药品管理局编写的《GMP 指南和检查点》[The Good Manufacturing Practice（GMP）Guidelines/Inspection Checklist]。

七、其他国家和地区对化妆品生产过程的要求

（一）东盟

东盟国家对化妆品生产管理的要求基本是统一的，不采用生产许可制度，相关的生产活动也无须经过批准，但是强制要求满足化妆品 GMP 的有关规定。然而，政府部门并不向企业核发 GMP 相关证明，在进出口贸易中，企业需要自行提交 GMP 合规性声明。

（二）印度

印度法规要求，化妆品生产企业需满足《药品和化妆品条例》中对工厂许可的基本管理要求，并取得生产许可，但印度并不强制认证化妆品 GMP（ISO 22716），仅作为推荐实施的标准。而对于以销售为目的的化妆品所有者，必须将其姓名、住所以及其他规定事项内容上报至监管机构。

印度《药品和化妆品条例》中，关于工厂许可的要求主要包括：厂房的选址与周围环境，建筑设施，生产用水，废水处理，员工的健康、衣着及卫生要求，医疗服务，生产设备，清洗消毒设施等。

（三）南非

在生产管理方面，南非目前并没有针对化妆品生产企业的生产许可管理制度，也不颁发生产许可证。按照《化妆品纲要》第 2 条的相关规定，化妆品生产应符合 GMP，但该规定不是强制要求。《化妆品纲要》中推荐采用南非国家标准 SANS ISO 22716：2011 作为化妆品行业实施 GMP 的导则。该国家标准与 ISO 22716：2007 中的内容基本一致。

（四）巴西

根据巴西法规 RDC No.48 2013 中的有关规定，巴西化妆品生产商需要获得工厂生产许可证，且生产时需遵循化妆品 GMP 的要求，但无需向卫生行政部门申请 GMP 认证。工厂需要选用合适的设备及仪器，制定适当的方法、程序等，以确保产品的质量安全。此外，卫生行政部门还可以定期检查工厂的生产状况。

第三节　终产品安全要求

各个国家和地区对于化妆品原料、生产过程等均进行了各自严格的管理规定，但事实上，对于消费者而言，终产品与其安全健康更为密切相关。由于化妆品可能被消费者较为长

期、频繁地使用,并且有可能用于部分特殊人群(例如,婴幼儿、孕妇等),尤其需要注意化妆品长期使用的安全性。因此,在科学认识的基础上,各国(地区)监管部门对化妆品终产品的安全性以及具体指标要求等进行了规定。

一、中国对化妆品终产品的安全要求

除《化妆品卫生监督条例》中关于安全性的总体要求外,在我国《化妆品卫生规范》(2007 年版)中,还对化妆品的卫生要求等进行了具体规定。首先,化妆品的一般要求为"在正常以及合理的、可预见的使用条件下,化妆品不得对人体健康产生危害"。除了应符合原料的相关要求外,对于终产品,"必须使用安全,不得对施用部位产生明显刺激和损伤,且无感染性"。化妆品的微生物学质量应符合下列规定:眼部化妆品及口唇等黏膜用化妆品以及婴儿和儿童用化妆品菌落总数不得大于 500CFU/ml 或 500CFU/g;其他化妆品菌落总数不得大于 1000CFU/ml 或 1000CFU/g;每克或每毫升产品中不得检出粪大肠菌群、铜绿假单胞菌和金黄色葡萄球菌;化妆品中霉菌和酵母菌总数不得大于 100CFU/ml 或 100CFU/g。除此之外,化妆品中有毒物质(汞、铅、砷、甲醇)不得超过规定的限量。

此外,监管部门还通过部门规范性文件等形式,针对化妆品的突发问题或安全隐患,发布相应的监管要求。例如,2009 年 4 月 27 日,原国家食品药品监督管理局发布了《关于加强以滑石粉为原料的化妆品卫生许可和备案管理工作的紧急通知》(食药监办许〔2009〕36号),要求发布即日起"凡申请特殊用途化妆品行政许可或非特殊用途化妆品备案的产品,其配方中含有滑石粉原料的,申报单位在产品申报或备案时,应提交具有计量认证资质的检测机构出具的该产品中石棉杂质的检测报告"。

在《化妆品安全技术规范》修订过程中,也对化妆品终产品中一些风险物质的限量要求等,进行了补充和修订,主要包括:调整了化妆品中铅的限值(由 40mg/kg 调整为 10mg/kg),调整了砷的限值(由 10mg/kg 调整为 2mg/kg),同时新增了对于镉(5mg/kg)、二噁烷(30mg/kg)、石棉(不得检出)的限值要求。

二、欧盟对化妆品终产品的安全要求

欧盟《化妆品法规 1223/2009》第 3 条之规定,"上市化妆品必须在正常、合理、可预见条件下,对消费者安全(A cosmetic product made available on the market shall be safe for human health when used under normal or reasonably foreseeable conditions of use.)"。欧盟化妆品法规规定,每个化妆品产品投放入欧盟市场时,必须明确指定满足一定条件的"责任人(responsible person)"[16],化妆品责任人必须确保产品符合欧盟法规的相关要求,同时,法规第 5.1 条把化妆品安全合规性规定为化妆品责任人的义务。

欧盟化妆品产品的安全,主要是通过安全性评估实现的。根据《化妆品法规 1223/2009》要求,为保证化妆品在正常、合理、可预见条件下的使用安全,化妆品产品须经过安全性评估。在产品投放市场前,化妆品责任人应确保化妆品已经根据相关求完成安全性评估,且化妆品安全报告应符合欧盟《化妆品法规 1223/2009》附录Ⅰ的相关要求。同时,欧盟《化妆品法规 1223/2009》还特别强调,必须由具有相关资质的安全评估员对产品的安全性进行专业评价,以确保产品的安全性。作为产品信息档案(PIF)中的一部分,化妆品安全报告也应实时更新并随时供官方查询。

其实在旧版的欧盟《化妆品指令76/768》中，已明确规定了化妆品在正常、合理、可预见的使用条件下不能对人体健康造成伤害，但由于该指令既没有给出"伤害"的定义，也没有规定具体如何对化妆品进行安全性评估。此外，由于该指令未针对安全评估报告的内容提供详细要求和指导性文件，因此，化妆品企业缺乏统一标准进行安全评价。因此，欧盟《化妆品法规1223/2009》附录Ⅰ中规定了化妆品安全信息和化妆品安全评价为化妆品安全性报告提供了指南。然而，需注意的是，正如欧盟《化妆品法规1223/2009》中第10.2条要求：化妆品安全评价必须由具有规定资格的安全评估人员进行。

依照欧盟《化妆品法规1223/2009》附录Ⅰ，化妆品安全报告应包括以下两部分内容，其具体要求参见欧盟法规：

（1）化妆品安全信息（A部分）：产品成分信息（定量及定性）、产品理化特性和稳定性、微生物指标、杂质、痕量风险物质、产品包装信息、正常和可预见的使用方法、化妆品及其成分的人体暴露、成分毒理学信息、不良反应和严重不良反应、其他产品有关信息；

（2）化妆品安全评价（B部分）：安全评价结论、标签中的警示语和使用说明、安全评价的科学依据、安全评价员的资质及其对化妆品安全评价的确认结果。

为了便于化妆品公司（尤其是中小型公司）更好地理解化妆品法规附表Ⅰ的有关要求，欧盟委员会还特别制定了《委员会实施决定——关于〈化妆品法规1223/2009〉附录Ⅰ的指南》。同时，《化妆品原料安全性评价测试指南》中终产品安全性评价的相关内容，也为产品评估提供了指导，进而为产品的合规性和安全性提供了保障。

值得注意的是，欧盟化妆品法规本身并没有对产品微生物指标、重金属等风险物质的明确限值要求，但是要求化妆品安全评价中考虑这些方面因素对产品安全的影响，即化妆品安全信息（A部分）应包含的微生物指标、杂质和痕量风险物质的内容。针对痕量风险物质，《化妆品法规1223/2009》第17条中要求"通过天然或合成原料中所含杂质形式引入，或者通过生产过程、产品储存、产品包装环节引入的少量存在的禁用物质，这些痕量物质不是通过有意添加，而是在良好生产规范条件下，技术上不可避免的，这些痕量物质的存在是被允许，只要其存在符合第3项条款的要求，即产品安全相关要求（The non-intended presence of a small quantity of a prohibited substance, stemming from impurities of natural or synthetic ingredients, the manufacturing process, storage, migration from packaging, which is technically unavoidable in good manufacturing practice, shall be permitted provided that such presence is in conformity with Article 3.）"，因此，化妆品安全评价会针对痕量的风险物质进行安全评价，并且只有通过安全评价的化妆品才能投放市场。而微生物指标则主要参考《化妆品原料安全性评价测试指南》中的产品微生物质量要求，这点也在《委员会实施决定——关于〈化妆品法规1223/2009〉附录Ⅰ的指南》中予以明确；同时，ISO标准中也有对微生物指标的相关规定（ISO 17516），这也成为一项重要参考。

三、美国对化妆品终产品的安全要求

在美国，生产制造化妆品的企业或经销商应承担化妆品的安全责任。在食品药品管理局官方网站上明确指出：Companies and individuals who manufacture or market cosmetics have a legal responsibility to ensure the safety of their products. Neither the law nor FDA regulations require specific tests to demonstrate the safety of individual products or ingredients. The law also does not require cosmetic companies to share their safety information with FDA.

在化妆品终产品的安全要求方面,化妆品产品及其使用的成分应该在预期用途下不会对消费者产生安全风险。根据美国《联邦食品、药品和化妆品法案》的规定,禁止掺假伪劣(adulterated)和错误标识(misbranded)的产品在各州间进行交易。容器或产品不得含有在使用时可能会引起危害的物质(煤焦油染发剂除外),不得含有污染、腐烂等物质,不得含有违规的着色剂,生产商不得在不卫生的条件下进行生产、包装或储存,违反以上要求的产品将会被视为掺假伪劣产品。

美国对于微生物的限量没有做出具体的要求,但美国食品药品管理局发布了一套微生物检测分析方法。在重金属等风险物质的限量方面,对于汞含量的要求较为严格:在没有其他有效防腐剂的情况下,眼部用产品中汞的含量最高不能超过 65ppm;其他产品中不能主动添加汞类化合物,因为生产过程中不可避免带入的汞的含量不得超过 1ppm。此外,由于石棉是一类致癌物质,规定化妆品用滑石粉中不得含有石棉。

四、日本对化妆品终产品的安全要求

根据日本法规要求,日本化妆品企业需对产品安全负责。关于化妆品终产品的品质要求,首先必须符合日本《化妆品基准》的要求,不得销售变质、混入异物、或被微生物污染的产品(第 60 条及第 62 条沿用法第 56 条)[17]。

在重金属的管理及限量方面,镉化合物、汞及其化合物、锶化合物、硒化合物、甲醇在日本《化妆品基准》附表 1 中被列为禁用组分。在化妆品中有害杂质砷的含量必须控制在 10ppm 以下(《有关化妆品的品质保证》,药事第 81 号,1968 年 5 月 13 日)[18]。此外,根据《有关滑石粉的品质管理》,当滑石粉作为原料添加在化妆品或医药部外品中时,必须根据 X 射线分析法确认不含有石棉方可使用,如果原料未进行试验的话,须对成品进行检测[19]。对于其他风险物质,虽暂时没有进行明确的限值规定,但企业必须承担全部的质量安全责任。

企业必须在产品投入市场前评价其产品安全性,并予以记录。在产品的安全评估方面,因遵循企业自主管理的原则,除应符合《医药品、医疗器械等品质、功效及安全性保证等有关法律》等法规要求外,监管部门不做其他要求。日本化妆品工业联合会发布的《化妆品安全评估指南(2008)》中同样对有关问题进行了倡议:化妆品安全,应按产品进行评估。

对于日本的医药部外品,其成分含量、性状、品质等要与已经获得批准的内容保持一致。因医药部外品采取的是许可制,根据《有关医药部外品等的许可申请》的规定,需根据其是否含有新功效成分或新添加剂(非功效成分)、是否为新剂型、新含量、新配伍、新用法等,提交不同程度的理化分析、稳定性及毒理有关的试验报告[20]。

五、韩国对化妆品终产品的安全要求

在韩国《化妆品法全面修订法律案(方案)》[21]中,规定了化妆品安全责任的归属:为了消费者的安全,明确产品品质及安全责任,将化妆品从业者区分为制造者和制造销售者,并引入注册制度;制造者受到制造销售者的管理和监督,应遵守制造业务和制造管理等相关规定;制造销售者需要对供应市场的化妆品的安全和品质负责。该法规原文为:소비자의안전을강화하고제품의품질및안전책임소재를명확히하기위하여화장품업자를제조업자와제조판매업자로구분하여등록제를도입함으로써제조업자는제조판매업자의관리·감독에따라

제조업무와제조관리에충실하고,제조판매업자는시장에공급되는화장품의안전과품질에
대한전반적인책임을다하도록함。

　　韩国《化妆品安全标准等相关规定》中,还规定了流通化妆品安全相关的具体管理标准。
首先,流通化妆品应符合非故意添加且技术上不可避免的有害物质的限量要求,包括铅、砷、
汞、锑、镉、二噁烷、甲醇、甲醛、邻苯二甲酸酯类(DBP、BBP、DEHP)等;其次,当检出非故意
添加且技术上不可避免的禁用组分,且该禁用组分没有设置限量要求时,应按照《化妆品法
施行规则》第十七条的要求进行危害评价后,判定是否具有危害性;另外,还规定了流通化妆
品中菌落总数和致病菌的限量要求等。除上述所有类别化妆品通用的标准以外,《化妆品安
全标准等相关规定》中还特别规定了部分产品的 pH 值、机能性化妆品中主要功效原料的含
量要求以及烫发产品和直发产品的安全标准等。

　　根据《化妆品安全标准等相关规定》要求,上述风险物质应按照该规定中的试验方法进
行检测。但是在科学性、合理性、妥当性得到确认的情况下,也可以按照企业内部标准进行
检测。

　　对于医药外品,并没有制定流通产品的统一安全管理标准,而是按照类别得到申报许可
后,依照得到许可事项的规格(包括产品标准及试验方法等)进行严格管理。

六、加拿大对化妆品终产品的安全要求

　　加拿大强制要求企业证明产品的安全性,这在《化妆品法规》(Cosmetic Regulation)第 29
章中有明确规定,具体要求为:

　　(1)卫生部部长要求生产企业在特定的时间内递交书面证据,以证明化妆品在推荐的
或正常的使用条件下是安全的;

　　(2)不递交该资料的企业应在要求的时间停止销售;

　　(3)如果认为该资料不足以证明产品的安全性,卫生部应以书面形式通知企业停止销
售,直到:

　　①企业递交进一步的证明材料,并且②接到卫生部的书面通知,同意该资料已经满足
要求。

　　原文为:

　　(1) The Minister may request in writing that a manufacturer submit to the Minister,on or
before a specified day,evidence to establish the safety of a cosmetic under the recommended or the
normal conditions of use.

　　(2) A manufacturer who does not submit the evidence requested under subsection (1) shall
cease to sell the cosmetic after the day specified in the request.

　　(3) If the Minister determines that the evidence submitted by a manufacturer under subsection
(1) is not sufficient,the Minister must notify the manufacturer in writing to that effect,and the
manufacturer must cease to sell the cosmetic until the manufacturer:

　　(a) has submitted further evidence to the Minister;and

　　(b) has been notified in writing by the Minister that the further evidence is sufficient.

　　加拿大卫生部于 2012 年发布了《化妆品产品中有关重金属杂质含量的指南》[22],并
于 2012 年 7 月 20 日开始实施。值得注意的是,在进行措辞时,加拿大卫生部并未将其描

述为重金属的"安全限值"（safety limitation），而强调这是化妆品中的重金属杂质可以从技术上避免超过的限值（Heavy metal impurity concentrations in cosmetic products are seen to be technically avoidable when they exceed the following limits）。

对于其他风险物质，甲醇在加拿大为限用组分，具体的限制条件为：当产品中的甲醇大于等5ml时，必须使用儿童保护容器，并且按照2001年发布的《日用化学品和容器管理条例》（Consumer Chemicals and Containers Regulations）中16（a）和（b）的要求，需在内包装、外包装的主要展示面上印刷统一的有害物质标志（如图4-2所示），并用英文和法文明确标注危害标志、警示用语、基本危害说明、特有危害说明、禁止的使用方式等内容。二噁烷在加拿大为禁用组分，但是加拿大目前对化妆品中的二噁烷没有特别的限值规定。此外，加拿大化妆品法规中对于微生物、石棉等也没有具体要求，但企业必须对产品的质量安全负责。

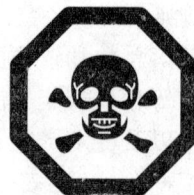

图4-2　加拿大有害物质标志

在进行化妆品产品备案时，企业不需要提交产品的安全性评价报告。加拿大对产品的安全性评价报告实行备查制，即在政府提出要求时，企业必须在规定的时间内上交报告，如果不能按时提交，或者政府认为该报告不能证明产品安全的，企业必须立即停止销售。

七、其他国家和地区对化妆品终产品的安全要求

（一）东盟

根据东盟相关法规的规定，化妆品产品的质量安全由生产企业负完全责任。

对于化妆品中重金属的管理和要求，东盟发布有化妆品终产品中重金属的限量指标。其中，东盟目前尚未正式发布化妆品中镉的限值而泰国政府于2014年10月8日正式发布镉的限值为3mg/kg。

此外，为保证化妆品终产品的安全，东盟强制要求企业进行产品的安全性评价，在企业上市前备案的产品信息档案（PIF）中，包括产品的安全性评价报告，这一点与欧盟的制度类似。2006年，东盟发布了《化妆品安全性评价指南》（Guidelines for the Safety Assessment of a Cosmetic Product）[23]，对化妆品安全性评价报告的格式、要求等进行了详细规定。

对于化妆品安全评价中所需要的暴露量等统计信息，欧盟建立有一体化的电子备案系统以进行相关数据的统计，但东盟目前还没有达到该水平。在东盟，各成员国各自建立自己的电子备案系统。目前印度尼西亚、新加坡、菲律宾、泰国和马来西亚等国建立了电子产品备案系统，初步具备了化妆品成分暴露统计的分析能力。而其他东盟国家，如文莱、老挝、缅甸、柬埔寨等，目前还没有建立起相关的备案、统计系统。

（二）印度

与大部分国家和地区的法规要求有所不同，印度《药品和化妆品法案》中并未明确规定化妆品的安全责任归属。但是，在该法案中，授予政府相应的监管权力，以禁止和处罚进口、生产、销售或运输不符合质量标准、标识错误或掺假的化妆品。

在印度《化妆品原料分类》（IS4707）中，规定了禁限用成分清单等，其中将二噁烷和石棉均收录为禁用组分。此外，印度还通过发布产品标准对各类化妆品进行规范，根据产品类型不同制定有针对性的技术指标要求，包括重金属及微生物的具体限制要求。

印度对化妆品中重金属的限制和要求主要包括：铅的残留量不高于 20ppm；砷残留量不高于 2ppm，汞为不得检出。

印度对微生物指标的控制主要包括：一般化妆品菌落总数不高于 1000CFU/ml（CFU/g），儿童化妆品菌落总数不高于 200CFU/ml（CFU/g），眼部用化妆品菌落总数不高于 100CFU/ml（CFU/g），化妆品中霉菌和酵母菌总数不得大于 100CFU/ml（CFU/g）。此外，还不得检出粪大肠菌群、铜绿假单胞菌、金黄色葡萄球菌和白色念珠菌等致病菌。

（三）南非

根据南非《化妆品纲要》第 4.1.2 的要求，生产企业和经销商须对化妆品的安全性负责，并且生产企业需要对终产品及原料进行安全评估，确保在正常、合理和可预见的使用条件下的消费者的使用安全。其原文为：The manufacturer or distributor is totally responsible for the safety of cosmetic products to the consumer. The manufacturer is required to perform an assessment of the safety for human health of the finished product and its ingredients. 尽管《化妆品纲要》没有规定产品安全评价的具体要求和管理办法等，但明确要求生产企业或者经销商应该具有提供产品安全评价资料以及安全评估人员资质信息的能力。

此外，南非目前暂未对化妆品终产品中的重金属、微生物、其他有害物质的限量标准及检测方法等作出官方规定，仅对化妆品的安全性进行一般要求。

（四）巴西

根据巴西法规 RDC No. 07 2015 的要求，化妆品的生产商或者经销商应对产品的安全性负责。化妆品生产商或者经销商应该保存产品质量、安全、标签以及其他技术资料，以便备查或者在备案中提交。销售包装中的化妆品在有效期内以及正常使用条件下不应对消费者产生安全风险。该法规原文为：RDC No.07 2015 Art.10.O detentor do produto deve possuir dados comprobatórios que atestem a qualidade, a segurança e a eficácia de seus produtos e a idoneidade dos respectivos dizeres de rotulagem, bem como os requisitos técnicos estabelecidos no Anexo III desta Resolução, os quais deverão ser apresentados aos órgãos de vigilância sanitária, sempre que solicitados ou durante as inspeções. Deve ainda garantir que o produto não constitui risco à saúde quando utilizado em conformidade com as instruções de uso e demais medidas constantes da embalagem de venda do produto durante o seu período de validade.

根据巴西法规 RDC No. 481 1999 的要求，为了确保化妆品的安全，国家卫生监督局禁止在化妆品中添加铅、汞、砷、二噁烷等有害物质。此外，巴西国家卫生监督局对于化妆品中的微生物也有相应的要求。例如，对于眼部产品、儿童用产品或接触黏膜用产品中菌落总数的要求为小于 500CFU/g，其他化妆品中菌落总数的要求为小于 5000CFU/g，且铜绿假单胞菌、金黄色葡萄球菌、大肠杆菌等在 1g 或 1ml 化妆品中不得检出。此外，在婴儿爽身粉中还不得检出亚硫酸盐还原梭状芽孢杆菌。

在产品上市前，化妆品企业需要对产品进行安全风险评估。巴西国家卫生监督局发布有相应的指导意见（*Guia para Avaliação de Segurança de Produtos Cosméticos*）。该指导意见并非强制性的法规要求，企业可自行对产品的安全性进行评估。

第四节 化妆品技术要求的比较

一、化妆品技术要求的比较

社会的整体法制环境和经济、科技发展水平是化妆品监管的大前提,不同国家和地区的发展阶段不同,因此化妆品质量安全相关的具体技术指标和要求也不尽相同。在表4-1中,简要总结对比了不同国家和地区关于化妆品技术要求,尤其是质量安全相关要求的监管法规。

首先,在对比所列的国家和地区中,大多明确规定化妆品质量安全由企业负责,尤其在欧美等发达国家(地区),更加强调化妆品企业自律,成为监管法规的重要前提和配合手段。例如,虽然美国以清单形式列出的禁用、限用组分较少,但并不意味着化妆品原料可以随意使用,美国政府明确要求企业需对终产品的安全性负责,而欧盟更是在法规中明确要求化妆品企业指定一"责任人",日本和韩国还针对产品投放市场的责任人建立了制造销售商许可制度,以加强监管。可见,强化企业的主体责任,仍然是化妆品监管不变的主题。

在化妆品原料管理方面,各国(地区)基本采用禁用、限用组分列表与部分准用组分列表相结合的管理形式。对于原料清单的管理和修订,往往参考有关技术支撑机构、权威评估机构等的科学意见。其中最有代表性的为欧盟,虽然在其化妆品法规中并没有对化妆品进行分类管理,但是通过采取原料管理、安全评估等方法,确保了产品在正常和可预见的使用条件下的安全性。各国(地区)相关技术法规中,禁用、限用、准用组分的安全性评价一般由政府部门负责,其种类的增减以及使用条件的变更等均需要得到政府主管部门的批准。此外,部分国家和地区还通过某些新原料的注册审批制度实现安全性的保证。

在生产管理方面,关于化妆品生产企业的准入,中国、日本、韩国、印度等国家目前均采用生产许可制度,欧盟、美国、加拿大等国家(地区)无须进行生产许可,仅要求简单备案。虽然GMP的有关要求并不一定是强制性的,但对于化妆品产业相对较为发达的国家和地区,如欧盟、美国、日本、韩国、加拿大等,几乎都采用或借鉴了ISO22716作为化妆品GMP管理的基准,在生产要求方面均为软硬兼施,对于某些重要环节和指标还有具体要求。

无论是对化妆品原料的限制和要求,还是对化妆品生产加工过程的监督和管理,均是保证化妆品终产品质量安全的手段,其最终目的还需回归到产品的安全性。因此,除上述原料、生产的技术要求外,大部分国家和地区还对化妆品终产品的安全性作出明确规定,对产品中微生物、重金属以及其他风险物质等的限量进行要求,或实行产品安全评估报告提交、备查等制度,并通过一系列的技术法规或技术指南对企业进行规范和指导。

关于化妆品安全性评估,目前欧盟、东盟、巴西等均发布有官方的评估指南,其中欧盟消费者安全科学委员会(SCCS)所发布的指南尤为完善。此外,日本化妆品工业联合会于近期修订出版了2015年版《化妆品安全评估相关指南》,其中包括化妆品安全性评价有关的毒理学试验方法,以及部分替代试验方法。在我国,国家食品药品监督管理总局同样进行着积极的努力和探索,于2015年完成了化妆品安全评价相关指南草案,并公开向社会征求意见。

通过对比各个国家(地区)化妆品的技术要求,能够总结出优秀的管理经验,甚至直接为我国化妆品技术法规的制修订提供重要依据(表4-1)。但需特别注意的是,化妆品使用安

表 4-1　化妆品技术要求对比表

	中国	欧盟	美国	日本	韩国	加拿大	东盟
是否有明确的责任归属	企业对产品的质量安全负责;生产企业需指定一名"质量安全负责人"	必须明确指定满足一定条件的责任人,即 responsible person	生产企业对产品的质量、安全负责	取得制造销售许可的企业对产品的质量、安全负责	韩国"制造销售者"承担化妆品质量安全的全部责任	生产企业对产品的质量、安全负责	生产企业对产品的质量、安全负责
原料要求	需符合《化妆品安全技术规范》的有关要求;使用化妆品新原料需经批准	化妆品中的原料需要符合《化妆品法规 1223/2009》中规定的相关要求,化妆品公司需要对产品中的所有原料进行安全评价,以保证产品的安全性	对于化妆品中有少量食品药品管理局颁布的禁用、限用组分,有详细的色素清单;防晒产品应符合专论的要求,或按照新药申请程序进行审核	除《化妆品基准》等法律规定的禁用组分以外,企业根据日本化妆品工业联合会制定的《化妆品原料规格制定方法指南》,自行制定原料规格并进行管理	化妆品采用否定清单制度,有禁用、限用组分表;机能性化妆品使用清单以外的功效原料时,需提交资料;染发产品属于医药外品,使用清单以外的染发剂时,需提交交资料	有禁用、限用组分表;介于化妆品和药品之间的产品按照强制性标准管理,但是如果企业有充分的数据,也可以超量使用	《东盟化妆品指令》的附表中规定了禁用、限用、准用、组分清单
生产过程要求	需取得《化妆品生产许可证》	需符合 GMP	药品(包括 OTC 药品)均要符合 GMP 认证的要求;化妆品企业可以根据自身需求选择遵守 GMP	化妆品与药用化妆品均未强制实施 GMP 认证,遵循 JCIA 自主管理标准,推荐实行 GMP 管理;其他医药部外品还需符合《医药品、医药部外品、化妆品及医疗器械的品质管理标准之有关省令》	化妆品鼓励遵循 GMP,但并非强制;医药外品的 GMP 要求是部分强制,本书重点讨论的育发染发、脱毛、除臭等产品为非强制性要求	化妆品的生产不采用许可证制度,但需要执行依据 ISO 标准执行 GMP	化妆品的生产不采用许可证制度,无须批准,但是强制要求满足 GMP
是否有微生物相关要求	需符合《化妆品安全技术规范》的有关要求	符合《委员会关于附表 I 的指南的实施决定》	食品药品管理局对于化妆品中微生物无具体要求,但需…	根据《医药品、医疗器械等品质、功效及安全保证等有关法律》第 62 条	菌落总数和三种致病菌有要求,对霉菌和酵母菌没有要求	没有具体要求	

续表

	中国	欧盟	美国	日本	韩国	加拿大	东盟
			符合一般安全要求	规定,不得制造、销售和陈列被病原微生物或其他致病因素所污染、或可能被污染的化妆品			
是否有重金属相关要求	需符合《化妆品安全技术规范》的有关要求	《化妆品法规1223/2009》将多种金属物质列为了禁用组分,但是禁用物质的痕量存在及其危害性需进一步通过化妆品安全评价来判断,以保证产品的安全性	对化妆品中汞等重金属有严格要求	镉化合物、汞及其化合物、锶化合物、硒化合物为禁用组分,且对于化妆品中的砷有限值要求	对铅、砷、汞、镉有限值要求	对于铅、汞、砷、镉、镍、锑、锶、铬、钴等有限值要求	对化妆品中的部分重金属有限量要求
是否有其他风险物质相关要求	需符合《化妆品安全技术规范》的有关要求	对于其他风险物质,通过安全评价以保证产品的安全性		甲醇为禁用组分,滑石粉中不得含有石棉	对二噁烷、甲醇、甲醛、邻苯二甲酸酯类(DBP、BBP、DEHP)有限值要求	二噁烷为禁用组分,对石棉没有具体要求	
产品的安全评估要求	2015年完成了化妆品安全评价指南草案,并公开向社会征求意见	依照《化妆品法规1223/2009》中的相关要求,同时参照《化妆品原料安全评价测试指南》等指导性文件	不得对消费者产生危害	化妆品为自主责任,医药部外品按不同情况提及不同程度的申报资料	一般化妆品为自主责任,机能性化妆品和医药外品按照不同程度的安全性资料	强制要求产品的安全性评价	强制要求产品的安全性评价

全的前提,一般描述为"在正常、合理的及可预见的使用条件下"。因此,产品本身的安全性仅仅是化妆品使用安全的一个方面,对于化妆品的监管不能局限于有关原料、生产、终产品等的技术要求,还必须与一系列配套的产品监管措施相结合,例如后文即将提到的化妆品包装及标签标识要求、市场准入制度、上市后监管等手段。

二、微生物及风险物质限量要求的比较

(一) 微生物

化妆品在使用过程中很有可能直接接触皮肤、黏膜等身体部位,因此,化妆品产品中的微生物状况,将直接决定其使用安全。一般情况下,化妆品中的微生物种类及数量主要由两方面所决定:一是生产加工过程中的卫生管理,包括所用原料、辅料、包装材料等的微生物状况,以及对生产工艺、生产设备、生产场所、人员操作等的管理;二是化妆品中的防腐体系,因化妆品中多含有大量的水分、有机物、营养物质等,在日常的储存及使用条件下极易发生腐败变质,通常允许在一定条件、一定范围内添加适当的防腐剂,因此防腐体系是否合理有效,能否发挥抑菌作用,也成为决定化妆品安全性的重要因素。为保证消费者的健康安全,在我国《化妆品安全技术规范》修订过程中,进一步加强了微生物的要求。在不同家和地区相关技术法规中,对于化妆品中微生物的技术标准和限量要求等如表 4-2 所示。

(二) 重金属

化妆品的重金属安全问题一直备受世界各国的关注。根据我国《化妆品卫生规范》(2007 年版)的有关规定,某些重金属由于具有特殊的作用,可以用于特定的化妆品中,包括:(1)乙酸铅可以用于染发剂,在染发制品中含量必须小于 0.6%(以铅计)。(2)硫柳汞(乙基汞硫代水杨酸钠)、苯汞的盐类(包括硼酸苯汞)由于具有良好的抑菌作用,允准用于眼部化妆品和眼部卸妆品,其最大允许使用浓度为 0.007%(以汞计)。(3)三氧化二铬(Cr_2O_3)和氢氧化铬[$Cr_2O(OH)_4$]分别用于限用着色剂颜料绿 17 和颜料绿 18 中,但必须无游离铬酸盐(chromate)离子。(4)硫化硒是头皮脂溢有效的处理剂,可以用于去头皮屑香波,最大允许使用浓度为 1%。除此之外,铅、汞、砷、铬、镉、钕、镍、硒、铊、铍等重金属属于化妆品中的禁用组分,不能作为化妆品生产原料即组分添加到化妆品中的物质。如果技术上无法避免禁用组分作为杂质带入化妆品时,则成品必须符合化妆品的一般要求,即在正常及合理的、可预见的使用条件下,不得对人体健康产生危害。

除非法添加外,化妆品中的重金属可能来源主要为原料带入、加工带入——化妆品在制造、包装、运输等环节,因无法完全避免的原因,重金属作为杂质带入化妆品,而并非是为了某种目的而特意添加于化妆品中的。重金属在自然界中广泛存在,包括土壤、岩石、矿物、空气、水、动植物中等,因此会存在于多种化妆品原料中,并因此被带入化妆品中,这也成为了化妆品中残留重金属的主要原因。此外,化妆品的生产设备是以不锈钢为主,不锈钢是铁和铬的合金,一般含铬至少在 10% 以上,这就会导致微量的铬被释放、掺入到化妆品中。而镍由于可以提高不锈钢的机械性能,增加钢的强度、韧性、耐热性,增加钢的防腐蚀、抗酸性及其导磁性等,而被用于不锈钢中,因此也会导致化妆品的污染。

虽然重金属的问题客观上无法完全避免,但随着科学技术的不断进步和发展,化妆品制造工艺的不断完善,化妆品中重金属残留能够达到的限值也越来越小。世界上一些国家和地区对化妆品中重金属的痕量限制作出了明确要求,具体如表 4-3 所示。在进行产品的安

表 4-2 化妆品微生物要求对比表

	《化妆品卫生规范》(2007年版)	欧盟	美国	日本	韩国	加拿大	《化妆品安全技术规范》
菌落总数	眼部化妆品及口唇等黏膜用化妆品以及婴儿和儿童用化妆品菌落总数不得大于500CFU/ml或500CFU/g；其他化妆品菌落总数不得大于1000CFU/ml或1000CFU/g	根据《化妆品原料安全性评价测试指南》和ISO标准中的有关规定：1类产品≤10^2CFU/ml或CFU/g，2类产品≤10^3CFU/g或者CFU/ml	美国对化妆品中的微生物无具体要求，但要求化妆品不对消费者产生者产生危害	日本对化妆品中的微生物无具体要求，但明确规定为企业自主责任	婴幼儿产品和眼部产品：500CFU/g或500CFU/ml以下，其他产品：1000CFU/g或1000CFU/ml以下	加拿大对化妆品中的微生物无具体要求，但但明确规定企业对化妆品的质量安全负责	眼部化妆品及口唇等黏膜用化妆品以及婴儿和儿童用化妆品菌落总数不得大于500CFU/ml或500CFU/g；其他化妆品菌落总数不得大于1000CFU/ml或1000CFU/g
霉菌和酵母菌	总数不得大于100CFU/ml或CFU/g				无具体限量要求		总数不得大于100CFU/ml或CFU/g
大肠菌群	不得检出(粪大肠菌群)	根据ISO的有关规定：1类产品：不得检出(每g或者ml)，2类产品不得检出(每g或者ml)			不得检出		不得检出
金黄色葡萄球菌	不得检出	根据ISO的有关规定：1类产品和2类产品不得检出(每g或者ml)；根据SCCS中的有关要求：1类产品，2类产品不得检出(每0.1g或者ml)			不得检出		不得检出
铜绿假单胞菌	不得检出	根据ISO的有关规定：1类产品和2类产品不得检出(每g或者ml)；根据SCCS中的有关要求：1类产品，2类产品不得检出(每0.1g或者ml)则为不得检出			不得检出		不得检出

表4-3　化妆品中重金属限量值对比表

重金属	《化妆品卫生规范》(2007年版)	欧盟	美国	日本	韩国	加拿大	东盟	《化妆品安全技术规范》
铅	含乙酸铅的染发剂,限值为0.6%(以铅计),其他化妆品限值40mg/kg	禁止使用,但作为禁用物质痕量存在时,其危害性需进一步通过化妆品安全评价来判断,以保证产品的安全性			使用黏土为原料的粉末产品50μg/g以下,其他产品为20μg/g以下	限值10mg/kg	限值20mg/kg	限值10mg/kg
汞	含有机汞防腐剂的眼部化妆品限值0.007%,其他化妆品限值1mg/kg	禁止使用(除附录V中规定条件以外),但作为禁用物质痕量存在时,其危害性需进一步通过化妆品安全评价来判断,以保证产品的安全性	在没有其他安全有效防腐剂进行替代的情况下,眼部用产品中汞的含量最高不能超过65ppm;其他产品中不得添加汞类化合物,痕量不得超过1ppm		1μg/g以下	限值3mg/kg	限值1mg/kg	限值1mg/kg
砷	限值10mg/kg			限值10mg/kg	10μg/g以下	限值3mg/kg	限值5mg/kg	限值2mg/kg
铬	禁止使用(化妆品组分中限用着色剂除外)	禁止使用(除附录V中规定条件以外),但作为禁用物质痕量存在时,其危害性需进一步通过化妆品安全评价来判断,以保证产品的安全性				限值3mg/kg	限值5mg/kg	禁止使用(化妆品组分中限用着色剂除外)
镉	禁止使用,但作为禁用物质痕量	禁止使用,但作为禁用物质痕量存在时,其危害性需进一步通过化妆品安全评价来判断,以保证产品的安全性			5μg/g以下		未正式发布	限值5mg/kg

续表

重金属	《化妆品卫生规范》(2007年版)	欧盟	美国	日本	韩国	加拿大	东盟	《化妆品安全技术规范》
镍		禁止使用,但作为禁用物质痕量存在时,其危害性需通过化妆品安全评价来判断,以保证产品的安全性				3mg/kg	之前预计为5mg/kg,但是泰国已发布限值为3mg/kg	禁止使用,但作为禁用物质痕量存在时,其危害性需进一步通过化妆品安全评价来判断,以保证产品的安全性
硒	禁止使用(去头皮屑香波中的二硫化硒除外,限值1%)	禁止使用(除附录Ⅲ中规定条件以外),但作为禁用物质痕量存在时,其危害性需进一步通过化妆品安全评价来判断,以保证产品的安全性						禁止使用(去头皮屑香波中的二硫化硒除外,限值1%)
铍		禁止使用,但作为禁用物质痕量存在时,其危害性需进一步通过化妆品安全评价来判断,以保证产品的安全性						
锑		禁止使用,但作为禁用物质痕量存在时,其危害性需进一步通过化妆品安全评价来判断,以保证产品的安全性			10μg/g以下	5mg/kg		
锶		乳酸锶、硝酸锶和多羧酸锶铵禁止使用,但作为禁用物质痕量存在时,其危害性需进一步						

续表

重金属	《化妆品卫生规范》(2007年版)	欧盟	美国	日本	韩国	加拿大	东盟	《化妆品安全技术规范》
		通过化妆品安全评价来判断，以保证产品的安全性；收录于附表Ⅲ和附表Ⅴ中的原料则按照附表中的限制或允许使用条件使用						
锆		锆和它的化合物（除附录Ⅲ和附录Ⅴ中有相应规定外）被禁止使用，但作为禁用物质痕量存在时，其危害性需进一步通过化妆品安全评价来判断，以保证产品的安全性；收录于附表Ⅲ和附表Ⅴ中的原料则按照附表中的限制或允许使用条件使用	禁止在气雾剂中使用					
钴		苯磺酸钴，二氯化钴和硫酸钴被禁止使用，但作为禁用物质痕量存在时，其危害性需进一步通过化妆品安全评价来判断，以保证产品的安全性；收录于附表Ⅲ和附表Ⅴ中的原料则按照附表中的限制或允许使用条件使用						

89

全评价时,也应当考虑终产品中重金属的痕量情况,例如欧盟化妆品产品的安全评估报告中应包括痕量物质、杂质等评估内容。要注意的是,这些国家和地区在对重金属作出相关规定时,往往强调是因技术问题无法避免的。例如,加拿大关于化妆品中重金属的要求为"技术上能够达到的限值",这些描述与所谓的"安全限值"还是有区别的。

在表 4-3 中,对不同国家和地区对于化妆品中重金属的限量要求进行了对比。可见,在我国《化妆品安全技术规范》修订过程中,加强了对于残留重金属的管理,即提高了对化妆品中铅、砷的要求,同时补充了对镉的要求。

（三）其他风险物质

此外,对于化妆品中其他风险物质的管理及限量等,各国（地区）法规中的具体要求如表 4-4 所示。

表 4-4 化妆品其他风险物质技术要求对比表

风险物质	《化妆品卫生规范》（2007 年版）	欧盟	美国	日本	韩国	加拿大	《化妆品安全技术规范》
甲醇	限量 2000mg/kg	限用作乙醇和异丙醇的变性剂		禁用组分	0.2(v/v)%以下	对含 5ml 以上甲醇产品的标签有严格要求	限量 2000mg/kg
二噁烷		二噁烷是化妆品禁用物质,其痕量存在及危害性须通过化妆品安全评价进行判断,并保证产品的安全性		禁用组分	100μg/g 以下	为禁用组分,但是没有具体限量要求	限量 30mg/kg
石棉		石棉是化妆品禁用物质,其痕量存在及危害性须通过化妆品安全评价进行判断,并保证产品的安全性	不应存在于化妆品中	滑石粉中不得含有石棉	不得检出闪石棉和蛇纹石棉	没有具体要求	不得检出
甲醛		可以按照附表Ⅲ和附表Ⅴ中的限制使用条件使用,同时,在含有可能释放甲醛的防腐剂存在的情况下,需要按照附表Ⅴ前言的条件标注"含有甲醛"		禁用组分	2000μg/g 以下		

续表

风险物质	《化妆品卫生规范》（2007年版）	欧盟	美国	日本	韩国	加拿大	《化妆品安全技术规范》
邻苯二甲酸盐类 DBP、BBP、DEHP					总和100μg/g以下		

参考文献

[1] Regulation（EC）No.1223/2009 of the European Parliament and of the Council of 30 November 2009 on cosmetic products（recast）；Official Journal of the European Union L342 of 22 December 2009.

[2] Notes of Guidance for Testing of Cosmetic Ingredients and Their Safety Evaluation by the SCCS）.9th version adopted on 29 September 2015.

[3] 厚生劳动省.化妆品基准.厚生省告示第331号,2000.

[4] 韩国食品医药品安全部.化妆品安全标准等相关规定.食品医药品安全部告示第2014-199号,2014.
식품의약품안전처.화장품안전기준등에관한규정.식품의약품안전처고시제2014-199호,2014.

[5] 韩国食品医药品安全部.化妆品色素种类、标准和试验方法.食品医药品安全部告示第2014-105号,2014.
식품의약품안전처.화상품의색소종류와기준및시험방법.식품의약품안전처고시제2014-105호,2014.

[6] 韩国食品医药品安全部.机能性化妆品审查相关规定.食品医药品安全部告示第2015-14号,2015.3.25.
식품의약품안전처.기능성화장품심사에관한규정.식품의약품안전처고시제2015-14호,2015.3.25.

[7] 韩国食品医药品安全部.医药外品标准制造基准.食品医药品安全部告示第2015-16号,2015.
식품의약품안전처.의약외품표준제조기준.식품의약품안전처고시제2015-16호,2015.

[8] Guidance for Peroxide and Peroxide-generating Compounds Used in Tooth Whitening Products.

[9] ASEAN Guidance Document for Evaluating the Safety of Botanical Raw Materials Used in Cosmetics,http://www.ctfas.org.sg

[10] ASEAN Guidance Document for Evaluating the Safety of Botanical Raw Materials Used in Cosmetics,http://www.ctfas.org.sg

[11] Draft Guidance for Industry：Cosmetic Good Manufacturing Practices.http://www.fda.gov/Cosmetics/GuidanceRegulation/GuidanceDocuments/ucm353046.htm.

[12] 日本化妆品工业联合会.ISO22716化妆品GMP.2007.

[13] 厚生劳动省.医药品、医药部外品、化妆品及医疗器械的品质管理标准之有关省令.厚生劳动省令第179号,2004.

［14］韩国食品医药品安全部 . 优秀化妆品制造及品质管理基准 . 食品医药品安全部告示第 2015-58 号 , 2015.

식품의약품안전처 . 우수화장품제조및품질관리기준 . 식품의약품안전처고시제 2015-58 호 , 2015.

［15］韩国食品医药品安全部 . 医药品等的安全相关规则 . 总理令第 1194 号 , 2015.

식품의약품안전처 . 의약품등의안전에관한규칙 . 총리령제 1194 호 , 2015.

［16］Regulation（EC）No.1223/2009 of the European Parliament and of the Council of 30 November 2009 on cosmetic products（recast）; Official Journal of the European Union L342 of 22 December 2009.

［17］第 34 次通常国会第一次池田内阁 . 医药品、医疗器械等品质、功效及安全性保证等有关法律（修订）. 法律第 145 号 , 2013.

［18］厚生劳动省 . 有关化妆品的品质保证 . 药事第 81 号 , 1968.

［19］厚生劳动省 . 有关滑石粉的品质管理 . 药食审查发第 1016002 号 , 2006.

［20］厚生劳动省 . 有关医药部外品等的许可申请 . 药食发 1121 第 7 号 , 2014.

［21］韩国食品医药品安全部 . 化妆品法全面修订法律案（方案）. 议案编号 12431 , 2011.

식품의약품안전처 . 화장품법전부개정법률안（대안）. 의안번호 12431 , 2011.

［22］Guidance on Heavy Metal Impurities in Cosmetics［Health Canada , 2012］, http://www.hc-sc.gc.ca/cps-spc/pubs/indust/heavy_metals-metaux_lourds/index-eng.php

［23］Guidelines for the Safety Assessment of a Cosmetic Product , http://aseancosmetics.org/default/asean-cosmetics-directive/post-marketing-surveillance

第五章

化妆品包装、标签、广告等信息要求

化妆品在使用过程中,可能直接接触人体的皮肤、毛发甚至黏膜,必须保证其安全性。但事实上,消费者由于缺乏相关专业知识,对于化妆品原料和安全指标等的了解往往相对较少,对于化妆品的理解和判断依赖于产品、商家等所提供的直观信息,主要包括产品包装、标签标识、广告宣传等。这些信息的展示情况,很大程度上直接决定了消费者的购买选择以及实际的使用方式。因此,除对产品本身安全性的监管外,对于化妆品包装、标签标识、广告等信息传递手段的管理同样重要,信息的准确无误、清晰传递同样是产品使用安全的重要前提,本章将就相关法规内容进行简要对比。

第一节 标签、包装要求

一、中国化妆品标签、包装要求

我国《化妆品卫生监督条例》中,对化妆品的标签、包装等进行了明确要求,根据第十二条规定,"化妆品标签上应当注明产品名称、厂名,并注明生产企业卫生许可证编号;小包装或者说明书上应当注明生产日期和有效使用期限。特殊用途的化妆品,还应当注明批准文号。对可能引起不良反应的化妆品,说明书上应当注明使用方法、注意事项。化妆品标签、小包装或者说明书上不得注有适应证,不得宣传疗效,不得使用医疗术语"。

为了进一步加强对化妆品标识的监督管理,规范化妆品标识的标注,防止质量欺诈,保护消费者的人身健康和安全,2007 年 8 月 27 日,国家质量监督检验检疫总局发布了《化妆品标识管理规定》(国家质检总局令第 100 号),内容包括总则、化妆品标识的标注内容、化妆品标识的标注形式、法规责任等四章。在该规定中,将化妆品标识定义为"用以表示化妆品名称、品质、功效、使用方法、生产和销售者信息等有关文字、符号、数字、图案以及其他说明的总称"。根据规定第五条要求,"化妆品标识应当真实、准确、科学、合法"。除了对化妆品名称、生产信息、产品信息等的标注要求,该规定第十二条还特别指出"化妆品标识应当标注全成分表"。另外根据第十六条,化妆品标识不得标注有夸大功能、虚假宣传、贬低同类产品的内容,以及明示或者暗示具有医疗作用的内容、容易给消费者造成误解或者混淆的产品名称、其他法律法规和国家标准禁止标注的内容等。

此外,在我国《化妆品安全技术规范》修订过程中,还特别增加兜底条款,强调附表2~附表7中部分物质在特殊情况下需满足一定的标签要求。根据第3.6.1条,凡化妆品中所有原料按照本技术规范需在标签上标印使用条件和注意事项的,应按相应要求标注;根据第3.6.2条,其他要求应符合国家有关法律法规和规章标准要求。

二、欧盟化妆品标签、包装要求

在欧盟《化妆品法规1223/2009》中,规定了产品标签上必须标注的信息内容,其中包括产品名称、"责任人"的相关信息、产品含量信息、保质期信息、产品用途、要求标识的警示信息、生产批号、产品成分信息等。

对于需要标识的警示语信息,欧盟还在《化妆品法规1223/2009》关于原料的各附表(附录Ⅲ至附录Ⅵ)中,针对物质特性规定了需要标注的警示语信息等。此外,对于一些特定产品,还需参考与其产品类别相关的法规要求,其中包括了推荐性进行标注内容,例如,防晒产品需参考《欧盟委员会关于防晒产品功效及其相关宣称的推荐内容》。

欧盟《化妆品法规1223/2009》中并没有对产品包装材料进行直接规定,但根据《化妆品法规1223/2009》附录Ⅰ,化妆品安全报告中的安全信息部分(即A部分)应包括产品包装材料的相关性质,特别是产品包装材料的纯度和稳定性等信息,而这些信息应在化妆品安全评价时予以充分考虑。产品的包装材料往往成为产品中禁用组分的痕量来源之一,因此,提供产品包装材料信息将有助于进行整体的化妆品安全评价。

三、美国化妆品标签、包装要求

根据美国《联邦食品、药品和化妆品法案》,"错误标注"(misbranded)是美国化妆品监管的一项工作重点。在美国,没有按照法规要求标注的产品以及带有误导性宣称的产品都将被认为是错误标识,不允许在国内进行销售。据此,美国食品药品管理局在《联邦法规法典》第21篇(21CRF)中发布了化妆品标签、非处方药品标签的相关要求,分别对化妆品以及非处方药的标签要求及内容规范等进行了有针对性的、十分详细的说明[1]。除此之外,美国《公平包装和标签法案》(Fair Packaging and Labeling Act,FPLA)中的相关规定对于化妆品同样适用。事实上,《公平包装和标签法案》并不只针对化妆品或药品,它覆盖了所有在市场上流通的消费品[2]。

根据美国《联邦食品、药品和化妆品法案》的规定,以下情况会被认为是错误标识的:

(a)标签虚假或者误导消费者;

(b)标签没有提供必要的信息;

(c)标签中要求的信息没有以恰当方式进行展示;

(d)包装或者标签违反了《防止有毒包装法案》等。

该法规原文为:It is illegal to introduce a misbranded cosmetic into interstate commerce,and such products are subject to regulatory action.Some of the ways a cosmetic can become misbranded are:(a)its labeling is false or misleading,(b)its label fails to provide required information,(c)its required label information is not properly displayed,and(d)its labeling violates requirements of the Poison Prevention Packaging Act of 1970[FD&C Act,sec.602;21 U.S.C.362].

此外,除了上述有关化妆品错误标识的规定外,美国《联邦食品、药品和化妆品法案》第

502 部分还对药品或医疗器械错误标示的情况进行了规定,防晒产品等 OTC 药品需要符合相关规定的要求。一些错误的标注形式包括:药品包装上没有注明生产厂商、包装厂商或者分销商的名字或者地址;药品的包装上缺少净含量信息;药品是在未经注册的生产商处进行加工生产的,药品标注上没有正规的药品名字、活性成分名称、非活性成分名称、使用说明、警示用语(如有)等相关信息等。

在包装管理方面,《联邦食品、药品和化妆品法案》规定,化妆品容器或产品不得含有在使用时可能会引起危害的物质(煤焦油染发剂除外),且产品外包装上的标签信息需要真实准确,没有误导性,此外还需要包含必要的标识内容以及警示用语。所要求进行标识的信息(如产品属性、厂商信息、净含量等)在法律法规中进行了详细的要求,具体可参见《联邦法规法典》第 21 篇(21CFR)第 701 条和第 740 条。

在防篡改包装、防儿童开启包装方面,美国具有特色鲜明的法规规定。首先,生产厂商应在化妆用液体口腔卫生用品(例如漱口水等)、非处方药等产品上使用防篡改包装,以防止产品在离开生产厂商控制范围后,被人为地添加有毒有害物质。防篡改包装在产品入口处设有阻隔物或标识,还需要有相应的标识以告知消费者防篡改包装的特点,采用何种标识对消费者进行提醒由制造商自行谨慎决定。此外,为了防止儿童因误吸入碳氢化合物而受到严重的伤害,对于含有 10%(以重量百分比计)或 10% 以上的碳氢化合物、且在 100 ℉(37.8℃)时黏度为 100 秒(赛波特通用黏度计)以下的非乳液类液体化妆品,应使用防儿童开启包装,但压力气雾剂容器和喷雾装置固定在产品容器上的化妆品不在此范围之内。

四、日本化妆品及医药部外品标签、包装要求

依据日本《医药品、医疗器械等品质、功效及安全性保证等有关法律》的规定[3],对化妆品及医药部外品的标识要求如下:

(一)化妆品标识

1)制造销售企业名称、地址;

2)产品名称;

3)生产批号;

4)全成分列表;

5)使用期限(厚生劳动大臣指定化妆品);

6)其他必要事项(取得进口品的国外特例许可企业的名称、国别等);

7)注意事项(必要时)。

(二)医药部外品标识

依据同法第 59 条,国产医药部外品应在其直接容器或包装上标注以下事项:

1)制造销售企业名称、地址;

2)"医药部外品"字样;

3)产品名称;

4)生产批号;

5)容量、个数等;

6)功效成分名称及含量(厚生劳动大臣指定医药部外品);

7)其他要求标注的特殊成分(厚生劳动大臣指定成分);

8）注意事项（必要时）；

9）使用期限（上市后在正常合理条件下保存 3 年，性状、品质不发生改变的医药部外品可不标注）；

10）其他必要事项（取得进口品的国外特例许可企业的名称、国别等）。

除上述《医药品、医疗器械等品质、功效及安全性保证等有关法律》规定的项目以外，化妆品及医药部外品标签还应符合都道府县条例、公平竞争规约等法规的要求。此外，2014 年，日本厚生劳动省还因杜鹃醇导致皮肤白斑事件，发布《有关化妆品等使用的注意事项》，其中第 4 条为，具有抑制黑色素生成作用、并获得医药部外品许可的药用化妆品，应在外盒、容器等可视面上，标注白斑有关的使用注意事项。日本化妆品工业联合会根据厚生劳动省的要求，随之发布通知，对于美白产品以及其他护肤产品的说明性材料、包装、容器等，开始逐步开展该注意事项的标注。说明书等说明性材料的过渡期为一年半左右，其他包装、容器等没有具体的时间限制，但建议尽快更新。

对于化妆品的包装材料，原则上应符合《医药品、医疗器械等品质、功效及安全性保证等有关法律》的一般安全规定，即在可预见的使用条件下，不得对人体健康造成损害。对于化妆品的包装方式，还应符合化妆品公平交易协议会发布的《化妆品适当包装规则》[4]，该规则从公平合理的角度，对过度包装等情形做出了规定。

五、韩国化妆品标签、包装要求

在韩国，化妆品包装被定义为 1 次包装和 2 次包装。"1 次包装"是指制造化妆品时，与内容物直接接触的包装容器；"2 次包装"是指可以收容 1 次包装的 1 个或 1 个以上的包装和保护材料，以及为了标注内容而进行的包装（包括说明书等）。在韩国《化妆品法》第 10 条中，对化妆品包装上的标示内容进行了如下规定：

①化妆品的 1 次包装或者 2 次包装需标注以下内容：化妆品名称、制造者及制造销售者名称及地址、全成分、内容物的容量或重量、制造编号、使用期限以及开封后的保质期、价格（由直接销售商标注）、机能性化妆品应标注"机能性化妆品"字样、使用时的注意事项、其他《化妆品法施行规则》规定的事项；

②除第 1 项外，1 次包装还需标注以下内容：化妆品名称、制造者及制造销售者名称、制造编号、使用期限以及开封后的保质期；

③在化妆品容器或包装上标示第 1 项记载事项时，其产品名称、制造者及制造销售者的商号可以同时记载为方便视觉障碍人阅读的盲文显示；

④第 1 项及第 2 项标示标准和标示方法等由总理令（即《化妆品法施行规则》）规定。

当符合以下情况时，1 次包装或者 2 次包装只需标注化妆品的名称、制造销售者的名称、价格、制造编号、使用期限或开封后的使用期限：容量为 10ml/g 及以下的产品；不以销售为目的，仅供消费者试用的产品（该类产品价格的标注是指：标注"赠品"或者"非卖品"等）。

包装上所标识的内容，应以方便阅读理解的韩文正确记载，可以同时使用汉字或者外语，出口产品可以仅使用出口国的文字。全成分标注时需使用标准原料名称。

除化妆品容器、包装、标签等的一般要求外，韩国还以保护儿童为目的，在《化妆品法》第 9 条中进行了如下规定：

①制造销售者销售其制造或进口的化妆品时，为了防止因操作有误导致儿童中毒事故，

应使用安全容器、包装；

②根据第 1 项规定，有关须采用安全容器、包装的品种以及容器、包装标准应遵照总理令规定。

根据韩国《化妆品法施行规则》（即总理令）第 18 条，下列情况的产品需要使用安全容器、包装（但一次性产品、容器口部分采用泵压式或扳机式的喷雾容器产品、压缩喷雾容器（如气溶剂）等除外）：①含有丙酮的洗甲水以及指甲油；②儿童用精油产品或单个包装含有 10% 以上的碳氢化合物且黏度为 21 centistokes（40℃标准）以下的非乳状液态产品；③单个包装含有 5% 以上的水杨酸甲酯的液态产品。此项规定主要是出于对儿童的保护，使用的安全容器、包装，成人开封时并不费力，但未满 5 岁的儿童应难以开启，难以开启程度的具体标准以及试验方法等，应遵循韩国产业通商资源部的相关规定。

此外，根据韩国《药事法》[5]第 65 条的规定，医药外品标示要求如下：

①医药外品的名称；

②制造者或进口者的名称和地址；

③容量或重量；

④生产批号和生产日期；

⑤主要成分的名称；

⑥按照第 52 条第 2 项，有标准规定的产品，需标记存储方法和其标准规定的标记事项；

⑦标记"医药外品"；

⑧其他需要标注的事项。

对于内容量 15g 以下或者 15ml 以下的产品，可只标示医药外品的名称和制造者或进口者名称。以上标示事项需标注在产品明显部位，比其他文字、图案更为清晰，并应使用容易理解的用语。标示文字需采用韩文，可以同时使用相同字体大小的汉字或外文。专门用于出口的医药外品可以使用出口国的语言进行标示。

六、加拿大化妆品标签、包装要求

在加拿大，共有 4 部法规涉及化妆品标签和宣称，分别是：《食品和药品法案》（Food and Drugs Act）、《化妆品法规》（Cosmetic Regulations）《消费者包装和标签法案》（Consumer Packaging and Labelling Act）和《消费者包装和标签法规》（Consumer Packaging and Labelling Regulations）。

综合上述 4 部法规，可以总结出加拿大对化妆品标签的基本要求是：

①全成分表（按照 INCI 命名法表达）；

②产品名称（使用英语和法语）；

③净含量；

④制造商或经销商的名称和地址；

⑤警示语或注意事项（使用英语和法语）；

⑥使用说明（按照加拿大各省的要求，使用英语和法语表达）。

以上是基本要求，还有一些针对具体产品和成分的要求，需要参考下述法规：《化妆品标签法规》——化妆品标签和包装要求的指南；《化妆品禁限用组分清单》——针对具体成分的要求；化妆品成分标注指南——根据《食品药品法案》以及《化妆品法规》对成分标注的总体要求;化妆品成分的安全性——针对特定消费人群的信息;压力容器的标注信息——对压力容器标签要求的总结。

此外,对显窃启包装的要求是加拿大化妆品法规的特点之一,根据加拿大《化妆品法规》(Cosmetic Regulations)第28.1条的规定,在开放区域采购或者派样的漱口水应该采用显窃启包装。显窃启包装是指消费者在购买前,能从包装的状态查看、判断产品是否已经被开启过,显窃启包装可以保障消费者采购的是没有开封的产品。

七、其他国家和地区化妆品标签、包装要求

(一) 东盟

在《东盟化妆品指令》中,有对产品标签的专门规定,化妆品必须在外包装上标注:

①需要标注产品名称和用途(显而易见的除外);

②使用方法(显而易见的除外);

③成分表;

④原产国;

⑤生产商或责任人的名称、地址;

⑥重量或容量;

⑦生产批号;

⑧生产日期或者使用期限;

⑨其他法规要求的警示语,如成员国有权根据本国的需要要求化妆品标注动物来源的成分;

⑩产品的备案号码。

小包装产品可以豁免部分标注内容,但是产品名称、生产批号必须加以标注。

(二) 印度

根据印度《药品和化妆品法案》规定,如果化妆品中含有法规未规定允许使用的色素、没有按照规定的方式标注、或者包装任何标签上进行了错误或误导的宣称,将一律被视为错误标识,政府有权禁止其产品的进口、生产、销售或运输。

在印度《药品和化妆品条例》中,还明确规定了化妆品内外包装的强制性标注要求,主要包括:产品名称、责任者名称和实际生产地址等需标注在产品内外包装上,产品外包装上需标注净含量(香水或盥洗产品除外,净含量小于60ml或者30g的产品除外),内包装上需标注产品的使用说明、警示用语、特定风险成分的名称和含量、生产批号、生产许可证号等信息。如果产品只有单层包装,则以上信息均须标注在此包装上。

(三) 南非

在南非《化妆品纲要》中,规定了产品标签上必须标注的信息和内容,主要包括:产品名称,生产商、分销商或进口商的名称及地址,产品含量信息,保质期信息,产品用途,警示语及使用说明(必要时),生产批号,产品成分信息等。

(四) 巴西

根据巴西法规 RDC No. 07 2015 的有关规定,化妆品产品标签上必须注明的信息主要有:产品品牌,产品名字,使用方法,安全进行用语(如有),净含量,生产商、经销商或进口商的名称或地址,有效期,成分信息等。巴西卫生监督管理局暂未对化妆品包装进行特别规定,

但应符合化妆品的一般安全要求。

第二节　宣称及广告要求

在上一节有关化妆品包装与标签的法规中,可以看到部分关于功效宣称的规定。事实上,化妆品是一种高度依赖宣传的消费产品,消费者在选择、购买化妆品时,受产品宣称及广告宣传的影响特别大。

对于宣称,虽然化妆品并不具有医疗功效,但消费者在选择、购买、使用时往往对于产品效果怀有一定的期待,对于功效的明示或暗示都可能直接决定购买行为,并对消费者的健康安全产生深远影响。而对于广告,这是化妆品公司介绍其产品的基本信息、功效、特性等的重要途径,但随着化妆品销售渠道、营销手段、公关媒介等的日益更新,各类不规范的化妆品广告层出不穷,尤其是广告中对于产品功能的描述,往往存在夸大宣传、虚假宣传等问题。

众所周知,化妆品宣称、广告所面对的主要对象即为消费者,因此传达的信息应是有价值的、便于理解的、真实可信的,应尽量减少或避免不良宣传对消费者的误导,以保障消费者能够通过所传递的信息做出正确选择,不受化妆品误导性宣称的蛊惑。

除了安全性的考虑,从另一角度来看,宣称及广告还与行业内部的公平竞争密切相关。宣称、广告等是化妆品产品的重要展现方式,对于消费者而言甚至是身份标签,是区别不同产品的重要途径。因此,合理、合规的宣称和广告还有助于鼓励产业创新,以及促进行业健康发展。

一、中国化妆品的宣称及广告要求

对于化妆品的宣称,我国《化妆品卫生监督条例》第十二条中规定了"化妆品标签、小包装或者说明书上不得注有适应证,不得宣传疗效,不得使用医疗术语",此外,第十四条还规定"化妆品的广告宣传不得有下列内容:(1)化妆品名称、制法、效用或者性能有虚假夸大的;(2)使用他人名义保证或以暗示方法使人误解其效用的;(3)宣传医疗作用的"。而2007年国家质量监督检验检疫总局所发布的《化妆品标识管理规定》(国家质检总局令第100号)中,也对化妆品标识所涉及的宣称问题进行了要求,主要包括化妆品标识不得标注夸大功能、虚假宣传、贬低同类产品的内容,以及明示或者暗示具有医疗作用的内容。

近年来,个别企业化妆品进行违规标识或宣称为"药妆""医学护肤品"的事件时有发生,严重误导和欺骗了消费者。为规范化妆品的标识和宣称,2010年11月26日,原国家食品药品监督管理局发布了《关于加强化妆品标识和宣称日常监管工作的通知》(食药监办许〔2010〕135号),要求各省级食品药品监督管理局加强化妆品日常监管工作。

此外,化妆品的宣称和广告,还应符合《中华人民共和国广告法》《中华人民共和国消费者权益保护法》等相关法律的规定。

二、欧盟化妆品的宣称及广告要求

化妆品最终使用者面临着各种各样的化妆品功能、产品内容物和使用效果的宣称,同时,化妆品在化妆品最终使用者的生活中不可或缺,因此,通过宣称传递给消费者的信息应当是有帮助的、便于理解的、真实可信的,并且应当确保消费者能够根据相关信息做出相应决定,选择最适合他们需求和期待的产品。基于上述原因,欧盟于 2013 年 7 月 10 日发布了《委员会法规 655/2013》,即 "Commission Regulation (EU) No.655/2013 of 10 July 2013 laying down common criteria for the justification of claims used in relation to cosmetic products (Text with EEA relevance)",其中规定了化妆品宣称的通用准则,包括合规性 (legal compliance)、真实宣称 (truthfulness)、数据支持 (evidential support)、诚信宣称 (honesty)、公平公正 (fairness)、知情决策 (informed decision-making) 等[6]。欧盟各成员国的化妆品主管部门,通过对上市产品进行市场监督,以确保产品宣称符合这些通用准则。在产品宣称不符合法规要求时,主管部门可以要求企业进行改正,严重情况下,可以要求撤回上市产品。

该通用标准仅适用于化妆品,且不应与以下指令、法规相矛盾,包括:《欧洲议会和欧盟理事会指令 2005/29/EC》(关于欧盟内部市场中企业对消费者 (B2C) 不公平的商业惯例)、《欧盟理事会指令 84/450/EEC》(关于误导性和竞争性广告)、《欧洲议会和欧盟理事会指令 97/7/EC》(涉及远距离合同的消费者保护)、《欧洲议会和欧盟理事会指令 98/27/EC》(保护消费者权益的禁令)、《欧洲议会和欧盟理事会指令 2002/65/EC》(消费者金融服务的距离营销)、《欧洲议会和欧盟理事会法规 2006/2004》(欧盟成员国主管执行消费者保护法部门之间的合作)以及 2006 年 12 月 12 日修订的《欧洲议会和欧盟理事会指令 2006/114/EC》(关于误导性和竞争性广告)等。同时,该通用标准不应其他欧盟法律法规相矛盾。

此外,除了考虑消费者的需求、期望之外,产品宣称还需要考虑到产品宣称的具体环境,包括欧盟的社会、文化和语言等多样性等因素,并保持欧洲产业的创新性和竞争力。

《委员会法规 655/2013》正文共包含三项条款。首先,以说明适用范围的形式,对于"产品宣称"的概念进行了规定,即"这些通用准则适用于通过产品包装、产品宣传册、电视和电台广告等媒介进行的产品宣称"。适用于一切宣称,无论其媒体或其他被采用的用来宣称的市场营销工具如何、所宣称的产品的功能如何和其目标用户如何。第二条中指出,"责任人"须确保化妆品产品宣称符合这些通用准则,同时,产品宣称应与产品资料信息(PIF)中描述的作用相一致。第三条规定了生效日期为 2013 年 7 月 11 日,与欧盟《化妆品法规 1223/2009》生效于同日。最后法规还特别强调,应当确保整个欧盟都遵守该法规。

在法规附录中,详细规定了上述化妆品宣称的通用准则:合规性、真实宣称、数据支持、诚信宣称、公平公正、知情决策等相关要求。

宣称的合规性包括:(1) 不得宣称产品已被联盟权威特殊授权或批准;(2) 宣称的可接受性应建立在化妆品大众消费者感知的基础上,考虑到市场的社会、文化和语言等因素,这些消费者应当给予相当的知情权;(3) 不得宣称某种仅仅符合最低法律标准的功效。

宣称的真实性应符合以下条件:(1) 如果产品宣称该产品包含某种特定的成分,那么该成分一定是确实存在于产品中的;(2) 对某种特定成分的属性进行宣称时,不得暗示成品与非成品具有相同的属性;(3) 除非某种宣称确实是有据可寻的,否则市场营销不得暗示某种概念的宣称是经过证实的。

宣称的数据支持性包括:(1) 对化妆品的宣称,无论明示或暗示的,应该有充分的证据支持,如充分的专家评估结论;(2) 有关宣称的证据,应考虑到行业惯例;(3) 当某项研究用以作为某种宣称的证据时,应与产品相关并与所宣称的作用相关,应是合理设计并合理开展的(即有效的、可靠的、可重复的),同时应是合乎伦理的;(4)证据应与所做出的宣称一致,特别是对于一旦缺乏疗效可能会导致安全问题的宣称;(5)对于明显为夸张性描述、不会被大众消费者照字面意思误解的表述,以及抽象的、关于自然属性的表述,不要求进行证实;(6)推断(明确或暗示)终产品具有某种成分所具有的属性时,应由充分的证据支持,如证明该成分在终产品中的含量为有效作用浓度;(7)评价宣称是否可被接受,应基于可获得的所有研究、数据、信息以及消费者的常识。

宣称的诚信性要求包括:(1)产品的性能宣称不得超出可以获得的证据支持;(2)如果类似产品具有相同的属性特点,那么该产品则不得声称具有某种特定的属性(例如,声称产品具有独一无二的功效);(3)如果产品只在特定的条件下才可发挥作用应明确说明(如与其他产品共用)。

宣称的公平性包括:(1)化妆品的宣称应是客观的,不得诋毁竞争对手,也不得诋毁对手合法的产品成分;(2)对化妆品产品的宣称,不得与竞争对手的产品相混淆。

宣称的知情决策性包括:(1)宣称应当对于大众消费者来说是清晰的、易懂的;(2)宣称是产品的一部分,应包含相应的信息,使大众消费者知情并做出选择;(3)市场营销应考虑目标受众(相关成员国的人口组成,例如消费者的年龄和性别)的理解沟通能力,市场营销应清晰、准确、中肯并易于理解。

三、美国化妆品的宣称及广告要求

在美国《联邦食品、药品和化妆品法案》及《联邦法规法典》第21篇中,对于化妆品和非处方药物的标签(Labeling)做出相关规定,其中部分内容涉及宣称、功效等方面。例如,在《联邦食品、药品和化妆品法案》中对错误标签(Misbranded)做出了定义,其中一条为标签虚假或者误导消费者(its labeling is false or misleading)。而在《联邦法规法典》第21篇部分条款中,对产品的宣称进行了部分更为详细的规定。

在美国,化妆品同样不得宣传医疗作用,根据《联邦食品、药品和化妆品法案》第201篇(g)(1)的规定,宣称治疗、预防疾病、改变机体功能或功效的产品可能会被视为药品,并应遵守药品相关要求(articles intended for use in the diagnosis, cure, mitigation, treatment, or prevention of disease),[articles (other than food) intended to affect the structure or any function of the body of man or other animals]。《联邦法规法典》第21篇第701篇对化妆品的标签要求进行了详细的规定,第201篇对药品的标签要求进行了详细的规定。对违反相关规定的产品,美国食品药品管理局可以向其所属公司出具警告函(warning letter),要求该公司对违反相关规定的产品进行说明或进行修正。这些警告函均在 FDA 网站上进行公布(FDA Regulatory Procedures Manual 4.1 warning letter)。此外,美国食品药品管理局还可以对相关产品采取其他措施进行纠正,例如禁止产品在市场上销售等(FDA Regulatory Procedures Manual 7 recall procedures)。

另根据《联邦法规法典》第21篇第710.8条和第720.9条,化妆品不得宣称"经美国食品药品管理局批准"。

而对于化妆品的功效验证,美国法规中并没有具体要求。例如,对于保湿、清洁等宣称,企业可以自行制定实验方法。但大多数 OTC 专论中的产品均需要符合相应的实验要求,公司需要根据专论中的方法对产品进行测试。例如根据21CFR 第201.327条之规定,对于防晒剂，就需要依据 OTC 专论中的要求对 SPF 值以及广谱防晒功效进行验证。

根据美国《联邦贸易委员会法案》(Federal Trade Commission Act)，化妆品广告由联邦贸易委员会(Federal Trade Commission,FTC)和美国食品药品管理局负责监督，其中联邦贸易委员会负有主要责任，对不正当和欺诈行为进行监管。此外，公司还可以向国家广告部(National Advertising Division,NAD)或联邦贸易委员会递交有关竞争对手广告的质疑。联邦贸易委员会可以通过发布命令禁止虚假广告的发布，甚至可以将广告投放者提交诉讼。而国家广告部是一家自主机构，可以对广告投诉做出公开决定，但并不能强制企业遵守其决定。

四、日本化妆品的宣称及广告要求

在日本法规中，明确规定了化妆品及医药部外品所能宣称的功效范围(详见本书第一章)。化妆品及医药部外品均不得超范围进行宣称，且医药部外品功效成分的功效作用、使用浓度、配伍方式等，都应与审批内容保持一致。对于医药部外品的功效作用，必须通过添加功效成分来实现，因此，在进行医药部外品的行政许可申报时，也应一同提交功效成分有关的安全信息及产品功效的验证报告等。

化妆品及医药部外品广告，应遵守《医药品、医疗器械等品质、功效及安全性保证等有关法律》第 66 条、《医药品等适当广告基准》(1980 年 10 月 9 日药发第 1339 号药务局长通知)，以及日本化妆品工业联合会等行业团体发布的《化妆品等适当广告指南》等自主管理标准。此外，为防止染发剂等产品引起皮肤不良反应的发生及恶化，2015 年 10 月 23 日，日本厚生劳动省还发布了《有关染发剂、脱色剂及脱染剂使用的注意事项(请制造销售企业加以留意并宣贯落实)》(药生安发 1023 第 1 号)，要求各都道府县卫生主管部门告知管辖内制造销售企业，向消费者宣传并落实正确的染发剂等产品的使用信息。

为确认化妆品及医药部外品的广告是否合规，各都道府县会对电视、报纸、杂志、网络上的广告进行监督，如发现夸大宣传，会对广告主进行指导，责令其改正。此外，还对药妆店、柜台是否存在夸大宣传等情况进行定期检查。

五、韩国化妆品的宣称及广告要求

1. 化妆品标识及广告禁止事项　在韩国《化妆品法》第 13 条中，规定了化妆品制造者、制造销售者、销售者不得标注或广告的事项，包括：可能会被误认为是医药品的标识或广告；超出机能性化妆品的安全性 / 有效性审查范围的标识或广告，或者标注、广告内容与审查结果不一致；本身不是机能性化妆品或有机化妆品，但标识或广告可能会被误认为是机能性化妆品或有机化妆品；欺骗或误导消费者的其他标识或广告。

标识或广告的范围和其他相关事项，由总理令《化妆品法施行规则》规定，其中规定的标识或广告禁止事项如下所示：

(1) 不得标注或广告可能会被误认为是医药品的内容、产品名称及功能效果等；

(2) 本身不是机能性化妆品或者有机化妆品的产品，不得在名称、制造方法、功能效果等标识或广告可能会被误认为是机能性化妆品或者有机化妆品的内容；

(3) 不得在标识或广告中明示或暗示：医生 / 牙医 / 中医 / 药剂师 / 医疗机关 / 研究机关或其他人指定 / 公认 / 推荐 / 指导 / 研究 / 开发或使用等字眼。符合《化妆品法》中规定的人体临床实验结果,通过相关学会发表得到公认时,在其范围内可以引用相关文献,并且应准确传达引用文献的内容,明确指出研究者姓名、文献名和发表年月日;

（4）不得含有可能把外国产品误认为是国内产品或把国内产品误认为是外国产品的标识或广告;

（5）不得非法使用外国商标、商号的广告或没有与外国进行技术合作而标注或广告有关技术合作等内容;

（6）与竞争产品比较的标识或广告,应该明示其比较对象及标准,只能标注客观条件下可以确认的事项。禁止使用具有排他性的"最高"或"最佳"等绝对化词语的标识或广告;

（7）不得使用不符合事实,或部分内容虽然符合事实,但全部内容可能误导、欺骗消费者的标识、广告;

（8）不得使用无法客观确认的品质、效果等内容,或者在还没有确认的情况下进行广告或超过规定的化妆品的范围;

（9）不得标注、广告具有低俗或嫌恶感的图片、照片等;

（10）不得明示或暗示含有国际濒临灭绝动植物的化妆品;

（11）不得使用与事实无关,诽谤其他产品或有诽谤嫌疑的标识、广告等。

2. 化妆品标识及广告的证实与监管　根据韩国《化妆品法》第 14 条规定,制造者、制造销售者、销售者应对自己标注、广告中的相关事项进行证实。食品医药品安全部长认为化妆品的标识、广告等有必要进行证实的,可以针对具体内容,要求相关制造者、制造销售者或者销售者提供证实资料。制造者、制造销售者或者销售者需在 15 日之内,将证实资料提交至食品医药品安全部长。食品医药品安全部长认为有正当事由的,可以延长资料提交期限。如果制造者、制造销售者或者销售者没有在规定时间内提交相关资料,则食品医药品安全部长可以命令其停止标注、广告等行为,直到相关证实资料得以提供。

在韩国《化妆品法施行规则》第 23 条中,还对制造销售者或销售者提供的证实资料做如下具体要求:①试验结果:人体临床试验结果,除人体外实验资料或同等级别以上的试验结果;②调查结果:选择样本、提问事项、提问方法等应与其调查目的或统计方法一致;③证实方法:证实中所用实验或调查方法应为学术界广泛使用的或者在相关产业得到普遍认可的方法,应是科学的、客观的。

此外,食品医药品安全部还制定了《化妆品标识、广告证实相关规定》[7],规定了标识、广告的证实方法、证实资料等相关要求,从而指导化妆品制造者、制造销售者和销售者进行恰当的化妆品标注和广告。

根据韩国《化妆品法》第 24 条规定,违反标识、广告禁止事项,或者没有在规定时间内提供标识、广告相关事项的证实资料时,食品医药品安全部长可取消登记,或命令禁止该产品的制造、进口及销售,或命令禁止该企业在 1 年期限内开展所有业务或者部分业务。

3. 医药外品广告相关规定　对于韩国的医药外品,其宣称和广告的管理参照《药事法》中关于医药品的有关规定。韩国《药事法》中第 68 条规定了医药品广告的禁止事项:

（1）对于医药品的名称、制造方法、功效或性能等,不得虚假广告或夸大广告;

（2）不得使用误导医生、牙科医生、中医医生、兽医或其他人,保证其功效或性能的宣称;

（3）不得使用暗示其功效或性能的文字、照片、图案,或者以其他方式进行暗示的广告;

（4）不得使用暗示堕胎的文字或者图案；

（5）对于没有取得注册或者备案的医药品，不得进行医药品的有关名称、制造方法、功效或性能的广告。

六、加拿大化妆品的宣称及广告要求

对于宣称，加拿大《化妆品法规》第 21 条所规定的原则性要求为，除非制造者有证据证明，否则不得在化妆品标签或广告中宣称以下事项：

（1）化妆品或其成分可以影响皮肤、毛发、牙齿的化学结构；

（2）化妆品的配方、制造、使用等不会对使用者的健康造成损害。

该法规原文为：No manufacturer shall make any claim on a label of or in an advertisement for a cosmetic respecting either of the following, unless the manufacturer has evidence that validates the claim：

（a）the ability of the cosmetic or any of its ingredients to influence the chemistry of the skin, hair or teeth；or

（b）the formulation, manufacture or performance of the cosmetic that would imply that the user of the cosmetic will nor suffer injury to their health.

由于法规只对宣称进行了原则性的规定，企业操作起来有一定的难度。在宣称方面，企业往往向加拿大广告标准协会（Advertising Standard Canada, ASC）寻求帮助。加拿大广告标准协会向行业提供产品宣称及广告合规性方面的咨询服务，并根据加拿大法规编制了《非处方药和化妆品行业无医疗术语广告和标签宣称指南》（Guidelines for the Nonprescription and Cosmetic Industry Regarding Non-therapeutic Advertising and Labelling Claims）[8]供企业参考。其中，对于如何区分医疗术语，这份行业协会指南借由一些具体案例进行了简要介绍。例如，对于止汗剂，下述属于化妆品宣称：止汗剂、24 小时有效、防湿、帮助保持干燥、腋下止汗剂、强效、控制体臭、抗体臭等；而适用于多汗症、通过改变器官功能止汗、涉及荷尔蒙／内分泌的止汗剂等则属于医疗术语。对于护发产品，除头皮屑、强壮头发、修护开叉的发端、修护干燥发质、修护受损头发、令发卷看起来变粗、令睫毛翘起、脱毛、渗入发根至发尾、焕发秀发活力、含有防晒剂等属于化妆品宣称，而刺激头发生长、刺激睫毛生长、治疗／防止脱发和秃头症、抑制／停止毛发生长、影响活组织如毛囊的功能等则属于医疗术语。

此外，对于加拿大的一些介于化妆品和药品之间的产品（PCDIs），除符合以上要求外，还应符合相关产品分类评估标准（PAAC）的要求，其中包括宣称方面的要求。同样以止汗剂为例，根据产品分类评估标准，作为化妆品进行管理的止汗剂产品可进行如下宣称（部分宣称需要有支持性文件）：

——止汗剂（antiperspirant）；

——减少腋下出汗或针对腋下出汗提供保护［reduces（or provides protection against）underarm perspiration］；

——减少压力引起的腋下出汗或针对腋下出汗提供保护［reduces（or provides protection against）underarm perspiration due to stress］；

——对抗潮湿（protects against wetness）；

——24 小时止汗效果（24 hours antiperspirant effect）；

——具有特效（extra effective）。

但是，不得进行如下宣称：

——用于多汗症／出汗问题（antiperspirant for hyperhydrosis/problem perspiration）；

——持久保护（例如以改变器官功能为机制、保护时间明显长于 24 小时）（persistent protection）；

——停止或预防出汗（stops or prevents perspiration）；

——帮助诊断、暂停或终止腋下潮湿或出汗（helps check，halt or stop underarm wetness，dampness or perspiration）；

——帮助保持干燥（helps keep you dry）。

对于广告，政府主导、行业自律、行业自制是加拿大化妆品广告管理的特点。加拿大化妆品广告的主要管理机构是卫生部，主要法规依据有：《食品和药品法案》（Food and Drugs Act）、《化妆品法规》（Cosmetic Regulations）等。

在化妆品广告的日常管理上，加拿大卫生部和广告行业协会、化妆品行业协会的合作非常深入。前文所提到的《非处方药和化妆品行业无医疗术语广告和标签宣称指南》，就是由加拿大广告标准协会以及加拿大化妆品、化妆用具和香水协会联合起草，并由卫生部批准发布的。

1992 年，加拿大卫生部将化妆品广告的审查职能转移至加拿大广告标准协会。加拿大广告标准协会面向化妆品行业提供化妆品广告审查服务，以确保其符合法律法规的有关要求，这一审核体系称为"化妆品广告清查服务"（Cosmetic Advertising Clearance Services）。加拿大广告标准协会审核后，会向企业颁发广告审核号码，并向社会公开。

七、其他国家和地区化妆品的宣称及广告要求

（一）东盟

对于化妆品的宣称，东盟要求必须有支持性资料以及功效验证报告，这两份文件要求在进行化妆品备案时一并提交至监管机构。

此外，东盟还在《化妆品指令》附录Ⅲ（Appendix Ⅲ）中，发布了《东盟关于化妆品功效宣称的指南》（ASEAN Cosmetic Claim Guidelines），对于处在化妆品与药品之产的边缘产品，提供了宣称方面的技术指引。

根据该指南，产品属于化妆品还是药品主要取决于两个要素，即产品成分和产品的预期用途（Products are determined to be either "cosmetic" or "drug" based on two factors：composition of the product，and the proposed use of the product）。通常，化妆品产品的预期用途应符合化妆品的定义，也就是说，化妆品只能宣称化妆品功效，不得宣称医疗或治疗功效（As a general rule，cosmetic products must only make cosmetic claimed benefits；and not medicinal or therapeutic claimed benefits）。化妆品功效宣称还应符合国际惯例（accepted internationally），应通过科学数据予以证实，和／或由其组成成分或制剂本身所证实。在进行技术或临床验证时，允许企业使用自己开发的方法或方案，但是这些方法必须有科学依据，而且使用者应能对该方法进行合理的解释。

成员国应采取一切必要措施，确保化妆品的功效宣称符合该指南中的相关规定，且标签上的文字清晰可见，并标注有所有的规定信息。而对于化妆品广告和宣称的监管，则由各个

成员国自行执行,这一机制与欧盟相类似。

(二)印度

对于化妆品功效宣称和功效验证,印度目前尚未发布具体的法规要求。但是,监管机构在对化妆品进行上市后监督时,有权要求生产企业提供相关支持文件,包括功效宣称证明和试验报告等。此外,印度《药品和化妆品法案》中还特别要求,化妆品企业不得利用产品检验报告进行广告宣传等。

(三)南非

总体而言,南非化妆品的宣称和相关的广告管理主要遵守企业自律的原则。南非化妆品和香化协会制定了化妆品行业的行为准则,化妆品企业依此对其宣称、广告等进行自律管理;南非广告标准机构(Advertising Standards Authority of South Africa, ASA)负责对化妆品的宣称和广告等进行具体管理。

根据相关准则,所有产品的功效宣称必须经得起科学的验证,所选用的验证方法应参考国际标准,科学验证应与产品所做出的宣称具有相关性。例如,护肤产品所做出的宣称应适用于该宣称所针对的使用人群,在某人种的消费者市场,对于均匀肤色的产品宣称,必须配合有针对该人群(比如肤色、年龄等)得出的科学结论。

而对于功效性宣称的有关用语,虽然并没有严格的批准与否的标准,但是有正面和负面清单供企业参考。以去橘皮组织化妆品为例,可以使用的正面宣称包括:可以改善橘皮组织的外观、减少死皮和橘皮的产生、让该组织光滑、改善肤色、增强皮肤弹性、让皮肤看上去更光滑、重新塑造皮肤外观、提高皮肤轮廓等;负面的宣称用语如:减少和消除橘皮组织、刺激新陈代谢、抑制饮食脂肪的吸收、溶脂、降解脂肪细胞、阻断脂肪、去毒等。此外,所有医学功效的宣称都是不可接受的,产品的宣称必须是基于自然条件下非永久性和非绝对的。比如祛痘和抗菌相关的宣称就会被认定为医学宣称,相关产品应依据药品的法规进行管理。肤色变浅等宣称也是禁止的,所有化妆品不得进行美白、漂白和皮肤变浅有关的宣称。"未经动物实验"等宣称也是不可接受的。

关于南非化妆品的广告管理,虽然也是遵循企业自律原则,但是一旦违反关于产品宣称及验证的有关要求,南非广告标准机构有权进行处罚、警告,或要求停止一切宣称和广告活动。

(四)巴西

在巴西,化妆品企业需准备相应的数据以证明产品的宣称,但对于功效验证所选用的实验方法,并未进行强制性要求。对于广告中的宣称,巴西卫生监督管理局还可以要求企业提供相应的功效验证材料等。

第三节 化妆品包装、标签、广告等信息要求的比较

化妆品产品有关信息的正确、有效传递,是化妆品安全保障的重要环节,除了产品本身的质量应合乎法规和技术标准外,其包装、标签、广告等的合规性同样至关重要。在表5-1中,总结了不同国家和地区在化妆品信息管理方面的基本要求和监管手段。

对比可见,与产品信息展示相关的包装、标签、广告等,并不是相互独立的。例如,标签

表 5-1　化妆品包装及标签标识要求的比较

产品管理	中国	欧盟	美国	日本	韩国	加拿大	东盟
标签要求	全成分标注,应符合《化妆品卫生监督条例》《化妆品标识管理规定》《化妆品安全技术规范》等的有关规定	全成分标注,《化妆品法规1223/2009》中规定的与产品安全有关联的警示语	全成分标注,对某些品类的产品例如自加压容器,妇女用除臭喷雾,沐浴发泡剂,煤焦油染料,不含防晒成分的晒黑剂等有强制性要求,OTC专论也要求与产品相关的警示语	全成分标注,原则上要求标注;对于厚生劳动大臣指定等产品或指定成分,强制标注	全成分标注,对警告用语有具体规定	全成分标注,对具体成分有警告用语要求,对防晒产品需要按照强制性标注	全成分标注,对具体成分有警告用语要求
包装要求	应符合《化妆品卫生监督条例》《化妆品安全技术规范》等有关规定	欧盟《化妆品法规1223/2009》中并没有对产品包装材料进行直接规定,但根据《化妆品法规1223/2009》附录I,化妆品安全报告中的安全信息部分(即A部分)应包括产品包装材料的相关性质,特别是产品包装材料的纯度和稳定性等信息,而这些信息应在化妆品安全评价时予以充分考虑	需符合《防止有毒包装法案》《公平包装和标签法案》等法规定的要求	应符合《医药品、医疗器械等品质、功效及安全性保证等有关法律》的一般安全规定,即在可预见的使用条件下,不得对人体健康造成损害	对安全容器和包装有详细的规定	某些产品应使用儿童保护包装或显箔启包装	禁止医疗产品
产品宣称要求	禁止使用医学术语等用语	《委员会法规655/2013》规定了产品宣称需要符合的通用标准	禁止化妆品在宣称功效时使用医疗术语	法规对不同类别的产品宣称范围有明确限定	法规对产品宣称有明确限定,标识,广告中相关事项需进行证实	法规对产品宣称有明确限定,对防晒,止汗,抗龋产品需要按标准制作标注	禁止医疗宣称产品语,且对产品有明确限定
广告管理	应符合《化妆品卫生监督条例》《中华人民共和国广告法》《中华人民共和国消费者权益保护法》等有关法律法规的要求	《委员会法规655/2013》规定了产品宣称所需要符合的通用标准	《联邦贸易委员会法案》对广告中的不正当和欺诈行为进行监管	各都道府县对广告进行监督,如有夸大宣传,对其指导改正	规定有标识,广告中禁止事项,食药部门要求提供相关证实资料,进行或没有证实资料时在规定时间内反馈没有证实资料时,食药部门可进行处理	有专门的《化妆品广告和标签指南》	没有针对化妆品广告和标签指的法的产品广告指南,按照各国家的法规管理

一定程度上可看作包装的一部分；而对于功效等的宣称往往是以包装、标签、广告作为载体，因此对包装、标签、广告等进行监管的一项重点便是对于产品宣称的监管。但是，对于这几项内容的监管也不可混为一谈，仍然各有侧重。例如，除了宣称、使用目的等方面的要求，对于产品标签往往还规定有一些有关安全性的标识要求，此外还应特别考虑在化妆品原料相关法规中要求进行特殊标签说明的成分。此外，对于化妆品的标识，表 5-1 中所列国家（地区）均要求对产品进行全成分标注，但因语言习惯等原因，其中有的国家（地区）直接采用了美国个人护理产品协会所发布的国际化妆品成分命名法（International Nomenclature for Cosmetic Ingredients，INCI）名称，而有的国家（地区）则是采用翻译后的译名进行标注，例如中国、日本、韩国等。

总体而言，近年来我国化妆品监管部门对化妆品产品的信息管理给予了较高关注。特别是 2014 年 11 月，国家食品药品监督管理总局发布了《化妆品监督管理条例》和《化妆品标签管理办法》的征求意见稿，在其中提出了对于宣称及标签的具体要求，引起行业的广泛讨论。此外，对于化妆品包装、标签、广告等有关事项，除了食品药品监督管理部门所出台的监管法规和规范性文件外，在我国还应考虑质检、工商等部门的有关规定。

参考文献

［1］21CFR，201 and 701，U.S.Food and Drug Administration.

［2］Fair Packaging and Labeling Act，FPLA 1967.

［3］医药品、医疗器械等品质、功效及安全性保证等有关法律 . 法律第 145 号，2015

［4］公平交易委员会 . 化妆品适当包装规则 .2001.

［5］韩国食品医药品安全部 . 药事法 . 法律第 13114 号，2015.
　　식품의약품안전처 . 약사법 . 법률제 13114 호，2015.

［6］Commission Regulation（EU）No.655/2013 of 10 July 2013

［7］韩国食品医药品安全部 . 化妆品标示、广告证实相关规定 . 食品医药品安全部告示第 2014-80 号，2014.
　　식품의약품안전처 . 화장품표시·광고실증에관한규정 . 식품의약품안전처고시제 2014-80 호，2014.

［8］Guidelines for the Nonprescription and Cosmetic Industry Regarding Non-therapeutic Advertising and Labeling Claims，http://www.adstandards.com/en/clearance/cosmetics/Guidelines-for-the-Nonprescription-and-Cosmetic-Industry.pdf

第六章

化妆品行政管理措施

化妆品作用通常较为缓和，对于质量安全等合乎要求的产品，在正常、合理及可预见的使用条件下，一般对人体造成严重危害的可能性较小，但这并不意味化妆品的使用绝对安全，在世界范围内，化妆品相关的安全事件仍然时有发生。因此，除一系列的技术要求外，还应辅以科学、合理、有效的行政管理手段，加强化妆品及相关产品安全性的保障。化妆品的行政管理手段大体可分为上市前的准入制度，以及上市后的监管措施。通过产品上市前的许可、备案等手段，能够对企业进行引导和管理，通过上市后的产品检查以及不良反应监管、风险警示、产品召回等手段，能够及时对安全风险进行控制，并对企业的不法行为进行惩处。此外，上市前、上市后的行政管理还是相辅相成、相互促进的。一方面，上市前产品许可、备案过程中所登记的信息能够帮助进行上市后的监管和处罚；另一方面，通过对上市后安全事件、风险问题等进行分析，能够及时调整产品准入的技术要求和监管政策等，从而尽可能地减少安全隐患。

由于各国（地区）的管理体系、经济水平、消费习惯、产业发展历史等有所不同，政府监管部门所采取的行政管理手段也各不相同，在本章将进行简要对比。此外，无论是上市前的准入，还是上市后的监管，往往还需要对照相关产品的分类进行层级式管理。因此，相关内容还需结合本书第一章"化妆品定义及分类"，在产品分类的基础上加以理解。

第一节　市场准入制度

一、中国化妆品许可备案制度

对于不同类别的化妆品，我国实行不同的上市前准入制度，其中，国产特殊用途化妆品和首次进口化妆品（包括特殊用途化妆品和非特殊用途化妆品）需经过许可审批，使用了化妆品新原料的化妆品也需要经过审批，而国产非特殊用途化妆品则实行备案制度。

为规范化妆品行政许可申报受理工作，保证行政许可申报受理工作公开、公平、公正，2009 年 12 月 25 日，原国家食品药品监督管理局发布了《关于印发化妆品行政许可申报受理规定的通知》（国食药监许〔2009〕856 号），对化妆品新原料使用、国产特殊用途化妆品生产和化妆品首次进口等相关审批工作进行了明确规定。此外，为规范化妆品行政许可检验工作,2010 年 2 月 11 日,原国家食品药品监督管理局还发布了《关于印发化妆品行政许可检验管理办法的通知》(国食药监许〔2010〕82 号),对化妆品行政许可检验的有关事项进行了规定,并对各类特殊用途化妆品以及非特殊用途化妆品的具体检验项目等进行了明确。目前相关行政许可工作由国家食品药品监督管理总局负责,通过"化妆品行政许可网上申报系统"进行申报受理。

而对于国产非特殊用途化妆品的备案,原国家食品药品监督管理局于 2011 年 4 月 21 日发布了《关于印发国产非特殊用途化妆品备案管理办法的通知》(国食药监许〔2011〕181 号)。目前国产非特殊用途化妆品的备案工作由各省级食品药品监督管理局承担,通过"国产非特殊用途化妆品备案信息管理系统"进行备案受理及查询。

二、欧盟化妆品备案制度

欧盟对化妆品产品、生产商和进口商均不设立事前许可,但需要履行一个上市前的告知程序,告知内容包括生产企业或进口商的地址,以及产品的基本信息等。根据欧盟《化妆品法规 1223/2009》第 13 条规定,经过产品安全评估后,在化妆品投放市场前,化妆品"责任人"须要通过化妆品备案门户网站(Cosmetic Product Notification Portal,CPNP)进行产品的简易网上备案。该网上备案是免费的、没有有效期限制的,并且是即时生效的,即产品可以即时投放市场。

根据欧盟《化妆品法规 1223/2009》,简易网上备案时需提供如下信息:

1. 产品种类和产品名称;
2. "责任人"的名称和地址,同时,产品信息资料(PIF)应在该地址存档备查;
3. 进口产品的原产国;
4. 产品投放市场的成员国信息;
5. 自然人的联系信息;
6. 如存在纳米物质,其物质信息及合理、可预见情况下的人体暴露信息;
7. 1A 或 2B 类致癌、致突变或有生殖毒性(CMR)的物质名称和 CAS 号(或 EC 号);
8. 产品配方的大致信息(以备采取紧急和适当的医疗措施)。

此外,当化妆品产品上市时,负责人还需将产品的原始标签、产品包装等向欧盟委员会进行备案(When the cosmetic product is placed on the market, the responsible person shall notify to the Commission the original labeling, and, where reasonably legible, a photograph of the corresponding packaging)。

除了化妆品"责任人"和经销商,化妆品主管部门和毒物中心也可以访问化妆品备案门户网站(CPNP)上的简易备案信息。这些信息被用于主管部门的市场监督、市场分析、数据评估和消费者信息调研,以及毒物中心采取必要的医疗措施。

三、美国化妆品自愿登记制度

美国化妆品的进口和生产不需要进行上市前的审批,化妆品企业也无须提交产品信息或生产信息,仅由食品药品管理局设立了一个化妆品自愿登记系统(VCRP),化妆品的生产企业或销售商可自愿向该系统提交产品信息。FDA 对产品信息进行分析,并对产品进行建议,从而使化妆品公司及时改正错误、完善产品,以尽可能规避上市后的监管风险。化妆品生产商也可以利用系统报告产品不良反应。该系统虽基本只是信息收集平台,但既可以起到保护消费者的目的,也有助于提高化妆品生产商和销售商的自觉性。

对于药品,以及作为"化妆品－药品"进行管理的产品,如果该产品能严格符合 OTC 专论中关于活性成分、标签等的要求即可不需要经过食品药品管理局的审批,而像化妆品一样直接上市。如果不符合 OTC 专论的要求,则需要经过新药审批流程方能上市,即 NDA 审批(new drug application)。防晒产品等在美国作为非处方药进行管理,因此需要特别注意此项规定。

四、日本化妆品、医药部外品分类准入制度

2001 年之前,日本对化妆品一律实行事前许可制度,要求化妆品在上市前须经政府部门审查通过后方能进入市场。日本在 2001 年通过的《药事法》中,取消了此项许可要求,普通化妆品上市前进行产品备案即可。但是,对于医药部外品,则仍然需要事先取得厚生劳动省的许可。目前,对于部分明确制定有许可标准的医药部外品,有些许可权限已委托至各都道府县知事,有些甚至已经不需要获得许可。

依据《医药品、医疗器械等品质、功效及安全性保证等有关法律》第 14 条第 9 款,以及施行规则第 70 条,日本国产的普通化妆品在上市之前应向各都道府县提交"化妆品制造销售备案书",其中需提供的产品信息包括:产品名称、生产工艺简述、生产场所等,受理后方可上市销售。日本国内的制造场所,应取得都道府县的"制造业"许可。对于国外生产的化妆品,在提交"化妆品制造销售备案书"之后,还应向地方厚生局提交"化妆品进口备案",取得受理章,从而办理化妆品进口相关手续。

对于医药部外品,根据其功效成分的具体分类,提交市场准入的申报相关资料。无论国产还是进口医药部外品,未按产品通过审批均不得上市销售。医药部外品可依据《医药品、医疗器械等品质、功效及安全性保证等有关法律》第 14 条第 1 款,按产品取得厚生劳动大臣的许可。审查内容包括产品名称、成分、含量、使用方法、使用量、功效及安全等。依据施行规则第 80 条第 2 款第 1 项,厚生劳动省可委托都道府县知事,对部分医药部外品进行审批。获得审批的产品在许可事项发生变更时(轻微变更除外),需进行变更申请(见同法第 14 条第 9 款)。

2015 年 3 月 30 日,根据《医药品、医疗器械等品质、功效及安全性保证等有关法律》的施行令第 80 条第 2 款第 5 项规定,对之前委托给都道府县知事的部分生理用品、染发剂、烫发剂、药用牙膏、浴用产品的制造销售许可的权限范围,做出变更。发布福保健药第 4244、4245、4246、4247 号令,对制造(进口)许可得有关标准进行了修订。宣称相应功效的产品(医药部外品)适用于新标准,旧标准随之废止,且根据最新的科学发现等,这些标准原则上每 5 年修订一次。

五、韩国化妆品、医药外品分类准入制度

根据韩国《化妆品法》相关规定,一般化妆品上市前不需要进行任何备案或者许可,机能性化妆品上市前需要通过审查或者报告。对于不在韩国国内销售、以出口为目的的产品,仅需遵守出口国的规定。此外,根据韩国《药事法》相关规定,医药外品上市前需要通过申告或者许可。

韩国《化妆品法施行规则》第9条为机能性化妆品审核的相关要点,其主要内容包括:

1. 制造或进口销售机能性化妆品(按第10条提供报告书的机能性化妆品除外)的制造销售者,应将每种产品按照《化妆品法施行规则》中附表所示格式,制作机能性化妆品审核委托书(包括电子版的审核委托书),并附上以下各项文件(包括电子文件)提交给食品医药品安全评价院院长接受审核,但如果符合食品医药品安全评价院院长已公告的功效成分和含量时,可以省略提交第①~④号的资料,如果符合已公告的标准以及试验方法时,可以省略提交第5号资料:

①起源及开发背景相关资料。

②安全性相关资料:a.毒性试验资料;b.一次皮肤刺激试验资料;c.眼黏膜刺激或者其他黏膜刺激试验资料;d.皮肤敏感性试验资料;e.光毒性及光敏感性试验资料;f.人体皮肤斑贴试验资料。

③有效性或功效效果资料:a.功效试验资料;b.人体试用试验资料。

④防晒指数及UVA防晒等级设定的相关资料(只适用于防晒产品)。

⑤标准及试验方法相关资料(包括"检体",即样品)。

2. 制造销售者间转让审核过的机能性化妆品,按第①项进行审核时,可以用转让合约书代替第①项各项资料。

3. 需要变更已获得审核的事项时,依据《化妆品法施行规则》中附表所示格式,填写机能性化妆品变更审核委托书(包括电子版的审核委托书),并附上以下各项文件(包括电子文件)提交给食品医药品安全评价院院长:a.之前已领取的审核结果通知书;b.可以证明变更事由的文件。

4. 食品医药品安全评价院院长收到第①项或者第③项规定中的审核委托书或变更审核委托书后,应按照下列各项审核标准对其进行审核:a.机能性化妆品的原料以及含量应合理、妥当,符合相关功效以及效果等资料,并且每种成分的配伍应被认可;b.机能性化妆品的功效、效果应符合本法第②条各项规定(即"机能性化妆品的范围"的相关规定);c.机能性化妆品的用法、用量应以明确的表达方式记载,不得有被误用的可能性。

5. 食品医药品安全评价院院长根据第①~④项规定内容审核后,应在审核台账上记录下列各项,根据《化妆品法施行规则》中附表所示格式,出具机能性化妆品审核-变更审核结果通知书:a.审核编号和审核年月日或变更审核年月日;b.制造销售者的商号(法人是指法人名称)及所在地;c.产品名;d.功效、效果。

6. 第①~④项规定中的附件材料的范围、要点、制定要领以及免除资料的范围及审核标准等相关详细标准由食品医药品安全评价院院长规定后公告。

六、加拿大化妆品备案制度

根据加拿大《化妆品法规》中第三十条和第三十一条的规定,加拿大对化妆品实行上市前备案制,化妆品生产企业或者进口企业需在产品上市前10天内,在政府网站上备案产品的有关信息,如名称、配方、标签、功能、生产企业和实际生产企业、进口企业的名称地址等。

需要注意的是在加拿大,介于化妆品和药品之间的产品(PCDIs),同样不需要注册或审批,只要备案即可。

加拿大的化妆品备案内容比较简单,企业只需要备案以下信息:

①生产商、进口商、分销商、开发商的名称、地址、联系方式；

②产品的功能；

③产品形式（如膏霜、啫喱）；

④成分；

⑤成分的含量。

值得注意的是，在产品备案时，加拿大不要求成分的具体含量，而是给出了一个分级表达系统，具体如表 6-1 所示：

表 6-1　加拿大产品备案成分分级系统

编号	含量范围	含量分级
1.	30%~100%	1
2.	10%~30%	2
3.	3%~10%	3
4.	1%~3%	4
5.	0.3%~1%	5
6.	0.1%~0.3%	6
7.	0~0.1%	7

七、其他国家和地区化妆品准入制度

（一）东盟

目前，在化妆品准入制度方面，东盟国家虽然签署的是"注册"的互认协议，但在东盟的实际操作中统一实施的是备案制。东盟要求从 2008 年开始统一实施备案制，各国均同意采用电子备案的方式。

对于需要在东盟成员国上市的化妆品，上市前均必须向销售国的主管机构进行通报，获得批准后才可上市。各个成员国的注册形式基本相同，一般是通过官方网络平台完成。而且，大部分国家规定必须由当地公司或居民负责注册。注册时间各个成员国稍有不同，一般情况下不超过 30 个工作日，注册有效期为 1~5 年。虽然《东盟化妆品指令》规定，如果某产品在东盟任一成员国获得符合《东盟化妆品注册要求》的产品注册批准文件，其他东盟成员国应认可这份批准文件，允许该产品在其国内市场上投放，但是到目前为止，这些产品在东盟跨国销售时，仍然需要进行重新通报。

东盟备案所需产品信息档案（PIF）应包括以下 4 部分内容：

第 1 部分：

- 行政文件和产品简介
- 备案表和委托书
- 配方（只需提供某些特定成分的含量）
- 产品主要理化指标（产品标准）和包装
- 生产质量体系满足 GMP 的声明

- 产品安全评估报告的摘要
- 经确认的不良反应
- 功效的支持性文件

第2部分：

- 原料的质量数据
- 关于原料质量方面的全部技术信息
- 原料的主要理化指标（原料标准），及指标的检验方法。
- 原料的安全性数据，如原料供应商提供的数据，欧盟消费者安全科学委员会（SCCS）发布的数据或者报告

第3部分：

- 成品的质量数据
- 关于成品质量的具体技术数据
- 用INCI名标注的配方、百分含量以及各成分的使用目的
- 产品主要理化指标（产品标准），以及指标的检验方法
- 物理指标
- 化学指标
- 微生物指标
- 产品的保质期，以及支持该保质期的产品稳定性方面的实验数据

第4部分：

- 产品功效和安全性方面的数据
- 产品安全性评价报告
- 须由安全评估专业人员签署
- 最新的、经过确认的、不良反应的报告，以及是令人不愉快的作用的报告
- 产品宣称功效的支持性文件
- 成品功效评估的完整报告

（二）印度

根据印度有关法规的要求，化妆品和药品两大类都需要注册和审批，化妆品应在官方的许可证发放机构完成上市前注册，在进行注册审批时需要提交INCI成分表、产品名称、成分功能、产品功效标准等相关资料。其中，进口化妆品需在中央药品管理局进行注册审批，而国产化妆品及仅用于出口的化妆品则需在地方邦州的药品管理局进行注册审批。

（三）南非

在南非，化妆品无须进行上市前注册或者备案，主要通过南非化妆品和香化协会进行自律管理，可直接上市销售。但是，化妆品必须符合《化妆品纲要》中的相关要求，包括良好生产规范、计量要求、广告宣称、产品标准、禁限用物质、允许使用的着色剂、防腐剂、防晒剂等。同时，生产企业和经销商必须全权负责产品的安全性。

（四）巴西

在巴西，化妆品分为两个级别：一类化妆品和二类化妆品。一类化妆品是一些最基本的化妆品，例如洗发水、护发素等没有特别宣称的产品；二类化妆品指具有必须进行验证宣称的产品，例如去屑洗发水、特殊敏感皮肤用护肤品等。一类化妆品在系统完成备案即可，且

网上备案即时生效。二类化妆品又进一步分为简单二类化妆品和非简单二类化妆品,非简单二类化妆品主要包括直发产品、儿童用化妆品、驱虫剂、防晒剂等。其中简单二类化妆品类似于一类化妆品,在系统完成备案即可,且网上备案即刻生效,而非简单二类化妆品则需要经过许可审批。对于仅供出口的化妆品,则无需进行注册或者备案(如需要自由销售证明除外)。

巴西化妆品的备案和许可,均是通过巴西国家卫生监督局所开发的电子系统完成。该系统于2014年1月开始实施,该电子系统中还包含了着色剂、防晒剂、防腐剂和禁限用组分等有关规定。

第二节　上市后监管

虽然大部分国家(地区)对于化妆品的安全质量控制、产品管理、市场准入等有着严格的监管程序,但由于化妆品原料工艺复杂,且受人为、外在因素的影响较大,例如非法添加、原料质量、假冒伪劣等,仍然可能出现严重的质量安全问题。因此,必须对化妆品进行必要的上市后监管,并形成安全事件的一系列有效应对措施。

一、中国化妆品上市后监管

我国化妆品的上市后监管主要包括:化妆品的监督抽检、生产经营企业的监督检查、不良反应监测等,由各行政监管、直属机构和社会力量组建构成了相关网络。

在化妆品的监督抽检方面,检验任务主要由中国食品药品检定研究院以及各省(市、县)食品药品检验机构、国家质检中心及下属检验机构、各级疾病预防控制中心、相关专业医院和社会检验检测企业承担。除配合化妆品监督抽检外,这些检验机构还从事特殊用途化妆品行政许可检验、非特殊用途化妆品备案检验、第三方检验等多方面的检验工作。

在化妆品生产经营企业监督检查方面,2010年8月10日,原国家食品药品监督管理局发布了《关于印发化妆品生产经营日常监督现场检查工作指南的通知》(食药监办许〔2010〕89号),根据《化妆品卫生监督条例》及其实施细则,组织制定了《化妆品生产企业日常监督现场检查工作指南》和《化妆品经营企业日常监督现场检查工作指南》。

在化妆品不良反应监测方面,主要由各级药品评价中心(不良反应监测中心)、不良反应监测哨点、相关医疗机构和化妆品生产经营企业构成监测系统。

二、欧盟化妆品上市后监管

1. 欧盟化妆品上市后监督检查　根据欧盟《化妆品法规1223/2009》的相关要求,各成员国主管部门应定期监察上市后产品,并有权对不合规的情况实施处罚。通常情况下,官方将按照年度检查计划实施日常监督检查,如若发现健康风险、接到投诉举报或应生产企业要求,官方都会启动相应的监察程序。对上市产品合规性的日常监督可包括产品信息档案(PIF)内容检查、化妆品产品备案平台(CPNP)信息检查、良好生产规范检查、对于货架上产品的监察、抽样进行实验室检测等。

此外,化妆品责任人还需要随时准备并保存产品信息档案(PIF),其中包括了化妆品表述信息、化妆品安全报告、符合良好生产规范的声明、化妆品功效的宣称证明材料等相关的产品信息，须实时更新并随时供官方当局查询。同时，化妆品责任人和经销商还应配合并协助市场监管，在必要情况下采取适当调整措施。依据欧盟《化妆品法规1223/2009》第5.2条和6.3条的有关规定，当上市的产品被认为或者有理由被认为不符合法规要求、或者可能会对消费者的健康安全产生影响时，化妆品责任人和经销商有义务对其采取必要的整改措施，甚至撤回或召回产品；当发现产品对消费者健康安全产生不良影响时，化妆品责任人和经销商有义务立即告知相关欧盟成员国主管部门，其内容应涉及产品的不合规性、采取的整改措施、是否采取撤回或召回措施以及产品信息等。

依据《化妆品法规1223/2009》第25条的相关规定，若发现产品有不合规情况，依据情节严重程度，成员国主管部门可对化妆品责任人采取一系列的处罚措施，包括责令整改、撤回上市产品或召回产品等。若发现产品会严重威胁消费者健康安全、或其影响不仅局限于产品所上市的成员国时，成员国主管部门应立即通告欧盟委员会和其他成员国主管部门，并要求化妆品责任人采取相应的措施。如果产品严重威胁消费者的健康安全、或者化妆品责任人未在规定时限内落实整改要求，主管部门可采取必要的措施禁止或者限制产品上市，或直接撤回、召回产品。

2. 欧盟化妆品不良反应的上报及应对　化妆品责任人和经销商有义务监测产品的不良反应事件，应配合欧盟成员国市场监管部门进行市场监管工作。在产品上市后，如果出现化妆品严重不良反应，责任人和经销商应立即向相关监管部门通报相关信息、所涉及产品和整改措施。同时，不良反应及严重不良反应都应记录于化妆品安全报告中。

成员国主管部门在收到化妆品责任人报告的严重不良反应后，应即时通告其他成员国主管部门。同时，成员国主管部门在经销商、消费者或者健康专业人员报告的严重不良反应后，应即时通告化妆品责任人和其他成员国主管部门。

3. 欧盟RAPEX警示信息互通系统　按照《欧盟指令2001/95：一般产品安全》以及《化妆品法规1223/2009》第25条的相关要求，欧盟使用非食品类消费产品快速警报系统（The Rapid Alert System for Non-food Consumer Products，RAPEX），来确保化妆品安全威胁信息能够尽快地被成员国权力机关和欧盟委员会知晓。该系统是欧盟委员会下属的健康和消费者保护理事会根据《通用产品安全指令》（2001/95/EC）实施的，旨在保护消费者利益，便于各成员国和欧盟委员之间互通除了食品、药品和医疗器械产品外的其他消费产品的信息。

该系统信息互通内容为：对于可能危害消费者健康安全的产品，为防止或限制其上市和使用而采取的措施。其中既包括成员国主管部门要求采取的措施，也包括化妆品责任人和经销商自愿采取的措施，例如公共警报、召回、撤回、撤回并召回、进口商整改、停止销售、停止进口、销毁等重要信息。系统中的信息一般每周更新一次，通常在每周五由欧盟委员会发布相关警示信息。

三、美国化妆品上市后监管

1. 美国化妆品上市后监督检查　美国食品药品管理局承担了主要的上市后监管职责。美国食品药品管理局可以通过到工厂检查，在实体商店、网上商场购买商品等方式对上市的产品进行监管。就监管手段而言，美国食品药品管理局基本实行信息规制和事后制裁的方式。一旦化妆品生产企业被确证违反相关法律法规要求，美国食品药品管理局可以通过联邦法院的司法部门对违法产品、企业和个人采取相应措施,包括要求联邦法院出具禁令、要求执法部门扣押违法产品、采取刑事诉讼、要求企业召回产品等。

对于生产、包装非处方药的工厂而言,《联邦食品、药品和化妆品法案》还赋予了美国食品药品管理局检查其生产记录的权利。此外,除配合美国食品药品管理局日常监督检查,企业还需要上报因非处方药所引起的严重不良反应(Section 760 of FD&C act)。

2. 美国化妆品不良反应的上报及应对　在美国的制度框架下,企业应对化妆品的安全和质量负完全责任,化妆品上市后,企业同样应对产品安全和质量的监控负责。根据实施《联邦食品、药品和化妆品法案》的《联邦法规法典》第21篇的规定,一旦发现产品出现安全问题或存在安全隐患,企业应负责召回产品[1]。

当产品导致致命等严重不良反应时,化妆品生产商需将有关情况上报至美国食品药品管理局;对于产品导致的其他不良反应,不做强制上报要求。化妆品生产商可以利用化妆品自愿登记系统(VCRP)报告产品不良反应,此外,食品安全与应用营养学中心还建立了不良反应报告系统(CFSAN Adverse Events Reporting System,CAERS),该系统于2003年5月正式运行,消费者可以借此报告使用产品后的不良反应。美国食品药品管理局收到消费者报告的不良反应报告后,可以向企业索要相应资料或进行工厂检查,甚至要求企业对产品进行召回。此外,美国食品药品管理局有权监督召回过程,制定召回程序,必要时可以向联邦法院申请启动限制或制裁程序。

除此之外,在美国化妆品GMP指南中,还包含了对于"投诉、不良反应事件以及召回"(Complaints,Adverse Events,and Recalls)的要求。根据指南,应当查阅产品投诉、顾客不良事件报告、产品召回档案,以确定以下方面的内容:

(1)对于投诉,是否有标准作业程序(Standard Operation Procedure,SOP),从而对书面及口头投诉进行报告、记录、归档、评估、追踪。

(2)对于涉及人身伤害等不良事件的投诉,需确定:每次报告的伤害的类别和严重程度;所涉及的身体部位;产品和代码;是否进行了医治,若进行医治,进行了哪些治疗,主治医生的名字是什么;事件是否已经解决,是否有长期或持续性的影响(如存在长期或持续性影响,这些影响是什么);提供配方信息以及毒性资料的毒物控制中心、政府机构等的名称和位置;是否通过MedWatch通报程序自愿向美国食品药品管理局报告不良事件。

(3)对于自愿进行的产品召回,应参照21CFR第7条C部分的有关规定,包括:是否有相关的策略进行召回;召回通知是否可以被及时启动;相关的美国食品药品管理局地区办公室是否已被报告召回;召回的产品是否已经确定,并独立储存在一个安全的区域,直到公司提出有关处理或决定;在21CFR第7.59条中陈述的FDA的指导原则是否已经被考虑。

四、日本化妆品上市后监管

1. 日本化妆品及医药部外品上市后监督指导　上市后化妆品及医药部外品的监督指导工作主要包括以下内容:

(1)取样检查:为确认市场上化妆品及医药部外品的品质状况,可以提取最小需要量的化妆品及医药部外品带回检查,称为取样。被取样的化妆品及医药部外品,由各都道府县进行品质检测,如发现品质问题,会对销售企业或制造企业进行指导,令其改正。

(2)广告监管。

2. 日本化妆品不良反应的上报及应对 来自于医疗机构、生产企业等的不良反应报告制度,原则上仅限于药品和医疗器械,但医药部外品及化妆品,在发现属于报告对象的内容时,也应立即向厚生劳动省报告。情形严重的情况下,政府可下达市场召回的命令,但通常都是企业自行决策是否召回。产品召回时,企业有义务向政府部门报告,上报的召回信息将刊登在医药品医疗器械综合机构的网站上。

2014 年,日本对《药事法》进行了修订(现称《医药品、医疗器械等品质、功效及安全性保证等有关法律》),增加了出现死亡病例及严重症状,以及自主召回时需向管理部门上报的有关规定,目的是迅速应对可能出现的不可预估的安全性事件,以及建立病例收集体制[2]。

根据日本《医药品、医疗器械等品质、功效及安全性保证等有关法律》第七十七条的第四款之二的规定,对于医药品、医药部外品、化妆品或医疗器械的制造销售业者以及取得外国特例许可者所从事的制造销售,或对于已通过相关行政许可的医药品、医药部外品、化妆品或医疗器械,当怀疑是由于该产品的副作用或其他事由而引发疾病、残障或死亡,怀疑是由于该产品的使用而引发的感染,或得知发生厚生劳动省令所规定的其他功效性及安全性危险时,必须根据厚生劳动省令的规定向厚生劳动大臣报告。关于医药部外品和化妆品,《医药品、医疗器械等品质、功效及安全性保证等有关法律》实施规则第二百五十三条第三项中还规定了具体的报告流程,当发现研究报告中已显示"有发生有害作用之虞"时,必须在三十日之内向厚生劳动大臣报告。所谓"有发生有害作用之虞",是指医学调查报告、动物试验结果、物理试验或科学试验的结果显示,由于该医药部外品、化妆品或其中所包含成分而引发或可能引发的保健卫生相关的有害作用,例如癌症、过敏、皮肤不良反应等,并且在该有害作用中,包含怀疑因医药部外品或化妆品的使用而造成的感染。

日本企业一般根据情况自主召回问题产品,地方政府以及医药品医疗器械综合机构会在官网上定期公布自主召回事件。根据召回产品的健康危害程度,共分为 3 个召回级别,如表 6-2 所示。而对于已经产生人体健康影响的事例,日本厚生劳动省会组织调查研究,并随之公布进展情况以及调查报告。

表 6-2　日本化妆品召回级别

级别	情况
级别 I	该产品的使用能够造成严重的健康损害或者死亡
级别 II	该产品的使用有可能造成暂时的、医学上能够治愈的健康损害,不太可能造成严重的健康损害
级别 III	该产品的使用不太可能造成健康损害

2013 年 7 月媒体报道,日本某化妆品生产企业因生产销售的美白化妆品遭用户投诉,称"肌肤出现了白色斑点",随即对含有"杜鹃醇(Rhododendrol)"的相关产品进行自主召回,共涉及 8 个品牌的 54 种产品。2014 年 2 月 13 日,日本公布了医药部外品及化妆品引起白斑副作用的企业自查结果报告。2014 年 5 月 30 日,日本厚生劳动省医药食品局安全对策科针对该安全风险发布了《有关化妆品等使用的注意事项》(药食发 0530 第 2 号)[3],其中特别要求:对于具有抑制黑色素生成功效并获批的药用化妆品,应在其外盒、容器等可视面上,标注有关白斑的使用注意事项。

五、韩国化妆品上市后监管

1. 韩国化妆品、医药外品上市后监督管理　化妆品的日常监督管理,主要分为定期检查和不定期检查。

定期检查由食品医药品安全部每年根据需要而制订抽检计划,安排当年的抽检产品种类和负责单位等具体内容。食品医药品安全处地方厅按照指示进行抽检,在发现不良情况时,立即进行处理并汇报食品医药品安全部。

不定期检查则是由食品医药品安全部根据市场流通销售的实际情况,比如遇到重大安全事件或者紧急需要时,进行的不定期的检查。在韩国《化妆品法》第 4 章第 18 条中,对化妆品的监督做出了相关规定,规定了报告和检查事项:

①食品医药品安全部部长认为有必要时,可以对制造销售者,制造者、销售者或其他因业务办理化妆品的人要求进行相关报告,指派相关公务员去化妆品制造场所、营业所、仓库、销售地,其他办理化妆品的场所,对其设备或相关账本或资料,其他物品进行检查或者提问相关人;

②食品医药品安全部部长为了检查化妆品的品质或安全标准,包装等的记载、标示事项等是否符合标准,可以回收最小量进行检查;

③食品医药品安全部部长根据保健福利部令规定指定产品销售监督制度;

④第 1 项相关公务员将表示权限的证件出示给相关人;

⑤第 1 项及第 2 项相关公务员的资格和其他相关事项由总理令规定。

《化妆品法》第 4 章第 19~25 条中,还对纠正命令、检查命令、修改命令、回收作废命令等,登记的取消及品目制造停止等进行了详细的规定。在此处列明监管部门能够采取的措施和惩罚手段,进行了权力的赋予和限制。此外,《化妆品法》第 6 章为“罚则”,对于违反《化妆品法》各项规定的情形和行为,可依据此章中的规定进行相应的处罚。

此外,针对于化妆品中检出“禁用组分”的情况,2014 年 5 月 30 日,韩国部分修订《化妆品安全标准等相关规定》,在流通化妆品安全管理标准部分增加以下内容:当检出非故意添加且技术上不可避免的禁用组分,且该禁用组分没有设置限量要求时,应按照化妆品法施行规则第十七条的要求进行危害评价后,判定是否具有危害性。

而按照《药事法》第 7 章的要求,上市后医药部外品的监督指导工作主要包括以下内容:

1）资料检查和取样检查:保健福祉部,食品医药品安全部及各地方厅可以要求医药外品的制造者或销售者提供需要的文件或相关资料,必要时可收取所需最小量的产品进行质量检查。

2）召回命令:发现医药外品或者其原料对公共卫生安全有危害时,可以命令制造者或者销售者召回、废弃流通中的医药外品,或采取其他必要的措施。

3）取消许可和停止业务:当医药外品的制造者或销售者违反相关规定时,食品医药品安全部及各地方厅可以取消医药外品的许可,要求停止医药外品的制造、进口或销售。

4）药事监视员制度:在食品医药品安全部地方厅,市、道,市、郡、区设药事监视员,执行日常监管工作。

2. 韩国化妆品安全报告制度　食品医药品安全部依据《化妆品法》第 5 条、《化妆品法施行规则》第 11 条第 10 项制定了化妆品安全性信息管理规定,详细规定了系统有效率地收集、审核和评估化妆品相关安全性信息的程序,以期建立合适的安全管理对策,从而保障国民健康。

按照化妆品安全性信息管理规定要求,化妆品制造销售者必须向食品医药品安全部报告与化妆品相关的所有安全性信息[4]。报告分为快速报告和定期报告两类。第一,快速报告。化妆品制造销售者必须在得知符合以下条件的相关信息的 15 天之内向食品医药品安全部报告:①严重不良反应,或者食品医药品安全部部长要求报告的与之相关的情况;②国外监管部门采取或命令采取的禁止销售或者召回的措施,或者食品医药品安全部部长要求报告的与之相关的情况。第二,定期报告。对于其他安全性信息,包括还没有显示因果关系的不良反应的案例,化妆品制造销售者有责任每半年汇编成一个报告,在每半年结束之后的 1 个月内递交给食品医药品安全部。

另外,医生、药师、护士、销售者、消费者或者相关团体等也可以向食品医药品安全部或者化妆品制造销售者报告化妆品使用中发生的或知道的不良反应等安全性信息。

2015 年,韩国陆续对《化妆品法》及《化妆品法施行规则》进行了部分修订,修订内容涉及危害化妆品的召回、销毁、公告等内容,并做出对自愿回收者可减轻或免除行政处罚的规定。根据修订后的法规要求:制造者或制造销售者得知流通中的化妆品违反了化妆品法部分规定,可能对国民健康造成危害时,应立即进行召回或采取必要的措施。对相应化妆品进行召回或采取相应的措施的制造者或制造销售者,应向食品医药品安全部部长提前报告召回计划。主动召回或者采取相应措施的制造者或制造销售者,可减轻或免除行政处罚。食品医药品安全部部长可要求制造销售者、制造者、销售者或其他涉及化妆品工作的人员对危害化妆品以及其原料、材料采取回收、作废等处置措施。上述命令没有执行或者为了国民保健需要采取紧急措施时,食品医药品安全部部长可指派相关公务员作废相关物品或者进行其他必要的处分。另外,食品医药品安全部部长在得知危害化妆品或回收计划的报告时,可以命令公布事实内容,也可以公布确定行政处罚人员的处分和相关事项。

六、加拿大化妆品上市后监管

1. 加拿大化妆品上市后监督检查　加拿大实行化妆品监督员制度,监督员持有助理部长签发的监督员证,《加拿大化妆品法规》第 3 条明确了监督员的职责:①必须履行监督员职责;②为了履行职责,监督员可以对产品、(生产、制备、保存、包装和储存化妆品的)场所或材料、标签和广告进行拍照[5]。

加拿大还实行产品安全性资料备查制。政府强制要求企业准备产品的安全性资料,这些资料不用提交给政府,企业自行妥善保管。加拿大目前尚没有发布官方的原料或产品的安全性评价指南,也没有指定安全性评价报告的模板。但是,若企业接到政府的要求后,则必须在规定的时限内递交相关产品的安全性资料。

在加拿大,化妆品的上市后监管由卫生部的化妆品机构(Cosmetics Program of Health Canada)负责,该机构在各个地区都有分支机构,其执法人员被称为产品安全官(product safety officers),全面负责产品的监督、检验、调查、罚没、召回、起诉等。

2. 加拿大化妆品预警和召回制度　加拿大建立了化妆品预警和召回制度,并在专门的政府网站上公布产品的召回信息。在加拿大卫生部主页面的一级菜单中,进入"预警和召回"(recalls and alerts)即可查到相关信息,对于召回,消费者可以看到产品名称、召回原因、企业名称、企业的联系方式等。消费者投诉及产品不良反应统计,由卫生部的消费品安全中心(Consumer Product Safety Directorate,Healthy Environments and Consumer Safety Branch,Health Canada)负责。

七、其他国家和地区化妆品上市后监管

(一)东盟

东盟的上市后监管由各成员国自己完成,这种监管形式与欧盟非常类似。根据《东盟化妆品指令》的要求,上市的化妆品都必须将产品信息资料(PIF)存放在产品外包装上标注的分销商/进口商的办公地址,便于监管部门审核。一般情况下,如果是常规的资料审核,监管部门应提前1个月通知厂商,便于厂商准备资料,但是,如果发生特殊事件,如顾客投诉、发生不良事件等,只需要提前48小时通知,甚至可以不提前通知厂商。基于商业秘密,如果厂商不愿意向分销商/进口商提供全部的产品信息资料(PIF),可直接向主管部门提出申请,由厂商直接向主管部门提供。为了保证产品的质量、功效与安全性,产品功效的验证实验数据、微生物挑战实验及生产记录等,都可以作为产品信息的补充资料。产品信息的资料形式不限,可以是纸质版和电子版等。目前在东盟区域层面上,并没有统一的关于产品安全预警和召回的官方网站。

(二)印度

印度中央及地方药品监管部门负责产品上市后监管。通常情况下,印度化妆品监管部门不要求安全性申报资料,但作为生产企业许可的一部分,监管部门可随时对生产企业、批发商和零售企业进行监督,并有权对产品进行检测,索要相关合规文件及工厂检查记录等。

印度监管部门暂时没有建立完整独立的化妆品不良反应监测系统,但法规要求化妆生产者对化妆品产品质量安全负责。

(三)南非

南非化妆品法规体系尚未十分健全,主要依靠行业自律规范,化妆品不良反应、产品召回等相关的法规要求有待完善。在南非《食品、化妆品和消毒产品法案》(Foodstuffs,Cosmetics and Disinfectants Act)中,对食品、化妆品和消毒产品的市场监管和处罚做了规定,主要负责部门是卫生部,但目前对于该法规的实施仍然缺乏具体的操作细则。此外,进口化妆品入关时,海关卫生部门(Port Health)会进行随机抽查,主要检查内容包括成分、宣称等。

(四)巴西

巴西国家卫生监督局可依法对市场上的产品进行监督抽查,检查内容主要包括产品标签及其他信息。在收到消费者投诉举报后,还会要求企业出示产品的全套资料以及电子备案信息等。此外,对于不合规或故意违法的化妆品企业,巴西国家卫生监督局还可依法对其进行处罚。当发生严重不良反应时,巴西国家卫生监督局可以要求停止销售已上市产品,并要求相应的化妆品公司对有关产品进行召回。

第三节 化妆品行政管理手段的比较

不同国家和地区对于化妆品的行政管理手段如表6-3所示。

表 6-3 化妆品行政管理手段对比表

产品管理	中国	欧盟	美国	日本	韩国	加拿大	东盟
上市前注册备案	国产特殊用途、首次进口、使用新原料的化妆品均需经过审批，国产非特殊用途化妆品则实行备案制	通过化妆品备案门户网站(CPNP)进行产品的简易网上备案	对于化妆品，通过自愿登记系统提交产品信息；对于OTC药品需进行注册	对于化妆品采取备案制，提交"化妆品制造销售备案书"；对于医药部外品，上市前须经过审批	一般化妆品不需进行任何备案或许可；机能性化妆品需通过审查或告或者许可	对化妆品实行上市前备案制	东盟国家虽然签署的是"注册"的互认协议，但在东盟统一实施的是备案制
进口产品	由国家质检总局进行口岸检查，以确保产品符合我国化妆品相关法规	与欧盟生产的化妆品相同管理	进口化妆品必须符合与国内生产的化妆品相同的法律法规；化妆品及其成分不受售前许可的约束，但着色剂添加剂除外	除"化妆品制造销售备案书"外，还应提交"化妆品进口备案"，取得受理登章以办理进口手续	进口一般化妆品需要通过电子数据交换系统(EDI)系统向韩国医药品进出口协会(KPTA)报告产品名称和原产国、生产场所经食品药部检查和批准后可免除检测；进口机能性化妆品需要先申请审查或报告，待批准后方可进口；进口医药外品先申请许可，获得食药部批准后，通过EDI系统提交进口许可申请	和本土产品相同，首销售10日内需要备案	实行备案制
上市后日常监管	主要包括化妆品的监督抽检、生产经营企业的监督检查等	主要包括包装、产品信息档案(PIF)、广告宣言称(PIF)的检查等	对于化妆品可以通过实体店、网购等进行检查。对于OTC药品FDA有权检查工厂生产以及各销售环节	厚生劳动大臣可委托各都道府县知事对市售药品、医药部外品、医疗器械及化妆品进行抽样检测	定期检查和不定期检查	已建立监督员制度	由各成员国实施
不良反应上报系统或召回系统	构建了化妆品不良反应监测系统	RAPEX警示信息互通系统	对于严重不良反应需要上报	重度不良反应中未知或死亡15天内、已知30天内上报厚生劳动大臣，制造销售业者，为防止危害扩大，应主动采取废弃、召回、停止销售等必要措施，并上报厚生劳动大臣	化妆品制造销售者按照规定的程序和格式将不良反应等化妆品安全信息上报食品医药品安全部	已建立不良反应收集和召回体系，并有专门网站	企业应建立召回系统

　　其中,对于产品的准入制度,除欧盟、东盟等未对化妆品进行分类外,多数国家按照风险程度将化妆品进行分类管理,采取了备案制和审批制并行的管理手段,例如中国的特殊用途化妆品、日本的医药部外品、韩国的机能性化妆品等均需要进行上市前的许可、审批或类似审查。但由于各国之间对化妆品分类存在差异,在某个国家需要审批的产品,在另一个国家可能属于普通化妆品,仅需要备案处理,也可能被归类为药品而实现更加严格的审批手段。例如:健美类产品在中国属于需要审批的特殊用途化妆品,而在欧盟属于普通化妆品,但在日本则属于药品。因此,对于产品管理及市场准入制度,还必须结合本书第一章有关化妆品定义及分类的内容进行理解。

　　对于一般化妆品,多数采取的是备案制,但往往要求产品责任人对产品的安全性进行评估,对产品上市后的不良反应进行跟踪和报告,或者要求生产销售企业对产品信息资料(PIF)进行留存和实时更新,并接受监管部门的检查。因此,备案制也并不意味着监管的放松,而应与日常的上市后监管相结合。

参考文献

[1] 21CFR,PART 7,Subpart C,FDA.

[2] 厚生劳动省.有关医药品等的副作用报告.药食发 1002 第 20 号,2014.

[3] 厚生劳动省.有关化妆品等使用的注意事项.药食发 0530 第 2 号,2014.

[4] 韩国食品医药品安全部.化妆品安全性信息管理规定-食品医药品安全部告示.第 2014-103 号,2014.
　　식품의약품안전처.화장품안전성정보관리규정식품의약품안전처고시제.2014-103 호,2014.

[5] CANADA Cosmetic Regulations C.R.C.,c.869 Current to January 25,2010,http://laws-lois.justice.gc.ca

第七章

化妆品监管法规动态及热点

之前几章内容将不同国家和地区的化妆品相关法规进行了横向对比。然而,化妆品相关法规,尤其是技术法规并不是一成不变的,而是随着科技的发展与监管的需求处于实时更新变化之中。为了解化妆品监管的前沿动态,把握全球化妆品监管的趋势及政策导向,本章就近年来部分化妆品热点问题及相应的监管措施进行了简要总结。对这些热点问题的不同处理方式,不仅反映出一个国家(地区)对于化妆品监管的态度及思路,更能够体现出其监管的侧重以及创新之处。

第一节 儿童用化妆品

相对于健康成人皮肤而言,敏感性皮肤、儿童皮肤、受损皮肤等或较为脆弱,或其自身免疫机能存在缺陷,易产生皮肤问题。在欧盟《化妆品原料安全性评价指南》中,多次引入受损皮肤、3岁以下儿童、老年人、免疫系统缺陷等概念(on damaged skin,on children under 3 years,on elderly people and persons with compromised immune system)。在面对化妆品安全风险时,这些人群往往需要进行单独考量。因此,许多国家和地区的监管部门对儿童等特殊人群用化妆品给予了特别关注,并出台了一系列专门法规。在本节,将以儿童用化妆品为例,对近年来相关监管法规的修订情况进行讨论。

与健康成人皮肤相比,儿童皮肤主要有以下几个特点:①皮肤较薄,厚度大约仅有成人皮肤的1/10;②皮脂较少,新生婴儿总皮脂量与成人接近,出生一个月后皮脂量逐渐减少,直到青春期分泌皮脂的能力才有所提高;③皮肤含水量较多,但因皮肤较薄,屏障功能低下,因此失水量也较多;④汗腺还处于发育过程中,汗液分泌功能较差,受外界温度、自身情绪等影响大,环境适应能力较差;⑤与成人皮肤pH偏弱性不同,出生两周内的婴儿皮肤pH偏弱碱性;⑥皮肤黑色素含量较少,易被外界的紫外线伤害[1]。可见,在皮肤的几大功能中,儿童皮肤的保护、排泄、调节体温等功能都与成人有所差异,易产生干燥、受损、热痱、灼伤等问题,在进行化妆品风险评估时均需要考虑。例如,在欧盟消费者安全科学委员会(SCCS)关于对羟基苯甲酸酯等防腐剂的意见中,便重点考虑了这类原料对儿童使用尿布区域(nappy area)皮肤的影响,并认为施用于6个月以下婴儿尿布包裹区域皮肤的、含有对羟基苯甲酸酯的化妆品存在一定的风险,而这主要是因为婴儿代谢能力未发育完全,并且该区域皮肤可能会受到损伤（For leave-on cosmetic products designed for application on the nappy area and in the case of children below the age of six months, a risk could not be excluded in the light of both the immature metabolism and the possibly damaged skin in this area.）[2-3]。

儿童皮肤的特点,决定着儿童用化妆品的原料组分、加工工艺、终产品要求等,应当较普通的化妆品更为严格。2014 年 5 月 16 日,美国明尼苏达州州长 Mark Dayton 签署了 SF 2192 号法案,该法案中修正了若干限制部分儿童制品中甲醛使用的条款,要求从 2014 年 8 月起,在明尼苏达州,制造厂商和零售商不能提供或销售故意添加甲醛或添加甲醛释放成分以致游离甲醛含量超过 0.05% 的产品[4]。

2014 年 6 月 30 日,美国缅因州环保部为了保护儿童的安全,依据《儿童产品有毒化学物质法》(Toxic Chemicals in Children's Products Law),将在产品中有意添加的镉、汞和砷列入优先识别的范围,其涉及的产品包括:寝具、儿童护理用品、衣服、化妆品、工艺用品、鞋类产品、游戏、珠宝及装饰、安全座椅、场合用品、个人配饰、个人护理产品、学校用品及玩具。上述产品在该法案生效 180 天内向环保部提供所需的资料,包括制造商的名称、地址和联系电话;产品描述;镉、汞和砷的含量及金属的功能,产品的销售情况等[5]。

除对儿童用化妆品中甲醇、重金属等风险物质的限制外,近年来儿童用化妆品中的色素安全问题也受到越来越多的关注。2015 年复活节前夕,美国食品药品管理局官方网站化妆品专栏中,便在醒目位置发表了有关儿童身体彩绘的安全警示和注意事项。2015 年 5 月 4 日,韩国食品医药品安全部官方网站发布:为庆祝儿童节进行的彩妆和脸部彩绘等活动会伤害儿童皮肤,儿童的皮肤柔弱很可能对化妆品色素有敏感反应,会产生出疹、瘙痒等症状。

2016 年 2 月 24 日,韩国食品医药品安全部发布关于《化妆品色素种类、标准和试验方法》的部分修订公告,两种煤焦油色素:红色 2 号(CI16185)和红色 102 号(CI16255),将禁止用于婴幼儿化妆品中。之前,在 2015 年 10 月 7 日,韩国食品医药品安全部发布了《医药品等焦油色素的标准及试验方法》部分修订公告,禁止这两种煤焦油色素用于口腔内部产品中,例如牙膏、漱口水、口腔湿巾等。做此修订是基于牙膏等口腔产品被幼儿吞食的事例较多,因此需强化安全管理。可见,韩国近期对于煤焦油色素红色 2 号、红色 102 号的严格管理,是出于对婴幼儿等特殊人群的关注。

此外,儿童用产品的归类问题也是一大热点。2015 年 3 月 17 日,韩国食品医药品安全部发布了有关医药外品标识要求的部分修改的公告,要求含乙醇的牙膏、清洁口腔湿巾等,在包装上标注儿童注意使用[6]。另据韩国新闻报道,2015 年 4 月 15 日,韩国食品医药品安全部部长金胜姬在参观化妆品企业时表示:将来有可能把敏感肌肤专用产品、婴幼儿产品归到机能性化妆品中进行管理,以此来帮助消费者做出正确的判断。

除以上国家和地区在近年来的法规修订中体现了对于儿童用化妆品的关注外,巴西国家卫生监督局还专门发布有《儿童用化妆品法规》(RESOLUÇÃO DA DIRETORIA COLEGIADA- RDC No.15),对于儿童用化妆品的各项要求进行了详细的规定。

在我国原卫生部 2003 年颁布实施的《化妆品卫生规范》中,首次对"婴儿和儿童用化妆品"提出了单独要求。根据《化妆品卫生规范》(2007 年版)规定,"眼部化妆品及口唇等黏膜用化妆品以及婴儿和儿童用化妆品菌落总数不得大于 500CFU/ml 或 500CFU/g,其他化妆品菌落总数不得大于 1000CFU/ml 或 1000CFU/g",另外对于禁、限用组分等列表中的部分物质也做了专门规定和说明,例如"不得用于三岁以下儿童使用的产品""儿童产品中禁用"或化妆品标签上必须标印"三岁以下儿童勿用"等。在新修订的《化妆品安全技术规范》中,对"儿童化妆品"的定义进行了明确,为"宣称适用于儿童使用的化妆品"。对于儿童化妆品,除延续《化妆品卫生规范》(2007 年版)中菌落总数、组分列表的特别严格规定外,还特别增加了关于儿童用化妆品的要求:儿童用化妆品在原料、配方、生产过程、标签、使用方式和质量安全控制等方面除满足正常的化妆品安全性要求外,还应满足相关特定的要求,以保证产品的安全性;儿童用化妆品应在标签中明确适用对象。

此外,为了确保儿童化妆品质量安全,进一步做好相关产品申报与审评工作,国家食品药品监督管理总局于 2012 年 10 月 12 日发布了《关于印发儿童化妆品申报与审评指南的通知》(国食药监保化〔2012〕291 号)。这份《儿童化妆品申报与审评指南》适用于供年龄在 12 岁以下(含 12 岁)儿童使用的化妆品,主要包括配方原则、安全性、申报、审评等方面的内容。

第二节　含纳米材料化妆品

纳米(nanometer)为长度单位,单位符号为 nm,$1nm=10^{-9}m$。纳米技术是 20 世纪 80 年代诞生并快速崛起的一个研究领域。借助纳米技术,人们得以在纳米尺寸范围内研究物质的组成,并研发新型化学材料——纳米材料。在国际标准化组织发布的关于界定纳米材料的指南(ISO/TS 12805:2011),即 *Nanotechnologies-Materials specifications-Guidance on specifying nano-objects* 中,将纳米材料(nano-object)定义为任何在一维、二维、三维外部结构上具有纳米级尺寸的材料(material with one, two or three external dimensions in the nanoscale),其中纳米级尺寸(nanoscale)定义为大约 1~100nm 的尺寸范围(size range from approximately 1nm to 100nm)[7]。而在 2011 年 10 月 18 日(Commission Recommendation of 18 October 2011),欧盟委员会发布了纳米材料(nanomaterial)定义等相关内容的建议。成员国、欧盟机构和经济运营商应邀在立法、政策和有关纳米技术产品的科研项目中,采用如下来定义"纳米材料":含有粒子的天然或人造的材料,粒子以自由态、聚集态或团聚体形式存在,对数浓度粒径分布中 50% 或以上的粒子而言,其一维或多维的尺寸在 1~100nm 范围内[8](Nanomaterial means a natural, incidental or manufactured material containing particle, in an unbound state or as an aggregate or as an agglomerate and where, for 50% or more of the particles in the number size distribution, one or more external dimensions is in the size range from 1nm to 100nm)。

随着纳米技术的日益进步,纳米材料在化妆品中的应用也越来越广泛。由于纳米材料的粒径极小,而比表面积极大,因而表现出独特的性能,如表面效应、小尺寸效应、量子尺寸效应、宏观量子隧道效应等,而其中部分性能得以在化妆品开发中加以利用[9]。例如,TiO_2 是一种化妆品中常用的防晒剂,具有吸收紫外线的功能,而纳米化的 TiO_2 由于粒径更小,除具备吸收紫外线的功能外,还具有散射紫外线的能力[10]。而对于纳米脂质载运系统的开发和利用,近年来也成为化妆品研发中的一项热点,通过纳米脂质体等对化妆品中的活性组分进行包裹,以达到提高皮肤渗透性、增强配方稳定性等不同目的[11]。

然而,由于纳米科技仅有短短几十年的历史,对于该领域的认知仍处于探索阶段,并且过去基于大尺寸材料的安全性评价方法及结论,也不能完全适用于纳米材料。因此,对于含纳米材料化妆品的监管近年来成为一项热点和难点。2007 年,欧盟消费者安全科学委员会

(SCCS)的前身欧盟消费产品科学委员会(SCCP)发布了关于化妆品产品中纳米材料安全性的观点(Opinion on Safety of Nanomaterials in Cosmetic Products)[12]。在这份报告中指出,纳米颗粒(nanoparticle)能够被分为两类,一类为可溶的/生物可降解的纳米颗粒,这种颗粒在施用于皮肤时会瓦解成分子,另一类为不可溶的/生物不可降解的,例如二氧化钛(TiO_2)、富勒烯(fullerenes)、量子原子团(quantum dots)等。在进行安全性评估时,应将两类纳米材料区别对待。对于化妆品产品中使用的可溶的/生物可降解的纳米材料,传统的风险评估方法学可能是适用的(may be adequate);而对于不可溶的/生物不可降解的纳米材料,还需要其他的指标。对于纳米材料的评估,需要完整的理化性质,颗粒尺寸、颗粒数量、形状、表面特性等都是必要的额外指标。此外,对于传统的风险评估,皮肤渗透性相关研究是在健康、完整的皮肤上进行的,虽然受损皮肤的渗透性可能会有所提高,但这种差异被认为能够通过安全边际(Margin of Safety,MoS)的方法进行弥补,然而对于纳米材料,安全边际的方法则可能不足以代表其安全性,同时测试透皮吸收的经典体外细胞室模型也可能不适用于纳米材料,需要进行优化或开发新的方法。对于化妆品中使用的纳米材料,在风险评估的数据及方法上也存在着极大的缺失,例如系统和(亚)慢性毒性、吸入沉积风险、体内分布、致突变/基因毒性等方面。

　　出于安全考虑,欧盟在《化妆品法规1223/2009》的修订过程中,增加了关于纳米化妆品的有关规定,并增设第16章(Article 16)为纳米材料相关规定,其中在第16章第1条即说明,对于每一个含有纳米材料的化妆品产品,都应当高度确保对于人体健康的保护(For every cosmetic product that contains nanomaterials,a high level of protection of human health shall be ensured)。欧盟《化妆品法规1223/2009》第2章(Article 2)定义部分中,将纳米材料(nanomaterial)定义为:在外部结构的一个或多个维度上或者内部结构中具有1~100nm尺寸的,不溶的或生物不可降解的人造材料(An insoluble or biopersistent and intentionally manufactured material with one or more external dimensions,or an internal structure,on the scale from 1 to 100nm)。除定义外,该法规关于含纳米材料化妆品的规定主要包括:在产品上市之前,责任人需要通过电子的方式向欧盟委员会提交相关信息,其中包括是否含有纳米材料(第13章第1条);含纳米材料化妆品的备案应在上市前6个月完成,提交信息至少包括纳米材料的化学名称(IUPAC)等信息及其他描述、纳米材料的特性(尺寸、理化特性等)、预计每年市场投放量、纳米材料的毒理学资料、与产品类型相关的纳米材料安全性数据、可预见的暴露情况等(第16章第3条);当担心某种纳米材料的安全性时,欧盟委员会应立即要求欧盟消费者安全科学委员会(SCCS)出具相关意见并进行公开,欧盟消费者安全科学委员会(SCCS)应当在6个月内递交意见,若欧盟消费者安全科学委员会(SCCS)发现缺少某项必要的数据,欧盟委员会应要求责任人在规定时限内补充相关内容(第16章第4条);所有纳米材料应在原料表中明确标识,可以在相应的原料名称后以括号的形式加注"纳米"(第19章第1条);此外,还特别强调法规附表Ⅲ至附表Ⅵ(即限用组分表、着色剂列表、防腐剂列表、防晒剂列表)中所列组分并不包含纳米材料,除非有特别说明。总体而言,在化妆品监管方面,欧盟对于纳米材料的态度较为谨慎。

　　除在相关法规中进行要求外,2012年,欧盟消费者安全科学委员会(SCCS)还发布了关于化妆品中纳米材料的安全性评价指南(Guidance on the Safety Assessment of Nanomaterials in Cosmetics),以提供化妆品中纳米材料的安全性评价方面的指导。欧盟消费者安全科学委员会(SCCS)指出,对于纳米材料安全性的主要担忧在于,纳米材料有可能会穿透生物膜屏障,并因此可能会到达大颗粒所无法到达的身体部位。对于化妆品中纳米材料的安全性,应主要考虑:①对纳米颗粒的局部及系统性暴露情况;②由于暴露所导致的损伤;③对于消费者的潜在风险等。基于这些考虑,该指南主要就以下几个方面对化妆品中纳米材料的安全性评价进行了讨论:安全性评价的要求、物理化学特性、暴露量评估、危害确认和剂量效应关系、风险评估等。

2014年6月26日,美国食品和药物管理局发布了在化妆品和食品中利用纳米技术的三个最终指导性文件,《是否在FDA监管的产品中涉及纳米技术应用的行业指南》[13]《纳米材料在化妆品中应用安全性的行业指南》[14]《评估制造加工的变化和新技术对于食品原料和食品接触物质(包括食品着色剂)的安全和法规影响的行业指南》[15],在2015年8月5日还发布了其在动物性食品中的使用的草案文件《纳米技术在动物食品中的应用(草案)》[16]。上述指南虽未对纳米技术本身是否安全做出明确判断,但强调应对纳米化妆品的安全问题给予特别关注。指南同时鼓励制造商在产品推向市场之前,由相关机构进行评估。值得注意的是,化妆品的指南描述了美国食品和药物管理局现行的在化妆品中使用纳米材料的安全性评估的政策,并鼓励厂商关于测试方法等与美国食品和药物管理局进行协商,包括与纳米技术相关的产品属性、功效等。

总结这些国家和地区对于纳米化妆品的态度及监管模式,可见目前对于纳米化妆品的风险性仍没有权威定论,并且针对纳米化妆品的安全评估方法也不够健全,正如欧盟消费者安全科学委员会(SCCS)在化妆品中纳米材料安全性评估指南中所说,纳米材料的风险评估还有很长的一段路要走(The field of nanomaterial risk assessment is still evolving)。

第三节　化妆品动物替代实验

在进行化学物质的功效或毒理学评价时,往往会使用动物试验方法,经过长年的研究、使用和发展,动物试验已经具有技术成熟、成本低廉、实验原理简单、结果解读相对可靠等优点。然而,因实验过程中一般需对动物进行给药处理,且最终需将其处死,近年来不断受到动物福利保护组织的质疑,并发展出一系列替代方法。

1959年,英国动物学家William和Rex首先提出人道的实验技术的原则(Principles of Humane Experimental Technique),包括替代(Replacement)、减少(Reduction)、优化(Refinement),即"3R法则"。如今,"3R法则"已经成为动物替代实验的发展方向,旨在:①使用非生命系统代替动物模型,或使用较低等动物代替高等动物(例如无脊椎动物代替脊椎动物等);②尽量减少动物使用数量;③优化实验操作,减轻动物痛苦。

动物替代实验自提出以来发展迅速,尤其在化妆品领域的推广成果最为明显。对于化妆品动物替代实验,欧盟发展最早且态度最为坚决,并于2003年首次在欧盟范围内提出化妆品行业禁止动物实验[17]的概念,继而迅速引发广泛的关注和讨论:要不要禁止动物实验? 是全面禁止动物实验,还是有条件地禁止动物实验? 如果使用动物替代实验,如何保证化妆品的安全性?

随着科技的日益发展,越来越多的动物替代实验方法得以开发、优化和验证。因此,近年来已经有部分国家陆续加入到推广化妆品动物替代实验的行列之中。在本节将对相关法规的修订情况进行简要论述。

一、欧盟化妆品动物实验禁令

欧盟是禁止化妆品动物实验的先行者、倡导者，也是最坚决的执行者。目前，欧盟已经禁止所有以化妆品为目的开展的动物试验，而是采用动物替代方法进行相关验证。化妆品终产品禁止进行动物试验的时间为 2004 年 9 月 11 日，化妆品原料物质和组分禁止动物试验的时间为 2009 年 3 月 11 日。由于替代方法的限制，慢性毒性、重复剂量毒性、生殖毒性、药代动力学动物试验延长至 2013 年 3 月 11 日才被完全禁止，即使当时并没有合适的替代试验方法。

在欧盟，经济合作与发展组织（OECD）收录于《试验方法指南》（OECD Guidelines）的动物替代试验方法被认可及被广泛使用，其中包括了很多毒理学终点的动物替代试验方法，例如急性经口毒性、皮肤腐蚀性、皮肤刺激性等；然而，有些毒理学终点尚没有合适的动物替代试验方法，例如急性皮肤毒性、重复剂量毒性等。随着科学发展，动物替代试验的方法也在逐步完善，并代替原有的动物试验。

二、美国动物体外试验进展

目前美国并没有关于化妆品动物实验或替代实验的硬性要求，但一些科学组织及研究机构仍然积极推进动物体外试验的发展，例如：美国国家毒理学规划署下的毒理学替代方法跨部门机构评价中心（National Toxicology Program Interagency Center for the Evaluation of Alternative Toxicological Methods，NICEATM）致力于新方法、动物替代方法的评估和发展。一些科学机构或检测实验室，如美国体外科学研究院（Institute for in vitro Sciences，IIVS），近年来也积极从事动物体外试验的研究、培训及推广工作。此外，美国还成立了一个由多部门参与的替代方法验证跨部门协调委员会（Intergency Coordinating Committee on the Validation of Alternative Methods，ICCVAM），其主要职责是技术协调和评价新方法的修订。目前为止，该委员会已经评价了多项替代方法。

三、日本动物体外试验进展

日本厚生劳动省在 2006 年 7 月 19 日发布的《医药食品局审查管理课事物联络书》中明确规定：被经济合作与发展组织等采信的替代试验方法或经过合理验证能够证明等同于上述方法的试验结果，可以用于医药部外品的许可申请[18]。日本化妆品工业联合会，也在其编辑的《化妆品安全性评价相关指南（2008）》中收录了部分经济合作与发展组织采信的替代试验方法供企业参考[19]。日本一些主流的化妆品公司亦对外宣布，在日本不再将动物试验用于化妆品产品的研发。

四、韩国化妆品动物实验禁令

韩国于 2016 年 2 月 3 日颁布了《化妆品法》部分修订案，其中规定，除了一些特定的情况，经过动物试验生产制造、进口的化妆品及化妆品原料，将不得流通及销售[20]。该禁令将于 2017 年 2 月 4 日开始执行。

此外,韩国食品医药品安全部于 2007 年开始陆续颁布了《化妆品毒性试验 - 动物替代试验法指南》[21],截至 2015 年,已经增加到了 6 部。包括:

——体外 3T3 成纤维细胞中性红摄取光毒试验,局部淋巴结试验(In vitro 3T3 NRU phototoxicity Test,Local Lymph Node Assay)

——固定剂量法,急性毒性分级法(Fixed Dose Procedure,Acute Toxic Class Method)

——牛眼角膜混浊和渗透性试验(Bovine Corneal Opacity and Permeability Test)

——局部淋巴结试验:DA 法,局部淋巴结试验:BrdU-ELISA 法(Local Lymph Node Assay:DA,Local Lymph Node Assay:BrdU-ELISA)

——体外皮肤刺激试验:重组人表皮试验(In Vitro Skin Irritation:Reconstructed Human Epidermis Test Method)

——离体鸡眼试验(Isolated Chicken Eye Test Methods)

五、加拿大动物体外试验进展

目前加拿大对于化妆品不强制要求动物试验,并且接受动物试验的其他优选方法的数据(alternatives)。

值得注意的是,在 2015 年 6 月,加拿大上议院发起了禁止化妆品动物实验的提案[22],禁止销售在原料和成品上进行动物试验的化妆品。从提案的具体内容来看,加拿大政府主导的动物试验并不受限制,即当某种产品或成分在消费者中使用广泛、有发生安全问题的可能、又很难使用替代方法的情况下,政府仍旧可以开展动物试验。和欧盟的政策相比,加拿大的动物试验禁令提案更加灵活、更加切合实际。

六、其他国家和地区动物体外试验进展

(一)东盟

对于原料和成品的安全性数据,东盟未禁止动物试验。虽然东盟在化妆品监管的体系、制度、法规等方面很大程度上借鉴了欧盟的模式,但在化妆品动物替代试验方面并没有采取像欧盟一样的态度。

(二)印度

根据印度最新法规规定,自 2014 年 11 月 12 日起,印度禁止进口使用动物试验进行安全研究的化妆品。2014 年 11 月 12 日前已完成相关动物试验的产品不在禁止范围。为了确保化妆品不再于法规规定日期后进行动物试验,进口商需向当局提供保证声明。印度化妆品行业协会正积极与监管机构商讨采纳动物替代试验方法,相关评价方法正在进一步制定与验证过程中。

(三)南非

目前,对于是否采用动物替代实验方法检测化妆品,南非尚未表达过官方的正式态度。

(四)巴西

巴西国家卫生监督局目前还没有明确的法规对动物替代试验进行说明,巴西化妆品、浴室用品和香水协会(Associação Brasileira da Indústria de Higiene Pessoal,Perfumaria e Cosméticos,ABIHPEC)正在讨论如何推进化妆品动物替代试验的相关法规内容。

七、化妆品动物实验禁令发布情况汇总

对于化妆品动物替代实验的推进,近年来较为集中地发布了一系列相关的法规修订,或对动物实验进行全面、部分、或有条件的禁止,或采取认可化妆品动物替代实验的方式。主要法规修订情况如表 7-1 所示。

表 7-1　化妆品动物替代实验法规进展情况表

国家	发布时间 / 提案时间	是否实施	禁止形式
英国	1986 年	已实施	1986 部分禁止,现已全面禁止
欧盟	2003 年 2 月	已实施	全面禁止
以色列	2007 年	已实施	全面禁止
土耳其	2015 年 7 月	2016 年 1 月实施	部分禁止
巴西	2014 年	已实施	全面禁止
挪威	2013 年 3 月	已实施	全面禁止
新西兰	2014 年 5 月	已实施	全面禁止
韩国	2015 年 3 月	已发布,2017 年实施	部分禁止
印度	2014 年 5 月	已实施	全面禁止
美国	2015 年 6 月	提案阶段	
俄罗斯	2015 年 8 月	提案阶段,拟于 4 年后执行	
澳大利亚	2014 年 11 月	提案阶段	
加拿大	2015 年 6 月	提案阶段	
阿根廷	2015 年 7 月	提案阶段,拟于 2017 年执行	
韩国	2016 年 2 月 3 日	2017 年 2 月 4 日执行	有条件的部分禁止

目前,支持加入、部分加入、或讨论加入动物实验禁令阵营的声音仍在不断增加,但另一方面,已经禁止动物实验的国家和地区,同样面临着巨大的监管挑战。相关的法规修订,不仅需要考虑动物体外试验的发展状况,同时还应与各自制度下的化妆品监管思路相结合,更应考虑本国或本地区的化妆品工业发展、科学技术发展、经济水平等更加复杂的情况。相信在未来的一段时间内,化妆品动物体外实验的去向,依然会是监管部门、科研机构、行业等的主要议题之一。

第四节　塑料微珠

除对消费者健康安全的考虑外,近年来,随着人类环保意识的不断增强,化妆品原料对于环境的影响也越来越受到科学界、监管部门、化妆品业界及大众的关注,其中一个典型的例子就是塑料微珠(microbeads)。

塑料微珠是一种塑料小颗粒,在洁面磨砂膏、香皂、洗发水和牙膏中,塑料微粒作研磨剂

使用。因其体积过小,无法被污水处理系统过滤,从而可能导致环境问题。例如,流入湖泊、河流和海洋的塑料微珠能够吸收双对氯苯基三氯乙烷(DDT)、多氯联苯(PCBs)和其他毒素,同时可能被鱼类食用,从而将毒性化学物质由塑料转移至鱼类,最终转移至位于食物链顶端的人类。

关于塑料微珠的禁令最早开始于美国的几个州政府。2014 年 2 月 13 日,加利福尼亚州众议院批准了关于含微胶珠个人护理产品销售的禁令(AB 1699),该禁令将于 2019 年 1 月 1 日起生效[23]。该法案禁止销售直径 5mm 或 5mm 以下"微型不溶于水的塑料珠"含量超过百万分之一的个人护理产品,还将对此项禁令的违反者施以每天 2500 美元的罚金。

美国伊利诺伊州州长 Pat Quinn 于 2014 年 6 月 9 日签署一项法案(SB 2727),因生效日期较加利福尼亚州更早,使得伊利诺伊州成为美国第一个禁止生产和销售含有塑料微珠的个人护理产品或非处方药品的州[24]。SB 2727 修订了现行的伊利诺伊州环境保护法案,补充了禁止个人护理产品的制造与微珠的新要求,其目的是减少对湖泊等的水污染和城市水道污染。个人护理产品的生产禁令自 2017 年 12 月 31 日生效,而销售禁令自 2018 年 12 月 31 日生效。非处方药品的生产禁令自 2018 年 12 月 31 日生效,而销售禁令自 2019 年 12 月 31 日生效。

2015 年 8 月 1 日,加拿大也通过法规,将塑料微珠列入《加拿大环境保护法案》(the Canadian Environmental Protection Act)的有毒物质列表,并发布《个人护理用品相关的塑料微珠指南》(Guidance for responding to the Notice with respect to microbeads in certain personal care applications)。在加拿大的指南中,将塑料微珠的尺寸定义为 0.1μm~5mm。

2015 年 12 月 28 日,美国总统奥巴马签署了《无微珠水域法案》[25],该法案从 2018 年 7 月开始实施,2017 年 7 月 1 日起禁止再生产主动添加塑料微珠的淋洗类化妆品。最终,无微珠水域法案的签署,意味着对于塑料微珠化妆品的禁令上升到了美国国家层面。

第五节　喷雾型防晒产品

除了化妆品原料安全,化妆品的包装方式、使用方式等对于消费者的安全同样重要。近年来,喷雾型防晒产品因其使用方便逐渐在市场上流行,但此类产品仍然具有许多缺点及风险,如:喷雾时有吸入和刺激眼周的风险;喷洒形成的膜相对较薄,且难以均匀,难以保证防晒效果。部分国家和地区对此做出了相应的法规要求。

早在 2012 年 11 月,澳大利亚发布了《澳大利亚防晒剂法规指南》(Australian regulatory guidelines for sunscreens,ARGS),其中要求喷雾型防晒产品应警示防止吸入。

2014 年,美国一消费者权益组织"消费者报告"曾警告喷雾式防晒霜的健康风险:喷雾式防晒霜在使用时容易被意外吸入,可能会刺激肺部,诱发疾病,应避免对儿童使用这类产品;如确需使用,家长应将防晒霜喷在手上,然后再擦到孩子身上。

2015 年 7 月 29 日,韩国对《化妆品法施行规则》进行了部分修订,要求喷雾型防晒产品必须标识"不要直接喷在脸上,应用手涂抹"的警示用语[26]。

此外,2014 年 8 月 8 日,欧盟在法规修订[Commission Regulation(EU)No.866/2014]中,新增了防晒剂三联苯基三嗪(1,3,5-Triazine,2,4,6-tris[1,1′-biphenyl]-4-yl-,including as nanomaterial，CAS 号 31274-51-8），最大允许使用浓度为 10%，不得用于喷雾产品。可见，在欧盟消费者安全科学委员会（SCCS）关于原料的安全性评价中，也越来越重视产品的吸入性风险。

由喷雾型防晒剂的案例可见，因创新的需求，化妆品的原料、配方、剂型、包装等更新换代十分频繁，在给消费者带来丰富选择及新奇体验的同时，往往伴随着新的风险。因此，面对化妆品产品的日新月异，必须加强法规追踪、技术支持，为化妆品监管提供强有力的保证。

第六节 "有机化妆品"

除了化妆品的质量安全，如今越来越多的消费者开始关注化妆品的品质提升，以期获得更好的消费体验。而部分企业和商家正是出于利益的考虑，一味迎合消费者的喜好，不断对各种化妆品概念进行炒作。其中，近年来"有机化妆品"相关的宣称和广告出现较为频繁。而事实上，我国化妆品法规中并没有"有机化妆品"的定义，且目前主要的国家和地区的官方定义下也并不存在"有机化妆品"。根据近年来化妆品法规追踪情况，目前只有韩国颁布了"有机化妆品"相关规定，以期提升其化妆品产业的发展水平与国际竞争力。因此，本节主要就韩国"有机化妆品"法规的发展过程进行简要介绍。

在 2013 年版韩国《化妆品法》中，"有机化妆品"仅被笼统定义为"以有机原料、动植物及其来源原料等制造，符合食品医药品安全处长规定的标准的化妆品"。2014 年 12 月 24 日，韩国食品医药品安全部根据《化妆品法》第 2 条第 3 号规定，制定了《有机农化妆品标准相关规定》[27]。该法规明确了"有机农原料""植物原料""动物性原料""矿物原料"等的定义，还规定了有机农化妆品的具体标准，涉及有机农化妆品可用原料的种类和要求、生产工艺的要求、生产场所及生产设备的要求、容器包装、原料及产品存储等问题。2015 年 7 月，该法规在韩国开始执行，适用于该法规施行后首次制造或者进口的有机农化妆品。

从结构来看，韩国《有机农化妆品标准相关规定》共包含 10 条规定，分为第 1 章"总则"及第 2 章"有机农化妆品的标准"，并在 5 项附表中分别规定了矿物来源原料、可以使用的合成原料、制造工艺、污染物质、洗涤剂等相关内容。该项规定的主要内容包括：

——含有机原料 10% 以上才可以宣称有机化妆品；

——合成原料不得使用于有机农化妆品，无法用自然原料代替的合成原料含量不得超过 5%；

——有机农原料是指符合亲环境、农渔业及有机食品等相关法律，或在符合国外政府（美国、欧盟、日本等）规定的标准的机关得到认证，或在国际有机农业运动联盟（International Federation of Organic Agriculture Movement，IFOAM）中登记的机关得到认证的原料；

——国际有机农业运动联盟（认证的有机原料也被接受）；

——标示广告为有机化妆品的产品，制造进口销售时，相关证明资料应从制造或进口日开始保存 3 年；

——有机化妆品的容器和包装不得使用聚氯乙烯（polyvinyl chloride-PVC）以及聚苯乙烯泡沫塑料（polystyrene foam）。

从定义来看，"有机农原料"可以是通过美国、欧盟、日本政府相关机构或者国际有机农业运动联盟认证的原料,例如:美国 USDA、德国 BDIH、法国 ECOCERT、意大利 ICEA、英国 Soil Association、日本 JAS 等。

除了"有机化妆品"相关法规的制定,2015 年 10 月 28 日,韩国未来创造科学部为了创办天然物素材产业培养基础,建造了"天然物产业发展平台"。天然物平台以 2500 多种可食用的自生植物为对象,旨在实现天然物素材国际标准化、建造国际天然物素材技术开发基础、强化天然物产业支援基础、传统的天然物活用品牌化等四大战略中心的运营计划。

参考文献

［1］刘向慧,何聪芬.儿童化妆品及其未来发展趋势.中国化妆品,2014(1):72-77.

［2］Scientific Committee on Comsumer Safety.Clarification on Opinion SCCS/1348/10 in the Light of the Danish Clause of Safeguard Banning the Use of Parabens in Cosmetic Products Intended for Children under Three Years of Age(SCCS/1446/11).dopted on 10 October 2011.

［3］Scientific Committee on Comsumer Safety.Opinion on Parabens,Updated Request for a Scientific Opinion on Propyl-and Butylparaben.Adopted on 3 May 2013.

［4］https://www.revisor.mn.gov/bills/text.php?version=latest&session=ls88&number=SF2192&session_year=2014&session_number=0

［5］EPA website.http://www.maine.gov/sos/cec/rules/notices/2014/060414.html

［6］韩国食品医药品安全部.医药外品标识相关规定部分修订告示第 2015-10 号.2015.
식품의약품안전처.의약외품표시에관한규정일부개정고시제 2015-10 호.2015.

［7］International Organization for Standardization,ISO/TS 12805:2011,Nanotechnologies-Materials Specifications-Guidance on Specifying Nano-objects.

［8］郭玉婷,葛广路.纳米材料的欧盟定义及安全性评估.中国个体防护装备,2012(2):41-45.

［9］王学川,任龙芳,强涛涛.纳米材料在化妆品中的应用.日用化学品科学,2006,29(4):15-18.

［10］姚超,张智宏,林西平,等.纳米技术与纳米材料(Ⅴ)—防晒化妆品中的纳米二氧化钛.日用化学工业,2003,33(5):333-336.

［11］张婉萍,朱海洋.应用在化妆品中的纳米脂质载运系统.日用化学工业,2008,38(5):327-330.

［12］SCCP(Scientific Committee on Consumer Products),18 December 2007,Safety of Nanomaterials in Cosmetic Products(SCCP/1147/07).

［13］FDA website http://www.fda.gov/regulatoryinformation/guidances/ucm257698.htm

［14］FDA website http://www.fda.gov/Cosmetics/GuidanceRegulation/GuidanceDocuments/ucm300886.htm

［15］FDA website http://www.fda.gov/Food/GuidanceRegulation/GuidanceDocumentsRegulatoryInformation/ucm300661.htm

［16］FDA website http://www.fda.gov/ScienceResearch/SpecialTopics/Nanotechnology/ucm401782.htm

［17］Directive 2003/15/EC of the European Parliament and of the Council of 27 February 2003,http://ec.europa.eu/health/files/eudralex/vol-1/dir_2003_63/dir_2003_63_en.pdf

［18］厚生劳动省.医药品制造销售申请及化妆品基准修订申请时提及资料有关的问答集(Q&A).厚生劳动省事务联络书,2014 年 10 月 2 日.

［19］日本化妆品工业联合会编,《化妆品的安全性评价相关指南2008》,日本东京:株式会社药事出版社, 2008年9月18日2008年版发行.

［20］韩国食品医药品安全部.化妆品法部分修订案第14027号.2016.
식품의약품안전처.화장품법일부개정제14027호.2016.

［21］韩国食品医药品安全部.化妆品毒性试验—动物替代试验法指南Ⅰ~Ⅵ.2007.
식품의약품안전처.화장품독성시험동물대체시험법가이드라인Ⅰ~Ⅵ.2007.

［22］https://chemicalwatch.com/24225/bill-banning-cosmetic-animal-testing-introduced-in-canada

［23］Waste Management:Synthetic Plastic Microbeads.AB 1699(Bloom),Reg.Sess.(CA.2014).

［24］Amends the Environmental Protection Act.Makes a Technical Change in a Section Concerning the Short Title. S.B.2727,98th Gen.Assem.,Reg.Sess.(Ill.2014)

［25］https://www.congress.gov/bill/114th-congress/house-bill/1321/all-info

［26］韩国食品医药品安全部.化妆品法施行规则第1182号.2015.
식품의약품안전처.화장품법시행규칙제1182호.2015.

［27］韩国食品医药品安全部.有机农化妆品标准相关规定.食品医药品安全部告示第2014-200号,2014.
식품의약품안전처.유기농화장품의기준에관한규정.식품의약품안전처고시제2014-200호,2014.

第八章

禁用、限用、准用组分对比

　　化妆品所使用的原料组分与终产品的安全性有着直接关系,因此,在化妆品的原料管理中,有必要对一些安全风险较高的物质做出限制。在大部分国家和地区的化妆品技术法规中,往往以禁用、限用、准用组分列表等形式,对原料进行分类管理。

　　在我国《化妆品卫生规范》(2007 年版)中,共有 7 个组分列表,分别收录有:1208 个禁用组分、78 个禁用植(动)物组分、73 个限用物质、56 个限用防腐剂、28 个限用防晒剂、156 个限用着色剂、93 个暂时允许使用的染发剂,共计 1692 项。随着科技的发展,这些列表已经无法完全满足行业和监管的需求。因此,在《化妆品安全技术规范》修订过程中,对上述列表中所收录物质及其要求和限制进行了调整,并依次改名为:化妆品禁用组分、化妆品禁用植(动)物组分、化妆品限用组分、化妆品准用防腐剂、化妆品准用防晒剂、化妆品准用着色剂、化妆品准用染发剂,从而进一步明确了"禁用""限用""准用"组分等概念。

　　在进行法规修订时,除结合我国已发布的规范性文件以外,还对比、参考了欧盟等国家和地区的技术标准和法规要求。因此,本章主要从技术角度,将《化妆品卫生规范》(2007 年版)中的各组分列表,与欧盟、美国、日本、韩国、加拿大等国家和地区的相应法规要求进行了比较。一方面,以《化妆品卫生规范》(2007 年版)表 2~ 表 7 中的 1692 项组分为框架,列举了这些物质在其他国家和地区的收录情况;另一方面,还收集、整理了已在其他国家和地区的管理列表中、而中国尚未收录的组分。因此,共涉及化妆品相关 2000 余种组分的管理情况,具体可参见本书附表 1~ 附表 12。在此基础上,进一步对部分热点原料的评估结论、管理情况等进行了讨论,并对《化妆品安全技术规范》中各组分列表的修订内容进行了简要梳理总结。

　　化妆品法规处于实时变动的状态,时常会有法规修订或更新版本的发布,因此在研究之前应首先设定讨论的时间范围。本章所涉及法规的更新节点如表 8-1 所示:本章内容(包括本书附表 1~ 附表 12)仅涉及该时间节点前的法规管理情况;时间节点之后所发生的法规修订等不在讨论范围之内,除非在文中进行单独的解释和说明。

表 8-1　禁、限用组分对比法规节点

国家和地区	法规更新节点
欧盟	2014 年 9 月 18 日
美国	2015 年 4 月

国家和地区	法规更新节点
日本	2010 年 2 月
韩国	2015 年 3 月 27 日
加拿大	2015 年 12 月 14 日

本章所涉及化妆品禁用、限用、准用组分的法规出处以及相应列表名称如表 8-2 所示，同时，根据法规中相关列表的命名方式，也可以总览其原料管理的基本逻辑。此外，日本、韩国等对于化妆品中美白剂的管理相对较为严格，而根据国家食品药品监督管理总局于 2013 年 12 月发布的《关于调整化妆品注册备案管理有关事宜的通告》（总局 2013 年第 10 号通告），美白化妆品纳入祛斑类化妆品进行管理，需按照特殊用途化妆品进行申报。因此，在本章第七节中，还特别整理对比了日本、韩国对美白剂的管理模式及相应的组分列表。

需特别注意的是，在不同的法规体系中，对于化妆品组分列表的定义、管理模式、具体适用范围等并不完全一致，尤其应注意其中所涉及化妆品、医药（部）外品、医药品等概念的区分。例如，染发产品在日本、韩国作为医药（部）外品进行管理，因此，某种准用的染发剂可能会出现在化妆品的禁用组分列表中，这种"矛盾"实际上是由各国（地区）之间"化妆品"定义的不同所导致。

此外，列表中的组分并非意味着简单的"禁用""限用""准用"，还应符合化妆品监管部门的其他限制和要求。因此，使用本书查找某一组分的管理情况时，除应查找在相应列表中是否收录以外，还应参考该国（地区）的其他监管及技术法规，避免断章取义。

在本章第八节中，还收录了近年来部分化妆品热点原料的法规动态情况。通过对热点原料评估结论和监管政策的研究，能够快速了解行业的最新发展和主要问题，及时发现化妆品监管中可能存在的技术风险，并为技术法规的制定和修订提供科学依据。

表 8-2　禁限用组分涉及法规列表

《化妆品卫生规范》（2007 年版）	欧盟	美国	日本	韩国	加拿大	《化妆品安全技术规范》
表 2(1) 化妆品禁用组分	欧盟《化妆品法规 1223/2009》，附录Ⅱ	《联邦法规法典》第 21 篇（21CFR 700）	《化妆品基准》禁用组分表	韩国化妆品安全标准等相关规定（禁用组分）	加拿大化妆品中禁用组分清单	表 1 化妆品禁用组分
表 2(2) 化妆品禁用组分：植（动）物组分	/	/	/	/	/	表 2 化妆品禁用植（动）物组分
表 3 化妆品组分中限用物质	欧盟《化妆品法规 1223/2009》，附录Ⅲ	《联邦法规法典》第 21 篇（21CFR 250、21CFR 700）	《化妆品基准》限用组分表	韩国化妆品安全标准等相关规定（其他限用组分）	加拿大化妆品中限用组分清单 加拿大止汗剂强制国家标准	表 3 化妆品限用组分

续表

《化妆品卫生规范》 （2007年版）	欧盟	美国	日本	韩国	加拿大	《化妆品安全技术规范》
表4　化妆品组分中限用防腐剂	欧盟《化妆品法规1223/2009》，附录Ⅴ	/	《化妆品基准》允许使用的防腐剂清单	韩国化妆品安全标准等相关规定（防腐剂）	加拿大化妆品中限用组分清单	表4化妆品准用防腐剂
表5　化妆品组分中限用防晒剂	欧盟《化妆品法规1223/2009》，附录Ⅵ	防晒产品OTC专论	《化妆品基准》允许使用的紫外线吸收剂清单	韩国化妆品安全标准等相关规定（防晒剂）	加拿大防晒剂强制标准2013年7月7日,第二版	表5化妆品准用防晒剂
表6　化妆品组分中限用着色剂	欧盟《化妆品法规1223/2009》，附录Ⅳ	《联邦法规法典》第21篇（21CFR 73、74、82）	《化妆品基准》允许使用的煤焦油着色剂清单	韩国化妆品色素种类、标准和试验方法	加拿大化妆品中限用组分清单	表6化妆品准用着色剂
表7　化妆品中暂时允许使用的染发剂	欧盟《化妆品法规1223/2009》，附录Ⅲ	/	《染发剂制造销售许可基准》	韩国医药外品标准制造基准	加拿大化妆品中限用组分清单	表7化妆品准用染发剂

第一节　禁用、限用、准用组分与欧盟的对比

在欧盟，《化妆品法规1223/2009》规定了化妆品中的禁用组分（附录Ⅱ）、限用组分（附录Ⅲ，包含部分染发剂）、允许使用的着色剂（附录Ⅳ）、允许使用的防腐剂（附录Ⅴ）、允许使用的防晒剂（附录Ⅵ）[1]。

本节将欧盟《化妆品法规1223/2009》及其修订案中有关化妆品组分的要求与《化妆品卫生规范》（2007年版）进行了对比，该对比结果为《化妆品安全技术规范》的修订提供了重要的参考依据。本书参考的欧盟法规修订案的日期截点为2014年9月18日，共涉及欧盟所收录的1378种禁用组分，287种限用组分（包含部分染发剂）、153种着色剂、59种防腐剂、29种防晒剂。

截至2014年9月18日，欧盟《化妆品法规1223/2009》一共进行了八次修订：

（1）2013年4月4日，《欧盟委员会法规344/2013》：对附录Ⅱ（禁用组分）、附录Ⅲ（限用组分，包括染发剂等）、附录Ⅴ（防腐剂）、附录Ⅵ（防晒剂）进行了修订；

（2）2013年5月24日，《欧盟委员会法规483/2013》：对附录Ⅲ（限用组分，包括染发剂等）进行了修订；

（3）2013年7月10日，《欧盟委员会法规658/2013》：附录Ⅱ（禁用组分）、附录Ⅲ（限用组分，包括染发剂等）进行了修订；

（4）2013年11月25日，《欧盟委员会法规1197/2013》：对附录Ⅲ（限用组分，包括染发剂等）进行了修订；

（5）2014年4月9日，《欧盟委员会法规358/2014》：对附录Ⅱ（禁用组分）、附录Ⅴ（防腐剂）进行了修订；

（6）2014 年 8 月 8 日,《欧盟委员会法规 866/2014》:对附录Ⅲ（限用组分,包括染发剂等）、附录Ⅴ（防腐剂）、附录Ⅵ（防晒剂）进行了修订;

（7）2014 年 9 月 18 日,《欧盟委员会法规 1003/2014》:对附录Ⅴ（防腐剂）进行了修订;

（8）2014 年 9 月 18 日,《欧盟委员会法规 1004/2014》:对附录Ⅴ（防腐剂）进行了修订。

总体而言,《化妆品卫生规范》（2007 年版）中各组分列表的逻辑和框架与欧盟《化妆品法规 1223/2009》具有较大的相似性,其差别主要体现在以下三个方面:①《化妆品卫生规范》有专门针对植（动）物来源的禁用组分表,主要收录有我国较为常见且具有较高毒副作用的动植物及其制品,而在欧盟化妆品法规中无此列表;②欧盟染发剂暂未收录到独立的列表中进行管理,而是收录于限用组分表中,在我国《化妆品卫生规范》（2007 年版）中单独列有"化妆品中暂时允许使用的染发剂",《化妆品安全技术规范》中改名为"化妆品准用染发剂";③欧盟限用组分表中对多种香料成分进行了限制,包括使用范围、用量、规格等,而我国《化妆品卫生规范》（2007 年版）及《化妆品安全技术规范》中暂未收录这部分内容。

一、化妆品禁用组分

在欧盟,化妆品禁用组分被收录于《化妆品法规 1223/2009》附录Ⅱ中,这些物质不能作为原料使用于化妆品中。然而,在符合良好生产规范条件下,由于技术上不可避免的原因（例如天然或合成原料带入、生产和储存过程引入、产品包装过程中转移等）可能引入痕量的禁用组分,这种情况下需进行安全性评估,以确保产品的安全性。

就禁用组分表中所收录的物质而言,欧盟与中国具有极大的相似性。在《化妆品卫生规范》（2007 年版）表 2（1）中,有以下禁用组分在欧盟法规中未收录或作为限用组分收录,详见表 8-3。

表 8-3　中国收录、欧盟未收录的禁用组分

《化妆品卫生规范》（2007 年版）表 2（1）中的序号	物质名称	备注
80	2-α-环己烷基苯基（N,N,N',N'-四乙基）三亚甲基二胺	欧盟未收录
806	酮康唑	未收录于欧盟禁用组分表,但该物质被《欧盟法规 1272/2008》列为 1B 类生殖毒性物质,因此根据欧盟法规规定,该物质被视为禁用组分。
841	甲醇	收录于欧盟限用组分表中
850	甲基丁香酚,除天然香料含有之外,并在产品中含量不大于以下浓度:(a) 0.01% 香精中含量;(b) 0.004% 古龙水中含量;(c) 0.002% 香脂中含量;(d) 0.001% 淋洗类产品;(e) 0.0002% 其他驻留类产品和口腔卫生产品	收录于欧盟限用组分表中
1152	秋兰姆二硫化物类	欧盟未收录

　　欧盟《化妆品法规 1223/2009》附录 Ⅱ（禁用组分表）中编号 1212 至编号 1378 的 167 种物质,均未收录于《化妆品卫生规范》（2007 年版）禁用组分表中（详见本书附表 2）,其中大多数为"禁止用于染发产品的物质",并在收录时进行了相应的表述,例如:"2,3-Naphthalenediol,when used as a substance in hair dye products"。这主要是因为根据欧洲新的染发剂评估要求,染发剂需重新完善资料并进行逐一评估,只有经过评估且结论为安全的染发剂才得以收录于附录 Ⅲ（限用组分表,包含染发剂）。其中,部分染发剂因商业价值不大、企业不感兴趣,未进行相关申请或未重新完善资料,这些染发剂同样被收录至附录 Ⅱ（禁用组分表）中,作为"禁止用于染发产品的物质"进行管理。但实际上,这些染发剂禁用的原因应为缺少资料,而非得出了结论为不安全的评估报告。

　　此外,在欧盟《化妆品法规 1223/2009》附录 Ⅱ 所收录的禁用组分中,有 51 种组分被收录于《化妆品卫生规范》（2007 年版）表 6（限用着色剂）或表 7（暂时允许使用的染发剂）中,而这 51 种组分在欧盟为"禁止用于染发产品的物质";有 1 种组分收录于《化妆品卫生规范》（2007 年版）表 5（限用防晒剂）中,为对氨基苯甲酸（4-Aminobenzoic acid）,该物质在《化妆品安全技术规范》中从"准用防晒剂"列表删除,收录为禁用组分;有 5 项收录于《化妆品卫生规范》（2007 年版）表 4（限用防腐剂）中,均为尼泊金酯类防腐剂,在《化妆品安全技术规范》中从"准用防腐剂"列表删除,收录为禁用组分。

　　可见,欧盟相关法规为《化妆品卫生规范》（2007 年版）修订工作的重要依据,在《化妆品安全技术规范》中共新增了 133 项禁用组分,其中大部分参考了在欧盟《化妆品法规 1223/2009》附录 Ⅱ 中的收录情况（详见本书附表 2）。

二、化妆品禁用植（动）物组分

　　中国《化妆品卫生规范》表 2（2）收录有禁用的动植物提取物及其制品,具有较强的中国特色。欧盟化妆品法规中并没有对这类组分进行单独的清单式管理。在遇到高风险的动植物提取物时,欧盟委员会将视情况下达评估命令,若该物质需作为化妆品禁用组分进行管理,则将一并收录于《化妆品法规 1223/2009》附录 Ⅱ 中。

三、化妆品限用组分

　　欧盟的限用组分只能按照表中给出的条件使用,否则为禁用,即"list of substances which cosmetic products must not contain except subject to the restrictions and conditions laid down"。在《化妆品安全技术规范》中,关于限用组分表的解释为:"化妆品配方中的原料如属于本规范第二章表 3 化妆品限用组分中所列的物质,使用要求应符合表中规定"。可见,在中国与欧盟的技术法规中,对于限用组分表的定义虽不完全相同,但其本质是基本一致的。

　　然而,对于限用组分表中所收录的具体物质,中国与欧盟具有较大差异:《化妆品卫生规范》（2007 年版）收录限用组分共 73 项,而欧盟《化妆品法规 1223/2009》附录 Ⅲ 收录限用组分 285 项。这种差异的主要原因有:①欧盟收录的限用组分中包含了经欧盟消费者安全科学委员会（SCCS）评估过的染发剂,因此欧盟的限用组分表实际对应了中国的限用组分表及准用染发剂表;②欧盟参照国际日用香料香精协会（International Fragrance Association,IFRA）的规定对一些香料成分进行了限制。此外,欧盟还根据最新的科学研究及评估结论,增加收录了一些新的限用组分及其使用条件、标识要求、杂质要求等。因此,欧盟法规中限用组分的数量整体多于中国法规中限用组分的数量。

某些香料成分被认为是使得香料敏感消费者发生接触性变态反应的重要原因。因此，1999年，欧盟化妆品和非食品产品科学委员会（SCCNFP）对消费者香料过敏的问题进行了评估，分析了消费者需要获悉的信息，同时明确了部分过敏源物质。欧盟化妆品和非食品产品科学委员会（SCCNFP）认为通过向消费者传递这些物质的信息，将有助于消费者接触性变态反应的诊断，也能尽量避免消费者使用可能导致接触性变态反应的化妆品。基于该意见，欧盟委员会于2003年制定了《欧盟指令2003/15/EC》，对《欧盟化妆品指令76/768/EC》进行了修订，将26个过敏源引入欧盟的限用组分表（附录Ⅲ第67~92条组分），要求在指定条件下（即驻留类产品超过0.001%，淋洗类产品超过0.01%）使用，并在成分表中标识所含有的这些物质。在后续的法规修订中，这些香料成分及其要求也被保留在欧盟《化妆品法规1223/2009》中。

2008年12月31日，国家质量监督检验检疫总局和国家标准化管理委员会联合发布推荐性标准《日用香精》（GB/T 22731-2008），并于2009年8月1日起实施。在制定该标准时，除结合日用香精的特性、发展趋势、市场需求外，还参考了国际日用香料香精协会（IFRA）实践法规要求，规定了日用香精的术语和定义、要求、试验方法、检验规则及标志、包装、运输、贮存、保持期等，适用于各种类型的日用香精。在该标准中，列举了应用日用香精的十一类产品，几乎涵盖了所有的化妆品种类，因此GB/T 22731-2008对于化妆品中香精的生产和使用具有重要的指导意义。

《化妆品卫生规范》（2007年版）表3中所收录的限用组分，仅有4项未收录（或部分收录）于欧盟《化妆品法规1223/2009》附录Ⅲ中，详见表8-4。

表8-4 中国收录、欧盟未收录的限用组分

《化妆品卫生规范》（2007年版）表3中的序号	物质名称	备注	《化妆品安全技术规范》修订情况
1	α-羟基酸及其盐类和酯类	/	/
4	烷基（C$_{12}$~C$_{22}$）三甲基铵溴化物或氯化物	欧盟限用组分表中仅收录有西曲氯铵（C$_{16}$）、硬脂基三甲基氯化铵（C$_{18}$）、山嵛基三甲基氯化铵（C$_{22}$）；而烷基（C$_{12}$~C$_{22}$）三甲基铵溴化物或氯化物，即Alkyl（C$_{12}$~C$_{22}$）trimethyl ammonium bromide and chloride，仅作为防腐剂收录于欧盟法规附录Ⅴ中	收录形式修改为"烷基（C$_{12}$~C$_{22}$）三甲基铵氯化物"；且增加(b)淋洗类产品的限量要求：①十六、十八烷基三甲氯化铵：2.5%（以单一或其合计）；②二十二烷基三甲基氯化铵：5.0%（以单一或与十六烷基三甲基氯化铵和十八烷基三甲基氯化铵的合计），且十六、十八烷基三甲基氯化铵个体浓度之和不超过2.5%
12	苯甲酸及其钠盐	仅作为防腐剂，收录于欧盟法规的附录Ⅴ中	删除口腔卫生产品相关规定
19	斑蝥素	作为禁用组分，收录于欧盟法规的附录Ⅱ中	调整为禁用物质

与《化妆品卫生规范》(2007 年版)将烷基(C_{12}~C_{22})三甲基铵溴化物或氯化物收录于限用物质表中不同,欧盟将该项收录于防腐剂列表。此外,在 2005 年、2007 年和 2009 年,欧盟消费品科学委员会(SCCP)进一步对烷基 C_{16}、C_{18} 和 C_{22} 三甲基氯化铵(西曲氯铵、硬脂基三甲基氯化铵和山嵛基三甲基氯化铵)进行了用于非防腐剂用途的安全性评估。2009 年 12 月 8 日,欧盟消费者安全科学委员会(SCCS)再次得出结论[2]:除了含有季铵衍生物的配方可能引起皮肤刺激外,使用西曲氯铵、硬脂基三甲基氯化铵和山嵛基三甲基氯化铵的浓度低于一定限值时,不会对消费者的健康构成危害。考虑到上述季铵衍生物混合物对皮肤的潜在刺激性,委员会认为,尽管允许将这些物质在更高浓度下用作防腐剂之外的其他用途,应将这些物质的总量限制在欧盟消费者安全科学委员会(SCCS)所规定的单一物质的最高浓度以下。此外,鉴于没有理由将此类物质限制于驻留类面霜产品,因此,由欧盟消费者安全科学委员会(SCCS)所确定的驻留类面霜产品中的最大安全浓度,应适用于所有驻留类面部产品。基于该评估结果,欧盟于 2014 年 8 月 8 日发布修订法规 Commission Regulation(EU)No.866/2014,在附录Ⅲ(限用组分表)中增加第 265、266 条,补充了 C_{16}、C_{18} 和 C_{22} 三甲基氯化铵的使用限制和要求,这三种物质可用于淋洗类发用产品、驻留类发用产品、驻留类面部产品,但需用作防腐剂以外的用途,并且分别做出严格的限量规定。与此同时,附录Ⅴ(准用防腐剂表)中所收录的"烷基(C_{12}~C_{22})三甲基铵溴化物或氯化物"对应补充交叉引用,从而与科技发展相适应。

在我国《化妆品卫生规范》(2007 年版)表 4(限用防腐剂)中,同样收录有"烷基(C_{12}~C_{22})三甲基铵溴化物或氯化物",在化妆品中最大允许使用浓度为 0.1%。以十六烷基三甲基氯化铵为例,其化学结构式如图 8-1 所示。结合欧盟法规的情况,在我国《化妆品安全技术规范》修订过程中,将表 3(限用组分表)中所收录的"烷基(C_{12}~C_{22})三甲基铵溴化物或氯化物"修改为"烷基(C_{12}~C_{22})三甲基铵氯化物",并增加用于淋洗类产品时的限量要求。

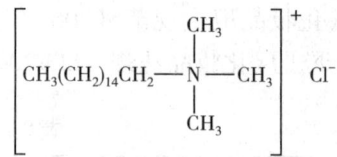

图 8-1　十六烷基三甲基氯化铵化学结构式

收录于欧盟《化妆品法规 1223/2009》附录Ⅲ(限用组分表)中,但未被《化妆品卫生规范》(2007 年版)表 3(限用物质表)或表 7(暂时允许使用的染发剂列表)收录的组分共计 163 项(详见本书附表 4),主要为香料成分、植物类原料和染发剂等。

其中,表面活性剂聚多卡醇(Polidocanol),即月桂醇聚醚 -9(Laureth-9),其化学结构式如图 8-2 所示,是在欧盟委员会于 2013 年 5 月 24 日发布的修订法规 Commission Regulation(EU)No.483/2013 中新加入到附录Ⅲ(限用组分表)中的。消费者科学委员会(SCCP)在 2007 年 10 月 2 日得出结论[3]:有关数据表明聚多卡醇是低毒性物质,并且当它在驻留类化妆品的使用浓度达到 3%、在淋洗类化妆品的使用浓度达到 4% 时,不会危害消费者的健康。此外,消费者科学委员会(SCCP)认为近期的科学证据并未证实聚多卡醇具有所谓的局麻作用,因此认为存在于化妆品中的聚多卡醇不会影响皮肤知觉。因此,聚多卡醇被列入欧盟《化妆品法规 1223/2009》附录Ⅲ(限用组分表)中。在《化妆品安全技术规范》修订过程中,限用组分表中增加月桂醇聚醚 -9,适用于"驻留类产品:3.0%,淋洗类产品:4.0%"。

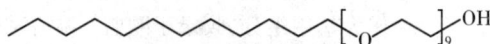

图 8-2　聚多卡醇化学结构式

四、化妆品准用防腐剂

《化妆品卫生规范》(2007 年版)表 4 所收录的防腐剂中,共有 2 项未收录于欧盟《化妆品法规 1223/2009》附录Ⅳ(准用防腐剂表)中,详见表 8-5。

表 8-5　中国收录、欧盟未收录的防腐剂

《化妆品卫生规范》(2007 年版)表 4 中的序号	物质名称	备注	《化妆品安全技术规范》修订情况
33	甲基二溴戊二腈	/	从化妆品准用防腐剂列表中删除,收录为禁用组分
50	碘酸钠	/	从化妆品准用防腐剂列表中删除,收录为禁用组分

欧盟《化妆品法规 1223/2009》附录Ⅳ所收录的准用防腐剂中,共有 2 项未在 2007《化妆品卫生规范》限用防腐剂表中,详见表 8-6。

表 8-6　欧盟收录、中国未收录的防腐剂

欧盟《化妆品法规 1223/2009》中的序号	物质名称(英文)	物质名称	备注
58	Ethyl Lauroyl Arginate HCl	月桂酰精氨酸乙酯 HCl	当用作防腐剂之外的其他用途时,需参照欧盟附录Ⅲ第 197 项规定
59	Citric acid(and)Silver citrate	柠檬酸(与)柠檬酸银	/

柠檬酸,又名枸橼酸,英文名为 Citric Acid,化学名为 2- 羟基丙烷 -1,2,3- 三羧酸,化学结构式如图 8-3 所示。

欧盟消费者安全科学委员会(SCCS)在 2009 年 10 月 13 日发表的意见中,评价了柠檬酸和柠檬酸银混合物的安全性[4]:根据提交的数据,浓度最高至 0.2%(对应的银的浓度为 0.0024%)

图 8-3　柠檬酸化学结构式

的该混合物作为化妆品中的防腐剂使用时,不会对消费者的健康构成威胁。委员会进一步指出,在同样的浓度限制下,该物质在除臭类产品、止汗类产品中作为防腐剂和(或)活性成分使用时是安全的。然而,由于只评估了皮肤暴露,因此在口腔和眼部产品的使用应被排除在外。基于该评估结论,欧盟于 2014 年 8 月 8 日发布了修订法规 Commission Regulation(EU)No.866/2014,增加防腐剂"柠檬酸和柠檬酸银的混合物",其最大允许使用浓度为 0.2%,对应的银的浓度为 0.0024%,此外禁止用于口腔和眼部产品。

在我国《化妆品卫生规范》(2007 年版)和《化妆品安全技术规范》中,限用组分表中收录有"α- 羟基酸及盐类和酯类",此处 α- 羟基酸是指"α- 碳位氢被羟基取代的羧酸,包括酒石酸、乙醇酸、苹果酸、乳酸、柠檬酸等"。而"柠檬酸和柠檬酸银的混合物"暂时尚未作为准用防腐剂收录于法规列表中。

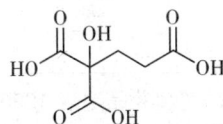

五、化妆品准用防晒剂

《化妆品卫生规范》（2007 年版）表 5 所收录的防晒剂中，仅有 2 项未收录于欧盟《化妆品法规 1223/2009》附录Ⅵ（准用防晒剂表）中（截至 2014 年 9 月 18 日），且分别收录于欧盟法规的附录Ⅱ（禁用组分表）和附录Ⅳ（准用着色剂表）中，详见表 8-7。

表 8-7　中国收录、欧盟未收录的防晒剂

《化妆品卫生规范》（2007年版）表 5 中的序号	物质名称	备注	《化妆品安全技术规范》修订情况
21	对氨基苯甲酸	仅作为禁用组分，收录于欧盟法规的附录Ⅱ（禁用组分表）中	从准用防晒剂列表中删除，调整为禁用组分
28	氧化锌	仅作为着色剂，收录于欧盟法规的附录Ⅳ（准用着色剂表）中	

此外，需特别注意的是，2015 年 7 月 29 日，欧盟委员会新发布修订法规 Commission Regulation（EU）No.1298/2015，将防晒剂 3- 亚苄基樟脑列为禁用组分，其生效日期为 2015 年 8 月 18 日，自 2016 年 2 月 18 日起新产品和已上市的产品都必须符合该法规修订的相关要求。3- 亚苄基樟脑化学结构如图 8-4 所示，收录于我国《化妆品卫生规范》（2007 年版）表 5（限用防晒剂）中，在进行《化妆品安全技术规范》修订时，欧盟 Commission Regulation（EU）No.1298/2015 尚未发布，3- 亚苄基樟脑目前仍收录于《化妆品安全技术规范》准用防晒剂列表中。

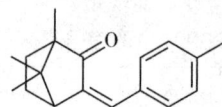

图 8-4　3- 亚苄基樟脑化学结构式

欧盟《化妆品法规 1223/2009》附录Ⅵ所收录的准用防晒剂中，有 1 项未收录于《化妆品卫生规范》（2007 年版）表 5（限用防晒剂表）中，详见表 8-8。

表 8-8　欧盟收录、中国未收录的防晒剂

欧盟《化妆品法规 1223/2009》中的序号	物质名称（英文）	物质名称	备注
29	Tris-biphenyl triazine and it nanomaterial	三联苯基三嗪以及其纳米级别原料	/

2014 年 8 月 8 日，欧盟在法规修订 Commission Regulation（EU）No.866/2014 中新增了防晒剂三联苯基三嗪（1,3,5-Triazine,2,4,6-tris［1,1′-biphenyl］-4-yl-,including as nanomaterial,CAS 号 31274-51-8），在化妆品中的最大允许使用浓度为 10%，且不得用于喷雾产品。值得注意的是，该条目共收录了两种形式：Tris-biphenyl triazine、Tris-biphenyl triazine（nano），即三联苯基三嗪、纳米三联苯基三嗪，并且对纳米材料的粒径、纯度等方面进行了严格限制。三联苯基三嗪化学结构式如图 8-5 所示。

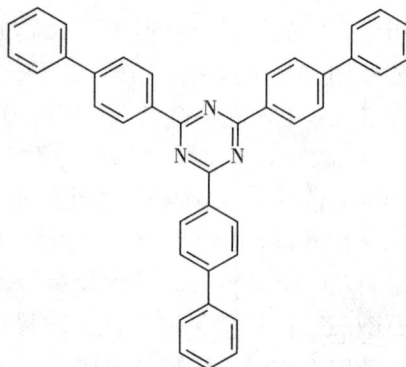

图 8-5　三联苯基三嗪化学结构式

2011 年 9 月 20 日，欧盟消费者安全科学委员会（SCCS）对三联苯基三嗪的安全性发表了评估意见[5]，认为配方中平均粒径为 81nm 的三联苯基三嗪的皮肤吸收率较低，而经口暴露的三联苯基三嗪同样表现出较低的吸收率；在经口或经皮肤暴露三联苯基三嗪（剂量高达 500mg/kg bw/day）后，未观察到系统毒性。最终得出评估结论：10% 的三联苯基三嗪（包括纳米形式）施用于皮肤时是安全的。但同时明确指出，考虑到存在吸入性暴露风险，太多的不确定性导致无法得知 10% 的三联苯基三嗪是否可在喷雾型产品中安全使用。因此，如果不能提供更多有关反复吸入的安全性信息，则不推荐将三联苯基三嗪用于喷雾型产品中。基于该意见，欧盟在其化妆品准用防晒剂列表中增加了该组分。

六、化妆品准用着色剂

《化妆品卫生规范》（2007 年版）表 6 所收录的着色剂中，有 4 项未收录于欧盟《化妆品法规 1223/2009》准用着色剂表中，详见表 8-9。

表 8-9　中国收录、欧盟未收录的着色剂

《化妆品卫生规范》（2007 年版）表 6 中的序号	物质名称	备注	《化妆品安全技术规范》修订情况
79	CI 45425/ 酸性红 95	仅作为禁用组分，收录于欧盟法规的附录Ⅱ中，为禁止用于染发产品。收录形式为：3′,6′-Dihydroxy-4′,5′-diiodospiro（isobenzofuran-1（3H），9′-［9H］xanthene）-3-one；（Solvent Red 73）and its sodium salt（Acid Red 95；CI 45425）when used as a substance in hair dye products	增加限制：禁用于染发产品
122	CI 77019/ 颜料白 20	/	
141	CI 77718/ 颜料白 26	滑石 Talc 仅作为限用组分，收录于欧盟法规的附录Ⅲ中	
156	高粱红	/	

欧盟《化妆品法规 1223/2009》附录Ⅵ（准用着色剂表）中，有 1 项未收录于《化妆品卫生规范》（2007 年版）限用着色剂表，详见表 8-10。

表 8-10　欧盟收录、中国未收录的着色剂

欧盟《化妆品法规 1223/2009》中的序号	CI 编码	物质名称	备注
51	CI 26100	1-（4- 苯偶氮基）苯偶氮基）-2- 萘酚	同时作为禁用组分，收录于欧盟法规附录Ⅱ中，禁用于染发产品

七、化妆品准用染发剂

与中国《化妆品卫生规范》组分列表的形式不同，欧盟《化妆品法规 1223/2009》中没有

专门的准用染发剂列表,经过欧盟消费者安全科学委员会(SCCS)评估的染发剂目前收录于附录Ⅲ(限用组分表)中。在此对《化妆品卫生规范》(2007年版)所收录的染发剂与欧盟《化妆品法规1223/2009》附录Ⅲ中所收录的染发剂进行简要对比。需注意的是,虽然欧盟将染发剂收录于限用组分表中,但必须严格按照规定的使用条件用于染发类化妆品,禁止用于其他化妆品,在法规中有其他规定的除外。

欧盟对染发剂用于氧化型产品、非氧化型产品的情况进行区分管理,即在收录某种染发剂时,若其适用于氧化型或非氧化型产品,则分别注明其限制和要求等,此外,还会特别注明用于染睫毛时的要求。由于使用条件不同、暴露量不同等原因,染发剂用于氧化型染发产品、非氧化型染发产品和染睫毛类产品中时,所得到的毒理学评估结论不尽相同。因此,欧盟按照评估结论将染发剂进行分类管理。

《化妆品卫生规范》(2007年版)表7所收录的染发剂中,有9项未作为染发剂收录于欧盟《化妆品法规1223/2009》中,详见表8-11。

表8-11　中国收录、欧盟未收录的染发剂

《化妆品卫生规范》(2007年版)表7中的序号	物质名称	备注	《化妆品安全技术规范》修订情况
11	2,6-二氨基吡啶硫酸盐	/	
19	2-氨基-6-氯-4-硝基苯酚 HCl	/	
20	2-氯-p-苯二胺[CI 76065]	/	
21	2-氯-p-苯二胺硫酸盐	/	
37	4-硝基-O-苯二胺硫酸盐	/	
38	5-氨基-4-氯-O-甲酚	/	
40	6-氨基-m-甲酚	/	
45	酸性紫43号[CI 60730]	/	
81	p-氨基苯酚硫酸盐	/	

欧盟《化妆品法规1223/2009》附录Ⅲ所收录的染发剂中,有45项未被收录于《化妆品卫生规范》(2007年版)中(详见本书附表12)。欧盟化妆品公司可根据其自身的使用需求(使用的染发剂、使用条件等),准备相关的毒理学资料,并递交至欧盟消费者安全科学委员会(SCCS)进行评估。随着评估,更多的染发剂及其限制使用条件被引入欧盟《化妆品法规1223/2009》附录Ⅲ中。

中国与欧盟染发剂的收录形式不同,中国《化妆品卫生规范》(2007年版)中收录有"暂时允许使用的染发剂",《化妆品安全技术规范》收录有"准用染发剂",均为染发剂的正面清单,而欧盟将染发剂收录于限用组分表中,对于不得用作染发剂的组分,还收录于禁用组分表中,以禁止作为化妆品原料被使用。因此,如上所述,部分染发剂原料被收录于《化妆品法规1223/2009》附录Ⅱ(禁用组分表),且其注释其禁用条件为"禁止用于染发产品的物质",其中既包括经欧盟消费者安全科学委员会(SCCS)评估后认为不安全的染发剂,还包括部分因商业价值不大、企业不感兴趣而未进行相关申请或未重新完善资料的染发剂。

与中国、欧盟等国家和地区的化妆品监管思路不同,美国官方仅在《联邦法规法典》第21篇(21CFR)中颁布了少量的化妆品禁用、限用组分,并且自法规发布几十年以来,对于这些组分清单的修订相对较少。然而,美国对于着色剂建立了严格的准用清单,清单之外的着色剂不得使用,除非按照新的着色剂经过美国食品药品管理局审批。此外,防晒产品在美国不属于化妆品的范畴,而作为非处方药进行管理,因此防晒剂需严格满足OTC专论的要求,如果其活性组分或组合未包含在OTC专论中,则相关产品需要经过新药审批方能上市。本节将我国《化妆品卫生规范》(2007年版)中禁用、限用组分与截至2015年4月的美国相关法规进行了对比,同时体现《化妆品安全技术规范》的修订过程。

一、化妆品禁用组分

根据美国《联邦食品、药品和化妆品法案》要求,化妆品中禁止添加在标签规定的使用条件下或者在通常习惯的使用条件下对人体有毒或有害的物质(煤焦油类染发剂除外)。此项规定为美国化妆品配方时的基本原则,无论是否存在其他具体的禁用、限用组分规定,均应满足该项要求。美国《联邦法规法典》第21篇(21CFR)第700条B部分仅列出少数几个禁用组分,与我国化妆品禁用组分表差异较大。尽管其他物质未在法规中明确列出,但是化妆品生产企业仍然对上市销售产品的安全性负有全部责任,不得使用对人体有毒有害的物质。

另外需要说明的是,由于美国实行联邦制,各州政府有权自行制定辖区内的毒害物质清单。例如加州环境保护署(Cal/EPA)辖下的环境卫生危害评估办公室(Office of Environmental Health Hazard Assessment,OEHHA)就发布了《加州安全饮用水和有毒物质执行法》(Safe Drinking Water and Toxic Enforcement Act of 1986)。因此,在美国各州生产或销售的化妆品,除需满足美国《联邦法规法典》第21篇(21CFR)第700条等联邦法规外,还需符合各州当地的法规要求。

美国美国《联邦法规法典》第21篇(21CFR)第700条B部分共收录有8个禁用组分,其中5个收录于中国《化妆品卫生规范》表2(1)中,如表8-12所示。

表8-12 中国、美国共同收录的禁用组分

《化妆品卫生规范》(2007年版)表2(1)中的序号	美国法规中的序号	物质名称(中国收录形式)	物质名称(美国收录形式)	《化妆品安全技术规范》修订情况
1207	700.16	锆和它的化合物(表3中锆的配合物类以及表6中着色剂的锆色淀,盐和颜料除外)	aerosolized zirconium complexes(雾化锆化合物)	
1199	700.14	氯乙烯单体	vinyl chloride(氯乙烯)	
338	700.18	氯仿	chloroform(氯仿)	

《化妆品卫生规范》（2007年版）表2（1）中的序号	美国法规中的序号	物质名称（中国收录形式）	物质名称（美国收录形式）	《化妆品安全技术规范》修订情况
295	700.11	硫氯酚	bithionol（硫氯酚）	
1145	700.27	（1）头颅骨，包括脑以及眼、扁桃体和脊髓； （2）羊和山羊科动物的脾脏以及由此获得的原料； （3）原卫生部2002年第3号公告中I类牛、羊动物源性原料成分。 （具体限制和要求略）	prohibited cattle materials（禁止使用的牛源性材料）	根据《关于调整从疯牛病疫区进口化妆品管理措施的公告》，细化相关内容

美国化妆品禁用组分中包括一项"禁止使用的牛源性材料"（prohibited cattle materials），主要目的在于避免传播牛海绵性脑病（Bovine Spongiform Encephalopathy，BSE），即疯牛病。根据美国《联邦法规法典》第21篇（21CFR）第700.27条规定，化妆品选取原料、加工过程、终产品中，不得含有被禁止使用的牛源性材料（Cosmetics may not be manufactured from，processed with，or otherwise contain，prohibited cattle materials）。这些牛源性材料包括：30月龄及以上牛的脑、颅骨、眼睛、三叉神经节、脊髓、脊柱（尾部脊柱、胸椎及腰椎横突、骶骨翼除外）、背根神经节等，所有牛的扁桃体和小肠回肠末端，不能行走的牛的组织材料，未经检查通过的牛的组织材料，以及机械切割的牛肉等。但含有不超过0.15%不溶性杂质的动物油脂、油脂衍生物、兽皮及其产物、牛奶及牛奶制品等不在禁止之列。

在我国《化妆品卫生规范》（2007年版）禁用组分表中，第1145项对牛、羊等动物的特定组织规定了禁用。在《化妆品安全技术规范》修订过程中，根据国家质量监督检验检疫总局和原卫生部于2007年联合发布的《关于调整从疯牛病疫区进口化妆品管理措施的公告》（2007年第116号），对该项进行了细化，修改为牛源性物质：脑、眼、脊髓、头骨、脊椎骨（不包括尾椎骨）、脊柱、扁桃体、回肠末端、背根神经节、三叉神经节、血液和血液制品、舌（指舌肌含有杯状乳突）；羊源性物质：头骨（包括脑、神经节和眼）、脊柱（包括神经节和脊髓）、扁桃体、胸腺、脾脏、小肠、肾上腺、胰腺、肝脏以及这些组织制备的蛋白制品，血液和血液制品、舌（指舌肌含有杯状乳突）；但是，原卫生部2007年第116号公告中的限用牛源性物质（骨制明胶和胶原、含蛋白的牛油脂和磷酸二钙、含蛋白的牛油脂衍生物）可以使用，如果生产者使用下述方法，并且是严格保证的：（1）骨制明胶和胶原，原料骨（不包括头骨和椎骨）需经以下程序进行加工处理：①高压冲洗（脱脂）；②酸洗软化，去除矿物质；③长时间碱处理；④过滤；⑤138℃以上至少灭菌消毒4秒，或使用可降低感染性的其他等效方法。（2）含蛋白的牛油脂和磷酸二钙，须来源于经过宰前和宰后检验的牛，并剔除了脑、眼、脊髓、脊柱、扁桃体、回肠末端等特殊风险物质。（3）含蛋白的牛油脂衍生物，需经高温、高压的水解、皂化和酯交换方法生产。

在美国《联邦法规法典》第21篇（21CFR）第700条B部分所列禁用组分中，共有3项未收录，或未完全收录于《化妆品卫生规范》（2007年版）禁用组分表中，如表8-13所示。

表 8-13　美国收录、中国未（完全）收录的禁用组分

美国法规中的序号	物质名称（中文）	物质名称（英文）	备注
700.23	氯氟烃推进剂	Chlorofluorocarbon propellants	
700.19	二氯甲烷	Methylene chloride	中国《化妆品卫生规范》（2007 年版）、《化妆品安全技术规范》将其收录为限用组分
700.15	卤代 N- 水杨酰苯胺（三溴沙仑，双溴沙仑，美溴沙仑，3,3',4',5-四氯水杨酰苯胺）	Halogenated salicylanilides［tribromsalan（TBS,3,4',5-tribromo-salicylanilide）,dibromsalan（DBS,4'5-dibromosalicylanilide）,metabromsalan（MBS,3,5-dibromosalicylanilide）and 3,3',4,5'-tetrachlorosalicylanilide（TCSA）］	卤代 N- 水杨酰苯胺中的二溴 N- 水杨酰苯胺类、二氯 N- 水杨酰苯胺类、四溴 N- 水杨酰苯胺、四氯 N- 水杨酰苯胺类在《化妆品卫生规范》（2007 年版）、《化妆品安全技术规范》中收录为禁用组分

1. 氯氟烃推进剂（Chlorofluorocarbon propellants）　根据美国《联邦法规法典》第 21 篇（21CFR）第 700.23 条规定，美国国内销售的喷雾型化妆品中禁止使用氯氟烃推进剂（The use of chlorofluorocarbon propellants in cosmetic aerosol products intended for domestic consumption is prohibited）。主要是因为氯氟烃挥发剂可能会导致臭氧层的破坏，根据《联邦法规法典》第 21 篇（21CFR）第 2.125 条规定（Use of ozone-depleting substances in foods,drugs,devices,or cosmetics）将其禁用。

2. 二氯甲烷（Methylene chloride）　根据美国《联邦法规法典》第 21 篇（21CFR）第 700.19 条规定，二氯甲烷为化妆品禁用组分，二氯甲烷被禁用的主要原因是导致动物体内出现癌症，并有可能危害人体健康。二氯甲烷常被用于喷雾型化妆品（尤其是头发用喷雾），浓度一般为 10%~25%。在一项美国国家毒理学计划（National Toxicology Program,NTP）资助的长达 2 年的动物吸入研究中，二氯甲烷显著增加了雄性及雌性小鼠体内的良性、恶性肿瘤的发生率。基于此项研究，以及对于人体暴露量的估计，美国食品药品管理局认为化妆品中使用的二氯甲烷将会给消费者带来癌症风险,任何含有二氯甲烷的化妆品将会被视作掺假伪劣（adulterated）。但目前，欧盟《化妆品法规 1223/2009》中仍将二氯甲烷收录为限用组分，限量为 35%（与 1,1,1- 三氯乙烷混合时，总浓度不得超过 35%），且杂质含量不得超过 0.2%。

3. 卤代 N- 水杨酰苯胺（Halogenated salicylanilide）　根据美国《联邦法规法典》第 21 篇（21CFR）第 700.15 条规定，卤代 N- 水杨酰苯胺（三溴沙仑，二溴沙仑，美溴沙仑和 3,3',4',5- 四氯水杨酰苯胺）禁止用于化妆品，主要原因为可能引起严重的皮肤紊乱。在《化妆品卫生规范》（2007 年版）和《化妆品安全技术规范》的禁用组分表中，收录有卤代 N- 水杨酰苯胺的 4 种形式，分别为：二溴 N- 水杨酰苯胺类、二氯 N- 水杨酰苯胺类、四溴 N- 水杨酰苯胺、四氯 N- 水杨酰苯胺。

二、化妆品禁用植（动）物组分

美国《联邦法规法典》第 21 篇（21CFR）及相关法规中并未专门列出化妆品中禁用的动植物组分，但化妆品企业需保证上市销售产品的安全性，在标签规定的使用条件下或者在通

常习惯的使用条件下不得对消费者产生安全风险。

虽然美国食品药品管理局未对化妆品中的动植物原料发布专门的监管法规,但植物药品却需要依据相应的要求进行功效和安全验证。由于对 OTC 专论中成分的功效和安全性已有广泛的研究,对于严格符合 OTC 专论要求的成分无需进行重复验证,但是,如果要将一个植物新药成分加入到 OTC 专论中,则需要对其功效和安全性进行全面的验证,并经过审批。由于植物药的独特性质,美国食品药品管理局药品审评中心意识到在审批管理中须将植物药与其他药品区别对待,于 2004 制定了《植物药新药研究指南》(Guidance for Industry Botanical Drug Products),并于 2015 年 8 月进行了进一步的修订。该指南中对植物药的原料控制、临床测试等提出了要求,虽然不具有强制性的法律效力(企业可以在满足相关法规要求的前提下选用指导意见以外的方法制备植物药品),但仍然具有极其重要的指导意义。

三、化妆品限用组分

美国《联邦法规法典》第 21 篇(21CFR250、21CFR700)仅收录了 2 个化妆品限用组分,均作为禁用组分收录于《化妆品卫生规范》(2007 年版),且保留于《化妆品安全技术规范》禁用组分表中,详见表 8-14。

表 8-14 美国化妆品限用组分情况

美国法规序号	物质名称(中文)	物质名称(英文)	美国法规中的限制和条件	《化妆品卫生规范》(2007 年版)、《化妆品安全技术规范》收录情况
250.250	六氯酚	Hexachlorophene	不得用于黏膜用化妆品,使用浓度不得超过能够发挥防腐作用的浓度,不得超过 0.1%,并且只有当其他防腐剂均无法发挥作用时才能使用	作为禁用组分收录
700.13	汞化合物	Mercury compounds	在没有其他安全有效防腐剂替代的情况下,仅可作为防腐剂用于眼部用化妆品,浓度不得超过 0.0065%(以汞计);其他任何含有汞的化妆品都被认为是掺假伪劣,痕量不得超过 0.0001%(以汞计)	禁用组分表中收录"汞和汞化合物(表 4 中的汞化合物除外)";表 4 防腐剂列表中收录"苯汞的盐类,包括硼酸苯汞"、"硫柳汞",仅可用于眼部化妆品和眼部卸妆品,且对于浓度及标签等有严格要求

1. 六氯酚(Hexachlorophene) 根据美国《联邦法规法典》第 21 篇(21CFR)第 250.250 条规定,六氯酚可被看作一种限用组分,但其限制条件极其苛刻:不得用于黏膜用化妆品,使用浓度不得超过能够发挥防腐作用的浓度,不得超过 0.1%,并且只有当其他防腐剂均无法发挥作用时、或者更换配方缺乏充分的资料时,才能够使用六氯酚(Hexachlorophene may be used as a preservative in cosmetic products other than those which in normal use may be applied to mucous membranes or which are intended to be used on mucous membranes, at a level that is no higher than necessary to achieve the intended preservative function, and in no event higher than 0.1 percent. Such use of hexachlorophene shall be limited to situations where an alternative preservative

has not yet been shown to be as effective or where adequate integrity and stability data for the reformulated product are not yet available）。进行限制的主要原因为六氯酚具有毒性,并能够穿过人体皮肤。

作为一种防腐剂,六氯酚对革兰氏阳性菌具有抑菌作用,尤其是抑制葡萄球菌株（*Staphylococcus*）,但对于革兰阴性菌无作用。多项研究证明,高达毒害剂量的六氯酚能够被人体皮肤吸收,尤其是未发育成熟的婴儿皮肤和受损皮肤。1972 年,法国某企业生产销售了一批六氯酚含量高达 6.3% 的婴儿爽身粉,最终导致 204 名婴幼儿神经中毒,并致 36 例死亡[6]。目前六氯酚在欧盟、韩国、加拿大等国家和地区均禁止在化妆品中使用,在我国《化妆品卫生规范》(2007 年版)和《化妆品安全技术规范》中,均将其收录为禁用组分。

2. 汞化合物（Mercury compounds） 根据美国《联邦法规法典》第 21 篇（21CFR）第700.13 条,汞化合物（Mercury compounds）被收录为限用物质:在没有其他安全有效防腐剂替代的情况下,仅可作为防腐剂用于眼部用化妆品,浓度不得超过 0.0065%（以汞计）;其他任何含有汞的化妆品都被认为是掺假伪劣,痕量不得超过 0.0001%（以汞计）。

汞在化妆品的作用一般认为有两种:①美白祛斑（该类产品在美国同时作为药品和化妆品进行管理）;②防腐剂。汞化合物能够十分容易地被完整皮肤吸收,并且能够经肺部吸入、或经肠道吸收。汞是一种重金属,同时还是潜在的过敏原和刺激物,能够通过化妆品的日常使用吸收并在体内积累,并引起严重的毒副作用。此外,对于汞化合物漂白作用、防腐作用的有效性也存在诸多质疑,并且多种低毒的、有效的防腐剂能够在化妆品中将其取代。因此,没有任何理由将汞化合物用作化妆品中的美白剂、防腐剂。在对汞化合物的限制中,眼部用化妆品则是例外:汞化合物是唯一能够有效预防化妆品中假单胞菌（*Pseudomonas*）污染的防腐剂,而假单胞菌在眼部的感染会引起严重的健康损害,包括会导致失明。因目前没有安全有效的替代物,美国法规将汞化合物收录为限用组分,并做出严格的限制。

在我国《化妆品卫生规范》(2007 年版)中,将汞和汞化合物收录为禁用组分,但表 4（防腐剂列表）中的汞化合物除外。在表 4（防腐剂列表）中,收录了两条汞化合物,分别为:

苯汞的盐类,包括硼酸苯汞,仅用于眼部化妆品和眼部卸妆品,最大使用浓度为 0.007%（以 Hg 计）,如果同本规范中其他汞化合物混合,Hg 的最大浓度仍为 0.007%,标签上必须标印"含苯汞化合物";硫柳汞,仅用于眼部化妆品和眼部卸妆品,最大使用浓度为 0.007%（以 Hg 计）,如果同本规范中其他汞化合物混合,Hg 的最大浓度仍为 0.007%,标签上必须标印"含硫柳汞"。

《化妆品卫生规范》(2007 年版)对于化妆品组分中汞和汞化合物的要求,与欧盟基本保持一致,在《化妆品安全技术规范》修订过程中,保留了禁用组分表、准用防腐剂列表中关于汞和汞化合物的相关规定。

四、化妆品准用防晒剂

防晒产品在美国属于非处方药,需要满足防晒产品专论的相关要求,如果其活性成分未被专论收录,则产品在上市前需要接受新药审核。近年来,美国在防晒剂监管方面开始尝试积极的改革。2014 年 11 月 26 日,美国通过《防晒创新法案》(Sunscreen Innovation Act,S.2141),该法案规定,任何人有权向美国卫生与人类服务部（HHS）秘书处提出申请,对非处方防晒成分或其组合进行考察,以决定是否收录于 OTC 防晒剂专论中。该项法案颁布的目的在于建立一个更加迅速、透明的防晒剂成分的审批程序。

根据美国《联邦法规法典》第 21 篇（21CFR）第 352.10 条规定，防晒产品专论中共收录有 16 种有效原料（sunscreen active ingredients）。除规定了每种防晒剂在使用时的浓度范围，还要求终产品的 SPF 值不得低于 2。其中 12 种物质已被《化妆品卫生规范》（2007 年版）收录，4 种未被收录，详见表 8-15。

表 8-15　美国收录、中国未收录的防晒剂

美国法规中的序号	物质名称（中文）	物质名称（英文）	美国法规规定的限值
h	薄荷醇邻氨基苯甲酸酯	Menthyl anthranilate	5%
c	西诺沙酯	Cinoxate	3%
e	二苯酮 -8	Dioxybenzone	3%
q	水杨酸 TEA 盐	Trolamine salicylate	12%

表 8-15 所列出的 4 种防晒剂，除在美国收录外，还被韩国、加拿大等国家和地区作为防晒剂收录，其最大允许使用浓度与美国基本一致，但以上 4 种防晒剂目前仍未被欧盟收录（详见本书附表 8）。在《化妆品安全技术规范》修订过程中，未将其纳入准用防晒剂列表。

收录于《化妆品卫生规范》（2007 年版）中、但未收录于美国防晒产品专论中的防晒剂共计 17 种，详见下表 8-16。

表 8-16　中国收录、美国未收录的防晒剂

《化妆品卫生规范》（2007年版）表 5 中的序号	物质名称（中文）	备注	《化妆品安全技术规范》修订情况
1	3- 亚苄基樟脑		
2	4- 甲基苄亚基樟脑		
4	二苯酮 -5	中国收录形式为：二苯酮-4、二苯酮-5；而美国收录形式为 Sulisobenzone，即 Benzophenone-4（二苯酮-4），未收录二苯酮 -5	原最大允许使用浓度为 5%（以酸计），修订为：总量 5%（以酸计）
5	亚苄基樟脑磺酸		中文名称修改为"亚苄基樟脑磺酸及其盐类"；原最大允许浓度为 6%（以酸计），修改为：总量 6%（以酸计）
6	双 - 乙基己氧苯酚甲氧苯基三嗪		英文名称修改为 2,2'-(6-(4-Methoxyphenyl)-1,3,5-triazine-2,4-diyl)bis(5-((2-ethylhexyl)oxy)phenol)
8	樟脑苯扎铵甲基硫酸盐		

续表

《化妆品卫生规范》(2007年版)表5中的序号	物质名称(中文)	备注	《化妆品安全技术规范》修订情况
9	二乙氨基羟苯甲酰基苯甲酸己酯		
10	二乙基己基丁酰胺基三嗪酮		
11	2,2'-双-(1,4-亚苯基)1H-苯并咪唑-4,6-二磺酸)的二钠盐		中文名称修改为"苯基二苯并咪唑四磺酸酯二钠"
12	甲酚曲唑三硅氧烷		
16	乙基己基三嗪酮		
18	p-甲氧基肉桂酸异戊酯		
19	亚甲基双-苯并三唑基四甲基丁基酚		
22	PEG-25对氨基苯甲酸		
24	聚丙烯酰胺甲基亚苄基樟脑		
25	聚硅氧烷-15		
26	对苯二亚甲基二樟脑磺酸		中文名称修改为"对苯二亚甲基二樟脑磺酸及其盐类";原最大允许使用浓度为10%(以酸计),修改为:总量10%(以酸计)

以上17个组分未在美国防晒剂的OTC专论中进行收录,但需要注意的是,未收录于该专论中的防晒剂并非意味着完全不可能在美国的防晒产品中使用,只是需要按照极其严格的新药申请程序对其进行审批。

五、化妆品准用着色剂

美国对于着色剂的管理非常严格,根据美国《联邦食品、药品和化妆品法案》,着色剂应遵守法律所规定严格的管理和审批程序。根据《联邦食品、药品和化妆品法案》第601(e)条规定和美国《联邦法规法典》第21篇(21CFR)第361(e)条规定,除煤焦油染发剂以外,若某种产品未遵守美国着色剂相关规定,则被视作化妆品的掺假伪劣(adulterated)。

对着色剂的具体要求见《联邦食品、药品和化妆品法案》第721条、美国《联邦法规法典》第21篇(21CFR)第379(e)条、美国《联邦法规法典》第21篇(21CFR)第70、80条等。若化妆品中含有着色剂（煤焦油染发剂除外），则需遵守以下基本原则：

①审批（approval）。所有使用于化妆品（或美国食品药品管理局所监管的其他产品）的着色剂，均须经过美国食品药品管理局的审批。对于通过审批、可用作着色剂的每一种原料，都必须有相应的一条法规对其原料规格、使用限制等进行详细说明；

②认证（certification）。除须通过审批外，某些着色剂用于化妆品（或美国食品药品管理局所监管的其他产品）时还须经过美国食品药品管理局的批量认证；

③特性和规格（identity and specification）。所使用的着色剂均必须符合《联邦法规法典》中所规定的特性和规格；

④使用及限制（use and restrictions）。着色剂只得用于相关法规中所规定的目的和范围，并且符合法规中所规定的其他限制，如产品中最大允许使用浓度等。

根据美国《联邦食品、药品和化妆品法案》和美国《联邦法规法典》第21篇（21CFR）第70、80条中有关化妆品着色剂的基本要求，通过审批的着色剂可分为两大类：免除认证的着色剂、必须经过认证的着色剂。其中，免除认证的着色剂收录美国《联邦法规法典》第21篇（21CFR）第73条C部分（21CFR 73，Subpart C），目前收录有29种着色剂；而必须经过认证的着色剂收录于美国《联邦法规法典》第21篇（21CFR）第74篇C部分（21CFR 74，Subpart C）以及第82条B、C、D部分（21CFR82，Subpart B，C，D），目前收录有36种着色剂。两类清单共计收录有65种着色剂，化妆品生产企业必须从这两份FDA准许的着色剂清单中进行选择，清单之外的着色剂只有经FDA审批之后，才可以补充到允许使用的着色剂清单上。

事实上，美国的着色剂清单并不是只针对化妆品而设立的，在美国《联邦法规法典》第21篇（21CFR）第73条、第74条、第82条的A、B、D部分，分别收录了准许用于食品（Subpart A）、药品（Subpart B）、医疗器械（Subpart D）的着色剂。某种着色剂根据其是否可用于食品、药品、化妆品、医疗器械会分别被收录于对应的列表中。

美国收录的可用于化妆品的着色剂仅65种，可用于外用药品的着色剂有56种，52种既可以用于化妆品也可以用于外用药品。其数量少于《化妆品卫生规范》（2007年版）中收录的156种"限用着色剂"。在美国所收录的可用于化妆品或外用药品的69种着色剂中：12种着色剂未收录于《化妆品卫生规范》（2007年版）表6（限用着色剂表）中，详见表8-17所示；剩余58种在中国亦有收录，对应于《化妆品卫生规范》（2007年版）表6（限用着色剂表）中的54种着色剂（详细情况见附表9）。虽然部分着色剂在中国、美国均有所收录，但其使用部位、使用浓度、使用限制等可能有所不同。例如，在根据《化妆品卫生规范》（2007年版）的规定，颜料红4在化妆品中最大浓度为3%，而在美国着色剂清单中，该着色剂仅在唇部用产品中限量为3%，其他外部用化妆品中的使用应遵循GMP；美国法规中所收录的"群青类"（ultramarines）是一类染料的总称，其中部分群青类染料收录于《化妆品卫生规范》（2007年版）中，部分未被收录，所以也出现在了中国未收录的名单中。

对可用于食品、药品、化妆品、医疗器械的着色剂及其相关要求的总结详细信息可参考在美国食品药品管理局（FDA）官方网站（http://www.fda.gov/ForIndustry/ColorAdditives/ColorAdditiveInventories/ucm115641.htm）。其中，还以注释的形式对部分种类的着色剂进行了特别要求，主要包括以下三条：

（*）允许普遍使用的着色剂不可以用于眼部、注射或手术缝合线，除非着色剂列表中规定了这样的用途。目前无着色剂可在注射产品中使用（如文身或永久化妆等）。

　　(**) 允许外用的着色剂不可以用于眼部、注射或手术缝合线,除非着色剂列表中规定了这样的用途。目前无着色剂可在注射产品中使用(如文身或永久化妆等)。对于一些被允许外用的着色剂,可按照规定的最大使用浓度,在漱口剂、牙膏或口红中使用。

　　(***) 对于美国《联邦法规法典》第 21 篇(21CFR)第 74 和 82 条所列出的着色剂,在用于食品药品管理局所监管的产品前,必须经由食品药品管理局进行批次认证。本规定适用于美国进口及国产产品。经过认证的着色剂,必须在铭牌上写明:经认证的着色剂名称、使用限制、最大使用浓度以及认证批号等。在 21CFR 第 74 条,列出了要求认证的纯品色。大多数色淀临时在 21CFR 第 81.1 条列出用法,同 21CFR 第 82.51 条(食品、药物和化妆品)、21CFR 第 82.1051 条(药物和化妆品)或 21CFR 第 82.2051 条(外用药物和化妆品)。

表 8-17　美国收录、中国未收录的着色剂

物质名称(英文)	物质名称(中文)	CI 编号	美国限量及要求简述
D&C Brown No.1	D&C 棕 1 号	CI 20170	外用化妆品
D&C Red No.17	D&C 红 17 号	CI 26100	外用化妆品
D&C Red No.39	D&C 红 39 号	/	外用季铵盐杀菌液(≤0.1%)
Ultramarines (是一类染料的总称,其中部分收录于《化妆品卫生规范》(2007 年版)中,部分未被收录)	群青色类	CI 77013	外用化妆品,包含眼部产品
Henna	散沫花	/	用于染毛发,但不得用于睫毛、眉毛和眼睛周围
Guaiazulene	愈创蓝油烃	/	外用化妆品
Bismuth citrate	柠檬酸铋	/	仅用于染头发的化妆品(≤0.5%)
Disodium EDTA-copper	乙二胺四乙基二钠 - 铜	/	化妆品类洗发水的着色
Dihydroxyacetone	二羟基丙酮	/	外用化妆品,目的仅为或部分为给人体着色
Lead acetate	乙酸铅	/	仅用于染头发的化妆品(以 Pb 计,≤0.6%,w/v)
Luminescent zinc sulfide	发光硫化锌	/	指甲油和外用面部彩妆≤成品的 10%,有限、偶尔使用
Pyrophyllite	叶蜡石	/	外用化妆品

　　根据美国《联邦法规法典》第 21 篇(21CFR)第 70.3 条中所规定的释义,第 21 篇第 73 条、第 74 条、第 81 条中所收录的着色剂,以及相应的色淀,统称为"纯品色"(straight colors)。其原文为:CFR 21 21 CFR 70.3(j)The term straight color means a color additive listed in parts 73,74,and 81 of this chapter,and includes lakes and such substances as are permitted by the specifications for such color。其中,色淀是指将水溶性染色剂吸附或沉淀到无机底物上而形成的着色剂,21CFR 还对色淀底物的种类和规格做出了限定,可包含氧化铝、硫酸钡、光泽白、黏土、二氧化钛、氧化锌、滑石粉、松香、苯甲酸铝、碳酸钙或这些成分的组合。

六、化妆品防腐剂、染发剂

美国《联邦法规法典》第 21 章（21CFR）中，并未对化妆品中所使用的防腐剂、染发剂等进行清单式管理，但在其所列出的限用组分中，实际收录了两种防腐剂——六氯酚、含汞化合物，并对其进行了非常严格的限制。虽然美国对于防腐剂、染发剂等未使用清单管理，但这些原料及终产品的安全由企业负责——企业必须保证产品安全，一旦出现掺假伪劣、错误标签以及其他质量安全问题，企业有可能承担极其严重的法律后果。

第三节　禁用、限用、准用组分与日本的对比

2000 年 9 月 20 日，日本厚生省制定发布了《化妆品基准》（厚生省告示第 331 号）。其中包括：禁用组分、限用组分、限用防腐剂、紫外线吸收剂、着色剂清单。日本染发产品则按医药部外品进行管理，其染发剂准用组分收录于《染发剂制造销售许可基准》中。本节讨论的日本化妆品及染发产品中禁用、限用、准用组分，出自日本相关法规以及截止到 2010 年 2 月 26 日的法规修订公告。

医药品成分原则上禁止添加到化妆品当中，然而，对于 2001 年 4 月 1 日前取得许可的成分（收录于《化妆品中允许添加的医药品成分》），可在批准的用量范围内继续使用，但需在企业自主责任的前提下，对该成分的品质及安全进行确认[7]。

限用列表以外的成分或含量超出《化妆品基准》附表 4 范围的成分，需依据《限用列表追加收载申请要领》（医药审发第 325 号，2001 年 3 月 29 日）向厚生劳动省提出申请，以将该成分列入限用列表或申请提高其配合量。未收录于《化妆品中允许添加的医药品成分》的医药品成分，也可依据《有关申请添加到化妆品中的医药品成分的处理办法》（药食审查发第 0325019 号，2004 年 3 月 25 日），向厚生劳动省提出关于该医药品成分纳入相关列表或提高配合量的申请。

日本目前实行的化妆品原料管理制度，主要是企业在遵守《化妆品基准》的前提下，实行自主管理。虽然某些物质在法规中没有规定不能使用，但也不意味着就可以添加。就像法规中虽然没有对重金属铅做出规定，但是哪个化妆品企业都不可能在化妆品中添加重金属铅。即：制造销售企业在充分确认原料的安全性后，可自行判断能否使用，且配方成分及产品安全性等相关资料，均由企业自行收集、整理和保管。企业参考日本化妆品工业联合会制定的原料规格、GMP、试验方法等相关指南，对原料、生产、销售、广告宣传等环节进行管理，并在协会领导的各种专业委员会中，参与标准指南、试验方法、评价方法等的制定。

一、化妆品禁用组分

日本《化妆品基准》中收录的禁用组分只有 30 个 / 类，远远少于《化妆品卫生规范》（2007年版）所收录的禁用组分数量，这种差异的出现，与日本《化妆品基准》的出台背景有关。日本《药事法》制定于 1960 年，之后化妆品行业经历了数十年的发展，其品质安全都有了较高提升，为了简化化妆品的管理制度，2000 年日本出台了新的《化妆品基准》，而《药事法》也随之发生了较大变化：废除了普通化妆品的许可制度，在符合《化妆品基准》及企业自主责任

的前提下,普通化妆品用的原料可自行判断添加,但必须保证产品的质量安全。

在日本《化妆品基准》所收录的禁用组分中,有21个/类物质与《化妆品卫生规范》(2007年版)所收录的禁用组分相对应或相类似。但这些禁用组分的收录形式并不完全相同,例如,中国将"雌激素类""孕激素类"整体收录为化妆品禁用原料,而日本化妆品中则禁用了其中部分具体原料,包括:雌二醇、雌酮或炔雌醇以外的激素及其衍生物,孕烯醇酮醋酸酯,孕甾烷二醇等。因此,日本《化妆品基准》中的这21个/类禁用组分对应着《化妆品卫生规范》(2007年版)中的27个,详见表8-18所示。

日本《化妆品基准》所收录的禁用组分中,有12个未收录于《化妆品卫生规范》(2007年版)禁用组分表中,详见表8-19。

日本《化妆品基准》中的禁用组分二氯甲烷(Methylene chloride)、二氯苯酚(Dichlorophen)、硼酸(Boric acid)、福尔马林(Formalin)等收录于《化妆品卫生规范》(2007年版)限用组分表中(其中福尔马林并未直接收录于《化妆品卫生规范》,收录形式为"甲醛")。需注意的是,由于染发产品在日本被归为医药部外品,而非化妆品,对于过氧化氢、过硼酸钠这两种组分,虽被收录为日本化妆品禁用组分,但实际上在染发产品中(医药部外品)可以作为功效成分使用。而对于福尔马林,日本目前仅规定化妆品中不得添加,但尚未规定终产品中不得检出甲醛,主要依靠企业自律实现。

二、化妆品禁用植(动)物组分

对于化妆品中所使用的植(动)物组分,日本《化妆品基准》中并没有专门的列表进行管理,仅对个别原料单独规定。例如属于植物提取物的枣(Ziziphus jujuba)果提取物(Phus Jujuba Fruit Extract),收录于日本限用组分表中,要求100g终产品中黏膜使用淋洗类、非淋洗类化妆品最大用量为5.0g,而对于非黏膜使用的淋洗类、非淋洗类化妆品没有具体的限量要求。

三、化妆品限用组分

《化妆品卫生规范》(2007年版)表3收录有限用组分73种,日本《化妆品基准》收录有限用组分仅17种,其中3种原料在中国、日本均作为化妆品中限用组分进行收录,详见表8-20。

此外,由于中国与日本化妆品的定义与范围不同,烫发产品在中国作为化妆品进行管理,而在日本被归为医药部外品。《化妆品卫生规范》(2007年版)表3(限用组分表)中所收录的巯基乙酸及其盐类和酯类,因用于烫发产品中,未收录于日本的《化妆品基准》,而是作为烫发剂有效成分在医药部外品的有关法规中单独列出,收录有:① Thioglycolic Acid(巯基乙酸);② Ammonium Thioglycolate Ethanolamine(巯基乙酸铵);③ Thioglycolate(乙醇胺硫代乙酸酯)。

在日本《化妆品基准》收录的限用组分中,部分属于《化妆品卫生规范》(2007年版)中的禁用组分,如:锆,雌二醇、雌酮或炔雌醇,氨基醚类抗组胺剂,二硫四甲秋兰姆等,详见表8-21。

在日本《化妆品基准》的限用组分列表中,收录有氨基醚类抗组胺剂(Aminoether type antihistamines),可用于头部使用的化妆品中,然而,氨基醚型以外的抗组胺剂(例如:苯海拉

表 8-18　中国、日本共同收录的禁用组分

《化妆品卫生规范》(2007年版)表2(1)中的序号	物质名称(中文)	物质名称(英文)	日本禁用组分收录形式	《化妆品安全技术规范》修订情况
58	2,2'-二羟基-3,3',5,5',6,6'-六氯代二苯基甲烷(六氯酚)	2,2'-Dihydroxy-3,3',5,5',6,6'-hexachlorodiphenylmethane (hexachlorophene)	六氯酚 Hexachlorophene	中文名称修改为:六氯酚
120	3,4',5-三溴水杨酰苯胺(三溴沙仑)	3,4',5-Tribromosalicylanilide (tribromsalan)	卤化水杨酰替苯胺 Halogenated salicylanilide	简化中文名称为:三溴沙仑
158	(4-肼基苯基)-N-甲基甲烷磺酰胺盐酸盐	4-Hydrazinophenyl)-N-methylmethanesulfonamide hydrochloride (CAS No.81881-96-8)	磺酰胺及其衍生物 Sulfamide and its derivatives	
295	硫氯酚	Bithionol[2,2'-thiobis(4,6-dichlorophenol)]	Bithionol 硫氯酚	
311	镉和镉的化合物	Cadmium and its compounds	镉化合物 Cadmium compounds	
338	氯仿	Chloroform	氯仿 Chloroform	
410	二溴N-水杨酰苯胺类	Dibromosalicylanilides	卤化水杨酰替苯胺 Halogenated salicylanilide	
414	二氯N-水杨酰苯胺类	Dichlorosalicylanilides	卤化水杨酰替苯胺 Halogenated salicylanilide	
441	二恶烷	Dioxane	6-乙酰氧基-2,4-二甲基-m-二噁烷 6-Acetoxy-2,4-dimethyl-m-dioxane	中文名称修改为:二噁烷
443	苯海拉明及其盐类	Diphenhydramine (2-diphenylmethoxy-N,N-dimethylamine;dimedrol) and its salts	氨基醚型抗组胺剂以外的抗组胺(例如:苯海拉明) Antihistamines except those of aminoether type (such as diphenhydramine)	
724	糖皮质激素类	Glucocorticoids	雌二醇,雌酮或炔雌醇以外的激素及其衍生物 Hormones and its derivatives other than estradiol estrone and ethynylestradiol	中文名称修改为:糖皮质激素类(皮质类固醇)

续表

《化妆品卫生规范》(2007年版)表2(1)中的序号	物质名称（中文）	物质名称（英文）	日本禁用组分收录形式	《化妆品安全技术规范》修订情况
781	氢氟酸及其正盐、配合物以及氢氟化物（表3中的氟化合物除外）	Hydrofluoric acid, its normal salts, its complexes and hydrofluorides with the exception of those given in Table 3	无机氟化物 Fluorine compounds (as Inorganic compounds)	
836	汞和汞化合物（表4中的汞化合物除外）	Mercury and its compounds, except those special cases included in Table 4	汞及其化合物 Mercury and its compounds	
841	甲醇	Methanol	甲醇 Methyl alcohol	
893	麻醉药类（凡是《中华人民共和国药政法》规定管制的麻醉药品种）	Narcotics, natural and synthetic controlled by the Drug Administration Law of the People's Republic of China	普鲁卡因局麻剂 Local aneththetics such as Procaine	
909	呋喃妥因	Nitrofurantoin (1-(5-nitro-2-furfurylideneamino)-hydantoin)	硝基呋喃类化合物 Nitrofuran type compounds	
927	雌激素类	Oestrogens	雌二醇、雌酮或炔雌醇以外的激素及其衍生物 Hormones and those derivatives except estradiol, estrone and ethinylestradiol	
982	毛果芸香碱及其盐类	Pilocarpine (5-((4-ethyl-2,3,4,5-tetrahydrofuran-5-on-3-yl) methyl)-1-methylimidazole) and its salts	毛果芸香碱 Pilocarpine	
1000	孕激素类	Progestogens	（1）雌二醇、雌酮或炔雌醇以外的激素及其衍生物；（2）孕烯醇酮醋酸酯（3）孕甾烷二醇 [（1）Hormones and its derivatives other than estradiol estrone and ethinylestradiol；（2）Pregnenolone acetate；（3）Pregnanediol]	

续表

《化妆品卫生规范》(2007年版)表2(1)中的序号	物质名称（中文）	物质名称（英文）	日本禁用组分收录形式	《化妆品安全技术规范》修订情况
1014	焦棓酚	Pyrogallol	焦棓酚 Pyrogallol	
1067	硒及其化合物（表3中在限定条件下使用的二硫化硒除外）	Selenium and its compounds with the exception of selenium disulphide under the conditions set out under the reference in Table 3	硒化合物 Selenium compounds	
1083	乳酸锶	Strontium lactate	锶化合物 Strontium compounds	
1084	硝酸锶	Strontium nitrate	锶化合物 Strontium compounds	
1085	多羧酸锶	Strontium polycarboxylate	锶化合物 Strontium compounds	
1132	四溴 N- 水杨酰替苯胺	Tetrabromosalicylanilides	卤化水杨酰替苯胺 Halogenated salicylanilide	
1136	四氯 N- 水杨酰替苯胺	Tetrachlorosalicylanilides	卤化水杨酰替苯胺 Halogenated salicylanilide	
1199	氯乙烯单体	Vinyl chloride monomer	氯乙烯单体 Vinyl chloride (monomer)	

表 8-19　日本收录、中国未收录的禁用组分

中文名称	英文名称	备注	《化妆品安全技术规范》修订情况
二氯甲烷	Methylene chloride	收录于《化妆品卫生规范》组分表中	《化妆品卫生规范》（2007年版）限用
羟基氯化铋以外的铋化合物	Bismuth compounds other than bismuth oxychloride		
过氧化氢	Hydrogen peroxide	收录于《化妆品卫生规范》（2007年版）限	

续表

中文名称	英文名称	备注	《化妆品安全技术规范》修订情况
（日本染发产品为医药部外品，不在化妆品范畴之内，过氧化氢可在日本染发产品中可作为功效成分使用）		用组分表中，收录形式为：过氧化氢和其他释放过氧化氢的化合物或混合物，如过氧化脲和过氧化锌	
过硼酸钠（日本染发产品为医药部外品，不在化妆品范畴之内，过硼酸钠可在日本染发产品中可作为功效成分使用）	Sodium perborate	在《化妆品卫生规范》(2007年版)限用组分表中，收录有硼酸、硼酸盐和四硼酸盐	
二氯苯酚	Dichlorophen	收录于《化妆品卫生规范》(2007年版)限用组分表中，收录形式为：双氯酚	
氢醌单苄基醚	Hydroquinone monobenzylether		
维生素 L_1 和 L_2	Vitamin L_1 and Vitamin L_2		
硼酸	Boric acid	在《化妆品卫生规范》(2007年版)限用组分表中，收录有硼酸、硼酸盐和四硼酸盐	
福尔马林	Formalin	在《化妆品卫生规范》(2007年版)限用组分表中，收录有甲醛	
药品成分 *（* 虽然是药品成分，但是在规制放宽之前，即2000年3月31日前作为化妆品成分得到批准的成分，《化妆品种别许可基准》收载的物质，在批准收载的范围内可以配合使用）	Medical drug ingredients		
不符合生物来源原料基准的物质	Any ingredients that do not meet the Standards for Biological Materials		

续表

中文名称	英文名称	备注	《化妆品安全技术规范》修订情况
第一种及第二种特定化学物质	Class I and Class II Specified Substances provided in the Law Concerning the Evaluation of Chemical Substances and Regulation of Their Manufacture		

表8-20 中国、日本共同收录的限用组分

《化妆品卫生规范》(2007年版)表3中的序号	中文名称	英文名称	日本法规收录形式	备注	《化妆品安全技术规范》修订情况
15	(1) 硼酸、硼酸盐和四硼酸盐[禁用组分表2(1)所列成分除外]	(1) Boric acid, borates and tetraborates with the exception of substances in Table 2(1)	硼砂 Sodium borate		删除口腔卫生产品相关规定
19	斑蝥素	Cantharides tincture	斑蝥酊、生姜酊或辣椒酊 Cantharides tincture, Ginger tincture or Capsicum tincture	斑蝥酊、生姜酊或辣椒酊作为一类物质收录于日本《化妆品基准》限用组分表中,其中生姜酊、辣椒酊未收录于《化妆品卫生规范》(2007年版)	《化妆品安全技术规范》中斑蝥素调整为禁用组分,且未收录生姜酊和辣椒酊
72	苯酚磺酸锌	Zinc 4-hydroxybenzene sulphonate	苯磺酸锌 Zinc p-phenolsulfonate		适用范围中"除臭剂、抑汗剂和收敛水"修改为"除臭产品、抑汗产品和收敛水"

表 8-21　日本收录、中国未收录的限用组分

化学名	中文名称	日本化妆品中的使用限制	备注
Diethylene glycol	二甘醇	牙膏中不得使用	
aluminum chlorohydroxyallantoinate	尿囊素羟基氯化铝	对所有化妆品都限制的成分，限值1%	
Estradiol, Estrone or Ethinylestradiol	雌二醇，雌酮或炔雌醇	(1)用于头部、黏膜或口腔内以外的不含有脂肪族低级一元醇的化妆品(含以溶解配合成分为目的添加的该类醇)，100g中最大配合量50000国际单位(总量)；(2)用于头部、黏膜或口腔内以及其他部位含有脂肪族低级一元醇的化妆品(以溶解配合成分为目的添加的该类醇除外)，100g中最大配合量20000国际单位(总量)	未单独收录，但"雌激素类""孕激素类"均收录于《化妆品卫生规范》(2007年版)及《化妆品安全技术规范》禁用组分表中，因此雌二醇、雌酮、炔雌醇在中国化妆品中均为禁用
Aminoether type antihistamines	氨基醚类抗组胺剂	仅用于头部的化妆品，限值0.01%；不得用于头部以外的化妆品	在《化妆品卫生规范》(2007年版)、《化妆品安全技术规范》禁用组分表中，收录有多种抗组胺剂
Polyoxyethylene laurylether (8-10E.O.)	聚氧乙烯月桂基醚	对所有化妆品都限制的成分，限值2%	
Zirconium	锆	根据化妆品的种类及使用目的而有配合限制的成分(气雾剂)不得使用	收录于《化妆品卫生规范》(2007年版)、《化妆品安全技术规范》禁用组分表中，收录形式为：锆和它的化合物(表3中锆的配合物类以及表6中着色剂的锆色淀，盐和颜料除外)
Thiram	二硫四甲秋兰姆	根据化妆品的种类及使用目的而有配合限制的成分：肥皂、香皂等淋洗类产品限值0.5%；肥皂、香波等淋洗类以外的产品限值0.3%	收录于《化妆品卫生规范》(2007年版)、《化妆品安全技术规范》禁用组分表中，收录形式为：双硫仑基仑

续表

化学名	中文名称	日本化妆品中的使用限制	备注
Undecylenic acid monoethanolamide	十一烯酸单乙醇酰胺	根据化妆品的种类及使用目的而有配合限制的成分（肥皂、香波等淋洗类以外的产品）不得使用	
2-(2-Hydroxy-5-methylphenyl)benzotriazole	2-(2-羟基-5-甲苯基)苯并三唑	根据化妆品的种类及使用目的而有配合限制的成分（肥皂、香波等淋洗类以外的产品）限值 7.0%	
Sodiumlauroyl sarcosinate	月桂酰肌氨酸钠	根据化妆品的种类及使用目的而有配合限制的成分（肥皂、香波等淋洗类以外的产品）不合使用 牙膏限值 0.5%	
Phus Jujuba fruit extract	枣（Ziziphus jujuba）果提取物	根据化妆品的类别而有配合限制的成分（1）非黏膜类使用的淋洗类化妆品，无具体限量值；（2）非黏膜类使用的非淋洗类化妆品，无具体限量值；（3）黏膜使用的淋洗类化妆品，限值 5%	
Thioctic acid	硫辛酸	根据化妆品的类别而有配合限制的成分（1）非黏膜类使用的淋洗类化妆品，限值 0.01%;	
Ubiquinone	辅酶	根据化妆品的类别而有配合限制的成分（1）非黏膜类使用的淋洗类化妆品，限值 0.03%;（2）非黏膜类使用的非淋洗类化妆品，限值 0.03%;（3）黏膜使用淋洗类和非淋洗类化妆品，不得使用	
Phenyl salicylate	水杨酸苯酯	对所有化妆品都限制的成分，限值 1.0%	

明）在日本收录为化妆品禁用组分。事实上，该类物质往往作为有效成分，用于具有止痒功能的洗发香波，而这类具有止痒功能的洗发香波，是日本"药用化妆品"中的一种类型。在我国《化妆品卫生规范》（2007年版）及《化妆品安全技术规范》中，将多种抗组胺剂收录为化妆品禁用组分，且在《化妆品安全技术规范》中，收录了15种抗组胺类组分的检验方法，包括地氯雷他定、氯苯那敏、阿司咪唑、曲吡那敏、溴苯那敏、苯海拉明、异丙嗪、羟嗪、奋乃静、西替利嗪、氟奋乃静、氯丙嗪、氯雷他定、特非那定、赛庚啶等。

四、化妆品准用防腐剂

《化妆品卫生规范》（2007年版）表4中收录有防腐剂共56个，日本《化妆品基准》中收录有防腐剂共48个。在日本《化妆品基准》所收录的防腐剂中，有27种与《化妆品卫生规范》（2007年版）中所收录的防腐剂有对应关系（对应中国22种/类），详见表8-22。但其中，部分组分的收录形式并不完全一致，例如，日本将苯甲酸（安息香酸）和苯甲酸盐类分别列出，而这些防腐剂在中国则被作为一类物质进行收录，此情况还包括盐酸氯己定/氯己定葡萄糖酸盐/氯己定、O-苯基苯酚钠/O-苯基苯酚、水杨酸/水杨酸盐类等。

表8-22　中国、日本共同收录的防腐剂

《化妆品卫生规范》（2007年版）表4中的序号	中文名称	英文名称
5	苯扎氯铵	Benzalkonium chloride
6	苄索氯铵	Benzethonium chloride
7	苯甲酸 苯甲酸盐类	Benzoic acid, Salts of Benzoic acid
11	氯己定及其二葡萄糖酸盐，二醋酸盐和二盐酸盐	Chlorhexidine hydrochloride/Chlorhexidine gluconate/Chlorhexidine
13	三氯叔丁醇	Chlorobutanol
15	氯二甲酚	Chloroxylenol
16	氯苯甘醚	Chlorphenesin
18	脱氢醋酸及其盐类	Dehydroacetic acid and dehydroscetate
23	DMDM 乙内酰脲	1,3-Dimethylol-5,5-dimethyl hydantoin
29	N-咪唑烷基脲	N,N"-Methylenebis［N'-（3-hydroxymethyl-2,5-dioxo-4-imidazolidinyl）urea］
31	碘丙炔醇丁基氨甲酸酯	Iodopropynylbutylcarbamate
34	甲基异噻唑啉酮	Methylisothiazolinone
37	O-苯基苯酚	Sodium O-phenylphenate O-Phenylphenol
38	对羟基苯甲酸酯及其钠盐	p-Hydroxybenzoate ester and its sodium salt
40	苯氧乙醇	Phenoxyethanol
42	吡罗克酮乙醇胺盐	Piroctone olamine

续表

《化妆品卫生规范》（2007年版）表 4 中的序号	中文名称	英文名称
43	盐酸聚氨丙基双胍	Polyaminopropyl biguanide
46	水杨酸 / 水杨酸盐类	Salicylic acid/salicylate
51	山梨酸及其盐类	Sorbic acid and sorbate
53	三氯卡班	Trichlorocarbanilide
54	三氯生	Trichlorohydroxy diphenyl ether（Triclosan）
56	吡硫翁锌	Zinc pyrithione

收录于日本《化妆品基准》防腐剂列表、但未收录于《化妆品卫生规范》（2007 年版）表 4（限用防腐剂表）中的组分共计 21 个，详见表 8-23。

表 8-23　日本收录、中国未收录的防腐剂

中文名	化学名	备注
碘化二甲氨基苯乙烯基 -3- 庚基 -4-甲基 - 噻唑	p-Dimethylaminostyryl heptyl methyl thiazolium iodide	
盐酸烷基二氨乙基甘氨酸	Alkyldiaminoethylglycine hydrochloride	
溴化月桂基异喹喏啉	Alkylisoquinolinium bromide	
氯化十六基吡啶	Cetylpyridinium chloride	
氯胺 T	Chloramine T	在《化妆品卫生规范》（2007年版）、《化妆品安全技术规范》中作为限用组分收录
氯甲基酚	Chlorcresol	
混合甲基苯酚	Cresol	
氯氟卡班	Halocarban	
日扁柏醇	Hinokitiol	
异丙基甲基苯酚	Isopropyl methylphenol	
山梨糖醇液（注：指含 1.0%~1.3% 的 5- 氯 2- 甲基 -4- 异噻唑啉 -3- 酮及 0.30%~0.42% 的 2- 甲基 4- 异噻唑啉 -3- 酮的水溶液）	Methylchloroisothiazolinonemethylisothiazolinone solution	
安息香酸泛醇乙基醚苯甲酸酯	Pantothenyl ethylether benzoate	
氯苯酚	p-Chlorophenol	
苯酚	Phenol	在《化妆品卫生规范》（2007年版）、《化妆品安全技术规范》中作为禁用组分收录

中文名	化学名	备注
增感色素	Photosensitizing dyes	
间苯二酚	Resorcin	在《化妆品卫生规范》(2007年版)、《化妆品安全技术规范》中作为限用组分收录
银铜沸石(注:在强热下,是指含2.7%~3.7%的银和含4.9%~6.3%的铜的物质)	Silver copper zeolite	
月桂酰肌氨酸钠	Sodium lauryl diaminoethyl glycinate	
二甲基(夹)二硫杂蒽	Thianthol	
麝香草酚	Thymol	
锌,氨,银复合置换型沸石(注:在强热下,是指含0.2%~4.0%的银和含5.0%~15.0%的锌的物质。)	Zinc-, Ammonia-, Silver-complex-substituted zeolite	

在日本收录的防腐剂中,有一类"增感色素"(photosensitizing dyes),在中国准用防腐剂列表中未进行收录。在光化学反应中,使用少量添加剂加速光聚合、光分解、光氧化等反应的过程叫作光化学增感,简称增感,该添加剂叫做增感剂。增感剂中具有色素性质的,叫作增感色素,可用于人工光合成、色素增感太阳能电池、有机电发光、光化学疗法等多种领域。在日本,可作为化妆品原料使用的增感色素共计4个,均具有杀菌防腐的作用,包括:①增感色素101号,具有杀菌、保护、清洗、调整皮肤等作用;②增感色素201号,具有杀菌防腐剂、防静电、保护清洁调整皮肤等作用;③增感色素301号,具有阳离子表面活性剂、损伤治愈、育发、细胞刺激赋活增生等作用;④增感色素401号,具有阳离子表面活性剂、杀菌防腐剂、防静电、防日晒引起的皮肤粗糙等作用。

五、化妆品准用防晒剂

《化妆品卫生规范》(2007年版)表5中收录有防晒剂28个,日本《化妆品基准》中收录有防晒剂31个(按中国表述方法,二苯酮-4、二苯酮-5算为一个)。其中,17种防晒剂共同收录于《化妆品卫生规范》(2007年版)和日本《化妆品基准》,详见表8-24。

收录于日本《化妆品基准》、但未收录于《化妆品卫生规范》(2007年版)表5(限用防晒剂)中的组分共14个,详见下表8-25。

六、化妆品准用着色剂

与中国对于化妆品中着色剂的管理模式不同,日本特别强调化妆品中煤焦油着色剂的严格管理,着色剂相关法规包括《化妆品基准》以及《医药品等能够使用的煤焦油着色剂的有关省令》(1966年8月31日,厚生省令第30号),在《医药品等能够使用的煤焦油着色剂的有关省令》中,共有三个收录有煤焦油着色剂的附表,其中第一部分收录有煤焦油着色剂11种,第二部分收录47种,第三部分收录有25种,共计83种。根据日本法规要求:用于清

表 8-24　中国、日本共同收录的防晒剂

《化妆品卫生规范》(2007年版) 表 5 中的序号	中文名称	英文名称	日本《化妆品基准》收录形式	《化妆品安全技术规范》修订情况
3	二苯酮-3	Oxybenzone (INN)	Benzophenone-3/Oxybenzone	
4	二苯酮-4 二苯酮-5	2-Hydroxy-4-methoxybenzophenone-5-sulfonic acid and its sodium salt	2-Hydroxy-4-methoxybenzophenone-5-sulfonic acid and its sodium salt/ Sulisobenzone	
6	双-乙氧基己氧苯酚甲氧苯基三嗪	(1,3,5)-Triazine-2,4-bis((4-(2-ethyl-hexyloxy)-2-hydroxy)-phenyl)-6-(4-methoxyphenyl)	2,4-bis-[(4-(2-ethylhexyloxy)-2-hydroxy)-phenyl]-6-(4-methuxyphenyl)-1,3,5-triazine	英文名称修改为 2,2'-(6-(4-Methoxyphenyl)-1,3,5-triazine-2,4-diyl) bis (5-((2-ethylhexyl) oxy) phenol)
7	丁基甲氧基二苯甲酰基甲烷	1-(4-Tert-butylphenyl)-3-(4-methoxyphenyl) propane-1,3-dione	1-(4-Tert-butylphenyl)-3-(4-methoxyphenyl) propane-1,3-dione/avobenzone	
9	二乙氨基羟苯甲酰基苯甲酸己酯	Benzoic acid,2-(4(diethylamino)-2-hydyoxybenzoyl)-, hexyl ester	Benzoic acid,2-(4-(diethylamino)-2-hydroxydenzoyl)-, hexylexter	
12	甲酚曲唑三硅氧烷	Phenol, 2-(2H-benzotriazol-2-yl)-4-methyl-6-(2-methyl-3-(1,3,3,3-tetramethyl-1-(trimethylsily l) oxy)-disiloxanyl) propyl	Phenol, 2-(2H-benzotriazol-2-yl)-4-methyl-6-(2-methyl-3-(1,3,3,3-tetramethyl-1-(trimethylsily l) oxy)-disiloxanyl)	
13	PABA 乙基己酯	4-Dimethyl amino benzoate of ethyl-2-hexyl	Ethylhexyl dimethyl PABA	中文名称修改为二甲基 PABA 乙基己酯
14	甲氧基肉桂酸乙基己酯	2-Ethylhexyl 4-methoxycinnamate	2-Ethylhexyl 4-methoxycinnamate/octinoxate	
15	水杨酸乙基己酯	2-Ethylhexyl salicylate	2-Ethylhexyl salicylate/octyl-salicylate	

《化妆品卫生规范》（2007年版）表5中的序号	中文名称	英文名称	日本《化妆品基准》收录形式	《化妆品安全技术规范》修订情况
16	乙基己基三嗪酮	2,4,6-Triamilino-(p-carbo-2'-ethylhexyl-l'-oxy)1,3,5-triazine	2,4,6-Tris［4-(2-ethylhexyloxycarbonyl)anilino]-1,3,5-triazine	
17	胡莫柳酯	Homosalate (INN)	Benzoic acid, 2-hydroxy-,3,5-trimethylcyclohexyl ester/homosalate	
19	亚甲基双-苯并三唑基四甲基丁基酚	2,2'-methylene-bis-6-(2H-benzotriazol-2yl)-4-(tetramehyl-butyl)-1,1,3,3-phenol	2,2'-Methylenebis(6-(2H-benzotriazole-2-yl)-4-(1,1,3,3-tetramethylbutyl)phenol	
20	奥克立林	2-Cyano-3,3-diphenyl acrylic acid, 2-ethylhexyl ester	2-Cyano-3,3-diphenyl acrylic acid,2-ethylhexyl ester/Octocrylene	
21	对氨基苯甲酸	4-Aminobenzoic acid	4-Aminobenzoic acid and its esters	从准用防晒剂表中删除，调整为禁用组分
23	苯基苯并咪唑磺酸及其钾、钠和三乙醇胺盐	2-Phenylbenzimidazole-5-sulphonic acid and its potassium, sodium, and triethanolamine salts	2-Phenylbenzimidazole-5-sulphonic acid and its potassium, sodium, and triethanolamine salts/ensulizole	
25	聚硅氧烷-15	Dimethicodiethylbenzalmalonate	Dimethicodiethylbenzalmalonate	
26	对苯二亚甲基二樟脑磺酸	3,3'-(1,4-Phenylenedimethylene)bis(7,7-dimethy l-2-oxobicyclo-［2.2.1］hept-1-yl-methanesulphonic acid) and its salts	3,3'-(1,4-Phenylenedimethylene)bis(7,7-dimethy l-2-oxobicyclo-［2.2.1］hept-1-yl-methanesulphoni c acid) and its salts/ecamsule	中文名称修改为"对苯二亚甲基二樟脑磺酸及其盐类"；最大允许使用浓度修改为"总量10%（以酸计）"

表 8-25　日本收录，中国未收录的防晒剂

中文名称	英文名称	化妆品中最大允许使用浓度（每 100g 终产品） （1）非黏膜类使用的、淋洗类化妆品 （2）非黏膜类使用的、非淋洗类化妆品 （3）黏膜使用的、淋洗类和非淋洗类化妆品
苯酮 -2	2,2,4,4-Tetrahydroxybenzophenone	10g（1）（2）；0.050g（3）
苯酮 -1	2,4-Dihydroxybenzophenone	10g（1）（2）；不得使用（3）
2,5- 二异丙基甲基肉桂酸酯	2,5-Diisopropyl methyl cinnamate	10g（1）（2）；不得使用（3）
2- 乙基己基二甲氧基甲基苯亚甲基二氧代咪唑烷丙酸酯	2-Ethylhexyl dimethoxybenzylidene dioxoimidazolidine propionate	3.0g（1）（2）；不得使用（3）
4-（2-β- 葡糖呋喃甲硅烷氧基）丙氧基 -2- 苯并三唑二苯甲酮	4-（2-beta-Glucopyranosiloxy）propoxy-2-hydroxybenzophenone	5.0g（1）（2）；不得使用（3）
二甲基氨基苯甲酸戊酯	Amyl p-dimethylamino benzoate	10g（1）（2）；不得使用（3）
甲氧基肉桂酸乙氧基乙酯	Cinoxate	无限量值（1）；5.0g（2）（3）
苯酮 -6	Dihydroxy dimethoxy benzophenone	10g（1）（2）；不得使用（3）
苯酮 -9	Disodium-2,2',-dihydroxy-4,4'-dimethoxy-5,5'-disulfobenzophenone	10g（1）（2）；不得使用（3）
阿魏酸	Ferulic acid	10g（1）（2）；不得使用（3）
甘油基甲氧基肉桂酸辛酯	Glyceryl octanoate di-p-methoxy cinnamate	10g（1）（2）（3）
甲氧基肉桂酸异丙酯、肉桂酸二异酯混合物（是指含 72.0%～79.0% 甲氧基肉桂酸异丙酯，15.0%～21.0% 的 2,4- 肉桂酸二异丙酯及 3.0%～9.0% 的 2,4- 肉桂酸二异丙酯）	Isopropyl p-methoxycinnamate and diisopropylcinnamate esters mixture	10g（1）（2）；不得使用（3）
三甲氧基肉桂酸甲基组胺（三甲硅氧基）硅烷基异戊酯	Methylbis（trimethylsiloxy）solyl isopentyl trimethoxycinnamate	7.5g（1）（2）；2.5g（3）
1-（3,4- 二甲氧苯酚）-4,4- 二甲基 -1,3- 戊二酮	1-（3,4-Dimethoxyphenyl）-4,4-dimethyl-1,3-pentanedione	7.0g（1）（2）；不得使用（3）

洗或染色的发用产品,原则上可使用所有的煤焦油着色剂;用于黏膜的化妆品可使用上述省令附表第一、第二部分着色剂;非黏膜用化妆品可使用附表第一、第二、第三部分着色剂。由于该省令的法律地位,因此不像课长通知、事务联络书等能够迅速做出变更,因此,国外允许使用的着色剂可能尚未列入日本的着色剂列表。其他着色剂的使用应满足《化妆品基准》中关于化妆品安全的基本要求。

《化妆品卫生规范》(2007 年版)表 6 中收录的着色剂 156 个,而日本《化妆品基准》中收录有煤焦油着色剂 83 种,其中 42 种着色剂共同收录于《化妆品卫生规范》(2007 年版)和日本《化妆品基准》,详见本书附表 9。

收录于日本《化妆品基准》、但未收录于《化妆品卫生规范》(2007 年版)的着色剂见表 8-26,共有 23 种色素成分以及一些铝色淀、钡色淀等。

表 8-26 日本收录、中国未收录的着色剂

CI 编号	要求 / 范围
CI 11380	不用于黏膜的化妆品
CI 11390	不用于黏膜的化妆品
CI 12075	
CI 12100	不用于黏膜的化妆品
CI 12140	不用于黏膜的化妆品
CI 12315	不用于黏膜的化妆品
CI 13065	不用于黏膜的化妆品
CI 14600	不用于黏膜的化妆品
CI 15585	
CI 16150	不用于黏膜的化妆品
CI 16155	不用于黏膜的化妆品
CI 18950	不用于黏膜的化妆品
CI 20170	
CI 21090	
CI 21110	
CI 26100	
CI 26105	不用于黏膜的化妆品
CI 42052	
CI 42085	不用于黏膜的化妆品
CI 42095	
CI 45170	
CI 45440	
CI 61520	不用于黏膜的化妆品
一些铝色淀、钡色淀等	

七、化妆品准用染发剂

在日本,染发产品作为医药部外品、而非化妆品进行管理。《化妆品卫生规范》(2007 年版)表 7 中收录的染发剂共 93 个,日本《染发剂制造销售许可基准》中收录染发剂共 75 个,其中部分无 INCI 名称,本节将《染发剂制造销售许可基准》中具有 INCI 名称或英文名称的染发剂与《化妆品卫生规范》(2007 年版)所收录染发剂进行比较,共有 34 种染发剂为中国、日本相关法规共同收录,详见下表 8-27。

表 8-27　中国、日本共同收录的染发剂

《化妆品卫生规范》(2007年版)表7中的序号	中文名称	英文名称	《化妆品安全技术规范》修订情况
3	1,5-萘二酚	1,5-Naphthalenediol	
5	1-萘酚	1-Naphthol	最大允许使用浓度修改为"氧化型染发产品:1.0%;非氧化型染发产品:不可使用"
7	2,4-二氨基苯酚 HCl	2,4-Diaminophenol HCl	新版从表中删除,调整为禁用物质
8	2,4-二氨基苯氧基乙醇 HCl	2,4-Diaminophenoxyethanol HCl	最大允许使用浓度修改为"氧化型染发产品:2.0%;非氧化型染发产品:不可使用"
10	2,6-二氨基吡啶	2,6-Diaminopyridine	最大允许使用浓度修改为"氧化型染发产品:0.15%;非氧化型染发产品:不可使用"
21	2-氯-p-苯二胺硫酸盐	2-Chloro-p-Phenylenediamine Sulfate	最大允许使用浓度修改为"氧化型染发产品:0.5%;非氧化型染发产品:1.0%"
23	2-甲基-5-羟乙基氨基苯酚	2-Methyl-5-Hydroxyethylaminophenol	最大允许使用浓度修改为"氧化型染发产品:1.0%;非氧化型染发产品:不可使用;不和亚硝基化体系一起使用;亚硝胺最大含量 50g/kg;存放于无亚硝酸盐的容器内"
25	2-硝基-p-苯二胺	2-Nitro-p-Phenylenediamine	新版从表中删除,调整为禁用物质
27	2-硝基-p-苯二胺硫酸盐	2-Nitro-p-Phenylenediamine Sulfate	新版从表中删除,调整为禁用物质
30	4,4'-二氨基二苯胺硫酸盐	4,4'-Diaminodiphenylamine Sulfate	新版从表中删除,调整为禁用物质
31	4-氨基-2-羟基甲苯	4-Amino-2-Hydroxytoluene	最大允许使用浓度修改为"氧化型染发产品:1.5%;非氧化型染发产品:不可使用"
36	4-硝基-O-苯二胺	4-Nitro-O-Phenylenediamine	最大允许使用浓度修改为"氧化型染发产品:0.5%;非氧化型染发产品:不可使用"
37	4-硝基-O-苯二胺硫酸盐	4-Nitro-O-Phenylenediamine Sulfate	最大允许使用浓度修改为"氧化型染发产品:0.5%(以游离基计);非氧化型染发产

《化妆品卫生规范》(2007年版)表7中的序号	中文名称	英文名称	《化妆品安全技术规范》修订情况
			品:不可使用"
53	分散紫1号	Disperse Violet 1	最大允许使用浓度修改为"氧化型染发产品不可使用;非氧化型染发产品:0.5%;作为原料杂质分散红15应小于1%"
54	分散紫4号	Disperse Violet 4	新版从表中删除,调整为禁用物质
61	氢醌	Hydroquinone	新版从表中删除,调整为禁用物质
67	m-氨基苯酚	m-Aminophenol	最大允许使用浓度修改为"氧化型染发产品:1.0%;非氧化型染发产品:不可使用"
69	m-氨基苯酚硫酸盐	m-Aminophenol Sulfate	最大允许使用浓度修改为"氧化型染发产品:1.0%(以游离基计);非氧化型染发产品:不可使用"
75	N-苯基-p-苯二胺	N-Phenyl-p-Phenylenediamine	最大允许使用浓度修改为"氧化型染发产品:3.0%;非氧化型染发产品:不可使用"
76	N-苯基-p-苯二胺HCL	N-Phenyl-p-Phenylenediamine HCl	最大允许使用浓度修改为"氧化型染发产品:3.0%(以游离基计);非氧化型染发产品:不可使用"
78	O-氨基苯酚	O-Aminophenol	新版从表中删除,调整为禁用物质
79	O-氨基苯酚硫酸盐	O-Aminophenol Sulfate	新版从表中删除,调整为禁用物质
80	p-氨基苯酚	p-Aminophenol	最大允许使用浓度修改为"氧化型染发产品:0.5%;非氧化型染发产品:不可使用"此外还新增组分"对氨基苯酚盐酸盐",最大允许使用浓度相同(以游离基计)
81	p-氨基苯酚硫酸盐	p-Aminophenol Sulfate	最大允许使用浓度修改为"氧化型染发产品:0.5%(以游离基计);非氧化型染发产品:不可使用"
83	p-甲基氨基苯酚	p-Methylaminophenol	最大允许使用浓度修改为"氧化型染发产品:0.68%(以硫酸盐计);非氧化型染发产品:不可使用;不和亚硝基化体系一起使用;亚硝胺最大含量50g/kg;存放于无亚硝酸盐的容器内"
84	p-甲基氨基苯酚硫酸盐	p-Methylaminophenol Sulfate	最大允许使用浓度修改为"氧化型染发产品:0.68%;非氧化型染发产品:不可使用;不和亚硝基化体系一起使用;亚硝胺最大含量50g/kg;存放于无亚硝酸盐的容器内"

《化妆品卫生规范》(2007年版)表7中的序号	中文名称	英文名称	《化妆品安全技术规范》修订情况
85	p-苯二胺	p-Phenylenediamine	最大允许使用浓度修改为"氧化型染发产品:2.0%;非氧化型染发产品:不可使用"
86	p-苯二胺 HCl	p-Phenylenediamine HCl	最大允许使用浓度修改为"氧化型染发产品:2.0%(以游离基计);非氧化型染发产品:不可使用"
87	p-苯二胺硫酸盐	p-Phenylenediamine Sulfate	最大允许使用浓度修改为"氧化型染发产品:2.0%(以游离基计);非氧化型染发产品:不可使用"
88	间苯二酚	Resorcinol	最大允许使用浓度修改为"氧化型染发产品:1.25%;非氧化型染发产品:不可使用"
89	苦氨酸钠	Sodium Picramate	最大允许使用浓度修改为"氧化型染发产品:0.05%;非氧化型染发产品:0.1%"
91	甲苯-2,5-二胺	Toluene-2,5-Diamine	最大允许使用浓度修改为"氧化型染发产品:4.0%;非氧化型染发产品:不可使用"
92	甲苯-2,5-二胺硫酸盐	Toluene-2,5-Diamine Sulfate	最大允许使用浓度修改为"氧化型染发产品:4.0%(以游离基计);非氧化型染发产品:不可使用"
93	甲苯-3,4-二胺	Toluene-3,4-Diamine	新版从表中删除,调整为禁用物质

收录于日本《染发剂制造销售许可基准》、但未收录于《化妆品卫生规范》(2007年版)表7(暂时允许使用的染发剂)中的组分共计38个,如表8-28所示。其中,部分物质在《化妆品卫生规范》(2007年版)中收录为禁用组分,如2-氨基-4-硝基苯酚、2-氨基-5-硝基苯酚、连苯三酚等;部分收录为限用组分,如:氢氧化铵、过氧化氢、亚硫酸氢钠、硼酸钠等。

表8-28 日本收录、中国未收录的染发剂

中文名称	英文名称	备注
苦氨酸	Picramic Acid	
2,4'-二氨基苯酚硫酸盐	2,4'-Diaminophenol Sulfate 4-Hydroxy-m-Phenylenediammonium Sulfate Phenol,2,4-Diamino-,Sulfate	
2-氨基-4-硝基苯酚	2-Amino-4-Nitrophenol	收录于《化妆品卫生规范》(2007年版)、《化妆品安全技术规范》禁用组分表中
2-氨基-5-硝基苯酚	2-Amino-5-Nitrophenol	收录于《化妆品卫生规范》(2007年版)、《化妆品安全技术规范》禁用组

中文名称	英文名称	备注
		分表中
2- 氨基 -5- 对硝基苯酚硫酸盐	2-Amino-5-nitrophenol Sulfate 3-Hydroxy-4-Aminonitrobenzene Sulfate 2-Hydroxy-4-Nitroaniline Sulfate 5-Nitro-2-Aminophenol Sulfate Phenol,2-Amino-5-Nitro-,Sulfate	
3,3'- 亚氨基二酚	3,3'-Iminodiphenol	
5- 氨基邻甲酚硫酸盐	5-Amino-O-Cresol Sulfate p-Amino-O-cresol Sulfate 4-Amino-2-Hydroxy-1-Methylbenzene Sulfate 5-Amino-2-Methylphenol Sulfate Phenol,5-Amino-2-Methyl-,Sulfate	
过硫酸铵	Ammonium Persulfate	
棓酸	Gallic Acid	
N,N'- 双（4- 氨基苯基）-2,5- 二氨基 -1,4- 醌二亚胺	N,N'-Bis（4-aminophenyl）-2,5-diamino-1,4-quinonediamine	
N- 苯基 - 对苯二胺乙酸酯	N-Phenyl-p-phenylenediamine Acetate p-Aminodiphenylamine Acetate 1,4-Benzenediamine,N-Phenyl-,Acetate N-Phenyl-1,4-Benzenediamine Acetate	
过硫酸钾	Potassium Persulfate	
2- 羟基 -5- 硝基 -2',4- 二甲基偶氮苯 -5'- 磺酸钠	Sodium2-Hydroxy-5-nitro-2',4'diaminoazobenzene-5'-sulfonate	
过硫酸钠	Sodium Persulfate	
甲苯 -2,5- 二胺盐酸盐	Toluene-2,5-diamine Hydrochloride 1,4-Benzenediamine,2-Methyl-,Dihydrochloride 2,5-Diaminotoluene Diydrochloride 2-Methyl-1,4-Benzenediamine Dihydrochloride p-Toluenediamine Dihydrochloride	
间苯二胺盐酸盐	m-Phenylenediamine Hydrochloride m-Aminoaniline Dihydrochloride 1,3-Benzenediamine Dihydrochloride 1,3-Diaminobenzene Dihydrochloride 1,3-Phenylenediamine Dihydrochloride	

中文名称	英文名称	备注
2- 硝基 -p- 苯二胺二氢氯化盐	2-Nitro-p-Phenylenediamine Dihydrochloride	
4- 硝基 -m- 苯二胺硫酸盐	4-Nitro-m-Phenylenediamine Sulfate	
碳酸氢铵	Ammonium Bicarbonate	
碳酸铵	Ammonium Carbonate	
氢氧化铵	Ammonium Hydroxide	在《化妆品卫生规范》(2007 年版)限用组分表中, 收录有氨(Ammonia)
硫酸铵	Ammonium Sulfate	
乙醇胺	Ethanolamine	
硫酸亚铁	Ferrous Sulfate	
苏木提取液	Haematoxylon Campechianum Wood Extract	
过氧化氢	Hydrogen Peroxide	收录于《化妆品卫生规范》(2007 年版)、《化妆品安全技术规范》限用组分表中, 收录形式为: 过氧化氢和其他释放过氧化氢的化合物或混合物, 如过氧化脲和过氧化锌
m- 苯二胺	m-Phenylenediamine	
m- 苯二胺硫酸盐	m-Phenylenediamine Sulfate	
间苯三酚	Phloroglucinol	
邻苯二酚	Pyrocatechol	
联苯三酚	Pyrogallol	收录于《化妆品卫生规范》(2007 年版)、《化妆品安全技术规范》禁用组分表中, 收录形式为: 焦棓酚
亚硫酸氢钠	Sodium Bisulfite	在《化妆品卫生规范》(2007 年版)限用组分表中, 收录有"无机亚硫酸盐类和亚硫酸氢盐类"
硼酸钠	Sodium Borate	收录于《化妆品卫生规范》(2007 年版)、《化妆品安全技术规范》限用组分表中, 收录形式为: 硼酸, 硼酸盐和四硼酸盐(禁用物质表所列成分除外)
碳酸氢钠	Sodium Carbonate	
碳酸钠过氧化物	Sodium Carbonate Peroxide	
联二亚硫酸钠	Sodium Hydrosulfite	
过硼酸钠	Sodium Perborate	
鞣酸	Tannic Acid	

韩国对于化妆品原料采用清单式管理,食品医药品安全部制定了《化妆品安全标准等相关规定》[8]和《化妆品色素种类、标准和试验方法》[9],规定了韩国化妆品的禁用组分、限用防腐剂、限用防晒剂、其他限用组分以及限用着色剂。

需特别注意的是,防晒产品在韩国属于机能性化妆品,使用清单以外的防晒剂时,需要在申报机能性化妆品时提交相应资料。而染发产品在韩国属于医药外品,食品医药品安全部制定了《医药外品标准制造基准》[10],其中规定了韩国染发剂的种类和使用限制等。当使用清单以外的染发剂时,需要在申报医药外品时提交相应资料。

本节将《化妆品卫生规范》(2007年版)所收录各组分清单与韩国相关法规进行对比,其中涉及韩国法规的时间节点如下:截至2014年12月23日(食品医药品安全部告示第2014-199号),韩国《化妆品安全标准等相关规定》收录的1033种禁用组分、59种防腐剂、30种防晒剂以及69种其他限用组分;截至2014年3月21日(食品医药品安全部告示第2014-105号),韩国《化妆品色素种类、标准和试验方法》收录的101种着色剂;截至2015年3月27日(食品医药品安全部告示第2015-16号),韩国《医药外品标准制造基准》收录的51种染发剂。除具有中国特色的禁用植(动)物组分表以外,《化妆品卫生规范》(2007年版)中其余组分列表在韩国化妆品及医药外品相关法规中均有对应清单。

一、化妆品禁用组分

截至2014年12月23日,韩国《化妆品安全标准等相关规定》附录1共收录化妆品中禁用组分1033种。

《化妆品卫生规范》(2007年版)表2(1)所收录的化妆品禁用组分中,共计774种物质同时收录于韩国《化妆品安全标准等相关规定》附录1禁用组分表中,但因收录形式不同,共对应韩国785种禁用组分。

共计434种物质收录于《化妆品卫生规范》(2007年版)表2(1)中、但未收录于韩国《化妆品安全标准等相关规定》附录1禁用组分表中(详见本书附表1)。其中,2-氨基-4-硝基苯酚、2-氨基-5-硝基苯酚、间苯二胺及其盐类作为染发剂收录于韩国《医药外品标准制造基准》。

共计248种物质收录于韩国《化妆品安全标准等相关规定》附录1禁用组分表、但未收录于《化妆品卫生规范》(2007年版)表2(1)中(详见本书附表2)。其中部分物质还收录于欧盟等国家和地区的化妆品禁用组分表中,在《化妆品安全技术规范》修订过程中,参考这些国家和地区的法规情况,将部分物质新增为化妆品禁用组分。

在韩国《化妆品安全标准等相关规定》附表1中,收录有化妆品禁用组分甲基二溴戊二腈(Methyldibromo glutaronitrile)。在《化妆品卫生规范》(2007年版)中,甲基二溴戊二腈收录于表4(限用防腐剂表)中,仅用于淋洗类产品,且最大允许使用浓度为0.1%。在《化妆品安全技术规范》修订过程中,甲基二溴戊二腈从准用防腐剂表中删除,收录为化妆品禁用组分。

二、化妆品禁用植(动)物组分

对于化妆品禁用的植(动)物组分,韩国并未形成专门的管理清单,而是将所有的化妆品禁用组分(包括植物、动物原料)收录于《化妆品安全标准等相关规定》附录1中,其中所涉及的植(动)物原料大部分已作为禁用组分收录于《化妆品卫生规范》(2007年版)表2(1)或表2(2)中,例如:曼陀罗及其草药制剂、侧金盏花及其制剂、槟榔及其制剂等。

三、化妆品限用组分

韩国《化妆品安全标准等相关规定》附录2(其他限用组分表)收录了韩国化妆品中的限用组分。截至2014年12月23日,韩国《化妆品安全标准等相关规定》附录2共收录69种物质,其中24种与《化妆品卫生规范》(2007年版)表3(限用物质表)中所收录物质相对应,如表8-29所示。

表8-29　中国、韩国共同收录的限用组分

《化妆品卫生规范》(2007年版)表3中的序号	中文名称
7	氨
17	氢氧化钙
21	氯胺T
22	碱金属的氯酸盐类
23	二氨基嘧啶氧化物
26	二(羟甲基)亚乙基硫脲
27	羟乙磷酸及其盐类
30	过氧化氢和其他释放过氧化氢的化合物或混合物,如过氧化脲和过氧化锌
34	氢氧化锂
38	麝香酮
39	麝香二甲苯
41	硝甲烷
44	草酸及其酯类和碱金属盐类
48	聚丙烯酰胺
51	氢氧化钾(或氢氧化钠)
53	奎宁及其盐类
54	间苯二酚
57	硝酸银
61	亚硝酸钠

续表

《化妆品卫生规范》(2007 年版) 表 3 中的序号	中文名称
68	(1) 巯基乙酸及其盐类 (2) 巯基乙酸酯类
69	三链烷胺,三链烷醇胺及它们的盐类
71	水溶性锌盐(苯酚磺酸锌和吡啶翁锌除外)
72	苯酚磺酸锌
73	吡硫翁锌

此外,收录于《化妆品卫生规范》(2007 年版)表 3(限用物质表)中的斑蝥素,同样也收录于韩国《化妆品安全标准等相关规定》附录 2(其他限用组分表)中,但是收录形式不完全一致,如表 8-30 所示。韩国化妆品限用组分表中,收录有斑蝥酊(Cantharides Tincture)、姜酊(Ginger Tincture)、辣椒酊(Capsicum Tincture),其中姜酊和辣椒酊未在《化妆品卫生规范》(2007 年版)中进行收录。除在韩国化妆品法规中收录以外,斑蝥酊、姜酊、辣椒酊还作为一组原料收录于日本《化妆品基准》限用组分表中。在《化妆品安全技术规范》修订过程中,斑蝥素被调整为化妆品禁用组分。

表 8-30　中国、韩国共同收录但名称不完全对应的限用组分

《化妆品卫生规范》(2007 年版)表 3 中的序号	《化妆品卫生规范》(2007 年版)收录形式	韩国法规收录形式	《化妆品安全技术规范》修订情况
19	Cantharides Tincture 斑蝥素	Cantharides Tincture 斑蝥酊 Ginger Tincture 姜酊 Capsicum Tincture 辣椒酊	调整为禁用组分

共计 48 种物质收录于《化妆品卫生规范》(2007 年版)表 3(限用物质表)中、但未收录于韩国《化妆品安全标准等相关规定》附录 2(其他限用组分表)中,如表 8-31 所示。

其中,对于《化妆品卫生规范》(2007 年版)所收录的限用物质滑石(水合硅酸镁),虽然韩国未将其收录于化妆品限用组分表中,但在化妆品禁用组分表中收录有 Talc (not suitable for 'Asbestos' standard in KP or MFDS specification)。事实上,在《韩国药典》(Korean Pharmacopoeia,KP)中规定,滑石粉中不得检出石棉,而不符合此项规定的滑石粉在化妆品中禁用,因此将"不符合《韩国药典》或食品医药品安全部的石棉有关规定的滑石粉"收录为韩国化妆品禁用组分。在《化妆品安全技术规范》修订过程中,根据国家食品药品监督管理总局规范性技术文件的要求,收录了化妆品中石棉的管理限量要求,在"有害物质限值要求"列表中,增加石棉的限量为"不得检出"。

共计 44 种 / 类组分收录于韩国《化妆品安全标准等相关规定》附录 2(其他限用组分表)中,但未收录于《化妆品卫生规范》(2007 年版)表 3(限用物质表)中,如表 8-32 所示。

表 8-31　中国收录、韩国未收录的限用组分

《化妆品卫生规范》(2007年版)表3中的序号	物质名称	备注	《化妆品安全技术规范》修订情况
1	α-羟基酸及其盐类和酯类		删除口腔卫生产品相关规定
2	6-甲基香豆素		
3	(1)碱金属的硫化物类　(2)碱土金属的硫化物类		
4	烷基(C_{12}~C_{22})三甲基铵溴化物或氯化物		收录形式由"烷基(C_{12}~C_{22})三甲基铵溴化物或氯化物"修改为"烷基(C_{12}~C_{22})三甲基铵氯化物";增加(b)淋洗类产品限量要求:①十六、十八烷基三甲基氯化铵:2.5%(以单一或其合计);②二十二烷基三甲基氯化铵:5.0%(以单一或与十六烷基三甲基氯化铵和十八烷基三甲基氯化铵合计);且十六、十八烷基三甲基氯化铵个体浓度之和不超过2.5%
5	氟化铝		删除口腔卫生产品相关规定
6	氯化羟锆铝配合物[Al_xZr(OH)$_yCl_z$]和氯化羟锆铝甘氨酸配合物		
8	氟化铵		删除口腔卫生产品相关规定
9	氟硅酸铵		删除口腔卫生产品相关规定
10	单氟磷酸铵		删除口腔卫生产品相关规定
11	苯扎氯铵,苯扎溴铵,苯扎糖精铵		删除口腔卫生产品相关规定

续表

《化妆品卫生规范》（2007年版）表3中的序号	物质名称	备注	《化妆品安全技术规范》修订情况
12	苯甲酸及其钠盐		删除口腔卫生产品相关规定
13	过氧苯甲酰		删除人造指甲产品相关规定
14	苯甲醇		删除口腔卫生产品相关规定
15	（1）硼酸，硼酸盐和四硼酸盐（禁用组分表2（1）所列成分除外）（2）四硼酸盐	收录于韩国其他列表：硼酸（Boric acid）为化妆品禁用组分；硼酸盐（硼酸钠，四硼酸盐）[Borates（Sodium borate，Tetraborate）]为限用防腐剂	
16	氟化钙		删除口腔卫生产品相关规定
18	单氟磷酸钙		删除口腔卫生产品相关规定
20	鲸蜡基胺氢氟酸盐		删除口腔卫生产品相关规定
24	二氯甲烷		
25	双氯酚	韩国为禁用组分：禁用185 Dichlorophen	
28	脂肪酸双链烷酰胺及脂肪酸双链烷醇酰胺		限制和要求修改为：不和亚硝基化体系（Nitrosating system）一起使用；避免形成亚硝胺；产品中仲链烷胺最大含量为0.5%，亚硝胺最大含量为50μg/kg；原料中仲链烷胺最大含量为5%；存放于无亚硝酸盐的容器内
29	甲醛	韩国为禁用组分：禁用886 Formaldehyde and p-formaldehyde	
31	氢醌	韩国为禁用组分：	删除人造指甲产品相关规定

续表

《化妆品卫生规范》(2007年版)表3中的序号	物质名称	备注	《化妆品安全技术规范》修订情况
32	氢醌二甲基醚	禁用 956 Hydroquinone	删除人造指甲产品相关规定
33	无机亚硫酸盐类和亚硫酸氢盐类		"烫发和拉直产品"修改为"烫发产品(含拉直产品)"
35	氟化镁		删除口腔卫生产品相关规定
36	氟硅酸镁		删除口腔卫生产品相关规定
37	单链烷醇胺,单链烷醇胺及它们的盐类		限制和要求修改为:不和亚硝基化体系(Nitrosating system)一起使用;避免形成亚硝胺;最低纯度为99%;原料中仲链烷胺最大含量为0.5%;产品中亚硝胺最大含量为50µg/kg;存放于无亚硝酸盐的容器内
40	尼克(甲)醇氢氟酸盐		删除口腔卫生产品相关规定
42	氟化十八烯基铵		删除口腔卫生产品相关规定
43	奥拉氟		删除口腔卫生产品相关规定
45	羟基喹啉,羟基喹啉硫酸盐		删除口腔卫生产品相关规定
46	二氢氟酸棕榈酰基三羟基乙基丙烯二胺		删除口腔卫生产品相关规定
47	苯氧异丙醇		删除口腔卫生产品相关规定
49	氟化钾		删除口腔卫生产品相关规定
50	氟硅酸钾		删除口腔卫生产品相关规定

续表

《化妆品卫生规范》(2007年版)表3中的序号	物质名称	备注	《化妆品安全技术规范》修订情况
52	单氟磷酸钾		删除口腔卫生产品相关规定
55	水杨酸	韩国其他列表：限用防腐剂23 Salicylic acid and its salts	
56	硫化硒		中文名称"硫化硒"修改为"二硫化硒"
58	氟化钠		删除口腔卫生产品相关规定
59	氟硅酸钠		删除口腔卫生产品相关规定
60	单氟磷酸钠		删除口腔卫生产品相关规定
62	氟化亚锡		删除口腔卫生产品相关规定
63	乙酸锶半水合物		删除口腔卫生产品相关规定
64	氯化锶六水合物		删除口腔卫生产品相关规定
65	氢氧化锶		
66	过氧化锶		"专业用淋洗类护发产品：4.5%（以备好现用产品中的锶计）"修改为"淋洗类发用产品：4.5%（以锶计）"
67	滑石：水合硅酸镁	韩国为禁用组分：禁用751 Talc（not suitable for 'Asbestos' standard in KP or MFDS specification）《韩国药典》规定滑石粉中不得检出石棉，不符合此项规定的滑石粉在化妆品中禁用	
70	三氯卡班		从限用组分表中删除

表 8-32　韩国收录、中国未收录的限用组分

物质名称（英文）	中文名	备注
platonin	感光素	
quaternium-73	感光素 101（普拉通宁）	
quaternium-51	感光素 201（季铵盐 -73）	
quaternium-45	感光素 301（季铵盐 -51）	
	感光素 401（季铵盐 -45）	
	以及其他感光素	
Glyoxal	乙二醛	
α-Damascone（cis-Rose ketone-1）	α- 二氢突厥酮	
Laureth 8,9 and 10	月桂醇聚醚 -8,9,10	
Rose ketone-3	玫瑰酮 -3	
Rose ketone-4	玫瑰酮 -4	
Rose ketone-5	玫瑰酮 -5	
cis-Rose ketone-2	顺式 - 玫瑰酮 -2	
trans-Rose ketone-1	反式 - 玫瑰酮 -1	
trans-Rose ketone-2	反式 - 玫瑰酮 -2	
trans-Rose ketone-3	反式 - 玫瑰酮 -3	
trans-Rose ketone-5	反式 - 玫瑰酮 -5	
3-methylnon-2-enenitrile	3- 甲基壬烯腈	
Methyl 2-octynoate（Methyl heptine carbonate）	2- 辛炔酸甲酯（庚炔羧酸甲酯）	
Methyl octine carbonate（Methyl non-2-ynoate）	辛炔羧酸甲酯（2- 壬炔酸甲酯）	
p-methylhydrocinnamic aldehyde	p- 甲基苯丙醛	
Methyl heptadienone	6- 甲基 -3,5- 庚二烯 -2- 酮	
Methoxy dicyclopentadiene carboxaldehyde	甲氧基双环戊二烯甲醛	
4-tert-Butyldihydrocinnamaldehyde	4- 叔丁基苯丙醛	
Vitamin E（Tocopherol）	生育酚（维生素 E）	限量为 20%
Liquidambar orientalis Balsam oil and extract	胶皮糖香树（Liquidambar orientalis）香脂油及其提取物	
Cysteine,Acetyl cysteine and its Salts	半胱氨酸,乙酰半胱氨酸及其盐类	烫发产品半胱氨酸限量为 3.0%~7.5%（以半胱氨酸计）。[但是,对于两剂加热型烫发产品,半胱氨酸为 1.5%~5.5%（以半胱氨酸计）,可配合使用稳定剂巯基乙

续表

物质名称（英文）	中文名	备注
		酸,添加的巯基乙酸最大量为1.0% 时,主成分半胱氨酸的量不能超过 6.5%〕
Amyl vinyl carbinyl acetate	1- 辛烯 -3- 醇乙酸酯	
Amylcyclopentenone	戊基环戊烯酮	
Acetyl hexamethyl indan	乙酰基六甲基二氢化茚	
Acetyl hexamethyl tetralin	乙酰基六甲基四氢化萘	
RH Oligopeptide-1（Epidermal Growth Factor）	RH 寡肽 -1（表皮生长因子）	限量为 0.001%
Allantoin Chlorohydroxy Aluminium（Alcoloxa）	尿囊素氯羟铝	
Allyl heptine carbonate	烯丙基庚炔碳酸酯	
ethyl lauroyl alginate hydrochloride	月桂酰精氨酸乙酯 HCl	
Ethanol：Boric acid：Sodium lauryl sulphate（4：1：1）	乙醇：硼酸：月桂氮草酮（4：1：1）	
Opopanax	愈伤草	
Urea	尿素	
Isobergamate	4-（1- 甲基乙基）环己二烯 -1- 乙醇甲酸酯	
Isocyclogeraniol	2,4,6- 三甲基 -3- 环己烯 -1- 甲醇	
Commiphoraerythrea engler var. *glabrescens engler* gum extract and oil	红没药树胶提取物和油	
Cuminum cyminum fruit oil and extract	枯茗（孜然芹,*Cuminum cyminum*）果油和提取物	
Toluene	甲苯	指甲用产品中限量为 25%;禁止用于其他类型产品
Perillaldehyde	紫苏醛	
Peru balsam（Exudation of Myroxylon pereirae）extracts,distillates	秘鲁香脂（秘鲁香树的分泌物）提取物,蒸馏物	卫生规范中为禁用组分,第 954号:秘鲁香酯
Liquidambar styraciflua balsam oil and its extract	胶皮枫香树（Liquidambar Styraciflua）香脂油及其提取物	
Propylidenephthalide	正丙基茚苯酞	
trans-2-Hexenal	反式 -2- 己烯醛	
2-Hexylidene cyclopentanone	2- 亚己基环戊酮	

四、化妆品准用防腐剂

韩国《化妆品安全标准等相关规定》附录2规定了限用防腐剂。截至2014年12月23日，韩国《化妆品安全标准等相关规定》附录2防腐剂表中共收录59种物质，其中49种物质与中国《化妆品卫生规范》表4中的限用防腐剂相对应。

共计7种防腐剂收录于中国《化妆品卫生规范》表4中，但韩国《化妆品安全标准等相关规定》附录2防腐剂表中没有相应条目，如表8-33所示。

表8-33 中国收录、韩国未收录的防腐剂

《化妆品卫生规范》(2007年版)表4中的序号	物质名称	备注	《化妆品安全技术规范》修订情况
3	7-乙基二环噁唑啉		
12	氯乙酰胺	2014年12月23日发布法规修订，将氯乙酰胺从允许使用的防腐剂清单中删除（2015年1月23日起执行），但是并未明确列入禁用组分清单	
24	甲醛和多聚甲醛	韩国为禁用组分：禁用886 Formaldehyde and p-formaldehyde	
33	甲基二溴戊二腈		
47	苯汞的盐类，包括硼酸苯汞		
48	沉积在二氧化钛上的氯化银		
52	硫柳汞		

共计10种防腐剂收录于韩国《化妆品安全标准等相关规定》附录2防腐剂表中，但未收录于中国《化妆品卫生规范》表4中，如表8-34所示。

表8-34 韩国收录、中国未收录的防腐剂

物质名称（英文）	中文名	备注
3,4-Dichlorobenzyl alcohol	3,4-二氯苄醇	
Borates（Sodium Borate, Tetraborate）	硼酸盐（四硼酸钠）	《化妆品卫生规范》(2007年版)中为限用组分，第15号
Sodium Lauroyl Sarcosinate	月桂酰肌氨酸钠	
Alkyl Isoquinolium Bromide	烷基异喹啉溴化物	
Ethyl Lauroyl Arginate Hydrochloride	月桂酰精氨酸乙酯HCl	
MDM Hydantoin	MDM乙内酰脲	
Alkyldiaminoethylglycine Hydrochloride Solution（30%）	盐酸烷基二氨基乙基甘氨酸溶液（30%）	

物质名称（英文）	中文名	备注
Tetrabromo-o-cresol	四溴邻甲酚	
Phenyl Salicylate	水杨酸苯酯	
Pyridine-2-ol 1-oxide	吡啶 -2- 醇 1- 氧化物	

此外，2015 年 7 月 10 日，韩国又新发布法规修订公告（食品医药品安全部告示第 2015-43 号），对《化妆品安全标准等相关规定》进行部分修订。其中共修改了两种防腐剂的使用要求和限制：①甲基氯异噻唑啉酮和甲基异噻唑啉酮与氯化镁及硝酸镁的混合物，使用范围由"所有化妆品"修改为"淋洗类产品"，不得用于上述类型以外的产品；②三氯生，使用范围由"所有化妆品"修改为"淋洗类人体清洁用产品，除臭用产品（喷雾产品除外），脸部粉末类产品，遮瑕用粉底类产品"，不得用于上述类型产品以外的产品（因法规发布日期较晚，此项修订未纳入本书附表中）。

五、化妆品准用防晒剂

韩国《化妆品安全标准等相关规定》附录 2 防晒剂表规定了韩国的限用防晒剂。截至 2014 年 12 月 23 日，韩国《化妆品安全标准等相关规定》附录 2 防晒剂表中共收录 30 种物质。其中 20 种物质与中国《化妆品卫生规范》表 5 中的限用防晒剂相对应。

共计 2 种防晒剂收录于中国《化妆品卫生规范》表 5 中，同时韩国《化妆品安全标准等相关规定》附录 2 防晒剂表中有相似的防晒剂，但是名称不完全对应，如表 8-35 所示。

表 8-35　中国、韩国共同收录的防晒剂

《化妆品卫生规范》（2007年版）表 5 中的序号	中国收录物质名称	韩国收录物质名称
4	Benzophenone-4（二苯酮 -4） Benzophenone-5（二苯酮 -5）	Benzophenone-4 （二苯酮 -4）
23	Phenylbenzimidazole sulfonic acid and its potassium, sodium, and triethanolamine salts （苯基苯并咪唑磺酸及其钾、钠和三乙醇胺盐）	Phenylbenzimidazole sulfonic acid （苯基苯并咪唑磺酸）

共计 6 种防晒剂收录于中国《化妆品卫生规范》（2007 年版）表 5 中，但韩国《化妆品安全标准等相关规定》附录 2 防晒剂表中没有相应条目，如表 8-36 所示。

表 8-36　中国收录、韩国未收录的防晒剂

《化妆品卫生规范》（2007 年版）表 5 中的序号	物质名称	《化妆品安全技术规范》修订情况
1	3- 亚苄基樟脑	
5	亚苄基樟脑磺酸	亚苄基樟脑磺酸及其盐类

续表

《化妆品卫生规范》(2007 年版)表 5 中的序号	物质名称	《化妆品安全技术规范》修订情况
8	樟脑苯扎铵甲基硫酸盐	
21	对氨基苯甲酸	删除
22	PEG-25 对氨基苯甲酸	
24	聚丙烯酰胺甲基亚苄基樟脑	

其中,p-Aminobenzoic Acid(对氨基苯甲酸)收录于我国《化妆品卫生规范》(2007 年版)表 5(限用防晒剂)。在《化妆品安全技术规范》修订中,已将对氨基苯甲酸(图 8-6)从准用防晒剂清单中移出,加入禁用组分表,将禁止用于化妆品中。

共计 8 种防晒剂收录于韩国《化妆品安全标准等相关规定》附录 2 防晒剂表中,但未收录于中国《化妆品卫生规范》表 5 中,如表 8-37 所示。

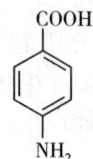

图 8-6 对氨基苯甲酸化学结构式

表 8-37 韩国收录、中国未收录的防晒剂

物质名称(英文)	中文名
Drometrizole	甲酚曲唑
Digalloyl triolate	二没食子酰三油酸酯
Mixture of Lawsone and Dihydroxyacetone	指甲花醌和二羟基丙酮的混合物
Menthyl anthranilate	乳酸薄荷酯
Benzophenone-8(Dioxybenzone)	二苯酮 -8
Cinoxate	西诺沙酯
Ethyl dihydroxypropyl PABA	PABA 乙基二羟丙酯
TEA-salicylate	TEA- 水杨酸

2015 年 9 月,韩国食品医药品安全部修订《化妆品安全标准等相关规定》,其中将防晒剂成分甲酚曲唑的使用限值由 7% 调整为 1%。甲酚曲唑,英文名 Drometrizole,化学名称为 2-(2'- 羟基 -5'- 甲基苯基)苯并三唑,未被我国《化妆品卫生规范》(2007 年版)限用防晒剂列表收录,但该物质是我国限用防晒剂甲酚曲唑三硅氧烷(麦素宁滤光环)的关键中间体,结构式如图 8-7 所示。甲酚曲唑在韩国可作为防晒剂使用,限量值为 7%,现韩国已将其限量值调整至 1%。

六、化妆品准用着色剂

韩国《化妆品色素种类、标准和试验方法》附录 1 和附录 2 规定了韩国的限用着色剂。截至 2014 年 3 月 21 日,韩国《化妆品色素种类、标准和试验方法》附录 1 和附录 2 中共收录 101 种着色剂。附录 1 为焦油类着色剂,共收录 56 种,附录 2 为焦油类着色剂以外的着色剂,共收录 45 种。

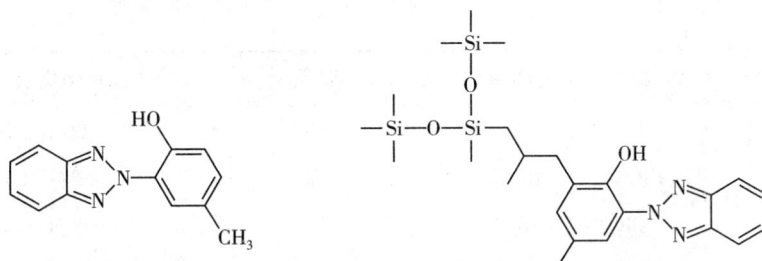

图 8-7　甲酚曲唑（左）、甲酚曲唑三硅氧烷（右）化学结构式

韩国《化妆品色素种类、标准和试验方法》附录 1 和附录 2 中的 93 种着色剂与中国《化妆品卫生规范》表 6 中 80 种着色剂相对应。其中,部分着色剂索引号相同但色淀不同（或者有其他不同）的着色剂在韩国作为多种着色剂收录,但在中国《化妆品卫生规范》中仅作为一种着色剂收录。例如:韩国着色剂表中分别收录 CI 15630、CI 15630:1、CI 15630:2 和 CI 15630:3,而中国《化妆品卫生规范》仅收录 CI 15630。

共计 2 种着色剂收录于中国《化妆品卫生规范》表 6 中,同时韩国《化妆品色素种类、标准和试验方法》中有相似的着色剂,但是名称不完全对应,如表 8-38 所示。

表 8-38　中国、韩国共同收录的着色剂

《化妆品卫生规范》(2007 年版)表 6 中的序号	中国收录物质名称	韩国收录物质名称
153	CAPSANTHIN, CAPSORUBIN Capsanthin, Capsorubin 辣椒红	Paprika extract capsanthin/Capsorubin 红辣椒提取物 / 辣椒红
155	Lactoflavin 乳黄素	Riboflavin, Lactoflavin 核黄素,乳黄素

共计 74 种着色剂收录于中国《化妆品卫生规范》表 6 中,但韩国《化妆品色素种类、标准和试验方法》附录 1 和附录 2 中没有相应条目,如表 8-39 所示。韩国食品医药品安全部制定着色剂清单时,首先收集整理已审核的机能性化妆品中已使用的着色剂,再通过征求意见而制定清单。基于"已使用着色剂"的背景,清单中着色剂种类较少。

表 8-39　中国收录、韩国未收录的着色剂

着色剂索引号	着色剂索引通用名	颜色	中文名
CI 10006	PIGMENT GREEN 8	绿	颜料绿 8
CI 11710	PIGMENT YELLOW 3	黄	颜料黄 3
CI 11725	PIGMENT ORANGE 1	橙	颜料橙 1
CI 11920	FOOD ORANGE 3	橙	食品橙 3
CI 12010	SOLVENT RED 3	红	溶剂红 3
CI 12370	PIGMENT RED 112	红	颜料红 112

着色剂索引号	着色剂索引通用名	颜色	中文名
CI 12420	PIGMENT RED 7	红	颜料红 7
CI 12480	PIGMENT BROWN 1	棕	颜料棕 1
CI 12490	PIGMENT RED 5	红	颜料红 5
CI 12700	DISPERSE YELLOW 16	黄	分散黄 16
CI 13015	FOOD YELLOW 2	黄	食品黄 2
CI 14270	ACID ORANGE 6	橙	酸性橙 6
CI 14720	FOOD RED 3	红	食品红 3
CI 14815	FOOD RED 2	红	食品红 2
CI 15525	PIGMENT RED 68	红	颜料红 68
CI 15580	PIGMENT RED 51	红	颜料红 51
CI 15980	FOOD ORANGE 2	橙	食品橙 2
CI 16230	ACID ORANGE 10	橙	酸性橙 10
CI 16290	FOOD RED 8	红	食品红 8
CI 18050	FOOD RED 10	红	食品红 10
CI 18130	ACID RED 155	红	酸性红 155
CI 18690	ACID YELLOW 121	黄	酸性黄 121
CI 18736	ACID RED 180	红	酸性红 180
CI 18965	FOOD YELLOW 5	黄	食品黄 5
CI 20040	PIGMENT YELLOW 16	黄	颜料黄 16
CI 21108	PIGMENT YELLOW 83	黄	颜料黄 83
CI 21230	SOLVENT YELLOW 29	黄	溶剂黄 29
CI 24790	ACID RED 163	红	酸性红 163
CI 27755	FOOD BLACK 2	黑	食品黑 2
CI 28440	FOOD BLACK 1	黑	食品黑 1
CI 40215	DIRECT ORANGE 39	橙	直接橙 39
CI 40800	FOOD ORANGE 5	橙	食品橙 5
CI 40820	FOOD ORANGE 6	橙	食品橙 6
CI 40825	FOOD ORANGE 7	橙	食品橙 7
CI 40850	FOOD ORANGE 8	橙	食品橙 8
CI 42045	ACID BLUE 1	蓝	酸性蓝 1
CI 42051（2）	FOOD BLUE 5	蓝	食品蓝 5
CI 42080	ACID BLUE 7	蓝	酸性蓝 7

续表

着色剂索引号	着色剂索引通用名	颜色	中文名
CI 42100	ACID GREEN 9	绿	酸性绿 9
CI 42170	ACID GREEN 22	绿	酸性绿 22
CI 42510	BASIC VIOLET 14	紫	碱性紫 14
CI 42520	BASIC VIOLET 2	紫	碱性紫 2
CI 42735	ACID BLUE 104	蓝	酸性蓝 104
CI 44045	BASIC BLUE 26	蓝	碱性蓝 26
CI 44090	FOOD GREEN 4	绿	食品绿 4
CI 45220	ACID RED 50	红	酸性红 50
CI 45396	SOLVENT ORANGE 16	橙	溶剂橙 16
CI 45405	ACID RED 98	红	酸性红 98
CI 45430（2）	FOOD RED 14	红	食品红 14
CI 50325	ACID VIOLET 50	紫	酸性紫 50
CI 50420	ACID BLACK 2	黑	酸性黑 2
CI 51319	PIGMENT VIOLET 23	紫	颜料紫 23
CI 58000	PIGMENT RED 83	红	颜料红 83
CI 60724	DISPERSE VIOLET 27	紫	分散紫 27
CI 61585	ACID BLUE 80	蓝	酸性蓝 80
CI 62045	ACID BLUE 62	蓝	酸性蓝 62
CI 69800	FOOD BLUE 4	蓝	食品蓝 4
CI 71105	VAT ORANGE 7	橙	还原橙 7
CI 73385	VAT VIOLET 2	紫	还原紫 2
CI 73900	PIGMENT VIOLET 19	紫	颜料紫 19
CI 73915	PIGMENT RED 122	红	颜料红 122
CI 74100	PIGMENT BLUE 16	蓝	颜料蓝 16
CI 74180	DIRECT BLUE 86	蓝	直接蓝 86
CI 74260	PIGMENT GREEN 7	绿	颜料绿 7
CI 75100	NATURAL YELLOW 6	黄	天然黄 6
CI 75135	RUBIXANTHIN	黄	玉红黄
CI 77002	PIGMENT WHITE 24	白	颜料白 24
CI 77015	PIGMENT RED 101,102	红	颜料红 101,102（氧化铁着色的硅酸镁）
CI 77718	PIGMENT WHITE 26	白	颜料白 26（滑石）
CI 77745	MANGANESE PHOSPHATE	红	磷酸锰，$Mn_3(PO_4)_2 \cdot 7H_2O$

续表

着色剂索引号	着色剂索引通用名	颜色	中文名
	ACID RED 195	红	酸性红 195
	BROMOCRESOL GREEN	绿	溴甲酚绿
	BROMOTHYMOL BLUE	蓝	溴百里酚蓝
	SORGHUM RED	咖啡	高粱红

共计 6 种着色剂收录于韩国《化妆品色素种类、标准和试验方法》附录 1 和附录 2 中，但未收录于中国《化妆品卫生规范》表 6 中，如表 8-40 所示。

表 8-40　韩国收录、中国未收录的着色剂

物质名称（中文）	物质名称（英文）	韩国法规出处
CI 26100	CI 26100	化妆品色素种类、标准和试验方法附录 1
EDTA- 铜二钠	disodium EDTA-copper	化妆品色素种类、标准和试验方法附录 2
二羟丙酮	dihydroxyacetone	化妆品色素种类、标准和试验方法附录 2
愈创蓝油烃	guaiazulene	化妆品色素种类、标准和试验方法附录 2
叶蜡石	pyrophyllite	化妆品色素种类、标准和试验方法附录 2
青铜色	bronze	化妆品色素种类、标准和试验方法附录 2

七、化妆品准用染发剂

首先要注意的是，染发产品在韩国属于医药外品，韩国《医药外品标准制造基准》染发剂表规定了韩国的染发剂。截至 2015 年 3 月 27 日，韩国《医药外品标准制造基准》染发剂表中共收录 51 种物质。因韩国染发剂和化妆品是分开管理的，因此其中部分染发剂在韩国化妆品中属于禁用组分，例如 2- 甲基 -5- 羟乙氨基苯酚、2- 硝基 -p- 苯二胺、儿茶酚、焦棓酚等，而部分在化妆品中属于限用组分，例如间苯二酚等。

韩国《医药外品标准制造基准》染发剂表中共有 32 种物质与中国《化妆品卫生规范》（2007 年版）表 7 中的染发剂相对应。正如之前所强调，韩国的染发剂不在化妆品的范畴之内，这 32 种中、韩共同收录的染发剂中，有 2 种同时还列于韩国《化妆品安全标准等相关规定》附录 1 禁用组分表中，即可以理解为不得使用于除染发剂之外的其他产品中，具体如表 8-41 所示。

表 8-41　两种中、韩共同收录的染发剂且在韩国化妆品中为禁用组分

《化妆品卫生规范》（2007年版）表 7 中的序号	物质名称	备注
23	2- 甲基 -5- 羟乙氨基苯酚	同时为韩国化妆品禁用组分：禁用 973 5-[（2-hydroxyethyl）amino]-O-cresol and its salts（ex：2-methyl-5-hydroxyethylaminophenol）

《化妆品卫生规范》(2007年版)表 7 中的序号	物质名称	备注
25	2- 硝基 -p- 苯二胺	同时为韩国化妆品禁用组分: 禁用 55 2-nitro-p-phenylenediamine and its salts(ex:nitro-p-phenylenediamine sulfate)

共计 61 种染发剂收录于中国《化妆品卫生规范》(2007 年版)表 7 中,但韩国《医药外品标准制造基准》染发剂表中没有相应条目,如表 8-42 所示。韩国染发产品属于医药外品,因此染发剂清单相对比较保守,当某一国家禁止使用某一染发剂时,韩国也很可能会删除该染发剂,所以清单中染发剂种类较少。

表 8-42　中国收录、韩国未收录的染发剂

《化妆品卫生规范》(2007 年版)表 7 中的序号	物质名称	备注	《化妆品安全技术规范》修订情况
1	1,3- 双 -(2,4- 二氨基苯氧基)丙烷 HCl	韩国化妆品禁用组分:禁用 905 4,4'-[1,3-Propanediylbis(oxy)]bisbenzene-1,3-diamine and its tetrahydrochloride salt(ex:1,3-bis-(2,4-diaminophenoxy)propane HCl,1,3-bis-(2,4-diaminophenoxy)propane hydrochloride)	
2	1,3- 双 -(2,4- 二氨基苯氧基)丙烷		
4	1- 羟乙基 -4,5- 二氨基吡唑硫酸盐		
6	2,4- 二氨基苯酚		
9	2,4- 二氨基苯氧基乙醇硫酸盐	韩国化妆品禁用组分:禁用 145 2,4-diaminophenoxyethanol and its salts	
11	2,6- 二氨基吡啶硫酸盐		
12	2,6- 二羟乙基氨甲苯	韩国化妆品禁用组分:禁用 259 Methylphenylenediamine,its N-N-Substituted derivatives and its salts(ex:2,6-Dihydroxyethylaminotoluene)	
13	2,6- 二甲氧基 -3,5- 吡啶二胺 HCl		
14	2,7- 萘二酚(CI 76645)	韩国化妆品禁用组分:禁用 15 2,7-naphthalenediol and its salts	
15	2- 氨基 -3- 羟基吡啶		
16	2- 氨基 -4- 羟乙氨基茴香醚硫酸盐		

续表

《化妆品卫生规范》(2007 年版) 表 7 中的序号	物质名称	备注	《化妆品安全技术规范》修订情况
17	2- 氨基 -4- 羟乙氨基茴香醚	韩国化妆品禁用组分：禁用 490 2-〔(3-Amino-4-methoxyphenyl) amino〕ethanol and its salts (ex：2-Amino-4-hydroxyethylaminoanisole)	
18	2- 氨基 -6- 氯 -4- 硝基苯酚	韩国化妆品禁用组分：禁用 500 2-Amino-6-chloro-4-nitrophenol and its salts	
19	2- 氨基 -6- 氯 -4- 硝基苯酚 HCl		
20	2- 氯 -p- 苯二胺（CI 76065）		
22	2- 羟乙基苦氨酸		
26	2- 硝基 -p- 苯二胺 2HCl	韩国化妆品禁用组分：禁用 55 2-nitro-p-phenylenediamine and its salts (ex：nitro-p-phenylenediamine sulfate)	
27	2- 硝基 -p- 苯二胺硫酸盐	韩国化妆品禁用组分：禁用 55 2-nitro-p-phenylenediamine and its salts (ex：nitro-p-phenylenediamine sulfate)	
28	3- 硝基 -p- 羟乙氨基酚	韩国化妆品禁用组分：禁用 969 4-(2-Hydroxyethyl) amino-3-nitrophenol and its salts (ex：3-Nitro-p-hydroxyethylaminophenol)	
29	4,4'- 二氨基二苯胺	韩国化妆品禁用组分：禁用 138 4,4'-Diaminodiphenylamine and its salts	
30	4,4'- 二氨基二苯胺硫酸盐	韩国化妆品禁用组分：禁用 138 4,4'-Diaminodiphenylamine and its salts	
31	4- 氨基 -2- 羟基甲苯		
32	4- 氨基 -3- 硝基苯酚	韩国化妆品禁用组分：禁用 481 4-Amino-3-nitrophenol and its salts	
33	4- 氨基 -m- 甲酚	韩国化妆品禁用组分：禁用 498 4-Amino-m-cresol and its salts	
34	4- 氯雷琐辛（CI 76510）		
35	4- 羟丙氨基 -3- 硝基苯酚	韩国化妆品禁用组分：禁用 961 1-Hydroxy-3-nitro-4-(3-hydroxypropylamino) benzene and its salts (ex：4-Hydroxypropylamino-3-nitrophenol)	
38	5- 氨基 -4- 氯 -O- 甲酚		

《化妆品卫生规范》(2007年版)表7中的序号	物质名称	备注	《化妆品安全技术规范》修订情况
39	5-氨基-6-氯-O-甲酚		
40	6-氨基-m-甲酚		
41	6-氨基-O-甲酚	韩国化妆品禁用组分:禁用499 6-Amino-o-cresol and its salts	
42	6-羟基吲哚		
43	6-甲氧基-2-甲氨基-3-氨基吡啶HCl		
44	酸性橙3号(CI 10385)		
45	酸性紫43号(CI 60730)		
46	碱性蓝26号(CI 44045)		
47	碱性橙31号		
48	碱性红51号		
49	碱性红76号(CI 12245)		
50	碱性紫14号(CI 42510)		
51	碱性黄87号		
52	分散黑9号		
55	HC橙1号		
56	HC红1号		
57	HC红3号		
58	HC黄2号		
59	HC黄4号		
60	HC黄6号	韩国化妆品禁用组分:禁用53 3-[(2-nitro-4-(trifluoromethyl)phenyl)amino]propane-1,2-diol(HC Yellow No.6)and its salts	
61	氢醌	韩国化妆品禁用组分:禁用956 Hydroquinone	
62	羟苯并吗啉	韩国化妆品禁用组分:禁用196 2,3-Dihydro-2H-1,4-benzoxazine-6-ol and its salts(ex:Hydroxybenzomorpholine)	
63	羟乙基-2-硝基-p-甲苯胺		
64	羟乙基-3,4-亚甲二氧基苯胺HCl	韩国化妆品禁用组分:禁用967 Hydroxyethyl-3,4-methylenedioxyaniline;	

续表

《化妆品卫生规范》（2007 年版）表 7 中的序号	物质名称	备注	《化妆品安全技术规范》修订情况
		2-（1,3-benzindioxol-5-ylamino） ethanol hydrochloride and its salts（ex：Hydroxyethyl-3,4-methylenedioxyaniline hydrochloride）	
65	羟乙基 -p- 苯二胺硫酸盐		
66	羟丙基双（N- 羟乙基 -p-苯二胺）HCl	韩国化妆品禁用组分：禁用 981 Hydroxypropyl bis（N-hydroxyethyl-p-phenylenediamine）and its salts	
68	m- 氨基苯酚 HCl		
71	N,N- 二乙基 -p- 苯二胺硫酸盐（2）	韩国化妆品禁用组分：禁用 165 N,N-Diethyl-p-phenylenediamine and its salts	
72	N,N- 二乙基甲苯 -2,5-二胺 HCl（2）		
73	N,N- 二甲基 -P- 苯二胺（CI 76075）（2）	韩国化妆品禁用组分：禁用 107 N,N-Dimethyl-p-phenylenediamine and its salts	
74	N,N- 二甲基 -P- 苯二胺硫酸盐（2）	韩国化妆品禁用组分：禁用 107 N,N-Dimethyl-p-phenylenediamine and its salts	
77	N- 苯基 -p- 苯二胺硫酸盐（2）		
82	苯基甲基吡唑啉酮	韩国化妆品禁用组分：禁用 258 3-Methyl-1-phenyl-5-pyrazolone and its salts（ex：phenyl methyl pyrazolone）	
90	四氨基嘧啶硫酸盐		

共计 19 种染发剂收录于韩国《医药外品标准制造基准》染发剂表中，但未收录于中国《化妆品卫生规范》（2007 年版）表 7 中，如表 8-43 所示。

表 8-43 韩国收录、中国未收录的染发剂

物质名称（英文）	中文名	备注
2-Amino-4-nitrophenol	2- 氨基 -4- 硝基苯酚	《化妆品卫生规范》（2007 年版）中为禁用组分，第 82 号
2-Amino-5-nitrophenol	2- 氨基 -5- 硝基苯酚	《化妆品卫生规范》（2007 年版）中为禁用组分，第 83 号
p-Amino-o-cresol	p- 氨基 -O- 甲酚	
Nitro-p-phenylenediamine Hydrochloride	硝基 -p- 苯二胺盐酸盐	

物质名称（英文）	中文名	备注
Toluene-2,5-diamine Hydrochloride	甲苯 -2,5- 二氨基盐酸盐	
m-Phenylenediamine Hydrochloride	间苯二胺盐酸盐	《化妆品卫生规范》(2007 年版) 中为禁用组分, 第 864 号
m-Phenylenediamine	间苯二胺	《化妆品卫生规范》(2007 年版) 中为禁用组分, 第 864 号
Picramic acid	苦氨酸	
p-Amino-o-cresol Sulfate	p- 氨基 -O- 甲酚硫酸盐	
m-Phenylenediamine sulfate	间苯二胺硫酸盐	《化妆品卫生规范》(2007 年版) 中为禁用组分, 第 864 号
3,3'-Iminodiphenol	3,3'- 亚氨基二酚	
N-Phenyl-p-phenylenediamine Acetate	N- 苯基 -p- 苯二胺醋酸盐	
N,N'-Bis(4-aminophenyl)-2,5-diamino-1,4-Quinonediamine	N,N'- 双（4- 氨基苯基)-2,5- 二氨基 -1,4- 醌二亚胺	
2-Amino-5-nitrophenol sulfate	2- 氨基 -5- 硝基酚硫酸盐	
2,4-Diaminophenol sulfate	2,4- 二氨基苯酚硫酸盐	
Gallic Acid	棓酸	
Catechol	儿茶酚	《化妆品卫生规范》(2007 年版) 中为禁用组分, 第 326 号
Pyrogallol	焦棓酚	《化妆品卫生规范》(2007 年版) 中为禁用组分, 第 1014 号
Diphenylamine	二苯胺	《化妆品卫生规范》(2007 年版) 中为禁用组分, 第 445 号

第五节 禁用、限用、准用组分与加拿大的对比

加拿大对化妆品成分采用禁、限用组分表制度, 限用组分表中包括了对防腐剂、着色剂、染发剂的要求, 这两个列表是实时更新的, 加拿大卫生部在其官方网站上也会列出禁、限用用清单历次的修订历史。此外, 还应参考止汗剂、防晒剂等强制国家标准（Monograph）。本文讨论的是截止到 2015 年 12 月 14 日的相关法规。

加拿大最初采用一个列表管理化妆品的禁限用组分, 称为"化妆品热点物质清单"（Cosmetic Ingredient Hotlist）。2014 年 4 月, 加拿大卫生部将该表拆分为 2 部分, 分别为"禁用组分表"（Prohibited Ingredients List）和"限用组分表"（Restricted Ingredients List）, 但是仍旧统称为"化妆品热点物质清单"。其中, 禁用组分表的定义与中国类似, 但是限用组分表与中国差别较大——加拿大没有专门制定防腐剂、着色剂、防晒剂以及染发剂等列表, 而是把相

关内容都列入了限用组分表或强制国家标准,这使限用组分表的内容十分复杂。

"化妆品热点物质清单"中的技术要求在一定程度上借鉴欧盟的法规,但是有相当部分是基于加拿大本国政府的评估。截止到 2015 年 12 月 14 日,加拿大的禁用组分表共包含了 497 个条目,限用组分表共包含了 81 个条目。加拿大的"化妆品热点物质清单"在历史上共经历了 9 次修订和增补[11],分别为:

1)2015 年 12 月:

- 将甲基异噻唑啉酮和甲基氯异噻唑啉酮的使用范围仅限定于淋洗类化妆品
- 将对苯二胺及其盐在染发剂中的用量限定为混合后 3%
- 修改其他 2 种物质的限制条件,增加一种禁用组分

2)2014 年 4 月:

- 将"化妆品热点物质清单"拆分为"禁用组分表(Prohibited Ingredients List)"和"限用组分表(Restricted Ingredients List)"
- 修改了 α- 羟基酸等 3 种物质的限制条件,限用组分表中增加了间苯二酚等 4 种物质

3)2011 年 3 月:

- 修订或合并了 13 种成分的限制条件,如甲醇、乙醇酸、乳酸、2- 甲基 - 间苯二胺等
- 新增了 18 种禁限用组分,如丙烯酰胺单体、铝盐、1,3- 丁二烯等

4)2010 年 6 月:

- 修订了氢醌的限制条件
- 新增了萘酚等 8 种禁用组分
- 删除一种禁用组分

5)2009 年 9 月:

- 调整了三氯生、尿素、滑石粉、锌化合物、甲醛、氟等 19 种物质的限制条件
- 新增了甘油、二甘醇等 5 种限用组分

6)2007 年 9 月

- 调整了樟脑、汞等 6 种物质的限制条件
- 新增了滑石粉、甲基异噻唑啉酮等 5 种限用组分

7)2005 年 5 月

- 调整了煤焦油色素、醋酸铅等 4 种物质的限制条件
- 新增了丁氧基乙醇、氯胺 T 等 31 种禁限用组分

8)2004 年 12 月

- 调整了巯基乙酸等 5 种成分的限制条件
- 新增了止痛药等 10 种禁限用组分

9)2004 年 4 月

- 调整了甲氧基乙醇、对苯二胺的限制条件
- 新增了木馏油、雌激素两种禁用组分
- 删除了两种禁用组分

一、化妆品禁用组分

437 个物质共同收录于中国《化妆品卫生规范》表 2(1)与加拿大地区化妆品禁用组分

表中,中国《化妆品卫生规范》表 2(1)中其余 771 个物质未收录于加拿大地区化妆品禁用组分表中(详见附表 1)。

48 个物质未收录于中国《化妆品卫生规范》表 2(1)中,但收录于加拿大地区化妆品禁用组分表中(详见附表 2)。其中有 6 种物质在中国是限用组分,详见表 8-44。

表 8-44　加拿大禁用、中国限用的物质

物质名称(英文)	物质名称	《化妆品卫生规范》(2007 年版)收录情况	《化妆品安全技术规范》修订情况
Chloroacetamide	氯乙酰胺	收录为限用防腐剂	收录为禁用物质
Ethyl PABA PABA, esters of; with a free amino group	PABA 酯类	收录为限用防晒剂	
Mercury and its compounds Including, but not limited to: Mercuric oxide; Phenyl mercuric acetate; Phenyl mercuric benzoate; Phenyl mercuric borate; Thimerosal	硫柳汞钠	收录为限用防腐剂	
Chloramine T	氯胺 T	收录为限用物质	
Cantharides tincture	斑蝥素	收录为限用物质	收录为禁用物质
CI 12120	CI12120	收录为限用着色剂	

二、化妆品限用组分

化妆品中限用组分表,与加拿大化妆品中受限制成分列表具有可比性。

收录于中国《化妆品卫生规范》表 3 化妆品组分中限用组分表,而未收录于加拿大地区化妆品中受限制成分列表(详见本书附表 3),其中 2 种物质在加拿大为禁用组分,如表 8-45 所示。

表 8-45　中国限用、加拿大禁用的物质

《化妆品卫生规范》(2007 年版)表 3 中的序号	中文名称	英文名称
21	氯胺 T	Tosylchloramide sodium Chloramine T
19	斑蝥素	Cantharides tincture

出现于加拿大地区化妆品中受限制成分列表中,但未收录于中国《化妆品卫生规范》表 3 的限用组分表中(详见附表 4),其中以下 14 个物质被收录于中国《化妆品卫生规范》表 2(1)禁用组分,具体如表 8-46 所示。

表 8-46 中国禁用、加拿大限用的物质

《化妆品卫生规范》(2007 年版)表 2(1)序号	物质名称(中文)	物质名称(英文)	加拿大法规中限制条件
783	8- 羟基喹啉及其硫酸盐	8-Hydroxyquinoline and its sulfate,148-24-3;34-31-6	可作为护发产品中过氧化氢的稳定剂,其中洗去型护发产品的允许浓度为不超过 0.3%;免洗型护发产品的允许浓度为不超过 0.03%
325	过氧化氢酶	Catalase,9001-05-2	化妆品的内外标签应标注以下类似警示语:"本产品不可用于破损或擦伤皮肤处。"
188	7,11- 二甲基 -4,6,10- 十二碳三烯 -3- 酮	7,11-Dimethyl-4,6,10-dodecatrien-3-one,26651-96-7	仅可作为甲基紫罗兰酮中的杂质存在,浓度不得超过 2%
304	士的宁(番木鳖碱)	Brucine,357-57-3	允许使用浓度为不超过 0.1%
306	丁烷	Butane,106-97-8	当含有 0.1%(w/w)及以上浓度的 1,3- 丁二烯(106-99-0)时禁止使用
545	维生素 D_3(胆骨化醇)	Cholecalciferol,67-97-0,Vitamin D_3	日均吸收量须不得超过 25μg/天
	维生素 D_2(骨化醇)	Ergocalciferol,50-14-6,vitamin D_2	日均吸收量不得超过 25μg/天
619	呋喃香豆素类,除天然植物提取物外	Furocoumarins,except for naturally occurring in plant extracts,66-97-7	晒黑产品允许使用浓度低于 1mg/kg
327	人源物质,包括,但不限于: ● 人胎盘提取物; ● 人胎盘酶; ● 人胎盘脂质; ● 人胎盘蛋白; ● 人体脐带提取物; ● 水解人胎盘蛋白; ● 人体头发水解角蛋白; ● 冻干人胎盘提取物	Human origin substance 73049-73-7,including,but not limited to: ● Human placental extracts; ● Human placental enzymes; ● Human placental lipids; ● Human placental protein; ● Human umbilical extract; ● Hydrolyzed human placental protein; ● Hydrolyzed keratin from human hair; ● Lyophilized human placental extract	使用人源物质做原料的制造商必须向加拿大卫生部提供以下安全性证明: 物质来源; 生产方法说明; 质量控制数据,尤其是与微生物限度(包括病毒)和缺乏雌激素物质有关的数据; 产品标签
	角蛋白	Keratin	参见"人源物质"和 / 或"牛源性组织和组分"
	胎盘提取物	Placental extracts	参见"人源物质"和 / 或"牛源性组织和组分"

续表

《化妆品卫生规范》(2007年版)表2(1)序号	物质名称(中文)	物质名称(英文)	加拿大法规中限制条件
797	异丁烷	Isobutane, 75-28-5	当含有0.1%(w/w)及以上浓度的1,3-丁二烯(106-99-0)时禁止使用
841	甲醇	Methyl alcohol, 67-56-1	有限制条件,见下文特别解释(1)
850	丁香酚甲醚	Methyl eugenol, 93-15-2	有限制条件,见下文特别解释(2)

特别解释(1):加拿大对于化妆品中的甲醇有着严格规定。根据2001年9月30日发表的《消费者化学制品和容器条例》第二部分,化妆品所含甲醇量等于或大于5ml时,需盛装在儿童安全容器中。根据《化妆品法规》第28.2节,化妆品盛装容器内外标签的主要部分,除金属容器外,该设计用于用户通过手动释放金属容器内加压内容物的手动阀已作为该容器不可分割的组成部分,甲醇量含量等于或大于5ml,应该说明:(a) 2001年9月30日发表的《消费者化学制品和容器条例》附录Ⅱ,第1项,第Ⅱ栏所列危险符号与法规第16(a)和16(b)节所列相符;(b)《消费者化学制品和容器条例》第1到5项,第1栏中所列各项细节,第Ⅲ栏和第Ⅳ栏所列关于各项的信息词和说明,根据此类法规的第15(2)(a)到(c)段,应当在标签中标注,并且根据此类法规的第17(a)和(b)、18(a)和(b)、19(1)(a)和(b)以及19(2)分段的规定进行印刷。

特别解释(2):对于丁香酚甲醚,作为植物提取物天然组分,加拿大允许在化妆品中使用的浓度分别为:精细香水不得超过0.01%、淡香水0.004%、香膏0.002%、其他驻留类护肤品和口腔产品0.0002%、洗去型产品0.001%。

三、化妆品准用防腐剂

化妆品组分中限用防腐剂,与加拿大地区化妆品中受限制成分列表具有一定的可比性。

其中10个物质共同收录于中国《化妆品卫生规范》表4与加拿大地区化妆品中受限制成分列表中,详见表8-47所示。

表8-47 中国、加拿大共同收录的限用防腐剂

《化妆品卫生规范》(2007年版)表4序号	物质名称(中文)	物质名称(英文)	规范限制条件	加拿大化妆品限用物质清单中的限制条件
1	2-溴-2-硝基丙烷-1,3-二醇	Bronopol(INN), 2-Bromo-2-nitropropane-1,3-diol	0.1%,避免形成亚硝胺	允许使用浓度为不超过0.1%;禁止用于含有胺或酰胺的配方中
2	5-溴-5-硝基-1,3-二	5-Bromo-5-nitro-1,3-dioxane	0.1%,仅用于淋洗类产品;避免形成亚硝胺	允许使用浓度为不超过0.1%;禁止用于含

续表

《化妆品卫生规范》(2007年版)表4序号	物质名称(中文)	物质名称(英文)	规范限制条件	加拿大化妆品限用物质清单中的限制条件
	噁烷			有胺或酰胺的配方中
5	苯扎氯铵,苯扎溴铵,苯扎糖精铵	Benzalkonium chloride, bromide and saccharinate	0.1%(以苯扎氯铵计),避免接触眼睛	有限制条件,见下文特别解释(1)
6	苄索氯铵	Benzethonium chloride	0.1%(1)淋洗类产品;(2)口腔卫生用品之外的驻留类产品	免洗型产品的允许浓度为不超过0.2%,洗去型产品的允许浓度为不超过0.3%;禁止在黏膜用产品中使用
11	氯己定及其二葡萄糖酸盐,二醋酸盐和二盐酸盐	Chlorhexidine(INN)and its digluconate, diacetate and hydrochloride	0.3%(以氯己定表示)	允许使用浓度为不超过0.14%,以氯己定游离碱计算;0.19%,以醋酸氯己定计;0.20%,以氯己定二葡糖酸盐计;以及0.16%,以盐酸氯己定计
24	甲醛和多聚甲醛	Formaldehyde and paraformaldehyde	0.2%(口腔卫生产品除外)0.1%(口腔卫生产品)(以游离甲醛计);用于喷雾产品	Formaldehyde,甲醛50-00-0 有限制条件,见下文特别解释(2)
34	甲基异噻唑啉酮	Methylisothiazolinone	0.01%	可作为防腐剂,允许使用浓度为不超过0.01%
35	甲基氯异噻唑啉酮和甲基异噻唑啉酮与氯化镁及硝酸镁的混合物	Mixture of methylchloroisothiazolinoneand methylisothiazolinone with agnesium chloride and magnesium nitrate	0.0015%(以甲基氯异噻唑啉酮和甲基异噻唑啉酮为3:1的混合物计)	甲基氯异噻唑啉酮仅可与甲基异噻唑啉酮联合使用;禁止用于驻留类产品中;淋洗类产品最高用量0.0015%(15μg/ml或15ppm)
46	水杨酸及其盐类	Salicylic acid and its salts	0.5%(以酸计)除香波外,不得用于三岁以下儿童使用的产品中;三岁以下儿童勿用	允许使用浓度为不超过2%
54	三氯生	Triclosan(INN)Triclosan	0.3%	有限制条件,见下文特别解释(3)

特别解释（1）：对于苯扎氯铵,加拿大还要求:碳链长度在 14 个及以下的苯扎氯铵仅可用作防腐剂,且浓度不超过 0.1%;而对于其他用途,仅允许碳链长度在 16 个及以上的苯扎氯铵作为护理剂用于洗去型洗护发产品中,且浓度不超过 3%。当苯扎氯铵浓度超过 0.1% 时,所有产品需在内外标签上标注"避免接触眼睛"等类似警示语。对于苄索氯铵,加拿大要求驻留类产品的最高允许浓度为 0.2%,淋洗型产品的最高允许浓度为 0.3%,并且禁止用于接触黏膜的产品。

特别解释（2）：对于甲醛和多聚甲醛,加拿大禁止用于喷雾类化妆品。用于按照说明书使用会释放甲醛蒸汽的非喷雾类化妆品时,允许使用浓度为不超过 0.01%。口腔类化妆品允许使用浓度为不超过 0.1%。仅可作为防腐剂用于非口腔类化妆品时,允许使用浓度为不超过 0.2%。用于指甲强化剂时,允许使用浓度为不超过 5.0%。但是,必须搭配护甲产品、使用说明书以及告知用户该产品中存在此类物质的说明一起出售。含有甲醛的指甲强化剂,标签必须告知用户该产品含有甲醛。为此,标签中可使用以下警示语"本产品含有甲醛,可能会导致皮肤过敏"。

特别解释（3）：对于三氯生,在漱口水中的允许使用浓度为不超过 0.03%,其他化妆品中的允许使用浓度为不超过 0.3%,且所有口腔类产品必须满足以下条件:

①制造商必须确保多氯代二苯并 - 对 - 二噁英（PCDD）和多氯代二苯并呋喃（PCDF）杂质含量不得超过以下数值

i. 2,3,7,8- 四氯二苯并 - 对 - 二噁英和 2,3,7,8- 四氯二苯并呋喃 0.1ng/g。

ii. 其他 PCDD/PCDF 杂质总量 10μg/g,单个杂质总量不得超过 5μg/g。

②制造商必须具备以下材料

i. 三氯生原料规格

ii. 用于测定三氯生中 PCDDs 和 PCDFs 的鉴定分析方法

iii. 成品规格

③口腔类产品标签应标注"该产品不得用于 12 岁以下的儿童",如果是漱口水产品,标签应当标注"避免吞咽"

此外,共有 3 个组分收录于《化妆品卫生规范》（2007 年版）表 4,但未收录于加拿大地区化妆品中限用组分表,且在加拿大为禁用组分,如表 8-48 所示。

表 8-48　中国作为防腐剂、加拿大禁用的组分

《化妆品卫生规范》（2007 年版）表 4 序号	物质名称（中文）	物质名称（英文）	规范限制条件	加拿大化妆品禁用物质清单
12	氯乙酰胺	2-Chloroacetamide, Chloroacetamide	≤0.3%,标签须标注:含氯乙酰胺	Chloroacetamide,氯乙酰胺,79-07-2
47	苯汞的盐类,包括硼酸苯汞	Salts of phenylmercury, including borate	0.007%(以汞计),如果同本规范中其他汞化合物混合,Hg 的最大浓度仍为 0.007%,仅用于眼部化妆品和眼部卸妆品;	Mercury and its compounds 汞及其化合物(7439-97-6;21908-53-2;62-38-4;94-43-9;102-98-7;6273-99-0;54-64-8)包括,但不限于:氧化汞;乙

续表

《化妆品卫生规范》（2007 年版）表 4 序号	物质名称（中文）	物质名称（英文）	规范限制条件	加拿大化妆品禁用物质清单
52	硫柳汞	Thiomersal（INN）Thimerosal	标签须标注"含苯汞化合物" 0.007%（以汞计），如果同本规范中其他汞化合物混合，Hg 的最大浓度仍为 0.007%，仅用于眼部化妆品和眼部卸妆品； 标签须标注"含硫柳汞"	酸苯汞；苯甲酸苯汞；苯硼酸汞；硫柳汞钠 Mercury and its compounds 汞及其化合物（7439-97-6；21908-53-2；62-38-4；94-43-9；102-98-7；6273-99-0；54-64-8）包括，但不限于：氧化汞；乙酸苯汞；苯甲酸苯汞；苯硼酸汞；硫柳汞钠 Thimerosal, 硫柳汞钠, 54-64-8, 参见"汞及其化合物"

四、化妆品准用防晒剂

《化妆品卫生规范》（2007 年版）所收录的限用防晒剂，与加拿大防晒剂强制标准（Sunscreen Monograph）具有一定可比性。其中，部分防晒剂共同收录于中国和加拿大，详见表 8-49。

表 8-49　加拿大、中国共同收录的防晒剂

《化妆品卫生规范》（2007 年版）表 5 中的序号	物质名称（中文）	物质名称（英文）	中国最大允许浓度	加拿大最大允许浓度
2	4- 甲基苄亚基樟脑	4-Methylbenzylidene camphor	4%	4%
3	二苯酮 -3	Benzophenone-3	10%	6%
4	二苯酮 -4 二苯酮 -5	Benzophenone-4 Benzophenone-5	5%（以酸计）	10%
7	丁基甲氧基二苯甲酰基甲烷	Butyl methoxydibenzoylmethane	5%	3%
12	甲酚曲唑三硅氧烷	Drometrizole trisiloxane	15%	15%
13	PABA 乙基己酯	Ethylhexyl dimethyl PABA	8%	8%
14	甲氧基肉桂酸乙基己酯	Ethylhexyl methoxycinnamate	10%	7.50%
15	水杨酸乙基己酯	Ethylhexyl salicylate	5%	5%
17	胡莫柳酯	Homosalate	10%	15%
18	p- 甲氧基肉桂酸异戊酯	Isoamyl p-methoxycinnamate	10%	10%

续表

《化妆品卫生规范》(2007年版)表5中的序号	物质名称(中文)	物质名称(英文)	中国最大允许浓度	加拿大最大允许浓度
20	奥克立林	Octocrylene	10%(以酸计)	10%
21	对氨基苯甲酸	4-Aminobenzoic acid, PABA	5%	15%
23	苯基苯并咪唑磺酸及其钾、钠和三乙醇胺盐	Phenylbenzimidazole sulfonic acid and its potassium, sodium, and triethanolamine salts	8%(以酸计)	4%
26	对苯二亚甲基二樟脑磺酸	Terephthalylidenedicamphor sulfonic acid and its salts	10%(以酸计)	10%
27	二氧化钛	Titanium dioxide	25%	25%
28	氧化锌	Zinc oxide	25%	25%

　　共12个物质收录于中国《化妆品卫生规范》(2007年版)表5的限用防晒剂中,但未收录于加拿大防晒剂强制性标准,如表8-50所示。

表8-50　中国收录、加拿大未收录的防晒剂

序号	中文名称	物质名称(英文)	限量
1	3-亚苄基樟脑	3-Benzylidene camphor	2%
5	亚苄基樟脑磺酸	Benzylidene camphor sulfonic acid	6%(以酸计)
6	双-乙基己氧苯酚甲氧苯基三嗪	Bis-ethylhexyloxyphenol methoxyphenyl triazine	10%
8	樟脑苯扎铵甲基硫酸盐	Camphor benzalkonium methosulfate	6%
9	二乙氨基羟苯甲酰基苯甲酸己酯	Diethylamino hydyoxybenzoyl hexyl benzoate	10%
10	二乙基己基丁酰胺基三嗪酮	Diethylhexylbutamidotriazone	10%
11	2,2'-双-(1,4-亚苯基)1H-苯并咪唑-4,6-二磺酸)的二钠盐	Disodium phenyl dibenzimidazole tetrasulfonate	10%(以酸计)
16	乙基己基三嗪酮	Ethylhexyl triazone	5%
19	亚甲基双-苯并三唑基四甲基丁基酚	Methylene bis-benzotriazolyl tetramethylbutylphenol	10%
22	PEG-25对氨基苯甲酸	PEG-25 PABA	10%
24	聚丙烯酰胺甲基亚苄基樟脑	Polyacrylamidomethyl benzylidene camphor	6%
25	聚硅氧烷-15	Polysilicone-15	10%

　　共3个组分出现于加拿大防晒剂强制性标准,但未收录于中国《化妆品卫生规范》表5化妆品的限用防晒剂列表中,如表8-51所示。

表 8-51　加拿大收录、中国未收录的防晒剂

中文名称	物质名称（英文）	限量
薄荷醇邻氨基苯甲酸酯	Meradimate	≤5%
西诺沙酯	Cinoxate	≤3%
二苯酮 -8	Dioxybenzone	≤3%

五、化妆品准用着色剂

加拿大未收录着色剂清单，在限用组分清单中，涉及着色剂的仅仅两种物质，可以理解为在企业对产品安全负责的机制下，只要经过安全性评价，企业在染发剂的选择上有比较大的空间。

此 2 种物质未收录于中国《化妆品卫生规范》（2007 年版）中，如表 8-52 所示。

表 8-52　加拿大收录、中国未收录的着色剂

物质名称（中文）	物质名称（英文）	限制和要求
Solvent Red 23（CI 26100；Red No.225；Tetrazobenzene-beta-Naphthol；Sudan Red BK；2-Naphthalenol,1-［［4-（Phenylazo）Phenyl］Azo］-；D&C Red No.17；Red 17；Toney Red；Sudan Ⅲ）	溶剂红 23（CI 26100；红色 No.225；苯偶氮苯偶氮 -2- 萘酚；苏丹红 BK；2- 萘酚，1-｛［4-（苯偶氮基）苯基］偶氮｝-；D&C 红色 No.17；红色 17 号；苏丹红；苏丹红Ⅲ）	禁止用于黏膜及其周围部位（如眼部、鼻部或嘴部）用产品中。其他参见"煤焦油染料"。含有溶剂红 23 的染发产品必须附带使用说明，告知用户不可用于染睫毛或眉毛，并且避免在眼部、嘴部或鼻部周围使用。为此，标签可标注以下警示语："不可用于染睫毛或眉毛。""避免在眼部、嘴部或鼻部周围使用。"
Coal tar dye（Coal tar dye base or coal tar dye intermediate，including but not limited to： ● Toluene-2,5-diamine； ● Toluene-2,5-diamine sulfate； ● p-Phenylenediamine）	煤焦油染料（煤焦油染料 95-70-5；615-50-9 煤焦油染料基或煤焦油染料中间体，包括但不限于： ● 甲苯 -2,5- 二胺； ● 甲苯 -2,5- 二胺硫酸盐； ● 对苯二胺）	有限制条件，见下文特别解释

特别解释：根据加拿大《化妆品法规》第 14 节规定，对于用作着色剂的煤焦油染料，"任何人都不得出售用于眼睛区部位的含有任何煤焦油染料、煤焦油染料基或煤焦油染料中间体的化妆品"。"眼睛部位"定义为眶上嵴和眶下嵴之间的区域，包括眉毛、眼睑、睫毛、结膜囊、眼球以及眼睛下部和眶下嵴内部的软组织。但以下煤焦油染料可用于眼睛区域：分散蓝 1（3844-45-9）和色淀，绿色 5 号（4403-90-1），红色 40 号（25956-17-6）和色淀，柠檬黄（1934-21-0）和色淀。

六、化妆品准用染发剂

加拿大没有专门的染发剂列表,而是在其限用组分表中,对于部分可用作染发剂的物质进行了限制。因此可认为《化妆品卫生规范》(2007 年版)所收录的暂时允许使用的染发剂,与加拿大化妆品限用组分表具有一定的可比性。

表 8-53 所列 6 个物质共同收录于中国《化妆品卫生规范》(2007 年版)表 7 与加拿大地区化妆品中受限制成分列表中。

表 8-53 中国、加拿大共同收录的染发剂

《化妆品卫生规范》(2007 年版) 表 7 序号	物质名称 (中文)	物质名称(英文)	《化妆品卫生规范》(2007 年版)限制条件	加拿大限制条件
5	1-萘酚	1-Naphthol(CI76605)	≤2.0%,当与氧化乳混合使用时,最大使用浓度应为 1.0%,标签应标注:含 1-萘酚	可作为氧化着色剂用于染发剂中,最大使用浓度不得超过 2%;与过氧化氢联合使用时,允许浓度为不超过 1%
61	氢醌	Hydroquinone	≤0.3%,标签应标注:含氢醌	
85	p-苯二胺	p-Phenylenediamine	≤6% 含苯二胺类	禁止用于皮肤用化妆品。只允许用于氧化型染发剂,和氧化剂混合以后限量 3%;其余要求,如警示语等见煤焦油色素
86	p-苯二胺 HCl	p-Phenylenediamine HCl	≤6.0%(以游离基计),标签应标注:含苯二胺类	禁止用于皮肤用化妆品;只允许用于氧化型染发剂,和氧化剂混合以后限量 3%;其余要求,如警示语等见煤焦油色素
87	p-苯二胺硫酸盐	p-Phenylenediamine sulfate	≤6.0%(以游离基计),标签应标注:含苯二胺类	禁止用于皮肤用化妆品;只允许用于氧化型染发剂,和氧化剂混合以后限量 3%;其余要求,如警示语等见煤焦油色素
88	间苯二酚	Resorcinol	≤5.0%,标签应标注:含间苯二酚	禁止用于皮肤用化妆品;其他参见"煤焦油染料"

对于氢醌,加拿大还特别规定限于染发产品、美甲产品和氰基丙烯酸酯类黏合剂。作为染发剂的氧化着色剂,允许使用浓度为不超过 0.3%;在双组分(丙烯酸)人造指甲系统中,允

许使用浓度为不超过 0.02%（混合后使用）；氰基丙烯酸酯类黏合剂中的允许使用浓度为不超过 0.1%。

对于对苯二胺，禁止用于皮肤用化妆品，只允许用于氧化型染发剂，和氧化剂混合以后浓度不得超过 3%，并应在化妆品的内外标签上标注以下类似警示语："注意：本产品含有的成分可能会导致某些人皮肤过敏，使用前请按照附带说明书进行测试；本产品不能用于染眉毛和眼睫毛，否则可能会导致失明。"此外，同样也需要在染发剂的每个包装都附带与煤焦油染料相同的使用说明。

表 8-54 所列的 3 个物质未收录于中国《化妆品卫生规范》（2007 年版）表 7 中，但出现于加拿大地区化妆品中受限制成分列表中。

表 8-54　加拿大收录、中国未收录的染发剂

物质名称（中文）	物质名称（英文）	限制条件
丁氧基乙醇	Butoxyethanol，111-76-2	在染发剂和美甲产品中的允许使用浓度为不超过 10%
煤焦油染料 （煤焦油染料基或煤焦油染料中间体，包括但不限于：甲苯 -2,5- 二胺；甲苯 -2,5- 二胺硫酸盐；对苯二胺）	Coal tar dye（95-70-5；615-50-9，Coal tar dye base or coal tar dye intermediate，including but not limited to Toluene-2,5-diamine；Toluene-2,5-diamine sulfate；p-Phenylenediamine）	有限制条件，见下文解释
溶剂红 23	Solvent Red 23	禁止用于黏膜及其周围部位（如眼部、鼻部或嘴部）用产品中。其他参见"煤焦油染料"。含有溶剂红 23 的染发产品必须附带使用说明，告知用户不可用于染睫毛或眉毛，并且避免在眼部、嘴部或鼻部周围使用。为此，标签可标注以下警示语："不可用于染睫毛或眉毛。""避免在眼部、嘴部或鼻部周围使用。"

因为加拿大实际上并没有单独的着色剂列表、染发剂列表，而是在其限用组分表中，涉及了一些可用作着色剂或染发剂的组分的管理规定。例如，加拿大限用物质列表中收录有煤焦油染料，因此暂时认为煤焦油染料在加拿大可用作着色剂或染发剂，且应符合限用组分表中要求的严格的限制条件。当煤焦油染料用作染发剂时，除必须符合"眼睛区域"的相关限制（详见与加拿大着色剂进行对比的部分）以外，还需在染发剂每个包装附带以下使用说明：

①该产品可能会引起严重皮肤炎症，在使用前务必进行初步测试，以确定是否存在特殊过敏症状；

②在耳后或前臂内表面一小块皮肤处，使用肥皂和水或酒精清洁，并取少量待用染发剂涂在该区域至其干燥，24 小时后用肥皂和水轻轻地清洗该区域，如果未出现明显的过敏或炎症，则通常假定无染料过敏症状存在，但是每次使用前都应该进行该测试，染发剂严禁用

于染眉毛或睫毛,否则会引起严重的眼睛炎症,甚至可能会导致失明。

第六节 美白剂肯定列表

一、黑色素产生过程及美白剂的主要原理

在皮肤表皮层基底膜上,散布着皮肤黑色素细胞,它们能够感受来自体外或体内的刺激,产生和分泌黑色素。这些黑色素被包裹在单层膜细胞器黑色素小体(melanosome)中,继而被转运至角质细胞中,并随角质细胞上移,吸收和阻挡环境中的紫外辐射(Ultra Violet Radiation,UVR),减少机体内部受到紫外辐射的攻击和伤害。虽然一定量的黑色素对人体有益,尤其是能够有效吸收外界的紫外线损伤,但是自古以来,尤其是在亚洲地区,相当数量的人群有着美白的需求,并由此开发出一系列具有美白功效的原料。

皮肤中黑色素合成的关键酶为酪氨酸酶(Tyrosinase),可将酪氨酸(Tyrosine)催化为多巴醌(DOPA Quinone),继而在酪氨酸酶相关蛋白1(Tyrosinase related protein 1,TRP1)以及酪氨酸酶相关蛋白2(Tyrosinase related protein 2,TRP2,或 DCT)的帮助下,最终生成黑色素,如图 8-8 所示[12-13]。继而,生成的黑色素包裹于黑色素小体中,由黑色素细胞转运至角质形成细胞,并伴随角质形成细胞向上迁移至皮肤表层,发挥吸收紫外线的功效,并最终随着角质细胞一起脱落。

根据黑色素生成、转运、脱落的命运周期,研究人员开发出不同类型的美白产品,设计的主要原理包括:抑制黑色素细胞的增殖,抑制黑色素的生成(主要是抑制酪氨酸酶等的活性),抑制黑色素由黑色素细胞向角质形成细胞的转运,加速角质形成细胞的脱落等。

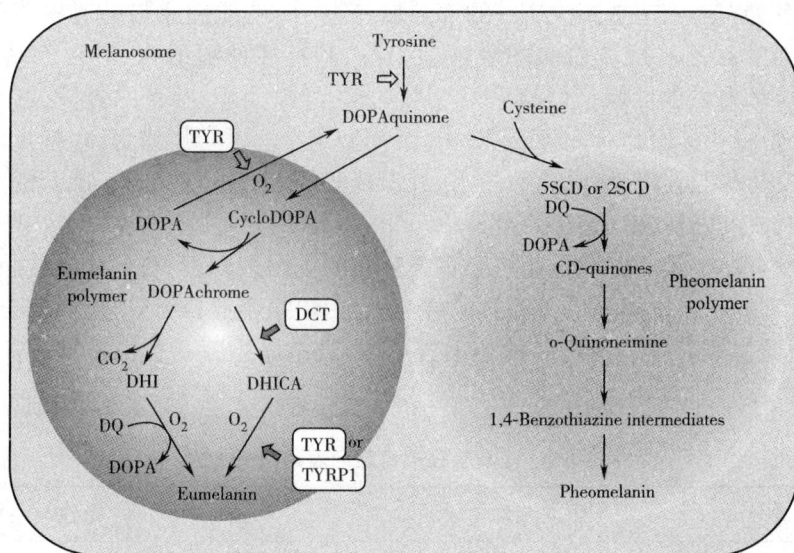

图 8-8 皮肤黑色素合成过程

二、日本、韩国的美白剂肯定列表

在韩国，美白祛斑类产品属于机能性化妆品，其功效原料按照机能性化妆品审查相关规定进行管理，该法规中共收录了9种美白功效成分，详见下表。使用表外的功效原料时，需要在申报机能性化妆品的同时提交相应的安全性和功效性资料。

表 8-55　韩国美白剂肯定列表

序号	韩文成分名称	英文成分名称	中文成分名称	含量
1	나이아신아마이드	Niacinamide	烟酰胺	2%~5%
2	알부틴	Arbutin	熊果苷	2%~5%
3	알파 - 비사보롤	(−)-alpha-Bisabolol	α- 红没药醇	0.5%
4	에칠아스코빌에텔	3-O-Ethyl Ascorbic Acid	3-O- 乙基抗坏血酸	1%~2%
5	아스코빌글루코사이드	Ascorbyl Glucoside	抗坏血酸葡糖苷	2%
6	유용성감초추출물	Oil Soluble Licorice（Glycyrrhiza）Extract	油溶性甘草提取物	0.05%
7	닥나무추출물	Broussonetia Extract	构树提取物	2%
8	마그네슘아스코빌포스페이트	Magnesium Ascorbyl Phosphate	抗坏血酸磷酸酯酶	3%
9	아스코빌테트라이소팔미테이트	Ascorbyl Tetraisopalmitate	抗坏血酸四异棕榈酸酯	2%

同时，该美白剂肯定列表也处于实时修订的过程中。2015 年 3 月 25 日，韩国食药部发布了《机能性化妆品标准及试验方法》的部分修订案[14]，功能性原料的通告清单范围扩大，新设 8 个剂型：3-O- 乙基抗坏血酸的乳液、3-O- 乙基抗坏血酸的水、3-O- 乙基抗坏血酸的霜、3-O- 乙基抗坏血酸的面膜、红没药醇·腺苷的水、红没药醇·腺苷的乳液、红没药醇·腺苷的霜、红没药醇·腺苷的面膜。此外，还对 15 个剂型定量法进行了修订，包括烟酰胺的霜、熊果苷的霜、红没药醇的乳液、红没药醇的水、红没药醇的霜、甘草提取物·腺苷的水、甘草提取物·腺苷的乳液、甘草提取物·腺苷的霜等。

在日本，没有厚生劳动省或行业协会官方公布的美白剂列表，有一些由化妆品企业自行研发、申报的美白剂，在取得厚生劳动省的许可后，由申报企业自行管理，其安全及功效等相关信息不做公开。在日本美白产品的相关报道中，日本厚生劳动省已批准的美白成分如下表所示，仅作参考。

表 8-56　日本美白剂肯定列表（仅作参考）

序号	中文名称	备注
1	甲氧基水杨酸钾	
2	烟酰胺	
3	氨甲环酸	

续表

序号	中文名称	备注
4	氨甲环酸十六烷基脂盐酸盐（TXC） Cetyl Tranexamate HCl	
5	熊果苷	
6	磷酸腺苷二钠	
7	母菊（*Chamomilla Recutita*）花提取物	
8	曲酸	
9	维生素 C 诱导体（多种）	
10	亚油酸	
11	4- 丁基间苯二酚	
12	杜鹃醇	因导致皮肤白斑，目前已从列表中删除
13	四氢木兰醇	
14	鞣花酸	
15	胎盘（猪）提取物	

三、美白剂的安全问题——以氢醌、熊果苷、杜鹃醇为例

对于抑制黑色素的生成，一方面可直接抑制该反应过程关键限速酶——酪氨酸酶的活性，另一方面也可还原反应中的氧化产物，从而降低反应速度。其中，抑制酪氨酸酶的活性能够最为直接有效地减少皮肤中黑色素的产生，也是开发具有美白作用原料的一大思路。1936 年，Oettel 首次提出氢醌（即对苯二酚）对皮肤有美白作用，至 20 世纪 60 年代，国内外开始将其用于化妆品的增白剂以及皮肤科治疗色素沉着症的外用制剂，其化学结构式如图 8-9 所示。

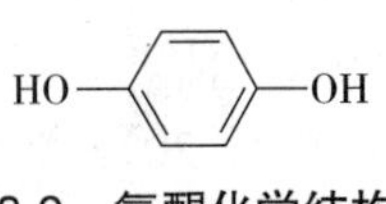

图 8-9　氢醌化学结构式

虽然氢醌是一种有效的脱色剂，但其毒性、刺激性较大，副作用明显，不适合作为化妆品的美白剂。国际上相关机构（如 IARC、NTP、CIR 等）对氢醌进行过安全性评估，结果表明氢醌具有致癌［国际癌症研究中心（International Agency of Research on Cancer，IARC）评价结论属 3 组物质］和致敏的潜在风险，且与黄褐病、白血病等有潜在关联，作为护肤类化妆品原料使用存在安全隐患。欧盟早在 2002 年 1 月 2 日起便禁止在化妆品中添加氢醌。在 2007 年版中国《化妆品卫生规范》中，氢醌仅被列为限用组分（适用于人造指甲系统）及暂时允许使用的染发剂，而在《化妆品安全技术规范》中，氢醌被收录为禁用组分。

为获得氢醌良好的美白脱色作用，同时减低毒性，科技人员以氢醌为结构基础，引入一葡萄糖分子，获得了熊果苷这一替代产物。熊果苷，又名熊果素，萃取自熊果的叶子，是一种皮肤细胞酪氨酸酶竞争性抑制剂，基于化学结构的差异，熊果苷可分为 α- 熊果苷、β- 熊果苷和脱氧熊果苷。熊果苷化学结构式如图 8-10 所示。α- 熊果苷为 β- 熊果苷的异构体，对酪氨酸酶的抑制作用是 β- 熊果苷的 10 倍。将 β- 熊果苷脱羟基后制成的脱氧熊果苷，对酪氨酸酶的抑制作用是氢醌的 10 倍，β- 熊果苷的 350 倍。在一定浓度下，熊果苷既能有效地抑

制黑色素产生,又降低了安全风险,目前已被广泛应用于化妆品生产中。近年来,由于可能会产生并释放出氢醌,熊果苷的安全性问题重新摆在人们面前。

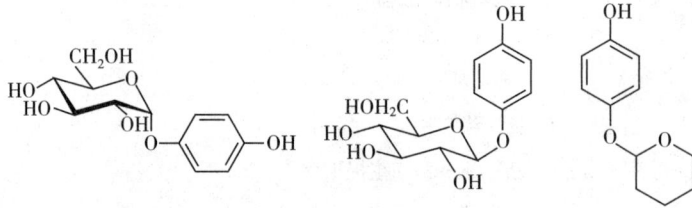

图 8-10　α- 熊果苷(左)、β- 熊果苷(中)、脱氧熊果苷(右)化学结构式

欧盟消费产品科学委员会(SCCP)于 2008 年公布的针对化妆品中使用 7% 的 β- 熊果苷的评价报告,评估结论为熊果苷在化妆品中使用有转化为氢醌的风险,熊果苷在化妆品中的使用存在安全隐患,并于 2011 年 12 月重新征求有关意见。2013 年,德国 BRF 评估认为在化妆品中使用熊果苷,由于其在人体皮肤表面上可能转化为脱氧熊果苷和氢醌,对人体存在安全隐患。

2015 年 3 月,欧盟再次要求消费者安全科学委员会(SCCS)对 α- 熊果苷、β- 熊果苷、脱氧熊果苷等 3 种化妆品成分提出意见。

2015 年 4 月 9 日,欧盟消费者安全科学委员会(SCCS)发布意见:在面霜中,高至 7% 含量的 β- 熊果苷是安全的,但前提是配方中氢醌的残留量低于 1ppm,但是对 β- 熊果苷与其他氢醌释放剂混合使用的安全性未评估。

2015 年 6 月 9 日,欧盟消费者安全科学委员会(SCCS)发布意见:在面霜中高达 2%、身体乳液中高达 0.5% 的 α- 熊果苷是安全的,但是 α- 熊果苷与其他氢醌释放剂混合使用的安全性未评估。

然而,2015 年 6 月 25 日开始公开征求意见时显示,虽然之前的实验数据表明面霜中高达 3% 的脱氧熊果苷是安全的,但由于其可能产生氢醌,且已足以引起对于此类产品在使用寿命中安全性的担忧(例如,储存条件、使用过程中的稳定性等)。因此,经欧盟消费者安全科学委员会(SCCS)综合考虑认为,面霜中高达 3% 的脱氧熊果苷是不安全的。

2011 年,原国家食品药品监督管理局曾报道某品牌美白水润面贴膜被检出禁用物质氢醌,因其原料中含有 β- 熊果苷,因此该面膜在使用过程中的稳定性引起了社会的极大关注。随后,我国原国家食品药品监督管理局委托中国食品药品检定研究院组织开展了对化妆品中熊果苷及微量氢醌的安全性评价。相关评估报告中指出,熊果苷的危害作用主要为由其转化成的氢醌所引起致敏反应和生殖发育毒性。此外,人体表皮细菌对熊果苷代谢转化作用研究发现,从 17 个健康人皮肤分离的 36 株细菌(来自 6 个属,14 个种)有 20 株菌(来自 13 个种)可将 α- 熊果苷或 β- 熊果苷代谢转化为氢醌,未发现细菌将脱氧熊果苷代谢[15]。因此,熊果苷作为化妆品原料的安全性问题来自其水解为氢醌后,由氢醌带来的危害,对熊果苷作为化妆品原料的危险性评估,应主要考虑熊果苷在使用过程中转化为氢醌所带来的致敏和生殖发育毒性风险。

此外,根据相关资料显示,近年来因导致皮肤白斑而被移出日本美白剂肯定列表的杜鹃醇,也与氢醌结构颇为相近。2013 年 7 月,日本某化妆品企业生产销售的美白化妆品遭用户投诉,称"肌肤出现了白色斑点",该公司随即对含有"杜鹃醇(Rhododendrol)"的相关产品进行自主召回。2014 年 5 月 30 日,日本厚生劳动省医药食品局安全对策科针对该安全风险发布了《有关化妆品等使用的注意事项》(药食发 0530 第 2 号),其中特别要求:对于具有抑制黑色素生成功效并获批的药用化妆品,应在其外盒、容器等可视面上,标注有关白斑的使用注意事项。

第七节　近年来热点原料法规动态

一、三氯生和三氯卡班

三氯生,英文名称为 Triclosan,化学分子式为 $C_{12}H_7Cl_3O_2$,三氯卡班,英文名称为 Triclocarban,化学分子式为 $C_{13}H_9Cl_3N_2O$,其结构式如图 8-11 所示。

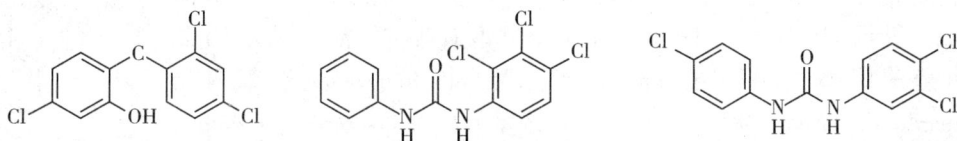

图 8-11　三氯生(左)、三氯卡班(中、右)化学结构式

三氯生、三氯卡班是日化产品常见广谱抗菌剂,能够减少及预防细菌污染,广泛应用于除菌香皂、沐浴液、牙膏等产品。在我国《化妆品卫生规范》(2007 年版)中,三氯生收录于"表 4 化妆品组分中限用防腐剂",在化妆品中最大允许使用浓度为 0.3%,而三氯卡班收录于"表 3 限用组分",允许在淋洗类护肤产品中添加,最大允许使用浓度为 1.5%,同时收录于"表 4 化妆品组分中限用防腐剂",当作为防腐剂进行添加时最大允许使用浓度为 0.2%。

虽然在化妆品及其他日化产品中用途广泛,但近年来对于三氯生、三氯卡班的安全性及杀菌有效性等问题争议不断,消费者对含有此类物质的产品的担忧也不时出现。

2014 年 4 月 9 日,欧盟发布修订法规 Commission Regulation(EU)No.358/2014,对化妆品法规中三氯生的限定进行了修改,增加了三氯生用作防腐剂的限制条款。

在此之前,欧盟《化妆品法规 1223/2009》附录 V 中第 25 条规定,三氯生作为化妆品防腐剂的最大浓度为 0.3%。消费者安全科学委员会(SCCS)在其评估意见中指出,考虑到其总暴露量,三氯生作为防腐剂以 0.3% 的最大允许浓度继续应用于所有化妆品并不安全。消费者安全科学委员会(SCCS)认为:其以 0.3% 为最大浓度应用于牙膏、洗手液、沐浴露、除臭剂、粉饼和遮瑕霜中是安全的;在美甲过程中,使用假指甲前以 0.3% 的最大浓度将三氯生用于清洁指甲或趾甲,以及以 0.2% 的最大浓度应用于漱口中是安全的[16]。考虑到以上观点,欧盟委员会认为将三氯生的允许使用浓度维持在目前水平会增加对人类健康的潜在危害,因此将这些附加限制条件补充在《化妆品法规 1223/2009》附录 V 中。

除欧洲之外,2014 年以来,美国的部分州政府也颁布了相关法令,对三氯生、三氯卡班在化妆品中的使用作出了限制。

2014 年 2 月 10 日,纽约州众议院女议员 Michelle Schimel 提出一份法案(A08697):禁止在个人护理制品、化妆品及清洁制品中使用三氯生、三氯卡班及此类抗菌化合物的衍生物，此类抗菌化学物质在医院的应用将免受此法案的限制[17]。

2014年5月16日，美国明尼苏达州州长Mark Dayton签署了SF 2192号法案，其中禁止了含三氯生清洁制品的销售，该禁令将自2017年1月1日起生效。该法案是全美首例州级三氯生禁令，因此十分引人注目。据美国食品药品管理局称，虽然三氯生并未显示出任何对人体的危害，但有研究表明，这种化学物质可能干扰内分泌[18]。

其他国家和地区也不同程度地对此类物质进行了关注及标准修订，例如，2015年7月10日，韩国部分修订《化妆品安全标准等相关规定》(食品医药品安全部告示第2015-43号)，将"三氯生"的使用范围由"所有化妆品"修改为"淋洗类人体清洁用产品，除臭用产品(喷雾产品除外)，脸部粉末类产品，遮瑕用粉底类产品"，不得将其用于上述类型产品以外的产品[19]。

二、对羟基苯甲酸酯类

在化妆品防腐剂中，有一个应用广泛的家族——对羟基苯甲酸酯类，俗称尼泊金酯类，英文名为Paraben。这类物质的基本化学结构如图8-12所示，其中R代表一系列广泛的取代基团，常见的尼泊金酯类有羟苯甲酯(methylparaben)、羟苯乙酯(ethylparaben)、羟苯丙酯(propylparaben)、羟苯丁酯(butylparaben)、羟苯异丙酯(isopropylparaben)、羟苯异丁酯(isobutylparaben)、羟苯苄酯(benzylhydroxybenzoate)等，且其盐类往往也具有防腐作用。近年来，关于该类物质的讨论不断出现在人们的视线中，成为化妆品原料领域重点关注的对象之一。

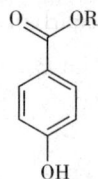

图8-12 尼泊金酯类物质基本化学结构式

在我国《化妆品卫生规范》(2007年版)中，限用防腐剂列表收录有"4-羟基苯甲酸及其盐类和酯类"(4-Hydroxybenzoic acid and its salts and esters)，其在化妆品中最大允许使用浓度为：单一酯0.4%(以酸计)、混合酯0.8%(以酸计)。并且在该表注释中同时要求，"表中'盐类'系指某防腐剂与阳离子钠、钾、钙、镁、铵和醇铵所成的盐类；或指某防腐剂与阴离子所成的氯化物、溴化物、硫酸盐和醋酸盐等盐类。表中'酯类'系指甲基、乙基、丙基、异丙基、丁基、异丁基和苯基酯"。对羟基苯甲酸结构式如图8-13所示。

图8-13 对羟基苯甲酸化学结构式

对羟基苯甲酸酯及其盐类同样收录于欧盟化妆品技术法规中，起初在欧盟《化妆品法规1223/2009》中，附录V(允许使用的防腐剂)第12条收录"4-Hydroxybenzoic acid and its salts and esters"，即对羟基苯甲酸及其盐类和酯类，最大允许使用量为：单一酯0.4%(以酸计)、混合酯0.8%(以酸计)。

欧盟对于该类物质的评估、讨论、法规修订过程，恰好体现了欧盟委员会与成员国之间关于化妆品安全方面的合作与交流。2010年12月，欧盟消费者安全科学委员会(SCCS)通过了意见SCCS/1348/10，对该类物质的风险进行评估，该意见认为羟苯丁酯(butylparaben)、羟苯丙酯(propylparaben)总浓度在0.19%(以酯计)以内是安全的；羟苯甲酯(methylparaben)、羟苯乙酯(ethylparaben)在原浓度要求下是安全的；而因缺乏安全信息，5种物质对于人类健康的威胁无法估计，分别为——羟苯异丙酯(isopropylparaben)、羟苯异丁酯(isobutylparaben)、羟苯苯酯(phenylparaben)、羟苯苄酯(benzylparaben)、羟苯戊酯(pentylparaben)[20]。

然而就在意见SCCS/1348/10发布不久，2011年3月21日欧盟委员会收到来自丹麦环境部的通告,丹麦决定在 3 岁以内儿童化妆品中禁用羟苯丙酯(propylparaben)、羟苯丁酯(butylparaben)以及它们的异构体和盐类。欧盟委员会遂立即要求欧盟消费者安全科学委员会(SCCS)对丹麦该举措进行评估,考虑是否在欧盟范围内执行这一限制措施。于是,欧盟消费者安全科学委员会(SCCS)在 2011 年 10 月通过意见 SCCS/1446/11,并在该意见中认为,除了包尿布区域使用的特殊产品外,普通含对羟基苯甲酸酯类物质的化妆品对于儿童并无安全担忧(事实上对任何年龄组都一样);SCCS/1348/10 出具的评估意见已经非常保守,且根据欧美对成人及 6 岁以上儿童的最新监测数据,系统显露量要小于对羟基苯甲酸酯类意见中给出的估计值;对于 6 个月以下婴儿,以及包尿布区域使用的驻留化妆品而言,因代谢功能未发育成熟,或皮肤可能存在损伤,可能有一定的安全风险,但因信息不全无法进行定量分析[21]。

基于对以上评估意见的考量,并结合化妆品监管的需求,欧盟于 2014 年 4 月 9 日发布修订法规 Commission Regulation(EU)No.358/2014,将 5 类对羟基苯甲酸酯列为禁用组分,收录于附录Ⅱ(禁用组分)中,分别为:

① #1374,Isopropyl 4-hydroxybenzoate(INCI:Isopropylparaben),Sodium salt or Salts of Isopropylparaben(羟苯异丙酯及其盐类);

② #1375,Isobutyl 4-hydroxybenzoate(INCI:Isobutylparaben),Sodium salt or Salts of Isobutylparaben(羟苯异丁酯及其盐类);

③ #1376,Phenyl 4-hydroxybenzoate(INCI:Phenylparaben)(羟苯苯酯);

④ #1377,Benzyl 4-hydroxybenzoate(INCI:Benzyl hydroxybenzoate)(羟苯苄酯);

⑤ #1378,Pentyl 4-hydroxybenzoate(INCI:Pentylparaben)(羟苯戊酯)。

2014 年 9 月 18 日,欧盟再发修订法规 Commission Regulation(EU)No.1004/2014,进一步对该类物质进行更为严格的限定。附录Ⅴ(允许使用的防腐剂)第 12 条修改为"4-Hydroxybenzoic acid and its Methyl-and Ethyl-esters,and their salts",即对羟基苯甲酸及其甲酯、乙酯、盐类,同时增加第 12a 条,收录"Butyl 4-hydroxybenzoate and its salts,Propyl 4-hydroxybenzoate and its salts",即羟苯丁酯及其盐、羟苯丙酯及其盐。最大允许使用量为:单一酯 0.4%(以酸计),第 12、12a 条所列混合酯 0.8%(以酸计),且其丙酯及其盐类、丁酯及其盐类之和不得超过 0.14%(以酸计)。其中浓度"0.14%(以酸计)"是由欧盟消费者安全科学委员会(SCCS)意见中"0.19%(以酯计)"换算而来。

我国 2015 年《化妆品安全技术规范》修订过程中,也借鉴了欧盟对于该类物质的管理方式,将不同类型的对羟基苯甲酸酯分别收录于禁用组分列表或准用防腐剂列表,并对其使用限制和条件等作出明确规定。

除欧盟外,韩国也对此类物质表现出了高度关注。2014 年,韩国食品医药品安全部公布的国政监督检查热点为"对羟基苯甲酸酯类防腐剂的安全性问题",集中探讨牙膏、婴儿粉等产品中防腐剂的安全对策。2014 年 12 月 23 日,韩国食品药品安全部颁布了《化妆品安全标准等相关规定的部分修订告示》,规定从 2015 年 1 月 23 日起,羟苯苯酯(Phenylparaben)和氯乙酰胺(Chloroacetamide)禁止在韩国化妆品中使用[22]。

三、甲醛及甲醛释放剂

甲醛,化学式 CH_2O,又称蚁醛,英文名称为 Formaldehyde,其分子结构式如图 8-14 所示,

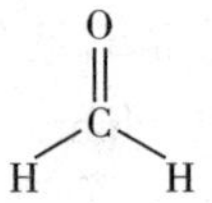

甲醛的水溶液俗称福尔马林（Formalin）。甲醛具有高效广谱的杀菌效果，是人类最早使用的防腐剂之一，在化妆品行业中也有着广泛的应用。

$$\begin{array}{c} O \\ \parallel \\ C \\ H\quad\quad H \end{array}$$

图 8-14　甲醛化学结构式

与此同时，甲醛也存在着一定的健康风险，其对人体皮肤、黏膜具有刺激作用，皮肤直接接触可能引起过敏性皮炎[23]。2004 年 6 月，世界卫生组织（World Health Organization，WHO）下属机构——国际癌症研究中心（IARC）将甲醛确定为 I 类致癌物（人类致癌物），其发表的报告称，高浓度的甲醛能导致耳、鼻、喉癌，也可能导致白血病[24]。2006 年，为了更清楚地论证甲醛是人类致癌物，国际癌症研究中心（IARC）又专门发表题为 "IARC Monographs on Evaluation of Carcinogenic Risks to Human: Volume 88 Formaldehyde" 的文件，再次论证 "甲醛是人类致癌物（A1 类）" 的结论[25]。因此，全球主流国家和地区对甲醛在化妆品中的使用普遍持谨慎态度，通过相关技术法规进行严格限制。

在我国《化妆品卫生规范》（2007 年版）表 4（限用防腐剂）中收录有 "甲醛和多聚甲醛"，其在化妆品中最大允许使用浓度为：0.2%（口腔卫生产品除外），0.1%（口腔卫生产品，以游离甲醛计）。并且在该表注释中同时要求，"所有含甲醛或本表中所列含可释放甲醛物质的化妆品，当成品中甲醛浓度超过 0.05%（以游离甲醛计）时，都必须在产品标签上标印'含甲醛'"，这条规定能够很好地迫使生产企业正确对待甲醛及甲醛释放剂在化妆品中的应用，并且保障消费者知情权，更好地保护其消费使用安全。此外，甲醛还被收录于表 3（限用组分）中，适用于指甲硬化剂，最大允许使用浓度为 5%（以甲醛计），浓度超过 0.05% 时需标注 "含甲醛"，另外标签上必须标印 "用油脂保护表皮"。

2007 年版规范中关于甲醛的有关规定主要参照了欧盟的《化妆品法规 1223/2009》，事实上，其他各国对甲醛及类似物质也进行了严格的规定。在韩国，甲醛被作为禁用组分收录，不得用于化妆品中。而在加拿大，甲醛被收录于 "化妆品成分清单中的限用清单"，具体要求为：①用于按照说明书使用会释放甲醛蒸汽的非喷雾类化妆品时允许使用浓度不超过 0.01%，口腔类化妆品允许使用浓度为不超过 0.1%；②仅作为防腐剂用于非口腔类化妆品时，允许使用浓度为不超过 0.2%；③用于指甲强化剂时，允许使用浓度为不超过 5.0%，但是必须搭配护甲产品、使用说明书以及告知用户该产品中存在此类物质的说明一起出售。此外，甲二醇在加拿大也参见甲醛进行管理。

除了对甲醛进行严格的管控，还有一类物质可能存在同样的安全风险，需引起监管部门及行业的注意：甲醛释放剂，即甲醛缓释体类防腐剂。此类防腐剂主要通过在化妆品体系中缓慢释放极少量的游离甲醛，从而起到防腐作用。现在市面上常见的甲醛缓释体类防腐剂有咪唑烷基脲、DMDM 乙内酰脲、季铵盐 -15、乌洛托品、羟甲基甘氨酸钠、2- 溴 -2- 硝基丙烷 -1,3- 二醇（Bronopol，布罗波尔）等。所列出的这些物质均收录于我国《化妆品卫生规范》（2007 年版）表 4（限用防腐剂）中，表 4 注释还要求，"所有含甲醛或本表中所列含可释放甲醛物质的化妆品，当成品中甲醛浓度超过 0.05%（以游离甲醛计）时，都必须在产品标签上标印'含甲醛'"。这些物质在其他国家和地区的收录情况详见本书附表 5。

2009 年美国安全化妆品运动组织在一些知名品牌的婴儿洗护产品中检测出含有甲醛。2011 年该组织又在某些知名品牌婴儿洗发水中继续检测到甲醛，且主要在美国、中国等国家的配方产品中。与荷兰、挪威、日本等国家相似产品比较，发现其中美国、中国等国家的配方中含有作为防腐剂使用的季铵盐 -15，它作为一种可以微量释放甲醛的物质，造成了相关产品中检测出甲醛。

对于这些物质的风险评估,既需要考虑其本身的刺激性危害,还需考虑其衍生物甲醛的致癌性。在持续释放的情况下,甲醛存在持续吸收的风险,按照小剂量毒理学的原理,存在一定风险。因此,出于安全考量,在《化妆品安全技术规范》修订过程中,对两种甲醛释放剂的限制进行了调整:季铵盐-15从表4(准用防腐剂)中删除,同时收录为禁用组分;乌洛托品因是抗感染药物及甲醛释放体,从表4(准用防腐剂)中删除。

四、甲基氯异噻唑啉酮和甲基异噻唑啉酮与氯化镁及硝酸镁的混合物

在我国《化妆品卫生规范》(2007年版)表4(限用防腐剂)中,收录有"甲基氯异噻唑啉酮和甲基异噻唑啉酮与氯化镁及硝酸镁的混合物",在化妆品中最大允许使用浓度为0.0015%(以甲基氯异噻唑啉酮和甲基异噻唑啉酮为3:1的混合物计)。此外甲基异噻唑啉酮还单独收录于该表中,在化妆品中最大允许使用浓度为0.01%。

对于"甲基氯异噻唑啉酮和甲基异噻唑啉酮与氯化镁及硝酸镁的混合物",其中主要成分为甲基氯异噻唑啉酮(Methylchloroisothiazolinone)、甲基异噻唑啉酮(Methylisothiazolinone),因此该类混合物往往简称为"CIT/MIT",也称卡松,是一种高效、广谱的防腐剂,能够有效抑制多种细菌、真菌和酵母菌。其化学结构式如图8-15所示。

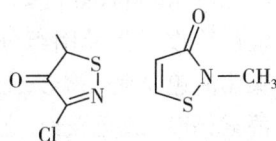

图8-15 甲基氯异噻唑啉酮(左)和甲基异噻唑啉酮(右)化学结构式

在欧盟法规中,同样收录有卡松,并于2014年9月26号,在欧盟委员会发布的修订法规 Commission Regulation(EU)No.1003/2014中,对其收录形式和要求作出了修改。

经修订后,该物质收录变为"Mixture of 5-Chloro-2-methyl-isothiazol-3(2H)-one and 2-methylisothiazol-3(2H)-one",原名称中的"氯化镁和硝酸镁"被删除,这是由于欧盟消费者用化妆品和非食品产品科学委员会(SCCNPF)在2003年一项对于卡松中稳定剂的讨论[26]:考虑到该原料及其比例在商品化的产品中是不变的,且稳定剂在终产品中的浓度可以忽略不计,因此,作为稳定剂,氯化镁和硝酸镁被其他合规的原料替代并不会改变卡松的毒理学特性,故将其从限制中删除。

同时,该混合物的使用条件为:可用于淋洗类产品;最大使用浓度0.0015%,且甲基氯异噻唑啉酮和甲基异噻唑啉酮为3:1。"可用于淋洗类产品"为修订时新增的限制条件,欧盟消费者安全科学委员会(SCCS)在2009年12月8日通过了一条意见,对该混合物的安全性进行评估,结果显示:当作为防腐剂以0.0015%的最高浓度用于淋洗类化妆品时,未出现安全风险,虽然存在皮肤致敏的潜在可能性。欧盟消费者安全科学委员会(SCCS)认为,与驻留类产品相比,用于淋洗类产品诱发皮肤敏感的可能性较小。

此外,由于甲基异噻唑啉酮还单独收录于防腐剂列表中,因此增加备注:甲基氯异噻唑啉酮和甲基异噻唑啉酮的混合物(3:1)与甲基异噻唑啉酮不得同时使用。作出此备注的目的,是防止在终产品中改变了卡松两种物质3:1的比例。

2015年7月10日,韩国部分修订《化妆品安全标准等相关规定》(食品医药品安全部告示第2015-43号),也将其使用范围由"所有化妆品"修改为"淋洗类产品",不得用于上述类型以外的产品。但保留了"氯化镁及硝酸镁"的相关描述。

在《化妆品安全技术规范》修订过程中,该条目中文名称修改为"甲基氯异噻唑啉酮和甲基异噻唑啉酮与氯化镁及硝酸镁的混合物(甲基氯异噻唑啉酮:甲基异噻唑啉酮为3∶1)",明确了比例的限制,同时将使用范围和限制条件修改为"0.0015%,淋洗类产品;不能和甲基异噻唑啉酮同时使用",明确了只能用于淋洗类产品以及不得与单独的甲基异噻唑啉酮再行配伍。

五、煤焦油及煤焦油色素

煤焦油,英文名称为 Coal Tar,是煤炭焦化过程中得到的一种黑色或黑褐色粘稠液体,组分较为复杂,可进一步加工为杀虫剂、染料、糖精等多种工业产品,是我国工业生产中一种重要的产品。

目前有研究认为,煤焦油作用于皮肤后,有引起皮炎、痤疮、毛囊炎、癌肿等的可能[27]。在我国《化妆品卫生规范》(2007 年版)和《化妆品安全技术规范》中,将"粗制和精制煤焦油"(crude and refined coal tars)收录为禁用组分。同时,欧盟、韩国、加拿大等也在其化妆品法规中将煤焦油收录为禁用组分。

煤焦油色素是一类人工合成色素,以煤焦油中分离出来的苯胺染料为原料制成,故又称苯胺色素,如合成苋菜红、胭脂红及柠檬黄等。这些人工合成色素易诱发中毒、泄泻甚至癌症,因此对人体健康具有潜在威胁。

在加拿大《化妆品法规》第 14 节规定,任何人都不得出售用于眼睛区域的含有任何煤焦油染料、煤焦油染料基或煤焦油染料中间体的化妆品,除了分散蓝 1(3844-45-9)和色淀、绿色 5 号(4403-90-1)、红色 40 号(25956-17-6)和色淀、柠檬黄(1934-21-0)和色淀。此外,化妆品的内外标签不应标注以下类似警示语:"本产品含有的成分可能会导致某些人皮肤过敏,使用前请按照附带说明书进行测试,本产品不能用于染眉毛和眼睫毛,否则可能会导致失明。"[28]

2015 年 10 月 7 日、2016 年 2 月 24 日,韩国先后发布相关公告,今后牙膏、漱口水、口腔湿巾等产品中,以及婴幼儿化妆品中,将禁用"红色 2 号""红色 102 号"两种煤焦油色素[29]。在我国《化妆品卫生规范》(2007 年版)表 6(限用着色剂)中,收录有这两种色素,即第 33 条(CI 16185,食品红 9)和第 35 条(CI 16255,食品红 7),并且对其中几种杂质的含量作出了限制。在《化妆品安全技术规范》修订过程中,保留了这两种色素原料,同时借鉴欧盟相关规定,对于 CI 16185 增加限制条件"禁用于染发产品"。

六、染发相关原料

在我国《化妆品卫生监督条例》规定的"特殊用途化妆品"中,有四类与毛发相关的功能:育发、染发、烫发、脱毛。在我国《化妆品卫生监督条例实施细则》中对其含义进行了明确的界定:育发化妆品是指有助于毛发生长、减少脱发和断发的化妆品;染发化妆品是指具有改变头发颜色作用的化妆品;烫发化妆品是指具有改变头发弯曲度,并维持相对稳定的化妆品;脱毛化妆品是指具有减少、消除体毛作用的化妆品。相关产品因安全风险较高,受到不同国家和地区的广泛关注。

毛发是皮肤中的附属结构,由死亡的、角质化的表皮细胞被蛋白质紧密连接在一起而形成,毛发的根部包围有毛囊(hair follicle)[30]。毛发有特定的生长周期,一系列生物信号作用于毛囊中的干细胞,调控着毛发的生长和衰退[31]。

对动物而言,毛发具有非常重要的作用,主要能够用以保护机体、保持温度等。而随着人类的不断进化,毛发的保温等作用逐渐显得不是那么重要。尤其是出于美观的目的,许多消费者希望改变头发的颜色,染发技术于是应运而生。

因人种的不同,毛发的颜色也不尽相同,这主要是由毛发中的黑色素种类所决定的。在体中黑色素主要有三类:黑色或深棕色的真黑素(Eumelanin),红褐色的类黑素(Pheomelanin),神经黑素(Neuromelanin)。其中神经黑素主要存在于神经细胞中,真黑素、类黑素存在于不同人种的皮肤和毛发中,由黑色素细胞合成,决定着皮肤、眼睛和毛发的颜色。当真黑素居多时,毛发通常表现为黑色或深棕色;当类黑素居多时,毛发通常表现为红色或褐色;而当两种黑色素均缺乏时,毛发则通常表现为金色或白色[32]。

目前市面上的染发产品多以氧化还原型为主,首先需将毛发表面毛鳞片打开,接着氧化剂和染料通过毛鳞片打开后的小孔进入头发内部进行着色。这里氧化剂主要起到两项作用:一是对头发中部分固有色素进行漂白,使染发效果更为明显;二是使染料显色[33]。此外,近年市场上还出现了"非氧化还原型染发剂",此类产品大多可直接涂抹,使用后能够保持一段时间,但比永久性染发维持时间要短。欧盟在氧化型、非氧化型染发剂的管理方面较为先进,对原料用于两种染发剂的风险分别进行评估,并在法规中分别管理。在我国《化妆品安全技术规范》中,表7(准用染发剂)取得较大进步,将氧化型、非氧化型染发剂的限量要求等加以区别,更好地保护了我国消费的安全。

为保证染发产品使用的安全性,各国(地区)主管部门始终对染发剂的限制和要求等进行讨论,以近年欧盟的科学评估以及相应的法规修订为例:

2013年7月10日,欧盟发布修订法规Commission Regulation(EU)No.658/2013,在附录Ⅱ(禁用组分)中增加一种染发剂:HC红16及其盐类(CAS编号160219-76-1)。同时,对于附录Ⅲ(限用组分清单)中收录的28种氧化型染发剂,修改其最大用量及其标签要求等。其中包括多种收录于《化妆品卫生规范》(2007年版)的染发剂,例如间苯二酚,其限用量从以前的5%调整为与氧化剂混合后不得超过1.25%。

2013年11月25日,欧盟发布修订法规Commission Regulation(EU)No.1197/2013,因染发物质应用于睫毛染色的问题,修订了附录Ⅲ(限用组分)中的相关物质。为确保染发产品对于人类健康的安全性,并考虑到欧盟消费者安全科学委员会(SCCS)对于染发剂安全性给出的最终意见,将21种被评估的染发物质(参考编号为265~285)的最大浓度加以限制。

根据欧盟消费者安全科学委员会(SCCS)关于甲苯-2,5-二胺(Toluene-2,5-Diamine)的评估,有必要更改其在化妆品中产品中的最大允许使用浓度。此外,法规(EC)1223/2009中关于染发产品的定义排除了它在睫毛中的应用,而其排除的依据是化妆品对于应用于头发和睫毛的危害水平不同,因此对于染发物质应用于睫毛的安全评估是必需的。对于一些可用于睫毛染色的染发剂,欧盟消费者安全科学委员会(SCCS)在对其进行科学评估的基础上,认为染发剂相同浓度可以应用于睫毛染色。然而,为了避免消费者亲自使用带来的风险,规定这些物质仅仅可以允许专业人士使用。为了告知消费者关于睫毛染色可能产生的不良反应,以及降低对于这些物质的皮肤敏化作用,应在标签中标出恰当的警示语。

参考文献

[1] Regulation (EC) No.1223/2009 of the European Parliament and of the Council of 30 November 2009 on cosmetic products (recast); Official Journal of the European Union L342 of 22 December 2009.

[2] SCCS/1246/09.http://ec.europa.eu/health/scientific_committees/consumer_safety/docs/sccs_o_012.pdf

[3] SCCP/1130/07.http://ec.europa.eu/health/archive/ph_risk/committees/04_sccp/docs/sccp_o_113.pdf

[4] SCCS/1274/09.http://ec.europa.eu/health/scientific_committees/consumer_safety/docs/sccs_o_004.pdf

[5] SCCS/1429/11.Revision of 13/14 December 2011,http://ec.europa.eu/health/scientific_committees/consumer_safety/docs/sccs_o_070.pdf

[6] 宋奋光.六氯酚经皮肤引起中毒死亡事件.国外医学:皮肤病学分册,1983(2).

[7] 化妆品中允许添加的医药品成分.药食审查发第0524001号.厚生劳动省医药食品局审查管理课,2007.

[8] 韩国食品医药品安全部.化妆品安全标准等相关规定.食品医药品安全处告示第2014-199号,2014.
식품의약품안전처.화장품안전기준등에관한규정.식품의약품안전처고시제2014-199호,2014.

[9] 韩国食品医药品安全部.化妆品色素种类、标准和试验方法.食品医药品安全处告示第2014-105号,2014.
식품의약품안전처.화장품의색소종류와기준및시험방법.식품의약품안전처고시제2014-105호,2014.

[10] 韩国食品医药品安全部.医药外品标准制造基准.食品医药品安全处告示第2015-16号,2015.
식품의약품안전처.의약외품표준제조기준.식품의약품안전처고시제2015-16호,2015.

[11] Changes to the Cosmetic Ingredient Hotlist.http://www.hc-sc.gc.ca/cps-spc/cosmet-person/hot-list-critique/changes-modifications-eng.php#dec2015

[12] Schiaffino M V.Signaling pathways in melanosome biogenesis and pathology.The international journal of biochemistry & cell biology,2010,42(7):1094-1104.

[13] Hearing V J.Determination of melanin synthetic pathways.Journal of Investigative Dermatology,2011,131(131):E8-E11.

[14] 韩国食品医药品安全部.机能性化妆品标准及试验方法部分修订告示第2015-15号,2015.
식품의약품안전처.기능성화장품기준및시험방법일부개정고시제2015-15호,2015.

[15] 张凤兰,黄湘鹭,曹进.熊果苷的遗传毒性及人体表皮细菌对熊果苷代谢转化作用研究.中国药事,2014,28(4),375-380.

[16] Scientific Committee on Consumer Safety,Opinion on Triclosan(SCCS/1414/11),adapted on 22 March 2011.

[17] Prohibits the sale of personal care products,cosmetics or cleaning products containing triclosan,triclocarban or derivatives of such antibacterial compounds.A08697.General Assembly(NY2014).

[18] Lead and mercury products prohibition and regulation;formaldehyde in children's products prohibition modification;cleaning products with triclosan prohibition.S.F.2192,88th Leg.,Reg.Sess.(MN 2014).

[19] 韩国食品医药品安全部.化妆品安全基准等相关规定的部分修订告示第2015-43号.2015
식품의약품안전처.화장품안전기준등에관한규정일부개정고시제2015-43호.2015.

［20］SCCS/1348/10 Revision 22 March 2011.

［21］SCCS/1446/11.

［22］韩国食品医药品安全部．化妆品安全基准等相关规定的部分修订告示第 2015-199 号 .2014.

식품의약품안전처．화장품안전기준등에관한규정일부개정고시제 2015-199 호 .2014.

［23］方丽华,王侠生．化妆品皮肤不良反应临床及致病因素研究．中国皮肤性病学杂志,1997(1):5-6.

［24］IARS/WHO.Monographs on the Evaluation of Carcinogenic Risks to Human Volume 88:Formaldehyde,
2-Butoxyethanol and 1-tert-Butoxypropan-2-ol.Geneva:World Health Organization,2006.

［25］Final Amended Report.Formaldehyde and Methylene Glycol.http://www.nononsensecosmethic.org/wp-content/
uploads/2012/06/Formaldehyde-Methylene-Glycol.pdf

［26］SCCNFP/0670/03,final.

［27］Roelofzen J H,Aben K K,Van Der Valk P G,et al.Coal tar in dermatology.[J]J Dermatolog Treat.2007,18(6):
329-34.

［28］CANADA Cosmetic Regulations C.R.C.,c.869 Current to January 25,2010,http://laws-lois.justice.gc.ca

［29］韩国食品医药品安全部．化妆品色素种类和基准及试验方法部分修订告示第 2016-17 号 .2016.

식품의약품안전처．화장품의색소종류와기준및시험방법일부개정고시제 2016-17 호 .2016.

［30］Mclafferty E,Hendry C,Alistair F.The integumentary system:anatomy,physiology and function of skin.
Nursing Standard Official Newspaper of the Royal College of Nursing,2012,27(3):35-42.

［31］Xusheng W,Tredget E E,Yaojiong W.Dynamic signals for hair follicle development and regeneration.Stem
Cells & Development,2012,21(1):7-18.

［32］Slominski A,Tobin D J,Shibahara S,et al.Melanin pigmentation in mammalian skin and its hormonal
regulation.Physiological Reviews,2004,84(4):1155-1228.

［33］叶孝轩,王明召．氧化型染发剂简介．化学教学,2008(01):52-54.

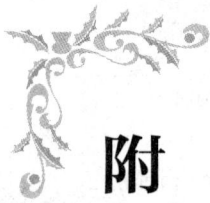

附　表

表2(1)化妆品禁用组分			欧盟		
序号	中文名称	英文名称	信息来源	序号	注释
1	α,α,α- 三氯甲苯	α,α,α-Trichlorotoluene (CAS No.98-07-7)	欧盟化妆品法规 1223/2009 附录Ⅱ	649	
2	α,α- 二氯甲苯	α,α-Dichlorotoluene (CAS No.98-87-3)	欧盟化妆品法规 1223/2009 附录Ⅱ	1126	
3	α- 氯甲苯	α-Chlorotoluene (CAS No.100-44-7)	欧盟化妆品法规 1223/2009 附录Ⅱ	650	欧盟法规收录形式:α-Chlorotoluene (Benzyl chloride)
4	1-(1- 萘基甲基)喹啉嗡	1-(1-Naphthylmethyl) quinolinium (CAS No.65322-65-8)	欧盟化妆品法规 1223/2009 附录Ⅱ	1196	欧盟法规收录形式:1-(1-Naphthylmethyl) quinolinium chloride
5	1-(4- 氯苯基)-4,4- 二甲基 -3-(1,2,4- 三唑 -1- 基甲基)戊 -3- 醇	1-(4-Chlorophenyl)-4,4-dimethyl-3-(1,2,4-triazol-1-ylmethyl) pentan-3-ol (CAS No.107534-96-3)	欧盟化妆品法规 1223/2009 附录Ⅱ	1189	
6	1-(4- 甲氧基苯基)-1- 戊烯 -3- 酮	1-(4-Methoxyphenyl)-1-penten-3-one (CAS No.104-27-8)	欧盟化妆品法规 1223/2009 附录Ⅱ	444	欧盟法规收录条件:当用作香精成分时
7	1,1,2- 三氯乙烷	1,1,2-Trichloroethane (CAS No.79-00-5)	欧盟化妆品法规 1223/2009 附录Ⅱ	1169	
8	1,1,3,3,5- 五甲基 -4,6- 二硝基茚满(伞花麝香)	1,1,3,3,5-Pentamethyl-4,6-dinitroindane (moskene)	欧盟化妆品法规 1223/2009 附录Ⅱ	421	欧盟法规 CAS 号:116-66-5
9	硫酸((1,1'- 联苯)-4,4'- 二基)二铵	[(1,1'-Biphenyl)-4,4'-diyl]diammonium sulphate (CAS No.531-86-2)	欧盟化妆品法规 1223/2009 附录Ⅱ	714	
10	苯甲酸(1,1- 双(二甲氨基甲基))丙基酯(戊胺卡因,阿立平)及其盐类	1,1-Bis (dimethylaminomethyl) propyl benzoate (amydricaine, alypine) and its salts	欧盟化妆品法规 1223/2009 附录Ⅱ	143	欧盟法规 CAS 号:963-07-5
11	1,2,3,4,5,6- 六氯环己烷,在本附录中别处详细说明的那些除外	1,2,3,4,5,6-Hexachlorocyclohexane with the exception of those specified elsewhere in this Annex	欧盟化妆品法规 1223/2009 附录Ⅱ	195	欧盟法规收录形式:1,2,3,4,5,6-Hexachlorocyclohexane (BHC-ISO) (CAS No 58-89-9)
12	1,2,3- 三氯丙烷	1,2,3-Trichloropropane (CAS No.96-18-4)	欧盟化妆品法规 1223/2009 附录Ⅱ	1141	

222

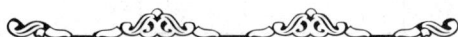

组分在其他国家和地区的收录情况

韩国			加拿大			其他国家及地区				《化妆品安全技术规范》修订情况
						美国、日本				
信息来源	序号	注释	信息来源	序号	注释	国家/地区	信息来源	序号	注释	
化妆品安全标准等相关规定	833									
化妆品安全标准等相关规定	184									
化妆品安全标准等相关规定	724		加拿大化妆品成分清单中的禁用清单	103						
化妆品安全标准等相关规定	19	和修订一致 1-（1-naphthylmethyl）quinolinium chloride								
化妆品安全标准等相关规定	726									
化妆品安全标准等相关规定	292		加拿大化妆品成分清单中的禁用清单	495						
化妆品安全标准等相关规定	831									
化妆品安全标准等相关规定	309									
化妆品安全标准等相关规定	417									
化妆品安全标准等相关规定	396		加拿大化妆品成分清单中的禁用清单	67						
化妆品安全标准等相关规定	994		加拿大化妆品成分清单中的禁用清单	296						
化妆品安全标准等相关规定	835									

表2(1)化妆品禁用组分				欧盟	
序号	中文名称	英文名称	信息来源	序号	注释
13	1,2,4-三唑	1,2,4-Triazole(CAS No.288-88-0)	欧盟化妆品法规1223/2009 附录Ⅱ	1056	
14	1,2-苯基二羧酸支链和直链二 C$_{7-11}$ 基酯	1,2-Benzenedicarboxylic acid di-C$_{7-11}$,branched and linear alkylesters(CAS No.68515-42-4)	欧盟化妆品法规1223/2009 附录Ⅱ	1153	
15	1,2-苯基二羧酸支链和直链二戊基酯正戊基异戊基邻苯二甲酸酯双正戊基邻苯二甲酸酯双异戊基邻苯二甲酸酯	1,2-Benzenedicarboxylic acid,dipentylester,branched and linear(CAS No.84777-06-0)n-Pentyl-isopentylphthalate Di-n-pentyl phthalate(CAS No.131-18-0) diisopentylphthalate(CAS No.605-50-5)	欧盟化妆品法规1223/2009 附录Ⅱ	1151	
16	1,2-双(2-甲氧乙氧基)乙烷三乙二醇二甲醚	1,2-Bis(2-methoxyethoxy)ethane triethylene glycol dimethyl ether(CAS No.112-49-2)	欧盟化妆品法规1223/2009 附录Ⅱ	1147	欧盟法规收录形式:1,2-Bis(2-methoxyethoxy)ethane;Triethylene glycol dimethyl ether(TEGDME)
17	1,2-二溴-3-氯丙烷	1,2-Dibromo-3-chloropropane(CAS No.96-12-8)	欧盟化妆品法规1223/2009 附录Ⅱ	646	
18	1,2-二溴乙烷	1,2-Dibromoethane(CAS No.106-93-4)	欧盟化妆品法规1223/2009 附录Ⅱ	651	
19	1,2-环氧-3-苯氧基丙烷	1,2-Epoxy-3-phenoxypropane(CAS No.122-60-1)	欧盟化妆品法规1223/2009 附录Ⅱ	659	欧盟法规收录形式:1,2-Epoxy-3-phenoxypropane(Phenylglycidyl ether)
20	1,2-环氧丁烷	1,2-Epoxybutane	欧盟化妆品法规1223/2009 附录Ⅱ	400	欧盟法规 CAS 号:106-88-7
21	1,3,5-三(环氧乙基甲基)-1,3,5-三嗪-2,4,6(1H,3H,5H)-三酮	1,3,5-Tris(oxiranylmethyl)-1,3,5-triazine-2,4,6(1H,3H,5H)-trione(CAS No.2451-62-9)	欧盟化妆品法规1223/2009 附录Ⅱ	741	欧盟法规收录形式:1,3,5-Tris(oxiranylmethyl)-1,3,5-triazine-2,4,6(1H,3H,5H)-trione(TGIC)
22	1,3,5-三-((2S 和 2R)-2,3-环氧丙基)-1,3,5 三嗪-2,4,6(1H,3H,5H)-三酮	1,3,5-Tris-[(2S and 2R)-2,3-Epoxypropyl]-1,3,5-triazine-2,4,6(1H,3H,5H)-trione(CAS No.59653-74-6)	欧盟化妆品法规1223/2009 附录Ⅱ	760	
23	1,3-双(乙烯基磺酰基乙酰氨基)-丙烷	1,3-Bis(vinylsulfonylacetamido)-propane(CAS No.93629-90-4)	欧盟化妆品法规1223/2009 附录Ⅱ	1202	
24	1,3-二氯-2-丙醇	1,3-Dichloropropan-2-ol(CAS No.96-23-1)	欧盟化妆品法规1223/2009 附录Ⅱ	648	
25	1,3-二甲戊胺及其盐类	1,3-Dimethylpentylamine and its salts	欧盟化妆品法规1223/2009 附录Ⅱ	30	欧盟法规收录形式:1,3-Dimethylpentylamine and its salts(CAS No 105-41-9)
26	1,3-二苯胍	1,3-Diphenylguanidine(CAS No.102-06-7)	欧盟化妆品法规1223/2009 附录Ⅱ	993	
27	1,3-丙磺酸内酯	1,3-Propanesultone(CAS No.1120-71-4)	欧盟化妆品法规1223/2009 附录Ⅱ	751	
28	1,4,5,8-四氨基蒽醌(分散蓝 1)	1,4,5,8-Tetraaminoanthraquinone(Disperse Blue 1)(CAS No.2475-45-8)	欧盟化妆品法规1223/2009 附录Ⅱ	700	
29	1,4-二氯苯(对-二氯苯)	1,4-Dichlorobenzene(p-dichlorobenzene)(CAS No.106-46-7)	欧盟化妆品法规1223/2009 附录Ⅱ	1173	
30	1,4-二氯-2-丁烯	1,4-Dichlorobut-2-ene(CAS No.764-41-0)	欧盟化妆品法规1223/2009 附录Ⅱ	654	

| 韩国 | | | 加拿大 | | | 其他国家及地区 | | | | 《化妆品安全技术规范》修订情况 |
| | | | | | | | 美国、日本 | | | |
信息来源	序号	注释	信息来源	序号	注释	国家/地区	信息来源	序号	注释	
化妆品安全标准等相关规定	822									
化妆品安全标准等相关规定	337									
化妆品安全标准等相关规定	403									
化妆品安全标准等相关规定	120									
化妆品安全标准等相关规定	119									
化妆品安全标准等相关规定	598									
化妆品安全标准等相关规定	596		加拿大化妆品成分清单中的禁用清单	1						
化妆品安全标准等相关规定	818									
化妆品安全标准等相关规定	817									
化妆品安全标准等相关规定	404									
化妆品安全标准等相关规定	186									
化妆品安全标准等相关规定	108		加拿大化妆品成分清单中的禁用清单	3						修改中文名称为:1,3-二甲基戊胺及其盐类
化妆品安全标准等相关规定	189									
化妆品安全标准等相关规定	906									
化妆品安全标准等相关规定	765									
化妆品安全标准等相关规定	173									
化妆品安全标准等相关规定	178									

表2(1)化妆品禁用组分				欧盟	
序号	中文名称	英文名称	信息来源	序号	注释
31	11-α-羟基孕(甾)-4-烯-3,20-二酮及其酯类,羟基孕甾烯醇酮	11-Alpha-hydroxypregn-4-ene-3,20-dione and its esters	欧盟化妆品法规1223/2009 附录Ⅱ	385	欧盟法规 CAS 号:80-75-1
32	1-萘胺和2-萘胺及它们的盐类	1-and 2-Naphthylamines and their salts	欧盟化妆品法规1223/2009 附录Ⅱ	242	欧盟法规 CAS 号:134-32-7/91-59-8
33	1-溴-3,4,5-三氟苯	1-Bromo-3,4,5-trifluorobenzene(CAS No.138526-69-9)	欧盟化妆品法规1223/2009 附录Ⅱ	1017	
34	1-溴丙烷(正丙基溴化物)	1-Bromopropane(n-propyl bromide)(CAS No.106-94-5)	欧盟化妆品法规1223/2009 附录Ⅱ	1139	
35	1-丁基-3-(N-巴豆酰对氨基苯磺酰)脲	1-Butyl-3-(N-crotonoylsulphanilyl)urea	欧盟化妆品法规1223/2009 附录Ⅱ	108	欧盟法规 CAS 号:52964-42-8
36	1-氯-2,3-环氧丙烷	1-Chloro-2,3-epoxypropane(CAS No.106-89-8)	欧盟化妆品法规1223/2009 附录Ⅱ	657	欧盟法规收录形式:1-Chloro-2,3-epoxypropane(Epichlorohydrin)
37	1-氯-4-硝基苯	1-Chloro-4-nitrobenzene(CAS No.100-00-5)	欧盟化妆品法规1223/2009 附录Ⅱ	1179	
38	1-二甲基氨基甲基-1-甲基丙基苯甲酸(阿米卡因)及其盐类	1-Dimethylaminomethyl-1-methylpropyl benzoate(amylocaine)and its salts	欧盟化妆品法规1223/2009 附录Ⅱ	50	欧盟法规 CAS 号:644-26-8
39	1-乙基-1-甲基吗啉溴化物	1-Ethyl-1-methylmorpholinium bromide(CAS No.65756-41-4)	欧盟化妆品法规1223/2009 附录Ⅱ	1084	
40	溴化1-乙基-1-甲基吡咯烷鎓(盐)	1-Ethyl-1-methylpyrrolidinium bromide(CAS No.69227-51-6)	欧盟化妆品法规1223/2009 附录Ⅱ	1091	
41	1-甲氧基-2,4-二氨基苯(2,4-二氨基茴香-CI76050)及其盐类	1-Methoxy-2,4-diaminobenzene(2,4-diaminoanisole-CI 76050)and their salts	欧盟化妆品法规1223/2009 附录Ⅱ	376	欧盟法规 CAS 号:615-05-4
42	1-甲氧基-2,5-二氨基苯(2,5-二氨基茴香)及其盐类	1-Methoxy-2,5-diaminobenzene(2,5-diaminoanisole)and their salts	欧盟化妆品法规1223/2009 附录Ⅱ	377	欧盟法规 CAS 号:5307-02-8
43	1-甲基-3-硝基-1-亚硝基胍	1-Methyl-3-nitro-1-nitrosoguanidine(CAS No.70-25-7)	欧盟化妆品法规1223/2009 附录Ⅱ	702	
44	斑蝥素(表3中所列仅用于头发用品的斑蝥酊中所含斑蝥素除外)	(1R,2S)-Hexahydro-1,2-dimethyl-3,6-epoxyphthalic anhydride(cantharidin),with the exception of cantharides tincture listed in table 3	欧盟化妆品法规1223/2009 附录Ⅱ	70	欧盟法规收录形式:Cantharidine(CAS NO 56-25-7)
45	异艾氏剂	(1R,4S,5R,8S)-1,2,3,4,10,10-Hexachloro-1,4,4a,5,8,8a-hexahydro-1,4:5,8-dimethano-naphthalene(isodrin-ISO)	欧盟化妆品法规1223/2009 附录Ⅱ	198	欧盟法规 CAS 号:465-73-6
46	异狄氏剂	(1R,4S,5R,8S)-1,2,3,4,10,10-Hexachloro-6,7-epoxy-1,4,4a,5,6,7,8,8a-octahydro-1,4:5,8-dimethano-naphthalene(endrin-ISO)	欧盟化妆品法规1223/2009 附录Ⅱ	196	中文名称翻译有误。欧盟法规 CAS 号:72-20-8
47	1-乙烯基-2-吡咯烷酮	1-Vinyl-2-pyrrolidone(CAS No.88-12-0)	欧盟化妆品法规1223/2009 附录Ⅱ	1113	
48	氯鼠酮	2-(2-(4-Chlorophenyl)-2-phenylacetyl)indan 1,3-dione(chlorophacinone-ISO)	欧盟化妆品法规1223/2009 附录Ⅱ	93	欧盟法规 CAS 号:3691-35-8

续表

韩国			加拿大			其他国家及地区				《化妆品安全技术规范》修订情况
							美国、日本			
信息来源	序号	注释	信息来源	序号	注释	国家/地区	信息来源	序号	注释	
化妆品安全标准等相关规定	979		加拿大化妆品成分清单中的禁用清单	4						修改中文名称为:11-a-羟基孕(甾)-4-烯-3,20-二酮(羟基孕甾烯醇酮)及其酯类
化妆品安全标准等相关规定	21		加拿大化妆品成分清单中的禁用清单	5						
化妆品安全标准等相关规定	383									
化妆品安全标准等相关规定	384									
化妆品安全标准等相关规定	370		加拿大化妆品成分清单中的禁用清单	6						
化妆品安全标准等相关规定	720		加拿大化妆品成分清单中的禁用清单	225						
化妆品安全标准等相关规定	702									
化妆品安全标准等相关规定	99		加拿大化妆品成分清单中的禁用清单	68						
化妆品安全标准等相关规定	576									
化妆品安全标准等相关规定	577									
化妆品安全标准等相关规定	276		加拿大化妆品成分清单中的禁用清单	7						
化妆品安全标准等相关规定	277		加拿大化妆品成分清单中的禁用清单	8						
化妆品安全标准等相关规定	229									
化妆品安全标准等相关规定	998		加拿大化妆品成分清单中的禁用清单	121						斑蝥素从限用组分表中删除,故在禁用组分表中的收录形式修改为:斑蝥素
化妆品安全标准等相关规定	996		加拿大化妆品成分清单中的禁用清单	283						
化妆品安全标准等相关规定	993		加拿大化妆品成分清单中的禁用清单	223						
化妆品安全标准等相关规定	394									
化妆品安全标准等相关规定	729		加拿大化妆品成分清单中的禁用清单	143						

表2(1)化妆品禁用组分				欧盟	
序号	中文名称	英文名称	信息来源	序号	注释
49	(+/-)-2-(2,4-二氯苯基)-3-(1H-1,2,4-三唑-1-基)丙基-1,1,2,2-四氟乙醚	(+/-)-2-(2,4-Dichlorophenyl)-3-(1H-1,2,4-triazol-1-yl)propyl-1,1,2,2-tetrafluoroethylether (CAS No.112281-77-3)	欧盟化妆品法规1223/2009 附录Ⅱ	1001	欧盟法规收录形式:(+/-)-2-(2,4-Dichlorophenyl)-3-(1H-1,2,4-triazol-1-yl)propyl-1,1,2,2-tetrafluoroethylether (Tetraconazole-ISO)
50	2-(2-甲氧基乙氧基)乙醇	2-(2-Methoxyethoxy)ethanol (CAS No.111-77-3)	欧盟化妆品法规1223/2009 附录Ⅱ	1000	欧盟法规收录形式:2-(2-Methoxyethoxy)ethanol (Diethylene glycol monomethyl ether; DEGME)
51	2-(4-烯丙基-2-甲氧苯氧基)-N,N-二乙基乙酰胺及其盐类	2-(4-Allyl-2-methoxyphenoxy)-N,N-diethylacetamide and its salts	欧盟化妆品法规1223/2009 附录Ⅱ	224	欧盟法规收录形式:2-(4-Allyl-2-methoxyphenoxy)-N,N-diethylacetamide and its salts (CAS No.305-13-5)
52	2-(4-叔-丁苯基)乙醇	2-(4-tert-Butylphenyl)ethanol (CAS No.5406-86-0)	欧盟化妆品法规1223/2009 附录Ⅱ	1071	
53	2,2,2-三溴乙醇	2,2,2-Tribromoethanol (tribromoethyl alcohol)	欧盟化妆品法规1223/2009 附录Ⅱ	326	欧盟法规 CAS 号:75-80-9
54	2,2,2-三氯乙-1,1-二醇	2,2,2-Trichloroethane-1,1-ethanediol	欧盟化妆品法规1223/2009 附录Ⅱ	77	欧盟法规 CAS 号:302-17-0
55	2,2,6-三甲基-4-哌啶基苯甲酸(苯扎明)及其盐类	2,2,6-Trimethyl-4-piperidyl benzoate (benzamine) and its salts	欧盟化妆品法规1223/2009 附录Ⅱ	51	欧盟法规收录形式:2,2,6-Trimethyl-4-piperidyl benzoate (eucaine) and its salts (CAS No.500-34-5)
56	2,2'-(亚硝基亚氨基)双乙醇	2,2'-(Nitrosoimino)bisethanol (CAS No.1116-54-7)	欧盟化妆品法规1223/2009 附录Ⅱ	410	欧盟法规收录形式:"亚硝胺类";《化妆品卫生规范》表2 的第 56 条、431 条、910 条、911 条所收录物质都属于"亚硝胺类"化合物
57	2,2-二环氧乙烷	2,2'-Bioxirane (CAS No.1464-53-5)	欧盟化妆品法规1223/2009 附录Ⅱ	662	欧盟法规收录形式:2,2'-Bioxirane (1,2:3,4-Diepoxybutane)
58	2,2'-二羟基-3,3',5,5',6,6'-六氯代二苯基甲烷(六氯酚)	2,2'-Dihydroxy-3,3',5,5',6,6'-hexachlorodiphenylmethane (hexachlorophene)	欧盟化妆品法规1223/2009 附录Ⅱ	371	欧盟法规 CAS 号:70-30-4
59	2,2-二溴-2-硝基乙醇	2,2-Dibromo-2-nitroethanol (CAS No.69094-18-4)	欧盟化妆品法规1223/2009 附录Ⅱ	1090	
60	2,3,4-三氯-1-丁烯	2,3,4-Trichlorobut-1-ene (CAS No.2431-50-7)	欧盟化妆品法规1223/2009 附录Ⅱ	1051	
61	2,3,7,8-四氯二苯并-对-二噁英	2,3,7,8-Tetrachlorodibenzo-p-dioxin	欧盟化妆品法规1223/2009 附录Ⅱ	367	欧盟法规收录形式:2,3,7,8-Tetrachlorodibenzo-p-dioxin (TCDD) 1746-01-6

续表

| 韩国 | | | 加拿大 | | | 其他国家及地区 | | | | 《化妆品安全技术规范》修订情况 |
| | | | | | | | 美国、日本 | | | |
信息来源	序号	注释	信息来源	序号	注释	国家/地区	信息来源	序号	注释	
化妆品安全标准等相关规定	769									
化妆品安全标准等相关规定	285		加拿大化妆品成分清单中的禁用清单	316						
化妆品安全标准等相关规定	543		加拿大化妆品成分清单中的禁用清单	9						
化妆品安全标准等相关规定	373									
化妆品安全标准等相关规定	813		加拿大化妆品成分清单中的禁用清单	472						
化妆品安全标准等相关规定	832		加拿大化妆品成分清单中的禁用清单	135						
化妆品安全标准等相关规定	809		加拿大化妆品成分清单中的禁用清单	497						
化妆品安全标准等相关规定	42									#910、#911、#56、#431 为相同结构类型的物质,合并为:亚硝胺类,如:N-亚硝基二甲胺、N-亚硝基二丙胺、N-亚硝基二乙醇胺
化妆品安全标准等相关规定	318									
化妆品安全标准等相关规定	206		加拿大化妆品成分清单中的禁用清单	263		美国	21CFR250 subpart D	250.250	美国收录为限用组分:只有在没有其他安全有效防腐剂替代情况下,浓度不得超过0.1%,不得用于黏膜用化妆品	中文名称修改为:六氯酚
						日本		27	六氯酚 Hexachlorophene	
化妆品安全标准等相关规定	115									
化妆品安全标准等相关规定	828									
化妆品安全标准等相关规定	770		加拿大化妆品成分清单中的禁用清单	11						

表2(1)化妆品禁用组分				欧盟	
序号	中文名称	英文名称	信息来源	序号	注释
62	2,3-二溴-1-丙醇	2,3-Dibromo-1-propanol(CAS No.96-13-9)	欧盟化妆品法规1223/2009 附录Ⅱ	647	
63	2,3-二氯-2-甲基丁烷	2,3-Dichloro-2-methylbutane	欧盟化妆品法规1223/2009 附录Ⅱ	36	欧盟法规CAS号:507-45-9
64	2,3-二氯丙烯	2,3-Dichloropropene(CAS No.78-88-6)	欧盟化妆品法规1223/2009 附录Ⅱ	1102	
65	2,3-二硝基甲苯	2,3-Dinitrotoluene(CAS No.602-01-7)	欧盟化妆品法规1223/2009 附录Ⅱ	690	
66	2,3-环氧-1-丙醇	2,3-Epoxy-1-propanol(CAS No.556-52-5)	欧盟化妆品法规1223/2009 附录Ⅱ	660	欧盟法规收录形式:2,3-Epoxypropan-1-ol(Glycidol)
67	2,3-环氧丙基.邻-甲苯基醚	2,3-Epoxypropyl o-tolyl ether(CAS No.2210-79-9)	欧盟化妆品法规1223/2009 附录Ⅱ	1042	
68	2,4,5-三甲基苯胺 2,4,5-三甲基苯胺盐酸盐	2,4,5-Trimethylaniline(CAS No.137-17-7) 2,4,5-Trimethylaniline hydrochloride(CAS No.21436-97-5)	欧盟化妆品法规1223/2009 附录Ⅱ	1158	
69	2,4,6-三氯苯酚	2,4,6-Trichlorophenol(CAS No.88-06-2)	欧盟化妆品法规1223/2009 附录Ⅱ	1111	
70	2,4-二氨基苯乙醇及其盐类	2,4-Diaminophenylethanol and its salts	欧盟化妆品法规1223/2009 附录Ⅱ	407	欧盟法规CAS号:14572-93-1
71	2,4-二羟基-3-甲基苯甲醛	2,4-Dihydroxy-3-methylbenzaldehyde(CAS No.6248-20-0)	欧盟化妆品法规1223/2009 附录Ⅱ	428	欧盟法规收录条件:当用作香料成分时
72	2,5-二硝基甲苯	2,5-Dinitrotoluene(CAS No.619-15-8)	欧盟化妆品法规1223/2009 附录Ⅱ	695	
73	辛酸2,6-二溴-4-氰苯酯	2,6-Dibromo-4-cyanophenyl octanoate(CAS No.1689-99-2)	欧盟化妆品法规1223/2009 附录Ⅱ	1032	
74	(2,6-二甲基-1,3-二噁烷-4-基)乙酸酯	2,6-Dimethyl-1,3-dioxan-4-yl acetate(dimethoxane)	欧盟化妆品法规1223/2009 附录Ⅱ	368	欧盟法规CAS号:828-00-2
75	2,6-二硝基甲苯	2,6-Dinitrotoluene(CAS No.606-20-2)	欧盟化妆品法规1223/2009 附录Ⅱ	692	
76	2-(2-羟基-3-(2-氯苯基)氨基甲酰-1-萘基偶氮)-7-(2-羟基-3-(3-甲基苯基)-2-(2-羟基-3-(3-甲基苯基)-氨基甲酰-1-萘基偶氮)-7-(2-羟基-3-(3-甲基苯基)-氨基甲酰-1-萘基偶氮)芴-9-酮	2-[2-Hydroxy-3-(2-chlorophenyl)carbamoyl-1-naphthylazo]-7-[2-hydroxy-3-(3-methylphenyl)-2-(2-hydroxy-3-(3-methylphenyl)-carbamoyl-1-naphthylazo]-7-[2-hydroxy-3-(3-methylphenyl)-carbamoyl-1-naphthylazo]fluoren-9-one(EC No.420-580-2)	欧盟化妆品法规1223/2009 附录Ⅱ	1156	欧盟法规收录形式:2-(2-Hydroxy-3-(2-chlorophenyl)carbamoyl-1-naphthylazo)-7-(2-hydroxy-3-(3-methylphenyl)carbamoyl-1-naphthylazo)fluoren-9-one 未收录CAS号
77	2-(4-甲氧苄基-N-(2-吡啶基)氨基)乙基二甲胺马来酸盐	2-[4-Methoxybenzyl-N-(2-pyridyl)amino]ethyldimethylamine maleate	欧盟化妆品法规1223/2009 附录Ⅱ	346	欧盟法规收录形式:2-(4-Methoxybenzyl-N-(2-pyridyl)amino)ethyldimethyla-mine maleate(Mepyramine

续表

韩国			加拿大			其他国家及地区				《化妆品安全技术规范》修订情况
							美国、日本			
信息来源	序号	注释	信息来源	序号	注释	国家/地区	信息来源	序号	注释	
化妆品安全标准等相关规定	122									
化妆品安全标准等相关规定	172		加拿大化妆品成分清单中的禁用清单	12						
化妆品安全标准等相关规定	187									
化妆品安全标准等相关规定	80									
化妆品安全标准等相关规定	600									
化妆品安全标准等相关规定	601									
化妆品安全标准等相关规定	807									
化妆品安全标准等相关规定	834									
化妆品安全标准等相关规定	149		加拿大化妆品成分清单中的禁用清单	13						
化妆品安全标准等相关规定	201		加拿大化妆品成分清单中的禁用清单	14						
化妆品安全标准等相关规定	81									
化妆品安全标准等相关规定	118									
化妆品安全标准等相关规定	90		加拿大化妆品成分清单中的禁用清单	206						原中文名称有误,修改为:(2,6-二甲基-1,3-二噁烷-4-基)乙酸酯
化妆品安全标准等相关规定	82									
化妆品安全标准等相关规定	977									原中文名称有误,修改为:2-(2-羟基-3-(2-氯苯基)氨基甲酰-1-萘基偶氮)-7-(2-羟基-3-(3-甲基苯基)-氨基甲酰-1-萘基偶氮)-芴-9-酮
化妆品安全标准等相关规定	280		加拿大化妆品成分清单中的禁用清单	10						

表2(1)化妆品禁用组分				欧盟	
序号	中文名称	英文名称	信息来源	序号	注释
					maleate; pyrilamine maleate) (CAS No.59-33-6)
78	2-{4-(2-氨丙基氨基)-6-(4-羟基-3-(5-甲基-2-甲氧基-4-氨磺酰苯基偶氮)-2-磺化萘-7-基氨基}-1,3,5-三嗪基氨基}-2-氨基丙基甲酸盐	2-{4-(2-Ammonio propylamino)-6-[4-hydroxy-3-(5-methyl-2-methoxy-4-sulfamoylphenylazo)-2-sulfonatonaphth-7-ylamino]-1,3,5-triazin-2-ylamino}-2-aminopropyl formate(EC No.424-260-3)	欧盟化妆品法规1223/2009附录Ⅱ	1194	
79	乙酰胆碱及其盐类	2-Acetoxyethyltrimethylammonium hydroxide(acetylcholine)and its salts	欧盟化妆品法规1223/2009附录Ⅱ	2	欧盟法规CAS号:51-84-3
80	2-α-环己烷基苯基(N,N,N',N'-四乙基)三亚甲基二胺	2-Alpha-cyclohexylbenzyl(N,N,N',N'-tetraethyl)trimethylenediamine(phenetamine)		/	欧盟化妆品法规附录Ⅱ中未收录该物质
81	2-氨基-1,2-双(4-甲氧苯基)乙醇及其盐类	2-Amino-1,2-bis(4-methoxyphenyl)ethanol and its salts	欧盟化妆品法规1223/2009附录Ⅱ	29	欧盟法规收录形式:2-Amino-1,2-bis(4-methoxyphenyl)ethanol and its salts(CAS No.530-34-7)
82	2-氨基-4-硝基苯酚	2-Amino-4-nitrophenol	欧盟化妆品法规1223/2009附录Ⅱ	383	欧盟法规CAS号:99-57-0
83	2-氨基-5-硝基苯酚	2-Amino-5-nitrophenol	欧盟化妆品法规1223/2009附录Ⅱ	384	欧盟法规CAS号:121-88-0
84	2-溴丙烷	2-Bromopropane(CAS No.75-26-3)	欧盟化妆品法规1223/2009附录Ⅱ	644	
85	2-丁酮肟	2-Butanone oxime(CAS No.96-29-7)	欧盟化妆品法规1223/2009附录Ⅱ	1124	
86	2-氯-6-甲基嘧啶-4-基二甲胺(杀鼠嘧啶)	2-Chloro-6-methylpyrimidin-4-yldimethylamine(crimidine-ISO)	欧盟化妆品法规1223/2009附录Ⅱ	83	欧盟法规CAS号:535-89-7
87	3-羟基-4-苯基苯甲酸-2-二乙氨乙基酯及其盐类	2-Diethylaminoethyl 3-hydroxy-4-phenylbenzoate and its salts	欧盟化妆品法规1223/2009附录Ⅱ	128	欧盟法规CAS号:3572-52-9
88	2-乙氧基乙醇	2-Ethoxyethanol(CAS No.110-80-5)	欧盟化妆品法规1223/2009附录Ⅱ	666	欧盟法规收录形式:2-Ethoxyethanol and its acetate(2-Ethoxyethyl acetate)
89	乙酸2-乙氧基乙酯	2-Ethoxyethyl acetate(CAS No.111-15-9)	欧盟化妆品法规1223/2009附录Ⅱ	666	
90	2-乙基己酸	2-Ethylhexanoic acid(CAS No.149-57-5)	欧盟化妆品法规1223/2009附录Ⅱ	1024	欧盟法规收录形式:2-Ethylhexanoic acid
91	乙酸2-乙基己基(((3,5-双(1,1-二甲基乙基)-4-羟苯基)-甲基)-硫代)酯	2-Ethylhexyl(((3,5-bis(1,1-dimethylethyl)-4-hydroxyphenyl)-methyl)thio)acetate(CAS No.80387-97-9)	欧盟化妆品法规1223/2009附录Ⅱ	680	

韩国			加拿大			其他国家及地区				《化妆品安全技术规范》修订情况
							美国、日本			
信息来源	序号	注释	信息来源	序号	注释	国家/地区	信息来源	序号	注释	
化妆品安全标准等相关规定	554									
化妆品安全标准等相关规定	519		加拿大化妆品成分清单中的禁用清单	52						
化妆品安全标准等相关规定	466		加拿大化妆品成分清单中的禁用清单	373						中文名称修改为:非克立明
化妆品安全标准等相关规定	493									
作为染发剂,收录于韩国《医药外品标准制造基准》			加拿大化妆品成分清单中的禁用清单	16						
作为染发剂,收录于韩国《医药外品标准制造基准》			加拿大化妆品成分清单中的禁用清单	17						
化妆品安全标准等相关规定	385									
化妆品安全标准等相关规定	361									
化妆品安全标准等相关规定	711		加拿大化妆品成分清单中的禁用清单	175						
化妆品安全标准等相关规定	158									中文名称修改为:3-羟基-4-苯基苯甲酸-2-二乙氨乙基酯(珍尼柳酯)及其盐类
化妆品安全标准等相关规定	590		加拿大化妆品成分清单中的禁用清单	234						合并同类成分,合并后为:2-乙氧基乙醇及其乙酸酯
			加拿大化妆品成分清单中的禁用清单	235						
化妆品安全标准等相关规定	584									
化妆品安全标准等相关规定	585									

表2(1)化妆品禁用组分				欧盟	
序号	中文名称	英文名称	信息来源	序号	注释
92	(2-异丙基戊-4-烯酰基)脲	(2-Isopropylpent-4-enoyl)urea(apronalide)	欧盟化妆品法规1223/2009 附录Ⅱ	216	欧盟法规 CAS 号:528-92-7
93	2-甲氧基乙醇	2-Methoxyethanol(CAS No.109-86-4)	欧盟化妆品法规1223/2009 附录Ⅱ	665	欧盟法规收录形式:2-Methoxyethanol and its acetate(2-Methoxyethyl acetate)
94	乙酸 2-甲氧基乙酯	2-Methoxyethyl acetate(CAS No.110-49-6)	欧盟化妆品法规1223/2009 附录Ⅱ	665	
95	乙酸 2-甲氧基丙酯	2-Methoxypronyl aceate(CAS No.70657-70-4)	欧盟化妆品法规1223/2009 附录Ⅱ	679	
96	2-甲氧基丙醇	2-Methoxypropanol(CAS No.1589-47-5)	欧盟化妆品法规1223/2009 附录Ⅱ	668	
97	2-甲基氮丙啶	2-Methylaziridine(CAS No.75-55-8)	欧盟化妆品法规1223/2009 附录Ⅱ	730	
98	2-甲基庚胺及其盐类	2-Methylheptylamine and its salts	欧盟化妆品法规1223/2009 附录Ⅱ	227	欧盟法规收录形式:2-Methylheptylamine and its salts(CAS No.540-43-2)
99	二异氰酸 2-甲基-间-亚苯酯	2-Methyl-m-phenylene diisocyanate(CAS No.91-08-7)	欧盟化妆品法规1223/2009 附录Ⅱ	1118	欧盟法规收录形式:2-Methyl-m-phenylene dⅡsocyanate(Toluene 2,6-dⅡsocyanate)
100	2-甲基-间苯二胺	2-Methyl-m-phenylenediamine	欧盟化妆品法规1223/2009 附录Ⅱ	413	欧盟法规收录形式:2-Methyl-m-phenylenediamine(Toluene-2,6-diamine)
101	2-萘酚	2-Naphthol	欧盟化妆品法规1223/2009 附录Ⅱ	241	欧盟法规 CAS 号:135-19-3
102	2-硝基茴香醚	2-Nitroanisole(CAS No.91-23-6)	欧盟化妆品法规1223/2009 附录Ⅱ	685	欧盟法规收录形式:2-Nitroanisole
103	2-硝基萘	2-Nitronaphthalene(CAS No.581-89-5)	欧盟化妆品法规1223/2009 附录Ⅱ	689	欧盟法规收录形式:2-Nitronaphthalene
104	2-硝基丙烷	2-Nitropropane(CAS No.79-46-9)	欧盟化妆品法规1223/2009 附录Ⅱ	683	欧盟法规收录形式:2-Nitropropane
105	2-硝基甲苯	2-Nitrotoluene(CAS No.88-72-2)	欧盟化妆品法规1223/2009 附录Ⅱ	1165	
106	2-亚戊基环己酮	2-Pentylidenecyclohexanone(CAS No.25677-40-1)	欧盟化妆品法规1223/2009 附录Ⅱ	448	欧盟法规收录条件:当用作香料成分时
107	2-苯基茚满-1,3-二酮(苯茚二酮)	2-Phenylindan-1,3-dione(phenindione)	欧盟化妆品法规1223/2009 附录Ⅱ	271	欧盟法规 CAS 号:83-12-5
108	(2RS,3RS)-3-(2-氯苯基)-2-(4-氟苯基)-((1H-1,2,4-三吡咯-1-基)甲基)环氧乙烷	(2RS,3RS)-3(2-Chlorophenyl)-2-(4-fluorophenyl)-(1H-1,2,4-triazol-1-yl)methyl)oxirane(CAS No.133855-98-8)	欧盟化妆品法规1223/2009 附录Ⅱ	663	欧盟法规收录形式:(2RS,3RS)-3-(2-Chlorophenyl)-2-(4-fluorophenyl)-(1H-1,2,

续表

韩国			加拿大			其他国家及地区				《化妆品安全技术规范》修订情况
							美国、日本			
信息来源	序号	注释	信息来源	序号	注释	国家/地区	信息来源	序号	注释	
化妆品安全标准等相关规定	637		加拿大化妆品成分清单中的禁用清单	81						
化妆品安全标准等相关规定	284		加拿大化妆品成分清单中的禁用清单	317						合并同类成分,合并后为:2-甲氧基乙醇及其乙酸酯
化妆品安全标准等相关规定	282									
化妆品安全标准等相关规定	294		加拿大化妆品成分清单中的禁用清单	19						合并同类成分,合并后为:2-甲氧基丙醇及其乙酸酯
化妆品安全标准等相关规定	293		加拿大化妆品成分清单中的禁用清单	18						
化妆品安全标准等相关规定	248									
化妆品安全标准等相关规定	267		加拿大化妆品成分清单中的禁用清单	20						
化妆品安全标准等相关规定	261		加拿大化妆品成分清单中的禁用清单	465						中文名称修改为:二异氰酸2-甲基-间-亚苯酯(甲苯-2,6-二异氰酸酯)
										中文名称修改为:2-甲基-间苯二胺(甲苯-2,6-二胺)
化妆品安全标准等相关规定	16		加拿大化妆品成分清单中的禁用清单	22						
化妆品安全标准等相关规定	47									
化妆品安全标准等相关规定	38									
化妆品安全标准等相关规定	59									
化妆品安全标准等相关规定	50									
化妆品安全标准等相关规定	880		加拿大化妆品成分清单中的禁用清单	23						
化妆品安全标准等相关规定	867		加拿大化妆品成分清单中的禁用清单	374						中文名称修改为:苯茚二酮
化妆品安全标准等相关规定	728									与#543为同类成分,合并后为:(2RS,3RS)-3-

表2(1)化妆品禁用组分				欧盟	
序号	中文名称	英文名称	信息来源	序号	注释
					4-triazol-1-yl）methyl）oxirane；Epoxiconazole
109	3-（1-萘基）-4-羟基香豆素	3-（1-Naphthyl）-4-hydroxycoumarin	欧盟化妆品法规1223/2009 附录Ⅱ	243	欧盟法规 CAS 号：39923-41-6
110	3-（4-氯苯基）-1,1-二甲基脲素三氯乙酸盐；灭草隆 -TCA	3-（4-Chlorophenyl）-1,1-dimethyluronium trichloroacetate；monuron-TCA（CAS No.140-41-0）	欧盟化妆品法规1223/2009 附录Ⅱ	1019	
111	3-（4- 异丙苯基）-1,1- 二甲脲	3-（4-Isopropylphenyl）-1,1-dimethylurea（CAS No.34123-59-6）	欧盟化妆品法规1223/2009 附录Ⅱ	1061	欧盟法规收录形式：3-（4-Isopropylphenyl）-1,1-dimethylurea（Isoproturon-ISO）
112	3,3'- 二氯联苯胺	3,3'-Dichlorobenzidine（CAS No.91-94-1）	欧盟化妆品法规1223/2009 附录Ⅱ	712	
113	3,3'- 二氯联苯胺二盐酸盐	3,3'-Dichlorobenzidine dihydrochloride（CAS No.612-83-9）	欧盟化妆品法规1223/2009 附录Ⅱ	715	
114	二硫酸二氢 3,3'- 二氯联苯胺	3,3'-Dichlorobenzidine dihydrogen bis（sulphate）（CAS No.64969-34-2）	欧盟化妆品法规1223/2009 附录Ⅱ	718	
115	3,3'- 二氯联苯胺硫酸盐	3,3'-Dichlorobenzidine sulphate（CAS No.74332-73-3）	欧盟化妆品法规1223/2009 附录Ⅱ	719	欧盟法规收录形式：3,3'-Dichlorobenzidine sulphate
116	3,3'- 二甲氧基联苯胺	3,3'-Dimethoxybenzidine（CAS No.119-90-4）	欧盟化妆品法规1223/2009 附录Ⅱ	709	欧盟法规收录形式：3,3'-Dimethoxybenzidine（ortho-Dianisidine）及其盐；同时收录于《化妆品卫生规范》表2的第1064条和第116条。
117	二硫酸氢（3,3'- 二甲基（1,1'- 联苯）-4,4'- 二基）二铵	（3,3'-Dimethyl（1,1'-biphenyl）-4,4'-diyl）diammonium bis（hydrogen sulphate）（CAS No.64969-36-2）	欧盟化妆品法规1223/2009 附录Ⅱ	723	
118	3,3-二（4- 羟基苯基）2- 苯并（C）呋喃酮（酚酞）	3,3-Bis（4-hydroxyphenyl）phthalide（phenolphthalein）	欧盟化妆品法规1223/2009 附录Ⅱ	417	欧盟法规 CAS 号：77-09-8
119	3,4,5- 三甲氧苯乙基胺及其盐类	3,4,5-Trimethoxyphenethylamine and its salts	欧盟化妆品法规1223/2009 附录Ⅱ	222	欧盟法规收录形式：3,4,5-Trimethoxyphenethylamine（Mescaline）and its salts（CAS No.54-04-6）
120	3,4',5- 三溴水杨酰苯胺（三溴沙仑）	3,4',5-Tribromosalicylanilide（tribromsalan）	欧盟化妆品法规1223/2009 附录Ⅱ	373	欧盟法规 CAS 号：87-10-5
121	3,4- 二羟基 -2- 甲氧基 -2- 甲基 -4- 苯基 -2H,5H 吡咯（3,2-c）-（1）苯并吡喃 -5- 酮（环香豆素）	3,4-Dihydro-2-methoxy-2-methyl-4-phenyl-2H,5H,pyrano（3,2-c）-（1）benzopyran-5-one（cyclocoumarol）	欧盟化妆品法规1223/2009 附录Ⅱ	234	欧盟法规 CAS 号：518-20-7
122	3,4- 二硝基甲苯	3,4-Dinitrotoluene（CAS No.610-39-9）	欧盟化妆品法规1223/2009 附录Ⅱ	693	
123	3,5,5- 三甲基环 -2- 己烯酮	3,5,5-Trimethylcyclohex-2-enone（CAS No.78-59-1）	欧盟化妆品法规1223/2009 附录Ⅱ	1101	欧盟法规收录形式：3,5,5-Trimethylcyclohex-2-enone（Isophorone）

续表

韩国			加拿大			其他国家及地区				《化妆品安全技术规范》修订情况
						国家/地区	美国、日本			
信息来源	序号	注释	信息来源	序号	注释	国家/地区	信息来源	序号	注释	
										(2- 氯苯基)-2-(4- 氟苯基)-((1H-1,2,4- 三吡咯 -1- 基)甲基)环氧乙烷(氟环唑)
化妆品安全标准等相关规定	18		加拿大化妆品成分清单中的禁用清单	24						
化妆品安全标准等相关规定	696									
化妆品安全标准等相关规定	636									
化妆品安全标准等相关规定	174									
化妆品安全标准等相关规定	176									
化妆品安全标准等相关规定	175									
化妆品安全标准等相关规定	177									
										与 #1064 为同类成分,合并后为: 3,3'- 二甲氧基联苯胺及其盐类
化妆品安全标准等相关规定	92									
化妆品安全标准等相关规定	858		加拿大化妆品成分清单中的禁用清单	377						
化妆品安全标准等相关规定	810		加拿大化妆品成分清单中的禁用清单	307						
化妆品安全标准等相关规定	812		加拿大化妆品成分清单中的禁用清单	473		日本		19	卤化水杨酰替苯胺 Halogenated salicylanilides	简化中文名称为:三溴沙仑
化妆品安全标准等相关规定	195		加拿大化妆品成分清单中的禁用清单	182						
化妆品安全标准等相关规定	83									
化妆品安全标准等相关规定	806		加拿大化妆品成分清单中的禁用清单	285						

表 2(1)化妆品禁用组分				欧盟	
序号	中文名称	英文名称	信息来源	序号	注释
124	3,5-二溴-4-羟基苄腈	3,5-Dibromo-4-hydroxybenzonitrile(CAS No.1689-84-5)	欧盟化妆品法规 1223/2009 附录Ⅱ	1031	欧盟法规收录形式:Bromoxynil(ISO)(3,5-Dibromo-4-hydroxybenzonitrile)(CAS No.1689-84-5)and Bromoxynil heptanoate(ISO)(CAS No.56634-95-8)
125	3,5-二硝基甲苯	3,5-Dinitrotoluene(CAS No.618-85-9)	欧盟化妆品法规 1223/2009 附录Ⅱ	694	
126	3,6,10-三甲基-3,5,9-十一碳三烯-2-酮	3,6,10-Trimethyl-3,5,9-undecatrien-2-one(CAS No.1117-41-5)	欧盟化妆品法规 1223/2009 附录Ⅱ	449	欧盟法规收录形式:3,6,10-Trimethyl-3,5,9-undecatrien-2-one(Pseudo-Isomethyl ionone),收录条件:当用作香料组分时
127	3,7-二甲基辛烯醇(6,7-二氢拢牛儿醇)	3,7-Dimethyl-2-octen-1-ol(6,7-Dihydrogeraniol)(CAS No. 40607-48-5)	欧盟化妆品法规 1223/2009 附录Ⅱ	429	欧盟法规收录条件:当用作香料组分时
128	3'-乙基-5',6',7',8'-四氢-5',5',8',8'-四甲基-2'-乙酰萘(乙酰乙基四甲萘满,AETT)或7-乙酰基-6-乙基-1,1,4,4-四甲基-1,2,3,4-四羟萘酚	3'-Ethyl-5',6',7',8'-tetrahydro-5',5',8',8'-tetramethyl-2'-acetonaphthone(acetyl ethyl tetra methyl tetralin,AETT)or 7-acetyl-6-ethyl-1,1,4,4-tetramethyl-1,2,3,4-tetrahydronaphtalen	欧盟化妆品法规 1223/2009 附录Ⅱ	362	欧盟法规收录形式:3'-Ethyl-5',6',7',8'-tetrahydro-5',5',8',8'-tetramethyl-2'-acetonaphthone or 7-acetyl-6-ethyl-1,1,4,4-tetramethyl-1,2,3,4-tetrahydronaphtalen(AETT;Versalide)(CAS No.88-29-9)
129	(3-氯苯基)-(4-甲氧基-3-硝基苯基)-2-甲基环乙酮	(3-Chlorophenyl)-(4-methoxy-3-nitrophenyl)methanone(CAS No.66938-41-8)	欧盟化妆品法规 1223/2009 附录Ⅱ	1085	
130	肉桂酸-3-二乙氨基丙酯	3-Diethylaminopropyl cinnamate	欧盟化妆品法规 1223/2009 附录Ⅱ	130	欧盟法规 CAS 号:538-66-9
131	3-乙基-2-甲基-2-(3-甲基丁基)-1,3-氧氮杂环戊烷	3-Ethyl-2-methyl-2-(3-methylbutyl)-1,3-oxazolidine(CAS No.143860-04-2)	欧盟化妆品法规 1223/2009 附录Ⅱ	1163	
132	3-咪唑-4-基丙烯酸(尿刊酸)及其乙酯	3-Ⅱmidazol-4-ylacrylic acid(urocanic acid)	欧盟化妆品法规 1223/2009 附录Ⅱ	418	欧盟法规收录形式:3-Imidazol-4-ylacrylic acid(Urocanic acid)and its ethyl ester(CAS No.104-98-3/27538-35-8)
133	(4-(4-羟基-3-碘苯氧基)-3,5-二碘苯基)乙酸及其盐类	(4-(4-Hydroxy-3-iodophenoxy)-3,5-diiodophenyl)acetic acid and its salts	欧盟化妆品法规 1223/2009 附录Ⅱ	5	欧盟法规收录形式:(4-(4-Hydroxy-3-iodophenoxy)-3,5-dⅡodophenyl)acetic acid(Tiratricol(INN))and its salts(CAS No.51-24-1)
134	4-(4-甲氧基苯基)-2-丁烯-2-酮	4-(4-Methoxyphenyl)-3-butene-2-one(CAS No.943-88-4)	欧盟化妆品法规 1223/2009 附录Ⅱ	443	欧盟法规收录形式:4-(4-Methoxyphenyl)-3-butene-2-one(Anisylidene acetone),收录条件:当用作香料组分时
135	4,4'-(4-亚氨基-2,5-亚环己二烯基亚甲基)双苯胺盐酸盐	4,4'-(4-Iminocyclohexa-2,5-dienylidenemethylene)dianiline hydrochloride(CAS No.569-61-9)	欧盟化妆品法规 1223/2009 附录Ⅱ	706	

韩国			加拿大			其他国家及地区				《化妆品安全技术规范》修订情况
							美国、日本			
信息来源	序号	注释	信息来源	序号	注释	国家/地区	信息来源	序号	注释	
化妆品安全标准等相关规定	123									与 #302 为同类成分,合并后为:3,5-二溴-4-羟基苄腈(溴苯腈);溴苯腈庚酸酯
化妆品安全标准等相关规定	84									
化妆品安全标准等相关规定	808		加拿大化妆品成分清单中的禁用清单	25						
化妆品安全标准等相关规定	104									原中文名称有误,修改为:3,7-二甲基辛烯醇(6,7-二氢槐牛儿醇)
化妆品安全标准等相关规定	581									将中文名称修改为:3'-乙基-5',6',7',8'-四氢-5',5',8',8'-四甲基-2'-乙酰萘或7-乙酰基-6-乙基-1,1,4,4-四甲基-1,2,3,4-四羟萘酚(AETT;Versalide)
化妆品安全标准等相关规定	727									
化妆品安全标准等相关规定	163		加拿大化妆品成分清单中的禁用清单	26						
化妆品安全标准等相关规定	575									
化妆品安全标准等相关规定	620		加拿大化妆品成分清单中的禁用清单	27						
化妆品安全标准等相关规定	974									中文名称修改为:替拉曲可及其盐类
化妆品安全标准等相关规定	291		加拿大化妆品成分清单中的禁用清单	28						
化妆品安全标准等相关规定	625									

表2(1)化妆品禁用组分				欧盟	
序号	中文名称	英文名称	信息来源	序号	注释
136	4,4'-二邻甲苯胺	4,4'-Bi-*o*-toluidine(CAS No.119-93-7)	欧盟化妆品法规1223/2009 附录Ⅱ	721	欧盟法规收录形式:4,4'-Bi-*o*-toluidine(ortho-Tolidine)
137	4,4'-二-邻-甲苯胺二盐酸盐	4,4'-Bi-*o*-toluidine dihydrochloride(CAS No.612-82-8)	欧盟化妆品法规1223/2009 附录Ⅱ	722	
138	4,4'-二-邻-甲苯胺硫酸盐	4,4'-Bi-*o*-toluidine sulphate(CAS No.74753-18-7)	欧盟化妆品法规1223/2009 附录Ⅱ	724	
139	4,4'-双(二甲基氨基)苯甲酮	4,4'-Bis(dimethylamino)benzophenone(Michler's ketone)(CAS No.90-94-8)	欧盟化妆品法规1223/2009 附录Ⅱ	1149	
140	4,4'-碳亚氨基双(*N,N*-二甲基苯胺)	4,4'-Carbonimidoyl bis(*N,N*-dimethylaniline)(CAS No.492-80-8)	欧盟化妆品法规1223/2009 附录Ⅱ	1067	欧盟法规收录形式:4,4'-Carbonimidoylbis(*N,N*-dimethylaniline)and its salts;同时收录于《化妆品卫生规范》表2的第1062条和第140条
141	4,4'-二羟基-3,3'-(3-甲基硫代亚丙基)双香豆素	4,4'-Dihydroxy-3,3'-(3-methylthiopropylidene)dicoumarin	欧盟化妆品法规1223/2009 附录Ⅱ	207	无 CAS NO
142	4,4'-异丁基亚乙基联苯酚	4,4'-Isobutylethylidenediphenol(CAS No.6807-17-6)	欧盟化妆品法规1223/2009 附录Ⅱ	1079	
143	4,4'-亚甲基双(2-乙基苯胺)	4,4'-Methylene bis(2-ethylaniline)(CAS No.19900-65-3)	欧盟化妆品法规1223/2009 附录Ⅱ	1038	
144	4,4'-二苯氨基甲烷	4,4'-Methylenedianiline(CAS No.101-77-9)	欧盟化妆品法规1223/2009 附录Ⅱ	705	
145	4,4'-亚甲基-二-邻-甲苯胺	4,4'-Methylenedi-*o*-toluidine(CAS No.838-88-0)	欧盟化妆品法规1223/2009 附录Ⅱ	707	
146	4,4'-二氨基二苯醚(对氨基苯醚)及其盐类	4,4'-Oxydianiline(*p*-aminophenyl ether)and its salts(CAS No.101-80-4)	欧盟化妆品法规1223/2009 附录Ⅱ	1160	欧盟法规收录形式:4,4'-Oxydianiline(*p*-Aminophenyl ether)and its salts
147	4,4'-二氨基二苯硫醚及其盐类	4,4'-Thiodianiline and its salts(CAS No.139-65-1)	欧盟化妆品法规1223/2009 附录Ⅱ	1159	欧盟法规收录形式:4,4'-Thiodianiline and its salts
148	4,6-二甲基-8-特丁基香豆素	4,6-Dimethyl-8-tert-butylcoumarin(CAS No.17874-34-9)	欧盟化妆品法规1223/2009 附录Ⅱ	430	欧盟法规收录条件:当用作香料组分时
149	(4-((4-(二甲基氨基)苯基)(4-(乙基(3-磺苯基)氨基)苯基)亚甲基)-2,5-亚环己二烯-1-基)(乙基)(3-磺苯基)铵、钠盐	(4-((4-(Dimethylamino)phenyl)(4-ethyl(3-sulphonatobenzyl)amino)phenyl)methylene)cyclohexa-2,5-die n-1-ylidene)(ethyl)(3-sulphonatobenzyl)ammonium,sodium salt(CAS No.1694-09-3)	欧盟化妆品法规1223/2009 附录Ⅱ	386	欧盟法规收录形式:Colouring agent CI 42640((4-((4-(Dimethylamino)phenyl)(4-(ethyl(3-sulphonatobenzyl)amino)phenyl)methylene)cyclohexa-2,5-dien-1-ylidene)(ethyl)(3-sulphonatobenzyl)ammonium,sodium salt)(CAS No.1694-09-3),同时收录于《化妆品卫生规范》表2的第149项和第376项
150	4-(4-(1,3-二羟基丙-2-基)苯氨基)-1,8-二羟基-5-硝基蒽醌	4-(4-(1,3-Dihydroxyprop-2-yl)phenylamino)-1,8-dihydroxy-5-nitroanthraquinone(CAS No.114565-66-1)	欧盟化妆品法规1223/2009 附录Ⅱ	1002	
151	4'-乙氧基-2-苯并咪唑苯胺	4'-Ethoxy-2-benzimidazoleanilide(CAS No.115-96-8)	欧盟化妆品法规1223/2009 附录Ⅱ	1005	正确的 CAS 号码应该为 120187-29-3

韩国			加拿大			其他国家及地区				《化妆品安全技术规范》修订情况
							美国、日本			
信息来源	序号	注释	信息来源	序号	注释	国家/地区	信息来源	序号	注释	
化妆品安全标准等相关规定	420									
化妆品安全标准等相关规定	421									
化妆品安全标准等相关规定	422									
化妆品安全标准等相关规定	397		加拿大化妆品成分清单中的禁用清单	30						
化妆品安全标准等相关规定	660									与#1062为同类成分,合并后为:4,4'-碳亚氨基双(N,N-二甲基苯胺)及其盐类
化妆品安全标准等相关规定	202		加拿大化妆品成分清单中的禁用清单	29						
化妆品安全标准等相关规定	630									
化妆品安全标准等相关规定	238									
化妆品安全标准等相关规定	235									
化妆品安全标准等相关规定	237									
化妆品安全标准等相关规定	607									
化妆品安全标准等相关规定	652									
化妆品安全标准等相关规定	91		加拿大化妆品成分清单中的禁用清单	32						
										与#376为同类成分,合并后为:着色剂CI 42640,(4-((4-(二甲基氨基)苯基)(4-(乙基(3-磺苯基)氨基)苯基)亚甲基)-2,5-亚环己二烯-1-亚基)(乙基)(3-磺苯基)铵、钠
化妆品安全标准等相关规定	205									
化妆品安全标准等相关规定	589									

表 2(1)化妆品禁用组分				欧盟	
序号	中文名称	英文名称	信息来源	序号	注释
152	4- 氨基 -2- 硝基酚	4-Amino-2-nitrophenol	欧盟化妆品法规 1223/2009 附录 II	412	欧盟法规 CAS 号：119-34-6
153	4- 氨基偶氮苯	4-Aminoazobenzene（CAS No.60-09-3）	欧盟化妆品法规 1223/2009 附录 II	990	
154	4- 氨基水杨酸及其盐类	4-Aminosalicylic acid and its salts	欧盟化妆品法规 1223/2009 附录 II	31	欧盟法规收录形式：4-Aminosalicylic acid and its salts（CAS No.65-49-6）
155	4- 苄氧基苯酚和4- 乙氧基苯酚	4-Benzyloxyphenol and 4-ethoxyphenol	欧盟化妆品法规 1223/2009 附录 II	178	欧盟法规 CAS 号：103-16-2/622-62-8
156	辛酸 4- 氰基 -2,6- 二碘苯酯	4-Cyano-2,6-diiodophenyl octanoate（CAS No.3861-47-0）	欧盟化妆品法规 1223/2009 附录 II	1030	欧盟法规收录形式：Ioxynil（CAS No.1689-83-4）and Ioxynil octanoate（ISO）（CAS No.3861-47-0）
157	4- 乙氧基 - 间 - 苯二胺及其盐类	4-Ethoxy-m-phenylenediamine and its salts	欧盟化妆品法规 1223/2009 附录 II	406	欧盟法规收录形式：4-Ethoxy-m-phenylenediamine and its salts（CAS No.5862-77-1）
158	(4- 肼基苯基)-N- 甲基甲烷磺酰胺盐酸盐	(4-Hydrazinophenyl)-N-methylmethanesulfonamide hydrochloride（CAS No.81881-96-8）	欧盟化妆品法规 1223/2009 附录 II	1106	正确的 CAS 号码应该为 81880-96-8
159	二异氰酸 4- 甲基 - 间 - 亚苯酯	4-Methyl-m-phenylene diisocyanate（CAS No.584-84-9）	欧盟化妆品法规 1223/2009 附录 II	1119	欧盟法规收录形式：4-Methyl-m-phenylene dⅡsocyanate（Toluene 2,4-dⅡsocyanate）
160	4- 甲基 - 间 - 苯二胺及其盐类	4-Methyl-m-phenylenediamine and its salts	欧盟化妆品法规 1223/2009 附录 II	364	欧盟法规收录形式：4-Methyl-m-phenylenediamine（Toluene-2,4-diamine）and its salts（CAS No.95-80-7）
161	4- 硝基联苯	4-Nitrobiphenyl（CAS No.92-93-3）	欧盟化妆品法规 1223/2009 附录 II	686	
162	4- 亚硝基苯酚	4-Nitrosophenol（CAS No.104-91-6）	欧盟化妆品法规 1223/2009 附录 II	995	
163	4- 邻 - 甲苯基偶氮 - 邻 - 甲苯胺	4-o-Tolylazo-o-toluidine（CAS No.97-56-3）	欧盟化妆品法规 1223/2009 附录 II	989	
164	盐酸柠檬酸柯衣定盐	4-Phenylazophenylene-1,3-diamine citrate hydrochloride（chrysoidine citrate hydrochloride）	欧盟化妆品法规 1223/2009 附录 II	81	欧盟法规 CAS 号：5909-04-6
165	4- 苯基丁 -3- 烯 -2- 酮	4-Phenylbut-3-en-2-one	欧盟化妆品法规 1223/2009 附录 II	356	欧盟化妆品法规附录 II 的收录形式为 4-Phenylbut-3-en-2-one（Benzylidene acetone）（CAS No.122-57-6）
166	4- 叔丁基 -3- 甲氧基 -2,6- 二硝基甲苯（葵子麝香）	4-tert-Butyl-3-methoxy-2,6-dinitrotoluene（musk ambrette）	欧盟化妆品法规 1223/2009 附录 II	414	欧盟法规 CAS 号：83-66-9
167	4- 叔丁基苯酚	4-tert-Butylphenol	欧盟化妆品法规 1223/2009 附录 II	340	欧盟法规 CAS 号：98-54-4

续表

韩国			加拿大			其他国家及地区				《化妆品安全技术规范》修订情况
							美国、日本			
信息来源	序号	注释	信息来源	序号	注释	国家/地区	信息来源	序号	注释	
化妆品安全标准等相关规定	480		加拿大化妆品成分清单中的禁用清单	33						
化妆品安全标准等相关规定	495									
化妆品安全标准等相关规定	494		加拿大化妆品成分清单中的禁用清单	34						
化妆品安全标准等相关规定	360,593		加拿大化妆品成分清单中的禁用清单	35;37						
化妆品安全标准等相关规定	461									与#794为同类成分,合并后为:碘苯腈,碘苯腈辛酸酯
化妆品安全标准等相关规定	594		加拿大化妆品成分清单中的禁用清单	36						
化妆品安全标准等相关规定	951					日本		15	磺酰胺及其衍生物 Sulfamido and its derivatives	
化妆品安全标准等相关规定	262		加拿大化妆品成分清单中的禁用清单	465						中文名称修改为:二异氰酸4-甲基间亚苯酯(甲苯-2,4-二异氰酸酯)
			加拿大化妆品成分清单中的禁用清单	40						中文名称修改为:4-甲基间苯二胺(甲苯-2,4-二胺)及其盐类
化妆品安全标准等相关规定	40									
化妆品安全标准等相关规定	43									
化妆品安全标准等相关规定	865		加拿大化妆品成分清单中的禁用清单	152						
化妆品安全标准等相关规定	862									
化妆品安全标准等相关规定	369		加拿大化妆品成分清单中的禁用清单	329						
化妆品安全标准等相关规定	372		加拿大化妆品成分清单中的禁用清单	41						

表 2（1）化妆品禁用组分				欧盟	
序号	中文名称	英文名称	信息来源	序号	注释
168	4- 叔丁基邻苯二酚	4-*tert*-Butylpyrocatechol	欧盟化妆品法规 1223/2009 附录 II	341	欧盟法规 CAS 号：98-29-3
169	5-（α,β- 二溴苯乙基）-5- 甲基乙内酰脲	5-（α,β-Dibromophenethyl）-5-methylhydantoin	欧盟化妆品法规 1223/2009 附录 II	119	欧盟法规 CAS 号：511-75-1
170	5-（2,4- 二氧代 -1,2,3,4- 四氢嘧啶）-3- 氟 -2- 羟基甲基四氢呋喃	5-（2,4-Dioxo-1,2,3,4-tetrahydropyrimidine）-3-fluro-2-hydroxymethyltetrahydrofuran（CAS No.41107-56-6）	欧盟化妆品法规 1223/2009 附录 II	1064	欧盟法规收录形式：5-（2,4-Dioxo-1,2,3,4-tetrahydropyrimidine）-3-fluoro-2-hydroxymethyltetrahydrofuran
171	5-（3- 丁酰基 -2,4,6- 甲基苯基）-2-（1-（乙氧基亚氨基）丙基）-3- 羟基环己 -2- 烯 -1- 酮	5-（3-Butyryl-2,4,6-trimethylphenyl）-2-（1-（ethoxyimino）propyl）-3-hydroxycyclohex-2-en-1-one（CAS No.138164-12-2）	欧盟化妆品法规 1223/2009 附录 II	1190	
172	二次亚碘酸 5,5'- 二异丙基 -2,2'- 二甲基联苯 -4,4'- 二基酯	5,5'-Di-isopropyl-2,2'-dimethylbiphenyl-4,4'-diyl dihypoiodite	欧盟化妆品法规 1223/2009 附录 II	361	欧盟法规收录形式：5,5'-Di-isopropyl-2,2'-dimethylbiphenyl-4,4'-diyl dihypoiodite（thymol iodide）（CAS No.552-22-7）
173	5,5- 二苯基 -4- 咪唑酮	5,5-Diphenyl-4-imidazolidone	欧盟化妆品法规 1223/2009 附录 II	160	欧盟法规收录形式：5,5-Diphenyl-4-imidazolidone（Doxenitoin（INN））（CAS No.3254-93-1）
174	5,6,12,13- 四氯蒽（2,1,9-d,e,f,;6,5,10-d',e',f'）二异喹啉 -1,3,8,10（2H,9H）四酮	5,6,12,13-Tetrachloroanthra（2,1,9-def:6,5,10-d'e'f'）diisoquinoline-1,3,8,10（2H,9H）-tetrone（CAS No.115662-06）	欧盟化妆品法规 1223/2009 附录 II	1003	欧盟法规 CAS 号：115662-06-1
175	5- 氯 -1,3- 二羟基 -2H- 吲哚 -2- 酮	5-Chloro-1,3-dihydro-2H-indol-2-one（CAS No.17630-75-0）	欧盟化妆品法规 1223/2009 附录 II	1034	
176	5- 乙氧基 -3- 三氯甲基 -1,2,4- 硫代二唑	5-Ethoxy-3-trichloromethyl-1,2,4-thiadiazole（CAS No.2593-15-9）	欧盟化妆品法规 1223/2009 附录 II	1054	欧盟法规收录形式：5-Ethoxy-3-trichloromethyl-1,2,4-thiadiazole（Etridiazole-ISO）
177	5- 甲基 -2,3- 己二酮	5-Methyl-2,3-hexanedione（CAS No.13706-86-0）	欧盟化妆品法规 1223/2009 附录 II	447	欧盟法规收录形式：5-Methyl-2,3-hexanedione（Acetyl isovaleryl）；收录条件：当用作香料组分时
178	5- 硝基二氢苊	5-Nitroacenaphthene（CAS No.602-87-9）	欧盟化妆品法规 1223/2009 附录 II	691	
179	5- 硝基 -o- 甲苯胺 5- 硝基 -o- 甲苯胺盐酸盐	5-Nitro-o-toluidine（CAS No.99-55-8）5-Nitro-o-toluidine hydrochloride（CAS No.51085-52-0）	欧盟化妆品法规 1223/2009 附录 II	1195	
180	5- 叔丁基 -1,2,3- 三甲基 -4,6- 二硝基苯（西藏麝香）	5-*tert*-Butyl-1,2,3-trimethyl-4,6 - dinitrobenzene（musk tibetene）	欧盟化妆品法规 1223/2009 附录 II	422	欧盟法规 CAS 号：145-39-1
181	6-（2- 氯乙基）-6-（2- 甲氧乙氧基）-2,5,7,10- 四氧杂 -6- 硅杂十一烷	6-（2-Chloroethyl）-6-（2-methoxyethoxy）-2,5,7,10-tetraoxa-6-silaundecane（CAS No.37894-46-5）	欧盟化妆品法规 1223/2009 附录 II	452	
182	甲酸（6-（4- 羟基 -3-（2- 甲氧苯基偶氮基）-2- 磺酸基 -7- 萘胺基）-1,3,5- 三嗪 -2,4 基）双（（氨基 -1- 甲基乙基）铵）	6-（4-Hydroxy-3-（2-methoxyphenylazo）-2-sulfonato-7-naphthylamino）-1,3,5-triazine-2,4-diyl）bis（（amino-1-methylethyl）ammonium）formate（CAS No.108225-03-2）	欧盟化妆品法规 1223/2009 附录 II	757	欧盟法规收录形式：（6-（4-Hydroxy-3-（2-methoxyphenylazo）-2-sulfonato-7-naphthylamino）-1,3,5-triazine-2,4-diyl）bis（（amino-1-methylethyl）ammonium）formate
183	6-（哌嗪基）-2,4- 嘧啶二胺 -3- 氧化物（米诺地尔）及其盐和衍生物	6-（Piperidinyl）-2,4-pyrimidinediamine-3-oxide（minoxidil）and its salts and derivatives	欧盟化妆品法规 1223/2009 附录 II	372	欧盟法规收录形式：6-（Piperidinyl）-2,4-pyrimidinediamine 3-oxide（Minoxidil

韩国			加拿大			其他国家及地区				《化妆品安全技术规范》修订情况
							美国、日本			
信息来源	序号	注释	信息来源	序号	注释	国家/地区	信息来源	序号	注释	
化妆品安全标准等相关规定	375		加拿大化妆品成分清单中的禁用清单	42						
化妆品安全标准等相关规定	121									
化妆品安全标准等相关规定	169									
化妆品安全标准等相关规定	367									
化妆品安全标准等相关规定	74		加拿大化妆品成分清单中的禁用清单	44						
化妆品安全标准等相关规定	192									中文名称修改为:去氧苯妥英
化妆品安全标准等相关规定	772									
化妆品安全标准等相关规定	708									
化妆品安全标准等相关规定	592									
化妆品安全标准等相关规定	266		加拿大化妆品成分清单中的禁用清单	46						
化妆品安全标准等相关规定	48									
化妆品安全标准等相关规定	51									中文名称修改为:5-硝基邻甲苯胺,5-硝基邻甲苯胺盐酸盐
化妆品安全标准等相关规定	371		加拿大化妆品成分清单中的禁用清单	330						
化妆品安全标准等相关规定	717									
化妆品安全标准等相关规定	960									
化妆品安全标准等相关规定	946		加拿大化妆品成分清单中的禁用清单	325						中文名称修改为:米诺地尔及

表2(1)化妆品禁用组分				欧盟	
序号	中文名称	英文名称	信息来源	序号	注释
					(INN))and its salts (CAS No.38304-91-5)
184	6,10-二甲基-3,5,9-十二碳三烯-2-酮	6,10-Dimethyl-3,5,9-undecatrien-2-one(CAS No.141-10-6)	欧盟化妆品法规1223/2009附录Ⅱ	433	欧盟法规收录形式:6,10-Dimethyl-3,5,9-undecatrien-2-one(Pseudoionone)(收录条件:用作香料成分时)
185	6-羟基-1-(3-异丙氧基丙基)-4-甲基-2-氧-5-(4(苯偶氮基)苯偶氮基)-1,2二羟-3-吡啶腈	6-Hydroxy-1-(3-isopropoxypropyl)-4-methyl-2-oxo-5-(4-(phenylazo)phenylazo)-1,2-dihydro-3-pyridine carbo-nitrile(CAS No.85136-74-9)	欧盟化妆品法规1223/2009附录Ⅱ	756	
186	6-异丙基-2-十氢萘酚	6-Isopropyl-2-decahydronaphthalenol(CAS No.34131-99-2)	欧盟化妆品法规1223/2009附录Ⅱ	441	欧盟法规收录条件:当用作香料组分时
187	2-甲氧基-5-甲基苯胺	6-Methoxy-m-toluidine(p-cresidine)(CAS No.120-71-8)	欧盟化妆品法规1223/2009附录Ⅱ	1162	
188	7,11-二甲基-4,6,10-十二碳三烯-3-酮	7,11-Dimethyl-4,6,10-dodecatrien-3-one(CAS No.26651-96-7)	欧盟化妆品法规1223/2009附录Ⅱ	432	欧盟法规收录形式:7,11-Dimethyl-4,6,10-dodecatrien-3-one(Pseudomethylionone),收录条件:当用作香料组分时
189	7-(2-羟基-3-(2-羟乙基-N-甲氨基)丙基)茶碱	7-[2-Hydroxy-3-(2-hydroxyethyl-N-methylamino)propyl]theophylline(xanthinol)	欧盟化妆品法规1223/2009附录Ⅱ	135	欧盟法规CAS号:2530-97-4
190	7-乙氧基-4-甲基香豆素	7-Ethoxy-4-methylcoumarin(CAS No.87-05-8)	欧盟化妆品法规1223/2009附录Ⅱ	1134	欧盟法规收录条件:当用作香料组分时
191	7-甲氧基香豆素	7-Methoxycoumarin(CAS No.531-59-9)	欧盟化妆品法规1223/2009附录Ⅱ	442	欧盟法规收录条件:当用作香料组分时
192	7-甲基香豆素	7-Methylcoumarin(CAS No.2445-83-2)	欧盟化妆品法规1223/2009附录Ⅱ	446	欧盟法规收录条件:当用作香料组分时
193	9-乙烯基咔唑	9-Vinylcarbazole(CAS No.1484-13-5)	欧盟化妆品法规1223/2009附录Ⅱ	1023	
194	4-(7-羟基-2,4,4-三甲基-2-苯并二氢吡喃基)间苯二酚-4-基-三(6-重氮基-5,6-二氢化-5-氧代萘-1-磺酸盐)和4-(7-羟基-2,4,4-三甲基-2-苯并二氢吡喃基)间苯二酚双(6-重氮基-5,6-二氢化-5-氧代萘-1-磺酸盐)的2:1混合物	A 2:1 mixture of:4-(7-hydroxy-2,4,4-trimethyl-2-chromanyl)resorcinol-4-yl-tris(6-diazo-5,6-dihydro-5-oxonaphthalen-1-sulfonate)and 4-(7-hydroxy-2,4,4-trimethyl-2-chromanyl)resorcinolbis(6-diazo-5,6-dihydro-5-oxonaphthalen-1-sulfonate)(CAS No.140698-96-0)	欧盟化妆品法规1223/2009附录Ⅱ	1186	
195	1,3,5-三(3-氨基甲基苯基)-1,3,5-(1H,3H,5H)-三嗪-2,4,6-三酮和3,5-双(3氨基甲苯基)-1-聚(3,5-双(3-氨基甲苯基)-2,4,6-三氧代-1,3,5-(1H,3H,5H)-三嗪-1-基)-1,3,5-(1H,3H,5H)-三嗪-2,4,6-三酮混合低聚物的混合物	A mixture of:1,3,5-tris(3-aminomethylphenyl)-1,3,5-(1H,3H,5H)-triazine-2,4,6-trione and a mixture of oligomers of 3,5-bis(3-aminomethylphenyl)-1-poly(3,5-bis(3-aminomethylphenyl)-2,4,6-trioxo-1,3,5-(1H,3H,5H)-triazin-1-yl)-1,3,5-(1H,3H,5H)-triazine-2,4,6-trione(EC No.421-550-1)	欧盟化妆品法规1223/2009附录Ⅱ	1164	
196	4-((双-(4-氟苯基)甲基甲硅烷基)甲基)-4H-1,2,4-三唑和1-((双-(4-氟苯基)甲基甲硅烷基)甲基)-1H-1,2,4-三唑的混合物	A mixture of:4-[[bis-(4-fluorophenyl)methylsilyl]methyl]-4H-1,2,4-triazole and 1-[[bis-(4-fluorophenyl)methyl-silyl]methyl]-1H-1,2,4-triazole(EC No.403-250-2)	欧盟化妆品法规1223/2009附录Ⅱ	754	
197	下列化合物的混合物:4-烯丙基-2,6-双(2,3-环氧丙基)苯酚,4-烯丙基-6-	A mixture of:4-allyl-2,6-bis(2,3-epoxypropyl)phenol,4-allyl-6-(3-(6-(3-(4-allyl-2,6-bis(2,	欧盟化妆品法规1223/2009附录Ⅱ	1132	

246

续表

韩国			加拿大			其他国家及地区				《化妆品安全技术规范》修订情况
							美国、日本			
信息来源	序号	注释	信息来源	序号	注释	国家/地区	信息来源	序号	注释	
										其盐
化妆品安全标准等相关规定	105		加拿大化妆品成分清单中的禁用清单	47						
化妆品安全标准等相关规定	975									
化妆品安全标准等相关规定	635		加拿大化妆品成分清单中的禁用清单	48						
化妆品安全标准等相关规定	288									
化妆品安全标准等相关规定	89		加拿大为限用物质		限量:2%;仅可作为甲基紫罗兰酮中的杂质存在					
化妆品安全标准等相关规定	699		加拿大化妆品成分清单中的禁用清单	490						
化妆品安全标准等相关规定	588									
化妆品安全标准等相关规定	286		加拿大化妆品成分清单中的禁用清单	49						
化妆品安全标准等相关规定	254									
化妆品安全标准等相关规定	392									
化妆品安全标准等相关规定	978									
化妆品安全标准等相关规定	816									
化妆品安全标准等相关规定	406									
化妆品安全标准等相关规定	544							/		

表2(1)化妆品禁用组分			欧盟		
序号	中文名称	英文名称	信息来源	序号	注释
	(3-(6-(3-(4-烯丙基-2,6-双(2,3-环氧丙基)-苯氧基)2-羟基丙基)-4-烯丙基-2-(2,3-环氧丙基)-苯氧基-2-羟基丙基)-4-烯丙基-2-(2,3-环氧丙基)苯氧基-2-羟基丙基-2-(2,3-环氧丙基)苯酚,4-烯丙基-6-(3-(4-烯丙基-2,6-双(2,3环氧丙基)-苯氧基-2-羟基丙基)-2-(2,3-环氧丙基)苯氧基)苯酚和4-烯丙基-6-(3-(6-(3-(4-烯丙基-2,6-双(2,3-环氧丙基)-苯氧基)-2-羟基丙基)-4-烯丙基-2-(2,3-环氧丙基)苯氧基)-2-羟基丙基)-2-(2,3-环氧丙基)苯酚	3-epoxypropyl)-phenoxy)2-hydroxypropyl)-4-allyl-2-(2,3-epoxypropyl)phenoxy)-2-hydroxypropyl)-4-allyl-2-(2,3-epoxypropyl)-phenoxy-2-hydroxypropyl-2-(2,3-epoxypropyl)phenol,4-allyl-6-(3-(4-allyl-2,6-bis(2,3-epoxypropyl)phenoxy)-2-hydroxypropyl)-2-(2,3-epoxypropyl)phenol and 4-allyl-6-(3-(6-(3-(4-allyl-2,6-bis(2,3-epoxypropyl)-phenoxy)-2-hydroxypropyl)-4-allyl-2-(2,3-epoxypropyl)phenoxy)2-hydroxypropyl)-2-(2,3-epoxypropyl)phenol(EC No.417-470-1)			
198	5-((4-((7-氨基-1-羟基-3-硫代-2-萘基)偶氮)-2,5-二乙氧基苯基)偶氮)2-((3-膦酰基苯基)偶氮)苯甲酸和5-((4-((7-氨基-1-羟基-3-硫代-2-萘基)偶氮)-2,5-二乙氧基苯基)偶氮)-3-((3-膦酰基苯基)偶氮)苯甲酸的混合物	A mixture of:5-((4-((7-amino-1-hydroxy-3-sulfo-2-naphthyl)azo)-2,5-diethoxyphenyl)azo)-2-((3-phosphonophenyl)azo)benzoic acid and 5-((4-((7-amino-1-hydroxy-3-sulfo-2-naphthyl)azo)-(2,5-diethoxyphenyl)azo)-3-((3-phosphonophenyl)azo)benzoic acid(CAS No.163879-69-4)	欧盟化妆品法规1223/2009 附录Ⅱ	1193	
199	4-(3-乙氧基羰基-4-(5-(3-乙氧基羰基-5-羟基-1-(4-磺酸基苯基)吡唑-4-基)戊-2,4-二烯基)-4,5-二氢化-5-氧代吡唑-1-基)苯磺酸二钠盐和4-(3-乙氧基羰基-4-(5-(3-乙氧基羰基-5-环氧基-1-(4-磺酸基苯基)吡唑-4-基)戊-2,4-二烯基)-4,5-二氢化-5-氧代吡唑-1-基)苯磺酸三钠盐的混合物	A mixture of:disodium 4-(3-ethoxycarbonyl-4-(5-(3-ethoxycarbonyl-5-hydroxy-1-(4-sulfonatophenyl)pyrazol-4-yl)penta-2,4-dienylidene)-4,5-dihydro-5-oxopyrazol-1-yl)benzenesulfonate and trisodium 4-(3-ethoxycarbonyl-4-(5-(3-ethoxycarbonyl-5-oxido-1-(4-sulfonatophenyl)pyrazol-4-yl)penta-2,4-dienylidene)-4,5-dihydro-5-oxopyrazol-1-yl)benzenesulfonate(EC No.402-660-9)	欧盟化妆品法规1223/2009 附录Ⅱ	1154	
200	N-(3-羟基-2-(2-甲基丙烯酰氨基甲氧基)丙氧甲基)-2-甲基丙烯酰胺和N-2,3-双-((2-甲基丙烯酰氨基甲氧基)丙氧基甲基)-2-甲基丙烯酰胺和甲基丙烯酰胺和2-甲基-N-(2-甲基丙烯酰氨基甲氧甲基)-丙烯酰胺和N-(2,3-二羟基丙氧甲基)-2-甲基丙烯酰胺的混合物(EC No.412-790-8)	A mixture of:N-[3-Hydroxy-2-(2-Methylacryloylaminomethoxy)propoxymethyl]-2-methylacrylamide and N-2,3-bis-[(2-Methylacryloylaminomethoxy)propoxymethyl]-2-methylacrylamide and methacrylamide and 2-methyl-N-(2-methylacryloylaminomethoxymethyl)-acrylamide and N-(2,3-dihydroxypropoxymethyl)-2-methylacrylamide(EC No.412-790-8)	欧盟化妆品法规1223/2009 附录Ⅱ	759	
201	4,4'-亚甲基双(2-(4-羟基苄基)-3,6-二甲基苯酚)和6-重氮基-5,6-二氢化-5氧代-萘磺酸盐的1:2反应产物及4,4'-亚甲基双(2-(4-羟基苄基)-3,6-二甲基苯酚)和6-重氮基-5,6-二氢化-5-氧代萘磺酸盐的1:3反应产物的混合物	A mixture of:reaction product of 4,4'-methylenebis(2-(4-hydroxybenzyl)-3,6-dimethylphenol) and 6-diazo-5,6-dihydro-5-oxo-naphthalenesulfonate(1:2) and reaction product of 4,4'-methylenebis(2-(4-hydroxybenzyl)-3,6-dimethylphenol) and 6-diazo-5,6-dihydro-5-oxonaphthalenesulfonate(1:3)(EC No.417-980-4)	欧盟化妆品法规1223/2009 附录Ⅱ	1187	
202	苯并(a)芘的含量大于0.005%(w/w)的吸收油,来自双环芳烃和杂环碳氢化合物馏分	Absorption oils,bicyclo arom and heterocyclic hydrocarbon fraction(CAS No.101316-45-4),if they contain>0.005%(w/w)benzo(a)pyrene	欧盟化妆品法规1223/2009 附录Ⅱ	632	

续表

韩国			加拿大			其他国家及地区				《化妆品安全技术规范》修订情况
						美国、日本				
信息来源	序号	注释	信息来源	序号	注释	国家/地区	信息来源	序号	注释	
化妆品安全标准等相关规定	503									
化妆品安全标准等相关规定	129									
化妆品安全标准等相关规定	958									
化妆品安全标准等相关规定	240									

表2(1)化妆品禁用组分				欧盟	
序号	中文名称	英文名称	信息来源	序号	注释
203	醋硝香豆素	Acenocoumarol(3-(2-acetyl-1-(p-nitrophenyl)ethyl)-4-hydroxycoumarin)	欧盟化妆品法规1223/2009 附录Ⅱ	254	欧盟法规收录形式:Acenocoumarol(CAS No.152-72-7)
204	乙酰胺	Acetamide(CAS No.60-35-5)	欧盟化妆品法规1223/2009 附录Ⅱ	1076	
205	乙腈	Acetonitrile	欧盟化妆品法规1223/2009 附录Ⅱ	393	欧盟法规 CAS 号:75-05-8
206	乌头碱(欧乌头主要生物碱)及其盐类	Aconitine(principal alkaloid of aconitum napellus L.)and its salts	欧盟化妆品法规1223/2009 附录Ⅱ	12	欧盟法规收录形式:Aconitine(principal alkaloid of Aconitum napellus L.)and its salts(CAS No.302-27-2)
207	欧乌头属(叶子、根和草药制剂)	Aconitum napellus L.(leaves,roots and galenical preparations)	欧盟化妆品法规1223/2009 附录Ⅱ	11	欧盟法规 CAS 号:84603-50-9
208	丙烯酰胺,在本规范的别处规定的除外	Acrylamide,unless regulated dlsewhere in this Directive(CAS No.79-06-1)	欧盟化妆品法规1223/2009 附录Ⅱ	681	欧盟法规收录条件:在本法规其他列表中收录的除外
209	丙烯腈	Acrylonitrile(CAS No.107-13-1)	欧盟化妆品法规1223/2009 附录Ⅱ	682	
210	侧金盏花及其制剂	Adonis vernalis L. and its preparations	欧盟化妆品法规1223/2009 附录Ⅱ	13	欧盟法规 CAS 号:84649-73-0
211	甲草胺;草不绿	Alachlor(CAS No.15972-60-8)	欧盟化妆品法规1223/2009 附录Ⅱ	1028	欧盟法规收录形式:Alachlor(ISO)
212	土木香根油	Alanroot oil(Inula helenium)(CAS No.97676-35-2)	欧盟化妆品法规1223/2009 附录Ⅱ	423	欧盟法规收录条件:当用作香料组分时
213	艾氏剂	Aldrin(CAS No.309-00-2)	欧盟化妆品法规1223/2009 附录Ⅱ	1057	欧盟法规收录形式:Aldrin(ISO)
214	五氰亚硝酰基高铁酸碱金属盐	Alkali pentacyanonitrosylferrate(2-)	欧盟化妆品法规1223/2009 附录Ⅱ	255	欧盟法规 CAS 号:14402-89-2/13755-38-9
215	五氯苯酚的碱金属盐	Alkali salts of pentachlorophenol(CAS No.131-52-2 and 7778-73-6)	欧盟化妆品法规1223/2009 附录Ⅱ	1012	欧盟法规收录形式:Pentachlorophenol and its alkali salts(CAS No.87-86-5/131-52-2/7778-73-6)
216	丁二烯含量大于0.1%(w/w)的 C1-2 链烷烃	Alkanes,C1-2(CAS No.68475-57-0),if they contain>0.1%(w/w)butadiene	欧盟化妆品法规1223/2009 附录Ⅱ	482	
217	C12-26 支链和直链烷烃,除非清楚全部精炼过程并且能够证明所获得的物质不是致癌物	Alkanes,C12-26-branched and linear(CAS No.90622-53-0),except if the full refining history is known and it can be shown that the substance from which it is produced is not a carcinogen	欧盟化妆品法规1223/2009 附录Ⅱ	881	
218	丁二烯含量大于0.1%(w/w)的富 C3 的 C1-4 链烷烃	Alkanes,C1-4,C3-rich(CAS No.90622-55-2),if they contain>0.1%(w/w)butadiene	欧盟化妆品法规1223/2009 附录Ⅱ	600	
219	丁二烯含量大于0.1%(w/w)的 C2-3 链烷烃	Alkanes,C2-3(CAS No.68475-58-1),if they contain>0.1%(w/w)butadiene	欧盟化妆品法规1223/2009 附录Ⅱ	483	
220	丁二烯含量大于0.1%(w/w)的 C3-4 链烷烃	Alkanes,C3-4(CAS No.68475-59-2),if they contain>0.1%(w/w)butadiene	欧盟化妆品法规1223/2009 附录Ⅱ	484	

| 韩国 | | | 加拿大 | | | 其他国家及地区 | | | | 《化妆品安全技术规范》修订情况 |
| | | | | | | | 美国、日本 | | | |
信息来源	序号	注释	信息来源	序号	注释	国家/地区	信息来源	序号	注释	
化妆品安全标准等相关规定	515		加拿大化妆品成分清单中的禁用清单	50						
化妆品安全标准等相关规定	516									
化妆品安全标准等相关规定	517		加拿大化妆品成分清单中的禁用清单	51						
化妆品安全标准等相关规定	528		加拿大化妆品成分清单中的禁用清单	54						
化妆品安全标准等相关规定	527									植物成分,移至2015 版表 2
化妆品安全标准等相关规定	530		加拿大化妆品成分清单中的禁用清单	56						
化妆品安全标准等相关规定	529									
化妆品安全标准等相关规定	473		加拿大化妆品成分清单中的禁用清单	57						植物成分,移至2015 版《化妆品卫生规范》表 2
化妆品安全标准等相关规定	540									
化妆品安全标准等相关规定	782		加拿大化妆品成分清单中的禁用清单	280						植物成分,移至2015 版表 2
化妆品安全标准等相关规定	539									
化妆品安全标准等相关规定	550		加拿大化妆品成分清单中的禁用清单	58						中文名称修改为:五氰亚硝酰基高铁酸碱金属类
										与 #952 为同类成分,合并后为:五氯苯酚及其碱金属盐类

表 2(1)化妆品禁用组分				欧盟	
序号	中文名称	英文名称	信息来源	序号	注释
221	丁二烯含量大于 0.1%(w/w)的 C4-5 链烷烃	Alkanes,C4-5(CAS No.68475-60-5),if they contain>0.1%(w/w)butadiene	欧盟化妆品法规 1223/2009 附录Ⅱ	485	
222	氯代 C10-13 链烷烃	Alkanes, C10-13 chloro(CAS No.85535-84-8)	欧盟化妆品法规 1223/2009 附录Ⅱ	1109	欧盟法规收录形式:Alkanes,C10-13, monochloro
223	炔醇类以及它们的酯类、醚类、盐类	Alkyne alcohols, their esters,ethers and salts	欧盟化妆品法规 1223/2009 附录Ⅱ	16	
224	阿洛拉胺及其盐类	Alloclamide and its salts (2-allyloxy-4-choro-N-(2-diethylaminoethyl)benzamide)	欧盟化妆品法规 1223/2009 附录Ⅱ	19	欧盟法规收录形式:Alloclamide(INN) and its salts (5486-77-1)
225	烯丙基氯(3- 氯丙烯)	Allyl chloride (3-chloropropene)(CAS No.107-05-1)	欧盟化妆品法规 1223/2009 附录Ⅱ	1172	
226	烯丙缩水甘油醚	Allyl glycidyl ether (CAS No.106-92-3)	欧盟化妆品法规 1223/2009 附录Ⅱ	997	
227	烯丙基芥子油(异硫氰酸烯丙酯)	Allyl isothiocyanate	欧盟化妆品法规 1223/2009 附录Ⅱ	18	欧盟法规 CAS 号:57-06-7
228	α- 哌嗪 -2- 基苄基乙酸酯左旋的苏型(左法哌酯)及其盐类	Alpha-piperidin-2-yl benzyl acetate laevorotatory threoform (levophacetoperane) and its salts	欧盟化妆品法规 1223/2009 附录Ⅱ	284	欧盟法规收录形式:α-Piperidin-2-ylbenzyl acetate,laevorotatory threoform (levofacetoperane(INN)) and its salts (CAS No.24558-01-8)
229	α- 山道年	Alpha-santonin((3S,5aR,9bS)-3,3a,4,5,5a,9b-hexahydro-3,5a,9-trimethylnaphto(1,2-b)furan-2,8-dione)	欧盟化妆品法规 1223/2009 附录Ⅱ	217	欧盟法规收录形式:α-Santonin((3S,5aR,9bS)-3,3a,4,5,5a,9b-hexahydro-3,5a,9-trimethylnaphto(1,2-b)furan-2,8-dione) (CAS No.481-06-1)
230	氨基己酸及其盐类	Aminocaproic acid (6-aminohexanoic acid) and its salts	欧盟化妆品法规 1223/2009 附录Ⅱ	7	欧盟法规收录形式:Aminocaproic acid (INN) and its salts (CAS No.60-32-2)
231	阿米替林及其盐类	Amitriptyline (5-(3-dimethylaminopropylidene)-10,11-dihydro-5H-dibenzo-(a,d)cycloheptene) and its salts	欧盟化妆品法规 1223/2009 附录Ⅱ	146	欧盟法规收录形式:Amitriptyline(INN) and its salts (CAS No.50-48-6)
232	杀草强(氨三唑)	Amitrole(CAS No.61-82-5)	欧盟化妆品法规 1223/2009 附录Ⅱ	1081	
233	大阿米芹及其植物制剂	Ammi majus and its galenical preparations	欧盟化妆品法规 1223/2009 附录Ⅱ	35	欧盟法规收录形式:Ammi majus L.and its galenical preparations (CAS No.90320-46-0)
234	4- 二甲氨基苯甲酸戊酯,混合的异构体(帕地马酯)	Amyl 4-dimethylaminobenzoate,mixed isomers (padimate A(INN))	欧盟化妆品法规 1223/2009 附录Ⅱ	381	欧盟法规 CAS 号:14779-78-3
235	亚硝酸戊酯类	Amyl nitrites	欧盟化妆品法规 1223/2009 附录Ⅱ	247	欧盟法规 CAS 号:110-46-3
236	印防己(果实)	Anamirta cocculus L.(fruit)	欧盟化妆品法规 1223/2009 附录Ⅱ	106	无 CAS No.
237	苯胺及其盐类以及卤化、磺化的衍生物类	Aniline,its salts and its halogenated and sulphonated derivatives	欧盟化妆品法规 1223/2009 附录Ⅱ	22	欧盟法规 CAS 号:62-53-3
238	蒽油	Anthracene oil	欧盟化妆品法规 1223/2009 附录Ⅱ	38	欧盟法规 CAS 号:120-12-7

| 韩国 | | | 加拿大 | | | 其他国家及地区 | | | | 《化妆品安全技术规范》修订情况 |
| | | | | | | 美国、日本 | | | | |
信息来源	序号	注释	信息来源	序号	注释	国家/地区	信息来源	序号	注释	
化妆品安全标准等相关规定	551		加拿大化妆品成分清单中的禁用清单	59						
化妆品安全标准等相关规定	541		加拿大化妆品成分清单中的禁用清单	60						
化妆品安全标准等相关规定	547									
化妆品安全标准等相关规定	542									
化妆品安全标准等相关规定	545		加拿大化妆品成分清单中的禁用清单	61						
化妆品安全标准等相关规定	947		加拿大化妆品成分清单中的禁用清单	294						中文名称修改为:左法哌酯及其盐类
化妆品安全标准等相关规定	430		加拿大化妆品成分清单中的禁用清单	496						
化妆品安全标准等相关规定	497		加拿大化妆品成分清单中的禁用清单	63	加拿大清单的CAS号:1319-82-0					
化妆品安全标准等相关规定	507		加拿大化妆品成分清单中的禁用清单	65						
化妆品安全标准等相关规定	506									
化妆品安全标准等相关规定	505		加拿大化妆品成分清单中的禁用清单	66						植物成分,移至2015版表2
化妆品安全标准等相关规定	509		加拿大化妆品成分清单中的禁用清单	369						
化妆品安全标准等相关规定	508		加拿大化妆品成分清单中的禁用清单	340						
化妆品安全标准等相关规定	470		加拿大化妆品成分清单中的禁用清单	71						植物成分,移至2015版表2
化妆品安全标准等相关规定	472		加拿大化妆品成分清单中的禁用清单	73						
化妆品安全标准等相关规定	536		加拿大化妆品成分清单中的禁用清单	74						

表2(1)化妆品禁用组分				欧盟	
序号	中文名称	英文名称	信息来源	序号	注释
239	甾族结构的抗雄激素物质	Antiandrogens of steroidal structure	欧盟化妆品法规 1223/2009 附录Ⅱ	390	无 CAS No.
240	抗生素类	Antibiotics	欧盟化妆品法规 1223/2009 附录Ⅱ	39	无 CAS No.
241	锑及锑化合物	Antimony and its compounds	欧盟化妆品法规 1223/2009 附录Ⅱ	40	欧盟法规 CAS 号:7440-36-0
242	加拿大大麻(夹竹桃麻,大麻叶罗布麻)及其制剂	Apocynum cannabinum L.and its preparations	欧盟化妆品法规 1223/2009 附录Ⅱ	41	欧盟法规 CAS 号:84603-51-0
243	阿扑吗啡及其盐类	Apomorphine(R5,6,6a,7-tetrahydro-6-methyl-4H-dibenzo(de,g)-quinoline-10,11-diol) and its salts	欧盟化妆品法规 1223/2009 附录Ⅱ	42	欧盟法规收录形式:Apomorphine((R)5,6,6a,7-tetrahydro-6-methyl-4H-dibenzo(de,g)quinoline-10,11-diol)and its salts (CAS No.58-00-4)
244	槟榔碱	Arecoline(methyl 1,2,5,6-tetrahydro-1-methylnicotinate)	欧盟化妆品法规 1223/2009 附录Ⅱ	238	欧盟法规收录形式:Arecoline (CAS No.63-75-2)
245	马兜铃酸及其酯(盐);马兜铃属及其制剂	Aristolochic acid and its salts;Aristolochia spp and their preparations	欧盟化妆品法规 1223/2009 附录Ⅱ	365	欧盟法规收录形式:Aristolochic acid and its salts;Aristolochia spp.and their preparations (CAS No.475-80-9/313-67-7/15918-62-4)
246	苯并(a)芘的含量大于 0.005%(w/w)的 C 20-28 多环烃芳氢化合物,来自煤焦油沥青与聚乙烯聚丙烯混合物的热解衍生物	Aromatic hydrocarbons,C20-28,polycyclic, mixed coal-tar pitch-polyethylene polypropylene pyrolysis-derived (CAS No.101794-74-5),if they contain>0.005%(w/w)benzo(a)pyrene	欧盟化妆品法规 1223/2009 附录Ⅱ	633	
247	苯并(a)芘的含量大于 0.005%(w/w)的 C 20-28 多环芳烃碳氢化合物,来自煤焦油沥青与聚乙烯混合物的热解衍生物	Aromatic hydrocarbons,C20-28,polycyclic,mixed coal-tar pitch-polyethylene pyrolysis-derived (CAS No.101794-75-6),if they contain>0.005%(w/w) benzo(a)pyrene	欧盟化妆品法规 1223/2009 附录Ⅱ	634	
248	苯并(a)芘的含量大于 0.005%(w/w)的 C 20-28 多环芳烃氢化合物,来自煤焦油沥青与聚苯乙烯混合物的热解衍生物	Aromatic hydrocarbons,C20-28,polycyclic,mixed coal-tar pitch-polystyrene pyrolysis-derived (CAS No.101794-76-7),if they contain>0.005%(w/w) benzo(a)pyrene	欧盟化妆品法规 1223/2009 附录Ⅱ	635	
249	砷及砷化合物	Arsenic and its compounds	欧盟化妆品法规 1223/2009 附录Ⅱ	43	欧盟法规 CAS 号:7440-38-2
250	石棉	Asbestos (CAS No.12001-28-4)	欧盟化妆品法规 1223/2009 附录Ⅱ	762	
251	颠茄及其制剂	Atropa belladonna L. and its preparations	欧盟化妆品法规 1223/2009 附录Ⅱ	44	欧盟法规 CAS 号:8007-93-0
252	阿托品及其盐类和衍生物	Atropine,its salts and derivatives	欧盟化妆品法规 1223/2009 附录Ⅱ	45	欧盟法规 CAS 号:51-55-8
253	阿扎环醇及其盐类	Azacyclonol(α,α-diphenyl-α-piperid-4-ylmethanol) and its salts	欧盟化妆品法规 1223/2009 附录Ⅱ	286	欧盟法规收录形式:Azacyclonol(INN) and its salts (CAS No.115-46-8)
254	唑啶草酮	Azafenidin (CAS No.68049-83-2)	欧盟化妆品法规 1223/2009 附录Ⅱ	1157	
255	吖丙啶;1-氮杂环丙烷;环乙亚胺	Aziridine (CAS No.151-56-4)	欧盟化妆品法规 1223/2009 附录Ⅱ	733	

续表

| 韩国 | | | 加拿大 | | | 其他国家及地区 | | | | 《化妆品安全技术规范》修订情况 |
| | | | | | | | 美国、日本 | | | |
信息来源	序号	注释	信息来源	序号	注释	国家/地区	信息来源	序号	注释	
化妆品安全标准等相关规定	537		加拿大化妆品成分清单中的禁用清单	75						
化妆品安全标准等相关规定	987		加拿大化妆品成分清单中的禁用清单	76						
化妆品安全标准等相关规定	538		加拿大化妆品成分清单中的禁用清单	78						
化妆品安全标准等相关规定	534		加拿大化妆品成分清单中的禁用清单	79						植物成分,移至2015版表2
化妆品安全标准等相关规定	533		加拿大化妆品成分清单中的禁用清单	80						
化妆品安全标准等相关规定	475		加拿大化妆品成分清单中的禁用清单	82						
化妆品安全标准等相关规定	476,477		加拿大化妆品成分清单中的禁用清单	83						植物成分,移至2015版表2
	/									
	/									
	/									
化妆品安全标准等相关规定	395		加拿大化妆品成分清单中的禁用清单	84						
化妆品安全标准等相关规定	431									
化妆品安全标准等相关规定	531		加拿大化妆品成分清单中的禁用清单	85						植物成分,移至2015版表2
化妆品安全标准等相关规定	532		加拿大化妆品成分清单中的禁用清单	86						
化妆品安全标准等相关规定	523		加拿大化妆品成分清单中的禁用清单	87						
化妆品安全标准等相关规定	524									
化妆品安全标准等相关规定	526									

表2(1)化妆品禁用组分			欧盟	
序号	中文名称	英文名称	信息来源	序号	注释
256	偶氮苯	Azobenzene(CAS No.103-33-3)	欧盟化妆品法规1223/2009 附录Ⅱ	727	
257	巴比妥酸盐类	Barbiturates	欧盟化妆品法规1223/2009 附录Ⅱ	220	没有 CAS No.
258	钡盐类(除硫酸钡,表3中的硫化钡及表6中着色剂的不溶性钡盐,色淀和颜料外)	Barium salts, with the exception of barium sulphate, barium sulphide under the conditions laid down in table 3, and lakes, salts and pigments prepared from the colouring agents listed in table 6	欧盟化妆品法规1223/2009 附录Ⅱ	46	欧盟法规收录形式:Barium salts, with the exception of barium sulphide under the conditions laid down in Annex Ⅲ, and of barium sulfate, lakes, salts and pigments prepared from colouring agents when listed in Annex Ⅳ。(例外情况包括在附录三中列出的条件下的硫化钡,及附录四中列出的由着色剂制备而来的硫酸钡、色淀、盐及色素。)
259	贝美格及其盐类	Bemegride(ethyl-3-methylglutarimide) and its salts	欧盟化妆品法规1223/2009 附录Ⅱ	183	欧盟法规收录形式:Bemegride(INN) and its salts (CAS No.64-65-3)
260	贝那替秦	Benactyzine(2-diethylaminoethyl benzilate)	欧盟化妆品法规1223/2009 附录Ⅱ	157	欧盟法规收录形式:Benactyzine(INN) (CAS No.302-40-9)
261	苄氟噻嗪及其衍生物	Bendroflumethiazide(3-benzyl-3,4-dihydro-6-trifluoromethyl-2H-1,2,4benzothiadiazine-7-sulfonamide 1,1-dioxide) and its derivatives	欧盟化妆品法规1223/2009 附录Ⅱ	53	欧盟法规收录形式:Bendroflumethiazide(INN) and its derivatives (CAS No.73-48-3)
262	苯菌灵;苯雷特	Benomyl(CAS No.17804-35-2)	欧盟化妆品法规1223/2009 附录Ⅱ	1035	
263	苯并(e)醋亚菲	Benz(e)acephenanthrylene(CAS No.205-99-2)	欧盟化妆品法规1223/2009 附录Ⅱ	641	
264	苯并(a)蒽	Benz(a)anthracene(CAS No.56-55-3)	欧盟化妆品法规1223/2009 附录Ⅱ	638	
265	苯扎托品及其盐类	Benzatropine(tropine benzhydryl ether;3-(diphenylmethoxy)tropane) and its salts	欧盟化妆品法规1223/2009 附录Ⅱ	158	欧盟法规收录形式:Benzatropine(INN) and its salts (CAS No.86-13-5)
266	苯并吖庚因及苯并二吖庚因	Benzazepines and benzodiazepines	欧盟化妆品法规1223/2009 附录Ⅱ	49	欧盟法规 CAS 号:12794-10-4
267	苯	Benzene	欧盟化妆品法规1223/2009 附录Ⅱ	47	
268	联苯胺(4,4'-二氨基联苯)	Benzidine(4,4'-diaminobiphenyl)	欧盟化妆品法规1223/2009 附录Ⅱ	26	欧盟化妆品法规附录Ⅱ的收录形式为Benzidine
269	乙酸联苯胺	Benzidine acetate(CAS No.36341-27-2)	欧盟化妆品法规1223/2009 附录Ⅱ	717	
270	联苯胺基偶氮染料	Benzidine based azo dyes	欧盟化妆品法规1223/2009 附录Ⅱ	720	
271	二盐酸联苯胺	Benzidine dihydrochloride(CAS No.531-85-1)	欧盟化妆品法规1223/2009 附录Ⅱ	713	
272	硫酸联苯胺	Benzidine sulphate(CAS No.21136-70-9)	欧盟化妆品法规1223/2009 附录Ⅱ	716	

续表

韩国			加拿大			其他国家及地区 美国、日本				《化妆品安全技术规范》修订情况
信息来源	序号	注释	信息来源	序号	注释	国家/地区	信息来源	序号	注释	
化妆品安全标准等相关规定	525									
化妆品安全标准等相关规定	317		加拿大化妆品成分清单中的禁用清单	89						
化妆品安全标准等相关规定	316									
化妆品安全标准等相关规定	329		加拿大化妆品成分清单中的禁用清单	93;253						
化妆品安全标准等相关规定	323		加拿大化妆品成分清单中的禁用清单	94						
化妆品安全标准等相关规定	335		加拿大化妆品成分清单中的禁用清单	95						
化妆品安全标准等相关规定	324									
化妆品安全标准等相关规定	345									中文名称修改为:苯并(e)荧蒽
化妆品安全标准等相关规定	348									
化妆品安全标准等相关规定	347		加拿大化妆品成分清单中的禁用清单	96						
化妆品安全标准等相关规定	346		加拿大化妆品成分清单中的禁用清单	97;102						
化妆品安全标准等相关规定	336		加拿大化妆品成分清单中的禁用清单	98						
化妆品安全标准等相关规定	350		加拿大化妆品成分清单中的禁用清单	99						中文名称修改为:联苯胺
化妆品安全标准等相关规定	354									
化妆品安全标准等相关规定	351									
化妆品安全标准等相关规定	352									
化妆品安全标准等相关规定	353									

表2(1)化妆品禁用组分			欧盟		
序号	中文名称	英文名称	信息来源	序号	注释
273	苯咯溴铵	Benzilonium bromide（1,1-diethyl-3-hydroxypyrrolidinium bromide benzilate）	欧盟化妆品法规 1223/2009 附录Ⅱ	60	欧盟法规收录形式：Benzilonium bromide（INN）
274	苯并咪唑-2(3H)-酮	Benzimidazol-2(3H)-one	欧盟化妆品法规 1223/2009 附录Ⅱ	48	欧盟法规CAS号：615-16-7
275	苯并(k)荧蒽	Benzo（k）fluoranthene（CAS No.207-08-9）	欧盟化妆品法规 1223/2009 附录Ⅱ	642	
276	苯并(a)芘	Benzo（def）chrysene（=benzo（a）pyrene）（CAS No.50-32-8）	欧盟化妆品法规 1223/2009 附录Ⅱ	612	
277	苯并(e)芘	Benzo（e）pyrene（CAS No.192-97-2）	欧盟化妆品法规 1223/2009 附录Ⅱ	639	
278	苯并(j)荧蒽	Benzo（j）fluoranthene（CAS No.205-99-2）	欧盟化妆品法规 1223/2009 附录Ⅱ	640	正确的CAS号码应该为205-82-3
279	4-羟基-3-甲氧基肉桂醇的苯甲酸酯（天然精油中的规定含量除外）	Benzoates of 4-hydroxy-3-methoxycinnamyl alcohol except for normal content in natural essences used	欧盟化妆品法规 1223/2009 附录Ⅱ	357	欧盟法规收录形式：Benzoates of 4-hydroxy-3-methoxycinnamyl alcohol（coniferyl alcohol）。收录条件：天然香料中的常见含量除外
280	2,4-二溴-丁酸苄酯	Benzyl 2,4-dibromobutanoate（CAS No.23085-60-1）	欧盟化妆品法规 1223/2009 附录Ⅱ	1045	
281	苯基丁基邻苯二甲酸酯	Benzyl butyl phthalate（CAS No.85-68-7）	欧盟化妆品法规 1223/2009 附录Ⅱ	1152	欧盟法规收录形式：Benzyl butyl phthalate（BBP）
282	苄基氰	Benzyl cyanide（CAS No.140-29-4）	欧盟化妆品法规 1223/2009 附录Ⅱ	424	欧盟法规收录形式：Benzyl cyanide。收录条件：当用作香料组分时
283	铍及铍化合物	Beryllium and its compounds	欧盟化妆品法规 1223/2009 附录Ⅱ	54	欧盟法规CAS号：7440-41-7
284	贝托卡因及其盐类	Betoxycaine（2-（2-diethylaminoethoxy）ethyl 3-amino-4-butoxybenzoate）and its salts	欧盟化妆品法规 1223/2009 附录Ⅱ	23	欧盟法规收录形式：Betoxycaine（INN）and its salts（CAS No.3818-62-0）
285	比他维林	Bietamiverine（2-diethylaminoethyl α-phenyl-1-piperidineacetate）	欧盟化妆品法规 1223/2009 附录Ⅱ	287	欧盟法规收录形式：Bietamiverine（INN）（CAS No.479-81-2）
286	乐杀螨	Binapacryl（CAS No.485-31-4）	欧盟化妆品法规 1223/2009 附录Ⅱ	688	
287	联苯-2-基胺	Biphenyl-2-yl amine（CAS No.90-41-5）	欧盟化妆品法规 1223/2009 附录Ⅱ	1116	
288	4-氨基联苯及其盐类	Biphenyl-4-ylamine（CAS No.92-67-1）and its salts	欧盟化妆品法规 1223/2009 附录Ⅱ	726	欧盟法规收录形式：Biphenyl-4-ylamine（4-Aminobiphenyl）and its salts
289	邻苯二甲酸双(2-乙基己基)酯	Bis（2-ethylhexyl）phthalate（CAS No.117-81-7）	欧盟化妆品法规 1223/2009 附录Ⅱ	677	欧盟法规收录形式：bis（2-Ethylhexyl）phthalate（Diethylhexyl phthalate）
290	邻苯二甲酸双(2-甲氧乙基)酯	Bis（2-methoxyethyl）phthalate（CAS No.117-82-8）	欧盟化妆品法规 1223/2009 附录Ⅱ	678	
291	双(2-甲氧基乙基)醚	Bis（2-methyoxyethyl）ether（CAS No.111-96-6）	欧盟化妆品法规 1223/2009 附录Ⅱ	676	欧盟法规收录形式：bis（2-Methoxyethyl）ether（Dimethoxydiglycol）

韩国			加拿大			其他国家及地区				《化妆品安全技术规范》修订情况
							美国、日本			
信息来源	序号	注释	信息来源	序号	注释	国家/地区	信息来源	序号	注释	
化妆品安全标准等相关规定	355		加拿大化妆品成分清单中的禁用清单	100						
化妆品安全标准等相关规定	349		加拿大化妆品成分清单中的禁用清单	101						
化妆品安全标准等相关规定	344									
化妆品安全标准等相关规定	341									
化妆品安全标准等相关规定	342									
化妆品安全标准等相关规定	343									
化妆品安全标准等相关规定	959		加拿大化妆品成分清单中的禁用清单	169						中文名称修改为:4-羟基-3-甲氧基肉桂醇的苯甲酸酯(天然香料中的正常含量除外)
化妆品安全标准等相关规定	356									
化妆品安全标准等相关规定	913									
化妆品安全标准等相关规定	359		加拿大化妆品成分清单中的禁用清单	104						
化妆品安全标准等相关规定	328		加拿大化妆品成分清单中的禁用清单	106						
化妆品安全标准等相关规定	330		加拿大化妆品成分清单中的禁用清单	107						
化妆品安全标准等相关规定	414		加拿大化妆品成分清单中的禁用清单	108						
化妆品安全标准等相关规定	390									
化妆品安全标准等相关规定	418									
化妆品安全标准等相关规定	419									
化妆品安全标准等相关规定	913		加拿大化妆品成分清单中的禁用清单	200						
化妆品安全标准等相关规定	402									
化妆品安全标准等相关规定	401									

表 2(1) 化妆品禁用组分				欧盟	
序号	中文名称	英文名称	信息来源	序号	注释
292	双 -(2- 氯乙基)醚	Bis -(2-chloroethyl) ether (CAS No.111-44-4)	欧盟化妆品法规 1223/2009 附录 II	1174	
293	双(环戊二烯基)- 双(2,6- 二氟 -3-(吡咯 -1- 基)- 苯基)钛	Bis (cyclopentadienyl) -bis (2,6-difluoro-3- (pyrrol-1-yl) -phenyl) titanium (CAS No.125051-32-3)	欧盟化妆品法规 1223/2009 附录 II	1009	
294	双酚 A(二酚基丙烷)	Bisphenol A (4,4'-isopropylidenediphenol)(CAS No.80-05-7)	欧盟化妆品法规 1223/2009 附录 II	1176	
295	硫氯酚	Bithionol (2,2'-thiobis (4,6-dichlorophenol))	欧盟化妆品法规 1223/2009 附录 II	352	欧盟法规收录形式:Bithionol (INN)(CAS No.97-18-7)
296	托西溴苄铵	Bretylium tosilate ((o-bromobenzyl) ethyldimethylammonium p-toluenesulfonate)	欧盟化妆品法规 1223/2009 附录 II	56	欧盟法规收录形式:Bretylium tosilate (INN)(CAS No.61-75-6)
297	溴(元素状态)	Bromine, elemental	欧盟化妆品法规 1223/2009 附录 II	55	欧盟法规 CAS 号:7726-95-6
298	溴米索伐	Bromisoval (1- (2-bromo-3-methylbutyryl) urea)	欧盟化妆品法规 1223/2009 附录 II	58	欧盟法规收录形式:Bromisoval (INN)(CAS No.496-67-3)
299	溴乙烷	Bromoethane (CAS No.74-96-6)	欧盟化妆品法规 1223/2009 附录 II	1097	欧盟法规收录形式:Bromoethane (Ethyl bromide)。正确的 CAS 号应该为 74-96-4
300	溴乙烯	Bromoethylene (CAS No.593-60-2)	欧盟化妆品法规 1223/2009 附录 II	653	欧盟法规收录形式:Bromoethylene (Vinyl bromide)(CAS No.593-60-2)
301	溴代甲烷	Bromomethane (CAS No.74-83-9)	欧盟化妆品法规 1223/2009 附录 II	1094	欧盟法规收录形式:Bromomethane (Methyl bromide-ISO)
302	溴苯腈庚酸酯	Bromoxynil heptanoate (ISO)(CAS No.56634-95-8)	欧盟化妆品法规 1223/2009 附录 II	1031	欧盟法规收录形式:Bromoxynil (ISO)(3,5-Dibromo-4-hydroxybenzonitrile) and Bromoxynil heptanoate (ISO)(CAS No.1689-84-5/56634-95-8)
303	溴苯那敏及其盐类	Brompheniramine (3- (p-bromophenyl) -N, N-dimethyl-3-pyrid-2-ylpropylamine) and its salts	欧盟化妆品法规 1223/2009 附录 II	59	欧盟法规收录形式:Brompheniramine (INN) and its salts (CAS No.86-22-6)
304	番木鳖碱	Brucine	欧盟化妆品法规 1223/2009 附录 II	62	欧盟法规 CAS 号:357-57-3
305	丁二烯	Buta-1,3-diene (CAS No.106-99-0)	欧盟化妆品法规 1223/2009 附录 II	463	
306	丁二烯含量大于或等于 0.1%(w/w) 的丁烷	Butane (CAS No.106-97-8), if it contains ≥0.1% (w/w) butadiene	欧盟化妆品法规 1223/2009 附录 II	465	

续表

韩国			加拿大			其他国家及地区				《化妆品安全技术规范》修订情况
							美国、日本			
信息来源	序号	注释	信息来源	序号	注释	国家/地区	信息来源	序号	注释	
化妆品安全标准等相关规定	409									
化妆品安全标准等相关规定	405									
化妆品安全标准等相关规定	410		加拿大化妆品成分清单中的禁用清单	31						
化妆品安全标准等相关规定	415		加拿大化妆品成分清单中的禁用清单	111		美国	21CFR700 subpart B	700.11		
						日本		21	Bithionol 硫氯酚	
化妆品安全标准等相关规定	378		加拿大化妆品成分清单中的禁用清单	113						
化妆品安全标准等相关规定	387		加拿大化妆品成分清单中的禁用清单	114						中文名称修改为:溴(单质)
化妆品安全标准等相关规定	388		加拿大化妆品成分清单中的禁用清单	115						
化妆品安全标准等相关规定	382									
化妆品安全标准等相关规定	381									
化妆品安全标准等相关规定	380									
化妆品安全标准等相关规定	386									与#124为同类成分,合并后为:3,5-二溴-4-羟基苄腈(溴苯腈);溴苯腈庚酸酯
化妆品安全标准等相关规定	988		加拿大化妆品成分清单中的禁用清单	116						
化妆品安全标准等相关规定	389		加拿大为限用物质		限量:0.1%					其盐与原碱性质一致,故中文名称修改为:番木鳖碱及其盐类
化妆品安全标准等相关规定	363									
			加拿大为限用物质		当含有0.1%(w/w)及以上浓度的1,3-丁二烯(106-99-0)时禁止使用					

表2(1)化妆品禁用组分				欧盟	
序号	中文名称	英文名称	信息来源	序号	注释
307	布坦卡因及其盐类	Butanilicaine (2-butylamino-6'-chloro-o-acetotoluidide) and its salts	欧盟化妆品法规 1223/2009 附录 II	90	欧盟法规收录形式：Butanilicaine(INN) and its salts (CAS No.3785-21-5)
308	布托呱啉及其盐类	Butopiprine (2-butoxyethyl α-phenyl-1-piperidineacetate) and its salts	欧盟化妆品法规 1223/2009 附录 II	288	欧盟法规收录形式：Butopiprine(INN) and its salts (CAS No.55837-15-5)
309	缩水甘油丁醚	Butyl glycidyl ether (CAS No.2426-08-6)	欧盟化妆品法规 1223/2009 附录 II	1050	
310	溶剂黄14	Solvent Yellow 14 (CAS No.842-07-9)	欧盟化妆品法规 1223/2009 附录 II	1107	欧盟法规收录形式：CI Solvent Yellow 14
311	镉和镉的化合物	Cadmium and its compounds	欧盟化妆品法规 1223/2009 附录 II	68	欧盟法规 CAS 号：7440-43-9
312	斑蝥(表3中所列仅用于头发用品的斑蝥酊中所含斑蝥素除外)	Cantharides, cantharis vesicatoria, with the exception of cantharides tincture listed in table 3	欧盟化妆品法规 1223/2009 附录 II	69	欧盟法规收录形式：Cantharides, Cantharis vesicatoria (CAS No.92457-17-5)
313	敌菌丹	Captafol (2425-06-1)	欧盟化妆品法规 1223/2009 附录 II	734	
314	卡普托胺	Captodiame (2-(p-butylmercaptobenzhydrylmercapto)-N,N-dimethylethylamine)	欧盟化妆品法规 1223/2009 附录 II	140	欧盟法规收录形式：Captodiame(INN) (CAS No.486-17-9)
315	卡拉美芬及其盐类	Caramiphen (2-diethylaminoethyl ester of 1-phenylcyclopentanecarboxylic acid) and its salts	欧盟化妆品法规 1223/2009 附录 II	169	欧盟法规收录形式：Caramiphen(INN) and its salts (CAS No.77-22-5)
316	卡巴多司	Carbadox (CAS No.6804-07-5)	欧盟化妆品法规 1223/2009 附录 II	735	
317	甲萘威(甲氨甲酸萘酯)	Carbaryl (CAS No.63-25-2)	欧盟化妆品法规 1223/2009 附录 II	1082	
318	多菌灵	Carbendazim (CAS No.10605-21-7)	欧盟化妆品法规 1223/2009 附录 II	996	
319	二硫化碳	Carbon disulphide	欧盟化妆品法规 1223/2009 附录 II	73	欧盟法规 CAS 号：75-15-0
320	一氧化碳	Carbon monoxide (CAS No.630-08-0)	欧盟化妆品法规 1223/2009 附录 II	462	
321	四氯化碳	Carbon tetrachloride	欧盟化妆品法规 1223/2009 附录 II	315	欧盟法规 CAS 号：56-23-5
322	卡溴脲	Carbromal (1-(2-bromo-2-ethylbutyryl)urea)	欧盟化妆品法规 1223/2009 附录 II	57	欧盟法规收录形式：Carbromal(INN) (CAS No.77-65-6)
323	氨磺丁脲	Carbutamide (N'-(butylcarbamoyl)sulfanilamide; 1-butyl-3-sulfanilylurea)	欧盟化妆品法规 1223/2009 附录 II	66	欧盟法规收录形式：Carbutamide(INN) (CAS No.339-43-5)
324	卡立普多	Carisoprodol (2-carbamyloxymethyl-2-isopropylcarbamyloxymethylpentane)	欧盟化妆品法规 1223/2009 附录 II	235	欧盟法规收录形式：Carisoprodol(INN) (CAS No.78-44-4)

续表

| 韩国 | | | 加拿大 | | | 其他国家及地区 | | | | 《化妆品安全技术规范》修订情况 |
| | | | | | | 美国、日本 | | | | |
信息来源	序号	注释	信息来源	序号	注释	国家/地区	信息来源	序号	注释	
化妆品安全标准等相关规定	362		加拿大化妆品成分清单中的禁用清单	117						
化妆品安全标准等相关规定	364		加拿大化妆品成分清单中的禁用清单	118						
化妆品安全标准等相关规定	368									
化妆品安全标准等相关规定	863									中文名称修改为:着色剂 CI 12055(溶剂黄14)
化妆品安全标准等相关规定	657		加拿大化妆品成分清单中的禁用清单	119		日本		8	镉化合物 Cadmium compounds	
化妆品安全标准等相关规定	675		加拿大化妆品成分清单中的禁用清单	120;122						植物成分,移至2015版表2
化妆品安全标准等相关规定	676									
化妆品安全标准等相关规定	677		加拿大化妆品成分清单中的禁用清单	124						
化妆品安全标准等相关规定	658		加拿大化妆品成分清单中的禁用清单	125						
化妆品安全标准等相关规定	662									
化妆品安全标准等相关规定	663									
化妆品安全标准等相关规定	659									
化妆品安全标准等相关规定	667		加拿大化妆品成分清单中的禁用清单	127						
化妆品安全标准等相关规定	668									
化妆品安全标准等相关规定	670		加拿大化妆品成分清单中的禁用清单	128						
化妆品安全标准等相关规定	672		加拿大化妆品成分清单中的禁用清单	129						
化妆品安全标准等相关规定	671		加拿大化妆品成分清单中的禁用清单	130						
化妆品安全标准等相关规定	661		加拿大化妆品成分清单中的禁用清单	131						

表2(1)化妆品禁用组分				欧盟	
序号	中文名称	英文名称	信息来源	序号	注释
325	过氧化氢酶	Catalase	欧盟化妆品法规1223/2009 附录Ⅱ	74	欧盟法规 CAS 号:9001-05-2
326	儿茶酚	Catechol	欧盟化妆品法规1223/2009 附录Ⅱ	408	欧盟法规收录形式:Pyrocatechol(Catechol)(CAS No.120-80-9)
327	人的细胞、组织或其产品	Cells, tissues or products of human origin	欧盟化妆品法规1223/2009 附录Ⅱ	416	没有 CAS No.
328	吐根酚碱及其盐类	Cephaeline and its salts	欧盟化妆品法规1223/2009 附录Ⅱ	75	欧盟法规收录形式:Cephaeline and its salts(CAS No.483-17-0)
329	土荆芥(精油)	*Chenopodium ambrosioides*(essential oil)	欧盟化妆品法规1223/2009 附录Ⅱ	76	欧盟法规收录形式:*Chenopodium ambrosioides* L.(essential oil)(CAS No.8006-99-3)
330	灭螨猛	Chinomethionate(CAS No.2439-01-2)	欧盟化妆品法规1223/2009 附录Ⅱ	1052	
331	纯氯丹	Chlordane, pur(CAS No.57-74-9)	欧盟化妆品法规1223/2009 附录Ⅱ	1073	
332	开蓬;十氯酮	Chlordecone(CAS No.143-50-0)	欧盟化妆品法规1223/2009 附录Ⅱ	1022	
333	氯苯甲脒	Chlordimeform(CAS No.6164-98-3)	欧盟化妆品法规1223/2009 附录Ⅱ	1080	
334	氯	Chlorine	欧盟化妆品法规1223/2009 附录Ⅱ	78	欧盟法规 CAS 号:7782-50-5
335	氮芥及其盐类	Chlormethine(2,2'-dichloro-N-	欧盟化妆品法规	87	欧盟法规收录形式:Chlormethine(INN)

| 韩国 | | | 加拿大 | | | 其他国家及地区 | | | | 《化妆品安全技术规范》修订情况 |
| | | | | | | 美国、日本 | | | | |
信息来源	序号	注释	信息来源	序号	注释	国家/地区	信息来源	序号	注释	
化妆品安全标准等相关规定	673		加拿大为限用物质		化妆品的内外标签应标注以下类似警示语："本产品不可用于破损或擦伤皮肤处。"					
化妆品安全标准等相关规定	674	限用染发剂（韩国染发剂不属于化妆品）	加拿大化妆品成分清单中的禁用清单	409						中文名称修改为:邻苯二酚（儿茶酚）
化妆品安全标准	642		加拿大为限用物质		"人源物质""角蛋白""胎盘提取物"：使用人源物质做原料的制造商必须向加拿大卫生部提供以下安全性证明：a. 物质来源;b. 生产方法说明;c. 质量控制数据,尤其是与微生物限度(包括病毒)和缺乏雌激素物质有关的数据;d. 产品标签包括但不限于人胎盘提取物、人胎盘酶、人胎盘脂质、人胎盘蛋白、人体脐带提取物、水解人胎盘蛋白、人体头发水解角蛋白、冻干人胎盘提取物					中文名称修改为:人的细胞、组织或人源产品
化妆品安全标准等相关规定	444		加拿大化妆品成分清单中的禁用清单	132						
化妆品安全标准等相关规定	650		加拿大化妆品成分清单中的禁用清单	134						植物成分,移至2015 版表2
化妆品安全标准等相关规定	747									
化妆品安全标准等相关规定	735									
化妆品安全标准等相关规定	706									
化妆品安全标准等相关规定	736									中文名称修改为:氯苯脒
化妆品安全标准等相关规定	743		加拿大化妆品成分清单中的禁用清单	137						
化妆品安全标	738		加拿大化妆品成分	138						

	表2(1)化妆品禁用组分			欧盟	
序号	中文名称	英文名称	信息来源	序号	注释
		methyldiethylamine;bis(2-chloroethyl) methylamine)and its salts	1223/2009 附录Ⅱ		and its salts (CAS No.51-75-2)
336	氯乙醛	Chloroacetaldehyde(CAS No.107-20-0)	欧盟化妆品法规 1223/2009 附录Ⅱ	998	
337	氯乙烷	Chloroethane	欧盟化妆品法规 1223/2009 附录Ⅱ	96	欧盟法规 CAS 号:75-00-3
338	氯仿	Chloroform	欧盟化妆品法规 1223/2009 附录Ⅱ	366	欧盟法规 CAS 号:67-66-3
339	氯代甲烷	Chloromethane(CAS No.74-87-3)	欧盟化妆品法规 1223/2009 附录Ⅱ	1095	欧盟法规收录形式:Chloromethane (Methyl chloride)
340	氯气甲基甲基醚	Chloromethyl methyl ether(CAS No.107-30-2)	欧盟化妆品法规 1223/2009 附录Ⅱ	664	欧盟法规收录形式:Chloromethyl methyl ether
341	氯美扎酮	Chlormezanone	欧盟化妆品法规 1223/2009 附录Ⅱ	91	欧盟法规 CAS 号:80-77-3
342	氯丁二烯(2-氯-1,3-丁二烯)	Chloroprene(stabilized)(2-chlorobuta-1,3-diene) (CAS No.126-99-8)	欧盟化妆品法规 1223/2009 附录Ⅱ	1140	
343	四氯二氰苯;百菌清	Chlorothalonil(CAS No.1897-45-6)	欧盟化妆品法规 1223/2009 附录Ⅱ	1036	
344	绿麦隆(N'-(3-氯-4-甲苯基)-N,N-甲基脲)	Chlorotoluron(3-(3-chloro-p-tolyl)-1, 1-dimethylurea)(CAS No.15545-48-9)	欧盟化妆品法规 1223/2009 附录Ⅱ	1200	
345	氯苯沙明	Chlorphenoxamine(2-(1-(p-chlorophenyl)-1- phenylethoxy)-N,N-dimethylethylamine)	欧盟化妆品法规 1223/2009 附录Ⅱ	94	欧盟法规收录形式:Chlorphenoxamine (INN) (CAS No.77-38-3)
346	氯磺丙脲	Chlorpropamide(1-(p-chlorophenylsulfonyl)-3- propylurea)	欧盟化妆品法规 1223/2009 附录Ⅱ	79	欧盟法规收录形式:Chlorpropamide (INN) (CAS No.94-20-2)
347	氯普噻吨及其盐类	Chlorprothixene(trans isomer of 3- (2-chlorothioxanthen-9-ylidene)-N, N-dimethylpropylamine;taractan)and its salts	欧盟化妆品法规 1223/2009 附录Ⅱ	84	欧盟法规收录形式:Chlorprothixene (INN)and its salts (CAS No.113-59-7)
348	氯噻酮	Chlortalidone(2-chloro-5-(1-hydroxy-3-oxo-1- isoindolinyl)benzenesulfonamide)	欧盟化妆品法规 1223/2009 附录Ⅱ	262	欧盟法规收录形式:Chlortalidone(INN) (CAS No.77-36-1)
349	氯唑沙宗	Chlorzoxazone(5-chloro-2-benzoxazolinone)	欧盟化妆品法规 1223/2009 附录Ⅱ	82	欧盟法规收录形式:Chlorzoxazone(INN) (CAS No.95-25-0)
350	乙菌利	Chlozolinate(CAS No.84332-86-5)	欧盟化妆品法规 1223/2009 附录Ⅱ	1108	
351	胆碱盐类及其酯类,例如氯化胆碱	Choline salts and their esters,e.g. Choline chloride ((2-hydroxyethyl)-trimethylammonium chloride)	欧盟化妆品法规 1223/2009 附录Ⅱ	168	欧盟法规收录形式:Choline salts and their esters,e.g. choline chloride(INN) (CAS No.67-48-1)

续表

韩国			加拿大			其他国家及地区				《化妆品安全技术规范》修订情况
							美国、日本			
信息来源	序号	注释	信息来源	序号	注释	国家/地区	信息来源	序号	注释	
准等相关规定			清单中的禁用清单							
化妆品安全标准等相关规定	716									
化妆品安全标准等相关规定	719		加拿大化妆品成分清单中的禁用清单	141						
化妆品安全标准等相关规定	730		加拿大化妆品成分清单中的禁用清单	142		美国	21CFR700 subpart B	700.18		
						日本		10	氯仿 Chloroform	
化妆品安全标准等相关规定	712									
化妆品安全标准等相关规定	710									中文名称修改为:氯甲基甲基醚
化妆品安全标准等相关规定	737		加拿大化妆品成分清单中的禁用清单	139						
化妆品安全标准等相关规定	731									中文名称修改为:稳定的氯丁二烯(2-氯-1,3-丁二烯)
化妆品安全标准等相关规定	722									
化妆品安全标准等相关规定	723									
化妆品安全标准等相关规定	988		加拿大化妆品成分清单中的禁用清单	144						
化妆品安全标准等相关规定	742		加拿大化妆品成分清单中的禁用清单	145						
化妆品安全标准等相关规定	741		加拿大化妆品成分清单中的禁用清单	146						
化妆品安全标准等相关规定	740		加拿大化妆品成分清单中的禁用清单	147						
化妆品安全标准等相关规定	739		加拿大化妆品成分清单中的禁用清单	148						
化妆品安全标准等相关规定	744									
化妆品安全标准等相关规定	686		加拿大化妆品成分清单中的禁用清单	149						根据国家食品药品监督管理总局2010年第41号公告,细化相关内容

表2(1)化妆品禁用组分				欧盟	
序号	中文名称	英文名称	信息来源	序号	注释
352	铬、铬酸及其盐类	Chromium; chromic acid and its salts	欧盟化妆品法规 1223/2009 附录Ⅱ	97	欧盟法规收录形式：Chromium; chromic acid and its salts (CAS No.7440-47-3)
353	䓛	Chrysene (CAS No.205-99-2)	欧盟化妆品法规 1223/2009 附录Ⅱ	643	正确的 CAS 号码应该为 218-01-9
354	辛可卡因及其盐类	Cinchocaine (2-butoxy-N-(2-diethylamincethyl) cinchoninamide) and its salts	欧盟化妆品法规 1223/2009 附录Ⅱ	129	欧盟法规收录形式：Cinchocaine (INN) and its salts (CAS No.85-79-0)
355	辛可芬及其盐类，衍生物以及衍生物的盐类	Cinchophen (2-phenylcinchoninic acid), its salts, derivatives and salts of these derivatives	欧盟化妆品法规 1223/2009 附录Ⅱ	8	欧盟法规收录形式：Cinchophen (INN), its salts, derivatives and salts of these derivatives (CAS No.132-60-5)
356	催化裂解处理的澄清油(石油)	Clarified oils (petroleum), catalytic cracked (CAS No.64741-75-9)	欧盟化妆品法规 1223/2009 附录Ⅱ	930	正确的 CAS 号码应该为 64741-62-4
357	加氢脱硫催化裂解的澄清油(石油)	Clarified oils (petroleum), hydrodesulfurised catalytic cracked (CAS No.68333-26-6)	欧盟化妆品法规 1223/2009 附录Ⅱ	940	欧盟法规收录形式：Clarified oils (petroleum), hydrodesulfurised catalytic cracked
358	麦角菌及其生物碱和草药制剂	Claviceps purpurea tul., its alkaloids and galenical preparations	欧盟化妆品法规 1223/2009 附录Ⅱ	98	欧盟法规 CAS 号：84775-56-4
359	氯非那胺	Clofenamide (4-chloro-1,3-benzenedisulfon-amide)	欧盟化妆品法规 1223/2009 附录Ⅱ	85	欧盟法规收录形式：Clofenamide (INN) (CAS No.671-95-4)
360	滴滴涕	Clofenotane; DDT (ISO)	欧盟化妆品法规 1223/2009 附录Ⅱ	123	欧盟法规收录形式：Clofenotane (INN); DDT (ISO) (CAS No.50-29-3)
361	苯并(a)芘的含量大于 0.005%(w/w)的液体溶剂萃取的液态煤	Coal liquids, liq solvent extn (CAS No.94114-48-4), if they contain >0.005% (w/w) benzo (a) pyrene	欧盟化妆品法规 1223/2009 附录Ⅱ	628	
362	苯并(a)芘的含量大于 0.005%(w/w)的液态煤，来自液体溶剂萃取的煤溶液	Coal liquids, liq solvent extn soln (CAS No.94114-47-3), if they contain >0.005% (w/w) benzo (a) pyrene	欧盟化妆品法规 1223/2009 附录Ⅱ	627	
363	苯磺酸钴	Cobalt benzenesulphonate	欧盟化妆品法规 1223/2009 附录Ⅱ	101	欧盟法规 CAS 号：23384-69-2
364	二氯化钴	Cobalt dichloride (CAS No.7646-79-9)	欧盟化妆品法规 1223/2009 附录Ⅱ	453	
365	硫酸钴	Cobalt sulphate (CAS No.10124-43-3)	欧盟化妆品法规 1223/2009 附录Ⅱ	454	
366	秋水仙碱及其盐类和衍生物	Colchicine, its salts and derivatives	欧盟化妆品法规 1223/2009 附录Ⅱ	102	欧盟法规 CAS 号：64-86-8
367	秋水仙糖苷及其衍生物	Colchicoside and its derivatives	欧盟化妆品法规 1223/2009 附录Ⅱ	103	欧盟法规 CAS 号：477-29-2
368	秋水仙及其草药制剂	Colchicum autumnale L. and its galenical preparations	欧盟化妆品法规 1223/2009 附录Ⅱ	104	欧盟法规 CAS 号：84696-03-7

韩国			加拿大			其他国家及地区				《化妆品安全技术规范》修订情况
							美国、日本			
信息来源	序号	注释	信息来源	序号	注释	国家/地区	信息来源	序号	注释	
化妆品安全标准等相关规定	697		加拿大化妆品成分清单中的禁用清单	150;151						中文名称修改为:铬、铬酸及其盐类,以 Cr^{6+} 计
化妆品安全标准等相关规定	698									原中文名称有误,修改为:苯并(a)菲
化妆品安全标准等相关规定	467		加拿大化妆品成分清单中的禁用清单	157						
化妆品安全标准等相关规定	468		加拿大化妆品成分清单中的禁用清单	158						
化妆品安全标准等相关规定	701		加拿大化妆品成分清单中的禁用清单	159						植物成分,移至2015版表2
化妆品安全标准等相关规定	746		加拿大化妆品成分清单中的禁用清单	161						
化妆品安全标准等相关规定	745		加拿大化妆品成分清单中的禁用清单	162						
化妆品安全标准等相关规定	682		加拿大化妆品成分清单中的禁用清单	165						
化妆品安全标准等相关规定	681									
化妆品安全标准等相关规定	683									
化妆品安全标准等相关规定	687		加拿大化妆品成分清单中的禁用清单	166						
化妆品安全标准等相关规定	688		加拿大化妆品成分清单中的禁用清单	167						原中文名称有误,修改为:秋水仙碱苷及其衍生物
化妆品安全标准等相关规定	689		加拿大化妆品成分清单中的禁用清单	168						植物成分,移至2015版表2

表2(1)化妆品禁用组分				欧盟	
序号	中文名称	英文名称	信息来源	序号	注释
369	着色剂 CI 12075 及其色淀、颜料及盐类	Colouring agent CI 12075 and its lakes, pigments and salts	欧盟化妆品法规 1223/2009 附录 Ⅱ	397	欧盟法规收录形式:Colouring agent CI 12075(Pigment Orange 5)and its lakes, pigments and salts (CAS No.3468-63-1)
370	着色剂 CI 12140	Colouring agent CI 12140	欧盟化妆品法规 1223/2009 附录 Ⅱ	378	欧盟法规 CAS 号:3118-97-6
371	着色剂 CI 13065	Colouring agent CI 13065	欧盟化妆品法规 1223/2009 附录 Ⅱ	387	欧盟法规 CAS 号:587-98-4
372	着色剂 CI 15585	Colouring agent CI 15585	欧盟化妆品法规 1223/2009 附录 Ⅱ	401	欧盟法规 CAS 号:5160-02-1/2092-56-0
373	着色剂 CI 26105	Colouring agent CI 26105	欧盟化妆品法规 1223/2009 附录 Ⅱ	379	欧盟法规收录形式:Colouring agent CI 26105(Solvent Red 24) (CAS No.85-83-6)
374	着色剂 CI 42535	Colouring agent CI 42535	欧盟化妆品法规 1223/2009 附录 Ⅱ	388	欧盟法规收录形式:Colouring agent CI 42535(Basic Violet 1) (CAS No.8004-87-3)
375	着色剂 CI 42555 着色剂 CI 42555-1 着色剂 CI 42555-2	Colouring agent CI 42555 Colouring agent CI 42555-1 Colouring agent CI 42555-2	欧盟化妆品法规 1223/2009 附录 Ⅱ	380	欧盟法规收录形式:Colouring agent CI 42555(Basic Violet 3) Colouring agent CI 42555:1 Colouring agent CI 42555:2 (CAS No.548-62-9/ 467-63-0)
376	着色剂 CI 42640	Colouring agent CI 42640	欧盟化妆品法规 1223/2009 附录 Ⅱ	386	欧盟法规收录形式:Colouring agent CI 42640((4-((4-(Dimethylamino)phenyl) (4-(ethyl(3-sulphonatobenzyl)amino) phenyl)methylene)cyclohexa-2,5-dien-1-ylidene)(ethyl)(3-sulphonatobenzyl) ammonium, sodium salt)(CAS No.1694-09-3),同时收录于《卫生规范》表2的第149项和第376项
377	着色剂 CI 45170 和 CI 45170:1	Colouring agent CI 45170 and CI 45170:1	欧盟化妆品法规 1223/2009 附录 Ⅱ	398	欧盟法规收录形式:Colouring agent CI 45170 and CI 45170:1(Basic Violet 10) (CAS No.81-88-9/509-34-2)
378	着色剂 CI 61554	Colouring agent CI 61554	欧盟化妆品法规 1223/2009 附录 Ⅱ	389	欧盟法规收录形式:Colouring agent CI 61554(Solvent Blue 35) (CAS No.17354-14-2)
379	毒芹碱	ConⅡne	欧盟化妆品法规 1223/2009 附录 Ⅱ	290	欧盟法规 CAS 号:458-88-8
380	毒参(果实、粉末和草药制剂)	*Conium maculatum* L.(fruit,powder,galenical preparations)	欧盟化妆品法规 1223/2009 附录 Ⅱ	99	欧盟法规 CAS 号:85116-75-2

| 韩国 | | | 加拿大 | | | 其他国家及地区 | | | | 《化妆品安全技术规范》修订情况 |
| | | | | | | | 美国、日本 | | | |
信息来源	序号	注释	信息来源	序号	注释	国家/地区	信息来源	序号	注释	
化妆品安全标准等相关规定	920		加拿大化妆品成分清单中的禁用清单	388						
			加拿大化妆品成分清单中的禁用清单	154						
化妆品安全标准等相关规定	269		加拿大化妆品成分清单中的禁用清单	155						
化妆品安全标准等相关规定	918,919		加拿大化妆品成分清单中的禁用清单	389						
化妆品安全标准等相关规定	462		加拿大化妆品成分清单中的禁用清单	421						
			加拿大化妆品成分清单中的禁用清单	90						
			加拿大化妆品成分清单中的禁用清单	92						
			加拿大人化妆品成分清单中的禁用清单	156						与#149为同类成分,合并后为:着色剂 CI 42640,(4-((4-(二甲基氨基)苯基)(4-(乙基(3-磺苯基)氨基)苯基)亚甲基)-2,5-亚环己二烯-1-亚基)(乙基)(3-磺苯基)铵、钠
			加拿大化妆品成分清单中的禁用清单	422						
化妆品安全标准等相关规定	450		加拿大化妆品成分清单中的禁用清单	420						
化妆品安全标准等相关规定	680		加拿大化妆品成分清单中的禁用清单	170						
化妆品安全标准等相关规定	679		加拿大化妆品成分清单中的禁用清单	171						植物成分,移至2015版表2

表2(1)化妆品禁用组分				欧盟	
序号	中文名称	英文名称	信息来源	序号	注释
381	铃兰毒苷	Convallatoxin	欧盟化妆品法规1223/2009 附录Ⅱ	105	欧盟法规 CAS 号：508-75-8
382	木香根油	Costus root oil（Saussurea Lappa Clarke）	欧盟化妆品法规1223/2009 附录Ⅱ	1133	欧盟法规收录形式：Costus root oil（Saussurea lappa Clarke）(CAS No.8023-88-9)。收录条件：当用作香料组分时
383	库美香豆素	Coumetarol（3,3'-(2-methoxyethylidene)bis(4-hydroxycoumarin)）	欧盟化妆品法规1223/2009 附录Ⅱ	225	欧盟法规收录形式：Coumetarol（INN）(CAS No.4366-18-1)
384	苯并(a)芘的含量大于 0.005%(w/w)的不含二氢苊的杂酚油，来自二氢苊馏分	Creosote oil, acenaphthene fraction, acenaphthene-free（CAS No.90640-85-0）, if it contains>0.005%(w/w)benzo(a)pyrene	欧盟化妆品法规1223/2009 附录Ⅱ	617	
385	苯并(a)芘的含量大于 0.005%(w/w)的杂酚油，来自洗涤油的二氢苊馏分	Creosote oil, acenaphthene fraction, wash oil, if it contains>0.005%(w/w)benzo(a)pyrene（CAS No.90640-84-9）	欧盟化妆品法规1223/2009 附录Ⅱ	1206	
386	苯并(a)芘的含量大于 0.005%(w/w)的杂酚油，来自洗涤油的高沸点馏分	Creosote oil, high-boiling distillate, wash oil, if it contains>0.005%(w/w)benzo(a)pyrene（CAS No.70321-79-8）	欧盟化妆品法规1223/2009 附录Ⅱ	1209	
387	苯并(a)芘的含量大于 0.005%(w/w)的杂酚油	Creosote oil, if it contains>0.005%(w/w)benzo(a)pyrene（CAS No.61789-28-4）	欧盟化妆品法规1223/2009 附录Ⅱ	1207	
388	苯并(a)芘的含量大于 0.005%(w/w)的杂酚油，来自洗涤油的低沸点馏分	Creosote oil, low-boiling distillate, wash oil, if it contains>0.005%(w/w)benzo(a)pyrene（CAS No.70321-80-1）	欧盟化妆品法规1223/2009 附录Ⅱ	1211	
389	苯并(a)芘的含量大于 0.005%(w/w)的杂酚油	Creosote, if it contains>0.005%(w/w)benzo(a)pyrene（CAS No.8001-58-9）	欧盟化妆品法规1223/2009 附录Ⅱ	1208	
390	巴豆(巴豆油)	Croton tiglium（oil）	欧盟化妆品法规1223/2009 附录Ⅱ	107	欧盟法规收录形式：Croton tiglium L.（oil）(CAS No.8001-28-3)
391	巴豆醛	Crotonaldehyde（CAS No.4170-30-3）	欧盟化妆品法规1223/2009 附录Ⅱ	1065	
392	粗制和精制煤焦油	Crude and refined coal tars	欧盟化妆品法规1223/2009 附录Ⅱ	420	欧盟法规 CAS 号：8007-45-2
393	箭毒和箭毒碱	Curare and curarine	欧盟化妆品法规1223/2009 附录Ⅱ	109	欧盟法规 CAS 号：8063-06-7/22260-42-0
394	仙客来醇	Cyclamen alcohol（CAS No.4756-19-8）	欧盟化妆品法规1223/2009 附录Ⅱ	425	欧盟法规收录条件：当用作香料组分时
395	环拉氨酯	Cyclarbamate（1,1-bis(phenylcarbamoyloxymethyl)cyclopentane）	欧盟化妆品法规1223/2009 附录Ⅱ	122	欧盟法规收录形式：Cyclarbamate（INN）(CAS No.5779-54-4)
396	赛克利嗪及其盐类	Cyclizine（1-benzhydryl-4-methylpiperazine）and its salts	欧盟化妆品法规1223/2009 附录Ⅱ	159	欧盟法规收录形式：Cyclizine（INN）and its salts（CAS No.82-92-8）
397	放线菌酮	Cycloheximide（CAS No.66-81-9）	欧盟化妆品法规1223/2009 附录Ⅱ	729	
398	环美酚及其盐类	Cyclomenol（2-cyclohexyl-3,5-xylenol; 2-cyclohexyl-3,5-dimethylphenol）and its salts	欧盟化妆品法规1223/2009 附录Ⅱ	113	欧盟法规收录形式：Cyclomenol（INN）and its salts（CAS No.5591-47-9）

韩国			加拿大			其他国家及地区				《化妆品安全技术规范》修订情况
							美国、日本			
信息来源	序号	注释	信息来源	序号	注释	国家/地区	信息来源	序号	注释	
化妆品安全标准等相关规定	685		加拿大化妆品成分清单中的禁用清单	172						
化妆品安全标准等相关规定	311									植物成分,移至2015版表2
化妆品安全标准等相关规定	684		加拿大化妆品成分清单中的禁用清单	173						
			加拿大化妆品成分清单中的禁用清单	174						
化妆品安全标准等相关规定	695		加拿大化妆品成分清单中的禁用清单	176						植物成分,移至2015版表2
化妆品安全标准等相关规定	694									
化妆品安全标准等相关规定	690		加拿大化妆品成分清单中的禁用清单	164						
化妆品安全标准等相关规定	691		加拿大化妆品成分清单中的禁用清单	177;178						
化妆品安全标准等相关规定	424									
化妆品安全标准等相关规定	463		加拿大化妆品成分清单中的禁用清单	180						
化妆品安全标准等相关规定	988		加拿大化妆品成分清单中的禁用清单	181						
化妆品安全标准等相关规定	426									
化妆品安全标准等相关规定	464		加拿大化妆品成分清单中的禁用清单	183						

表2(1)化妆品禁用组分				欧盟	
序号	中文名称	英文名称	信息来源	序号	注释
399	环磷酰胺及其盐类	Cyclophosphamide(2(bis(2-chloroethyl)amino) tetralydro-2H-1,3,2-oxazaphesphorine 2-oxide)and its salts	欧盟化妆品法规 1223/2009 附录Ⅱ	88	欧盟法规收录形式:Cyclophosphamide (INN)and its salts (CAS No.50-18-0)
400	丁酰肼;N-二甲氨基琥珀酰胺酸	Daminozide(CAS No.1596-84-5)	欧盟化妆品法规 1223/2009 附录Ⅱ	1027	
401	曼陀罗及其草药制剂	Datura stramonium L. and its galenical preparations	欧盟化妆品法规 1223/2009 附录Ⅱ	301	欧盟法规 CAS 号:84696-08-2
402	醋谷地阿诺	Deanol aceglumate	欧盟化妆品法规 1223/2009 附录Ⅱ	3	欧盟法规 CAS 号:3342-61-8
403	癸亚甲基双(三甲铵)盐类,例如:十烃溴铵	Decamethylenebis(trimethylammonium)salts,e.g. decamethonium bromide	欧盟化妆品法规 1223/2009 附录Ⅱ	214	欧盟法规收录形式: Decamethylenebis(trimethylammonium) salts,e.g. decamethonium bromide(INN) (CAS No.541-22-0)
404	右美沙芬及其盐类	Dextromethorphan((+)-3-methoxy-N-methylmorphinan)and its salts	欧盟化妆品法规 1223/2009 附录Ⅱ	226	欧盟法规收录形式:Dextromethorphan (INN)and its salts (CAS No.125-71-3)
405	右丙氧吩	Dextropropoxyphene(a-(+)-4-dimethylamino-3-methyl-1,2-diphenyl-2-butanol propionate ester)	欧盟化妆品法规 1223/2009 附录Ⅱ	21	欧盟法规收录形式:Sympathicomimetic amines acting on the central nervous system;any substance contained in the first list of medica-ments which are subject to medical prescription and are re-ferred to in resolution AP(69)2 of the Council of Europe
406	燕麦敌	Di-allate(CAS No.2303-16-4)	欧盟化妆品法规 1223/2009 附录Ⅱ	1044	
407	二氨基甲苯,工业品-4-甲基-间-苯二胺和2-甲基-间-苯二胺的混合物(甲基苯二胺)	Diaminotoluene,technical product-mixture of 4-methyl-m-phenylene diamine and 2-methyl-m-phenylene diamine methyl-phenylenediamine(CAS No.25376-45-8)	欧盟化妆品法规 1223/2009 附录Ⅱ	1144	
408	重氮甲烷	Diazomethane(CAS No.334-88-3)	欧盟化妆品法规 1223/2009 附录Ⅱ	699	
409	二苯并(a,h)蒽	Dibenz(a,h)anthracene(CAS No.53-70-3)	欧盟化妆品法规 1223/2009 附录Ⅱ	637	
410	二溴 N-水杨酰苯胺类	Dibromosalicylanilides	欧盟化妆品法规 1223/2009 附录Ⅱ	351	没有 CAS No.
411	邻苯二甲酸二丁酯	Dibutyl phthalate(CAS No.84-74-2)	欧盟化妆品法规 1223/2009 附录Ⅱ	675	
412	二氯乙烷类(乙烯基氯类)	Dichloroethanes(ethylene chlorides)	欧盟化妆品法规 1223/2009 附录Ⅱ	125	欧盟法规收录形式:Dichloroethanes (ethylene chlorides)e.g. 1, 2-Dichloroethane

续表

韩国			加拿大			其他国家及地区				《化妆品安全技术规范》修订情况
							美国、日本			
信息来源	序号	注释	信息来源	序号	注释	国家/地区	信息来源	序号	注释	
化妆品安全标准等相关规定	465		加拿大化妆品成分清单中的禁用清单	184						
化妆品安全标准等相关规定	63									
化妆品安全标准等相关规定	66		加拿大化妆品成分清单中的禁用清单	185						植物成分,移至2015版表2
化妆品安全标准等相关规定	132		加拿大化妆品成分清单中的禁用清单	186						
化妆品安全标准等相关规定	67		加拿大化妆品成分清单中的禁用清单	187						
化妆品安全标准等相关规定	69		加拿大化妆品成分清单中的禁用清单	188						
化妆品安全标准等相关规定	70		加拿大化妆品成分清单中的禁用清单	189						中文名称修改为:右丙氧芬
化妆品安全标准等相关规定	152									
化妆品安全标准等相关规定	144									中文名称修改为:工业级的二氨基甲苯(甲基苯二胺,4-甲基-间-苯二胺和2-甲基-间-苯二胺的混合物)
化妆品安全标准等相关规定	151									
化妆品安全标准等相关规定	114									
化妆品安全标准等相关规定	117		加拿大化妆品成分清单中的禁用清单	191		日本		19	卤化水杨酰替苯胺 Halogenated salicylanilides	
化妆品安全标准等相关规定	913									
化妆品安全标准等相关规定	182		加拿大化妆品成分清单中的禁用清单	192						中文名称修改为:二氯乙烷类(乙烯基氯类),

	表2(1)化妆品禁用组分			欧盟	
序号	中文名称	英文名称	信息来源	序号	注释
					(CAS No.107-06-2)
413	二氯乙烯类(乙炔基氯类)	Dichloroethylenes (acetylene chlorides)	欧盟化妆品法规 1223/2009 附录Ⅱ	126	欧盟法规收录形式:Dichloroethylenes (acetylene chlorides)e.g. Vinylidene chloride(1,1-Dichloroethylene) (CAS No.75-35-4)
414	二氯N-水杨酰苯胺类	Dichlorosalicylanilides	欧盟化妆品法规 1223/2009 附录Ⅱ	349	欧盟法规CAS号:1147-98-4
415	双香豆素	Dicoumarol(3,3'-methylenebis (4-hydroxyconmarin))	欧盟化妆品法规 1223/2009 附录Ⅱ	231	欧盟法规收录形式:Dicoumarol(INN) (CAS No.66-76-2)
416	狄氏剂	Dieldrin(CAS No.60-57-1)	欧盟化妆品法规 1223/2009 附录Ⅱ	1078	
417	磷酸-4-硝基苯基二乙基酯	Diethyl 4-nitrophenyl phosphate	欧盟化妆品法规 1223/2009 附录Ⅱ	170	欧盟法规收录形式:Diethyl 4-nitrophenyl phosphate(Paraoxon-ISO) (CAS No.311-45-5)
418	马来酸二乙酯	Diethyl maleate(CAS No.141-05-9)	欧盟化妆品法规 1223/2009 附录Ⅱ	426	欧盟法规收录条件:当用作香料组分时
419	硫酸二乙酯	Diethyl sulphate(CAS No.64-67-5)	欧盟化妆品法规 1223/2009 附录Ⅱ	749	
420	二乙基氨基甲酰氯	Diethylcarbamoyl-chloride(CAS No.88-10-8)	欧盟化妆品法规 1223/2009 附录Ⅱ	1112	
421	二苯沙秦	Difencloxazine(4-(2-(p-chloro-a-phenylhenzyloxy) ethyl)morpholine)	欧盟化妆品法规 1223/2009 附录Ⅱ	270	欧盟法规收录形式:Difencloxazine(INN) (CAS No.5617-26-5)
422	毛地黄苷和洋地黄的各种苷	Digitaline and all heterosides of *digitalis purpurea* L.	欧盟化妆品法规 1223/2009 附录Ⅱ	134	欧盟法规CAS号:752-61-4
423	二氢香豆素	Dihydrocoumarine(CAS No.119-84-6)	欧盟化妆品法规 1223/2009 附录Ⅱ	427	欧盟法规收录条件:当用作香料成分时
424	二氢速甾醇	Dihydrotachysterol(dichystrol)	欧盟化妆品法规 1223/2009 附录Ⅱ	342	欧盟法规收录形式:Dihydrotachysterol (INN) (CAS No.67-96-9)
425	二甲基柠康酸酯	Dimethyl citraconate(CAS No.617-54-9)	欧盟化妆品法规 1223/2009 附录Ⅱ	431	欧盟法规收录条件: 当用作香料组分时
426	二甲基亚砜	Dimethyl sulfoxide	欧盟化妆品法规 1223/2009 附录Ⅱ	338	欧盟法规CAS号:67-68-5
427	硫酸二甲酯	Dimethyl sulphate(CAS No.77-78-1)	欧盟化妆品法规 1223/2009 附录Ⅱ	750	

韩国			加拿大			其他国家及地区				《化妆品安全技术规范》修订情况
							美国、日本			
信息来源	序号	注释	信息来源	序号	注释	国家/地区	信息来源	序号	注释	
										如:1,2-二氯乙烷
化妆品安全标准等相关规定	181		加拿大化妆品成分清单中的禁用清单	193						与#1200为同类成分,合并后中文名称修改为:二氯乙烯类(乙炔基氯类),如:偏氯乙烯(1,1-二氯乙烯)
化妆品安全标准等相关规定	180		加拿大化妆品成分清单中的禁用清单	194		日本		19	卤化水杨酰替苯胺 Halogenated salicylanilides	
化妆品安全标准等相关规定	171		加拿大化妆品成分清单中的禁用清单	195						
化妆品安全标准等相关规定	166									
化妆品安全标准等相关规定	153		加拿大化妆品成分清单中的禁用清单	196						中文名称修改为:磷酸4-硝基苯酚二乙醇酯
化妆品安全标准等相关规定	156		加拿大化妆品成分清单中的禁用清单	197						
化妆品安全标准等相关规定	157		加拿大化妆品成分清单中的禁用清单	198						
化妆品安全标准等相关规定	164									
化妆品安全标准等相关规定	193		加拿大化妆品成分清单中的禁用清单	201						
化妆品安全标准等相关规定	75		加拿大化妆品成分清单中的禁用清单	202;203						中文名称修改为:毛地黄苷和洋地黄所含的各种苷
化妆品安全标准等相关规定	207		加拿大化妆品成分清单中的禁用清单	204						修改中文名称为:3,4-二氢香豆素
化妆品安全标准等相关规定	199		加拿大化妆品成分清单中的禁用清单	205						
化妆品安全标准等相关规定	96		加拿大化妆品成分清单中的禁用清单	207						
化妆品安全标准等相关规定	95		加拿大化妆品成分清单中的禁用清单	209						
化妆品安全标准等相关规定	94		加拿大化妆品成分清单中的禁用清单	208						

表2(1)化妆品禁用组分				欧盟	
序号	中文名称	英文名称	信息来源	序号	注释
428	二甲胺	Dimethylamine	欧盟化妆品法规 1223/2009 附录Ⅱ	142	欧盟法规 CAS 号:124-40-3
429	二甲基氨基甲酰氯	Dimethylcarbamoyl chloride(CAS No.79-44-7)	欧盟化妆品法规 1223/2009 附录Ⅱ	670	
430	二甲基甲酰胺	Dimethylformamide	欧盟化妆品法规 1223/2009 附录Ⅱ	355	欧盟法规收录形式:Dimethylformamide (N, N-Dimethylformamide)(CAS No.68-12-2),分别收录于《化妆品卫生规范》表2 中第 430、879 项
431	二甲基亚硝胺	Dimethylnitrosoamine(CAS No.62-75-9)	欧盟化妆品法规 1223/2009 附录Ⅱ	410	欧盟法规收录形式:"亚硝胺类";《化妆品卫生规范》表2 的第 56 条、431 条、910 条、911 条所收录物质都属于"亚硝胺类"化合物
432	二甲基氨磺酰氯化物	Dimethylsulphamoyl-chloride(CAS No.13360-57-1)	欧盟化妆品法规 1223/2009 附录Ⅱ	752	
433	地美戊胺及其盐类	Dimevamide(4-dimethylamino-2, 2-diphenylvaleramide)and its salts	欧盟化妆品法规 1223/2009 附录Ⅱ	153	欧盟法规收录形式:Dimevamide(INN) and its salts (CAS No.60-46-8)
434	三氧化二镍	Dinickel trioxide(CAS No.1314-06-3)	欧盟化妆品法规 1223/2009 附录Ⅱ	456	
435	二硝基苯酚同分异构体	Dinitrophenol isomers	欧盟化妆品法规 1223/2009 附录Ⅱ	151	欧盟法规 CAS 号:51-28-5/329-71-5/573-56-8/25550-58-7
436	二硝基甲苯,工业级	Dinitrotoluene, technical grade(CAS No.121-14-2)	欧盟化妆品法规 1223/2009 附录Ⅱ	687	欧盟法规收录形式:2,4-Dinitrotoluene; Dinitrotoluene, technical grade (CAS No.121-14-2/25321-14-6)
437	二硝基甲苯	Dinitrotoluene(CAS No.25321-14-6)	欧盟化妆品法规 1223/2009 附录Ⅱ	687	欧盟法规收录形式:2,4-Dinitrotoluene; Dinitrotoluene, technical grade (CAS No.121-14-2/25321-14-6)
438	敌螨普	Dinocap(ISO)(CAS No.39300-45-3)	欧盟化妆品法规 1223/2009 附录Ⅱ	1143	
439	地乐酚(2-(1-甲基正丙基)-4,6-二硝基苯酚)及其盐类和酯类,在本规范的别处规定的除外	Dinoseb(CAS No.88-85-7),its salts and esters with the exception of those specified elsewhere in this list	欧盟化妆品法规 1223/2009 附录Ⅱ	684	欧盟法规收录条件:在本规范的别处规定的除外
440	地乐硝酚,它的盐和酯	Dinoterb(CAS No.1420-07-1),its salts and esters	欧盟化妆品法规 1223/2009 附录Ⅱ	696	欧盟法规收录形式:Dinoterb,its salts and esters
441	二恶烷	Dioxane	欧盟化妆品法规 1223/2009 附录Ⅱ	343	欧盟法规 CAS 号:123-91-1

续表

| 韩国 | | | 加拿大 | | | 其他国家及地区 | | | | 《化妆品安全技术规范》修订情况 |
| | | | | | | | 美国、日本 | | | |
信息来源	序号	注释	信息来源	序号	注释	国家/地区	信息来源	序号	注释	
化妆品安全标准等相关规定	102		加拿大化妆品成分清单中的禁用清单	210						
化妆品安全标准等相关规定	106									
化妆品安全标准等相关规定	109		加拿大化妆品成分清单中的禁用清单	211						与 #879 为同类成分,合并后为:二甲基甲酰胺(N,N-二甲基甲酰胺)
化妆品安全标准等相关规定	88									与 #910、#911、#56、#431 为相同结构类型的物质,合并为:亚硝胺类,如:N-亚硝基二甲胺、N-亚硝基二丙胺、N-亚硝基二乙醇胺
化妆品安全标准等相关规定	93									
化妆品安全标准等相关规定	87		加拿大化妆品成分清单中的禁用清单	212						
化妆品安全标准等相关规定	78									
化妆品安全标准等相关规定	85		加拿大化妆品成分清单中的禁用清单	213						
化妆品安全标准等相关规定	79									合并同类成分,合并后为:2,4-二硝基甲苯;工业级的二硝基甲苯
化妆品安全标准等相关规定	64									
化妆品安全标准等相关规定	76									
化妆品安全标准等相关规定	77									中文名称修改为:地乐硝酚及其盐类和酯类
化妆品安全标准等相关规定	167		加拿大化妆品成分清单中的禁用清单	214		日本		1	6-乙酰氧基 -2,4-二甲基 -m-二噁烷 6-Acetoxy-2,4-dimethyl-m-dioxane	中文名称修改为:二噁烷

表2(1)化妆品禁用组分				欧盟	
序号	中文名称	英文名称	信息来源	序号	注释
442	二羟西君及其盐类	Dioxethedrin(1-(3,4-dihydroxyphenyl)-2-ethylamino-1-propanol)and its salts	欧盟化妆品法规1223/2009附录Ⅱ	136	欧盟法规收录形式:Dioxethedrin(INN)and its salts(CAS No.497-75-6)
443	苯海拉明及其盐类	Diphenhydramine(2-diphenylmethoxy-N,N-dimethylaminc;dimedrol)and its salts	欧盟化妆品法规1223/2009附录Ⅱ	339	欧盟法规收录形式:Diphenhydramine(INN)and its salts(CAS No.58-73-1)
444	地芬诺酯	Diphenoxylate hydrochloride(ethyl ester of 1-(3-cyano-3,3-diphenylpropyl)-4-phenylisonipecotic acid)	欧盟化妆品法规1223/2009附录Ⅱ	21	欧盟法规收录形式:Sympathicomimetic amines acting on the central nervous system:any substance contained in the first list of medica-ments which are subject to medical prescription and are re-ferred to in resolution AP(69)2 of the Council of Europe
445	二苯胺	Diphenylamine(CAS No.122-39-4)	欧盟化妆品法规1223/2009附录Ⅱ	434	欧盟法规收录条件:当用作香料组分时
446	二苯醚的八溴衍生物	Diphenylether;octabromo derivate(CAS No.32536-52-0)	欧盟化妆品法规1223/2009附录Ⅱ	1146	
447	二苯拉林及其盐类	Diphenylpyraline(4-benzhydryloxy-1-methylpiperidine)and its salts	欧盟化妆品法规1223/2009附录Ⅱ	154	欧盟法规收录形式:Diphenylpyraline(INN)and its salts(CAS No.147-20-6)
448	3,3'-((1,1'-联苯)-4,4'-二基双(偶氮))双(4-萘胺-1-磺酸)二钠	Disodium 3,3'-((1,1'-biphenyl)-4,4'-diyl bis(azo))bis(4-aminonaphthalene-1-sulphonate)(CAS No.573-58-0)	欧盟化妆品法规1223/2009附录Ⅱ	986	
449	4-氨基-3-((4'-(2,4-二氨基苯)偶氮)(1,1'-联苯)-4-基)偶氮)-5-羟基-6-(苯偶氮基)萘-2,7-二磺酸二钠	Disodium 4-amino-3-((4'-((2,4-diaminophenyl)azo)(1,1'-biphenyl)-4-yl)azo)-5-hydroxy-6-(phenylazo)naphthalene-2,7-disulphonate(CAS No.1937-37-7)	欧盟化妆品法规1223/2009附录Ⅱ	987	
450	(5-((4'-((2,6-二羟基-3-((2-羟基-5-磺苯基)偶氮)苯基)(1,1'-联苯)-4-基)偶氮)水杨酰(4-))铜酸(2-)二钠	Disodium(5-((4'-((2,6-dihydroxy-3-((2-hydroxy-5-sulphophenyl)azo)phenyl)(1,1'-biphenyl)-4-yl)azo)sa licylato(4-))cuprate(2-)(CAS No.16071-86-6)	欧盟化妆品法规1223/2009附录Ⅱ	991	
451	分散黄3	Disperse Yellow 3(CAS No.2832-40-8)	欧盟化妆品法规1223/2009附录Ⅱ	1055	
452	苯并(a)芘的含量大于0.005%(w/w)的含稠环芳烃的煤-石油馏分	Distillates(coal-petroleum),condensed-ring arom(CAS No.68188-48-7),if they contain>0.005%(w/w)benzo(a)pyrene	欧盟化妆品法规1223/2009附录Ⅱ	614	
453	酸处理的(石油)轻馏分,除非清楚全部精炼过程并且能够证明所获得的物质不是致癌物	Distillates(petroleum),acid-treated light(CAS No.64742-14-9),except if the full refining history is known and it can be shown that the substance from which it is produced is not a carcinogen	欧盟化妆品法规1223/2009附录Ⅱ	871	

韩国			加拿大			其他国家及地区				《化妆品安全技术规范》修订情况
							美国、日本			
信息来源	序号	注释	信息来源	序号	注释	国家/地区	信息来源	序号	注释	
化妆品安全标准等相关规定	168		加拿大化妆品成分清单中的禁用清单	215						
化妆品安全标准等相关规定	988		加拿大化妆品成分清单中的禁用清单	216		日本		2	氨基醚型抗组胺剂以外的抗组胺（例如：苯海拉明）Antihistamines other than those of aminoether type (e.g. diphenhydramine)	
化妆品安全标准等相关规定	188		加拿大化妆品成分清单中的禁用清单	217						
化妆品安全标准等相关规定	190		加拿大化妆品成分清单中的禁用清单	218						
化妆品安全标准等相关规定	191									
化妆品安全标准等相关规定	988		加拿大化妆品成分清单中的禁用清单	219						
化妆品安全标准等相关规定	127									
化妆品安全标准等相关规定	128									
化妆品安全标准等相关规定	126									
化妆品安全标准等相关规定	131									

表2(1)化妆品禁用组分				欧盟	
序号	中文名称	英文名称	信息来源	序号	注释
454	酸处理的(石油)中间馏分,除非清楚全部精炼过程并且能够证明所获得的物质不是致癌物	Distillates(petroleum),acid-treated middle(CAS No.64742-13-8),except if the full refining history is known and it can be shown that the substance from which it is produced is not a carcinogen	欧盟化妆品法规1223/2009 附录Ⅱ	870	
455	丁二烯含量大于0.1%(w/w)富戊间二烯的含C3-4的石油馏分	Distillates(petroleum),C3-6,piperylene-rich(CAS No.68477-35-0),if they contain>0.1%(w/w)butadiene	欧盟化妆品法规1223/2009 附录Ⅱ	494	
456	活性炭处理的轻石蜡馏分(石油),除非清楚全部精炼过程并且能够证明所获得的物质不是致癌物	Distillates(petroleum),carbon-treated light paraffinic(CAS No.100683-97-4),except if the full refining history is known and it can be shown that the substance from which it is produced is not a carcinogen	欧盟化妆品法规1223/2009 附录Ⅱ	890	
457	催化重整分馏塔处理的(石油)残液高沸点馏分,除非清楚全部精炼过程并且能够证明所获得的物质不是致癌物	Distillates(petroleum),catalytic reformer fractionator residue,high-boiling(CAS No.68477-29-2),except if the full refining history is known and it can be shown that the substance from which it is produced is not a carcinogen	欧盟化妆品法规1223/2009附录Ⅱ	878	
458	催化重整分馏塔处理的(石油)残液中沸点馏分,除非清楚全部精炼过程并且能够证明所获得的物质不是致癌物	Distillates(petroleum),catalytic reformer fractionator residue,intermediate-boiling(CAS No.68477-30-5),except if the full refining history is known and it can be shown that the substance from which it is produced is not a carcinogen	欧盟化妆品法规1223/2009附录Ⅱ	879	
459	催化重整分馏塔处理的(石油)残液低沸点馏分,除非清楚全部精炼过程并且能够证明所获得的物质不是致癌物	Distillates(petroleum),catalytic reformer fractionator residue,low-boiling(CAS No.68477-31-6),except if the full refining history is known and it can be shown that the substance from which it is produced is not a carcinogen	欧盟化妆品法规1223/2009附录Ⅱ	880	
460	含浓重芳烃的催化重整(石油)馏分,除非清楚全部精炼过程并且能够证明所获得的物质不是致癌物	Distillates(petroleum),catalytic reformer,heavy arom conc CAS No.91995-34-5),except if the full refining history is known and it can be shown that the substance from which it is produced is not a carcinogen	欧盟化妆品法规1223/2009附录Ⅱ	883	
461	化学中和的(石油)中间馏分,除非清楚全部精炼过程并且能够证明所获得的物质不是致癌物	Distillates(petroleum),chemically neutralised middle(CAS No.64742-30-9),except if the full refining history is known and it can be shown that the substance from which it is produced is not a carcinogen	欧盟化妆品法规1223/2009附录Ⅱ	873	
462	二甲基亚砜提取物含量大于3%(w/w)的黏土处理的重环烷(石油)馏分	Distillates(petroleum),clay-treated heavy naphthenic(CAS No.64742-44-5),if they contain>3%(w/w)DMSO extract	欧盟化妆品法规1223/2009附录Ⅱ	774	
463	二甲基亚砜提取物含量大于3%(w/w)的黏土处理的重石蜡(石油)馏分	Distillates(petroleum),clay-treated heavy paraffinic(CAS No.64742-36-5),if they contain>3%(w/w)DMSO extract	欧盟化妆品法规1223/2009附录Ⅱ	771	

韩国			加拿大			其他国家及地区				《化妆品安全技术规范》修订情况
							美国、日本			
信息来源	序号	注释	信息来源	序号	注释	国家/地区	信息来源	序号	注释	
										中文名称修改为：丁二烯含量大于 0.1%（w/w）富戊间二烯的含 C3-6 的石油馏分

表2(1)化妆品禁用组分				欧盟	
序号	中文名称	英文名称	信息来源	序号	注释
464	二甲基亚砜提取物含量大于3%(w/w)的黏土处理的轻环烷(石油)馏分	Distillates(petroleum),clay-treated light naphthenic(CAS No.64742-45-6),if they contain>3%(w/w)DMSO extract	欧盟化妆品法规1223/2009附录Ⅱ	775	
465	二甲基亚砜提取物含量大于3%(w/w)的黏土处理的轻石蜡(石油)馏分	Distillates(petroleum),clay-treated light paraffinic(CAS No.64742-37-6),if they contain>3%(w/w)DMSO extract	欧盟化妆品法规1223/2009附录Ⅱ	772	
466	黏土处理的(石油)中间馏分,除非清楚全部精炼过程并且能够证明所获得的物质不是致癌物	Distillates(petroleum),clay-treated middle(CAS No.64742-38-7),except if the full refining history is known and it can be shown that the substance from which it is produced is not a carcinogen	欧盟化妆品法规1223/2009附录Ⅱ	874	
467	二甲基亚砜提取物含量大于3%(w/w)的复合脱蜡处理的重石蜡馏分(石油)	Distillates(petroleum),complex dewaxed heavy paraffinic(CAS No.90640-91-8),if they contain>3%(w/w)DMSO extract	欧盟化妆品法规1223/2009附录Ⅱ	800	
468	二甲基亚砜提取物含量大于3%(w/w)的复合脱蜡处理的轻石蜡馏分(石油)	Distillates(petroleum),complex dewaxed light paraffinic(CAS No.90640-92-9),if they contain>3%(w/w)DMSO extract	欧盟化妆品法规1223/2009附录Ⅱ	801	
469	二甲基亚砜提取物含量大于3%(w/w)的加氢脱蜡的重环烷馏分(石油)	Distillates(petroleum),dewaxed heavy paraffinic,hydrotreated(CAS No.91995-39-0)if they contain>3%(w/w)DMSO extract	欧盟化妆品法规1223/2009附录Ⅱ	811	
470	二甲基亚砜提取物含量大于3%(w/w)的加氢脱蜡的轻环烷馏分(石油)	Distillates(petroleum),dewaxed light paraffinic,hydrotreated(CAS No.91995-40-3),if they contain>3%(w/w)DMSO extract	欧盟化妆品法规1223/2009附录Ⅱ	812	
471	二甲基亚砜提取物含量大于3%(w/w)的重加氢裂解的(石油)馏分	Distillates(petroleum),heavy hydrocracked(CAS No.64741-76-0),if they contain>3%(w/w)DMSO extract	欧盟化妆品法规1223/2009附录Ⅱ	764	
472	深度精炼的(石油)中间馏分,除非清楚全部精炼过程并且能够证明所获得的物质不是致癌物	Distillates(petroleum),highly refined middle(CAS No.90640-93-0),except if the full refining history is known and it can be shown that the substance from which it is produced is not a carcinogen	欧盟化妆品法规1223/2009附录Ⅱ	882	
473	二甲基亚砜提取物含量大于3%(w/w)的加氢裂解溶剂精制的轻馏分(石油)	Distillates(petroleum),hydrocracked solvent-refined light(CAS No.97488-73-8),if they contain>3%(w/w)DMSO extract	欧盟化妆品法规1223/2009附录Ⅱ	841	
474	二甲基亚砜提取物含量大于3%(w/w)的脱蜡的加氢裂解溶剂精制馏分(石油)	Distillates(petroleum),hydrocracked solvent-refined,dewaxed(CAS No.91995-45-8),if they contain>3%(w/w)DMSO extract	欧盟化妆品法规1223/2009附录Ⅱ	813	
475	加氢脱硫的全程中间馏分(石油)	Distillates(petroleum),hydrodesulfurised full-range middle(CAS No.101316-57-8)	欧盟化妆品法规1223/2009附录Ⅱ	967	
476	加氢脱硫重度催化裂解馏分(石油)	Distillates(petroleum),hydrodesulfurised heavy catalytic cracked(CAS No.68333-28-8)	欧盟化妆品法规1223/2009附录Ⅱ	942	
477	加氢脱硫中度催化裂解馏分(石油)	Distillates(petroleum),hydrodesulfurised intermediate catalytic cracked(CAS No.68333-27-7)	欧盟化妆品法规1223/2009附录Ⅱ	941	
478	加氢脱硫处理的(石油)中间馏分,除非清楚全部精炼过程并且能够证明所获得的物质不是致癌物	Distillates(petroleum),hydrodesulfurised middle(CAS No.64742-80-9),except if the full refining history is known and it can be shown that the substance from which it is produced is not a carcinogen	欧盟化妆品法规1223/2009附录Ⅱ	877	

韩国			加拿大			其他国家及地区				《化妆品安全技术规范》修订情况
							美国、日本			
信息来源	序号	注释	信息来源	序号	注释	国家/地区	信息来源	序号	注释	

表2(1)化妆品禁用组分				欧盟	
序号	中文名称	英文名称	信息来源	序号	注释
479	二甲基亚砜提取物含量大于3%(w/w)的加氢重环烷(石油)馏分	Distillates(petroleum),hydrotreated heavy naphthenic(CAS No.64742-52-5),if they contain>3%(w/w)DMSO extract	欧盟化妆品法规1223/2009附录Ⅱ	776	
480	二甲基亚砜提取物含量大于3%(w/w)的加氢重石蜡(石油)馏分	Distillates(petroleum),hydrotreated heavy paraffinic(CAS No.64742-54-7),if they contain>3%(w/w)DMSO extract	欧盟化妆品法规1223/2009附录Ⅱ	778	
481	二甲基亚砜提取物含量大于3%(w/w)的加氢轻环烷(石油)馏分	Distillates(petroleum),hydrotreated light naphthenic(CAS No.64742-53-6),if they contain>3%(w/w)DMSO extract	欧盟化妆品法规1223/2009附录Ⅱ	777	
482	二甲基亚砜提取物含量大于3%(w/w)的加氢轻石蜡(石油)馏分	Distillates(petroleum),hydrotreated light paraffinic(CAS No.64742-55-8),if they contain>3%(w/w)DMSO extract	欧盟化妆品法规1223/2009附录Ⅱ	779	
483	加氢的(石油)中间馏分,除非清楚全部精炼过程并且能够证明所获得的物质不是致癌物	Distillates(petroleum),hydrotreated middle(CAS No.64742-46-7),except if the full refining history is known and it can be shown that the substance from which it is produced is not a carcinogen	欧盟化妆品法规1223/2009附录Ⅱ	875	
484	活性炭处理的中间馏分石蜡(石油),除非清楚全部精炼过程并且能够证明所获得的物质不是致癌物	Distillates(petroleum),intermediate paraffinic,carbon-treated(CAS No.100683-98-5),except if the full refining history is known and it can be shown that the substance from which it is produced is not a carcinogen	欧盟化妆品法规1223/2009附录Ⅱ	891	
485	黏土处理的中间馏分石蜡(石油),除非清楚全部精炼过程并且能够证明所获得的物质不是致癌物	Distillates(petroleum),intermediate paraffinic,clay-treated(CAS No.100683-99-6),except if the full refining history is known and it can be shown that the substance from which it is produced is not a carcinogen	欧盟化妆品法规1223/2009附录Ⅱ	892	
486	轻链烷馏分(石油)	Distillates(petroleum),light paraffinic(CAS No.64741-50-0)	欧盟化妆品法规1223/2009附录Ⅱ	968	
487	二甲基亚砜提取物含量大于3%(w/w)的黏土处理的溶剂脱蜡的重石蜡馏分(石油)	Distillates(petroleum),solvent dewaxed heavy paraffinic,clay-treated(CAS No.90640-94-1),if they contain>3%(w/w)DMSO extract	欧盟化妆品法规1223/2009附录Ⅱ	802	
488	二甲基亚砜提取物含量大于3%(w/w)的黏土处理的溶剂脱蜡轻石蜡馏分(石油)	Distillates(petroleum),solvent dewaxed light paraffinic,clay-treated(CAS No.90640-96-3),if they contain>3%(w/w)DMSO extract	欧盟化妆品法规1223/2009附录Ⅱ	804	
489	二甲基亚砜提取物含量大于3%(w/w)的氢化的溶剂脱蜡轻石蜡馏分(石油)	Distillates(petroleum),solvent dewaxed light paraffinic,hydrotreated(CAS No.90640-97-4),if they contain>3%(w/w)DMSO extract	欧盟化妆品法规1223/2009附录Ⅱ	805	
490	二甲基亚砜提取物含量大于3%(w/w)的溶剂脱蜡处理的重环烷(石油)馏分	Distillates(petroleum),solvent-dewaxed heavy naphthenic(CAS No.64742-63-8),if they contain>3%(w/w)DMSO extract	欧盟化妆品法规1223/2009附录Ⅱ	783	
491	二甲基亚砜提取物含量大于3%(w/w)的溶剂脱蜡处理的重石蜡(石油)馏分	Distillates(petroleum),solvent-dewaxed heavy paraffinic(CAS No.64742-65-0),if they contain>3%(w/w)DMSO extract	欧盟化妆品法规1223/2009附录Ⅱ	785	
492	二甲基亚砜提取物含量大于3%(w/w)的溶剂脱蜡处理的轻环烷(石油)馏分	Distillates(petroleum),solvent-dewaxed light naphthenic(CAS No.64742-64-9),if they contain>3%(w/w)DMSO extract	欧盟化妆品法规1223/2009附录Ⅱ	784	

| 韩国 | | | 加拿大 | | | 其他国家及地区 | | | | 《化妆品安全技术规范》修订情况 |
| | | | | | | 美国、日本 | | | | |
信息来源	序号	注释	信息来源	序号	注释	国家/地区	信息来源	序号	注释	

表2(1)化妆品禁用组分			欧盟		
序号	中文名称	英文名称	信息来源	序号	注释
493	二甲基亚砜提取物含量大于3%(w/w)的溶剂脱蜡处理的轻石蜡(石油)馏分	Distillates(petroleum),solvent-dewaxed light paraffinic(CAS No.64742-56-9),if they contain>3%(w/w)DMSO extract	欧盟化妆品法规1223/2009附录Ⅱ	780	
494	二甲基亚砜提取物含量大于3%(w/w)的溶剂精制处理的重环烷(石油)馏分	Distillates(petroleum),solvent-refined heavy naphthenic(CAS No.64741-96-4),if they contain>3%(w/w)DMSO extract	欧盟化妆品法规1223/2009附录Ⅱ	768	
495	二甲基亚砜提取物含量大于3%(w/w)的溶剂精制处理的重石蜡(石油)馏分	Distillates(petroleum),solvent-refined heavy paraffinic(CAS No.64741-88-4),if they contain>3%(w/w)DMSO extract	欧盟化妆品法规1223/2009附录Ⅱ	765	
496	二甲基亚砜提取物含量大于3%(w/w)的溶剂精制的加氢裂解轻馏分(石油)	Distillates(petroleum),solvent-refined hydrocracked light(CAS No.94733-09-2),if they contain>3%(w/w)DMSO extract	欧盟化妆品法规1223/2009附录Ⅱ	834	
497	二甲基亚砜提取物含量大于3%(w/w)的溶剂精制的加氢重馏分(石油)	Distillates(petroleum),solvent-refined hydrogenated heavy(CAS No.97488-74-9),if they contain>3%(w/w)DMSO extract	欧盟化妆品法规1223/2009附录Ⅱ	842	
498	二甲基亚砜提取物含量大于3%(w/w)的加氢的溶剂精制氢化重馏分(石油)	Distillates(petroleum),solvent-refined hydrotreated heavy,hydrogenated(CAS No.94733-08-1),if they contain>3%(w/w)DMSO extract	欧盟化妆品法规1223/2009附录Ⅱ	833	
499	二甲基亚砜提取物含量大于3%(w/w)的溶剂精制处理的轻环烷(石油)馏分	Distillates(petroleum),solvent-refined light naphthenic(CAS No.64741-97-5),if they contain>3%(w/w)DMSO extract	欧盟化妆品法规1223/2009附录Ⅱ	769	
500	二甲基亚砜提取物含量大于3%(w/w)的加氢的溶剂精制的轻环烷馏分(石油)	Distillates(petroleum),solvent-refined light naphthenic,hydrotreated(CAS No.91995-54-9),if they contain>3%(w/w)DMSO extract	欧盟化妆品法规1223/2009附录Ⅱ	814	
501	二甲基亚砜提取物含量大于3%(w/w)的溶剂精制处理的轻度石蜡(石油)馏分	Distillates(petroleum),solvent-refined light paraffinic(CAS No.64741-89-5),if they contain>3%(w/w)DMSO extract	欧盟化妆品法规1223/2009附录Ⅱ	766	
502	溶剂精制的(石油)中间馏分,除非清楚全部精炼过程并且能够证明所获得的物质不是致癌物	Distillates(petroleum),solvent-refined middle(CAS No.64741-91-9),except if the full refining history is known and it can be shown that the substance from which it is produced is not a carcinogen	欧盟化妆品法规1223/2009附录Ⅱ	868	
503	脱硫的(石油)中间馏分,除非清楚全部精炼过程并且能够证明所获得的物质不是致癌物	Distillates(petroleum),sweetened middle(CAS No.64741-86-2),except if the full refining history is known and it can be shown that the substance from which it is produced is not a carcinogen	欧盟化妆品法规1223/2009附录Ⅱ	866	
504	酸处理的重环烷馏分(石油)	Distillates(petroleum),acid-treated heavy naphthenic(CAS No.64742-18-3)	欧盟化妆品法规1223/2009附录Ⅱ	972	
505	酸处理的重链烷馏分(石油)	Distillates(petroleum),acid-treated heavy paraffinic(CAS No.64742-20-7)	欧盟化妆品法规1223/2009附录Ⅱ	974	
506	酸处理的轻环烷馏分(石油)	Distillates(petroleum),acid-treated light naphthenic(CAS No.64742-19-4)	欧盟化妆品法规1223/2009附录Ⅱ	973	
507	酸处理的轻链烷馏分(石油)	Distillates(petroleum),acid-treated light paraffinic(CAS No.67742-21-8)	欧盟化妆品法规1223/2009附录Ⅱ	975	正确的CAS号码应该为64742-21-8
508	化学中和的轻环烷馏分(石油)	Distillates(petroleum),chemically neutralized light naphthenic(CAS No.64742-03-6)	欧盟化妆品法规1223/2009附录Ⅱ	979	正确的CAS号码应该为64742-35-4

续表

韩国			加拿大			其他国家及地区				《化妆品安全技术规范》修订情况
							美国、日本			
信息来源	序号	注释	信息来源	序号	注释	国家/地区	信息来源	序号	注释	

表2(1)化妆品禁用组分				欧盟	
序号	中文名称	英文名称	信息来源	序号	注释
509	化学中和的轻链烷馏分(石油)	Distillates(petroleum),chemically neutralized light paraffinic(CAS No.64742-28-5)	欧盟化妆品法规 1223/2009附录Ⅱ	977	
510	裂解蒸汽裂解石油馏分(石油)	Distillates(petroleum),cracked steam-cracked petroleum distillates(CAS No.68477-38-3)	欧盟化妆品法规 1223/2009附录Ⅱ	916	
511	重环烷馏分(石油)	Distillates(petroleum),heavy naphthenic(CAS No.64741-53-3)	欧盟化妆品法规 1223/2009附录Ⅱ	971	
512	重链烷馏分(石油)	Distillates(petroleum),heavy paraffinic(CAS No.64741-51-1)	欧盟化妆品法规 1223/2009附录Ⅱ	969	
513	重度热裂解馏分(石油)	Distillates(petroleum),heavy thermal cracked(CAS No.64741-81-7)	欧盟化妆品法规 1223/2009附录Ⅱ	934	
514	重度催化裂解馏分(石油)	Distillates(petroleum),heavy,catalytic cracked(CAS No.64741-61-3)	欧盟化妆品法规 1223/2009附录Ⅱ	929	
515	重度蒸汽裂解馏分(石油)	Distillates(petroleum),heavy,steam-cracked(CAS No.101631-14-5)	欧盟化妆品法规 1223/2009附录Ⅱ	926	
516	加氢脱硫、轻度催化裂解的馏分(石油)	Distillates(petroleum),hydrodesulfurised light catalytic cracked(CAS No.68333-25-5)	欧盟化妆品法规 1223/2009附录Ⅱ	914	
517	加氢脱硫中度焦化馏分(石油)	Distillates(petroleum),hydrodesulfurised middle coker(CAS No.101316-59-0)	欧盟化妆品法规 1223/2009附录Ⅱ	925	
518	加氢脱硫、热裂解的中间馏分(石油)	Distillates(petroleum),hydrodesulfurised thermal cracked middle(CAS No.85116-53-6)	欧盟化妆品法规 1223/2009附录Ⅱ	918	
519	中度催化裂解及热降解的馏分(石油)	Distillates(petroleum),intermediate catalytic cracked,thermally degraded(CAS No.92201-59-7)	欧盟化妆品法规 1223/2009附录Ⅱ	964	
520	减压蒸馏的中等沸点馏分(石油)	Distillates(petroleum),intermediate vacuum(CAS No.70592-76-6)	欧盟化妆品法规 1223/2009附录Ⅱ	956	
521	轻度催化裂解的馏分(石油)	Distillates(petroleum),light catalytic cracked(CAS No.64741-59-9)	欧盟化妆品法规 1223/2009附录Ⅱ	911	
522	轻度催化裂解热降解处理的馏分(石油)	Distillates(petroleum),light catalytic cracked,thermally degraded(CAS No.92201-60-0)	欧盟化妆品法规 1223/2009附录Ⅱ	922	
523	轻度加氢裂化处理的石油馏出液	Distillates(petroleum),light hydrocracked(CAS No.64741-77-1)	欧盟化妆品法规 1223/2009附录Ⅱ	1083	
524	轻环烷馏分(石油)	Distillates(petroleum),light naphthenic(CAS No.64741-52-2)	欧盟化妆品法规 1223/2009附录Ⅱ	970	
525	轻度蒸汽裂解石脑油馏分(石油)	Distillates(petroleum),light steam-cracked naphtha(CAS No.68475-80-9)	欧盟化妆品法规 1223/2009附录Ⅱ	915	
526	轻度热裂解的馏分(石油)	Distillates(petroleum),light thermal cracked(CAS No.64741-82-8)	欧盟化妆品法规 1223/2009附录Ⅱ	913	
527	减压蒸馏的低沸点馏分(石油)	Distillates(petroleum),light vacuum(CAS No.70592-77-7)	欧盟化妆品法规 1223/2009附录Ⅱ	957	
528	石油残油减压蒸馏馏分(石油)	Distillates(petroleum),petroleum residues vacuum(CAS No.68955-36-2)	欧盟化妆品法规 1223/2009附录Ⅱ	954	正确的CAS号码应该为68955-27-1
529	减压蒸馏馏分(石油)	Distillates(petroleum),vacuum(CAS No.70592-78-8)	欧盟化妆品法规 1223/2009附录Ⅱ	958	
530	化学中和的重环烷馏分(石油)	Distillates(petroleum),chemically neutralized heavy naphthenic(CAS No.64742-34-3)	欧盟化妆品法规 1223/2009附录Ⅱ	978	

韩国			加拿大			其他国家及地区				《化妆品安全技术规范》修订情况
						美国、日本				
信息来源	序号	注释	信息来源	序号	注释	国家/地区	信息来源	序号	注释	

表2(1)化妆品禁用组分				欧盟	
序号	中文名称	英文名称	信息来源	序号	注释
531	化学中和的重链烷馏分(石油)	Distillates(petroleum), chemically neutralized heavy paraffinic(CAS No.64742-27-4)	欧盟化妆品法规1223/2009附录Ⅱ	976	
532	中度催化裂解的馏分(石油)	Distillates(petroleum), intermediate catalytic cracked(CAS No.64741-60-2)	欧盟化妆品法规1223/2009附录Ⅱ	912	
533	双硫仑;塞仑	Disulfiram〔tetraethylthiuram disulfide;bis(diethylthiocarbamyl)disulfide〕;thiram(ISO)	欧盟化妆品法规1223/2009附录Ⅱ	162	欧盟法规收录形式:Disulfiram(INN); thiram(INN)(CAS No.97-77-8/137-26-8)
534	二硫代-2,2'-双吡啶-二氧化物1,1'(添加三水合硫酸镁)(双吡硫酮+硫酸镁)	Dithio-2,2'-bispyridine-dioxide 1,1'(additive with trihydrated magnesium sulphate)-(pyrithione disulphide+magnesium sulphate)	欧盟化妆品法规1223/2009附录Ⅱ	396	欧盟法规收录形式:Dithio-2,2-bispyridine-dioxide 1,1'(additive with trihydrated magnesium sulphate)-(pyrithione disulphide+magnesium sulphate)(CAS No.43143-11-9)
535	敌草隆	Diuron(CAS No.330-54-1)	欧盟化妆品法规1223/2009附录Ⅱ	1058	
536	五氧化二钒	Divanadium pentaoxide(CAS No.1314-62-1)	欧盟化妆品法规1223/2009附录Ⅱ	1011	
537	4,6-二硝基邻甲酚	DNOC(CAS No.534-52-1)	欧盟化妆品法规1223/2009附录Ⅱ	1068	欧盟法规收录形式:DNOC(ISO)
538	十二氯五环(5.2.1.0^{2,6}.0^{3,9}.0^{5,8})癸烷	Dodecachloropentacyclo〔5.2.1.0^{2,6}.0^{3,9}.0^{5,8}〕decane(CAS No.2385-85-5)	欧盟化妆品法规1223/2009附录Ⅱ	1048	
539	多西拉敏及其盐类	Doxylamine(2-(α-(2-dimethylaminoethoxy)-α-methylbenzyl)pyridine;histadoxylamine)and its salts	欧盟化妆品法规1223/2009附录Ⅱ	176	欧盟法规收录形式:Doxylamine(INN)and its salts(CAS No.469-21-6)
540	依米丁及其盐类和衍生物	Emetine, its salts and derivatives	欧盟化妆品法规1223/2009附录Ⅱ	163	欧盟法规CAS号:483-18-1
541	麻黄碱及其盐类	Ephedrine and its salts	欧盟化妆品法规1223/2009附录Ⅱ	164	欧盟法规收录形式:Ephedrine and its salts(CAS No.299-42-3)
542	肾上腺素	Epinephrine(3,4-dihydroxy-α-methylaminomethylbenzyl alcohol;adrenaline)	欧盟化妆品法规1223/2009附录Ⅱ	14	欧盟法规收录形式:Epinephrine(INN)(CAS No.51-43-4)
543	氟环唑	Epoxiconazole(CAS No.133855-98-8)	欧盟化妆品法规1223/2009附录Ⅱ	663	欧盟法规收录形式:(2RS,3RS)-3-(2-Chlorophenyl)-2-(4-fluorophenyl)-(1H-1,2,4-triazol-1-yl)methyl)oxirane;Epoxiconazole
544	(环氧乙基)苯	(Epoxyethyl)benzene(CAS No.96-09-3)	欧盟化妆品法规1223/2009附录Ⅱ	656	欧盟法规收录形式:(Epoxyethyl)benzene(Styrene oxide)
545	骨化醇和胆骨化醇(维生素D_2和D_3)	Ergocalciferol and cholecalciferol(vitamins D_2 and D_3)	欧盟化妆品法规1223/2009附录Ⅱ	335	欧盟法规CAS号:50-14-6/67-97-0
546	毛沸石	Erionite(CAS No.12510-42-8)	欧盟化妆品法规1223/2009附录Ⅱ	761	

续表

韩国			加拿大			其他国家及地区				《化妆品安全技术规范》修订情况
							美国、日本			
信息来源	序号	注释	信息来源	序号	注释	国家/地区	信息来源	序号	注释	
化妆品安全标准等相关规定	125,651		加拿大化妆品成分清单中的禁用清单	220						
化妆品安全标准等相关规定	170		加拿大化妆品成分清单中的禁用清单	110						
化妆品安全标准等相关规定	65									
化妆品安全标准等相关规定	113									
化妆品安全标准等相关规定	209									
化妆品安全标准等相关规定	71									
化妆品安全标准等相关规定	988		加拿大化妆品成分清单中的禁用清单	221						
化妆品安全标准等相关规定	560		加拿大化妆品成分清单中的禁用清单	222						
化妆品安全标准等相关规定	595		加拿大化妆品成分清单中的禁用清单	224						
化妆品安全标准等相关规定	602		加拿大化妆品成分清单中的禁用清单	226						
										与#108为同类成分,合并后为:(2RS,3RS)-3-(2-氯苯基)-2-(4-氟苯基)-((1H-1,2,4-三吡咯-1-基)甲基)环氧乙烷(氟环唑)
化妆品安全标准等相关规定	597									
化妆品安全标准等相关规定	558		加拿大为限用物质		日均吸收量须不得超过25μg					
化妆品安全标准等相关规定	559									

表 2(1)化妆品禁用组分			欧盟	
序号	中文名称	英文名称	信息来源	序号	注释

序号	中文名称	英文名称	信息来源	序号	注释
547	毒扁豆碱(依色林)及其盐类	Eserine or physostigmine and its salts	欧盟化妆品法规1223/2009附录Ⅱ	166	欧盟法规收录形式:Eserine or physostigmine and its salts (CAS No.57-47-6)
548	带游离氨基的4-氨基苯甲酸酯类(表5中允许使用的除外)	Esters of 4-aminobenzoic acid, with the free amino group, with the exception of that given in table 5	欧盟委员会法规344/2013	167	修改后将"表6中允许使用的除外"删除。
549	乙硫异烟胺	Ethionamide(2-ethylisonicotinthioamide;α-ethylisonicotinic thioamide;2-ethyl-4-thiocarbamoylpyridine)	欧盟化妆品法规1223/2009附录Ⅱ	319	欧盟法规收录形式:Ethionamide(INN) (CAS No.536-33-4)
550	依索庚嗪及其盐类	Ethoheptazine(4-carbethoxy-1-methyl-4-phenylhexamethylenimine) and its salts	欧盟化妆品法规1223/2009附录Ⅱ	173	欧盟法规收录形式:Ethoheptazine(INN) and its salts (CAS No.77-15-6)
551	丙烯酸乙酯	Ethyl acrylate(CAS No.140-88-5)	欧盟化妆品法规1223/2009附录Ⅱ	435	欧盟法规收录条件:当用作香料组分时
552	双(4-羟基-2-氧代-1-苯并吡喃-3-基)乙酸乙酯及酸的盐类	Ethyl bis(4-hydroxy-2-oxo-1-benzopyran-3-yl)acetate and salts of the acid	欧盟化妆品法规1223/2009附录Ⅱ	204	
553	乙二醇二甲醚	Ethylene glycol dimethyl ether(CAS No.110-71-4)	欧盟化妆品法规1223/2009附录Ⅱ	1142	欧盟法规收录形式:Ethylene glycol dimethyl ether(EGDME)
554	环氧乙烷	Ethylene oxide	欧盟化妆品法规1223/2009附录Ⅱ	182	欧盟法规CAS号:75-21-8
555	苯丁酰脲	Ethylphenacemide(1-(2-phenylbutyryl)urea)	欧盟化妆品法规1223/2009附录Ⅱ	272	欧盟法规收录形式:Ethylphenacemide (pheneturide(INN)) (CAS No.90-49-3)
556	苯并(a)芘的含量大于0.005%(w/w)的褐煤提取残渣	Extract residues(coal), brown(CAS No.91697-23-3), if they contain>0.005%(w/w)benzo(a)pyrene	欧盟化妆品法规1223/2009附录Ⅱ	621	
557	苯并(a)芘的含量大于0.005%(w/w)的煤提取残渣,来自洗涤油提取残渣的酸化杂酚油	Extract residues(coal), creosote oil acid, wash oil extract residue, if it contains>0.005%(w/w)benzo(a)pyrene(CAS No.122384-77-4)	欧盟化妆品法规1223/2009附录Ⅱ	1210	
558	二甲基亚砜提取物含量大于3%(w/w)的高浓度芳烃的重环烷馏分溶剂提取液(石油)	Extracts(petroleum), heavy naphthenic distillate solvent, arom conc(CAS No.68783-00-6), if they contain>3%(w/w)DMSO extract	欧盟化妆品法规1223/2009附录Ⅱ	793	
559	二甲基亚砜提取物含量大于3%(w/w)的加氢脱硫重环烷馏分溶剂提取(石油)	Extracts(petroleum), heavy naphthenic distillate solvent, hydrodesulfurised(CAS No.93763-10-1), if they contain>3%(w/w)DMSO extract	欧盟化妆品法规1223/2009附录Ⅱ	827	
560	二甲基亚砜提取物含量大于3%(w/w)的加氢重环烷馏分溶剂提取物(石油)	Extracts(petroleum), heavy naphthenic distillate solvent, hydrotreated(CAS No.90641-07-9), if they contain>3%(w/w)DMSO extract	欧盟化妆品法规1223/2009附录Ⅱ	806	
561	二甲基亚砜提取物含量大于3%(w/w)的黏土处理的重石蜡馏分的溶剂提取物	Extracts(petroleum), heavy paraffinic distillate solvent, clay-treated(CAS No.92704-08-0), if they contain>3%(w/w)DMSO extract	欧盟化妆品法规1223/2009附录Ⅱ	825	

续表

韩国			加拿大			其他国家及地区				《化妆品安全技术规范》修订情况
							美国、日本			
信息来源	序号	注释	信息来源	序号	注释	国家/地区	信息来源	序号	注释	
化妆品安全标准等相关规定	562		加拿大化妆品成分清单中的禁用清单	227						中文名称修改为:依色林(或称毒扁豆碱)及其盐类
化妆品安全标准等相关规定	492									因从防晒剂列表中删除,故禁用组分表中的收录形式修改为:带游离氨基的4-氨基苯甲酸及其酯类
化妆品安全标准等相关规定	571		加拿大化妆品成分清单中的禁用清单	232						
化妆品安全标准等相关规定	587		加拿大化妆品成分清单中的禁用清单	233						
化妆品安全标准等相关规定	580									
化妆品安全标准等相关规定	578									
化妆品安全标准等相关规定	572									
化妆品安全标准等相关规定	574		加拿大化妆品成分清单中的禁用清单	238						
化妆品安全标准等相关规定	582		加拿大化妆品成分清单中的禁用清单	240						

表2(1)化妆品禁用组分				欧盟	
序号	中文名称	英文名称	信息来源	序号	注释
562	二甲基亚砜提取物含量大于3%(w/w)的加氢重石蜡馏分溶剂提取物(石油)	Extracts(petroleum),heavy paraffinic distillate solvent,hydrotreated(CAS No.90641-08-0),if they contain>3%(w/w)DMSO extract	欧盟化妆品法规1223/2009附录Ⅱ	807	
563	二甲基亚砜提取物含量大于3%(w/w)的重石蜡馏分溶剂脱沥青提取液(石油)	Extracts(petroleum),heavy paraffinic distillates,solvent-deasphalted(CAS No.68814-89-1),if they contain>3%(w/w)DMSO extract	欧盟化妆品法规1223/2009附录Ⅱ	795	
564	二甲基亚砜提取物含量大于3%(w/w)的加氢轻石蜡馏分溶剂提取物(石油)	Extracts(petroleum),hydrotreated light paraffinic distillate solvent(CAS No.91995-73-2),if they contain>3%(w/w)DMSO extract	欧盟化妆品法规1223/2009附录Ⅱ	815	
565	二甲基亚砜提取物含量大于3%(w/w)的加氢脱硫轻环烷馏分溶剂提取物(石油)	Extracts(petroleum),light naphthenic distillate solvent,hydrodesulfurised(CAS No.91995-75-4),if they contain>3%(w/w)DMSO extract	欧盟化妆品法规1223/2009附录Ⅱ	816	
566	二甲基亚砜提取物含量大于3%(w/w)的酸处理的轻石蜡馏出液溶剂提取物(石油)	Extracts(petroleum),light paraffinic distillate solvent,acid-treated(CAS No.91995-76-5),if they contain>3%(w/w)DMSO extract	欧盟化妆品法规1223/2009附录Ⅱ	817	
567	二甲基亚砜提取物含量大于3%(w/w)的活性炭处理的轻石蜡馏分的溶剂提取物(石油)	Extracts(petroleum),light paraffinic distillate solvent,carbon-treated(CAS No.100684-02-4),if they contain>3%(w/w)DMSO extract	欧盟化妆品法规1223/2009附录Ⅱ	856	
568	二甲基亚砜提取物含量大于3%(w/w)的黏土处理的轻石蜡馏分的溶剂提取物(石油)	Extracts(petroleum),light paraffinic distillate solvent,clay-treated(CAS No.100684-03-5),if they contain>3%(w/w)DMSO extract	欧盟化妆品法规1223/2009附录Ⅱ	857	
569	二甲基亚砜提取物含量大于3%(w/w)的加氢脱硫的轻石蜡馏出液溶剂提取物(石油)	Extracts(petroleum),light paraffinic distillate solvent,hydrodesulfurised(CAS No.91995-77-6),if they contain>3%(w/w)DMSO extract	欧盟化妆品法规1223/2009附录Ⅱ	818	
570	二甲基亚砜提取物含量大于3%(w/w)的加氢轻石蜡馏分溶剂提取物(石油)	Extracts(petroleum),light paraffinic distillate solvent,hydrotreated(CAS No.90641-09-1),if they contain>3%(w/w)DMSO extract	欧盟化妆品法规1223/2009附录Ⅱ	808	
571	二甲基亚砜提取物含量大于3%(w/w)的黏土处理的轻减压柴油溶剂提取物(石油)	Extracts(petroleum),light vacuum gas oil solvent,clay-treated(CAS No.100684-05-7),if they contain>3%(w/w)DMSO extract	欧盟化妆品法规1223/2009附录Ⅱ	859	
572	二甲基亚砜提取物含量大于3%(w/w)的加氢的轻减压瓦斯油溶剂提取物(石油)	Extracts(petroleum),light vacuum gas oil solvent,hydrotreated(CAS No.91995-79-8),if they contain>3%(w/w)DMSO extract	欧盟化妆品法规1223/2009附录Ⅱ	819	
573	二甲基亚砜提取物含量大于3%(w/w)的活性炭处理的轻减压柴油溶剂提取物(石油)	Extracts(petroleum),light vacuum,gas oil solvent,carbon-treated(CAS No.100684-04-6),if they contain>3%(w/w)DMSO extract	欧盟化妆品法规1223/2009附录Ⅱ	858	
574	二甲基亚砜提取物含量大于3%(w/w)的加氢脱硫的溶剂脱蜡重石蜡馏分溶剂提取物	Extracts(petroleum),solvent-dewaxed heavy paraffinic distillate solvent,hydrodesulfurised(CAS No.93763-11-2),if they contain>3%(w/w)DMSO extract	欧盟化妆品法规1223/2009附录Ⅱ	828	
575	二甲基亚砜提取物含量大于3%(w/w)的溶剂精制处理的重石蜡馏分溶剂提取液(石油)	Extracts(petroleum),solvent-refined heavy paraffinic distillate solvent(CAS No.68783-04-0),if they contain>3%(w/w)DMSO extract	欧盟化妆品法规1223/2009附录Ⅱ	794	
576	重环烷馏分的溶剂提取物(石油)	Extracts(petroleum),heavy naphthenic distillate solvent(CAS No.64742-11-6)	欧盟化妆品法规1223/2009附录Ⅱ	983	

续表

韩国			加拿大			其他国家及地区				《化妆品安全技术规范》修订情况
						美国、日本				
信息来源	序号	注释	信息来源	序号	注释	国家/地区	信息来源	序号	注释	

表2(1)化妆品禁用组分				欧盟	
序号	中文名称	英文名称	信息来源	序号	注释
577	重链烷馏分的溶剂提取物(石油)	Extracts(petroleum),heavy paraffinic distillate solvent(CAS No.64742-04-7)	欧盟化妆品法规1223/2009附录Ⅱ	981	
578	轻环烷馏分的溶剂提取物(石油)	Extracts(petroleum),light naphthenic distillate solvent(CAS No.64742-03-6)	欧盟化妆品法规1223/2009附录Ⅱ	980	
579	轻链烷馏分的溶剂提取物(石油)	Extracts(petroleum),light paraffinic distillate solvent(CAS No.64742-05-8)	欧盟化妆品法规1223/2009附录Ⅱ	982	
580	轻减压瓦斯油的溶剂提取物(石油)	Extracts(petroleum),light vacuum gas oil solvent(CAS No.91995-78-7)	欧盟化妆品法规1223/2009附录Ⅱ	984	
581	酚二唑	Fenadiazole(o-(1,3,4-oxadiazol-2-yl)phenol)	欧盟化妆品法规1223/2009附录Ⅱ	208	欧盟法规收录形式:Fenadiazole(INN)(CAS No.1008-65-7)
582	异嘧菌醇	Fenarimol(CAS No.60168-88-9)	欧盟化妆品法规1223/2009附录Ⅱ	1075	
583	非诺唑酮	Fenozolone(2-ethylamino-5-phenyl-2-cxazolin-4-one)	欧盟化妆品法规1223/2009附录Ⅱ	180	欧盟法规收录形式:Fenozolone(INN)(CAS No.15302-16-6)
584	丁苯吗啉	Fenpropimorph(CAS No.67564-91-4)	欧盟化妆品法规1223/2009附录Ⅱ	1181	
585	倍硫磷	Fenthion(CAS No.55-38-9)	欧盟化妆品法规1223/2009附录Ⅱ	1072	
586	薯瘟锡	Fentin acetate(CAS No.900-95-8)	欧盟化妆品法规1223/2009附录Ⅱ	1115	
587	毒菌锡	Fentin hydroxide(CAS No.76-87-9)	欧盟化妆品法规1223/2009附录Ⅱ	1099	
588	非尼拉朵	Fenyramidol(α-(2-pyridylaminomethyl)benzyl alcohol)	欧盟化妆品法规1223/2009附录Ⅱ	274	欧盟法规收录形式:Fenyramidol(INN)(CAS No.553-69-5)
589	无花果叶的纯净萃	Fig leaf absolute(Ficus carica)(CAS No.68916-52-9)	欧盟化妆品法规1223/2009附录Ⅱ	436	欧盟法规收录形式:Fig leaf absolute(Ficus carica L.);收录条件:当用作香料组分时
590	氟阿尼酮	Fluanisone(4'-fluoro-4-(4-(o-methoxyphenyl)piperazin-1-yl)butyrophenone)	欧盟化妆品法规1223/2009附录Ⅱ	187	欧盟法规收录形式:Fluanisone(INN)(CAS No.1480-19-9)
591	氟甲吡啶氧酚丙酸丁酯	Fluazifop-buty1(CAS No.69806-50-4)	欧盟化妆品法规1223/2009附录Ⅱ	739	
592	氟甲吡啶氧酚丙酸丁酯(稳杀得;吡氟乐草灵;氟草除)	Fluazifo-P-butyl(CAS No.79241-46-6)	欧盟化妆品法规1223/2009附录Ⅱ	1103	欧盟法规收录形式:Fluazifop-P-butyl(ISO)
593	氟噁嗪酮	Flumioxazin(CAS No.103361-09-07)	欧盟化妆品法规1223/2009附录Ⅱ	736	
594	氟苯乙砜	Fluoresone(ethyl p-fluorophenyl sulfone)	欧盟化妆品法规1223/2009附录Ⅱ	189	欧盟法规收录形式:Fluoresone(INN)(CAS No.2924-67-6)
595	氟尿嘧啶	Fluorouracil(5-fluorouracil)	欧盟化妆品法规1223/2009附录Ⅱ	190	欧盟法规收录形式:Fluorouracil(INN)(CAS No.51-21-8)
596	氟硅唑	Flusilazole(CAS No.85509-19-9)	欧盟化妆品法规1223/2009附录Ⅱ	740	

韩国			加拿大			其他国家及地区				《化妆品安全技术规范》修订情况
							美国、日本			
信息来源	序号	注释	信息来源	序号	注释	国家/地区	信息来源	序号	注释	
化妆品安全标准等相关规定	855		加拿大化妆品成分清单中的禁用清单	241						
化妆品安全标准等相关规定	852									
化妆品安全标准等相关规定	851		加拿大化妆品成分清单中的禁用清单	242						
化妆品安全标准等相关规定	883									
化妆品安全标准等相关规定	873									
化妆品安全标准等相关规定	878									
化妆品安全标准等相关规定	879									
化妆品安全标准等相关规定	859		加拿大化妆品成分清单中的禁用清单	243						
化妆品安全标准等相关规定	314		加拿大化妆品成分清单中的禁用清单	244						植物成分,移至2015版表2
化妆品安全标准等相关规定	915		加拿大化妆品成分清单中的禁用清单	245						
化妆品安全标准等相关规定	893									中文名称修改为:吡氟禾草灵(丁酯)
										中文名称修改为:精吡氟乐草灵
化妆品安全标准等相关规定	894									规范CAS号为:103361-09-7
化妆品安全标准等相关规定	916		加拿大化妆品成分清单中的禁用清单	246						
化妆品安全标准等相关规定	917		加拿大化妆品成分清单中的禁用清单	247						
化妆品安全标准等相关规定	914									

表2(1)化妆品禁用组分				欧盟	
序号	中文名称	英文名称	信息来源	序号	注释
597	二甲基亚砜提取物含量大于3%(w/w)的脚子油(石油)	Foots oil(petroleum)(CAS No.64742-67-2),if it contains>3%(w/w)DMSO extract	欧盟化妆品法规1223/2009附录Ⅱ	786	
598	二甲基亚砜提取物含量大于3%(w/w)的酸处理的脚子油(石油)	Foots oil(petroleum),acid-treated(CAS No.93924-31-3),if it contains>3%(w/w)DMSO extract	欧盟化妆品法规1223/2009附录Ⅱ	830	
599	二甲基亚砜提取物含量大于3%(w/w)的活性炭处理的脚子油(石油)	Foots oil(petroleum),carbon-treated(CAS No.97862-76-5),if it contains>3%(w/w)DMSO extract	欧盟化妆品法规1223/2009附录Ⅱ	848	
600	二甲基亚砜提取物含量大于3%(w/w)的黏土处理的脚子油(石油)	Foots oil(petroleum),clay-treated(CAS No.93924-32-4),if it contains>3%(w/w)DMSO extract	欧盟化妆品法规1223/2009附录Ⅱ	831	
601	二甲基亚砜提取物含量大于3%(w/w)的加氢脚子油(石油)	Foots oil(petroleum),hydrotreated(CAS No.92045-12-0),if it contains>3%(w/w)DMSO extract	欧盟化妆品法规1223/2009附录Ⅱ	820	
602	二甲基亚砜提取物含量大于3%(w/w)的硅酸处理的脚子油(石油)	Foots oil(petroleum),silicic acid-treated(CAS No.97862-77-6),if it contains>3%(w/w)DMSO extract	欧盟化妆品法规1223/2009附录Ⅱ	849	
603	甲酰胺	Formamide(CAS No.75-12-7)	欧盟化妆品法规1223/2009附录Ⅱ	744	
604	丁二烯含量大于0.1%(w/w)的燃料油,来自原油馏分	Fuel gases,crude oil distillates(CAS No.68476-29-9),if they contain>0.1%(w/w)butadiene	欧盟化妆品法规1223/2009附录Ⅱ	487	
605	6号燃料油	Fuel oil,No 6(CAS No.68553-00-4)	欧盟化妆品法规1223/2009附录Ⅱ	950	
606	4号燃料油	Fuel oil,No.4(CAS No.68476-31-3)	欧盟化妆品法规1223/2009附录Ⅱ	1088	
607	燃料油残液	Fuel oil,residual(CAS No.68476-33-5)	欧盟化妆品法规1223/2009附录Ⅱ	944	
608	高硫燃料油,来自直馏柴油残液	Fuel oil,residues-straight-run gas oils,high-sulfur(CAS No.68476-32-4)	欧盟化妆品法规1223/2009附录Ⅱ	943	
609	丁二烯含量大于0.1%(w/w)的燃料油	Fuel-gases(CAS No.68476-26-6),if they contain>0.1%(w/w)butadiene	欧盟化妆品法规1223/2009附录Ⅱ	486	
610	柴油机燃料,除非清楚全部精炼过程并且能够证明所获得的物质不是致癌物	Fuels,diesel(CAS No.68334-30-5),except if the full refining history is known and it can be shown that the substance from which it is produced is not a carcinogen	欧盟化妆品法规1223/2009附录Ⅱ	1086	
611	柴油机燃料,来自加氢裂解氢化煤的溶剂提取液	Fuels,diesel,coal solvent extn.,hydrocracked hydrogenated(CAS No.94114-59-7)	欧盟化妆品法规1223/2009附录Ⅱ	1122	
612	2号柴油机燃料	Fuels,diesel,No.2(CAS No.68476-34-6)	欧盟化妆品法规1223/2009附录Ⅱ	1089	
613	喷气飞机燃料,来自加氢裂解氢化煤的溶剂提取液	Fuels,jet aircraft,coal solvent extn.,hydrocracked hydrogenated(CAS No.94114-58-6)	欧盟化妆品法规1223/2009附录Ⅱ	1121	
614	高硫高沸点燃料油	Fues oil,heavy,high-sulfur(CAS No.92045-14-2)	欧盟化妆品法规1223/2009附录Ⅱ	962	欧盟法规表述为Fuel oil

续表

韩国			加拿大			其他国家及地区				《化妆品安全技术规范》修订情况
							美国、日本			
信息来源	序号	注释	信息来源	序号	注释	国家/地区	信息来源	序号	注释	
化妆品安全标准等相关规定	885									
										中文名称修改为:丁二烯含量大于0.1%(w/w)的可燃气,来自原油馏分
										中文名称修改为:丁二烯含量大于0.1%(w/w)的可燃气

表2(1)化妆品禁用组分				欧盟	
序号	中文名称	英文名称	信息来源	序号	注释
615	2号燃料油	Fues oil, No.2(CAS No.68476-30-2)	欧盟化妆品法规1223/2009附录Ⅱ	1087	欧盟法规表述为Fuel oil
616	呋喃	Furan(CAS No.110-00-9)	欧盟化妆品法规1223/2009附录Ⅱ	732	
617	呋喃唑酮	Furazolidone(3-(5-nitro-2-furfurylideneamino)-2-oxazolidinone)	欧盟化妆品法规1223/2009附录Ⅱ	252	欧盟法规CAS号:67-45-8
618	糠基三甲基铵盐类,例如:呋喃碘铵	Furfuryltrimethylammonium salts, e.g. furtrethonium iodide	欧盟化妆品法规1223/2009附录Ⅱ	192	
619	呋喃香豆素类(如:三甲沙林,8-甲氧基补骨脂素(花椒毒素),5-甲氧基补骨脂素(佛手柑内酯)等),天然香精中存在的正常含量除外在防晒和晒黑产品中,呋喃香豆素的含量应小于1mg/kg	Furocoumarines(e.g. Trioxysalan, 8-methoxypsoralen, 5-methoxypsoralen) except for normal content in natural essences used.In sun protection and in bronzing products, furocoumarines shall be below 1mg/kg	欧盟化妆品法规1223/2009附录Ⅱ	358	
620	加兰他敏	Galantamine(1,2,3,4,6,7,7a,11c-octahydro-9-methoxy-2-methylbenzofuro-(4,3,2-e,f,g)(2)benzazocin-2-ol)	欧盟化妆品法规1223/2009附录Ⅱ	193	欧盟法规CAS号:6357-70-0
621	戈拉碘铵	Gallamine triethiodide(1,2,3-tris (2-diethylaminoethoxy)benzene trethiodide)	欧盟化妆品法规1223/2009附录Ⅱ	329	欧盟法规CAS号:665-29-2
622	酸处理的柴油(石油),除非清楚全部精炼过程并且能够证明所获得的物质不是致癌物	Gas oils(petroleum), acid-treated(CAS No.64742-12-7), except if the full refining history is known and it can be shown that the substance from which it is produced is not a carcinogen	欧盟化妆品法规1223/2009附录Ⅱ	869	
623	化学中和的柴油(石油),除非清楚全部精炼过程并且能够证明所获得的物质不是致癌物	Gas oils(petroleum), chemically neutralised(CAS No.64742-29-6), except if the full refining history is known and it can be shown that the substance from which it is produced is not a carcinogen	欧盟化妆品法规1223/2009附录Ⅱ	872	
624	常压蒸馏的高沸点柴油(石油)	Gas oils(petroleum), heavy atmospheric(CAS No.68783-08-4)	欧盟化妆品法规1223/2009附录Ⅱ	952	
625	加氢脱硫的柴油(石油),除非清楚全部精炼过程并且能够证明所获得的物质不是致癌物	Gas oils(petroleum), hydrodesulfurised(CAS No.64742-79-6), except if the full refining history is known and it can be shown that the substance from which it is produced is not a carcinogen	欧盟化妆品法规1223/2009附录Ⅱ	876	
626	溶剂精制的柴油(石油),除非清楚全部精炼过程并且能够证明所获得的物质不是致癌物	Gas oils(petroleum), solvent-refined(CAS No.64741-90-8), except if the full refining history is known and it can be shown that the substance from which it is produced is not a carcinogen	欧盟化妆品法规1223/2009附录Ⅱ	867	
627	重度减压处理的柴油(石油)	Gas oils(petroleum), heavy, vacuum(CAS No.64741-57-7)	欧盟化妆品法规1223/2009附录Ⅱ	928	
628	加氢脱硫焦化减压蒸馏高沸点柴油(石油)	Gas oils(petroleum), hydrodesulfurised coker heavy vacuum(CAS No.85117-03-9)	欧盟化妆品法规1223/2009附录Ⅱ	959	
629	加氢脱硫减压蒸馏高沸点柴油(石油)	Gas oils(petroleum), hydrodesulfurised heavy vacuum(CAS No.64742-086-5)	欧盟化妆品法规1223/2009附录Ⅱ	937	欧盟法规CAS号:64742-86-5
630	加氢减压蒸馏的柴油(石油)	Gas oils(petroleum), hydrotreated vacuum(CAS No.64742-59-2)	欧盟化妆品法规1223/2009附录Ⅱ	935	

韩国			加拿大			其他国家及地区				《化妆品安全技术规范》修订情况
							美国、日本			
信息来源	序号	注释	信息来源	序号	注释	国家/地区	信息来源	序号	注释	
化妆品安全标准等相关规定	895									
化妆品安全标准等相关规定	58		加拿大化妆品成分清单中的禁用清单	248						
化妆品安全标准等相关规定	892									
化妆品安全标准等相关规定	891		加拿大为限用物质		晒黑产品允许使用浓度低于 1mg/kg					
化妆品安全标准等相关规定	2		加拿大化妆品成分清单中的禁用清单	250						
化妆品安全标准等相关规定	1		加拿大化妆品成分清单中的禁用清单	251						

表2(1)化妆品禁用组分			欧盟		
序号	中文名称	英文名称	信息来源	序号	注释
631	轻度减压热裂解加氢脱硫的柴油(石油)	Gas oils (petroleum), light vacuum, thermal-cracked hydrodesulfurised (CAS No.97926-59-5)	欧盟化妆品法规 1223/2009附录Ⅱ	924	
632	蒸汽裂解的柴油(石油)	Gas oils (petroleum), steam-cracked (CAS No.68527-18-4)	欧盟化妆品法规 1223/2009附录Ⅱ	917	欧盟法规表述为 steam-cracded
633	热裂解加氢脱硫处理的柴油(石油)	Gas oils (petroleum), thermal-cracked, hydrodesulfurised (CAS No.92045-29-9)	欧盟化妆品法规 1223/2009附录Ⅱ	919	
634	加氢柴油,除非清楚全部精炼过程并且能够证明所获得的物质不是致癌物	Gas oils, hydrotreated (CAS No.97862-78-7), except if the full refining history is known and it can be shown that the substance from which it is produced is not a carcinogen	欧盟化妆品法规 1223/2009附录Ⅱ	889	
635	石蜡柴油,除非清楚全部精炼过程并且能够证明所获得的物质不是致癌物	Gas oils, paraffinic (CAS No.93924-33-5), except if the full refining history is known and it can be shown that the substance from which it is produced is not a carcinogen	欧盟化妆品法规 1223/2009附录Ⅱ	884	
636	丁二烯含量大于0.1%(w/w)的采用烷基化进料的汽油(石油)	Gases (petroleum), alkylation feed (CAS No.68606-27-9), if they contain>0.1%(w/w) butadiene	欧盟化妆品法规 1223/2009附录Ⅱ	563	
637	丁二烯含量大于0.1%(w/w)的氨系统进料汽油(石油)	Gases (petroleum), amine system feed (CAS No.68477-65-6), if they contain>0.1%(w/w) butadiene	欧盟化妆品法规 1223/2009附录Ⅱ	495	
638	丁二烯含量大于0.1%(w/w)的苯单元产生的加氢脱硫的汽油(石油)尾气	Gases (petroleum), benzene unit hydrosulferised off (CAS No.68477-66-7), if they contain>0.1%(w/w) butadiene	欧盟化妆品法规 1223/2009附录Ⅱ	496	
639	丁二烯含量大于0.1%(w/w)的汽油(石油),来自苯单元加氢脱戊烷塔塔顶馏分	Gases (petroleum), benzene unit hydrotreater depentaniser overheads (CAS No.68602-82-4), if they contain>0.1%(w/w) butadiene	欧盟化妆品法规 1223/2009附录Ⅱ	558	
640	丁二烯含量大于0.1%(w/w)富氢的苯系统循环的汽油(石油)	Gases (petroleum), benzene unit recycle, hydrogen-rich (CAS No.68477-67-8), if they contain>0.1%(w/w) butadiene	欧盟化妆品法规 1223/2009附录Ⅱ	497	
641	丁二烯含量大于0.1%(w/w)的汽油(石油),来自富氢氮的调合油	Gases (petroleum), blend oil, hydrogen-nitrogen-rich (CAS No.68477-68-9), if they contain>0.1%(w/w) butadiene	欧盟化妆品法规 1223/2009附录Ⅱ	498	
642	丁二烯含量大于0.1%(w/w)的汽油(石油),丁烷分离塔塔顶馏分	Gases (petroleum), butane splitter overheads (CAS No.68477-69-0), if they contain>0.1%(w/w) butadiene	欧盟化妆品法规 1223/2009附录Ⅱ	499	
643	丁二烯含量大于0.1%(w/w)的含C1-5湿汽油(石油)	Gases (petroleum), C1-5, wet (CAS No.68602-83-5), if they contain>0.1%(w/w) Butadiene	欧盟化妆品法规 1223/2009附录Ⅱ	559	
644	丁二烯含量大于0.1%(w/w)的含C2-3汽油(石油)	Gases (petroleum), C2-3 (CAS No.68477-70-3), if they contain>0.1%(w/w) butadiene	欧盟化妆品法规 1223/2009附录Ⅱ	500	
645	丁二烯含量大于0.1%(w/w)的脱硫的C2-4汽油(石油)	Gases (petroleum), C2-4, sweetened (CAS No.68783-65-3), if they contain>0.1%(w/w) butadiene	欧盟化妆品法规 1223/2009附录Ⅱ	569	
646	丁二烯含量大于0.1%(w/w)的C2溢流汽油(石油)	Gases (petroleum), C2-return stream (CAS No.68477-84-9), if they contain>0.1%(w/w) butadiene	欧盟化妆品法规 1223/2009附录Ⅱ	513	

韩国			加拿大			其他国家及地区				《化妆品安全技术规范》修订情况
							美国、日本			
信息来源	序号	注释	信息来源	序号	注释	国家/地区	信息来源	序号	注释	

表2(1)化妆品禁用组分				欧盟	
序号	中文名称	英文名称	信息来源	序号	注释
647	丁二烯含量大于0.1%(w/w)的含C3-4汽油(石油)	Gases(petroleum),C3-4(CAS No.68131-75-9),if they contain>0.1%(w/w)butadiene	欧盟化妆品法规1223/2009附录Ⅱ	466	
648	丁二烯含量大于0.1%(w/w)富异丁烷的含C3-4的汽油(石油)	Gases(petroleum),C3-4,isobutane-rich(CAS No.68477-33-8),if they contain>0.1%(w/w)butadiene	欧盟化妆品法规1223/2009附录Ⅱ	493	
649	丁二烯含量大于0.1%(w/w)的烯烃-烷烃烷基化进料的C3-5汽油(石油)	Gases(petroleum),C3-5 olefinic-paraffinic alkylation feed(CAS No.68477-83-8),if they contain>0.1%(w/w)butadiene	欧盟化妆品法规1223/2009附录Ⅱ	512	
650	丁二烯含量大于0.1%(w/w)的富C4汽油(石油)	Gases(petroleum),C4-rich(CAS No.68477-85-0),if they contain>0.1%(w/w)butadiene	欧盟化妆品法规1223/2009附录Ⅱ	514	
651	丁二烯含量大于0.1%(w/w)的C6-8催化重整的汽油(石油)	Gases(petroleum),C6-8 catalytic reformer(CAS No.68477-81-6),if they contain>0.1%(w/w)butadiene	欧盟化妆品法规1223/2009附录Ⅱ	510	
652	丁二烯含量大于0.1%(w/w)的C6-8催化重整循环的汽油(石油)	Gases(petroleum),C6-8 catalytic reformer recycle(CAS No.68477-80-5),if they contain>0.1%(w/w)butadiene	欧盟化妆品法规1223/2009附录Ⅱ	509	
653	丁二烯含量大于0.1%(w/w)的催化重整循环的富氢C6-8汽油(石油)	Gases(petroleum),C6-8 catalytic reformer recycle,hydrogen-rich(CAS No.68477-82-7),if they contain>0.1%(w/w)butadiene	欧盟化妆品法规1223/2009附录Ⅱ	511	
654	丁二烯含量大于0.1%(w/w)的汽油(石油),来自催化裂解石脑油脱丁烷塔	Gases(petroleum),catalytic cracked naphtha debutanizer(CAS No.68952-76-1),if they contain>0.1%(w/w)butadiene	欧盟化妆品法规1223/2009附录Ⅱ	589	
655	丁二烯含量大于0.1%(w/w)的富C3无酸汽油(石油),来自催化裂解石脑油脱丙烷塔塔顶馏分	Gases(petroleum),catalytic cracked naphtha depropaniser overhead,C3-rich acid-free(CAS No.68477-73-6),if they contain>0.1%(w/w)butadiene	欧盟化妆品法规1223/2009附录Ⅱ	503	
656	丁二烯含量大于0.1%(w/w)的汽油(石油),来自催化裂解塔顶馏分	Gases(petroleum),catalytic cracked overheads(CAS No.68409-99-4),if they contain>0.1%(w/w)butadiene	欧盟化妆品法规1223/2009附录Ⅱ	481	
657	丁二烯含量大于0.1%(w/w)的催化裂解汽油(石油)	Gases(petroleum),catalytic cracker(CAS No.68477-74-7),if they contain>0.1%(w/w)butadiene	欧盟化妆品法规1223/2009附录Ⅱ	504	
658	丁二烯含量大于0.1%(w/w)的富C1-5催化裂解汽油(石油)	Gases(petroleum),catalytic cracker,C1-5-rich(CAS No.68477-75-8),if they contain>0.1%(w/w)butadiene	欧盟化妆品法规1223/2009附录Ⅱ	505	
659	丁二烯含量大于0.1%(w/w)的催化裂解汽油(石油)	Gases(petroleum),catalytic cracking(CAS No.68783-64-2),if they contain>0.1%(w/w)butadiene	欧盟化妆品法规1223/2009附录Ⅱ	568	
660	丁二烯含量大于0.1%(w/w)的富C2-4汽油(石油),来自催化聚合石脑油稳定塔塔顶馏分	Gases(petroleum),catalytic polymd naphtha stabiliser overhead,C2-4-rich(CAS No.68477-76-9),if they contain>0.1%(w/w)butadiene	欧盟化妆品法规1223/2009附录Ⅱ	506	
661	丁二烯含量大于0.1%(w/w)的汽油(石油),来自催化重整石脑油汽提塔塔顶馏分	Gases(petroleum),catalytic reformed naphtha stripper overheads(CAS No.68477-77-0),if they contain>0.1%(w/w)butadiene	欧盟化妆品法规1223/2009附录Ⅱ	507	

续表

韩国			加拿大			其他国家及地区				《化妆品安全技术规范》修订情况
						美国、日本				
信息来源	序号	注释	信息来源	序号	注释	国家/地区	信息来源	序号	注释	

表2(1)化妆品禁用组分			欧盟	
序号	中文名称	英文名称	信息来源	序号	注释
662	丁二烯含量大于0.1%(w/w)的汽油(石油),来自催化重整直馏石脑油稳定塔塔顶馏分	Gases(petroleum),catalytic reformed straight-run naphtha stabiliser overheads(CAS No.68513-14-4), if they contain>0.1%(w/w)butadiene	欧盟化妆品法规1223/2009附录Ⅱ	546	
663	丁二烯含量大于0.1%(w/w)的催化重整的富C1-4汽油(石油)	Gases(petroleum),catalytic reformer,C1-4-rich (CAS No.68477-79-2),if they contain>0.1%(w/w) butadiene	欧盟化妆品法规1223/2009附录Ⅱ	508	
664	丁二烯含量大于0.1%(w/w)的富C4无酸汽油(石油),来自催化裂解柴油脱丙烷塔底物	Gases(petroleum),catalytic-cracked gas oil depropaniser bottoms,C4-rich acid-free(CAS No.68477-71-4),if they contain>0.1%(w/w) butadiene	欧盟化妆品法规1223/2009附录Ⅱ	501	
665	丁二烯含量大于0.1%(w/w)的富C3-5汽油(石油),来自催化裂解石脑油脱丁烷塔底物	Gases(petroleum),catalytic-cracked naphtha debutaniser bottoms,C3-5-rich(CAS No.68477-72-5),if they contain>0.1%(w/w)butadiene	欧盟化妆品法规1223/2009附录Ⅱ	502	
666	丁二烯含量大于0.1%(w/w)的原油蒸馏及催化裂解的汽油(石油)	Gases(petroleum),crude distn and catalytic cracking (CAS No.68989-88-8),if they contain>0.1%(w/w) butadiene	欧盟化妆品法规1223/2009附录Ⅱ	598	
667	丁二烯含量大于0.1%(w/w)的汽油(石油),来自原油分馏尾气	Gases(petroleum),crude oil fractionation off (CAS No.68918-99-0),if they contain>0.1%(w/w) butadiene	欧盟化妆品法规1223/2009附录Ⅱ	574	
668	丁二烯含量大于0.1%(w/w)的汽油(石油),来自脱乙烷塔塔顶馏分	Gases(petroleum),deethaniser overheads(CAS No.68477-86-1),if they contain>0.1%(w/w) butadiene	欧盟化妆品法规1223/2009附录Ⅱ	515	
669	丁二烯含量大于0.1%(w/w)的汽油(石油),来自脱己烷尾气	Gases(petroleum),dehexaniser off(CAS No.68919-00-6),if they contain>0.1%(w/w)butadiene	欧盟化妆品法规1223/2009附录Ⅱ	575	
670	丁二烯含量大于0.1%(w/w)的汽油(石油),来自脱异丁烷塔塔顶馏分	Gases(petroleum),deisobutaniser tower overheads (CAS No.68477-87-2),if they contain>0.1%(w/w) butadiene	欧盟化妆品法规1223/2009附录Ⅱ	516	
671	丁二烯含量大于0.1%(w/w)的汽油,来自脱丙烷油脚分馏塔尾气	Gases(petroleum),depropaniser bottoms fractionation off(CAS No.68606-34-8),if they contain>0.1%(w/w)butadiene	欧盟化妆品法规1223/2009附录Ⅱ	564	
672	丁二烯含量大于0.1%(w/w)的富丙烯汽油(石油),来自脱丙烷干塔	Gases(petroleum),depropaniser dry,propene-rich (CAS No.68477-90-7),if they contain>0.1%(w/w) butadiene	欧盟化妆品法规1223/2009附录Ⅱ	517	
673	丁二烯含量大于0.1%(w/w)的汽油(石油),来自脱丙烷塔塔顶馏分	Gases(petroleum),depropaniser overheads(CAS No.68477-91-8),if they contain>0.1%(w/w) butadiene	欧盟化妆品法规1223/2009附录Ⅱ	518	
674	丁二烯含量大于0.1%(w/w)的汽油,来自加氢精制脱硫汽提塔馏分尾气	Gases(petroleum),distillate uniliner desulfurisation stripper off(CAS No.68919-01-7),if they contain>0.1%(w/w)butadiene	欧盟化妆品法规1223/2009附录Ⅱ	576	
675	丁二烯含量大于0.1%(w/w)的干酸汽油(石油)尾气,来自汽油浓缩单元	Gases(petroleum),dry sour,gas-concn-unit-off (CAS No.68477-92-9),if they contain>0.1%(w/w) butadiene	欧盟化妆品法规1223/2009附录Ⅱ	519	
676	丁二烯含量大于0.1%(w/w)的汽油(石油),来自流化催化裂解分馏塔尾气	Gases(petroleum),fluidised catalytic cracker fractionation off(CAS No.68919-02-8)if they contain>0.1%(w/w)butadiene	欧盟化妆品法规1223/2009附录Ⅱ	577	

续表

韩国			加拿大			其他国家及地区				《化妆品安全技术规范》修订情况
						美国、日本				
信息来源	序号	注释	信息来源	序号	注释	国家/地区	信息来源	序号	注释	

表2(1)化妆品禁用组分				欧盟	
序号	中文名称	英文名称	信息来源	序号	注释
677	丁二烯含量大于0.1%(w/w)的汽油(石油),来自流化催化裂解洗气二级吸收塔尾气	Gases(petroleum),fluidised catalytic cracker scrubbing secondary absorber off(CAS No.68919-03-9),if they contain>0.1%(w/w)butadiene	欧盟化妆品法规1223/2009附录Ⅱ	578	
678	丁二烯含量大于0.1%(w/w)的汽油(石油),来自流化催化裂解分流塔塔顶馏分	Gases(petroleum),fluidised catalytic cracker splitter overheads(CAS No.68919-20-0),if they contain>0.1%(w/w)butadiene	欧盟化妆品法规1223/2009附录Ⅱ	588	
679	丁二烯含量大于0.1%(w/w)的汽油(石油),来自全程馏分的直馏石脑油脱己烷塔尾气	Gases(petroleum),full-range straight-run naphtha dehexaniser off(CAS No.68513-15-5),if they contain>0.1%(w/w)butadiene	欧盟化妆品法规1223/2009附录Ⅱ	547	
680	丁二烯含量大于0.1%(w/w)的经汽油浓缩再吸收塔蒸馏的汽油(石油)	Gases(petroleum),gas concn reabsorber distn(CAS No.68477-93-0),if they contain>0.1%(w/w)butadiene	欧盟化妆品法规1223/2009附录Ⅱ	520	
681	丁二烯含量大于0.1%(w/w)的汽油(石油),来自二乙醇胺洗涤塔尾气的柴油	Gases(petroleum),gas oil diethanolamine scrubber off(CAS No.92045-15-3),if they contain>0.1%(w/w)butadiene	欧盟化妆品法规1223/2009附录Ⅱ	601	
682	丁二烯含量大于0.1%(w/w)的汽油(石油),来自加氢脱硫的柴油流出液	Gases(petroleum),gas oil hydrodesulfurisation effluent(CAS No.92045-16-4),if they contain>0.1%(w/w)butadiene	欧盟化妆品法规1223/2009附录Ⅱ	602	
683	丁二烯含量大于0.1%(w/w)的汽油(石油),来自加氢脱硫清洗的柴油	Gases(petroleum),gas oil hydrodesulfurisation purge(CAS No.92045-17-5),if they contain>0.1%(w/w)butadiene	欧盟化妆品法规1223/2009附录Ⅱ	603	
684	丁二烯含量大于0.1%(w/w)的汽油(石油),来自汽油回收工厂脱丙烷塔塔顶馏分	Gases(petroleum),gas recovery plant depropaniser overheads(CAS No.68477-94-1),if they contain>0.1%(w/w)butadiene	欧盟化妆品法规1223/2009附录Ⅱ	521	
685	丁二烯含量大于0.1%(w/w)的经Girbatol单元进料处理的汽油(石油)	Gases(petroleum),Girbatol unit feed(CAS No.68477-95-2),if they contain>0.1%(w/w)butadiene	欧盟化妆品法规1223/2009附录Ⅱ	522	
686	丁二烯含量大于0.1%(w/w)的汽油(石油),来自加氢脱硫汽提塔重馏分尾气	Gases(petroleum),heavy distillate hydrotreater desulfurisation stripper off(CAS No.68919-04-0),if they contain>0.1%(w/w)butadiene	欧盟化妆品法规1223/2009附录Ⅱ	579	
687	丁二烯含量大于0.1%(w/w)的富碳氢汽油(石油),来自加氢裂解脱丙烷塔尾气	Gases(petroleum),hydrocracking depropaniser off,hydrocarbon-rich(CAS No.68513-16-6),if they contain>0.1%(w/w)butadiene	欧盟化妆品法规1223/2009附录Ⅱ	548	
688	丁二烯含量大于0.1%(w/w)的汽油(石油),来自加氢裂解低压分离塔	Gases(petroleum),hydrocracking low-pressure separator(CAS No.68783-06-2),if they contain>0.1%(w/w)butadiene	欧盟化妆品法规1223/2009附录Ⅱ	566	
689	丁二烯含量大于0.1%(w/w)的汽油(石油)尾气,来自氢吸收塔	Gases(petroleum),hydrogen absorber off(CAS No.68477-96-3),if they contain>0.1%(w/w)butadiene	欧盟化妆品法规1223/2009附录Ⅱ	523	
690	丁二烯含量大于0.1%(w/w)的汽油(石油),来自加氢流出液闪蒸槽尾气	Gases(petroleum),hydrogenator effluent flash drum off(CAS No.92045-18-6),if they contain>0.1%(w/w)butadiene	欧盟化妆品法规1223/2009附录Ⅱ	604	
691	丁二烯含量大于0.1%(w/w)的富氢汽油(石油)	Gases(petroleum),hydrogen-rich(CAS No.68477-97-4),if they contain>0.1%(w/w)butadiene	欧盟化妆品法规1223/2009附录Ⅱ	524	

韩国			加拿大			其他国家及地区				《化妆品安全技术规范》修订情况
							美国、日本			
信息来源	序号	注释	信息来源	序号	注释	国家/地区	信息来源	序号	注释	

表2(1)化妆品禁用组分				欧盟	
序号	中文名称	英文名称	信息来源	序号	注释
692	丁二烯含量大于0.1%(w/w)的汽油(石油),来自加氢酸化煤油脱戊烷稳定塔的尾气	Gases(petroleum),hydrotreated sour kerosine depentaniser stabiliser off(CAS No.68911-58-0),if they contain>0.1%(w/w)butadiene	欧盟化妆品法规1223/2009附录Ⅱ	572	
693	丁二烯含量大于0.1%(w/w)的汽油(石油),来自加氢酸化煤油闪蒸槽	Gases(petroleum),hydrotreated sour kerosine flash drum(CAS No.68911-59-1),if they contain>0.1%(w/w)butadiene	欧盟化妆品法规1223/2009附录Ⅱ	573	
694	丁二烯含量大于0.1%(w/w)的富氢-氮汽油(石油),来自循环加氢调和油	Gases(petroleum),hydrotreater blend oil recycle,hydrogen-nitrogen-rich(CAS No.68477-98-5),if they contain>0.1%(w/w)butadiene	欧盟化妆品法规1223/2009附录Ⅱ	525	
695	丁二烯含量大于0.1%(w/w)的无硫化氢富C4汽油(石油),来自异构化石脑油分馏塔	Gases(petroleum),isomerised naphtha fractionator,C4-rich,hydrogen sulfide-free(CAS No.68477-99-6),if they contain>0.1%(w/w)butadiene	欧盟化妆品法规1223/2009附录Ⅱ	526	
696	丁二烯含量大于0.1%(w/w)的轻蒸汽裂浓丁二烯的汽油(石油)	Gases(petroleum),light steam-cracked,butadiene conc(CAS No.68955-28-2),if they contain>0.1%(w/w)butadiene	欧盟化妆品法规1223/2009附录Ⅱ	595	
697	丁二烯含量大于0.1%(w/w)的汽油(石油),来自轻直馏汽油分馏稳定塔尾气	Gases(petroleum),light straight run gasoline fractionation stabiliser off(CAS No.68919-05-1),if they contain>0.1%(w/w)butadiene	欧盟化妆品法规1223/2009附录Ⅱ	580	
698	丁二烯含量大于0.1%(w/w)的汽油(石油),来自轻直馏石脑油稳定塔尾气	Gases(petroleum),light straight-run naphtha stabiliser off(CAS No.68513-17-7),if they contain>0.1%(w/w)butadiene	欧盟化妆品法规1223/2009附录Ⅱ	549	
699	丁二烯含量大于0.1%(w/w)的汽油(石油),来自石脑油蒸汽裂解的高压残液	Gases(petroleum),naphtha steam cracking high-pressure residual(CAS No.92045-19-7),if they contain>0.1%(w/w)butadiene	欧盟化妆品法规1223/2009附录Ⅱ	605	
700	丁二烯含量大于0.1%(w/w)的汽油(石油),来自石脑油精制加氢脱硫汽提塔尾气	Gases(petroleum),naphtha unifiner desulfurisation stripper off(CAS No.68919-06-2),if they contain>0.1%(w/w)butadiene	欧盟化妆品法规1223/2009附录Ⅱ	581	
701	丁二烯含量大于0.1%(w/w)的汽油(石油),来自炼油厂汽油蒸馏尾气	Gases(petroleum),oil refinery gas distn off(CAS No.68527-15-1),if they contain>0.1%(w/w)butadiene	欧盟化妆品法规1223/2009附录Ⅱ	555	
702	丁二烯含量大于0.1%(w/w)的汽油(石油),来自铂重整产品分离塔尾气	Gases(petroleum),platformer products separator off(CAS No.68814-90-4),if they contain>0.1%(w/w)butadiene	欧盟化妆品法规1223/2009附录Ⅱ	571	
703	丁二烯含量大于0.1%(w/w)的汽油(石油),来自轻馏分分馏的铂重整稳定塔尾气	Gases(petroleum),platformer stabiliser off,light ends fractionation(CAS No.68919-07-3),if they contain>0.1%(w/w)butadiene	欧盟化妆品法规1223/2009附录Ⅱ	582	
704	丁二烯含量大于0.1%(w/w)的汽油(石油),来自原油蒸馏的预闪蒸塔尾气	Gases(petroleum),preflash tower off,crude distn(CAS No.68919-08-4),if they contain>0.1%(w/w)butadiene	欧盟化妆品法规1223/2009附录Ⅱ	583	
705	丁二烯含量大于0.1%(w/w)的循环处理的富氢汽油(石油)	Gases(petroleum),recycle,hydrogen-rich(CAS No.68478-00-2),if they contain>0.1%(w/w)butadiene	欧盟化妆品法规1223/2009附录Ⅱ	527	
706	丁二烯含量大于0.1%(w/w)的炼油厂汽油(石油)	Gases(petroleum),refinery(CAS No.68814-67-5),if they contain>0.1%(w/w)butadiene	欧盟化妆品法规1223/2009附录Ⅱ	570	

续表

韩国			加拿大			其他国家及地区				《化妆品安全技术规范》修订情况
						美国、日本				
信息来源	序号	注释	信息来源	序号	注释	国家/地区	信息来源	序号	注释	

表2(1)化妆品禁用组分				欧盟	
序号	中文名称	英文名称	信息来源	序号	注释
707	丁二烯含量大于0.1%(w/w)的汽油(石油),来自精炼厂的调合油	Gases(petroleum),refinery blend(CAS No.68783-07-3),if they contain>0.1%(w/w)butadiene	欧盟化妆品法规1223/2009附录Ⅱ	567	
708	丁二烯含量大于0.1%(w/w)的汽油(石油),来自重整流出液高压闪蒸槽尾气	Gases(petroleum),reformer effluent high-pressure flash drum off(CAS No.68513-18-8),if they contain>0.1%(w/w)butadiene	欧盟化妆品法规1223/2009附录Ⅱ	550	
709	丁二烯含量大于0.1%(w/w)的汽油(石油),来自重整流出液低压闪蒸槽尾气	Gases(petroleum),reformer effluent low-pressure flash drum off(CAS No.68513-19-9),if they contain>0.1%(w/w)butadiene	欧盟化妆品法规1223/2009附录Ⅱ	551	
710	丁二烯含量大于0.1%(w/w)的重整补偿的富氢汽油(石油)	Gases(petroleum),reformer make-up,hydrogen-rich(CAS No.68478-01-3),if they contain>0.1%(w/w)butadiene	欧盟化妆品法规1223/2009附录Ⅱ	528	
711	丁二烯含量大于0.1%(w/w)的重整加氢汽油(石油)	Gases(petroleum),reforming hydrotreater(CAS No.68478-02-4),if they contain>0.1%(w/w)butadiene	欧盟化妆品法规1223/2009附录Ⅱ	529	
712	丁二烯含量大于0.1%(w/w)的富氢汽油(石油),来自补偿重整加氢塔	Gases(petroleum),reforming hydrotreater make-up,hydrogen-rich(CAS No.68478-04-6),if they contain>0.1%(w/w)butadiene	欧盟化妆品法规1223/2009附录Ⅱ	531	
713	丁二烯含量大于0.1%(w/w)的富氢-甲烷汽油(石油),来自重整加氢塔	Gases(petroleum),reforming hydrotreater,hydrogen-methane-rich(CAS No.68478-03-5),if they contain>0.1%(w/w)butadiene	欧盟化妆品法规1223/2009附录Ⅱ	530	
714	丁二烯含量大于0.1%(w/w)的汽油(石油),来自残渣减粘轻度裂解尾气	Gases(petroleum),residue visbreaking off(CAS No.92045-20-0),if they contain>0.1%(w/w)butadiene	欧盟化妆品法规1223/2009附录Ⅱ	606	
715	丁二烯含量大于0.1%(w/w)的汽油(石油),来自流化催化裂解塔顶馏出物分馏塔的二级吸收塔尾气	Gases(petroleum),secondary absorber off,fluidised catalytic cracker overheads fractionator(CAS No.68602-84-6),if they contain>0.1%(w/w)butadiene	欧盟化妆品法规1223/2009附录Ⅱ	560	
716	丁二烯含量大于0.1%(w/w)的汽油(石油),来自流化催化裂解及柴油脱硫塔顶馏分分馏的海绵吸收塔尾气	Gases(petroleum),sponge absorber off,fluidised catalytic cracker and gas oil desulfuriser overhead fractionation(CAS No.68955-33-9),if they contain>0.1%(w/w)butadiene	欧盟化妆品法规1223/2009附录Ⅱ	596	
717	丁二烯含量大于0.1%(w/w)的蒸汽裂解富C3汽油(石油)	Gases(petroleum),steam-cracker C3-rich(CAS No.92045-22-2),if they contain>0.1%(w/w)butadiene	欧盟化妆品法规1223/2009附录Ⅱ	607	
718	丁二烯含量大于0.1%(w/w)的汽油(石油),来自直馏石脑油催化重整稳定塔塔顶馏分	Gases(petroleum),straight-run naphtha catalytic reformer stabiliser overhead(CAS No.68955-34-0),if they contain>0.1%(w/w)butadiene	欧盟化妆品法规1223/2009附录Ⅱ	597	
719	丁二烯含量大于0.1%(w/w)的汽油(石油),来自直馏石脑油催化重整尾气	Gases(petroleum),straight-run naphtha catalytic reforming off(CAS No.68919-09-5),if they contain>0.1%(w/w)butadiene	欧盟化妆品法规1223/2009附录Ⅱ	584	
720	丁二烯含量大于0.1%(w/w)的汽油(石油),直馏稳定塔尾气	Gases(petroleum),straight-run stabiliser off(CAS No.68919-10-8),if they contain>0.1%(w/w)butadiene	欧盟化妆品法规1223/2009附录Ⅱ	585	
721	丁二烯含量大于0.1%(w/w)的来自焦油汽提塔尾气的汽油(石油)	Gases(petroleum),tar stripper off(CAS No.68919-11-9),if they contain>0.1%(w/w)butadiene	欧盟化妆品法规1223/2009附录Ⅱ	586	

续表

韩国			加拿大			其他国家及地区				《化妆品安全技术规范》修订情况
							美国、日本			
信息来源	序号	注释	信息来源	序号	注释	国家/地区	信息来源	序号	注释	

表2(1)化妆品禁用组分				欧盟	
序号	中文名称	英文名称	信息来源	序号	注释
722	丁二烯含量大于0.1%(w/w)的热裂解蒸馏汽油(石油)	Gases(petroleum),thermal cracking distn(CAS No.68478-05-7),if they contain>0.1%(w/w) butadiene	欧盟化妆品法规1223/2009附录Ⅱ	532	
723	丁二烯含量大于0.1%(w/w)的来自加氢精制汽提塔尾气的汽油(石油)	Gases(petroleum),unifiner stripper off(CAS No.68919-12-0),if they contain>0.1%(w/w) butadiene	欧盟化妆品法规1223/2009附录Ⅱ	587	
724	糖皮质激素类	Glucocorticoids	欧盟化妆品法规1223/2009附录Ⅱ	300	
725	格鲁米特及盐类	Glutethimide(2-ethyl-2-phenylglutarimide)and its salts	欧盟化妆品法规1223/2009附录Ⅱ	181	欧盟法规CAS号:77-21-4
726	格列环脲	Glycyclamide(1-cyclohexyl-3-(p-toluenesulfonyl) urea)	欧盟化妆品法规1223/2009附录Ⅱ	100	欧盟法规CAS号:664-95-9
727	金盐类	Gold salts	欧盟化妆品法规1223/2009附录Ⅱ	296	
728	愈创甘油醚	Guaifenesin(3-(0-methoxyphenoxy)-1, 2-propanediol;glyceryl guaiacolate)	欧盟化妆品法规1223/2009附录Ⅱ	230	欧盟法规CAS号:93-14-1
729	胍乙啶及盐类	Guanethidine(1-(2-(1-azacyclooctyl)ethyl) guanidine)and its salts	欧盟化妆品法规1223/2009附录Ⅱ	259	
730	氟哌啶醇	Haloperidol(4-(4-(p-chlorophenyl)-4- hydroxypiperidino)-4'-fluorobutyrophenone)	欧盟化妆品法规1223/2009附录Ⅱ	185	欧盟法规CAS号:52-86-8
731	七氯	Heptachlor(CAS No.76-44-8)	欧盟化妆品法规1223/2009附录Ⅱ	1098	
732	七氯—环氧化物	Heptachlor-epoxide(CAS No.1024-57-3)	欧盟化妆品法规1223/2009附录Ⅱ	994	
733	六氯苯	Hexachlorobenzene(CAS No.118-74-1)	欧盟化妆品法规1223/2009附录Ⅱ	652	
734	六氯乙烷	Hexachloroethane	欧盟化妆品法规1223/2009附录Ⅱ	197	欧盟法规CAS号:67-72-1
735	四磷酸六乙基酯	Hexaethyl tetraphosphate	欧盟化妆品法规1223/2009附录Ⅱ	316	欧盟法规CAS号:757-58-4
736	六氢化香豆素	Hexahydrocoumarin(CAS No.700-82-3)	欧盟化妆品法规1223/2009附录Ⅱ	1135	当用作香料成分时,为禁用物质
737	六氢化环戊(c)吡咯-1-(1H)-铵N-乙氧基羰基-N-(聚砜基)氮烷化物	Hexahydrocyclopenta(c)pyrrole-(1H)-ammorium N-ethoxycarbonyl-N-(polylsulfonyl)azanide(EC No418-350-1)	欧盟化妆品法规1223/2009附录Ⅱ	1066	欧盟收录的物质名称为Hexahydrocyclopenta(c)pyrrole-1-(1H)-ammonium N-ethoxycarbonyl-N-(p-tolylsulfonyl)azanide
738	六甲基磷酸-三酰胺	Hexamethylphosphoric-triamide(CAS No.680-31-9)	欧盟化妆品法规1223/2009附录Ⅱ	748	

续表

韩国			加拿大			其他国家及地区				《化妆品安全技术规范》修订情况
							美国、日本			
信息来源	序号	注释	信息来源	序号	注释	国家/地区	信息来源	序号	注释	
化妆品安全标准等相关规定	6		加拿大化妆品成分清单中的禁用清单	252;425		日本		3	雌二醇,雌酮或乙炔雌二醇以外的激素及其衍生物 Hormones and its derivatives other than estradiol estrone and ethynylestradiol	中文名称修改为:糖皮质激素类(皮质类固醇)
化妆品安全标准等相关规定	7		加拿大化妆品成分清单中的禁用清单	253;254						
化妆品安全标准等相关规定	8		加拿大化妆品成分清单中的禁用清单	255						
化妆品安全标准等相关规定	9		加拿大化妆品成分清单中的禁用清单	256						
化妆品安全标准等相关规定	5		加拿大化妆品成分清单中的禁用清单	257						
化妆品安全标准等相关规定	4		加拿大化妆品成分清单中的禁用清单	258						
化妆品安全标准等相关规定	986		加拿大化妆品成分清单中的禁用清单	259						
化妆品安全标准等相关规定	1008									
化妆品安全标准等相关规定	1007									
化妆品安全标准等相关规定	992									
化妆品安全标准等相关规定	995		加拿大化妆品成分清单中的禁用清单	262						
化妆品安全标准等相关规定	991		加拿大化妆品成分清单中的禁用清单	264						
化妆品安全标准等相关规定	1000									
化妆品安全标准等相关规定	999									
化妆品安全标准等相关规定	990									

表2(1)化妆品禁用组分				欧盟	
序号	中文名称	英文名称	信息来源	序号	注释
739	2-己酮	Hexan-2-one（CAS No.591-78-6）	欧盟化妆品法规1223/2009附录Ⅱ	1074	
740	己烷	Hexane（CAS No.110-54-3）	欧盟化妆品法规1223/2009附录Ⅱ	999	
741	己丙氨酯	Hexapropymate［1-(2-propynyl)cyclohexanol carbamate］	欧盟化妆品法规1223/2009附录Ⅱ	115	欧盟法规CAS号:358-52-1
742	北美黄连碱和北美黄连次碱以及它们的盐类	Hydrastine, hydrastinine and their salts	欧盟化妆品法规1223/2009附录Ⅱ	199	
743	酰肼类及其盐类	Hydrazides and their salts	欧盟化妆品法规1223/2009附录Ⅱ	200	
744	肼,肼的衍生物以及它们的盐类	Hydrazine, its derivatives and their salts	欧盟化妆品法规1223/2009附录Ⅱ	201	
745	氢化松香基醇	Hydroabietyl alcohol（CAS No.13393-93-6）	欧盟化妆品法规1223/2009附录Ⅱ	440	欧盟法规收录条件:当用作香料成分时,为禁用物质
746	富含芳烃的C26-55碳氢化合物	Hydrocarbons C26-55, arom.Rich（CAS No.97722-04-8）	欧盟化妆品法规1223/2009附录Ⅱ	985	
747	来自溶剂萃取的轻环烷烃C11-17碳氢化合物,除非清楚全部精炼过程并且能够证明所获得的物质不是致癌物	Hydrocarbons, C11-17, solvent-extd light naphthenic（CAS No.97722-08-2）,except if the full refining history is known and it can be shown that the substance from which it is produced is not a carcinogen	欧盟化妆品法规1223/2009附录Ⅱ	888	
748	来自加氢石蜡轻馏分的C12-20碳氢化合物,除非清楚全部精炼过程并且能够证明所获得的物质不是致癌物	Hydrocarbons, C12-20, hydrotreated paraffinic, distn lights（CAS No.97675-86-0）,except if the full refining history is known and it can be shown that the substance from which it is produced is not a carcinogen	欧盟化妆品法规1223/2009附录Ⅱ	887	
749	丁二烯含量大于0.1%(w/w)的C1-3碳氢化合物	Hydrocarbons, C1-3（CAS No.68527-16-2）,if they contain>0.1%（w/w）butadiene	欧盟化妆品法规1223/2009附录Ⅱ	556	
750	二甲基亚砜提取物含量大于3%(w/w)的C13-27碳氢化合物,来自溶剂提取的轻环烷	Hydrocarbons, C13-27, solvent-extd light naphthenic（CAS No.97722-09-3）,if they contain>3%（w/w）DMSO extract	欧盟化妆品法规1223/2009附录Ⅱ	846	
751	二甲基亚砜提取物含量大于3%(w/w)的C13-30碳氢化合物,来自富芳烃的溶剂提取的环烷馏分	Hydrocarbons, C13-30, arom-rich, solvent-extd naphthenic distillate（CAS No.95371-04-3）,if they contain>3%（w/w）DMSO extract	欧盟化妆品法规1223/2009附录Ⅱ	837	
752	丁二烯含量大于0.1%(w/w)的C1-4碳氢化合物	Hydrocarbons, C1-4（CAS No.68514-31-8）,if they contain>0.1%（w/w）butadiene	欧盟化妆品法规1223/2009附录Ⅱ	553	
753	丁二烯含量大于0.1%(w/w)的脱丁烷馏分C1-4碳氢化合物	Hydrocarbons, C1-4, debutanizer fraction（CAS No.68527-19-5）,if they contain>0.1%（w/w）butadiene	欧盟化妆品法规1223/2009附录Ⅱ	557	
754	丁二烯含量大于0.1%(w/w)的脱硫C1-4碳氢化合物	Hydrocarbons, C1-4, sweetened（CAS No.68514-36-3）,if they contain>0.1%（w/w）butadiene	欧盟化妆品法规1223/2009附录Ⅱ	554	
755	二甲基亚砜提取物含量大于3%(w/w)的C14-29碳氢化合物,来自溶剂提取的轻环烷	Hydrocarbons, C14-29, solvent-extd light naphthenic（CAS No.97722-10-6）,if they contain>3%（w/w）DMSO extract	欧盟化妆品法规1223/2009附录Ⅱ	847	

韩国			加拿大			其他国家及地区				《化妆品安全技术规范》修订情况
							美国、日本			
信息来源	序号	注释	信息来源	序号	注释	国家／地区	信息来源	序号	注释	
化妆品安全标准等相关规定	1002									
化妆品安全标准等相关规定	1001									
化妆品安全标准等相关规定	997		加拿大化妆品成分清单中的禁用清单	266						
化妆品安全标准等相关规定	950		加拿大化妆品成分清单中的禁用清单	267;268						
化妆品安全标准等相关规定	952		加拿大化妆品成分清单中的禁用清单	269						中文名称修改为:酰肼类及其盐类,如:异烟肼
化妆品安全标准等相关规定	953		加拿大化妆品成分清单中的禁用清单	270						
化妆品安全标准等相关规定	954		加拿大化妆品成分清单中的禁用清单	271						

表2(1)化妆品禁用组分				欧盟	
序号	中文名称	英文名称	信息来源	序号	注释
756	来自加氢中间馏分的轻C16-20碳氢化合物,除非清楚全部精炼过程并且能够证明所获得的物质不是致癌物	Hydrocarbons, C16-20, hydrotreated middle distillate, distn Lights (CAS No.97675-85-9), except if the full refining history is known and it can be shown that the substance from which it is produced is not a carcinogen	欧盟化妆品法规1223/2009附录Ⅱ	886	
757	二甲基亚砜提取物含量大于3%(w/w)的C16-32碳氢化合物,来自富芳烃的溶剂提取的环烷馏分	Hydrocarbons, C16-32, arom rich, solvent-extd naphthenic distillate (CAS No.95371-05-4), if they contain>3%(w/w) DMSO extract	欧盟化妆品法规1223/2009附录Ⅱ	838	
758	二甲基亚砜提取物含量大于3%(w/w)的C17-30碳氢化合物,来自加氢蒸馏的轻馏分	Hydrocarbons, C17-30, hydrotreated distillates, distn Lights (CAS No.97862-82-3), if they contain>3%(w/w) DMSO extract	欧盟化妆品法规1223/2009附录Ⅱ	851	
759	二甲基亚砜提取物含量大于3%(w/w)的C17-30碳氢化合物,来自加氢溶剂脱沥青常压蒸馏的残液的轻馏分	Hydrocarbons, C17-30, hydrotreated solvent-deasphalted atm distn residue, distn lights (CAS No.97675-87-1), if they contain>3%(w/w) DMSO extract	欧盟化妆品法规1223/2009附录Ⅱ	844	
760	二甲基亚砜提取物含量大于3%(w/w)的C17-40碳氢化合物,来自加氢溶剂脱沥青蒸馏残液的减压蒸馏轻馏分	Hydrocarbons, C17-40, hydrotreated solvent-deasphalted distn residue, vacuum distn lights (CAS No.97722-06-0), if they contain>3%(w/w) DMSO extract	欧盟化妆品法规1223/2009附录Ⅱ	845	
761	二甲基亚砜提取物含量大于3%(w/w)的C20-50碳氢化合物,来自残油的氢化减压馏分	Hydrocarbons, C20-50, residual oil hydrogenation vacuum distillate (CAS No.93924-61-9), if they contain>3%(w/w) DMSO extract	欧盟化妆品法规1223/2009附录Ⅱ	832	
762	二甲基亚砜提取物含量大于3%(w/w)的氢化的溶剂脱蜡重石蜡C20-50碳氢化合物	Hydrocarbons, C20-50, solvent dewaxed heavy paraffinic, hydrotreated (CAS No.90640-95-2), if they contain>3%(w/w) DMSO extract	欧盟化妆品法规1223/2009附录Ⅱ	803	
763	二甲基亚砜提取物含量大于3%(w/w)的加氢C20-58碳氢化合物	Hydrocarbons, C20-58, hydrotreated (CAS No.97926-70-0), if they contain>3%(w/w) DMSO extract	欧盟化妆品法规1223/2009附录Ⅱ	854	
764	丁二烯含量大于0.1%(w/w)的C2-4碳氢化合物	Hydrocarbons, C2-4 (CAS No.68606-25-7), if they contain>0.1%(w/w) butadiene	欧盟化妆品法规1223/2009附录Ⅱ	561	
765	丁二烯含量大于0.1%(w/w)富C3的C2-4碳氢化合物	Hydrocarbons, C2-4, C3-rich (CAS No.68476-49-3), if they contain>0.1%(w/w) butadiene	欧盟化妆品法规1223/2009附录Ⅱ	490	
766	二甲基亚砜提取物含量大于3%(w/w)的脱芳构化C27-42碳氢化合物	Hydrocarbons, C27-42, dearomatised (CAS No.97862-81-2), if they contain>3%(w/w) DMSO extract	欧盟化妆品法规1223/2009附录Ⅱ	850	
767	二甲基亚砜提取物含量大于3%(w/w)的C27-42环烷烃碳氢化合物.	Hydrocarbons, C27-42, naphthenic (CAS No.97926-71-1), if they contain>3%(w/w) DMSO extract	欧盟化妆品法规1223/2009附录Ⅱ	855	
768	二甲基亚砜提取物含量大于3%(w/w)的脱芳构化C27-45碳氢化合物	Hydrocarbons, C27-45, dearomatised (CAS No.97926-68-6), if they contain>3%(w/w) DMSO extract	欧盟化妆品法规1223/2009附录Ⅱ	853	
769	二甲基亚砜提取物含量大于3%(w/w)的C27-45碳氢化合物,来自环烷减压蒸馏	Hydrocarbons, C27-45, naphthenic vacuum distn (CAS No.97862-83-4), if they contain>3%(w/w) DMSO extract	欧盟化妆品法规1223/2009附录Ⅱ	852	
770	丁二烯含量大于0.1%(w/w)的C3碳氢化合物	Hydrocarbons, C3 (CAS No.68606-26-8), if they contain>0.1%(w/w) butadiene	欧盟化妆品法规1223/2009附录Ⅱ	562	

续表

韩国			加拿大			其他国家及地区				《化妆品安全技术规范》修订情况
							美国、日本			
信息来源	序号	注释	信息来源	序号	注释	国家/地区	信息来源	序号	注释	

	表2(1)化妆品禁用组分			欧盟	
序号	中文名称	英文名称	信息来源	序号	注释
771	丁二烯含量大于0.1%(w/w)的C3-4碳氢化合物	Hydrocarbons, C3-4(CAS No.68476-40-4), if they contain>0.1%(w/w)butadiene	欧盟化妆品法规1223/2009附录Ⅱ	488	
772	丁二烯含量大于0.1%(w/w)的碳氢化合物,来自富C3-4的石油馏分	Hydrocarbons, C3-4-rich, petroleum distillate(CAS No.68512-91-4), if they contain>0.1%(w/w)butadiene	欧盟化妆品法规1223/2009附录Ⅱ	545	
773	二甲基亚砜提取物含量大于3%(w/w)的C37-65碳氢化合物,来自加氢脱沥青的减压蒸馏的残液	Hydrocarbons, C37-65, hydrotreated deasphalted vacuum distn Residues(CAS No.95371-08-7), if they contain>3%(w/w)DMSO extract	欧盟化妆品法规1223/2009附录Ⅱ	840	
774	二甲基亚砜提取物含量大于3%(w/w)的C37-68碳氢化合物,来自脱蜡脱沥青加氢的减压蒸馏的残液	Hydrocarbons, C37-68, dewaxed deasphalted hydrotreated vacuum distn Residues(CAS No.95371-07-6), if they contain>3%(w/w)DMSO extract	欧盟化妆品法规1223/2009附录Ⅱ	839	
775	丁二烯含量大于0.1%(w/w)的C4碳氢化合物	Hydrocarbons, C4(CAS No.87741-01-3), if they contain>0.1%(w/w)butadiene	欧盟化妆品法规1223/2009附录Ⅱ	599	
776	丁二烯含量大于0.1%(w/w)的无1,3-丁二烯和异丁烯的C4碳氢化合物	Hydrocarbons, C4, 1,3-butadiene-and isobutene-free(CAS No.95465-89-7), if they contain>0.1%(w/w)butadiene	欧盟化妆品法规1223/2009附录Ⅱ	610	
777	丁二烯含量大于0.1%(w/w)的蒸汽裂解C4馏分的碳氢化合物	Hydrocarbons, C4, steam-cracker distillate(CAS No.92045-23-3), if they contain>0.1%(w/w)butadiene	欧盟化妆品法规1223/2009附录Ⅱ	608	
778	丁二烯含量大于0.1%(w/w)的C4-5碳氢化合物	Hydrocarbons, C4-5(CAS No.68476-42-6), if they contain>0.1%(w/w)butadiene	欧盟化妆品法规1223/2009附录Ⅱ	489	
779	二甲基亚砜提取物含量大于3%(w/w)的碳氢化合物,来自溶剂脱蜡的加氢裂解的石蜡蒸馏残液	Hydrocarbons, hydrocracked paraffinic distn residues, solvent-dewaxed(CAS No.93763-38-3), if they contain>3%(w/w)DMSO extract	欧盟化妆品法规1223/2009附录Ⅱ	829	
780	C16-20碳氢化合物,来自溶剂脱蜡、加氢裂解的烷烃蒸馏残液	Hydrocarbons, C16-20, solvent-dewaxed hydrocracked paraffinic distn.Residue(CAS No.97675-88-2)	欧盟化妆品法规1223/2009附录Ⅱ	1125	
781	氢氟酸及其正盐,配合物以及氢氟化物(表3中的氟化合物除外)	Hydrofluoric acid, its normal salts, its complexes and hydrofluorides with the exception of those given in table 3	欧盟化妆品法规1223/2009附录Ⅱ	191	
782	氰化氢及其盐类	Hydrogen cyanide and its salts	欧盟化妆品法规1223/2009附录Ⅱ	111	
783	8-羟喹啉及其硫酸盐(表3中的8-羟喹啉及其硫酸盐除外)	Hydroxy-8-quinoline and its sulphate, except for the uses provided in table 3	欧盟化妆品法规1223/2009附录Ⅱ	395	
784	羟嗪	Hydroxyzine(2-(2-(4-(p-chlore-α-phenylbenzyl)-1-piperazinyl)ethoxy)ethanol)	欧盟化妆品法规1223/2009附录Ⅱ	240	欧盟法规CAS号:68-88-2
785	东莨菪碱及其盐类和衍生物	Hyoscine, its salts and derivatives	欧盟化妆品法规1223/2009附录Ⅱ	295	

韩国			加拿大			其他国家及地区				《化妆品安全技术规范》修订情况
						美国、日本				
信息来源	序号	注释	信息来源	序号	注释	国家/地区	信息来源	序号	注释	
化妆品安全标准等相关规定	957		加拿大化妆品成分清单中的禁用清单	272		日本		24	无机氟化物 Fluorine compounds (as Inorganic compounds)	
化妆品安全标准等相关规定	955		加拿大化妆品成分清单中的禁用清单	273						
			加拿大为限用物质		洗去型护发产品:0.3%;免洗型护发产品:0.03%。可作为护发产品中过氧化氢的稳定剂					
化妆品安全标准等相关规定	988		加拿大化妆品成分清单中的禁用清单	274						
化妆品安全标准等相关规定	1014		加拿大化妆品成分清单中的禁用清单	275						

表2(1)化妆品禁用组分			欧盟		
序号	中文名称	英文名称	信息来源	序号	注释
786	莨菪碱及其盐类和衍生物	Hyoscyamine, its salts and derivatives	欧盟化妆品法规1223/2009附录Ⅱ	210	
787	莨菪(叶、果实、粉和草药制剂)	*Hyoscyamus niger* L. (leaves, seeds, powder and galenical preparations)	欧盟化妆品法规1223/2009附录Ⅱ	211	
788	咪唑啉-2-硫酮	Imidazolidine-thione (CAS No.96-45-7)	欧盟化妆品法规1223/2009附录Ⅱ	731	欧盟法规收录形式：Imidazolidine-2-thione
789	欧前胡内酯	Imperatorin (9-(3-methoxylbut-2-enyloxy) furo (3,2-g)chromen-7-one)	欧盟化妆品法规1223/2009附录Ⅱ	34	欧盟法规 CAS 号：482-44-0
790	无机亚硝酸盐类(亚硝酸钠除外)	Inorganic nitrites, with the exception of sodium nitrite	欧盟化妆品法规1223/2009附录Ⅱ	248	
791	2,5-双(1-氮杂环丙烯基)-3,6-二丙氧基-1,4-苯醌	Inproquone (2,5-bis (1-aziridinyl)-3,6-diproxoxy-1,4-benzoquinone)	欧盟化妆品法规1223/2009附录Ⅱ	152	欧盟法规 CAS 号：436-40-8
792	碘	Iodine	欧盟化妆品法规1223/2009附录Ⅱ	213	欧盟法规 CAS 号：7553-56-2
793	碘代甲烷	Iodomethane (CAS No.74-88-4)	欧盟化妆品法规1223/2009附录Ⅱ	1096	
794	碘苯腈；4-羟基-3,5-二碘苯甲腈	Ioxynil (CAS No.1689-83-4)	欧盟化妆品法规1223/2009附录Ⅱ	1030	欧盟法规收录形式：Ioxynil (CAS NO 1689-83-4) and Ioxynil octanoate (ISO) (CAS No.3861-47-0)
795	吐根(根、粉末及草药制剂)	Ipecacuanha (*cephaelis ipecacuanha* brot. and related species) (roots, powder and galenical preparations)	欧盟化妆品法规1223/2009附录Ⅱ	215	欧盟法规 CAS 号：8012-96-2
796	异丙二酮	Iprodione (CAS No.36734-19-7)	欧盟化妆品法规1223/2009附录Ⅱ	1062	
797	丁二烯含量大于或等于0.1%(w/w)的异丁烷	Isobutane (CAS No.75-28-5), if it contains ≥0.1% (w/w) butadiene	欧盟化妆品法规1223/2009附录Ⅱ	464	
798	亚硝酸异丁酯	Isobutyl nitrite (CAS No.542-56-3)	欧盟化妆品法规1223/2009附录Ⅱ	1137	欧盟法规 CAS 号：542-56-2
799	异卡波肼	Isocarboxazide (1-benzyl-2-(6-methylisoxazol-3-ylcarbonyl) hydrazine)	欧盟化妆品法规1223/2009附录Ⅱ	52	欧盟法规收录形式：Isocarboxazid, 欧盟法规 CAS 号：59-63-2
800	异美汀及其盐类	Isometheptene (6-methyl-2-methylaminohept-5-ene) and its salts	欧盟化妆品法规1223/2009附录Ⅱ	228	
801	异丙肾上腺素	Isoprenaline (3,4-dihydroxy-α-(isopropylaminomethyl) benzyl alcohol)	欧盟化妆品法规1223/2009附录Ⅱ	17	欧盟法规 CAS 号：7683-59-2
802	稳定的橡胶基质(2-甲基-1,3-丁二烯)	Isoprene (stabilized) (2-methyl-1,3-butadiene) (CAS No.78-79-5)	欧盟化妆品法规1223/2009附录Ⅱ	1138	
803	硝酸异山梨酯	Isosorbide dinitrate (1,4:3,6-dianhydrosorbitol 2,5-dinitrate)	欧盟化妆品法规1223/2009附录Ⅱ	148	欧盟法规 CAS 号：87-33-2
804	异噁氟草	Isoxaflutole (CAS No.141112-29-0)	欧盟化妆品法规1223/2009附录Ⅱ	1020	

| 韩国 | | | 加拿大 | | | 其他国家及地区 | | | | 《化妆品安全技术规范》修订情况 |
| | | | | | | | 美国、日本 | | | |
信息来源	序号	注释	信息来源	序号	注释	国家/地区	信息来源	序号	注释	
化妆品安全标准等相关规定	1013		加拿大化妆品成分清单中的禁用清单	276						
化妆品安全标准等相关规定	1012		加拿大化妆品成分清单中的禁用清单	277						植物成分,移至2015版表2
化妆品安全标准等相关规定	626									
化妆品安全标准等相关规定	645		加拿大化妆品成分清单中的禁用清单	278						
化妆品安全标准等相关规定	10		加拿大化妆品成分清单中的禁用清单	341						
化妆品安全标准等相关规定	644		加拿大化妆品成分清单中的禁用清单	279						中文名称修改为:双丙氧亚胺醌(英丙醌)
化妆品安全标准等相关规定	617		加拿大化妆品成分清单中的禁用清单	281						
化妆品安全标准等相关规定	616									
										与#156为同类成分,合并后为:碘苯腈,碘苯腈辛酸酯
化妆品安全标准等相关规定	640									植物成分,移至2015版表2
化妆品安全标准等相关规定	641									
			加拿大为限用物质		当含有0.1%(w/w)及以上浓度的1,3-丁二烯(106-99-0)时禁止使用					
化妆品安全标准等相关规定	629									
化妆品安全标准等相关规定	632		加拿大化妆品成分清单中的禁用清单	282						
化妆品安全标准等相关规定	628		加拿大化妆品成分清单中的禁用清单	284						
化妆品安全标准等相关规定	633		加拿大化妆品成分清单中的禁用清单	286						
化妆品安全标准等相关规定	634		加拿大化妆品成分清单中的禁用清单	287						
化妆品安全标准等相关规定	631		加拿大化妆品成分清单中的禁用清单	289						
化妆品安全标准等相关规定	638									

表2(1)化妆品禁用组分				欧盟	
序号	中文名称	英文名称	信息来源	序号	注释
805	叉子圆柏的叶子,精油及其草药制剂	*Juniperus sabina* L.(leaves,essential oil and galenical preparations)	欧盟化妆品法规1223/2009附录Ⅱ	294	
806	酮康唑	Ketoconazole	《欧盟法规1272/2008》		尽管未收录于欧盟化妆品法规1223/2009 附录Ⅱ,但这个物质被《欧盟法规1272/2008》列为1B类生殖毒性物质,因此根据欧盟法规规定,这个物质被视为禁用物质
807	亚胺菌	Kresoxim-methyl(CAS No.143390-89-0)	欧盟化妆品法规1223/2009附录Ⅱ	1021	
808	铅和铅化合物	Lead and its compounds	欧盟化妆品法规1223/2009附录Ⅱ	289	
809	利多卡因	Lidocaine	欧盟化妆品法规1223/2009附录Ⅱ	399	欧盟法规 CAS 号:137-58-6
810	利农伦	Linuron(CAS No.330-55-2)	欧盟化妆品法规1223/2009附录Ⅱ	1059	
811	北美山梗菜及其草药制剂	*Lobelia inflata* L. and its galenical preparations	欧盟化妆品法规1223/2009附录Ⅱ	218	
812	洛贝林及其盐类	Lobeline(2-(β-hydroxyphenethyl)-1-methyl-6-phenacylpiperidine)and its salts	欧盟化妆品法规1223/2009附录Ⅱ	219	
813	润滑脂,除非清楚全部精炼过程并且能够证明所获得的物质不是致癌物	Lubricating greases(CAS No.74869-21-9),except if the full refining history is known and it can be shown that the substance from which it is produced is not a carcinogen	欧盟化妆品法规1223/2009附录Ⅱ	893	
814	二甲基亚砜提取物含量大于3%(w/w)的润滑油	Lubricating oils(CAS No.74869-22-0),if they contain>3%(w/w)DMSO extract	欧盟化妆品法规1223/2009附录Ⅱ	799	
815	二甲基亚砜提取物含量大于3%(w/w)的来自原油的石蜡润滑油(石油)	Lubricating oils(petroleum),base oils,paraffinic(CAS No.93572-43-1),if they contain>3%(w/w)DMSO extract	欧盟化妆品法规1223/2009附录Ⅱ	826	
816	二甲基亚砜提取物含量大于3%(w/w)的溶剂萃取、脱沥青、脱蜡加氢处理的碳原子数大于25的润滑油(石油)	Lubricating oils(petroleum),C>25,solvent-extd,deasphalted,dewaxed,hydrogenated(CAS No.101316-69-2),if they contain>3%(w/w)DMSO extract	欧盟化妆品法规1223/2009附录Ⅱ	862	
817	二甲基亚砜提取物含量大于3%(w/w)的加氢中性油基高粘 C15-30 润滑油(石油)	Lubricating oils(petroleum),C15-30,hydrotreated neutral oil-based(CAS No.72623-86-0),if they contain>3%(w/w)DMSO extract	欧盟化妆品法规1223/2009附录Ⅱ	797	
818	二甲基亚砜提取物含量大于3%(w/w)的溶剂萃取、脱蜡加氢的 C17-32 润滑油(石油)	Lubricating oils(petroleum),C17-32,solvent-extd,dewaxed,hydrogenated(CAS No.101316-70-5),if they contain>3%(w/w)DMSO extract	欧盟化妆品法规1223/2009附录Ⅱ	863	
819	二甲基亚砜提取物含量大于3%(w/w)的加氢的溶剂萃取及脱蜡的 C17-35 润滑油(石油)	Lubricating oils(petroleum),C17-35,solvent-extd,dewaxed,hydrotreated(CAS No.92045-42-6),if they contain>3%(w/w)DMSO extract	欧盟化妆品法规1223/2009附录Ⅱ	821	
820	二甲基亚砜提取物含量大于3%(w/w)的加氢裂解溶剂脱蜡的润滑油(石油)	Lubricating oils(petroleum),C18-27,hydrocracked solvent-dewaxed(CAS No.97488-95-4),if they contain>3%(w/w)DMSO extract	欧盟化妆品法规1223/2009附录Ⅱ	843	

韩国			加拿大			其他国家及地区				《化妆品安全技术规范》修订情况
							美国、日本			
信息来源	序号	注释	信息来源	序号	注释	国家/地区	信息来源	序号	注释	
化妆品安全标准等相关规定	648									植物成分,移至2015版表2
化妆品安全标准等相关规定	678									
化妆品安全标准等相关规定	255									
化妆品安全标准等相关规定	23		加拿大化妆品成分清单中的禁用清单	293						
化妆品安全标准等相关规定	218		加拿大化妆品成分清单中的禁用清单	295						
化妆品安全标准等相关规定	217									
化妆品安全标准等相关规定	215		加拿大化妆品成分清单中的禁用清单	297						植物成分,移至2015版表2
化妆品安全标准等相关规定	216		加拿大化妆品成分清单中的禁用清单	298						

表2(1)化妆品禁用组分			欧盟	
序号	中文名称	英文名称	信息来源	序号	注释
821	二甲基亚砜提取物含量大于3%(w/w)的C18-40润滑油,以溶剂脱蜡的加氢裂解轻馏分为基础	Lubricating oils (petroleum), C18-40, solvent-dewaxed hydrocracked distillate-based (CAS No.94733-15-0), if they contain>3% (w/w) DMSO extract	欧盟化妆品法规1223/2009附录Ⅱ	835	
822	二甲基亚砜提取物含量大于3%(w/w)的C18-40润滑油,以溶剂脱蜡的加氢残油为基础	Lubricating oils (petroleum), C18-40, solvent-dewaxed hydrogenated raffinate-based (CAS No.94733-16-1), if they contain>3% (w/w) DMSO extract	欧盟化妆品法规1223/2009附录Ⅱ	836	
823	二甲基亚砜提取物含量大于3%(w/w)的溶剂萃取、脱蜡加氢的C20-35润滑油(石油)	Lubricating oils (petroleum), C20-35, solvent-extd, dewaxed, hydrogenated (CAS No.101316-71-6), if they contain>3% (w/w) DMSO extract	欧盟化妆品法规1223/2009附录Ⅱ	864	
824	二甲基亚砜提取物含量大于3%(w/w)的加氢中性油基高粘C20-50润滑油(石油)	Lubricating oils (petroleum), C20-50, hydrotreated neutral oil-based, high-viscosity (CAS No.72623-85-9), if they contain>3% (w/w) DMSO extract	欧盟化妆品法规1223/2009附录Ⅱ	796	
825	二甲基亚砜提取物含量大于3%(w/w)的加氢中性油基高粘C20-50润滑油(石油)	Lubricating oils (petroleum), C20-50, hydrotreated neutral oil-based (CAS No.72623-87-1), if they contain>3% (w/w) DMSO extract	欧盟化妆品法规1223/2009附录Ⅱ	798	
826	二甲基亚砜提取物含量大于3%(w/w)的溶剂萃取、脱蜡加氢的C24-50润滑油(石油)	Lubricating oils (petroleum), C24-50, solvent-extd, dewaxed, hydrogenated (CAS No.101316-72-7), if they contain>3% (w/w) DMSO extract	欧盟化妆品法规1223/2009附录Ⅱ	865	
827	二甲基亚砜提取物含量大于3%(w/w)的加氢裂解非芳香性的溶剂脱石蜡处理的润滑油(石油)	Lubricating oils (petroleum), hydrocracked nonarom solvent-deparaffined (CAS No.92045-43-7), if they contain>3% (w/w) DMSO extract	欧盟化妆品法规1223/2009附录Ⅱ	822	
828	麦角二乙胺及其盐类	Lysergide (N,N-diethyllysergamide; lysergic acid diethylamide) and its salts	欧盟化妆品法规1223/2009附录Ⅱ	127	
829	孔雀石绿的盐酸盐和草酸盐	Malachite green hydrochloride (CAS No.569-64-2) malachite green oxalate (CAS No.18015-76-4)	欧盟化妆品法规1223/2009附录Ⅱ	1188	
830	丙二腈	Malononitrile	欧盟化妆品法规1223/2009附录Ⅱ	149	欧盟法规CAS号:109-77-3
831	甘露莫司汀及其盐类	Mannomustine (1,6-bis(2-chloroethylamino)-1,6-dideoxy-D-mannitol) and its salts	欧盟化妆品法规1223/2009附录Ⅱ	89	
832	美卡拉明(3-甲氨基异莰烷)	Mecamylamine (3-methylaminoisobornane)	欧盟化妆品法规1223/2009附录Ⅱ	229	欧盟法规CAS号:60-40-2
833	美非氯嗪及其盐类	Mefeclorazine (1-(o-chlorophenyl)-4-(3,4-dimethoxyphenethyl)piperazine) and its salts	欧盟化妆品法规1223/2009附录Ⅱ	141	
834	美芬新及其酯类	Mephenesin (o-cresyl glyceryl ether; 3-(o-methylphenoxy)-1,2-propanediol) and its esters	欧盟化妆品法规1223/2009附录Ⅱ	322	
835	甲丙氨酯	Meprobamate (2-methyl-2-propyl-1,3-propanediol dicarbamate)	欧盟化妆品法规1223/2009附录Ⅱ	236	欧盟法规CAS号:57-53-4
836	汞和汞化合物(表4中的汞化合物除外)	Mercury and its compounds, except those special cases included in table 4	欧盟化妆品法规1223/2009附录Ⅱ	221	

韩国			加拿大			其他国家及地区				《化妆品安全技术规范》修订情况
						美国、日本				
信息来源	序号	注释	信息来源	序号	注释	国家/地区	信息来源	序号	注释	
化妆品安全标准等相关规定	222		加拿大化妆品成分清单中的禁用清单	299						
化妆品安全标准等相关规定	227									
化妆品安全标准等相关规定	228		加拿大化妆品成分清单中的禁用清单	300						
化妆品安全标准等相关规定	226		加拿大化妆品成分清单中的禁用清单	301						
化妆品安全标准等相关规定	268		加拿大化妆品成分清单中的禁用清单	302						
化妆品安全标准等相关规定	303		加拿大化妆品成分清单中的禁用清单	303						
化妆品安全标准等相关规定	302		加拿大化妆品成分清单中的禁用清单	304						
化妆品安全标准等相关规定	304		加拿大化妆品成分清单中的禁用清单	305						
化妆品安全标准等相关规定	452		加拿大化妆品成分清单中的禁用清单	306		美国	21CFR700 subpart B	700.13	美国收录为限用组分，收录形式为汞化合物（mercury compounds）；在没有其他安全有	

表2(1)化妆品禁用组分			欧盟		
序号	中文名称	英文名称	信息来源	序号	注释
837	聚乙醛	Metaldehyde	欧盟化妆品法规1223/2009附录Ⅱ	223	
838	甲胺苯丙酮及其盐类	Metamfepramone (2-dimethylaminopropiophenone) and its salts	欧盟化妆品法规1223/2009附录Ⅱ	145	
839	美索庚嗪及其盐类	Metethoheptazine (4-ethoxycarbonyl-1,3-dimethyl-4-phenylhexamethylenimine) and its salts	欧盟化妆品法规1223/2009附录Ⅱ	171	
840	二甲双胍及其盐类	Metformin (1,1-dimethylbiguanide; N, N-dimethylguanylguanidine) and its salts	欧盟化妆品法规1223/2009附录Ⅱ	147	
841	甲醇	Methanol	欧盟化妆品法规1223/2009附录Ⅲ		欧盟化妆品法规仅将其收录于限用物质表中

韩国			加拿大			其他国家及地区				《化妆品安全技术规范》修订情况
							美国、日本			
信息来源	序号	注释	信息来源	序号	注释	国家/地区	信息来源	序号	注释	
									效防腐剂进行替代的情况下,仅可作为防腐剂用于眼部用化妆品,浓度不得超过0.0065%(以汞计)。其他任何含有汞的化妆品都被认为是掺杂使假,痕量不得超过0.0001%(以汞计)	
						日本		13	汞及其化合物 Mercury and its compounds	
化妆品安全标准等相关规定	296		加拿大化妆品成分清单中的禁用清单	308						
化妆品安全标准等相关规定	297		加拿大化妆品成分清单中的禁用清单	309						
化妆品安全标准等相关规定	271		加拿大化妆品成分清单中的禁用清单	310						
化妆品安全标准等相关规定	298		加拿大化妆品成分清单中的禁用清单	311						
化妆品安全标准等相关规定	270		加拿大为限用物质		根据2001年9月30日发表的《消费者化学制品和容器条例》第二部分,化妆品所含甲醇量等于或大于5ml时,需盛装在儿童安全容器中。根据《化妆品法规》第28.2节,化妆品盛装容器内外标签的主要部分,除金属容器外,该设计用于用户通过手动释放金属容器内加压内容物的手动阀已作为该容器不可分割的组成部分,甲醇量含量等于或大于5ml,应该说明:(a)2001年9月30日发表的《消费者化学制品和容器条例》附表Ⅱ,第1项,第Ⅱ栏所列危险符	日本		30	甲醇 Methyl alcohol	

表2(1)化妆品禁用组分			欧盟		
序号	中文名称	英文名称	信息来源	序号	注释
842	美沙吡林及其盐类	Methapyrilene(*N*,*N*-dimethyl-*N*'-(2-pyridyl)-*N*'-(2-thenyl)ethylenediamine)and its salts	欧盟化妆品法规1223/2009附录Ⅱ	144	
843	美庚嗪及其盐类	Metheptazine(4-carbomethoxy-1,2-dimethyl-4-phenylhexamethylenimine)and its salts	欧盟化妆品法规1223/2009附录Ⅱ	174	
844	美索巴莫	Methocarbamol	欧盟化妆品法规1223/2009附录Ⅱ	205	欧盟法规CAS号:532-03-6
845	甲氨嘌呤	Methotrexate(*N*-(*p*-((2,4-diamino-6-pteridylmethyl)methylamino)benzoyl)-*L*-(+)-glutamic acid)	欧盟化妆品法规1223/2009附录Ⅱ	6	欧盟法规CAS号:59-05-2
846	甲氧基乙酸	Methoxyacetic acid(CAS No.625-45-6)	欧盟化妆品法规1223/2009附录Ⅱ	674	
847	异氰酸甲酯	Methyl isocyanate(CAS No.624-83-9)	欧盟化妆品法规1223/2009附录Ⅱ	1183	
848	反式-2-丁烯酸甲基酯	Methyl trans-2-butenoate(CAS No.623-43-8)	欧盟化妆品法规1223/2009附录Ⅱ	445	欧盟法规收录条件:当用作香水的成分时,为禁用物质
849	(亚甲基双(4,1-亚苯基偶氮(1-(3-(二甲氨基)丙基)-1,2-二氢化-6-羟基-4甲基-2-氧代嘧啶-5,3-二基)))-1,1'-二吡啶盐的二氯化物二盐酸化物	(Methylenebis(4,1-phenylenazo(1-(3-(dimethylamino)propyl)-1,2-dihydro-6-hydroxy-4-methyl-2-oxopyridine-5,3-diyl)))-1,1'-dipyridinium dichloride dihydrochloride(EC No.401-500-5)	欧盟化妆品法规1223/2009附录Ⅱ	1155	
850	甲基丁香酚,除天然香料含有并在产品中含量不大于以下浓度外:(a)0.01%香精中含量;(b)0.004%古龙水中含量;(c)0.002%香脂中含量;(d)0.001%淋洗类产品;(e)0.0002%其他驻留类产品和口腔卫生产品	Methyleugenol(CAS No.93-15-2)except for normal content in the natural essences used and provided that the concentration does not exceed:(a)0.01% in fine fragrance;(b)0.004% in eau de toilette;(c)0.002% in fragrance cream;(d)0.001% in rinse-off products;(e)0.0002% in other leave-on products and oral hygiene products	欧盟化妆品法规1223/2009附录Ⅲ		欧盟化妆品法规仅将其收录于限用物质表中

续表

韩国			加拿大			其他国家及地区				《化妆品安全技术规范》修订情况
						美国、日本				
信息来源	序号	注释	信息来源	序号	注释	国家/地区	信息来源	序号	注释	
					号与法规第16(a)和16(b)节所列相符;(b)《消费者化学制品和容器条例》第1到5项,第1栏中所列各项细节,栏Ⅲ和栏Ⅳ所列关于各项的信息词和说明,根据此类法规的第15(2)(a)到(c)段,应当在标签中标注,并且根据此类法规的第17(a)和(b)、18(a)、(b)和19(1)(a)和(b)以及19(2)分段的规定进行印刷					
化妆品安全标准等相关规定	988		加拿大化妆品成分清单中的禁用清单	312						
化妆品安全标准等相关规定	299		加拿大化妆品成分清单中的禁用清单	313						
化妆品安全标准等相关规定	272		加拿大化妆品成分清单中的禁用清单	314						
化妆品安全标准等相关规定	273		加拿大化妆品成分清单中的禁用清单	315						中文名称修改为:甲氨喋呤
化妆品安全标准等相关规定	281									
化妆品安全标准等相关规定	252									
化妆品安全标准等相关规定	244		加拿大化妆品成分清单中的禁用清单	322						
化妆品安全标准等相关规定	239									
化妆品安全标准等相关规定	250		加拿大为限用物质		作为植物提取物天然组分,允许使用浓度分别为,精细香水不得超过0.01%、淡香水0.004%、香膏0.002%、其他驻留型护肤品和口腔产品0.0002%、洗去型产品0.001%。					收录形式修改为:甲基丁香酚,天然香料含有的除外

表2(1)化妆品禁用组分				欧盟	
序号	中文名称	英文名称	信息来源	序号	注释
851	乙酸(甲基-ONN-氧化偶氮基)甲酯	(Methyl-ONN-azoxy)methyl acetate(CAS No.592-62-1)	欧盟化妆品法规1223/2009附录Ⅱ	728	
852	甲基环氧乙烷	Methyloxirane(CAS No.75-56-9)	欧盟化妆品法规1223/2009附录Ⅱ	655	
853	哌甲酯及其盐类	Methylphenidate(methyl α-phenyl-2-piperid-2-ylacetate)and its salts	欧盟化妆品法规1223/2009附录Ⅱ	175	
854	甲乙哌酮及其盐类	Methyprylon(3,3-diethyl-5-methyl-2,4-piperidinedione)and its salts	欧盟化妆品法规1223/2009附录Ⅱ	133	
855	甲硝唑	Metronidazole	欧盟化妆品法规1223/2009附录Ⅱ	39	欧盟法规收录形式:Antibiotics(抗生素)
856	美替拉酮	Metyrapone(2-methyl-1,2-dipyrid-3-yl-1-propanone)	欧盟化妆品法规1223/2009附录Ⅱ	292	欧盟法规CAS号:54-36-4
857	矿石棉,(不规则晶体排列,且碱金属氧化物和碱土金属氧化物(Na₂O+K₂O+CaO+MgO+BaO)含量大于18%(以重量计)的人造玻璃质(硅酸盐)纤维),在本附录中别处详细说明的那些除外	Mineral wool,with the exception of those specified elsewhere in this Annex;(Man-made vitreous(silicate)fibres with random orientation with alkaline oxide and alkali earth oxide(Na₂O+K₂O+CaO+MgO+BaO)content greater than 18% by weight)	欧盟化妆品法规1223/2009附录Ⅱ	1127	
858	莫非布宗	Mofebutazone(4-butyl-1-phenyl-3,5-pyrazolidinedione)	欧盟化妆品法规1223/2009附录Ⅱ	64	欧盟法规CAS号:2210-63-1
859	禾草敌	Molinate(ISO)(CAS No.2212-67-1)	欧盟化妆品法规1223/2009附录Ⅱ	1180	
860	久效磷	Monocrotophos(CAS No.6923-22-4)	欧盟化妆品法规1223/2009附录Ⅱ	1092	
861	灭草隆	Monuron(CAS No.150-68-5)	欧盟化妆品法规1223/2009附录Ⅱ	1025	
862	吗啉及其盐类	Morpholine(diethyleneimideoxide)and its salts	欧盟化妆品法规1223/2009附录Ⅱ	344	
863	吗啉-4-碳酰氯	Morpholine-4-carbonyl chloride(CAS No.15159-40-7)	欧盟化妆品法规1223/2009附录Ⅱ	1026	
864	间苯二胺及其盐类	m-Phenylenediamine and its salts(CAS No.108-	欧盟化妆品法规	1204	

续表

| 韩国 | | | 加拿大 | | | 其他国家及地区 | | | | 《化妆品安全技术规范》修订情况 |
| | | | | | | | 美国、日本 | | | |
信息来源	序号	注释	信息来源	序号	注释	国家/地区	信息来源	序号	注释	
					表2化妆品禁用组分850:甲基丁香酚,除天然香料含有并在产品中含量不大于以下浓度外:(a) 0.01% 香精中含量;(b) 0.004% 古龙水中含量;(c) 0.002% 香脂中含量;(d) 0.001% 淋洗类产品;(e) 0.0002% 其他驻留类产品和口腔卫生产品					
化妆品安全标准等相关规定	247									
化妆品安全标准等相关规定	249		加拿大化妆品成分清单中的禁用清单	320						
化妆品安全标准等相关规定	257		加拿大化妆品成分清单中的禁用清单	321						
化妆品安全标准等相关规定	301		加拿大化妆品成分清单中的禁用清单	323						
化妆品安全标准等相关规定	300		加拿大化妆品成分清单中的禁用清单	324						
化妆品安全标准等相关规定	315									
化妆品安全标准等相关规定	310		加拿大化妆品成分清单中的禁用清单	327						
化妆品安全标准等相关规定	312									
化妆品安全标准等相关规定	306									
化妆品安全标准等相关规定	307									
化妆品安全标准等相关规定	308		加拿大化妆品成分清单中的禁用清单	328						
化妆品安全标准等相关规定	313									
作为染发剂,										

335

表2(1)化妆品禁用组分				欧盟	
序号	中文名称	英文名称	信息来源	序号	注释
		45-2)	1223/2009附录Ⅱ		
865	二异氰酸间-甲苯亚基酯	m-Tolylidene diisocyanate（CAS No.26471-62-5）	欧盟化妆品法规1223/2009附录Ⅱ	1120	
866	((间-甲苯氧基)甲基)环氧乙烷	((m-Tolyloxy)methyl)oxirane（CAS No.2186-25-6）	欧盟化妆品法规1223/2009附录Ⅱ	1041	
867	腈菌唑,2-(4-氯苯基)-2-(1H-1,2,4-三唑-1-基甲基)己腈	Myclobutanil,2-(4-chlorophenyl)-2-(1H-1,2,4-triazol-1-yl methyl)hexanenitrile（CAS No.88671-89-0）	欧盟化妆品法规1223/2009附录Ⅱ	1114	
868	N-(3-氨甲酰基-3,3-二苯丙基)-N,N-二异丙基甲基铵盐类。例如:异丙碘铵	N-(3-carbamoyl-3,3-diphenylpropyl)-N,N-diisopropylmethylammonium salts,e.g. Isopropamide iodide	欧盟化妆品法规1223/2009附录Ⅱ	156	
869	N-(三氯甲基硫代)-4-环己烯-1,2-联羧酰胺(克霉丹)	N-(trichloromethylthio)-4-cyclohexene-1,2-dicarboximide(captan)	欧盟化妆品法规1223/2009附录Ⅱ	370	
870	N-(三氯甲硫基)邻苯二甲酰亚胺	N-(trichloromethylthio)phthalimide（CAS No.133-07-3）	欧盟化妆品法规1223/2009附录Ⅱ	1014	
871	N,N,N',N'-四缩水甘油基-4,4'-二氨基-3,3'-二乙基二苯基甲烷	N,N,N',N'-tetraglycidyl-4,4'-diamino-3,3'-diethyldiphenylmethane（CAS No.130728-76-6）	欧盟化妆品法规1223/2009附录Ⅱ	1010	
872	N,N,N',N'-四甲基-4,4'-二苯氨基甲烷	N,N,N',N'-tetramethyl-4,4'-methylendianiline（CAS No.101-61-1）	欧盟化妆品法规1223/2009附录Ⅱ	1161	
873	N,N'-((甲基亚氨基)二乙烯)双(乙基二甲基氨)盐,如:阿扎溴铵	N,N'-[(methylimino)diethylene]bis(ethyldimethylammonium)salts,e.g. Azamethonium bromide	欧盟化妆品法规1223/2009附录Ⅱ	121	
874	N,N'-五甲基亚双(三甲基铵)盐,如:五甲溴铵	N,N'-pentamethylenebis(trimethylammonium)salts,e.g. Pentamethonium bromide	欧盟化妆品法规1223/2009附录Ⅱ	120	
875	N,N-双(2-氯乙基)甲胺-N-氧化物及其盐类	N,N-bis(2-chloroethyl)methylamine N-oxide and its salts	欧盟化妆品法规1223/2009附录Ⅱ	86	
876	N,N-二甲基乙酰胺	N,N-dimethylacetamide（CAS No.127-19-5）	欧盟化妆品法规1223/2009附录Ⅱ	747	
877	N,N-二甲基苯胺	N,N-dimethylaniline（CAS No.121-69-7）	欧盟化妆品法规1223/2009附录Ⅱ	1007	
878	N,N-二甲基苯胺四(戊氟化苯基)硼酸盐	N,N-dimethylanilinium tetrakis(pentafluorophenyl)borate（CAS No.118612-00-3）	欧盟化妆品法规1223/2009附录Ⅱ	1184	
879	N,N-二甲基甲酰胺	N,N-dimethylformamide（CAS No.68-12-2）	欧盟化妆品法规1223/2009附录Ⅱ	355	欧盟法规收录形式:Dimethylformamide(N,N-Dimethylformamide)（CAS No.68-12-2),分别收录于《化妆品卫生规范》表2中第430、879项
880	N,N'-六甲基亚双(三甲基铵)盐,如:六甲溴铵	N,N'-hexamethylenebis(trimethylammonium)salts,e.g. hexamethonium bromide	欧盟化妆品法规1223/2009附录Ⅱ	124	
881	N-(2-(3-乙酰基-5-硝基噻吩-2-基偶氮)-5-二乙氨基苯基)乙酰胺	N-(2-(3-acetyl-5-nitrothiophen-2-ylazo)-5-diethylaminophenyl)acetamide（EC No.416-860-9）	欧盟化妆品法规1223/2009附录Ⅱ	1201	

续表

韩国			加拿大			其他国家及地区				《化妆品安全技术规范》修订情况
							美国、日本			
信息来源	序号	注释	信息来源	序号	注释	国家/地区	信息来源	序号	注释	
收录于韩国《医药外品标准制造基准》										
化妆品安全标准等相关规定	788									
化妆品安全标准等相关规定	793									
化妆品安全标准等相关规定	224									
化妆品安全标准等相关规定	664		加拿大化妆品成分清单中的禁用清单	288						
化妆品安全标准等相关规定	827		加拿大化妆品成分清单中的禁用清单	123						
化妆品安全标准等相关规定	826									
化妆品安全标准等相关规定	760									
化妆品安全标准等相关规定	761									
化妆品安全标准等相关规定	251		加拿大化妆品成分清单中的禁用清单	88						
化妆品安全标准等相关规定	874		加拿大化妆品成分清单中的禁用清单	368						
化妆品安全标准等相关规定	408		加拿大化妆品成分清单中的禁用清单	331						
化妆品安全标准等相关规定	103									
化妆品安全标准等相关规定	98									
化妆品安全标准等相关规定	97									
										与 #430 为同类成分,合并后为:二甲基甲酰胺(N,N-二甲基甲酰胺)
化妆品安全标准等相关规定	989		加拿大化妆品成分清单中的禁用清单	265						
化妆品安全标准等相关规定	520									

表 2(1)化妆品禁用组分				欧盟	
序号	中文名称	英文名称	信息来源	序号	注释
882	N' -(4- 氯 - 邻 - 甲苯基)N,N- 二甲基甲脒 - 氢氯化物	N' -(4-chloro-o-tolyl)-N,N-dimethylformamidine monohydrochloride (CAS No.19750-95-9)	欧盟化妆品法规 1223/2009附录Ⅱ	1037	
883	N-2- 萘基苯胺	N-2-naphthylaniline (CAS No.135-88-6)	欧盟化妆品法规 1223/2009附录Ⅱ	1015	
884	N-5- 氯苯唑-2- 基乙酰胺	N-5-chlorobenzoxazol-2-ylacetamide	欧盟化妆品法规 1223/2009附录Ⅱ	1	欧盟法规收录形式:N-(5-Chlorobenzoxazol-2-yl) acetamide ,(CAS No.35783-57-4)
885	烯丙吗啡及其盐类和醚类	Nalorphine (N-allylnormorphine;N-allyl-N-desmethylmorphine), its salts and ethers	欧盟化妆品法规 1223/2009附录Ⅱ	20	
886	萘甲唑啉及其盐类	Naphazoline［2-(1-naphthylmethyl)-2-imidazoline］and its salts	欧盟化妆品法规 1223/2009附录Ⅱ	244	
887	溶剂精制、加氢脱硫的重石脑油(石油),除非清楚全部精炼过程并且能够证明所获得的物质不是致癌物	Naphtha (petroleum), solvent-refined hydrodesulfurised heavy (CAS No.97488-96-5), except if the full refining history is known and it can be shown that the substance from which it is produced is not a carcinogen	欧盟化妆品法规 1223/2009附录Ⅱ	885	
888	萘	Naphthalene (CAS No.91-20-3)	欧盟化妆品法规 1223/2009附录Ⅱ	1167	
889	二甲基亚砜提取物含量大于3%(w/w) 的催化脱蜡处理的重环烷油(石油)	Naphthenic oils (petroleum), catalytic dewaxed heavy (CAS No.64742-68-3), if they contain>3%(w/w)DMSO extract	欧盟化妆品法规 1223/2009附录Ⅱ	787	
890	二甲基亚砜提取物含量大于3%(w/w) 的催化脱蜡处理的轻环烷油(石油)	Naphthenic oils (petroleum), catalytic dewaxed light (CAS No.64742-69-4), if they contain>3%(w/w)DMSO extract	欧盟化妆品法规 1223/2009附录Ⅱ	788	
891	二甲基亚砜提取物含量大于3%(w/w) 的复合脱蜡处理的重环烷油(石油)	Naphthenic oils (petroleum), complex dewaxed heavy (CAS No.64742-75-2), if they contain>3%(w/w)DMSO extract	欧盟化妆品法规 1223/2009附录Ⅱ	791	
892	二甲基亚砜提取物含量大于3%(w/w) 的复合脱蜡处理的轻环烷油(石油)	Naphthenic oils (petroleum), complex dewaxed light (CAS No.64742-76-3), if they contain>3%(w/w)DMSO extract	欧盟化妆品法规 1223/2009附录Ⅱ	792	
893	麻醉药类(凡是中华人民共和国药政法规定管制的麻醉药品品种)	Narcotics , natural and synthetic controlled by the Drug Administration Law of the People's Republic of China	欧盟化妆品法规 1223/2009附录Ⅱ	306	仅仅的差别是:欧盟法规的限定条件是所有于1961 年 3 月 30 日纽约麻醉剂大会上签署的列于表Ⅰ和表Ⅱ的物质
894	N- 环己基 -N- 甲氧基 -2,5- 二甲基 -3-糠酰胺	N-cyclohexyl-N-methoxy-2,5-dimethyl-3-furamide (CAS No.60568-05-0)	欧盟化妆品法规 1223/2009附录Ⅱ	1077	
895	钕和钕盐类	Neodymium and its salts	欧盟化妆品法规 1223/2009附录Ⅱ	309	
896	新斯的明及其盐类,如溴新斯的明	Neostigmine and its salts (e.g. neostigmine bromide)	欧盟化妆品法规 1223/2009附录Ⅱ	245	
897	镍	Nickel (CAS No.7440-02-0)	欧盟化妆品法规 1223/2009附录Ⅱ	1093	

续表

| 韩国 | | | 加拿大 | | | 其他国家及地区 | | | | 《化妆品安全技术规范》修订情况 |
| | | | | | | 美国、日本 | | | | |
信息来源	序号	注释	信息来源	序号	注释	国家/地区	信息来源	序号	注释	
化妆品安全标准等相关规定	725									
化妆品安全标准等相关规定	20									
化妆品安全标准等相关规定	714		加拿大化妆品成分清单中的禁用清单	332						
化妆品安全标准等相关规定	22		加拿大化妆品成分清单中的禁用清单	333						
化妆品安全标准等相关规定	11		加拿大化妆品成分清单中的禁用清单	334						
化妆品安全标准等相关规定	12		加拿大化妆品成分清单中的禁用清单	335						
化妆品安全标准等相关规定	223,225		加拿大化妆品成分清单中的禁用清单	69;336		日本		26	普鲁卡因局麻剂 Local anethhetics such as Procaine	
化妆品安全标准等相关规定	427									中文名称修改为:*N*-环己基-*N*-甲氧基-2,5-二甲基-3-糠酰胺(拌种胺)
化妆品安全标准等相关规定	24		加拿大化妆品成分清单中的禁用清单	337						
化妆品安全标准等相关规定	25		加拿大化妆品成分清单中的禁用清单	338						
化妆品安全标准等相关规定	30									

表2（1）化妆品禁用组分				欧盟	
序号	中文名称	英文名称	信息来源	序号	注释
898	碳酸镍	Nickel carbonate（CAS No.3333-67-3）	欧盟化妆品法规1223/2009附录Ⅱ	1060	
899	二氢氧化镍	Nickel dihydroxide（CAS No.12054-48-7）	欧盟化妆品法规1223/2009附录Ⅱ	1006	
900	二氧化镍	Nickel dioxide（CAS No.12035-36-8）	欧盟化妆品法规1223/2009附录Ⅱ	457	
901	一氧化镍	Nickel monoxide（CAS No.1313-99-1）	欧盟化妆品法规1223/2009附录Ⅱ	455	
902	硫酸镍	Nickel sulphate（CAS No.7786-81-4）	欧盟化妆品法规1223/2009附录Ⅱ	1100	
903	硫化镍	Nickel sulphide（CAS No.16812-54-7）	欧盟化妆品法规1223/2009附录Ⅱ	460	
904	尼古丁及其盐类	Nicotine［3-（1-methyl-2-pyrrolidyl）pyridine］and its salts	欧盟化妆品法规1223/2009附录Ⅱ	246	
905	硝基苯	Nitrobenzene	欧盟化妆品法规1223/2009附录Ⅱ	249	
906	硝基甲酚类及其碱金属盐	Nitrocresols and their alkali metal salts	欧盟化妆品法规1223/2009附录Ⅱ	250	
907	咔唑的硝基衍生类	Nitroderivatives of carbazole	欧盟化妆品法规1223/2009附录Ⅱ	72	
908	除草醚	Nitrofen（CAS No.1836-75-5）	欧盟化妆品法规1223/2009附录Ⅱ	697	
909	呋喃妥因	Nitrofurantoin（1-（5-nitro-2-furfurylideneamino）-hydantoin）	欧盟化妆品法规1223/2009附录Ⅱ	251	欧盟法规CAS号:67-20-9
910	亚硝胺	Nitrosamines	欧盟化妆品法规1223/2009附录Ⅱ	410	欧盟法规收录形式:"亚硝胺类",而不是"亚硝胺";《化妆品卫生规范》表2的第56条、431条、910条、911条所收录物质都属于"亚硝胺类"化合物
911	亚硝基二丙胺	Nitrosodipropylamine（CAS No.621-64-7）	欧盟化妆品法规1223/2009附录Ⅱ	410	欧盟法规收录形式:"亚硝胺类";《化妆品卫生规范》表2的第56条、431条、910条、911条所收录物质都属于"亚硝胺类"化合物
912	硝基芪（硝基1,2二苯乙烯）类,它们的同系物和衍生物	Nitrostilbenes,their homologues and their derivatives	欧盟化妆品法规1223/2009附录Ⅱ	256	
913	硝羟喹啉及其盐类	Nitroxoline（5-nitro-8-quinolinol）and its salts	欧盟化妆品法规1223/2009附录Ⅱ	209	

续表

韩国			加拿大			其他国家及地区				《化妆品安全技术规范》修订情况
							美国、日本			
信息来源	序号	注释	信息来源	序号	注释	国家/地区	信息来源	序号	注释	
化妆品安全标准等相关规定	36									
化妆品安全标准等相关规定	31									
化妆品安全标准等相关规定	32									
化妆品安全标准等相关规定	33									
化妆品安全标准等相关规定	35									
化妆品安全标准等相关规定	34									
化妆品安全标准等相关规定	37		加拿大化妆品成分清单中的禁用清单	339						
化妆品安全标准等相关规定	39		加拿大化妆品成分清单中的禁用清单	342						
化妆品安全标准等相关规定	49		加拿大化妆品成分清单中的禁用清单	343						
化妆品安全标准等相关规定	665		加拿大化妆品成分清单中的禁用清单	126						
化妆品安全标准等相关规定	57									
化妆品安全标准等相关规定	58		加拿大化妆品成分清单中的禁用清单	344		日本		17	硝基呋喃类化合物 Nitrofuran type compounds	
化妆品安全标准等相关规定	45		加拿大化妆品成分清单中的禁用清单	346						#910、#911、#56、#431 为相同结构类型的物质,合并为:亚硝胺类,如:N-亚硝基二甲胺、N-亚硝基二丙胺、N-亚硝基二乙醇胺
化妆品安全标准等相关规定	41									#910、#911、#56、#431 为相同结构类型的物质,合并为:亚硝胺类,如:N-亚硝基二甲胺、N-亚硝基二丙胺、N-亚硝基二乙醇胺
化妆品安全标准等相关规定	46		加拿大化妆品成分清单中的禁用清单	347						
化妆品安全标准等相关规定	62		加拿大化妆品成分清单中的禁用清单	348						

表2(1)化妆品禁用组分			欧盟		
序号	中文名称	英文名称	信息来源	序号	注释
914	N-甲基乙酰胺	N-Methylacetamide(CAS No.79-16-3)	欧盟化妆品法规1223/2009附录Ⅱ	745	
915	N-甲基甲酰胺	N-Methylformamide(CAS No.123-39-7)	欧盟化妆品法规1223/2009附录Ⅱ	746	
916	壬基苯酚支链4-壬基苯酚	Nonylphenol(CAS No.25154-52-3)4-nonylphenol, branched(CAS No.84852-15-3)	欧盟化妆品法规1223/2009附录Ⅱ	1168	
917	去甲肾上腺素及其盐类	Noradrenaline(norepinephrine)and its salts	欧盟化妆品法规1223/2009附录Ⅱ	257	
918	那可丁及其盐类	Noscapine((-)-1-(6,7-dimethoxy-3-phthalidyl)-8-methoxy-2-methyl-6,7-methylenedioxy-1,2,3,4-tetrahydroisoquinoline)and its salts	欧盟化妆品法规1223/2009附录Ⅱ	258	
919	O,O'-(乙烯基甲基硅烯)二((4-甲基-2-酮))肟	O,O'-(ethenylmethylsilylene)di((4-methylpentan-2-one)oxime)(EC No.421-870-1)	欧盟化妆品法规1223/2009附录Ⅱ	1185	
920	O,O'-二乙酰基-N-烯丙基-N-去甲基吗啡	O,O'-diacetyl-N-allyl-N-normorphine	欧盟化妆品法规1223/2009附录Ⅱ	117	
921	O,O'-二乙基-O-(4-硝基苯基)硫代磷酸酯(对硫磷)	O,O'-diethyl O-4-nitrophenyl phosphorothioate(parathion-ISO)	欧盟化妆品法规1223/2009附录Ⅱ	131	
922	邻-茴香胺(甲氧基苯胺;氨基苯甲醚)	o-Anisidine(CAS No.90-04-0)	欧盟化妆品法规1223/2009附录Ⅱ	708	
923	奥他莫辛	Octamoxin(1-(1-methylheptyl)-hydrazine)and its salts	欧盟化妆品法规1223/2009附录Ⅱ	202	
924	辛戊胺	Octamylamine(2-isoamylamino-6-methylheptane)and its salts	欧盟化妆品法规1223/2009附录Ⅱ	267	
925	奥托君及其盐类	Octodrine(1,5-dimethylhexylamine;2-amino-6-methylheptane)and its salts	欧盟化妆品法规1223/2009附录Ⅱ	28	
926	邻-联(二)茴香胺基偶氮染料	o-Dianisidine based azo dyes	欧盟化妆品法规1223/2009附录Ⅱ	711	
927	雌激素类	Oestrogens	欧盟化妆品法规1223/2009附录Ⅱ	260	
928	月桂树籽油	Oil from the seeds of Laurus nobilis L.	欧盟化妆品法规1223/2009附录Ⅱ	359	
929	欧夹竹桃苷	Oleandrin	欧盟化妆品法规1223/2009附录Ⅱ	261	
930	邻苯二胺及其盐类	o-Phenylenediamine and its salts	欧盟化妆品法规1223/2009附录Ⅱ	363	
931	邻-联甲苯胺基染料	o-Tolidine based dyes	欧盟化妆品法规1223/2009附录Ⅱ	725	

续表

| 韩国 | | | 加拿大 | | | 其他国家及地区 | | | | 《化妆品安全技术规范》修订情况 |
| | | | | | | | 美国、日本 | | | |
信息来源	序号	注释	信息来源	序号	注释	国家/地区	信息来源	序号	注释	
化妆品安全标准等相关规定	246									
化妆品安全标准等相关规定	265									
化妆品安全标准等相关规定	26									
化妆品安全标准等相关规定	27		加拿大化妆品成分清单中的禁用清单	349						
化妆品安全标准等相关规定	28		加拿大化妆品成分清单中的禁用清单	350						
化妆品安全标准等相关规定	586									
化妆品安全标准等相关规定	150		加拿大化妆品成分清单中的禁用清单	351						
化妆品安全标准等相关规定	154		加拿大化妆品成分清单中的禁用清单	362						
化妆品安全标准等相关规定	471									
化妆品安全标准等相关规定	611		加拿大化妆品成分清单中的禁用清单	353						中文名称修改为:奥他莫辛及其盐类
化妆品安全标准等相关规定	612		加拿大化妆品成分清单中的禁用清单	354						
化妆品安全标准等相关规定	613		加拿大化妆品成分清单中的禁用清单	355						
化妆品安全标准等相关规定	133									
化妆品安全标准等相关规定	561		加拿大化妆品成分清单中的禁用清单	229		日本		3	雌二醇、雌酮或乙炔雌二醇以外的激素及其衍生物 Hormones and its derivatives other than estradiol estrone and ethynylestradiol	
化妆品安全标准等相关规定	210		加拿大化妆品成分清单中的禁用清单	291						植物成分,移至2015版表2
化妆品安全标准等相关规定	614		加拿大化妆品成分清单中的禁用清单	356						
化妆品安全标准等相关规定	860		加拿大化妆品成分清单中的禁用清单	357						
化妆品安全标准等相关规定	786									

表2(1)化妆品禁用组分				欧盟	
序号	中文名称	英文名称	信息来源	序号	注释
932	稻思达	Oxadiargyl(ISO)(CAS No.39807-15-3)	欧盟化妆品法规 1223/2009附录Ⅱ	1199	
933	(乙二酰双亚氨乙烯)双((邻-氯苯基)二乙基铵)盐,如:安贝氯铵	(Oxalylbisiminoethylene)bis[(o-chlorobenzyl) diethylammonium]salts, e.g. ambenomium chloride	欧盟化妆品法规 1223/2009附录Ⅱ	132	
934	奥沙那胺及其衍生物	Oxanamide(2,3-epoxy-2-ethylhexanamide)and its derivatives	欧盟化妆品法规 1223/2009附录Ⅱ	165	
935	环氧乙烷甲醇,4-甲苯磺酸盐(S)-	Oxiranemethanol,4-methylbenzene-sulfonate,(S)- (CAS No.70987-78-9)	欧盟化妆品法规 1223/2009附录Ⅱ	1150	
936	羟芬利定及其盐类	Oxpheneridine(ethyl ester of 1- (β-hydroxyphenethyl)-4-phenylpiperidine-4- carboxylic acid)and its salts	欧盟化妆品法规 1223/2009附录Ⅱ	172	
937	氧代双(氯甲烷),双(氯甲基)醚	Oxybis(chloromethane),bis(Chloromethyl)ether (CAS No.542-88-1)	欧盟化妆品法规 1223/2009附录Ⅱ	667	
938	二甲基亚砜提取物含量大于3%(w/w)的催化脱蜡处理的重石蜡油(石油)	Paraffin oils(petroleum),catalytic dewaxed heavy (CAS No.64742-70-7),if they contain>3%(w/w) DMSO extract	欧盟化妆品法规 1223/2009附录Ⅱ	789	
939	二甲基亚砜提取物含量大于3%(w/w)的催化脱蜡处理的轻石蜡油(石油)	Paraffin oils(petroleum),catalytic dewaxed light (CAS No.64742-71-8),if they contain>3%(w/w) DMSO extract	欧盟化妆品法规 1223/2009附录Ⅱ	790	
940	二甲基亚砜提取物含量大于3%(w/w)的溶剂精制的脱蜡重石蜡油(石油)	Paraffin oils(petroleum),solvent-refined dewaxed heavy(CAS No.92129-09-4),if they contain>3%(w/w)DMSO extract	欧盟化妆品法规 1223/2009附录Ⅱ	824	
941	苯并(a)芘的含量大于0.005%(w/w)的固体石蜡,来自褐煤高温煤焦油	Paraffin waxes(coal),brown-coal high-temp tar (CAS No 92045-71-1),if they contain>0.005%(w/w) benzo(a)pyrene	欧盟化妆品法规 1223/2009附录Ⅱ	622	
942	苯并(a)芘的含量大于0.005%(w/w)的固体石蜡,来自活性炭处理的褐煤高温煤焦油	Paraffin waxes(coal),brown-coal high-temp tar, carbon-treated(CAS No.97926-76-6),if they contain>0.005%(w/w)benzo(a)pyrene	欧盟化妆品法规 1223/2009附录Ⅱ	629	
943	苯并(a)芘的含量大于0.005%(w/w)的固体石蜡,来自黏土处理的褐煤高温煤焦油	Paraffin waxes(coal),brown-coal high-temp tar,clay-treated(CAS No.97926-77-7),if they contain>0.005%(w/w)benzo(a)pyrene	欧盟化妆品法规 1223/2009附录Ⅱ	630	
944	苯并(a)芘的含量大于0.005%(w/w)的固体石蜡,来自加氢处理的褐煤高温煤焦油	Paraffin waxes(coal),brown-coal high-temp tar,hydrotreated(CAS No.92045-72-2),if they contain>0.005%(w/w)benzo(a)pyrene	欧盟化妆品法规 1223/2009附录Ⅱ	623	
945	苯并(a)芘的含量大于0.005%(w/w)的固体石蜡,来自硅酸处理的褐煤高温煤焦油	Paraffin waxes(coal),brown-coal high-temp tar, silicic acid-treated(CAS No.97926-78-8),if they contain>0.005%(w/w)benzo(a)pyrene	欧盟化妆品法规 1223/2009附录Ⅱ	631	
946	帕拉米松	Paramethasone(6α-fluoro-16α-methylpregna-1, 4-diene-11β,17,21-triol-3,20-dione)	欧盟化妆品法规 1223/2009附录Ⅱ	186	欧盟法规CAS号:53-33-8
947	对乙氧卡因及其盐类	Parethoxycaine(2-diethylaminoethyl ester of pethoxybenzoic acid)and its salts	欧盟化妆品法规 1223/2009附录Ⅱ	179	
948	p-氯三氯甲基苯	p-Chlorobenzotrichloride(CAS No.5216-25-1)	欧盟化妆品法规 1223/2009附录Ⅱ	1145	

韩国			加拿大			其他国家及地区				《化妆品安全 技术规范》 修订情况
							美国、日本			
信息来源	序号	注释	信息来源	序号	注释	国家/ 地区	信息来源	序号	注释	
化妆品安全标 准等相关规定	603									
化妆品安全标 准等相关规定	604		加拿大化妆品成分 清单中的禁用清单	62						
化妆品安全标 准等相关规定	605		加拿大化妆品成分 清单中的禁用清单	358						
化妆品安全标 准等相关规定	608									
化妆品安全标 准等相关规定	606		加拿大化妆品成分 清单中的禁用清单	359						
化妆品安全标 准等相关规定	407									
化妆品安全标 准等相关规定	847		加拿大化妆品成分 清单中的禁用清单	361						
化妆品安全标 准等相关规定	848		加拿大化妆品成分 清单中的禁用清单	363						
化妆品安全标 准等相关规定	713									中文名称修改 为:对氯三氯甲 基苯

表2(1)化妆品禁用组分				欧盟	
序号	中文名称	英文名称	信息来源	序号	注释
949	石榴皮碱（异石榴皮碱）及其盐类	Pelletierine（isopelletierine）and its salts	欧盟化妆品法规1223/2009附录Ⅱ	263	
950	匹莫林及其盐类	Pemoline（2-amino-5-phenyl-2-oxazolin-4-one）and its salts	欧盟化妆品法规1223/2009附录Ⅱ	212	
951	五氯乙烷	Pentachloroethane	欧盟化妆品法规1223/2009附录Ⅱ	264	欧盟法规CAS号：76-01-7
952	五氯苯酚	Pentachlorophenol（CAS No.87-86-5）	欧盟化妆品法规1223/2009附录Ⅱ	1012	欧盟法规收录形式：Pentachlorophenol and its alkali salts（CAS No.87-86-5/131-52-2/7778-73-6）
953	戊四硝酯	Pentaerithrityl tetranitrate（pentaerythritol tetranitrate）	欧盟化妆品法规1223/2009附录Ⅱ	265	欧盟法规CAS号：78-11-5
954	秘鲁香酯	Peru balsam（INCI name：Myroxylon pereirae；CAS No.8007-00-9）	欧盟委员会法规344/2013	1136	欧盟法规收录形式：Peru balsam（INCI name：Myroxylon pereirae）。欧盟法规收录条件：仅在作为香料组分时为禁用物质
955	陪曲氯醛	Petrichloral（1,1',1",1"'-(neopentanetetryltetraoxy)tetrakis（2,2,2-trichloroethanol）)	欧盟化妆品法规1223/2009附录Ⅱ	266	欧盟法规CAS号：78-12-6
956	矿脂，除非清楚全部精炼过程并且能够证明所获得的物质不是致癌物	Petrolatum（CAS No.8009-03-8），except if the full refining history is known and it can be shown that the substance from which it is produced is not a carcinogen	欧盟化妆品法规1223/2009附录Ⅱ	904	
957	氧化铝处理的矿脂（石油），除非清楚全部精炼过程并且能够证明所获得的物质不是致癌物	Petrolatum（petroleum），alumina-treated（CAS No.85029-74-9），except if the full refining history is known and it can be shown that the substance from which it is produced is not a carcinogen	欧盟化妆品法规1223/2009附录Ⅱ	906	
958	活性炭处理的矿脂（石油），除非清楚全部精炼过程并且能够证明所获得的物质不是致癌物	Petrolatum（petroleum），carbon-treated（CAS No.97862-97-0），except if the full refining history is known and it can be shown that the substance from which it is produced is not a carcinogen	欧盟化妆品法规1223/2009附录Ⅱ	908	
959	黏土处理的矿脂（石油），除非清楚全部精炼过程并且能够证明所获得的物质不是致癌物	Petrolatum（petroleum），clay-treated（CAS No.100684-33-1），except if the full refining history is known and it can be shown that the substance from which it is produced is not a carcinogen	欧盟化妆品法规1223/2009附录Ⅱ	910	
960	加氢的矿脂（石油），除非清楚全部精炼过程并且能够证明所获得的物质不是致癌物	Petrolatum（petroleum），hydrotreated（CAS No.92045-77-7），except if the full refining history is known and it can be shown that the substance from which it is produced is not a carcinogen	欧盟化妆品法规1223/2009附录Ⅱ	907	
961	氧化处理的矿脂（石油），除非清楚全部精炼过程并且能够证明所获得的物质不是致癌物	Petrolatum（petroleum），oxidised（CAS No.64743-01-7），except if the full refining history is known and it can be shown that the substance from which it is produced is not a carcinogen	欧盟化妆品法规1223/2009附录Ⅱ	905	
962	硅酸处理的矿脂（石油），除非清楚全部精炼过程并且能够证明所获得的物质不是致癌物	Petrolatum（petroleum），silicic acid-treated（CAS No.97862-98-1），except if the full refining history is known and it can be shown that the substance from which it is produced is not a carcinogen	欧盟化妆品法规1223/2009附录Ⅱ	909	

续表

韩国			加拿大			其他国家及地区				《化妆品安全技术规范》修订情况
							美国、日本			
信息来源	序号	注释	信息来源	序号	注释	国家/地区	信息来源	序号	注释	
化妆品安全标准等相关规定	884		加拿大化妆品成分清单中的禁用清单	364						中文名称修改为:石榴皮碱及其盐类
化妆品安全标准等相关规定	870		加拿大化妆品成分清单中的禁用清单	365						
化妆品安全标准等相关规定	876		加拿大化妆品成分清单中的禁用清单	366						
化妆品安全标准等相关规定	877									与#215为同类成分,合并后为:五氯苯酚及其碱金属盐类
化妆品安全标准等相关规定	875		加拿大化妆品成分清单中的禁用清单	367						
化妆品安全标准等相关规定	869									植物成分,移至2015版《化妆品卫生规范》表2
化妆品安全标准等相关规定	871		加拿大化妆品成分清单中的禁用清单	370						

表2(1)化妆品禁用组分				欧盟	
序号	中文名称	英文名称	信息来源	序号	注释
963	石油	Petroleum（CAS No.8002-05-9）	欧盟化妆品法规1223/2009附录Ⅱ	763	
964	丁二烯含量大于0.1%（w/w）的液化石油气	Petroleum gases，liquefied（CAS No.68476-85-7），if they contain>0.1%（w/w）butadiene	欧盟化妆品法规1223/2009附录Ⅱ	491	
965	丁二烯含量大于0.1%（w/w）的脱硫液化石油气	Petroleum gases，liquefied，sweetened（CAS No.68476-86-8），if they contain>0.1%（w/w）butadiene	欧盟化妆品法规1223/2009附录Ⅱ	492	
966	丁二烯含量大于0.1%（w/w）的脱硫C4馏分液化石油气	Petroleum gases，liquefied，sweetened，C4 fraction（CAS No.92045-80-2），if they contain>0.1%（w/w）butadiene	欧盟化妆品法规1223/2009附录Ⅱ	609	
967	丁二烯含量大于0.1%（w/w）的石油产品，来自炼油厂汽油	Petroleum products，refinery gases（CAS No.68607-11-4），if they contain>0.1%（w/w）butadiene	欧盟化妆品法规1223/2009附录Ⅱ	565	
968	醋醯尿素苯	Phenacemide	欧盟化妆品法规1223/2009附录Ⅱ	269	欧盟法规CAS号:63-98-9
969	非那二醇	Phenaglycodol	欧盟化妆品法规1223/2009附录Ⅱ	95	欧盟法规CAS号:79-93-6
970	芬美曲秦及其衍生物和盐类	Phenmetrazine（3-methyl-2-phenylmorpheline）its derivatives and salts	欧盟化妆品法规1223/2009附录Ⅱ	232	
971	苯酚	Phenol（CAS No.108-95-2）	欧盟化妆品法规1223/2009附录Ⅱ	1175	
972	吩噻秦及其化合物	Phenothiazine（dibenzoparathiazine；thiodiphenylamine）and its compounds	欧盟化妆品法规1223/2009附录Ⅱ	320	
973	苯丙氨酯	Phenprobamate（3-phenylpropyl carbamate）	欧盟化妆品法规1223/2009附录Ⅱ	71	欧盟法规CAS号:673-31-4
974	苯丙香豆素	Phenprocoumon（4-hydroxy-3-（1-phenylpropyl）coumarin）	欧盟化妆品法规1223/2009附录Ⅱ	273	欧盟法规CAS号:435-97-2
975	保泰松	Phenylbutazone（4-butyl-2,2-diphenyl-3,5-pyrazolidinedione）	欧盟化妆品法规1223/2009附录Ⅱ	67	欧盟法规CAS号:50-33-9
976	磷胺;大灾虫	Phosphamidon（CAS No.13171-21-6）	欧盟化妆品法规1223/2009附录Ⅱ	1013	
977	磷及金属磷化物	Phosphorus and metal phosphides	欧盟化妆品法规1223/2009附录Ⅱ	279	
978	毒扁豆	*Physostigma venenosum* balf	欧盟化妆品法规1223/2009附录Ⅱ	281	欧盟法规CAS号:89958-15-6
979	商陆及其制剂	*Phytolacca* spp. and their preparations	欧盟化妆品法规1223/2009附录Ⅱ	374	
980	苦味酸（2,4,6-三硝基苯酚）	Picric acid（2,4,6-trinitrophenol）	欧盟化妆品法规1223/2009附录Ⅱ	268	欧盟法规CAS号:88-89-1
981	印防己毒素	Picrotoxin	欧盟化妆品法规1223/2009附录Ⅱ	282	欧盟法规CAS号:124-87-8
982	毛果芸香碱及其盐类	Pilocarpine（5-（（4-ethyl-2,3,4,5-tetrahydrofuran-5-on-3-yl）methyl）-1-methylimidazole）and its salts	欧盟化妆品法规1223/2009附录Ⅱ	283	
983	毛果芸香及其草药制剂	*Pilocarpus jaborandi* Holmes and its galenical preparations	欧盟化妆品法规1223/2009附录Ⅱ	311	

韩国			加拿大			其他国家及地区				《化妆品安全技术规范》修订情况
						国家/地区	美国、日本			
信息来源	序号	注释	信息来源	序号	注释	国家/地区	信息来源	序号	注释	
化妆品安全标准等相关规定	853		加拿大化妆品成分清单中的禁用清单	371						中文名称修改为:苯乙酰脲
化妆品安全标准等相关规定	850		加拿大化妆品成分清单中的禁用清单	372						
化妆品安全标准等相关规定	872		加拿大化妆品成分清单中的禁用清单	375						
化妆品安全标准等相关规定	857		加拿大化妆品成分清单中的禁用清单	376						
化妆品安全标准等相关规定	856		加拿大化妆品成分清单中的禁用清单	378						中文名称修改为:吩噻嗪及其化合物
化妆品安全标准等相关规定	881		加拿大化妆品成分清单中的禁用清单	379						
化妆品安全标准等相关规定	882		加拿大化妆品成分清单中的禁用清单	380						
化妆品安全标准等相关规定	861		加拿大化妆品成分清单中的禁用清单	381						
化妆品安全标准等相关规定	887									
化妆品安全标准等相关规定	888		加拿大化妆品成分清单中的禁用清单	383						
化妆品安全标准等相关规定	939		加拿大化妆品成分清单中的禁用清单	384						植物成分,移至2015版表2
化妆品安全标准等相关规定	944		加拿大化妆品成分清单中的禁用清单	385						植物成分,移至2015版表2
化妆品安全标准等相关规定	942		加拿大化妆品成分清单中的禁用清单	386						
化妆品安全标准等相关规定	941		加拿大化妆品成分清单中的禁用清单	387						
化妆品安全标准等相关规定	934		加拿大化妆品成分清单中的禁用清单	390		日本		22	毛果芸香碱Pilocarpine	
化妆品安全标准等相关规定	933		加拿大化妆品成分清单中的禁用清单	391						植物成分,移至2015版表2

表2(1)化妆品禁用组分				欧盟	
序号	中文名称	英文名称	信息来源	序号	注释
984	匹哌氮酯及其盐类	Pipazetate(2-(2-piperid-1-ylethoxy)ethyl ester of 10H-pyrido(3,2-b)(1,4)benzothiazine 10-carboxylic acid)and its salts	欧盟化妆品法规 1223/2009附录Ⅱ	118	
985	哌苯甲醇及其盐类	Pipradrol(α-piperid-2-ylbenzhydrol)and its salts	欧盟化妆品法规 1223/2009附录Ⅱ	285	
986	哌库碘铵	Piprocurarium	欧盟化妆品法规 1223/2009附录Ⅱ	137	欧盟法规收录形式:Peru balsam(INCI name:Myroxylon pereirae),Piprocurarium iodide(CAS NO 3562-55-8)
987	苯并(a)芘的含量大于0.005%(w/w)的沥青	Pitch(CAS No.61789-60-4)if it contains>0.005% ((w/w))benzo(a)pyrene	欧盟化妆品法规 1223/2009附录Ⅱ	1123	
988	苯并(a)芘的含量大于0.005%(w/w)的沥青,来自热处理的高温煤油	Pitch,coal tar,high-temp,heat-treated(CAS No.121575-60-8),if it contains>0.005%(w/w)benzo (a)pyrene	欧盟化妆品法规 1223/2009附录Ⅱ	636	
989	苯并(a)芘的含量大于0.005%(w/w)的沥青,来自高温煤焦油次级馏分	Pitch,coal tar,high-temp,secondary(CAS No.94114-13-3),if it contains>0.005%(w/w)benzo (a)pyrene	欧盟化妆品法规 1223/2009附录Ⅱ	625	
990	苯并(a)芘的含量大于0.005%(w/w)的沥青,来自低温煤焦油	Pitch,coal tar,low-temp(CAS No.90669-57-1),if it contains>0.005%(w/w)benzo(a)pyrene	欧盟化妆品法规 1223/2009附录Ⅱ	618	
991	苯并(a)芘的含量大于0.005%(w/w)的沥青,来自热处理的低温煤焦油	Pitch,coal tar,low-temp,heat-treated(CAS No.90669-58-2),if it contains>0.005%(w/w)benzo (a)pyrene	欧盟化妆品法规 1223/2009附录Ⅱ	619	
992	苯并(a)芘的含量大于0.005%(w/w)的沥青,来自氧化的低温煤焦油	Pitch,coal tar,low-temp,oxidised(CAS No.90669-59-3),if it contains>0.005%(w/w)benzo(a)pyrene	欧盟化妆品法规 1223/2009附录Ⅱ	620	
993	苯并(a)芘的含量大于0.005%(w/w)的沥青,来自煤焦油-石油	Pitch,coal tar-petroleum(CAS No.68187-57-5),if it contains>0.005%(w/w)benzo(a)pyrene	欧盟化妆品法规 1223/2009附录Ⅱ	613	
994	甲硫泊尔定	Poldine methylsulfate(2-benzilyloxymethyl-1, 1-dimethylpyrrolidinium methosulfate)	欧盟化妆品法规 1223/2009附录Ⅱ	239	欧盟法规收录形式为:Poldine Metilsulfate(CAS No.545-80-2)
995	溴酸钾	Potassium bromate(CAS No.7758-01-2)	欧盟化妆品法规 1223/2009附录Ⅱ	461	
996	对氨基苯乙醚(4-乙氧基苯胺)	p-Phenetidine(4-ethoxyaniline)(CAS No.156-43-4)	欧盟化妆品法规 1223/2009附录Ⅱ	1203	
997	普莫卡因	Pramocaine	欧盟化妆品法规 1223/2009附录Ⅱ	405	欧盟法规CAS号:140-65-8
998	丙磺舒	Probenecid(p-(dipropylsulfamoyl)benzoic acid)	欧盟化妆品法规 1223/2009附录Ⅱ	161	欧盟法规CAS号:57-66-9
999	普鲁卡因胺及其盐类和衍生物	Procainamide(p-amino-N-(2-diethylaminoethyl) benzamide),its salts and derivatives	欧盟化妆品法规 1223/2009附录Ⅱ	25	
1000	孕激素类	Progestogens	欧盟化妆品法规 1223/2009附录Ⅱ	194	

韩国			加拿大			其他国家及地区				《化妆品安全技术规范》修订情况
							美国、日本			
信息来源	序号	注释	信息来源	序号	注释	国家/地区	信息来源	序号	注释	
化妆品安全标准等相关规定	945		加拿大化妆品成分清单中的禁用清单	392						
化妆品安全标准等相关规定	948		加拿大化妆品成分清单中的禁用清单	394						
化妆品安全标准等相关规定	949		加拿大化妆品成分清单中的禁用清单	395						
化妆品安全标准等相关规定	890		加拿大化妆品成分清单中的禁用清单	396						
化妆品安全标准等相关规定	889		加拿大化妆品成分清单中的禁用清单	397						
化妆品安全标准等相关规定	854									
化妆品安全标准等相关规定	896		加拿大化妆品成分清单中的禁用清单	398						
化妆品安全标准等相关规定	900		加拿大化妆品成分清单中的禁用清单	399						
化妆品安全标准等相关规定	901		加拿大化妆品成分清单中的禁用清单	400						
化妆品安全标准等相关规定	898		加拿大化妆品成分清单中的禁用清单	401		日本		3,11,25	(1)雌二醇、雌酮或乙炔雌二醇以外的激素及其衍生物;(2)孕烯醇酮醋酸酯;(3)孕甾烷二醇 (1) Hormones and	

表2(1)化妆品禁用组分				欧盟	
序号	中文名称	英文名称	信息来源	序号	注释
1001	硝酸甘油(丙三醇三硝酸酯)	Propane-1,2,3-triyl trinitrate	欧盟化妆品法规1223/2009附录Ⅱ	253	欧盟法规 CAS 号:55-63-0
1002	克螨特	Propargite(ISO)(CAS No.2312-35-8)	欧盟化妆品法规1223/2009附录Ⅱ	1178	
1003	丙帕硝酯	Propatylnitrate(2-ethyl-2-(hydroxymethyl)-1,3-propanediol trinitrate 1,1,1-trisnitrato methylpropane)	欧盟化妆品法规1223/2009附录Ⅱ	206	欧盟法规 CAS 号:2921-92-8
1004	丙唑嗪	Propazine(CAS No.139-40-2)	欧盟化妆品法规1223/2009附录Ⅱ	1018	
1005	丙醇酸内酯	Propiolactone(CAS No.57-57-8)	欧盟化妆品法规1223/2009附录Ⅱ	669	
1006	异丙安替比林	Propyphenazone(4-isopropyl-2,3-dimethyl-1-phenyl-3-pyrazolin-5-one)	欧盟化妆品法规1223/2009附录Ⅱ	138	欧盟法规 CAS 号:479-92-5
1007	氯甲丙炔基苯甲酰胺	Propyzamide(CAS No.23950-58-5)	欧盟化妆品法规1223/2009附录Ⅱ	1049	
1008	桂樱(樱桂水)	*Prunus laurocerasus* L.('cherry laurel water')	欧盟化妆品法规1223/2009附录Ⅱ	291	
1009	赛洛西宾	Psilocybine(3-(2-dimethylaminoethyl)indol-4-yl dihydrogen phosphate)	欧盟化妆品法规1223/2009附录Ⅱ	278	欧盟法规 CAS 号:520-52-5
1010	((对-甲苯氧基)甲基)环氧乙烷	((p-Tolyloxy)methyl)oxirane(CAS No.2186-24-5)	欧盟化妆品法规1223/2009附录Ⅱ	1040	
1011	吡蚜酮	*Pymetrozine*(ISO)(CAS No.123312-89-0)	欧盟化妆品法规1223/2009附录Ⅱ	1198	
1012	除虫菊及其草药制剂	*Pyrethrum album* L. and its galenical preparations	欧盟化妆品法规1223/2009附录Ⅱ	345	
1013	吡硫镓钠	Pyrithione sodium(INNM)	欧盟化妆品法规1223/2009附录Ⅱ	369	欧盟法规 CAS 号:3811-73-2
1014	焦棓酚	Pyrogallol	欧盟化妆品法规1223/2009附录Ⅱ	409	欧盟法规 CAS 号:87-66-1
1015	一水化膦酸(R)-α-苯乙铵(-)-(1R,2S)-(1,2-环丙)酯	(R)-α-phenylethylammonium(-)-(1R,2S)-(1,2-epoxypropyl)phosphonate monohydrate(CAS No.25383-07-7)	欧盟化妆品法规1223/2009附录Ⅱ	1053	
1016	(R)-5-溴-3-(1-甲基-2-吡咯)-1H-吲哚	(R)-5-bromo-3-(1-methyl-2-pyrrolidinyl methyl)-1H-indole(CAS No.143322-57-0)	欧盟化妆品法规1223/2009附录Ⅱ	1197	

续表

韩国			加拿大			其他国家及地区 美国、日本				《化妆品安全技术规范》修订情况
信息来源	序号	注释	信息来源	序号	注释	国家/地区	信息来源	序号	注释	
									its derivatives other than estradiol estrone and ethynylestradiol; (2) Pregnenolone acetate; (3) Pregnanediol	
化妆品安全标准等相关规定	907		加拿大化妆品成分清单中的禁用清单	345						
化妆品安全标准等相关规定	902									
化妆品安全标准等相关规定	904		加拿大化妆品成分清单中的禁用清单	402						
化妆品安全标准等相关规定	903									
化妆品安全标准等相关规定	908									
化妆品安全标准等相关规定	910		加拿大化妆品成分清单中的禁用清单	403						
化妆品安全标准等相关规定	909									中文名称修改为:炔苯酰草胺(氯甲丙炔基苯甲酰胺)
化妆品安全标准等相关规定	911		加拿大化妆品成分清单中的禁用清单	405						植物成分,移至2015版表2
化妆品安全标准等相关规定	912		加拿大化妆品成分清单中的禁用清单	406						
化妆品安全标准等相关规定	794									
化妆品安全标准等相关规定	937									
化妆品安全标准等相关规定	931		加拿大化妆品成分清单中的禁用清单	408						植物成分,移至2015版表2
化妆品安全标准等相关规定	935		加拿大化妆品成分清单中的禁用清单	418						
化妆品安全标准等相关规定	932	限用染发剂	加拿大化妆品成分清单中的禁用清单	410		日本		23	焦倍酚 Pyrogallol	
化妆品安全标准等相关规定	866									
化妆品安全标准等相关规定	379									中文名称修改为:(R)-5-溴-3-(1-甲基-2-吡咯

表2(1)化妆品禁用组分				欧盟	
序号	中文名称	英文名称	信息来源	序号	注释
1017	R-1-氯-2,3-环氧丙烷	R-1-Chloro-2,3-epoxypropane（CAS No.51594-55-9）	欧盟化妆品法规1223/2009附录Ⅱ	658	
1018	R-2,3-环氧-1-丙醇	R-2,3-Epoxy-1-propanol（CAS No.57044-25-4）	欧盟化妆品法规1223/2009附录Ⅱ	661	
1019	放射性物质（1）	Radioactive substances（1）	欧盟化妆品法规1223/2009附录Ⅱ	293	欧盟法规收录形式：Radioactive substances，as defined by Directive 96/29/Euratom（1）laying down basic safety standards for the protection of the health of workers and the general public against the dangers arising from ionising radiation（"放射性物质，按指令 96/29/ 欧洲原子能共同体(1)规定的基本的安全标准以保护工作人员及全体民众的健康，免受由电离辐射所产生的危害"）
1020	含饱和及不饱和 C3-5 但不含丁二烯的残油(石油)，来自蒸汽裂解 C4 馏分的乙酸亚铜铵萃取物	Raffinates（petroleum），steam-cracked C4 fraction cuprous ammonium acetate extn，C3-5 and C3-5 unsatd，butadiene-free（CAS No.97722-19-5）	欧盟化妆品法规1223/2009附录Ⅱ	611	欧盟法规收录形式：Raffinates（petroleum），steam-cracked C4 fraction cuprous ammonium acetate extn.，C3-5 and C3-5 unsatd.，butadiene-free，if they contain>0,1% w/w Butadiene（含饱和及不饱和 C3-5 但不含丁二烯的残油(石油)，来自蒸汽裂解 C4 馏分的乙酸亚铜铵萃取物）
1021	萝芙木生物碱类及其盐类	Rauwolfia serpentina alkaloids and their salts	欧盟化妆品法规1223/2009附录Ⅱ	15	欧盟法规收录形式：Rauwolfia serpentina L.，alkaloids and their salts（CAS No.90106-13-1）
1022	苯乙酮,甲醛,环己胺,甲醇和乙酸的反应产物	Reaction product of acetophenone，formaldehyde，cyclohexylamine，methanol and acetic acid（EC No.406-230-1）	欧盟化妆品法规1223/2009附录Ⅱ	1128	
1023	石油残油	Residual oils（petroleum）（CAS No.93821-66-0）	欧盟化妆品法规1223/2009附录Ⅱ	965	
1024	二甲基亚砜提取物含量大于3%(w/w)的活性炭处理的溶剂脱蜡的残油(石油)	Residual oils（petroleum），carbon-treated solvent-dewaxed（CAS No.100684-37-5），if they contain>3%（w/w）DMSO extract	欧盟化妆品法规1223/2009附录Ⅱ	860	
1025	二甲基亚砜提取物含量大于3%(w/w)的催化脱蜡的石油残油	Residual oils（petroleum），catalytic dewaxed（CAS No.91770-57-9），if they contain>3%（w/w）DMSO extract	欧盟化妆品法规1223/2009附录Ⅱ	810	
1026	二甲基亚砜提取物含量大于3%(w/w)的黏土处理的(石油)残油	Residual oils（petroleum），clay-treated（CAS No.64742-41-2），if they contain>3%（w/w）DMSO extract	欧盟化妆品法规1223/2009附录Ⅱ	773	
1027	二甲基亚砜提取物含量大于3%(w/w)的黏土处理的溶剂脱蜡的残油(石油)	Residual oils（petroleum），clay-treated solvent-dewaxed（CAS No.100684-38-6），if they contain>3%（w/w）DMSO extract	欧盟化妆品法规1223/2009附录Ⅱ	861	

韩国			加拿大			其他国家及地区				《化妆品安全技术规范》修订情况
						美国、日本				
信息来源	序号	注释	信息来源	序号	注释	国家/地区	信息来源	序号	注释	
										烷基甲基)-1H-吲哚
化妆品安全标准等相关规定	721									
化妆品安全标准等相关规定	599									
化妆品安全标准等相关规定	321		加拿大化妆品成分清单中的禁用清单	411						
										中文名称修改为:丁二烯含量大于0.1%(w/w)的含饱和及不饱和C3-5的残油(石油),来自蒸汽裂解C4馏分的乙酸亚铜铵萃取物
化妆品安全标准等相关规定	211		加拿大化妆品成分清单中的禁用清单	412						植物成分,移至2015版表2
化妆品安全标准等相关规定	518									

表 2（1）化妆品禁用组分			欧盟		
序号	中文名称	英文名称	信息来源	序号	注释
1028	二甲基亚砜提取物含量大于 3%（w/w）的加氢解酸处理及溶剂脱蜡处理的残油（石油）	Residual oils（petroleum），hydrocracked acid-treated solvent-dewaxed（CAS No.92061-86-4），if they contain>3%（w/w）DMSO extract	欧盟化妆品法规 1223/2009附录Ⅱ	823	
1029	二甲基亚砜提取物含量大于 3%（w/w）的加氢（石油）残油	Residual oils（petroleum），hydrotreated（CAS No.64742-57-0），if they contain>3%（w/w）DMSO extract	欧盟化妆品法规 1223/2009附录Ⅱ	781	
1030	二甲基亚砜提取物含量大于 3%（w/w）的加氢溶剂脱蜡的（石油）残油	Residual oils（petroleum），hydrotreated solvent dewaxed（CAS No.90669-74-2），if they contain>3%（w/w）DMSO extract	欧盟化妆品法规 1223/2009附录Ⅱ	809	
1031	二甲基亚砜提取物含量大于 3%（w/w）的溶剂脱沥青处理的（石油）残油	Residual oils（petroleum），solvent deasphalted（CAS No.64741-95-3），if they contain>3%（w/w）DMSO extract	欧盟化妆品法规 1223/2009附录Ⅱ	767	
1032	二甲基亚砜提取物含量大于 3%（w/w）的溶剂脱蜡处理的（石油）残油	Residual oils（petroleum），solvent-dewaxed（CAS No.64742-62-7），if they contain>3%（w/w）DMSO extract	欧盟化妆品法规 1223/2009附录Ⅱ	782	
1033	二甲基亚砜提取物含量大于 3%（w/w）的溶剂精制处理的（石油）残油	Residual oils（petroleum），solvent-refined（CAS No.64742-01-4），if they contain>3%（w/w）DMSO extract	欧盟化妆品法规 1223/2009附录Ⅱ	770	
1034	苯并（a）芘的含量大于 0.005%（w/w）的煤焦油残渣，来自杂酚油蒸馏	Residues（coal tar），creosote oil distn.，if it contains>0.005%（w/w）benzo（a）pyrene（CAS No.92061-93-3）	欧盟化妆品法规 1223/2009附录Ⅱ	1205	
1035	苯并（a）芘的含量大于 0.005%（w/w）的液体溶剂萃取的煤残留物	Residues（coal），liq solvent extn（CAS No.94114-46-2），if they contain>0.005%（w/w）benzo（a）pyrene	欧盟化妆品法规 1223/2009附录Ⅱ	626	
1036	丁二烯含量大于 0.1%（w/w）的来自烷基化分流塔的富 C4 石油残渣	Residues（petroleum），alkylation splitter，C4-rich（CAS No.68513-66-6），if they contain>0.1%（w/w）butadiene	欧盟化妆品法规 1223/2009附录Ⅱ	552	
1037	催化重整分馏塔残渣蒸馏的残液（石油）	Residues（petroleum），catalytic reformer fractionator residue distn.（CAS No.68478-13-7）	欧盟化妆品法规 1223/2009附录Ⅱ	945	
1038	含稠环芳烃的焦化洗涤塔处理物的蒸馏残液（石油）	Residues（petroleum），coker scrubber，condensed-ring-arom.-contg（CAS No.68783-13-1）	欧盟化妆品法规 1223/2009附录Ⅱ	953	
1039	重焦化减压蒸馏的低沸点残液（石油）	Residues（petroleum），heavy coker and light vacuum（CAS No.68512-61-8）	欧盟化妆品法规 1223/2009附录Ⅱ	947	
1040	重焦化柴油及减压蒸馏柴油的残液（石油）	Residues（petroleum），heavy coker gas oil and vacuum gas oil（CAS No.68478-17-1）	欧盟化妆品法规 1223/2009附录Ⅱ	946	
1041	减压蒸馏的低沸点残液（石油）	Residues（petroleum），light vacuum（CAS No.68512-62-9）	欧盟化妆品法规 1223/2009附录Ⅱ	948	
1042	蒸汽裂解低沸点残液（石油）	Residues（petroleum），steam-cracked light（CAS No.68513-69-9）	欧盟化妆品法规 1223/2009附录Ⅱ	949	
1043	初馏低硫残液（石油）	Residues（petroleum），topping plant，low-sulfur（CAS No.68607-30-7）	欧盟化妆品法规 1223/2009附录Ⅱ	951	
1044	常压塔处理的残液（石油）	Residues（petroleum），atm.tower（CAS No.64741-57-7）	欧盟化妆品法规 1223/2009附录Ⅱ	927	正确的 CAS 号码应为 64741-45-3

续表

韩国			加拿大			其他国家及地区				《化妆品安全技术规范》修订情况
						美国、日本				
信息来源	序号	注释	信息来源	序号	注释	国家/地区	信息来源	序号	注释	

表 2(1)化妆品禁用组分				欧盟	
序号	中文名称	英文名称	信息来源	序号	注释
1045	常压蒸馏残液(石油)	Residues(petroleum),atmospheric(CAS No.68333-22-2)	欧盟化妆品法规1223/2009附录Ⅱ	939	
1046	催化裂解残液(石油)	Residues(petroleum),catalytic cracking(CAS No.92061-97-7)	欧盟化妆品法规1223/2009附录Ⅱ	963	
1047	催化重整分馏塔处理的残液(石油)	Residues(petroleum),catalytic reformer fractionator(CAS No.64741-67-9)	欧盟化妆品法规1223/2009附录Ⅱ	931	
1048	加氢裂解残液(石油)	Residues(petroleum),hydrocracked(CAS No.64741-75-9)	欧盟化妆品法规1223/2009附录Ⅱ	932	
1049	加氢脱硫常压塔蒸馏残液(石油)	Residues(petroleum),hydrodesulfurised atmospheric tower(CAS No.64742-78-5)	欧盟化妆品法规1223/2009附录Ⅱ	936	
1050	加氢蒸汽裂解石脑油残液(石油)	Residues(petroleum),hydrogenated steam-cracked naphtha(CAS No.92062-00-5)	欧盟化妆品法规1223/2009附录Ⅱ	920	
1051	蒸汽裂解残液(石油)	Residues(petroleum),steam-cracked(CAS No.64742-90-1)	欧盟化妆品法规1223/2009附录Ⅱ	938	
1052	蒸汽裂解热裂解石脑油残液(石油)	Residues(petroleum),steam-cracked heat-soaked naphtha(CAS No.93763-85-0)	欧盟化妆品法规1223/2009附录Ⅱ	923	
1053	蒸汽裂解石脑油蒸馏残液(石油)	Residues(petroleum),steam-cracked naphtha distn.(CAS No.92062-04-9)	欧盟化妆品法规1223/2009附录Ⅱ	921	
1054	蒸汽裂解蒸馏残液(石油)	Residues(petroleum),steam-cracked,distillates(CAS No.90669-75-3)	欧盟化妆品法规1223/2009附录Ⅱ	960	
1055	蒸汽裂解的树脂状塔底残液(石油)	Residues(petroleum),steam-cracked,resinous(CAS No.68955-36-2)	欧盟化妆品法规1223/2009附录Ⅱ	955	
1056	热裂解残液(石油)	Residues(petroleum),thermal cracked(CAS No.64741-80-6)	欧盟化妆品法规1223/2009附录Ⅱ	933	
1057	减压蒸馏的低沸点残液(石油)	Residues(petroleum),vacuum,light(CAS No.90669-76-4)	欧盟化妆品法规1223/2009附录Ⅱ	961	
1058	蒸汽裂解及热处理的残液(石油)	Residues,steam cracked,thermally treated(CAS No.98219-64-8)	欧盟化妆品法规1223/2009附录Ⅱ	966	
1059	间苯二酚二缩水甘油醚	Resorcinol diglycidyl ether(CAS No.101-90-6)	欧盟化妆品法规1223/2009附录Ⅱ	992	
1060	(S)-2,3-二氢-1H-吲哚-羧酸	(S)-2,3-Dihydro-1H-indole-carboxylic acid(CAS No.79815-20-6)	欧盟化妆品法规1223/2009附录Ⅱ	1104	
1061	黄樟素(黄樟脑),[当加入化妆品中的天然成分中含有,且不超过如下浓度时除外:化妆品成品中100mg/kg;牙齿及口腔卫生用品中50mg/kg(专供儿童使用的牙膏中禁止使用)]	Safrole except for normal content in the natural essences used and provided the concentration does not exceed:100mg/kg in the finished product;50mg/kg in products for dental and oral hygiene,and provided that safrole is not present in toothpastes intended specifically for children	欧盟化妆品法规1223/2009附录Ⅱ	360	欧盟法规 CAS 号:94-59-7
1062	4,4'-碳亚氨基双(N,N-二甲苯胺)的盐	Salts of 4,4'-carbonimidoyl bis(N,N-dimethylaniline)	欧盟化妆品法规1223/2009附录Ⅱ	1067	欧盟法规收录形式:4,4'-Carbonimidoylbis(N,N-dimethylaniline)

续表

| 韩国 | | | 加拿大 | | | 其他国家及地区 | | | | 《化妆品安全技术规范》修订情况 |
| | | | | | | 美国、日本 | | | | |
信息来源	序号	注释	信息来源	序号	注释	国家/地区	信息来源	序号	注释	
化妆品安全标准等相关规定	213									
化妆品安全标准等相关规定	198									
化妆品安全标准等相关规定	429		加拿大化妆品成分清单中的禁用清单	414						删除口腔卫生用品相关内容,中文名称修改为:黄樟素(黄樟脑),(当加入化妆品中的天然香料中含有,且不超过如下浓度时除外:化妆品成品中100mg/kg)
										与#140为同类成分,合并后为:

表2(1)化妆品禁用组分				欧盟	
序号	中文名称	英文名称	信息来源	序号	注释
					and its salts;同时收录于《卫生规范》表2的第1062条和第140条
1063	O-烷基二硫代碳酸的盐类	Salts of O-alkyldithiocarbonic acids	欧盟化妆品法规1223/2009附录Ⅱ	336	
1064	邻-联(二)茴香胺的盐	Salts of o-dianisidine	欧盟化妆品法规1223/2009附录Ⅱ	709	欧盟法规收录形式:3,3'-Dimethoxybenzidine(ortho-Dianisidine)及其盐;同时收录于《卫生规范》表2的第1064条和第116条
1065	种子藜芦(沙巴草)(种子和草药制剂)	Schoenocaulon officinale Lind. (seeds and galenical preparations)	欧盟化妆品法规1223/2009附录Ⅱ	332	
1066	仲链烷胺和仲链烷醇胺类和它们的盐类	Secondary alkyl and alkanolamine and their salts	欧盟化妆品法规1223/2009附录Ⅱ	411	
1067	硒及其化合物(表3中在限定条件下使用的二硫化硒除外)	Selenium and its compounds with the exception of selenium disulphide under the conditions set out under the reference in Table 3	欧盟化妆品法规1223/2009附录Ⅱ	297	
1068	西玛津	Simazine(CAS No.122-34-9)	欧盟化妆品法规1223/2009附录Ⅱ	1008	
1069	软蜡(石油),除非清楚全部精炼过程并且能够证明所获得的物质不是致癌物	Slack wax(petroleum)(CAS No.64742-61-6),except if the full refining history is known and it can be shown that the substance from which it is produced is not a carcinogen	欧盟化妆品法规1223/2009附录Ⅱ	894	
1070	酸处理的软蜡(石油),除非清楚全部精炼过程并且能够证明所获得的物质不是致癌物	Slack wax(petroleum),acid-treated(CAS No.90669-77-5),except if the full refining history is known and it can be shown that the substance from which it is produced is not a carcinogen	欧盟化妆品法规1223/2009附录Ⅱ	895	
1071	活性炭处理的软蜡(石油),除非清楚全部精炼过程并且能够证明所获得的物质不是致癌物	Slack wax(petroleum),carbon-treated(CAS No.100684-49-9),except if the full refining history is known and it can be shown that the substance from which it is produced is not a carcinogen	欧盟化妆品法规1223/2009附录Ⅱ	903	
1072	黏土处理的软蜡(石油),除非清楚全部精炼过程并且能够证明所获得的物质不是致癌物	Slack wax(petroleum),clay-treated(CAS No.90669-78-6),except if the full refining history is known and it can be shown that the substance from which it is produced is not a carcinogen	欧盟化妆品法规1223/2009附录Ⅱ	896	
1073	加氢的软蜡(石油),除非清楚全部精炼过程并且能够证明所获得的物质不是致癌物	Slack wax(petroleum),hydrotreated(CAS No.92062-09-4),except if the full refining history is known and it can be shown that the substance from which it is produced is not a carcinogen	欧盟化妆品法规1223/2009附录Ⅱ	897	
1074	低熔点软蜡(石油),除非清楚全部精炼过程并且能够证明所获得的物质不是致癌物	Slack wax(petroleum),low-melting(CAS No.92062-10-7),except if the full refining history is known and it can be shown that the substance from which it is produced is not a carcinogen	欧盟化妆品法规1223/2009附录Ⅱ	898	
1075	活性炭处理的低熔点软蜡(石油),除非	Slack wax(petroleum),low-melting,carbon-treated	欧盟化妆品法规	900	

续表

韩国			加拿大			其他国家及地区				《化妆品安全技术规范》修订情况
						美国、日本				
信息来源	序号	注释	信息来源	序号	注释	国家/地区	信息来源	序号	注释	
										4,4'-碳亚氨基双(N,N-二甲基苯胺)及其盐类
化妆品安全标准等相关规定	552		加拿大化妆品成分清单中的禁用清单	352						中文名称修改为:邻烷基二硫代碳酸的盐类(黄原酸)
化妆品安全标准等相关规定	134									与#116为同类成分,合并后为:3,3'-二甲氧基联苯胺及其盐类
化妆品安全标准等相关规定	448		加拿大化妆品成分清单中的禁用清单	415						植物成分,移至2015版表2
化妆品安全标准等相关规定	548,553									
化妆品安全标准等相关规定	445		加拿大化妆品成分清单中的禁用清单	416		日本		16	硒化合物 Selenium compounds	
化妆品安全标准等相关规定	460									

表2(1)化妆品禁用组分			欧盟		
序号	中文名称	英文名称	信息来源	序号	注释
	清楚全部精炼过程并且能够证明所获得的物质不是致癌物	(CAS No.97863-04-2), except if the full refining history is known and it can be shown that the substance from which it is produced is not a carcinogen	1223/2009附录Ⅱ		
1076	黏土处理的低熔点软蜡(石油),除非清楚全部精炼过程并且能够证明所获得的物质不是致癌物	Slack wax (petroleum), low-melting, clay-treated (CAS No.97863-05-3), except if the full refining history is known and it can be shown that the substance from which it is produced is not a carcinogen	欧盟化妆品法规1223/2009附录Ⅱ	901	
1077	加氢的低溶点软蜡(石油),除非清楚全部精炼过程并且能够证明所获得的物质不是致癌物	Slack wax (petroleum), low-melting, hydrotreated (CAS No.92062-11-8), except if the full refining history is known and it can be shown that the substance from which it is produced is not a carcinogen	欧盟化妆品法规1223/2009附录Ⅱ	899	
1078	硅酸处理的低熔点软蜡(石油),除非清楚全部精炼过程并且能够证明所获得的物质不是致癌物	Slack wax (petroleum), low-melting, silicic acid-treated (CAS No.97863-06-4), except if the full refining history is known and it can be shown that the substance from which it is produced is not a carcinogen	欧盟化妆品法规1223/2009附录Ⅱ	902	
1079	2-(1-羟甲基环己基)乙酸钠	Sodium hexacyclonate (sodium 2-(1-hydroxymethylcyclohexyl) acetate)	欧盟化妆品法规1223/2009附录Ⅱ	114	欧盟法规 CAS 号:7009-49-6
1080	龙葵及其草药制剂	*Solanum nigrum* L. and its galenical preparations	欧盟化妆品法规1223/2009附录Ⅱ	298	欧盟法规 CAS 号:84929-77-1
1081	司巴丁及其盐类	Sparteine and its salts	欧盟化妆品法规1223/2009附录Ⅱ	299	
1082	螺内酯	Spironolactone (17-hydroxy-7-mercapto-3-oxo-17α-pregn-4-eno-21-carboxylic acid r-tactone 7-acetate)	欧盟化妆品法规1223/2009附录Ⅱ	4	
1083	乳酸锶	Strontium lactate	欧盟化妆品法规1223/2009附录Ⅱ	402	欧盟法规 CAS 号:29870-99-3
1084	硝酸锶	Strontium nitrate	欧盟化妆品法规1223/2009附录Ⅱ	403	欧盟法规 CAS 号:10042-76-9
1085	多羧酸锶	Strontium polycarboxylate	欧盟化妆品法规1223/2009附录Ⅱ	404	
1086	羊角拗质素及其糖苷配基以及相应的衍生物	Strophantines, their aglucones and their respective derivatives	欧盟化妆品法规1223/2009附录Ⅱ	302	
1087	羊角拗及其草药制剂	Strophantus species and their galenical preparations	欧盟化妆品法规1223/2009附录Ⅱ	303	
1088	士的宁及其盐类	Strychnine and its salts	欧盟化妆品法规1223/2009附录Ⅱ	304	
1089	马钱子和它的草药制剂	Strychnos species and their galenical preparations	欧盟化妆品法规1223/2009附录Ⅱ	305	

续表

韩国			加拿大			其他国家及地区				《化妆品安全技术规范》修订情况
							美国、日本			
信息来源	序号	注释	信息来源	序号	注释	国家/地区	信息来源	序号	注释	
化妆品安全标准等相关规定	446		加拿大化妆品成分清单中的禁用清单	417						中文名称修改为:己环酸钠
化妆品安全标准等相关规定	447		加拿大化妆品成分清单中的禁用清单	419						植物成分,移至2015版表2
化妆品安全标准等相关规定	458		加拿大化妆品成分清单中的禁用清单	423						
化妆品安全标准等相关规定	459		加拿大化妆品成分清单中的禁用清单	424						
化妆品安全标准等相关规定	455	禁用455 Strontium compounds				日本		14	锶化合物 Strontium compounds	
化妆品安全标准等相关规定	455	禁用455 Strontium compounds	加拿大化妆品成分清单中的禁用清单	426		日本		14	锶化合物 Strontium compounds	
化妆品安全标准等相关规定	455	禁用455 Strontium compounds	加拿大化妆品成分清单中的禁用清单	427		日本		14	锶化合物 Strontium compounds	
化妆品安全标准等相关规定	454		加拿大化妆品成分清单中的禁用清单	428						
化妆品安全标准等相关规定	453		加拿大化妆品成分清单中的禁用清单	429						植物成分,移至2015版表2
化妆品安全标准等相关规定	457		加拿大化妆品成分清单中的禁用清单	430						
化妆品安全标准等相关规定	456		加拿大化妆品成分清单中的禁用清单	431						植物成分,移至2015版表2

表2(1)化妆品禁用组分				欧盟	
序号	中文名称	英文名称	信息来源	序号	注释
1090	具有雄激素效应的物质	Substances with androgenic effect	欧盟化妆品法规 1223/2009附录Ⅱ	37	
1091	丁二腈(琥珀腈)	Succinonitrile	欧盟化妆品法规 1223/2009附录Ⅱ	150	欧盟法规CAS号:110-61-2
1092	草克死	Sulfallate(CAS No.95-06-7)	欧盟化妆品法规 1223/2009附录Ⅱ	753	
1093	磺砒酮	Sulfinpyrazone(1,2-diphenyl-4-(2-phenylsulfinylethyl)-3,5-pyrazolidinedione)	欧盟化妆品法规 1223/2009附录Ⅱ	155	
1094	磺胺类药物(磺胺和其氨基的一个或多个氢原子被取代的衍物)及其盐类	Sulphonamides(sulphanilamide and its derivatives obtained by substitution of one or more H-atoms of the-NH$_2$ groups)and their salts	欧盟化妆品法规 1223/2009附录Ⅱ	307	
1095	舒噻美	Sultiame(sulthiane;(2-(p-sulfamoylphenyl)tetrahydro-1,2-thiazine 1,1-dioxide))	欧盟化妆品法规 1223/2009附录Ⅱ	308	欧盟法规CAS号:61-56-3
1096	对中枢神经系统起作用的拟交感胺类和卫生计生委发布的管制精神类药品(咖啡因除外)	Sympathicomimetic amines acting on the central nervous system and the medicins,natural and synthetic,controlled by the Drug Administration Law of the People's Republic of China(except caffien)	欧盟化妆品法规 1223/2009附录Ⅱ	21	欧盟法规收录形式:Sympathicomimetic amines acting on the central nervous system;any substance contained in the first list of medicaments which are subject to medical prescription and are referred to in resolution AP(69)2 of the Council of Europe.(CAS No.300-62-9)
1097	合成箭毒类	Synthetic curarizants	欧盟化妆品法规 1223/2009附录Ⅱ	110	
1098	丁二烯含量大于0.1%(w/w)的石油尾气,来自催化裂解澄清油及热裂解分馏回流接收器的减压渣油	Tail gas(petroleum),catalytic cracked clarified oil and thermal cracked vacuum residue fractionation reflux drum(CAS No.68478-21-7),if it contains>0.1%(w/w)butadiene	欧盟化妆品法规 1223/2009附录Ⅱ	533	
1099	丁二烯含量大于0.1%(w/w)的石油尾气,来自石油催化裂解的馏分及催化裂解石脑油馏分吸收塔	Tail gas(petroleum),catalytic cracked distillate and catalytic cracked naphtha fractionation absorber(CAS No.68307-98-2),if it contains>0.1%(w/w)butadiene	欧盟化妆品法规 1223/2009附录Ⅱ	467	
1100	丁二烯含量大于0.1%(w/w)的石油尾气,来自催化裂解馏分及石脑油的稳定塔	Tail gas(petroleum),catalytic cracked distillate and naphtha stabiliser(CAS No.68952-77-2),if it contains>0.1%(w/w)butadiene	欧盟化妆品法规 1223/2009附录Ⅱ	590	
1101	丁二烯含量大于0.1%(w/w)的石油尾气,来自催化裂解石脑油稳定吸收塔	Tail gas(petroleum),catalytic cracked naphtha stabilisation absorber(CAS No.68478-22-8),if it contains>0.1%(w/w)butadiene	欧盟化妆品法规 1223/2009附录Ⅱ	534	
1102	丁二烯含量大于0.1%(w/w)的石油尾气,来自催化裂解分馏吸收塔	Tail gas(petroleum),catalytic cracker refraction absorber(CAS No.68478-25-1),if it contains>0.1%(w/w)butadiene	欧盟化妆品法规 1223/2009附录Ⅱ	536	
1103	丁二烯含量大于0.1%(w/w)的石油尾气,来自催化裂解,催化重整及加氢脱硫联合分馏塔	Tail gas(petroleum),catalytic cracker,catalytic reformer and hydrodesulferised combined fractionater(CAS No.68478-24-0),if it contains>0.1%(w/w)butadiene	欧盟化妆品法规 1223/2009附录Ⅱ	535	

续表

韩国			加拿大			其他国家及地区				《化妆品安全技术规范》修订情况
							美国、日本			
信息来源	序号	注释	信息来源	序号	注释	国家/地区	信息来源	序号	注释	
化妆品安全标准等相关规定	535		加拿大化妆品成分清单中的禁用清单	72						
化妆品安全标准等相关规定	469		加拿大化妆品成分清单中的禁用清单	432						
化妆品安全标准等相关规定	439									
化妆品安全标准等相关规定	442		加拿大化妆品成分清单中的禁用清单	433						
化妆品安全标准等相关规定	441		加拿大化妆品成分清单中的禁用清单	434						
化妆品安全标准等相关规定	438		加拿大化妆品成分清单中的禁用清单	435						
化妆品安全标准等相关规定	3		加拿大化妆品成分清单中的禁用清单	436						
化妆品安全标准等相关规定	692		加拿大化妆品成分清单中的禁用清单	179						

表2(1)化妆品禁用组分				欧盟	
序号	中文名称	英文名称	信息来源	序号	注释
1104	丁二烯含量大于0.1%(w/w)的石油尾气,来自催化加氢脱硫石脑油分离塔	Tail gas(petroleum),catalytic hydrodesulfurised naphtha separator(CAS No.68952-79-4),if it contains>0.1%(w/w)butadiene	欧盟化妆品法规1223/2009附录Ⅱ	591	
1105	丁二烯含量大于0.1%(w/w)的石油尾气,来自催化聚合石脑油分馏稳定塔	Tail gas(petroleum),catalytic polymn.naphtha fractionation stabiliser(CAS No.68307-99-2),if it contains>0.1%(w/w)butadiene	欧盟化妆品法规1223/2009附录Ⅱ	468	欧盟法规CAS号:68307-99-3
1106	丁二烯含量大于0.1%(w/w)的无硫化氢石油尾气,来自催化重整石脑油分馏稳定塔	Tail gas(petroleum),catalytic reformed naphtha fractionation stabiliser,hydrogen sulfide-free(CAS No.68308-00-9),if it contains>0.1%(w/w)butadiene	欧盟化妆品法规1223/2009附录Ⅱ	469	
1107	丁二烯含量大于0.1%(w/w)的石油尾气,来自催化重整石脑油分馏稳定塔	Tail gas(petroleum),catalytic reformed naphtha fractionation stabiliser(CAS No.68478-26-2),if it contains>0.1%(w/w)butadiene	欧盟化妆品法规1223/2009附录Ⅱ	537	
1108	丁二烯含量大于0.1%(w/w)的石油尾气,来自经催化重整石脑油分离器	Tail gas(petroleum),catalytic reformed naphtha separator(CAS No.68478-27-3),if it contains>0.1%(w/w)butadiene	欧盟化妆品法规1223/2009附录Ⅱ	538	
1109	丁二烯含量大于0.1%(w/w)的石油尾气,来自催化重整石脑油稳定塔	Tail gas(petroleum),catalytic reformed naphtha stabiliser(CAS No.68478-28-4),if it contains>0.1%(w/w)butadiene	欧盟化妆品法规1223/2009附录Ⅱ	539	
1110	丁二烯含量大于0.1%(w/w)的石油尾气,来自加氢分离塔的裂解馏分	Tail gas(petroleum),cracked distillate hydrotreater separator(CAS No.68478-29-5),if it contains>0.1%(w/w)butadiene	欧盟化妆品法规1223/2009附录Ⅱ	540	
1111	丁二烯含量大于0.1%(w/w)的石油尾气,来自石油裂解馏分催化加氢汽提塔	Tail gas(petroleum),cracked distillate hydrotreater stripper(CAS No.68308-01-0),if it contains>0.1%(w/w)butadiene	欧盟化妆品法规1223/2009附录Ⅱ	470	
1112	丁二烯含量大于0.1%(w/w)的石油尾气,来自柴油催化裂解吸收塔	Tail gas(petroleum),gas oil catalytic cracking absorber(CAS No.68308-03-2),if it contains>0.1%(w/w)butadiene	欧盟化妆品法规1223/2009附录Ⅱ	471	
1113	丁二烯含量大于0.1%(w/w)的石油尾气,来自汽油回收工厂	Tail gas(petroleum),gas recovery plant(CAS No.68308-04-3),if it contains>0.1%(w/w)butadiene	欧盟化妆品法规1223/2009附录Ⅱ	472	
1114	丁二烯含量大于0.1%(w/w)的石油尾气,来自汽油回收工厂脱乙烷塔	Tail gas(petroleum),gas recovery plant deethaniser(CAS No.68308-05-4),if it contains>0.1%(w/w)butadiene	欧盟化妆品法规1223/2009附录Ⅱ	473	
1115	丁二烯含量大于0.1%(w/w)的无酸石油尾气,来自加氢脱硫馏分及加氢脱硫石脑油分馏塔	Tail gas(petroleum),hydrodesulfurised distillate and hydrodesulfurised naphtha fractionator,acid-free(CAS No.68308-06-5),if it contains>0.1%(w/w)butadiene	欧盟化妆品法规1223/2009附录Ⅱ	474	
1116	丁二烯含量大于0.1%(w/w)的石油尾气,来自加氢脱硫直馏石脑油分离塔	Tail gas(petroleum),hydrodesulfurised straight-run naphtha separator(CAS No.68478-30-8),if it contains>0.1%(w/w)butadiene	欧盟化妆品法规1223/2009附录Ⅱ	541	
1117	丁二烯含量大于0.1%(w/w)的无硫化氢石油尾气,来自加氢脱硫真空柴油汽提塔	Tail gas(petroleum),hydrodesulfurised vacuum gas oil stripper,hydrogen sulfide-free(CAS No.68308-07-6),if it contains>0.1%(w/w)butadiene	欧盟化妆品法规1223/2009附录Ⅱ	475	
1118	丁二烯含量大于0.1%(w/w)的石油尾气,来自异构化石脑油分馏稳定塔	Tail gas(petroleum),isomerised naphtha fractionation stabiliser(CAS No.68308-08-7),if it contains>0.1%(w/w)butadiene	欧盟化妆品法规1223/2009附录Ⅱ	476	

韩国			加拿大			其他国家及地区				《化妆品安全技术规范》修订情况
							美国、日本			
信息来源	序号	注释	信息来源	序号	注释	国家/地区	信息来源	序号	注释	

表 2(1)化妆品禁用组分				欧盟	
序号	中文名称	英文名称	信息来源	序号	注释
1119	丁二烯含量大于 0.1%(w/w)的无硫化氢石油尾气,来自直馏石脑油分馏稳定塔的轻馏分	Tail gas(petroleum),light straight-run naphtha stabiliser,hydrogen sulfide-free(CAS No.68308-09-8),if it contains>0.1%(w/w)butadiene	欧盟化妆品法规 1223/2009附录Ⅱ	477	
1120	丁二烯含量大于 0.1%(w/w)的石油尾气,来自丙烷 - 丙烯烷基化进料预处理脱乙烷塔	Tail gas(petroleum),propane-propylene alkylation feed prep deethaniser(CAS No.68308-11-2),if it contains>0.1%(w/w)butadiene	欧盟化妆品法规 1223/2009附录Ⅱ	479	
1121	丁二烯含量大于 0.1%(w/w)的石油尾气,来自饱和汽油工厂的富 C4 混流	Tail gas(petroleum),saturate gas plant mixed stream,C4-rich(CAS No.68478-32-0),if it contains>0.1%(w/w)butadiene	欧盟化妆品法规 1223/2009附录Ⅱ	542	
1122	丁二烯含量大于 0.1%(w/w)的富 C1-2 石油尾气,来自饱和汽油回收工厂	Tail gas(petroleum),saturate gas recovery plant,C1-2-rich(CAS No.68478-33-1),if it contains>0.1%(w/w)butadiene	欧盟化妆品法规 1223/2009附录Ⅱ	543	
1123	丁二烯含量大于 0.1%(w/w)的无硫化氢石油尾气,来自加氢脱硫处理的直馏馏分	Tail gas(petroleum),straight-run distillate hydrodesulferised,hydrogen sulfide-free(CAS No.68308-10-1),if it contains>0.1%(w/w)butadiene	欧盟化妆品法规 1223/2009附录Ⅱ	478	
1124	丁二烯含量大于 0.1%(w/w)的石油尾气,来自加氢脱硫的直馏石脑油	Tail gas(petroleum),straight-run naphtha hydrodesulferised(CAS No.68952-80-7),if it contains>0.1%(w/w)butadiene	欧盟化妆品法规 1223/2009附录Ⅱ	592	
1125	丁二烯含量大于 0.1%(w/w)的石油尾气,来自热裂解碳氢化合物分馏稳定塔的石油焦化产物	Tail gas(petroleum),thermal cracked hydrocarbon fractionation stabiliser,petroleum coking(CAS No.68952-82-9),if it contains>0.1%(w/w)butadiene	欧盟化妆品法规 1223/2009附录Ⅱ	594	
1126	丁二烯含量大于 0.1%(w/w)的石油尾气,来自热裂解馏分、柴油及石脑油吸收塔	Tail gas(petroleum),thermal-cracked distillate,gas oil and naphtha absorber(CAS No.68952-81-8),if it contains>0.1%(w/w)butadiene	欧盟化妆品法规 1223/2009附录Ⅱ	593	
1127	丁二烯含量大于 0.1%(w/w)的无硫化氢石油尾气,来自加氢脱硫的真空瓦斯油	Tail gas(petroleum),vacuum gas oil hydrodesulferised,hydrogen sulfide-free(CAS No.68308-12-3),if it contains>0.1%(w/w)butadiene	欧盟化妆品法规 1223/2009附录Ⅱ	480	
1128	丁二烯含量大于 0.1%(w/w)的石油尾气,来自热裂解真空渣油	Tail gas(petroleum),vacuum residues thermal cracker(CAS No.68478-34-2),if it contains>0.1%(w/w)butadiene	欧盟化妆品法规 1223/2009附录Ⅱ	544	
1129	替法唑啉及其盐类	Tefazoline(2-(5,6,7,8-tetrahydronaphth-1-ylmethyl)-2-imidazoline)and its salts	欧盟化妆品法规 1223/2009附录Ⅱ	237	
1130	碲及碲化合物	Tellurium and its compounds	欧盟化妆品法规 1223/2009附录Ⅱ	312	
1131	丁苯那嗪及其盐类	Tetrabenazine(1,3,4,6,7,llb-hexahydro-3-isobutyl-9,10-dimethoxy-2H-berzo(a)quinolizin-2-one)and its salts	欧盟化妆品法规 1223/2009附录Ⅱ	139	
1132	四溴 N- 水杨酰苯胺	Tetrabromosalicylanilides	欧盟化妆品法规 1223/2009附录Ⅱ	350	
1133	丁卡因及其盐类	Tetracaine(deanol p-butylaminobenzoate)and its salts	欧盟化妆品法规 1223/2009附录Ⅱ	63	
1134	四羰基镍	Tetracarbonyl nickel(CAS No.13463-39-3)	欧盟化妆品法规 1223/2009附录Ⅱ	459	

续表

| 韩国 | | | 加拿大 | | | 其他国家及地区 | | | | 《化妆品安全技术规范》修订情况 |
| | | | | | | | 美国、日本 | | | |
信息来源	序号	注释	信息来源	序号	注释	国家/地区	信息来源	序号	注释	
化妆品安全标准等相关规定	780		加拿大化妆品成分清单中的禁用清单	438						
化妆品安全标准等相关规定	781		加拿大化妆品成分清单中的禁用清单	439						
化妆品安全标准等相关规定	762		加拿大化妆品成分清单中的禁用清单	440						
化妆品安全标准等相关规定	763		加拿大化妆品成分清单中的禁用清单	441		日本		19	卤化水杨酰替苯胺 Halogenated salicylanilides	
化妆品安全标准等相关规定	768		加拿大化妆品成分清单中的禁用清单	442						
化妆品安全标准等相关规定	767									

表2(1)化妆品禁用组分				欧盟	
序号	中文名称	英文名称	信息来源	序号	注释
1135	四氯乙烯	Tetrachloroethylene	欧盟化妆品法规1223/2009附录Ⅱ	314	欧盟法规CAS号:127-18-4
1136	四氯N-水杨酰苯胺	Tetrachlorosalicylanilides	欧盟化妆品法规1223/2009附录Ⅱ	348	欧盟法规CAS号:7426-07-5
1137	焦磷酸四乙酯	Tetraethyl pyrophosphate;TEPP(ISO)	欧盟化妆品法规1223/2009附录Ⅱ	276	欧盟法规CAS号:107-49-3
1138	丙酸(+/-)-四羟糠基-(R)-2-(4-(6-氯-2-喹噁啉氧基)苯氧基)酯	(+/-)-Tetrahydrofurfuryl-(R)-2-(4-(6-chloroquinoxalin-2-yloxy)phenyloxy)propionate(CAS No.119738-06-6)	欧盟化妆品法规1223/2009附录Ⅱ	755	
1139	四氢化噻喃-3-甲醛	Tetrahydrothiopyran-3-carboxaldehyde(CAS No.61571-06-0)	欧盟化妆品法规1223/2009附录Ⅱ	1148	
1140	四氢咪唑啉及其盐类	Tetrahydrozoline and its salts	欧盟化妆品法规1223/2009附录Ⅱ	394	
1141	3,3'-((1,1'-联苯)-4,4'-二基-双(偶氮))双(5-氨基-4-羟基萘-2,7-二磺酸四钠	Tetrasodium 3,3'-((1,1'-biphenyl)-4,4'-diyl bis(azo))bis(5-amino-4-hydroxynaphthalene-2,7-disulphonate)(CAS No.2602-46-2)	欧盟化妆品法规1223/2009附录Ⅱ	988	
1142	四乙溴铵	Tetrylammonium bromide(tetraethylammonium bromide)	欧盟化妆品法规1223/2009附录Ⅱ	61	
1143	沙立度胺及其盐类	Thalidomide[N-(2,6-dicxopiperid-3-yl)phthalimide]and its salts	欧盟化妆品法规1223/2009附录Ⅱ	280	
1144	铊和铊的化合物	Thallium and its compounds	欧盟化妆品法规1223/2009附录Ⅱ	317	
1145	(1)头颅骨,包括脑以及眼、扁桃体和脊髓——达到12月龄的牛科动物——12月龄以上或从牙龈已萌出一个永久性门齿的羊和山羊科动物。(2)羊和山羊科动物的脾脏以及由此获得的原料。(3)卫生部2002年第3号公告中Ⅰ类牛、羊动物源性原料成分。但是,牛羊脂衍生物(含在卫生部发布的2002年第3号公告中Ⅱ类牛、羊动物源性原料成分)可以使用,如果生产者使用下述方法,并且是严格保证的:——酯基转移作用或水解作用至少是在200℃,以及适宜的相应压力下20分钟(甘油和脂肪酸及酯)的条件下进行——与NaOH(12mol/L)皂化作用(甘油和肥皂)是在下述条件下进行:分批法:95℃ 3h 连续法:140℃,2bars(2000h Pa)8分钟或相等条件	(1)The skull,including the brain and eyes,tonsils and spinal cord of:——bovine animals aged 12 months——ovine and caprine animals which are aged over 12 months or have a permanent incissor tooth erupted through the gum;(2)The spleens of ovine and caprine animals and ingredients derived therefrom;(3)Ingredients list as class 1 substances in the bullten No.3,2002 promulgated by ministry of public health and its salts.However,tallow derivatives(including the substances list as class 2 ingredients in the bullten No.3,2002 promulgated by ministry of public health)may be used provided that the following methods have been used and strictly certified by the producer:——transesterification or hydrolysis at least 200℃ and at an appropriate corresponding pressure,for 20 minutes(glycerol,fatty acids and fatty acid esters)——saponification with NaOH 12mol/L(glycerol and soap);batch process:at 95℃ for 3 hours;or continuous process:at 140℃,2 bars(2000h Pa)for 8 minutes or equivalent conditions.	欧盟化妆品法规1223/2009附录Ⅱ	419	欧盟法规收录形式:"Category 1 material and Category 2 material as defined in Articles 4 and 5 respectively of Regulation(EC)No 1774/2002 of the European Parliament and of the Council(3),and ingredients derived therefrom"

续表

| 韩国 | | | 加拿大 | | | 其他国家及地区 | | | | 《化妆品安全技术规范》修订情况 |
| | | | | | | 美国、日本 | | | | |
信息来源	序号	注释	信息来源	序号	注释	国家/地区	信息来源	序号	注释	
化妆品安全标准等相关规定	773		加拿大化妆品成分清单中的禁用清单	443						
化妆品安全标准等相关规定	771		加拿大化妆品成分清单中的禁用清单	444		日本		19	卤化水杨酰替苯胺 Halogenated salicylanilides	
化妆品安全标准等相关规定	766		加拿大化妆品成分清单中的禁用清单	445						
化妆品安全标准等相关规定	778									
化妆品安全标准等相关规定	777									
化妆品安全标准等相关规定	776		加拿大化妆品成分清单中的禁用清单	446						
化妆品安全标准等相关规定	764									
化妆品安全标准等相关规定	779		加拿大化妆品成分清单中的禁用清单	447						
化妆品安全标准等相关规定	750		加拿大化妆品成分清单中的禁用清单	448						
化妆品安全标准等相关规定	749		加拿大化妆品成分清单中的禁用清单	449						
化妆品安全标准等相关规定	1017-1035					美国	21CFR700 subpart B	700.27	Prohibited cattle materials	根据《关于调整从疯牛病疫区进口化妆品管理措施的公告》(2007年第116号),细化相关内容

表2(1)化妆品禁用组分				欧盟	
序号	中文名称	英文名称	信息来源	序号	注释
1146	黄花夹竹桃苷提取物	Thevetia ner II folia juss.Glycoside extract	欧盟化妆品法规1223/2009附录II	318	欧盟法规 CAS 号:90147-54-9
1147	甲巯咪唑	Thiamazole(1-methyl-2-imidazolethiol)	欧盟化妆品法规1223/2009附录II	233	欧盟法规 CAS 号:60-56-0
1148	硫代乙酰胺	Thioacetamide(CAS No.62-55-5)	欧盟化妆品法规1223/2009附录II	742	
1149	噻吩甲酸甲酯	Thiophanate-methyl(CAS No.23564-05-8)	欧盟化妆品法规1223/2009附录II	1047	
1150	噻替派	Thiotepa(tris(1-aziridinyl)phosphine sulfide)	欧盟化妆品法规1223/2009附录II	310	欧盟法规 CAS 号:52-24-4
1151	硫脲及其衍生物(表3中限用的除外)	Thiourea and its derivatives, with the exception of the one listed in Table 3.	欧盟化妆品法规1223/2009附录II	321	
1152	秋兰姆二硫化物类	Thiuram disulphides		/	
1153	秋兰姆单硫化物类	Thiuram monosulphides	欧盟化妆品法规1223/2009附录II	353	欧盟法规 CAS 号:97-74-5
1154	甲状丙酸及其盐类	Thyropropic acid(4-(4-hydroxy-3-iodophenoxy)-3,5-diiodohydrocinnamie acid)and its salts	欧盟化妆品法规1223/2009附录II	9	
1155	短杆菌素	Thyrothricine	欧盟化妆品法规1223/2009附录II	39	欧盟法规收录形式:Antibiotics(抗生素)
1156	托硼生	Tolboxane(5-methyl-5-propyl-2-p-tolyl-1,3,2-dioxaborinane)	欧盟化妆品法规1223/2009附录II	177	欧盟法规 CAS 号:2430-46-8
1157	甲苯磺丁脲	Tolbutamide(1-butyl-3-(p-toluenesulfonyl)urea;1-butyl-3-tosylurea)	欧盟化妆品法规1223/2009附录II	65	欧盟法规 CAS 号:64-77-7
1158	硫酸甲苯胺(1∶1)	Toluidene sulphate(1∶1)(CAS No.540-25-0)	欧盟化妆品法规1223/2009附录II	1070	欧盟法规收录形式:"Toluidine sulphate(1∶1)"
1159	甲苯胺类及其同分异构体、盐类以及卤化和磺化衍生物	Toluidines, their isomers, salts and halogenated and sulphonated derivatives	欧盟化妆品法规1223/2009附录II	32	
1160	4-甲苯胺盐酸盐	Toluidium chloride(CAS No.540-23-8)	欧盟化妆品法规1223/2009附录II	1069	欧盟法规收录形式:"Toluidinium chloride"
1161	((甲苯氧基)甲基)环氧乙烷,羟甲苯基缩水甘油醚	((Tolyloxy)methyl)oxirane, cresyl glycidyl ether(CAS No.26447-14-3)	欧盟化妆品法规1223/2009附录II	1043	
1162	毒杀芬	Toxaphene(CAS No.8001-35-2)	欧盟化妆品法规1223/2009附录II	1105	
1163	反式-2-庚烯醛	Trans-2-heptenal(CAS No.18829-55-5)	欧盟化妆品法规1223/2009附录II	437	欧盟法规收录条件:当用作香料成分时,为禁用物质
1164	反式-2-己烯醛二乙基乙缩醛	Trans-2-hexenal diethyl acetal(CAS No.67746-30-9)	欧盟化妆品法规1223/2009附录II	438	欧盟法规收录条件:当用作香料成分时,为禁用物质
1165	反式-2-己烯醛二甲基乙缩醛	Trans-2-hexenal dimethyl acetal(CAS No.18318-83-7)	欧盟化妆品法规1223/2009附录II	439	欧盟法规收录条件:当用作香料成分时,为禁用物质
1166	反式-4-环己基-L-脯氨酸-盐酸盐	Trans-4-cyclohexyl-L-proline monohydro-chloride(CAS No.90657-55-9)	欧盟化妆品法规1223/2009附录II	1117	

续表

韩国			加拿大			其他国家及地区				《化妆品安全技术规范》
							美国、日本			修订情况
信息来源	序号	注释	信息来源	序号	注释	国家/地区	信息来源	序号	注释	
化妆品安全标准等相关规定	759		加拿大化妆品成分清单中的禁用清单	451						
化妆品安全标准等相关规定	844		加拿大化妆品成分清单中的禁用清单	452						
化妆品安全标准等相关规定	653									
化妆品安全标准等相关规定	656									
化妆品安全标准等相关规定	655		加拿大化妆品成分清单中的禁用清单	454						
化妆品安全标准等相关规定	654		加拿大化妆品成分清单中的禁用清单	455						
化妆品安全标准等相关规定	845		加拿大化妆品成分清单中的禁用清单	456;457						
化妆品安全标准等相关规定	846		加拿大化妆品成分清单中的禁用清单	456;458						
化妆品安全标准等相关规定	843		加拿大化妆品成分清单中的禁用清单	459						
化妆品安全标准等相关规定	842		加拿大化妆品成分清单中的禁用清单	460						
化妆品安全标准等相关规定	790		加拿大化妆品成分清单中的禁用清单	462						
化妆品安全标准等相关规定	791		加拿大化妆品成分清单中的禁用清单	463						
化妆品安全标准等相关规定	787									
化妆品安全标准等相关规定	785		加拿大化妆品成分清单中的禁用清单	466						
化妆品安全标准等相关规定	784									
化妆品安全标准等相关规定	792									
化妆品安全标准等相关规定	783									
化妆品安全标准等相关规定	1006		加拿大化妆品成分清单中的禁用清单	468						
化妆品安全标准等相关规定	1004									
化妆品安全标准等相关规定	1003									
化妆品安全标准等相关规定	428									

表2(1)化妆品禁用组分				欧盟	
序号	中文名称	英文名称	信息来源	序号	注释
1167	反式-4-苯基-L-脯氨酸	Trans-4-phenyl-L-proline(CAS No.96314-26-0)	欧盟化妆品法规1223/2009附录Ⅱ	1191	
1168	反苯环丙胺及其盐类	Tranylcypromine(DL-trans-2-phenylcyclopropylamine)and its salts	欧盟化妆品法规1223/2009附录Ⅱ	324	
1169	曲他胺	Tretamine(2,4,6-tris(1-aziridinyl)-s-triazine;triethylenemelamine)	欧盟化妆品法规1223/2009附录Ⅱ	328	欧盟法规CAS号:51-18-3
1170	维甲酸(视黄酸)及其盐类	Tretinoin(retinoic acid)and its salts	欧盟化妆品法规1223/2009附录Ⅱ	375	
1171	氨苯喋啶及其盐类	Triamterene(2,4,7-triamino-6-phenylpteridine)and its salts	欧盟化妆品法规1223/2009附录Ⅱ	275	
1172	磷酸三丁酯	Tributyl phosphate(CAS No.126-73-8)	欧盟化妆品法规1223/2009附录Ⅱ	1166	
1173	三氯氮芥及其盐类	Trichlormethine(tris(2-chloroethyl)amine;2,2',2"-trichlorotriethylamine)and its salts	欧盟化妆品法规1223/2009附录Ⅱ	327	
1174	三氯乙酸	Trichloroacetic acid	欧盟化妆品法规1223/2009附录Ⅱ	10	欧盟法规CAS号:76-03-9
1175	三氯乙烯	Trichloroethylene(CAS No.79-01-6)	欧盟化妆品法规1223/2009附录Ⅱ	645	
1176	三氯硝基甲烷(氯化苦)	Trichloronitromethane(chloropicrine)	欧盟化妆品法规1223/2009附录Ⅱ	325	欧盟法规CAS号:76-06-2
1177	克啉菌;十三吗啉	Tridemorph(CAS No.24602-86-6)	欧盟化妆品法规1223/2009附录Ⅱ	737	
1178	三氟碘甲烷	Trifluoroiodomethane(CAS No.2314-97-8)	欧盟化妆品法规1223/2009附录Ⅱ	1046	
1179	三氟哌多	Trifluperidol(1-(3-(p-fluorobenzoyl)propyl)-4-(m-trifluoromethylpheryl)-4-piperidinol)	欧盟化妆品法规1223/2009附录Ⅱ	188	欧盟法规CAS号:749-13-3
1180	二硫化三镍	Trinickel disulphide(CAS No.12035-72-2)	欧盟化妆品法规1223/2009附录Ⅱ	458	
1181	三聚甲醛(1,3,5-三恶烷)	Trioxymethylene(1,3,5-trioxan)(CAS No.110-88-3)	欧盟化妆品法规1223/2009附录Ⅱ	1177	
1182	曲帕拉醇	Triparanol(2-(p-chlorophenyl)-1-(p-(2-diethylaminoethoxy)phenyl-1-(p-tolyl))ethanol)	欧盟化妆品法规1223/2009附录Ⅱ	92	欧盟法规CAS号:78-41-1
1183	曲吡那敏	Tripelennamine(N-benzyl-N',N'-dimethyl-N-(2-pyridyl)ethylenediamine)	欧盟化妆品法规1223/2009附录Ⅱ	347	欧盟法规CAS号:91-81-6
1184	磷酸三(2-氯乙)酯	Tris(2-chloroethyl)phosphate(CAS No.115-96-8)	欧盟化妆品法规1223/2009附录Ⅱ	1004	
1185	双(7-乙酰氨基-2-(4-硝基-2-氧苯偶氮基)-3-磺基-1-萘酚基)-1-铬酸三钠	Trisodium bis(7-acetamido-2-(4-nitro-2-oxidophenylazo)-3-sulfonato-1-naphtholato)chromate(1-)(EC No.400-810-8)	欧盟化妆品法规1223/2009附录Ⅱ	1131	
1186	三钠(4'-(8-乙酰氨基-3,6-二磺基-2-萘偶氮基)-4"-(6-苯甲酰氨基-3-磺基-2-萘偶氮基)-联苯-1,3',3",1"'-	Trisodium(4'-(8-acetylamino-3,6-disulfonato-2-naphthylazo)-4"-(6-benzoylamino-3-sulfonato-2-naphth ylazo)-biphenyl-1,3',3",1"'-tetraolato-	欧盟化妆品法规1223/2009附录Ⅱ	758	

韩国			加拿大			其他国家及地区				《化妆品安全技术规范》修订情况
							美国、日本			
信息来源	序号	注释	信息来源	序号	注释	国家/地区	信息来源	序号	注释	
化妆品安全标准等相关规定	868									
化妆品安全标准等相关规定	801		加拿大化妆品成分清单中的禁用清单	469						
化妆品安全标准等相关规定	802		加拿大化妆品成分清单中的禁用清单	470						
化妆品安全标准等相关规定	803		加拿大化妆品成分清单中的禁用清单	413						
化妆品安全标准等相关规定	823		加拿大化妆品成分清单中的禁用清单	471						
化妆品安全标准等相关规定	811									
化妆品安全标准等相关规定	836		加拿大化妆品成分清单中的禁用清单	474						
化妆品安全标准等相关规定	829		加拿大化妆品成分清单中的禁用清单	475						
化妆品安全标准等相关规定	830									
化妆品安全标准等相关规定	825		加拿大化妆品成分清单中的禁用清单	476						
化妆品安全标准等相关规定	805									
化妆品安全标准等相关规定	839									
化妆品安全标准等相关规定	840		加拿大化妆品成分清单中的禁用清单	478						
化妆品安全标准等相关规定	804									
化妆品安全标准等相关规定	824									中文名称修改为:三聚甲醛(1,3,5-三噁烷)
化妆品安全标准等相关规定	838		加拿大化妆品成分清单中的禁用清单	479						
化妆品安全标准等相关规定	988		加拿大化妆品成分清单中的禁用清单	480						
化妆品安全标准等相关规定	819									
化妆品安全标准等相关规定	814									
化妆品安全标准等相关规定	815									

表 2(1)化妆品禁用组分			欧盟		
序号	中文名称	英文名称	信息来源	序号	注释
	四羟连 -0,0′,0″,0‴)铜(Ⅱ)(EC No.413-590-3)	0,0′,0″,0‴)copper(Ⅱ)(EC No.413-590-3)			
1187	磷酸三甲酚酯	Tritolyl phosphate	欧盟化妆品法规 1223/2009附录Ⅱ	277	欧盟法规 CAS 号:1330-78-5
1188	异庚胺及其同分异构体和盐类	Tuaminoheptane(2-aminoheptane;2-heptylamine), its isomers and salts	欧盟化妆品法规 1223/2009附录Ⅱ	27	
1189	尿烷;氨基甲酸乙酯	Urethane(CAS No.51-79-6)	欧盟化妆品法规 1223/2009附录Ⅱ	671	
1190	(白)海葱及其草药制剂	*Urginea scilla* Stern. and its galenical preparations	欧盟化妆品法规 1223/2009附录Ⅱ	330	欧盟法规收录形式:"Urginea scilla Steinh.and its galenical preparations". (CAS No.84650-62-4)
1191	以下化合物的 UVCB 缩合产物:四倍 - 氯化羟基甲基膦,尿素和蒸馏的氢化 C16-18 牛油烷基胺	UVCB condensation product of:tetrakis-hydroxymethylphosphonium chloride,urea and distilled hydrogenated C16-18 tallow alkylamine (CAS No.166242-53-1)	欧盟化妆品法规 1223/2009附录Ⅱ	1029	
1192	疫苗,毒素或血清	Vaccines,toxins or serums	欧盟化妆品法规 1223/2009附录Ⅱ	323	欧盟法规收录形式:Vaccines,toxins or serums defined as immunological medicinal products pursuant to Article 1(4)of Directive 2001/83/EC.
1193	α- 氨基异戊酰胺	Valinamide(CAS No.20108-78-5)	欧盟化妆品法规 1223/2009附录Ⅱ	1039	
1194	戊诺酰胺	Valnoctamide(2-ethyl-3-methylvaleramide)	欧盟化妆品法规 1223/2009附录Ⅱ	184	欧盟法规 CAS 号:4171-13-5
1195	藜芦碱,其盐类及其草药制剂	Veratrine,its salts and galenical preparations	欧盟化妆品法规 1223/2009附录Ⅱ	331	
1196	藜芦的根及草药制剂	*Veratrum* spp. and their preparations	欧盟化妆品法规 1223/2009附录Ⅱ	333	
1197	马鞭草油	Verbena oil (*Lippia citriodora* Kunth.)(CAS No.8024-12-2)	欧盟委员会法规 344/2013	450	欧盟法规收录形式:Verbena essential oils (*Lippia citriodora* Kunth.) and derivatives other than absolute when used as a fragrance ingredient
1198	烯菌酮	Vinclozolin(CAS No.50471-44-8)	欧盟化妆品法规 1223/2009附录Ⅱ	738	
1199	氯乙烯单体	Vinyl chloride monomer	欧盟化妆品法规 1223/2009附录Ⅱ	334	欧盟法规 CAS 号:75-01-4
1200	偏氯乙烯(1,1- 二氯乙烯)	Vinylidene chloride(1,1-dichloroethylene)(CAS No.75-35-4)	欧盟化妆品法规 1223/2009附录Ⅱ	126	欧盟法规收录形式:"Dichloroethylenes (acetylene chlorides)e.g. Vinylidene chlo-ride(1,1-Dichloroethylene)",同时收录于 《卫生规范》表 2 的第 413 项

| 韩国 | | | 加拿大 | | | 其他国家及地区 | | | | 《化妆品安全技术规范》修订情况 |
| | | | | | | | 美国、日本 | | | |
信息来源	序号	注释	信息来源	序号	注释	国家/地区	信息来源	序号	注释	
化妆品安全标准等相关规定	837		加拿大化妆品成分清单中的禁用清单	477						
化妆品安全标准等相关规定	798		加拿大化妆品成分清单中的禁用清单	481						
化妆品安全标准等相关规定	619									
化妆品安全标准等相关规定	621		加拿大化妆品成分清单中的禁用清单	482						植物成分,移至2015版表2
化妆品安全标准等相关规定	774									
化妆品安全标准等相关规定	322		加拿大化妆品成分清单中的禁用清单	467;483						根据欧盟指令Directive 2001/83/EC,细化相关内容
化妆品安全标准等相关规定	320									
化妆品安全标准等相关规定	319		加拿大化妆品成分清单中的禁用清单	484						
化妆品安全标准等相关规定	326		加拿大化妆品成分清单中的禁用清单	485						
化妆品安全标准等相关规定	325		加拿大化妆品成分清单中的禁用清单	486						植物成分,移至2015版表2
化妆品安全标准等相关规定	327									植物成分,移至2015版表2
化妆品安全标准等相关规定	423									
化妆品安全标准等相关规定	393		加拿大化妆品成分清单中的禁用清单	488		美国	21CFR700 subpart B	700.14		
						日本		4	氯乙烯单体 Vinyl chloride monomer	
化妆品安全标准等相关规定	391									与#413为同类成分,合并后中文名称修改为:二氯乙烯类(乙炔基氯类),如:偏氯乙烯(1,1-二氯乙烯)

表2(1)化妆品禁用组分				欧盟	
序号	中文名称	英文名称	信息来源	序号	注释
1201	华法林及其盐类	Warfarin(3-(α-acetonylbenzyl)-4-hydroxycaumarin)and its salts	欧盟化妆品法规1223/2009附录Ⅱ	203	
1202	苯并(a)芘的含量大于0.005%(w/w)的固体废弃物,来自煤焦油的沥青炼焦过程	Waste solids,coal-tar pitch coking(CAS No.92062-34-5),if they contain>0.005%(w/w)benzo(a)pyrene	欧盟化妆品法规1223/2009附录Ⅱ	624	
1203	二甲苯胺类及它们的同分导构体,盐类以及卤化的和磺化的衍生物	Xylidines,their isomers,salts and halogenated and sulphonated derivatives	欧盟化妆品法规1223/2009附录Ⅱ	33	
1204	赛洛唑啉及其盐类	Xylometazoline[2-(4-tert-butyl-2,6-dimethylbenzyl)-2-imidazoline]and its salts	欧盟化妆品法规1223/2009附录Ⅱ	313	
1205	育亨宾及其盐类	Yohimbine(16α-carbomethoxyyohimban-17α-ol;ester of yohimbic acid)and its salts	欧盟化妆品法规1223/2009附录Ⅱ	337	
1206	二甲基二硫代氨基甲酸锌;福美锌	Ziram(CAS No.137-30-4)	欧盟化妆品法规1223/2009附录Ⅱ	1016	
1207	锆和它的化合物(表3中锆的配合物类以及表6中着色剂的锆色淀,盐和颜料除外)	Zirconium and its compounds,with the exception of the complexes listed in Table 3 and of zirconium lakes,salts and pigments of colouring agents listed in Table 6	欧盟化妆品法规1223/2009附录Ⅱ	391	欧盟法规收录形式:"Zirconium and its compounds,with the exception of the substances listed under reference number 50 in Annex Ⅲ,and the zirconium lakes,pigments or salts of the colouring agents when listed in Annex Ⅳ"
1208	氯苯唑胺	Zoxazolamine(2-amino-5-chlorobenzoxazole)	欧盟化妆品法规1223/2009附录Ⅱ	24	

附表2 其他国家和地区收录而中国《化妆品卫生规范》

序号	CAS号	欧盟			韩国		
		CAS号	化学名	序号	CAS号	化学名	序号
1	104333-00-8	104333-00-8	3-((2-Nitro-4-(trifluoromethyl)phenyl)amino)propane-1,2-diol(HC Yellow No.6)and its salts	1324		3-((2-Nitro-4-(trifluoromethyl)phenyl)amino)propane-1,2-diol(HC Yellow No.6)and its salts	53
2	104903-49-3	104903-49-3	N-Cyclopentyl-m-Aminophenol	1225		N-cyclopentyl-m-amino phenol	425
3	113715-25-6	113715-25-6	2,4-Diamino-5-methylphenetol and its HCl salt	1227		2,4-Diamino-5-methyl phenetol and its hydrochloride salt	139
4	117907-42-3	117907-42-3	2,6-Bis(2-Hydroxyethoxy)-3,5-Pyridinediamine and its HCl salt	1215		2,6-Bis(2-hydroxy ethoxy)-3,5-pyridine diamine and its hydrochloride	413
5	122252-11-3	122252-11-3	Hydroxyethyl-2,6-dinitro-p-anisidine and its salts	1320		Hydroxyethyl-2,6-dinitro-p-anisidine and its salts	965

续表

韩国			加拿大			其他国家及地区				《化妆品安全技术规范》修订情况
							美国、日本			
信息来源	序号	注释	信息来源	序号	注释	国家/地区	信息来源	序号	注释	
化妆品安全标准等相关规定	615		加拿大化妆品成分清单中的禁用清单	489						
化妆品安全标准等相关规定	748		加拿大化妆品成分清单中的禁用清单	491						中文名称修改为:二甲苯胺类及它们的同分异构体,盐类以及卤化的和磺化的衍生物
化妆品安全标准等相关规定	700		加拿大化妆品成分清单中的禁用清单	492						
化妆品安全标准等相关规定	618		加拿大化妆品成分清单中的禁用清单	493						
化妆品安全标准等相关规定	646									
化妆品安全标准等相关规定	649					美国	21CFR700 subpart B	700.16	雾化锆化合物 aerosolized zirconium complexes	
化妆品安全标准等相关规定	647		加拿大化妆品成分清单中的禁用清单	494						

(2007 年版)未收录的禁用组分表

其他国家及地区			是否在《化妆品卫生规范》(2007 年版)其他列表中	《化妆品安全技术规范》收录情况
国家/地区	CAS 号	化学名		
			表 7 暂时允许使用的染发剂 #60 HC Yellow No.6	新增为禁用组分
				新增为禁用组分
				新增为禁用组分
				新增为禁用组分
				新增为禁用组分

序号	CAS 号	欧盟			韩国		
		CAS 号	化学名	序号	CAS 号	化学名	序号
6	1229-55-6	1229-55-6	Solvent Red 1（CI 12150）	1231		Solvent red1（CI 12150）	449
7	1320-07-6	1320-07-6	Acid Orange 24（CI 20170）	1232		Acid orange24（CI 20170）	555
8	136-17-4	136-17-4	2,4-Diaminodiphenylamine	1214		2,4-Diamino diphenyl amine	137
9	158571-57-4	158571-57-4	N-Methyl-1,4-diaminoanthraquinone, reaction products with epichlo-rohydrin and monoethanolamine（HC Blue No.4）and its salts	1256		N-Methyl-1,4-diaminoanthraquinone, reaction products with epichlorohydrin and monoethanolamine（HC Blue No.4）and its salts	232
10	163183-00-4	163183-00-4	4,5-Diamino-1-（（4-Chlorophenyl）Methyl）-1H-Pyrazole Sulfate	1218		Sulfuric acid 4,5-diamino-1-（（4-chlorophenyl）methyl）-1H-pyrazole	1010
11	163183-01-5	163183-01-5	5-Amino-4-Fluoro-2-Methylphenol Sulfate	1222		Sulfuric 5-amino-4-fluoro-2-methyl phenol	1011
12	17672-22-9	17672-22-9	6-Amino-o-cresol and its salts	1315		6-Amino-o-cresol and its salts	499
13	2380-94-1	2380-94-1	4-Hydroxyindole	1220		4-Hydroxy indole	976
14	50610-28-1	50610-28-1	2-Chloro-5-nitro-N-hydroxyethyl-p-phenylenediamine and its salts	1318		2-Chloro-5-nitro-N-hydroxyethyl-p-phenylenediamine and its salts	705
15	537-65-5	537-65-5	4,4'-Diaminodiphenylamine and its salts	1309		4,4'-Diaminodiphenylamine and its salts	138
16	5413-75-2	5413-75-2	Acid Red 73（CI 27290）	1233		Acid Red73（CI 27290）	556
17	56496-88-9	56496-88-9	4-Methoxytoluene-2,5-Diamine and its HCl salt	1221		4-Methoxy toluene-2,5-diamine and its hydrochloride	287
18	575-38-2	575-38-2	1,7-Naphthalenediol	1228		1,7-Naphthalenediol	13
19	59320-13-7	59320-13-7	2-（（4-Chloro-2-nitrophenyl）amino）ethanol（HC Yellow No.12）and its salts	1325		2-（（4-chloro-2-nitrophenyl）amino）ethanol（HC Yellow No.12）and its salts	703
20	603-85-0	603-85-0	2-Amino-3-nitrophenol and its salts	1317		2-Amino-3-nitrophenol and its salts	479
21	619-05-6	619-05-6	3,4-Diaminobenzoic acid	1229		3,4-diaminobenzoic acid	143
22	68478-64-8 158571-58-5	68478-64-8 158571-58-5	Ethanol,2,2'-iminobis-, reaction products with epichlorohydrin and 2-nitro-1,4-benzenediamine（HC Blue No.5）and its salts	1255	158571-58-5	2,2'-iminobis-Ethanol, , reaction products with epichlorohydrin and 2-nitro-1,4-benzenediamine（HC Blue No.5）and its salts	623
23	69825-83-8	69825-83-8	6-Nitro-2,5-pyridinediamine and its salts	1321		6-Nitro-2,5-pyridinediamine and its salts	60
24	79352-72-0	79352-72-0	2-Aminomethyl-p-aminophenol and its HCl salt	1230		2-Amino methyl-p-aminophenol and its hydrochloride	488
25	92-44-4	92-44-4	2,3-Naphthalenediol	1213		2,3-Naphthalenediol	14
26	94166-62-8	94166-62-8	6-Methoxy-2,3-Pyridinediamine and its HCl salt	1212		6-Methoxy-N2-methyl-2,3-Pyridinediamine HCl and its dihydrochloride salt	279

其他国家及地区				是否在《化妆品卫生规范》(2007年版)其他列表中	《化妆品安全技术规范》收录情况
国家/地区	CAS号	化学名			
					新增为禁用组分
					新增为禁用组分
					新增为禁用组分
加拿大	158571-57-4	HC 蓝 No.4	HC Blue No.4		新增为禁用组分
					新增为禁用组分
					新增为禁用组分
				表7暂时允许使用的染发剂 #41 6-Amino-*o*-cresol1	新增为禁用组分
					新增为禁用组分
					新增为禁用组分
				表7暂时允许使用的染发剂 #29、#30 4,4'-Diaminodiphenylamine（sulfate）	新增为禁用组分
					新增为禁用组分
					新增为禁用组分
					新增为禁用组分
					新增为禁用组分
					新增为禁用组分
					新增为禁用组分
加拿大	68478-64-8; 158571-58-5	HC 蓝 No.5	HC Blue No.5		新增为禁用组分
					新增为禁用组分
					新增为禁用组分
					新增为禁用组分
					新增为禁用组分

序号	CAS 号	欧盟			韩国		
		CAS 号	化学名	序号	CAS 号	化学名	序号
27	95-85-2	95-85-2	4-Chloro-2-Aminophenol	1219		4-Chloro-2-amino phenol	715
28	10228-03-2	10228-03-2	N,N'-Dimethyl-N-Hydroxyethyl-3-nitro-p-phenylenediamine and its salts	1288		N,N'-Dimethyl-N-Hydroxyethyl-3-nitro-p-phenylenediamine and its salts	111
29	10288-36-5	10288-36-5	5-Hydroxy-1,4-benzodioxane and its salts	1246		5-Hydroxy-1,4-benzodioxane and its salts	963
30	104333-03-1	104333-03-1	5-Amino-2,6-Dimethoxy-3-Hydroxypyridine and its salts	1308		5-Amino-2,6-Dimethoxy-3-Hydroxypyridine and its salts	486
31	108-73-6	108-73-6	1,3,5-Trihydroxybenzene (Phloroglucinol) and its salts	1253		1,3,5-Trihydroxybenzene (Phloroglucinol) and its salts	841
32	110952-46-0 135043-63-9	110952-46-0 135043-63-9	Hydroxyethylaminomethyl-p-aminophenol and its salts	1316		Hydroxyethylaminomethyl-p-aminophenol and its salts	972
33	11099-03-9	11099-03-9	Nigrosine spirit soluble (Solvent Black 5)	1274		Nigrosine spirit soluble (Solvent Black 5) and its salts	29
34	111-46-6	111-46-6	Diethylene glycol (DEG); 2,2'-oxydi-ethanol for traces level, see Annex Ⅲ	1370		Diethylene glycol except for unintended residual and provided that the concentration does not exceed: 0.1%	155
35	1124-09-0	1124-09-0	1-Methyl-2,4,5-trihydroxybenzene and its salts, when used as a substance in hair dye products	1244		1-Methyl-2,4,5-trihydroxybenzene and its salts	256
36	114087-41-1 114087-42-2	114087-41-1 114087-42-2	3-((4-(Ethyl(2-Hydroxyethyl)Amino)-2-Nitrophenyl)Amino)-1,2-Propanediol and its salts	1327	114087-41-1	3-((4-((2-Hydroxyethyl)Amino)-2-Nitrophenyl)Amino)-1,2-Propanediol and its salts	968
37	116-85-8	116-85-8	Disperse Red 15, except as impurity in Disperse Violet 1	1241		Disperse red 15	130
38	121-57-3 515-74-2	121-57-3 515-74-2	4-Aminobenzenesulfonic acid (Sulfanilic acid) and its salts	1257		4-Aminobenzenesulfonic acid and its salts	491
39	12219-01-1	12219-01-1	CI Acid Black 131 and its salts	1252		C.I.Acid Black 131 and its salts	557
40	12221-52-2	12221-52-2	5-((4-(Dimethylamino)phenyl)azo)-1,4-dimethyl-1H-1,2,4-triazolium and its salts	1292		5-((4-(Dimethylamino)phenyl)azo)-1,4-dimethyl-1H-1,2,4-triazolium and its salts	101
41	12270-13-2	12270-13-2	Benzothiazolium,2-((4-(ethyl(2-hydroxyethyl)amino)phenyl)azo)-6-methoxy-3-methyl-, and its salts	1261		2-((4-(ethyl(2-hydroxyethyl)amino)phenyl)azo)-6-methoxy-3-methyl-benzothiazolium and its salts	583
42	123-31-9	123-31-9	1,4-Dihydroxybenzene (Hydroquinone), with the exception of entry 14 in Annex Ⅲ	Ⅱ/1339 及Ⅲ/14	123-31-9	Hydroquinone	956
43	135043-65-1 29785-47-5	135043-65-1 29785-47-5	2-Methoxymethyl-p-Aminophenol and its HCl salt	1216		2-methoxy methyl-p-amino phenol and its hydrochloride	278
44	13515-40-7	13515-40-7	2-((4-Chloro-2-nitrophenyl)azo)-N-(2-methoxyphenyl)-3-oxobutanamide (Pigment Yellow 73) and its salts, when used as a substance in hair dye products	1262		2-((4-Chloro-2-nitrophenyl)azo)-N-(2-methoxyphenyl)-3-oxobutanamide (Pigment Yellow 73) and its salts	704

续表

其他国家及地区			是否在《化妆品卫生规范》(2007年版)其他列表中	《化妆品安全技术规范》收录情况
国家/地区	CAS号	化学名		
				新增为禁用组分
				新增为禁用组分
				新增为禁用组分
				新增为禁用组分
				新增为禁用组分
				新增为禁用组分
				新增为禁用组分
				新增为禁用组分
				新增为禁用组分
				新增为禁用组分
				新增为禁用组分
				新增为禁用组分
				新增为禁用组分
				新增为禁用组分
				新增为禁用组分
			表3 化妆品组分中限用物质 #31;表7暂时允许使用的染发剂 #61	新增为禁用组分
				新增为禁用组分
				新增为禁用组分

序号	CAS 号	欧盟			韩国		
		CAS 号	化学名	序号	CAS 号	化学名	序号
45	13556-29-1 97404-14-3	13556-29-1 97404-14-3	HC Red No.8 and its salts	1239		HC Red No.8 and its salts	564
46	141614-05-3 113715-27-8	141614-05-3 113715-27-8	2,4-Diamino-5-methylphenoxyethanol and its salts	1314		2,4-Diamino-5-methylphenoxyethanol and its salts	140
47	14268-66-7	14268-66-7	3,4-Methylenedioxyaniline and its salts	1248		3,4-Methylenedioxyaniline and its salts	236
48	144644-13-3	144644-13-3	PEG-3,2′,2′-di-*p*-Phenylenediamine	1234		PEG-3,2′,2′-di-*p*-Phenylenediamine	940
49	148-71-0 24828-38-4 2051-79-8	148-71-0 24828-38-4 2051-79-8	4-Diethylamino-*o*-toluidine and its salts	1310		4-Diethylamino-*o*-toluidine and its salts	159
50	149591-38-8	149591-38-8	*N*,*N*′-Dihexadecyl-*N*,*N*′-bis（2-hydroxyethyl）propanediamide Bishydroxyethyl Biscetyl Malonamide	1243		*N*,*N*′-Dihexadecyl-*N*,*N*′-bis（2-hydroxyethyl）propanediamide；Bishydroxyethyl Biscetyl Malonamide	208
51	158006-54-3 41959-35-7 73855-45-5	158006-54-3 41959-35-7 73855-45-5	Tetrahydro-6-nitroquinoxaline and its salts	1240		Tetrahydro-6-nitroquinoxaline and its salts	775
52	16279-54-2 5610-64-0	16279-54-2 5610-64-0	3-Hydroxy-4-（（2-hydroxynaphthyl）azo）-7-nitronaphthalene-1-sulphonic acid and its salts	1323		3-Hydroxy-4-（（2-hydroxynaphthyl）azo）-7-nitronaphthalene-1-sulphonic acid and its salts	984
53	173994-75-7 102767-27-1	173994-75-7 102767-27-1	3-（（4-（（2-Hydroxyethyl）Methylamino）-2-Nitrophenyl）Amino）-1,2-Propanediol and its salts	1326		3-（（4-（（2-Hydroxyethyl）Methylamino）-2-Nitrophenyl）Amino）-1,2-Propanediol and its salts	966
54	20055-01-0 21616-59-1	20055-01-0 21616-59-1	4,5-Diamino-1-Methylpyrazole and its HCl salt	1217		4,5-Diamino-1-methyl pyrazole and its hydrochloride	141
55	22366-99-0	22366-99-0	1-（（3-Aminopropyl）amino）-4-（methylamino）anthraquinone and its salts	1303		1-（（3-Aminopropyl）amino）-4-（methylamino）anthraquinone and its salts	501
56	23355-64-8	23355-64-8	2,2′-（（3-Chloro-4-（（2,6-dichloro-4-nitrophenyl）azo）phenyl）imino）bisethanol（Disperse Brown 1）and its salts	1260		2,2′-（（3-Chloro-4-（（2,6-dichloro-4-nitrophenyl）azo）phenyl）imino）bisethanol（Disperse Brown 1）and its salts	707
57	2475-46-9 86722-66-9	2475-46-9 86722-66-9	9,10-Anthracenedione,1-（（2-hydroxyethyl）amino）-4-（methylamino）-, and its derivatives and salts	1300		1-（（2-Hydroxyethyl）amino）-4-（methylamino）-9,10-Anthracenedione and its derivatives and salts	971
58	2478-20-8	2478-20-8	6-Amino-2-（2,4-dimethylphenyl）-1H-benz（de）isoquinoline-1,3（2H）-dione（Solvent Yellow 44）and its salts	1277		6-Amino-2-（2,4-dimethylphenyl）-1H-benz（de）isoquinoline-1,3（2H）-dione（Solvent Yellow 44）and its salts	485
59	2610-10-8 25188-41-4	2610-10-8 25188-41-4	2-Naphthalenesulfonic acid,7,7′-（carbonyldiimino）bis（4-hydroxy-3-（（2-sulfo-4-（（4-sulfophenyl）azo）phenyl）azo）-, and its salts	1270		7,7′-（Carbonyldiimino）bis（4-hydroxy-3-（（2-sulfo-4-（（4-sulfophenyl）azo）phenyl）azo）-2-Naphthalenesulfonic acid and its salts	666

其他国家及地区			是否在《化妆品卫生规范》(2007年版)其他列表中	《化妆品安全技术规范》收录情况
国家/地区	CAS号	化学名		
				新增为禁用组分
				新增为禁用组分
				新增为禁用组分
				新增为禁用组分
			表7暂时允许使用的染发剂 #72 *N*,*N*-Diethyltoluene-2,5-diamine HCl	新增为禁用组分
				新增为禁用组分
				新增为禁用组分
				新增为禁用组分
				新增为禁用组分
				新增为禁用组分
				新增为禁用组分
				新增为禁用组分
				新增为禁用组分
				新增为禁用组分
				新增为禁用组分

序号	CAS 号	欧盟			韩国		
		CAS 号	化学名	序号	CAS 号	化学名	序号
60	2610-11-9	2610-11-9	2-Naphthalenesulfonic acid, 7-(benzoylamino)-4-hydroxy-3-((4-((4-sulfophenyl)azo)phenyl)azo)-, and its salts	1267		7-(Benzoylamino)-4-hydroxy-3-((4-((4-sulfophenyl)azo)phenyl)azo)-2-naphthalenesulfonic acid and its salts	339
61	2788-74-1	2788-74-1	4-Ethylamino-3-nitrobenzoic acid (N-Ethyl-3-Nitro PABA) and its salts	1290		4-Ethylamino-3-nitrobenzoic acid (N-Ethyl-3-Nitro PABA) and its salts	579
62	2870-32-8	2870-32-8	2,2'-(1,2-Ethenediyl)bis(5-((4-ethoxyphenyl)azo)benzenesulfonic acid) and its salts	1264		2,2'-(1,2-Ethenediyl)bis(5-((4-ethoxyphenyl)azo)benzenesulfonic acid) and its salts	573
63	2872-48-2	2872-48-2	1,4-Diamino-2-methoxy-9,10-anthracenedione (Disperse Red 11) and its salts	1301		1,4-Diamino-2-methoxy-9,10-anthracenedione (Disperse Red 11) and its salts	142
64	2973-21-9	2973-21-9	N-Methyl-3-nitro-p-phenylenediamine and its salts	1284		N-Methyl-3-nitro-p-phenylenediamine and its salts	231
65	3179-90-6	3179-90-6	1,4-Dihydroxy-5,8-bis((2-hydroxyethyl)amino)anthraquinone (Disperse Blue 7) and its salts	1302		1,4-Dihydroxy-5,8-bis((2-hydroxyethyl)amino)anthraquinone (Disperse Blue 7) and its salts	204
66	3251-56-7	3251-56-7	2-Methoxy-4-nitrophenol (4-Nitroguaiacol) and its salts	1251		2-Methoxy-4-nitrophenol (4-Nitroguaiacol) and its salts	274
67	3441-14-3	3441-14-3	3-((4-(Acetylamino)phenyl)azo)-4-hydroxy-7-((((5-hydroxy-6-(phenylazo)-7-sulfo-2-naphthalenyl)amino)carbonyl)amino)-2-naphthalenesulfonic acid and its salts	1269		3-((4-(Acetylamino)phenyl)azo)-4-hydroxy-7-((((5-hydroxy-6-(phenylazo)-7-sulfo-2-naphthalenyl)amino)carbonyl)amino)-2-naphthalenesulfonic acid and its salts	521
68	3442-21-5 34977-63-4	3442-21-5 34977-63-4	3(or 5)-((4-((7-Amino-1-hydroxy-3-sulphonato-2-naphthyl)azo)-1-naphthyl)azo)salicylic acid and its salts	1266		3(or 5)-((4-((7-Amino-1-hydroxy-3-sulphonato-2-naphthyl)azo)-1-naphthyl)azo)salicylic acid and its salts	504
69	37279-54-2	37279-54-2	(μ-((7,7'-Iminobis(4-hydroxy-3-((2-hydroxy-5-(N-methylsulphamoyl)phenyl)azo)naphthalene-2-sulphonato))(6-)))dicuprate(2-) and its salts	1268		(μ-((7,7'-Iminobis(4-hydroxy-3-((2-hydroxy-5-(N-methylsulphamoyl)phenyl)azo)naphthalene-2-sulphonato))(6-)))dicuprate(2-) and its salts	624
70	399-95-1	399-95-1	4-Amino-3-fluorophenol	1242		4-Amino-3-fluorophenol	502
71	4197-25-5	4197-25-5	2,3-Dihydro-2,2-dimethyl-6-((4-(phenylazo)-1-naphthalenyl)azo)-1H-pyrimidine (Solvent Black 3) and its salts	1265		2,3-Dihydro-2,2-dimethyl-6-((4-(phenylazo)-1-naphthalenyl)azo)-1H-pyrimidine (Solvent Black 3) and its salts	194
72	4208-80-4	4208-80-4	3H-Indolium, 2-(2-((2,4-dimethoxyphenyl)amino)ethenyl)-1,3,3-trimethyl-, and its salts	1273		2-(2-((2,4-Dimethoxyphenyl)amino)ethenyl)-1,3,3-trimethyl-3H-indolium and its salts	112
73	4438-16-8	4438-16-8	1,3-Benzenediamine, 4-methyl-6-(phenylazo)-and its salts	1294		4-Methyl-6-(phenylazo)-1,3-Benzenediamine and its salts	264

续表

其他国家及地区			是否在《化妆品卫生规范》(2007年版)其他列表中	《化妆品安全技术规范》收录情况
国家/地区	CAS号	化学名		
				新增为禁用组分
				新增为禁用组分
				新增为禁用组分
				新增为禁用组分
				新增为禁用组分
				新增为禁用组分
				新增为禁用组分
				新增为禁用组分
				新增为禁用组分
				新增为禁用组分
				新增为禁用组分
				新增为禁用组分
				新增为禁用组分
				新增为禁用组分

序号	CAS 号	欧盟			韩国		
		CAS 号	化学名	序号	CAS 号	化学名	序号
74	4482-25-1	4482-25-1	4,4'-((4-Methyl-1,3-phenylene) bis(azo))bis(6-methyl-1, 3-benzenediamine)(Basic Brown 4)and its salts	1296		4,4'-((4-Methyl-1,3-phenylene) bis(azo))bis(6-methyl-1, 3-benzenediamine)(Basic Brown 4)and its salts	263
75	4664-16-8	4664-16-8	2,6-Dihydroxy-4-methylpyridine and its salts,when used as a substance in hair dye products	1245		2,6-Dihydroxy-4-methylpyridine and its salts	203
76	47367-75-9 33203-82-6	47367-75-9 33203-82-6	Phenoxazin-5-ium,3,7-bis (diethylamino)-,and its salts	1275		3,7-Bis(diethylamino)-Phenoxazin-5-ium and its salts	399
77	477-73-6	477-73-6	Phenazinium,3,7-diamino-2,8-dimethyl- 5-phenyl-,and its salts	1322	477-73-6	3,7-Diamino-2,8-dimethyl-5-phenyl- phenazinium and its salts	135
78	495-54-5	495-54-5	m-Phenylenediamine,4-(phenylazo)-, and its salts	1293		4-(Phenylazo)-M-phenylenediamine and its salts	864
79	50982-74-6	50982-74-6	3-Nitro-4-aminophenoxyethanol and its salts,when used as a substance in hair dye products	1250		3-Nitro-4-aminophenoxyethanol and its salts	44
80	5131-58-8	5131-58-8	4-Nitro-m-phenylenediamine and its salts	1282		4-Nitro-m-phenylenediamine and its salts (ex:p-nitro-m-phenylenediamine sulfate)	56
81	52136-25-1	52136-25-1	HC Green No.1	1238		HC Green No.1	563
82	5307-14-2 18266-52-9	5307-14-2 18266-52-9	2-Nitro-p-phenylenediamine and its salts	1319		2-Nitro-p-phenylenediamine and its salts (ex:Nitro-p-phenylenediamine sulfate)	55
83	533-31-3	533-31-3	3,4-Methylenedioxyphenol and its salts	1247		3,4-Methylenedioxyphenol and its salts	233
84	54060-92-3	54060-92-3	3H-Indolium,2-(((4-methoxyphenyl) methylhydrazono)methyl)-1,3, 3-trimethyl-,and its salts	1272		2-(((4-Methoxyphenyl) methylhydrazono)methyl)-1,3, 3-trimethyl-3H-Indolium and its salts	289
85	56330-88-2	56330-88-2	(6-((3-Chloro-4-(methylamino)phenyl) imino)-4-methyl-3-oxocyclohexa-1, 4-dien-1-yl)urea(HC Red No.9)and its salts	1305		(6-((3-Chloro-4-(methylamino)phenyl) imino)-4-methyl-3-oxocyclohexa-1, 4-dien-1-yl)urea(HC Red No 9)and its salts	709
86	56932-44-6	56932-44-6	N1-(2-Hydroxyethyl)-4-nitro-o- phenylenediamine(HC Yellow No.5)and its salts	1285		N1-(2-Hydroxyethyl)-4-nitro-o- phenylenediamine(HC Yellow No.5)and its salts	964
87	56932-45-7	56932-45-7	N1-(Tris(hydroxymethyl))methyl-4- nitro-1,2-phenylenediamine(HC Yellow No.3)and its salts	1286		N1-(Tris(hydroxymethyl))methyl-4- nitro-1,2-phenylenediamine(HC Yellow No.3)and its salts	820

续表

其他国家及地区				是否在《化妆品卫生规范》(2007年版)其他列表中	《化妆品安全技术规范》收录情况
国家/地区	CAS号	化学名			
					新增为禁用组分
					新增为禁用组分
					新增为禁用组分
					新增为禁用组分
					新增为禁用组分
					新增为禁用组分
					新增为禁用组分
					新增为禁用组分
				表7暂时允许使用的染发剂#25、26、27 2-Nitro-*p*-phenylenediamine1； 2-Nitro-*p*-phenylenediamine dihydrochloride； 2-Nitro-*p*-phenylenediamine sulfate	新增为禁用组分
					新增为禁用组分
					新增为禁用组分
					新增为禁用组分
					新增为禁用组分
					新增为禁用组分

序号	CAS 号	欧盟			韩国		
		CAS 号	化学名	序号	CAS 号	化学名	序号
88	570-24-1	570-24-1	6-Nitro-*o*-Toluidine	1235		6-Nitro-*o*-Toluidine	52
89	57524-53-5	57524-53-5	2-Nitro-*N*-hydroxyethyl-*p*-anisidine and its salts	1287		2-Nitro-*N*-hydroxyethyl-*p*-anisidine and its salts	61
90	60687-93-6	60687-93-6	Laccaic Acid(CI Natural Red 25)and its salts	1279		Laccaic Acid(CI Natural Red 25)and its salts	212
91	613-03-6	613-03-6	1,2,4-Benzenetriacetate and its salts	1254		1,2,4-Benzenetriacetate and its salts	338
92	61-73-4	61-73-4	Phenothiazin-5-ium,3,7-bis(dimethylamino)-,and its salts	1306		3,7-Bis(dimethylamino)-Phenothiazin-5-ium and its salts	398
93	633-03-4	633-03-4	Ethanaminium,*N*-(4-((4-(diethylamino)phenyl)phenylmethylene)-2,5-cyclohexadien-1-ylidene)-*N*-ethyl-and its salts	1299		*N*-(4-((4-(diethylamino)phenyl)phenylmethylene)-2,5-cyclohexadien-1-ylidene)-*N*-ethyl-Ethanaminium and its salts	161
94	6358-85-6	6358-85-6	2,2'-((3,3'-Dichloro(1,1'-biphenyl)-4,4'-diyl)bis(azo))bis(3-oxo-N-phenylbutanamide)(Pigment Yellow 12)and its salts	1263		2,2'-((3,3'-Dichloro(1,1'-biphenyl)-4,4'-diyl)bis(azo)bis(3-oxo-Nphenylbutanamide)(Pigment Yellow 12)and its salts	179
95	6373-74-6 15347-52-1	6373-74-6 15347-52-1	Benzenesulfonic acid,5-((2,4-dinitrophenyl)amino)-2-(phenylamino)-,and its salts	1280		5-((2,4-Dinitrophenyl)amino)-2-(phenylamino)-benzenesulfonic acid and its salts	86
96	6373-79-1	6373-79-1	3,3'-(Sulfonylbis(2-nitro-4,1-phenylene)imino)bis(6-(phenylamino))benzenesulfonic acid and its salts	1258		3,3'-(Sulfonylbis(2-nitro-4,1-phenylene)imino)bis(6-(phenylamino))benzenesulfonic acid and its salts	440
97	6441-93-6	6441-93-6	2,7-Naphthalenedisulfonic acid,5-(acetylamino)-4-hydroxy-3-((2-methylphenyl)azo)-,and its salts	1295		5-(Acetylamino)-4-hydroxy-3-((2-methylphenyl)azo)-2,7-naphthalenedisulfonic acid and its salts	522
98	66612-11-1	66612-11-1	N-(6-((2-Chloro-4-hydroxyphenyl)imino)-4-methoxy-3-oxo-1,4-cyclohexadien-1-yl)acetamide(HC Yellow No.8)and its salts	1304		N-(6-((2-Chloro-4-hydroxyphenyl)imino)-4-methoxy-3-oxo-1,4-cyclohexadien-1-yl)acetamide(HC Yellow No.8)and its salts	734
99	67905-56-0 12217-43-5	67905-56-0 12217-43-5	1-Amino-4-((4-((dimethylamino)methyl)phenyl)amino)anthraquinone and its salts	1278		1-Amino-4-((4-((dimethylamino)methyl)phenyl)amino)anthraquinone and its salts	484
100	7057-57-0 966-62-1	7057-57-0 966-62-1	Benzo(a)phenoxazin-7-ium,9-(dimethylamino)-,and its salts	1276		9-(Dimethylamino)-benzo(a)phenoxazin-7-ium and its salts	100
101	71134-97-9	71134-97-9	(8-((4-Amino-2-nitrophenyl)azo)-7-hydroxy-2-naphthyl)trimethylammonium and its salts,except Basic Red 118(CAS No.71134-97-9)as impurity in Basic Brown 17	1291		(8-((4-Amino-2-nitrophenyl)azo)-7-hydroxy-2-naphthyl)trimethylammonium and its salts,except Basic Red 118(CAS No.71134-97-9)as impurity in Basic Brown 17)	483
102	72584-59-9 66566-48-1	72584-59-9 66566-48-1	N-(2-Methoxyethyl)-*p*-phenylenediamine and its HCl salt	1226		*N*-(2-Methoxy ethyl)-*p*-phenylene diamine and its hydrochloride	283

续表

其他国家及地区				是否在《化妆品卫生规范》（2007年版）其他列表中	《化妆品安全技术规范》收录情况
国家/地区	CAS号	化学名			
					新增为禁用组分
					新增为禁用组分
					新增为禁用组分
					新增为禁用组分
					新增为禁用组分
					新增为禁用组分
					新增为禁用组分
				表7暂时允许使用的染发剂 #44 Acid Orange 3	新增为禁用组分
					新增为禁用组分
					新增为禁用组分
					新增为禁用组分
					新增为禁用组分
					新增为禁用组分
					新增为禁用组分
					新增为禁用组分

序号	CAS 号	欧盟			韩国		
		CAS 号	化学名	序号	CAS 号	化学名	序号
103	730-40-5 70170-61-5	730-40-5 70170-61-5	4-((4-Nitrophenyl)azo)aniline(Disperse Orange 3)and its salts	1281		4-((4-Nitrophenyl)azo)aniline(Disperse Orange 3)and its salts	54
104	73388-54-2	73388-54-2	HC Yellow No.11	1236		HC Yellow No.11	569
105	81612-54-6	81612-54-6	HC Orange No.3	1237		HC Orange No.3	570
106	822-89-9	822-89-9	Hydroxypyridinone and its salts	1249		Hydroxypyridinone and its salts	983
107	83803-98-9	83803-98-9	Benzenaminium,3-((4-((diamino (phenylazo)phenyl)azo)-1-naphthalenyl)azo)-N,N,N-trimethyl-,and its salts	1298		3-(4-((Diamino(phenylazo)phenyl)azo)-1-naphthalenyl)azo)-N,N,N-trimethyl-benzenaminium and its salts	146
108	83803-99-0	83803-99-0	Benzenaminium,3-((4-((diamino (phenylazo)phenyl)azo)-2-methylphenyl)azo)-N,N,N-trimethyl-,and its salts	1297		3-((4-((Diamino(phenylazo)phenyl)azo)-2-methylphenyl)azo)-N,N,N-trimethyl-benzenaminium and its salts	147
109	84-80-0 81818-54-4	84-80-0 81818-54-4	Phytonadione(INCI)/phytomenadione(INN)	1371		Phytonadione(Vitamin K1)	943
110	89959-98-8 12221-69-1	89959-98-8 12221-69-1	3(or 5)-((4-(Benzylmethylamino) phenyl)azo)-1,2-(or1,4)-dimethyl-1H-1,2,4-triazolium and its salts	1259		3(or 5)-((4-(Benzylmethylamino) phenyl)azo)-1,2-(or1,4)-dimethyl-1H-1,2,4-triazolium and its salts	357
111	91-68-9 68239-84-9	91-68-9 68239-84-9	N,N-Diethyl-m-Aminophenol	1223		N,N-Diethyl-m-amino phenol	162
112	93-05-0 6065-27-6 6283-63-2	93-05-0 6065-27-6 6283-63-2	N,N-Diethyl-p-phenylenediamine and its salts	1311		N,N-Diethyl-p-phenylenediamine and its salts	165
113	93633-79-5	93633-79-5	3-(N-Methyl-N-(4-methylamino-3-nitrophenyl)amino)propane-1,2-diol and its salts	1289		3-(N-Methyl-N-(4-methylamino-3-nitrophenyl)amino)propane-1,2-diol and its salts	242
114	94082-85-6	94082-85-6	4,6-Bis(2-Hydroxyethoxy)-m-Phenylenediamine and its salts	1307		4,6-Bis(2-Hydroxyethoxy)-m-Phenylenediamine and its salts	412
115	99-98-9 6219-73-4	99-98-9 6219-73-4	N,N-Dimethyl-p-phenylenediamine and its salts	1312		N,N-Dimethyl-p-phenylenediamine and its salts	107
116			N,N-Dimethyl-2,6-Pyridinediamine and its HCl salt	1224		N,N-Dimethyl-2,6-pyridine diamine and its hydrochloride salt	110
117	10213-95-3 6252-76-2	10213-95-3 6252-76-2	Xanthylium,9-(2-carboxyphenyl)-3-((2-methylphenyl)amino)-6-((2-methyl-4-sulfophenyl)amino)-,inner salt and its sodium salt(Acid Violet 9;CI 45190)	1335			
118	1047-16-1	1047-16-1	5,12-Dihydroquino(2,3-b)acridine-7,	1366			

续表

其他国家及地区				是否在《化妆品卫生规范》（2007 年版）其他列表中	《化妆品安全技术规范》收录情况
国家 /地区	CAS 号	化学名			
					新增为禁用组分
					新增为禁用组分
					新增为禁用组分
					新增为禁用组分
					新增为禁用组分
					新增为禁用组分
					新增为禁用组分
					新增为禁用组分
					新增为禁用组分
				表 7 暂时允许使用的染发剂 #71 *N*,*N*-Diethyl-*p*-phenylenediamine sulfate1	新增为禁用组分
					新增为禁用组分
					新增为禁用组分
				表 7 暂时允许使用的染发剂 #73、#74 *N*,*N*-Dimethyl-*p*-phenylenediamine（sulfate）	新增为禁用组分
					新增为禁用组分
				表 6 限用着色剂 #71（Acid Violet 9；CI 45190）	
				表 6 限用着色剂 #102	

393

序号	CAS 号	欧盟			韩国		
		CAS 号	化学名	序号	CAS 号	化学名	序号
			14-dione(Pigment Violet 19;CI 73900)				
119	1220-94-6	1220-94-6	1-Amino-4-(methylamino)-9,10-anthracenedione(Disperse Violet 4)and its salts	1283			
120	128-80-3	128-80-3	1,4-bis(p-Tolylamino)anthraquinone (Solvent Green 3;CI 61565)	1364			
121	129-17-9	129-17-9	Ethanaminium,N-(4-((4-diethylamino) phenyl)(2,4-disulfophenyl) methylene)-2,5-cyclohexadien-1-ylidene)-N-ethyl-,hydroxide,inner salt, sodium salt(Acid Blue 1;CI 42045)	1355			
122	1328-53-6	1328-53-6	Polychloro copper phthalocyanine (Pigment Green 7;CI 74260)	1369			
123	1330-38-7	1330-38-7	Disodium(29H,31H-phthalocyaninedisulphonato(4-)-N29, N30,N31,N32)cuprate(2-)(Direct Blue 86;CI 74180)	1368			
124	147-14-8	147-14-8	(29H,31H-Phthalocyaninato(2-)-N29, N30,N31,N32)copper(Pigment Blue 15;CI 74160)	1367			
125	15086-94-9 17372-87-1	15086-94-9 17372-87-1	2-(3,6-Dihydroxy-2,4,5, 7-tetrabromoxanthen-9-yl)benzoic acid; Fluorescein,2′,4′,5′,7′-tetrabromo-; (Solvent Red 43),its Disodium salt(Acid Red 87;CI 45380)and its aluminium salt (Pigment Red 90:1 Aluminium lake)	1334			
126	15905-32-5 16423-68-0	15905-32-5 16423-68-0	2′,4′,5′,7′-Tetraiodofluorescein,its disodium salt(Acid Red 51;CI 45430) and its aluminium salt(Pigment Red 172 Aluminium lake)	1337			
127	160219-76-1	160219-76-1	N-(2-Nitro-4-aminophenyl)-allylamine (HC Red No.16)and its salts	1373			
128	17696-62-7	17696-62-7	Phenyl 4-hydroxybenzoate(INCI: Phenylparaben)	1376			
129	19381-50-1	19381-50-1	Trisodium tris(5,6-dihydro-5-(hydroxyimino)-6-oxonaph thalene-2-sulphonato(2-)-N5,O6)ferrate(3-); (Acid Green 1;CI 10020)	1342			
130	2050-34-2 547-57-9	2050-34-2 547-57-9	4-(2,4-Dihydroxyphenylazo) benzensulphonic cid and its sodium	1330			

其他国家及地区			是否在《化妆品卫生规范》(2007年版)其他列表中	《化妆品安全技术规范》收录情况
国家/地区	CAS号	化学名		
			(Pigment Violet 19;CI 73900)	
			表7 暂时允许使用的染发剂 #54 Disperse Violet 4	新增为禁用组分
			表6 限用着色剂 #91 (Solvent Green 3;CI 61565)	
			表6 限用着色剂 #58 (Acid Blue 1;CI 42045)	
			表6 限用着色剂 #107 (Pigment Green 7;CI 74260)	
			表6 限用着色剂 #106 (Direct Blue 86;CI 74180)	
			表6 限用着色剂 #105 (Pigment Blue 15;CI 74160)	
			表6 限用着色剂 #75 (Acid Red 87;CI 45380)	
			表6 限用着色剂 #80 (Food Red 14;CI 45430)	
				新增为禁用组分
			表4 限用防腐剂 #38 (4-Hydroxybenzoic acid and its salts and esters)	新增为禁用组分
			表6 限用着色剂 #2 (Acid Green 1;CI 10020)	
			表6 限用着色剂 #17 (Acid Orange 6;CI	

序号	CAS号	欧盟		序号	韩国		序号
		CAS号	化学名		CAS号	化学名	
			salt(Acid Orange 6;CI 14270)when used as substance in hair dye products				
131	2051-85-6	2051-85-6	4-(Phenylazo)resorcinol(Solvent Orange 1;CI 11920)and its salts when used as a substance in hair dye products	1343			
132	2118-39-0	2118-39-0	Tetrasodium 6-amino-4-hydroxy-3-((7-sulphonato-4-((4-sulphonatophenyl)azo)-1-naphthyl)azo)naphthalene-2,7-disulphonate(Food Black 2;CI 27755)	1354			
133	2321-07-5 518-47-8	2321-07-5 518-47-8	2-(6-Hydroxy-3-oxo-(3H)xanthen-9-yl)benzoic acid;Fluorescein and its disodium salt(Acid Yellow 73 sodium salt;CI 45350)	1332			
134	2353-45-9	2353-45-9	Benzenemethanaminium,N-ethyl-N-(4-((4-(ethyl((3-sulfophe nyl)methyl)amino)phenyl)(4-hydroxy-2-sulfophenyl)methylene)-2,5-cyclohexadien-1-ylidene)-3-sulfo-,hydroxide,inner salt,disodium salt(Fast Green FCF;CI 42053)	1357			
135	2379-74-0	2379-74-0	6-Chloro-2-(6-chloro-4-methyl-3-oxobenzo(b)thien-2(3H)-ylidene)-4-methylbenzo(b)thiophene-3(2H)-one(VAT Red 1;CI 73360)	1365			
136	2390-59-2	2390-59-2	Ethanaminium,N-(4-(bis(4-(diethylamino)phenyl)methylene)-2,5-cyclohexadien-1-ylidene)-N-ethyl-,and its salts	1271			
137	2390-60-5	2390-60-5	Ethanaminium,N-(4-((4-(diethylamino)phenyl)(4-(ethylamino)-1-naphthalenyl)methylene)-2,5-cyclohexadien-1-ylidene)-N-ethyl-,and its salts	1328			
138	2580-56-5	2580-56-5	(4-((4-Anilino-1-naphthyl)(4-(dimethylamino)phenyl)methylene)cyclohexa-2,5-dien-1-ylidene)dimethylammonium chloride(Basic Blue 26;CI 44045)when used as a substance in hair dye products	1340			
139	27757-79-5 6371-76-2	27757-79-5 6371-76-2	3-Hydroxy-4-(phenylazo)-2-naphthoic acid and its calcium salt(Pigment Red 64:1;CI 15800)	1331			
140	2814-77-9	2814-77-9	1-((2-Chloro-4-nitrophenyl)azo)-2-	1345			

续表

其他国家及地区			是否在《化妆品卫生规范》(2007年版)其他列表中	《化妆品安全技术规范》收录情况
国家/地区	CAS号	化学名		
			14270)	
			表6限用着色剂#7 （Food Orange 3；CI 11920）	
			表6限用着色剂#51 （Food Black 2；CI 27755）	
			表6限用着色剂#73 （Acid Yellow 73；CI 45350）	
			表6限用着色剂#60 （Food Green 3；CI 42053）	
			表6限用着色剂#100 （VAT Red 1；CI 73360）	
				新增为禁用组分
				新增为禁用组分
			表6限用着色剂#68/ 表7暂时允许使用的染发剂#46	新增为禁用组分
			表6限用着色剂#26 （Pigment Red 64：1；CI 15800）	
			表6限用着色剂#9	

序号	CAS 号	欧盟			韩国		
		CAS 号	化学名	序号	CAS 号	化学名	序号
			naphthol (Pigment Red 4;CI 12085) and its salts when used as a substance in hair dye products				
141	3248-93-9 632-99-5	3248-93-9 632-99-5	4-((4-Aminophenyl) (4-iminocyclohexa-2,5-dien-1-ylidene) methyl)-o-toluidine and its hydrochloride salt(Basic Violet 14;CI 42510)	1329			
142	3536-49-0	3536-49-0	Ethanaminium,N-(4-((4-diethylamino) phenyl)(5-hydroxy-2,4-disulfophenyl) methylene)-2,5-cyclohexadien-1-ylidene)-N-ethyl-,hydroxide,inner salt, calcium salt(2∶1)(Acid Blue 3;CI 42051)	1356			
143	3564-21-4	3564-21-4	Disodium 4-((5-chloro-4-methyl-2-sulphonatophenyl)azo)-3-hydroxy-2-naphthoate(Pigment Red 48;CI 15865)	1348			
144	3590-16-7	3590-16-7	非克立明(Feclemine(INN);2-(alpha-Cyclohexylbenzyl)-N,N,N',N'-tetraethyl-1,3-propanediamine)	112			
145	38577-97-8 33239-19-9	38577-97-8 33239-19-9	3',6'-Dihydroxy-4',5'-diiodospiro (isobenzofuran-1(3H),9'-(9H) xanthene)-3-one;(Solvent Red 73) and its sodium salt(Acid Red 95;CI 45425)	1336			
146	4191-73-5	4191-73-5	Isopropyl 4-hydroxybenzoate(INCI: Isopropylparaben)Sodium salt or Salts of Isopropylparaben	1374			
147	4247/2/3 84930-15-4	4247/2/3 84930-15-4	Isobutyl 4-hydroxybenzoate(INCI: Isobutylparaben)Sodium salt or Salts of Isobutylparaben	1375			
148	4548-53-2	4548-53-2	Disodium 3-((2,4-dimethyl-5-sulphonatophenyl)azo)-4-hydroxynaphthalene-1-sulphonate (Ponceau SX;CI 14700)	1341			
149	496-72-0	496-72-0	Toluene-3,4-Diamine and its salts	1313			
150	5102-83-0	5102-83-0	2,2'-((3,3'-Dichloro(1,1'-biphenyl)-4,4'-diyl)bis(azo))bis(N-(2,4-dimethylphenyl)-3-oxobutyramide) (Pigment Yellow 13;CI 21100)	1351			
151	596-03-2 4372/2/5	596-03-2 4372/2/5	4',5'-Dibromo-3',6'-dihydroxyspiro (isobenzofuran-1(3H),9'-(9H)xanthene)-3-one;4',5'-Dibromofluorescein;	1333			

其他国家及地区			是否在《化妆品卫生规范》(2007年版)其他列表中	《化妆品安全技术规范》收录情况
国家／地区	CAS号	化学名		
			(Pigment Red 4; CI 12085)	
			表7暂时允许使用的染发剂 #50	新增为禁用组分
			表6限用着色剂 #59 (Food Blue 5; CI 42051)	
			表6限用着色剂 #28 (Pigment Red 48; CI 15865)	
			表6限用着色剂 #79 (Acid Red 95; CI 45425)	
			表4限用防腐剂 #38 (4-Hydroxybenzoic acid and its salts and esters)	新增为禁用组分
			表4限用防腐剂 #38 (4-Hydroxybenzoic acid and its salts and esters)	新增为禁用组分
			表6限用着色剂 #18 (Basic Blue 26; CI 44045)	
			表7暂时允许使用的染发剂 #93 Toluene-3,4-Diamine1	新增为禁用组分
			表6限用着色剂 #47 (Pigment Yellow 13; CI 21100)	
			表6限用着色剂 #74 (Acid Orange 11; CI 45370)	

序号	CAS 号	欧盟			韩国		
		CAS 号	化学名	序号	CAS 号	化学名	序号
			(Solvent Red 72) and its disodium salt (CI 45370)				
152	6358-30-1	6358-30-1	8,18-Dichloro-5,15-diethyl-5,15-dihydrodiindolo (3,2-b:3',2'-m) triphenodioxazine (Pigment Violet 23；CI 51319)	1360			
153	6358-69-6	6358-69-6	Trisodium 8-hydroxypyrene-1,3, 6-trisulphonate (Solvent Green 7；CI 59040)	1362			
154	6410-41-9	6410-41-9	N-(5-Chloro-2,4-dimethoxyphenyl)-4- ((5-((diethylamino) sulphonyl)-2-methoxyphenyl) azo)-3-hydroxynaphthalene-2-carboxamide (Pigment Red 5；CI 12490) and its salts when used as a substance in hair dye products	1347			
155	6417-83-0	6417-83-0	Calcium 3-hydroxy-4-((1-sulphonato-2-naphthyl) azo)-2-napthoate (Pigment Red 63:1；CI 15880)	1349			
156	6521-29-5	6521-29-5	Pentyl 4-hydroxybenzoate (INCI: Pentylparaben)	1378			
157	6535-42-8	6535-42-8	4-((4-Ethoxyphenyl) azo) naphthol (Solvent Red 3；CI 12010) and its salts when used as a substance in hair dye products	1344			
158	6535-46-2	6535-46-2	3-Hydroxy-N-(o-tolyl)-4-((2,4, 5-trichlorophenyl) azo) naphthalene-2-carboxamide (Pigment Red 112； CI 12370) and its salts when used as a substance in hair dye products	1346			
159	6706-82-7	6706-82-7	2,2'-(Cyclohexylidenebis ((2-methyl-4,1-phenylene) azo)) bis (4-cyclohexylphenol) (Solvent Yellow 29；CI 21230)	1352			
160	72-48-0	72-48-0	1,2-Dihydroxyanthraquinone (Pigment Red 83；CI 58000)	1361			
161	8003-22-3	8003-22-3	1,3-Isobenzofurandione, reaction products with methylquinoline and quinoline (Solvent Yellow 33；CI 47000)	1358			
162	8005-3-6	8005-3-6	Nigrosine (CI 50420)	1359			

续表

其他国家及地区				是否在《化妆品卫生规范》(2007 年版)其他列表中	《化妆品安全技术规范》收录情况
国家/地区	CAS 号	化学名			
				表 6 限用着色剂 #85（Pigment Violet 23；CI 51319）	
				表 6 限用着色剂 #87（Solvent Green 7；CI 59040）	
				表 6 限用着色剂 #14（Pigment Red 5；CI 12490）	
				表 6 限用着色剂 #29（Pigment Red 63；CI 15880）	
				表 4 限用防腐剂 #38（4-Hydroxybenzoic acid and its salts and esters）	新增为禁用组分
				表 6 限用着色剂 #8（Solvent Red 3；CI 12010）	
				表 6 限用着色剂 #11（Pigment Red 112；CI 12370）	
				表 6 限用着色剂 #49（Solvent Yellow 29；CI 21230）	
				表 6 限用着色剂 #86（Pigment Red 83；CI 58000）	
				表 6 限用着色剂 #81（Solvent Yellow 33；CI 47000）	
				表 6 限用着色剂 #84（Acid Black 2；CI 50420）	

序号	CAS 号	欧盟			韩国		
		CAS 号	化学名	序号	CAS 号	化学名	序号
163	81-48-1	81-48-1	1-Hydroxy-4-（p-toluidino）anthraquinone（Solvent Violet 13；CI 60725）	1363			
164	85-86-9	85-86-9	1-（（4-Phenylazo）phenylazo）-2-naphthol（Solvent Red 23；CI 26100）	1353			
165	915-67-3	915-67-3	Trisodium 3-hydroxy-4-（4'-sulphonatonaphthylazo）naphthalene-2,7-disulphonate（Acid Red 27；CI 16185）	1350			
166	94-18-8	94-18-8	Benzyl 4-hydroxybenzoate（INCI：Benzylparaben）	1377			
167	95-55-6/67845-79-8/51-19-4	95-55-6/67845-79-8/51-19-4	2-Aminophenol（o-Aminophenol；CI 76520）and its salts	1372			
168	95-86-3/137-09-7（HCl）	95-86-3/137-09-7（HCl）	1-Hydroxy-2,4-diaminobenzene（2,4-Diaminophenol）and its dihydrochloride salts（2,4-Diaminophenol HCl）when used as a substance in hair dye products	1338			
169	079-07-2				2014 年 12 月 23 日韩国发布法规修订（2015 年 1 月 23 日起执行），将氯乙酰胺从允许使用的防腐剂清单中删除，虽然并未明确列入禁用组分清单，但由于该原料在化妆品中仅有防腐剂的作用，因此实际上相当于在化妆品中禁用		
170	10043-35-3					Boric acid	377
171	2784-94-3				2784-94-3	N',N'-Bis（2-hydroxy ethyl）-N-methyl-2-nitro-p-phenylene diamine（HC blue No.1）and its salts	411
172	75-09-2					Methylene chloride	241
173	80-62-6					Methyl methacrylate monomer	243
174	92-48-8				92-48-8	6-methyl coumarin（6-MC）	253
175	97-23-4				97-23-4	Dichlorophen	185
176						Bismuth compounds，with the exception of bismuth oxychloride	609
177						Chlorofluorocarbon propellants（completely halogenated chlorofluoroalkan）	732
178						Tissue contaminated by Bovine	1016

续表

其他国家及地区			是否在《化妆品卫生规范》(2007年版)其他列表中	《化妆品安全技术规范》收录情况
国家/地区	CAS号	化学名		
			表6限用着色剂 #89（Solvent Violet 13；CI 60725）	
				新增为禁用组分
			表6限用着色剂 #33（Food Red 9；CI 16185）	
			表4限用防腐剂 #38（4-Hydroxybenzoic acid and its salts and esters）	新增为禁用组分
			表7暂时允许使用的染发剂 #78、79	新增为禁用组分
			表7暂时允许使用的染发剂 #7 2,4-Diaminophenol HCl	新增为禁用组分
加拿大	079-07-2	氯乙酰胺	Chloroacetamide	表4限用防腐剂 #12	新增为禁用组分
日本	10043-35-3	Boric acid	硼酸	表3化妆品组分中限用物质 #15	
美国、日本	75-09-2	Methylene chloride	二氯甲烷	表3化妆品组分中限用物质 #24	
加拿大	80-62-6	甲基丙烯酸甲酯单体	Methyl methacrylate monomer		
				表3化妆品组分中限用物质 #26-甲基香豆素	
日本	97-23-4	二氯苯酚	Dichlorophen	表3化妆品组分中限用物质 #25 双氯酚	
日本		Bismuth compounds other than bismuth oxychloride	羟基氯化铋以外的铋化合物		
美国		氯氟烃	Chlorofluoro carbons 美国收录形式为 Chlorofluorocarbon propellants，氯氟烃挥发剂	禁用组分列表中收录有4种形式：二溴 N-水杨酰苯胺类、二氯 N-水杨酰苯胺类、四溴 N-水杨酰苯胺、四氯 N-水杨酰苯胺	
加拿大		牛源性组织和组分，来源于牛头	Bovine tissues and ingredients		

序号	CAS 号	欧盟			韩国		
		CAS 号	化学名	序号	CAS 号	化学名	序号
						Spongiform Encephalopathy and any materials including them	
179						Vitamin L_1, L_2	416
180	100418-33-5				100418-33-5	1-Methyl-3-nitro-4-（β-hydroxyethyl）aminobenzene and its salts（ex：hydroxyethyl-2-nitro-ptoluidine）	230
181	104226-19-9				104226-19-9	1-（3-Hydroxypropylamino）-2-nitro-4-bis（2-hydroxyethyl）amino）benzene and its salts（ex：HC Violet No.2）	980
182	104226-19-9				104226-19-9	HC Violet No.2	565（属于 980）
183	109023-83-8				109023-83-8	1,5-di-（β-hydroxyethyl）amino-2-nitro-4-chlorobenzen and its salts（ex：HC Yellow No.10）	73
184	109023-83-8				109023-83-8	HC Yellow No.10	568（属于 73）
185	111-15-9				111-15-9	Ethoxyethanol Acetate	591
186	111-76-2				111-76-2	Butoxyethanol	366
187	125-46-2				125-46-2	Usnic acid and its salts（including copper salts）	622
188	128729-28-2				128729-28-2	Hydroxypropyl bis（N-hydroxyethyl-p-phenylenediamine）and its salts	981
189	131657-78-8				131657-78-8	2-Chloro-6-ethylamino-4-nitrophenol and its salts	718
190	1333-86-4				1333-86-4	Carbon black（except in the case where there is less than 5ppb each of impurities like benzopyrene and dibenz（a,h）anthracene and less than 0.5ppm of total PAHs（polycyclic aromatic hydrocarbons））	669
191	13376-74-4				13376-74-4	Talc（not suitable for 'Asbestos' standard in KP or KFDA specification）（韩国药典规定滑石粉中不得检出石棉，不符合此项规定的滑石粉在化妆品中禁用）	751

其他国家及地区				是否在《化妆品卫生规范》(2007 年版)其他列表中	《化妆品安全技术规范》收录情况
国家 / 地区	CAS 号	化学名			
		骨、大脑、三叉神经节、眼睛、脊髓和背根神经节(30 个月龄及以上)以及小肠和扁桃体(各年龄段牛)	derived from the skull, brain, trigeminal ganglia, eyes, spinal cord, and dorsal root ganglia of cattle aged 30 months or older and the small intestine and tonsils of cattle of all ages		
日本		Vitamin L₁ and Vitamin L₂	维生素 L₁ 和 L₂		
				表 7 暂时允许使用的染发剂 #66 羟丙基双(N-羟乙基-p-苯二胺)HCl	

序号	CAS 号	欧盟			韩国		
		CAS 号	化学名	序号	CAS 号	化学名	序号
192	13466-78-9				13466-78-9	Isodiprene,when Peroxide value more than 10mmol/L	627
193	138-86-3				138-86-3	*d*-Limonene,when Peroxide value more than 20mmol/L	219
194	138-86-3				138-86-3	*dl*-Limonene,when Peroxide value more than 20mmol/L	220
195	148-24-3				148-24-3	Oxyquinoline(hydroxy-8-quinoline or quinoline-8-ol)and its sulfate	610
196	149330-25-6				149330-25-6	Methylphenylenediamine,its *N*,*N*-Substituted derivatives and its salts(ex:2,6-Dihydroxyethylaminotoluene)	259
197	1694-09-3				1694-09-3	Benzyl Violet((4-((4-(dimethylamino)phenyl)(4-(ethyl(3-sulfonatobenzyl)amino)phenyl)methylene)cyclohexa-2,5-dien-1-ylidene)(ethyl)(3-sulfonatobenzyl)ammonium salt and sodium salt	358
198	1778-02-5				1778-02-5	Progrenolone acetate	899
199	23920-15-2				23920-15-2	HC Blue No.11	567
200	2438-72-4				2438-72-4	Bufexamac	376
201	2439-10-3				2439-10-3	Dodine	72
202	26021-57-8				26021-57-8	2,3-Dihydro-2*H*-1,4-benzoxazine-6-ol and its salts(ex:Hydroxybenzomorpholine)	196
203	27080-42-8				27080-42-8	1-(*β*-ureidoethyl)amino-4-nitrobenzene and its salts(ex:4-nitrophenyl aminoethylurea)	333
204	2832-19-1				2832-19-1	2-Chloro-*N*-(hydroxymethyl)acetamide	733
205	2835-99-6				2835-99-6	4-Amino-m-cresol and its salts	498
206	29539-03-5				29539-03-5	2,3-Dihydro-1*H*-indole-5,6-diol(dihydroxyindoline)and its hydrobromide salts(dihydroxyindoline hydrobromide)	197
207	3118-97-6				3118-97-6	Solvent Orange 7	451
208	33229-34-4				33229-34-4	2,2'-((4-((2-Hydroxyethyl)amino)-3-nitrophenyl)imino)bisethanol	970

续表

其他国家及地区				是否在《化妆品卫生规范》（2007年版）其他列表中	《化妆品安全技术规范》收录情况
国家/地区	CAS号	化学名			
				表7暂时允许使用的染发剂#12 2,6-二羟乙基氨甲苯	
				表7暂时允许使用的染发剂#62羟苯并吗啉	
				表7暂时允许使用的染发剂#33 4-氨基-*m*-甲酚	

序号	CAS 号	欧盟			韩国		
		CAS 号	化学名	序号	CAS 号	化学名	序号
						hydrochloride and its salts（ex：HC Blue No.2）	
209	33229-34-4				33229-34-4	HC Blue No.2	566（属于970）
210	35691-65-7				35691-65-7	1,2-Dibromo-2,4-dicyanobutane（Methyldibromoglutaronitrile）	116
211	369-77-7				369-77-7	Halocarban	985
212	4719-4-4				4719-4-4	1,3,5-Tris（2-hydroxyethyl）hexahydro 1,3,5-triazine	821
213	50-00-0 30525-89-4				50-00-0 30525-89-4	Formaldehyde and p-formaldehyde	886
214	504-15-4				504-15-4	Methylresorcinol	234
215	522-51-0				522-51-0	Dequalinium chloride	68
216	53760-27-3				53760-27-3	4,4'-Diaminophenylamine and its salts ex:4,4'-Diamino-diphenylamine sulfate）	148
217	548-62-9				548-62-9	Basic Violet 3（Crystal Violet）	332
218	55302-96-0				55302-96-0	5-（（2-Hydroxyethyl）amino）-o-cresol and its salts（ex：2-methyl-5-hydroxyethylaminophenol）	973
219	56216-28-5				56216-28-5	3,5-Diamino-2,6-dimethoxypyridine and its salts（ex.：2,6-Dimethoxy-3,5-pyridine-diamine hydrochloride）	136
220	582-17-2				582-17-2	2,7-naphthalenediol and its salts	15
221	586-62-9				586-62-9	Terpinolene,when Peroxide value more than 10mmol/L	758
222	59820-63-2				59820-63-2	2-（3-（Methylamino）-4-nitrophenoxy）ethanol and its salts（ex:3-Methylamino-4-nitrophenoxyethanol）	245
223	5989-54-8				5989-54-8	l-Limonene,if Peroxide value more than 20mmol/L	221
224	610-81-1				610-81-1	4-Amino-3-nitrophenol and its salts	481
225	614-87-9				614-87-9	Dibromopropamidin and its salts(including isothionate)	124
226	6358-09-4				6358-09-4	2-Amino-6-chloro-4-nitrophenol and its salts	500

其他国家及地区			是否在《化妆品卫生规范》(2007 年版)其他列表中	《化妆品安全技术规范》收录情况
国家 /地区	CAS 号	化学名		
			表 4 限用防腐剂 #33甲基二溴戊二腈	新增为禁用组分
			表 4 限用防腐 #24甲醛和多聚甲醛	
			表 7 暂时允许使用的染发剂 #23 2- 甲基 -5- 羟乙氨基苯酚	
			表 7 暂时允许使用的染发剂 #14 2,7- 萘二酚(CI76645)	
			表 7 暂时允许使用的染发剂 #32 4- 氨基 -3- 硝基苯酚	
			表 7 暂时允许使用的染发剂 #18 2- 氨基 -6- 氯 -4 硝基苯酚;#19 2- 氨基 -6-	

序号	CAS 号	欧盟			韩国		
		CAS 号	化学名	序号	CAS 号	化学名	序号
227	65235-31-6				65235-31-6	4-(2-Hydroxyethyl)amino-3-nitrophenol and its salts(ex:3-Nitro-p-hydroxyethylaminophenol)	969
228	66095-81-6				66095-81-6	2-((2-Methoxy-4-nitrophenyl)amino)ethanol and its salts(ex:2-hydroxyethylamino-5-nitroanisole)	275
229	69103-01-1				69103-01-1	Terpene alcohols acetates,when Peroxide value more than 10mmol/L	754
230	69806-50-4				69806-50-4	p-Butyl fluazifop	374
231	70643-19-5				70643-19-5	2,4-Diaminophenoxyethanol and its salts	145
232	8004-87-3				8004-87-3	Basic Violet 1(Methyl Violet)	331
233	8006-64-2				8006-64-2	Turpentine oil and purified oil,when Peroxide value more than 10mmol/L	797
234	8021-27-0				8021-27-0	Abies alba cone oil and extract,when Peroxide value more than 10mmol/L	512
235	8021-27-0				8021-27-0	Abies alba needle oil and extract,when Peroxide value more than 10mmol/L	513
236	80-92-2				80-92-2	Pregnandiol	897
237	81-88-9				81-88-9	Rhodamin B and its salts	214
238	81892-72-0				81892-72-0	4,4'-(1,3-Propanediylbis(oxy))bisbenzene-1,3-diamine and its tetrahydrochloride salt(ex:1,3-bis-(2,4-diaminophenoxy)propane HCl,1,3-bis-(2,4-diaminophenoxy)propane hydrochloride)	905
239	82576-75-8				82576-75-8	2-((4-Amino-2-methyl-5-nitrophenyl)amino)ethanol and its salts(ex:HC Violet No.1)	489
240	83763-47-7				83763-47-7	2-((3-Amino-4-methoxyphenyl)amino)ethanol and its salts(ex:2-Amino-4-hydroxyethylaminoanisole)	490
241	84012-35-1				84012-35-1	Pinus sylvestris leaf and twig oil and extract,when Peroxide value more than 10mmol/L	927

其他国家及地区				是否在《化妆品卫生规范》（2007 年版）其他列表中	《化妆品安全技术规范》收录情况
国家 / 地区	CAS 号	化学名			
				氯 -4- 硝基苯酚 HCl	
				表 7 暂时允许使用的染发剂 #28 3- 硝基 -p- 羟乙氨基酚	
				表 7 暂时允许使用的染发剂 #8 2,4- 二氨基苯氧基乙醇 HCl；#9 2,4- 二氨基苯氧基乙醇硫酸盐	
				表 7 暂时允许使用的染发剂 #1 1,3- 双 -(2,4- 二氨基苯氧基）丙烷 HCl	
				表 7 暂时允许使用的染发剂 #16 2- 氨基 -4- 羟乙氨基茴香醚；#17 2- 氨基 -4- 羟乙氨基茴香醚硫酸盐	

序号	CAS 号	欧盟			韩国		
		CAS 号	化学名	序号	CAS 号	化学名	序号
242	84540-47-6				84540-47-6	2,6-Dihydroxy-3,4-dimethylpyridine and its salts	200
243	84696-07-1				84696-07-1	Cupressus sempervirens leaf oil and extract,when Peroxide value more than 10mmol/L	693
244	85085-34-3				85085-34-3	Abies balsamea needle oil and extract, when Peroxide value more than 10mmol/L	510
245	85765-48-6				85765-48-6	1-(2-Aminoethyl)amino-4-(2-hydroxyethyl)oxy-2-nitrobenzene and its salts(ex:HC Orange No.2)	496
246	89-25-8				89-25-8	3-Methyl-1-phenyl-5-pyrazolone and its salts(ex:phenyl methyl pyrazolone)	258
247	89957-52-8				89957-52-8	Areca catechu and their preparations	474
248	9005-90-7				9005-90-7	Turpentine gum(Pinus spp.),when Peroxide value more than 10mmol/L	796
249	90082-72-7				90082-72-7	Pinus mugo leaf and twig oil and extract, when Peroxide value more than 10mmol/L	922
250	90082-73-8				90082-73-8	Pinus mugo pumilio leaf and twig oil and extract,when Peroxide value more than 10mmol/L	923
251	90082-74-9				90082-74-9	Pinus nigra leaf and twig oil and extract, when Peroxide value more than 10mmol/L	921
252	90082-75-0				90082-75-0	Pinus pinaster leaf and twig oil and extract,when Peroxide value more than 10mmol/L	930
253	90-15-3				90-15-3	1-Naphthol and its salts	17
254	91697-89-1				91697-89-1	Abies sibirica needle oil and extract,when Peroxide value more than 10mmol/L	511
255	91722-19-9				91722-19-9	Picea Mariana Leaf Oil and Extract,when Peroxide value more than 10mmol/L	938
256	92128-34-2				92128-34-2	Abies pectinata needle oil and extract, when Peroxide value more than 10mmol/L	514
257	92201-55-3				92201-55-3	Cedrus atlantica oil and extract,when Peroxide value more than 10mmol/L	443
258	92202-04-5				92202-04-5	Pinus cembra leaf and twig extract acetylated,when Peroxide value more than 10mmol/L	924
259	92202-04-5				92202-04-5	Pinus cembra leaf and twig oil and extract,when Peroxide value more than 10mmol/L	925

续表

其他国家及地区			是否在《化妆品卫生 规范》(2007年版) 其他列表中	《化妆品安全 技术规范》 收录情况
国家/ 地区	CAS号	化学名		
			表7暂时允许使用的染发 剂 #82 苯基甲基吡唑啉酮	

序号	CAS 号	欧盟			韩国		
		CAS 号	化学名	序号	CAS 号	化学名	序号
260	92952-81-3				92952-81-3	1-Hydroxy-3-nitro-4-（3-hydroxypropylamino）benzene and its salts（ex：4-Hydroxypropylamino-3-nitrophenol）	961
261	94158-13-1				94158-13-1	2,2'-（（4-Amino-3-nitrophenyl）imino）bisethanol hydrochloride and its salts（ex：HC RED No.13）	482
262	94158-14-2				94158-14-2	Hydroxyethyl-3,4-methylenedioxyaniline；2-（1,3-benzindioxol-5-ylamino）ethanol hydrochloride and its salts（ex：Hydroxyethyl-3,4-methylenedioxyaniline hydrochloride）	967
263	94-36-0				94-36-0	Benzoyl peroxide	340
264	95576-89-9 95576-92-4				95576-89-9 95576-92-4	1-Amino-2-nitro-4-（2',3'-dihydroxypropyl）amino-5-chlorobenzene and 1,4-bis-（2'.3'-dihydroxypropyl）amino-2-nitro-5-chlorobenzene and its salts（ex：HC RED No.10 and HC RED No.11）	478
265	97435-14-8				97435-14-8	Pinus palustris leaf and twig oil and extract，when Peroxide value more than 10mmol/L	928
266	97-56-3				97-56-3	4-*o*-Tolylazo-*o*-toluidine	789
267	97676-05-6				97676-05-6	Pinus pumila leaf and twig oil and extract，when Peroxide value more than 10mmol/L	929
268	99610-72-7				99610-72-7	1-Hydroxy-2-β-hydroxyethylamino-4,6-dinitrobenzend and its salts（ex：2-Hydroxyethylpicramic acid）	962
269	99-85-4				99-85-4	γ-Terpinene，when Peroxide value more than 10mmol/L	757
270	99-86-5				99-86-5	α-Terpinene，when Peroxide value more than 10mmol/L	756
271						1-（β-hydroxy）amino-2-nitro-4-*N*-ethyl-*N*-（β-hydroxyethyl）aminobenzene and its salts（ex：HC BLUE No.13）	334
272						3-Amino-2,4-dichlorophenol and its salts	487
273						3-Heptyl-2-（3-heptyl-4-methyl-thiazoline-2-ylene）-4-methyl-thiazolium iodide	1009
274						4-Methoxyphenol（hydroquinone mono-methyl ether or *p*-hydroxy anisole）	290

其他国家及地区			是否在《化妆品卫生规范》（2007年版）其他列表中	《化妆品安全技术规范》收录情况
国家/地区	CAS号	化学名		
			表7暂时允许使用的染发剂 #35 4- 羟丙基氨基 -3- 硝基苯酚	
			表7暂时允许使用的染发剂 #64 羟乙基 -3,4- 亚甲二氧基苯胺 HCl	

序号	CAS号	欧盟			韩国		
		CAS号	化学名	序号	CAS号	化学名	序号
275						6-methoxy-2,3-pyridine amine and its hydrochloride	295
276						Alkali sulphides and Alkaline earth sulphides	549
277						Allyl esters, when level of free allyl alcohol in the ester is over than 0.1%	546
278						Butoxydiglycerol	365
279						Byproducts from which is produced during the refining process (Distillates, Gas oils, Naphtha, Lubricating greases, Slack wax, Hydrocarbons, Alkanes, Petrolatum, Fuel oil, Residues), except if the full refining history is known and it can be shown that the substance from which it is produced is not a carcinogen	433
280						Derived materials from petroleum, if it contains > 3% extracted by Dimethylsulfoxide (DMSO)	435
281						Dichloro-*m*-xyrenol	183
282						Fatty acid dialkylamides and dialkanolamides, when its secondary amine content is over than 5%	849
283						Fuels, jet aircraft, coal solvent extn. And Fuels, diesel, coal solvent extn.	437
284						Henna Leaf powder (Lawsonia Inermis)	1005
285						Isoxynil and its salts	639
286						Materials from cattle in the United kingdom and North Ireland	1015
287						Monoalkylamines, monoalkanolamines and their salts, when its secondary amine content is over than 0.5%	305
288						*N*-(4-(bis(4-(diethylamino)phenyl)methylene)-2,5-cyclohexadien-1-ylidene)-*N*-ethyl-Ethanaminium and its salts	400
289						*N*-(4-((4-(diethylamino)phenyl)(4-(ethylamino)-1-naphthalenyl)methylene)-2,3-cyclohexadien-1-ylidene)-*N*-ethyl-Ethanaminium and its salts	160
290						Petrochemicals, derived materials from coal tar and wood tar, if it contains > 0.005% Benzo(a)pyrene	436

续表

其他国家及地区			是否在《化妆品卫生规范》(2007 年版)其他列表中	《化妆品安全技术规范》收录情况
国家 / 地区	CAS 号	化学名		

序号	CAS号	欧盟			韩国		
		CAS号	化学名	序号	CAS号	化学名	序号
291						Petroleum	432
292						Pinus species leaf and twig oil and extract,when Peroxide value more than 10mmol/L	926
293						pyrithione aluminum camcilate	936
294						Refined petroleum containing Butadiene of over 0.1%(gas,hydrocarbons,alkanes, distilled water and raffinate)	434
295						Substance from Human Placenta	643
296						Terpene hydrocarbons,when Peroxide value more than 10mmol/L	755
297						Terpene terpenoids sinpine,when Peroxide value more than 10mmol/L	753
298						Terpenes and terpenoids with the exception of limonene,when Peroxide value more than 10mmol/L	752
299						Thuja Occidentalis Leaf Oil and extract, when Peroxide value more than 10mmol/L	800
300						Thuja Occidentalis Stem Oil,when Peroxide value more than 10mmol/L	799
301						Turpentine,steam distilled(Pinus spp.), when Peroxide value more than 10mmol/L	795
302	094-09-7						
303	103-16-2						
304	106-99-0						
305	107-15-3						
306	110-49-6						
307	111-42-2; 110-97-4						
308	122-57-6						
309	127-65-1						
310	1319-77-3						
311	134-62-3						
312	2398-96-1						
313	2425-85-6						
314	301-04-2						
315	3254-93-1						

其他国家及地区			是否在《化妆品卫生规范》(2007年版)其他列表中	《化妆品安全技术规范》收录情况
国家/地区	CAS号	化学名		
加拿大	094-09-7	苯唑卡因	Ethyl PABA	
日本	103-16-2	Hydroquinone monobenzyl ether	苄氧对酚	
加拿大	106-99-0	1,3-丁二烯	1,3-Butadiene	
加拿大	107-15-3	乙二胺	Ethylenediamine	
加拿大	110-49-6	甲氧基乙醇乙酸酯	Methoxyethanol acetate	
加拿大	111-42-2; 110-97-4	次级蒽醌醇衍生物	Dialkanolamines, secondary	
加拿大	122-57-6	亚苄基丙酮	Benzylidene acetone	
加拿大	127-65-1	氯胺T	Chloramine T	表3 化妆品组分中限用物质 #21
加拿大	1319-77-3	混合甲酚及其衍生物	Mixed cresols and derivatives	
加拿大	134-62-3	二乙基甲苯酰胺	Diethyl toluamide	
加拿大	2398-96-1	托萘酯	Tolnaftate	
加拿大	2425-85-6	CI 12120	CI 12120	表6 限用着色剂 #10
加拿大	301-04-2	乙酸铅	Lead acetate	
加拿大	3254-93-1	去氧苯妥英	5,5-Diphenyl-4-imidazolidone	

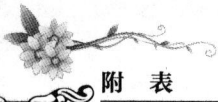

序号	CAS 号	欧盟			韩国		
		CAS 号	化学名	序号	CAS 号	化学名	序号
316	3572-52-9						
317	50-00-0						
318	50-28-2						
319	50-78-2						
320	511-75-1						
321	51-24-1；1477-04-9						
322	53-16-7						
323	54063-32-0						
324	54-64-8						
325	548-00-5						
326	57-63-6						
327	58-55-9；317-34-0						
328	5934-19-0						
329	614-94-8						
330	68916-94-9						
331	7632-04-4 10332-33-9						
332	7722-84-1						
333	823-40-5						
334	88-29-9						
335	9000-38-8						
336	95-80-7						
337							
338							

续表

其他国家及地区			是否在《化妆品卫生规范》(2007年版)其他列表中	《化妆品安全技术规范》收录情况
国家/地区	CAS号	化学名		
加拿大	3572-52-9	苯柳胺酯及其盐类 / Biphenamineand its salts		
日本	50-00-0	甲醛 / Formarine	表3化妆品组分中限用物质#29/ 表4限用防腐剂#24	
加拿大	50-28-2	雌二醇 / Estradiol		
加拿大	50-78-2	乙酰水杨酸 / Acetylsalicylic acid		
加拿大	511-75-1	5-(a,b-二溴苯乙基)-5-甲基乙内酰脲 / 5-(α,β-Dibromophenethyl)-5-methylhydantoin		
加拿大	51-24-1; 1477-04-9	替拉曲考 / Tiratricol		
加拿大	53-16-7	雌酚酮 / Estrone		
加拿大	54063-32-0	氯倍他松 / Clobetasone		
加拿大	54-64-8	硫柳汞钠 / Thimerosal	表4限用防腐剂#52	
加拿大	548-00-5	双香豆乙酯及其酸盐 / Ethyl biscoumacetate and salts of the acid		
加拿大	57-63-6	炔雌醇 / Ethinylestradiol		
加拿大	58-55-9; 317-34-0	氨茶碱 / Theophylline; Aminophylline		
加拿大	5934-19-0	2-氨基-1,2-二(4-甲氧苯基)-乙醇及其盐类 / 2-Amino-1,2-bis(4-methoxyphenol) ethanol and its salts		
加拿大	614-94-8	4-甲基-间苯二胺-HCl / 4-Methoxy-m-phenylenediamine-HCl		
加拿大	68916-94-9	沙地柏叶,精油和草药制剂 / Juniperussabina L.leaves, essential oil and galenical preparations		
日本	7632-04-4 10332-33-9	Sodium perborate / 过硼酸钠	表3化妆品组分中限用物质#15	
日本	7722-84-1	Hydrogen peroxide / 过氧化氢	表3化妆品组分中限用物质#30	
加拿大	823-40-5	2-甲基-间苯二胺 / 2-Methyl-m-phenylenediamine		
加拿大	88-29-9	万山麝香 / Versalide		
加拿大	9000-38-8	卡瓦胡椒提取物 / Piper methysticumextract		
加拿大	95-80-7	4-甲基-间苯二胺 / 4-Methyl-m-phenylenediamine		
美国		卤代N-水杨酰苯胺的(三溴沙仑,双溴沙仑,美溴沙仑和3,3',4',5-四氯水杨酰苯胺) / Halogeno salicylanilide (tribromsalan(TBS,3,4',5-tribromosalicylanilide), dibromsalan(DBS,4',5-dibromosalicylanilide), metabromsalan(MBS,3,5-dibromosalicylanilide)and 3,3',4,5'-tetrachlorosalicylanilide(TCSA))		
加拿大		欧乌头叶、根和草药制剂 / Aconitum napellus L. leaves, roots and galenical preparations		

序号	CAS号	欧盟			韩国		
		CAS号	化学名	序号	CAS号	化学名	序号
339							
340							
341							
342							
343							
344							
345							
346							
347							
348							
349							
350							

其他国家及地区			是否在《化妆品卫生规范》(2007年版)其他列表中	《化妆品安全技术规范》收录情况
国家/地区	CAS号	化学名		
加拿大		镇痛药	Analgesics		
加拿大		抗组胺药	Antihistamines		
加拿大		吐根及相关物种、根、粉和草药制剂	*Cephaelis ipecacuanha* Brot. and related species, roots, powder, and galenical preparations		
加拿大		肉毒杆菌	Clostridium botulinum		
加拿大		四甲铵呋喃盐类	Furfuryltrimethyl ammonium salts		
加拿大		外激素	Pheromones		
加拿大		野葛根	Puerariamirifica		
加拿大		聚合草属西门肺草除外	*Symphytum* spp., with the exception of Symphytumofficinale		
加拿大		PABA 酯类，带一个自由氨基	PABA, esters of; with a free amino group	表5 限用防晒剂 #21	调整为禁用组分
加拿大	745-65-3; 155206-00-1; 40665-92-7; 363-24-6; 35121-78-9; 40666-16-8; 130209-82-4; 59122-46-2; 209860-87-7; 157283-68-6; 81846-19-7; 120373-36-6; 130209-76-6; 1005193-64-5; 157283-66-4	前列腺素及其盐类、衍生物和类似物。前列地尔，比马前列素，氯前列醇，地诺前列酮，依前列醇，氟前列醇，拉坦前列素，迷索前列醇，他氟前列腺素，曲伏前列素，曲前列环素，乌诺前列腺素，拉坦前列素，乙基曲伏前列素酰胺，Trifluoromethyl Dechloro Ethylprostenolamide，Isopropyl Phenylhydroxypentene Dihydroxycyclopentylheptenate，Isopropyl Cloprostenate	Prostaglandins, their salts and derivatives and their analogs. Alprostadil; Bimatoprost; Cloprostenol; Dinoprostone; Epoprostenol; Fluprostenol; Latanoprost; Misoprostol; Tafluprost; Travoprost; Treprostinil; Unoprostone; Dehydrolatanoprost; Ethyl Travoprostamide; Trifluoromethyl Dechloro Ethylprostenolamide; Isopropyl Phenylhydroxypentene Dihydroxycyclopentylheptenate; Isopropyl Cloprostenate		
日本		药品成分 *(* 虽然是药品成分，但是在规制放宽之前，即2000年3月31日前作为化妆品成分得到批准的成分，《化妆品种别许可基准》收载的物质，在批准收载的范围内可以配合使用)	Medical drug ingredients		
日本		不符合生物来源原料基准的物质	Any Ingredients that do not meet the Standards for Biological Materials		

序号	CAS号	欧盟			韩国		
		CAS号	化学名	序号	CAS号	化学名	序号
351							
352							

附表3 《化妆品卫生规范》(2007年版)中表3 限用组分

	表3化妆品组分中限用物质					欧盟						
序号	中文名称	适用及(或)使用范围	化妆品中最大允许使用浓度	其他限制和要求	标签上必须标印的使用条件和注意事项	序号	适用及(或)使用范围	直接用于使用的最大浓度	其他限制和要求	标签上必须标印的使用条件和注意事项	信息来源	注释
1	α羟基酸及其盐类和酯类(1)		总量6%(以酸计)	pH≥3.5(淋洗类发用产品除外)	如用于非防晒类护肤化妆品,且含≥3%的α-羟基酸或标签上宣称α-羟基酸时,应注明"与防晒化妆品同时使用"							
2	6-甲基香豆素	口腔卫生产品	0.003%			46	口腔产品	0.003%			化妆品法规1223/2009	
3	(1)碱金属的硫化物类(2)碱土金属的硫化物类	脱毛剂脱毛剂	2%(以硫计)6%(以硫计)	pH≤12.7pH≤12.7	防止儿童抓拿;避免接触眼睛防止儿童抓拿;避免接触眼睛	23	a)脱毛产品b)脱毛产品	a)2%(以硫计)b)6%(以硫计)	a)和b):pH≤12.7	a)和b):防止儿童抓拿;避免接触眼睛	化妆品法规1223/2009	
4	烷基(C12-C22)三甲基铵溴化物或氯化物(2)	(a)驻留类产品(b)淋洗类产品	(a)0.25%		欧盟表III第286项为C16-烷基三甲基铵氯化物(C16-alkyltrimethylammonium chloride)、C18-烷基三甲基铵氯化物(C18-alkyltrimethylammonium chloride);而表V第44项收录有Alkyl(C12-22)trimethyl ammonium bromide and	a)淋洗类发用产品b)驻留类发用产品c)驻留类面部用产品	a)2.5%(西曲氯铵或硬脂基三甲基氯化铵的浓度,或者西曲氯铵和硬脂基三甲基氯化铵的浓度总和)b)1.0%(西曲氯铵或硬脂基三甲基氯化铵的浓度,或者西曲氯铵和硬脂基三甲基氯	用于防止产品中微生物生长以外的用途。这种用途要从产品的存在形式上显而易见		欧盟委员会法规866/2014(被收录于欧盟的限用物质和防腐剂的表中)	

	其他国家及地区			是否在《化妆品卫生规范》(2007年版)其他列表中	《化妆品安全技术规范》收录情况
国家/地区	CAS号	化学名			
日本		第一种及第二种特定化学物质	Class Ⅰ and Class Ⅱ Specified Substances provided in the Law Concerning the Evaluation of Chemical Substances and Regulation of Their Manufacture		
加拿大	81-88-9	CI 45170	Basic Violet 10(CI 45170)		

在其他国家和地区的收录情况

韩国					其他国家和地区							《化妆品安全技术规范》修订情况
序号	化妆品中最大允许使用浓度	其他限制和要求	信息来源	注释	国家/地区	序号	化妆品中最大允许使用浓度	其他限制和要求	标签上必须标印的使用条件和注意事项	信息来源	注释	
					加拿大	8	10%	pH≥3.5。如果制造商可向加拿大卫生部提供以下安全性证明,则产品(AHAs浓度在10%~30%之间或pH在3.0~3.5之间)可供专业使用:(1)pH、(2)AHA浓度、(3)使用说明、(4)临床研究证实对皮肤刺激性最低。需在洗澡水中稀释的产品,其柠檬酸浓度可超过10%	所有AHAs浓度不小于3%的护肤品应需标注以下类似警示语:"请按照说明书使用。"、"避免接触眼睛。"、"如果出现过敏症状,请停止使用并咨询医生。"、"建议在接触阳光之前使用,用户将防晒霜涂于已使用AHAs处"、"请控制产品与皮肤接触的频率和持续时间。"	加拿大化妆品成分清单中的限用清单	包括,但不限于:柠檬酸、乙醇酸、乳酸、苹果酸、扁桃酸、甘醇酸铵、乙醇酸+甘醇酸铵、α-乙醇酸铵+铵、α-羟乙酸甲酯、α-羟基辛酸、α-羟基辛酸、羟基辛酸、混合果酸、三重果酸、三-α-羟基果酸、α-羟基辛酸和植物性复合物、L-α-羟基酸、糖酸聚合物交联脂肪酸阿尔法羟基酸 加拿大另有以下物质参见"α-羟基酸":1. 柠檬酸、2. 乙醇酸、3. 乳酸	
												从限用组分中删除
					加拿大	6;7	(1)2%。(2)0.6%	(1)仅可用于含硫除毛(脱毛)产品 (2)仅可用于含硫除毛(脱毛)产品		加拿大化妆品成分清单中的限用清单	(1)包括,但不限于:硫化锂、硫化钾、硫化钠 (2)包括,但不限于:硫化钡、硫化钙、硫化镁、硫化锶 加拿大另有以下物质参见"碱金属的硫化物类":1. 钡盐	
												收录形式由"烷基(C12-C22)三甲基铵溴化物或氯化物"修改为"烷基(C12-C22)三甲基铵氯化物"; 增加(b)淋洗类产品限量要求:1. 十六、

	表3化妆品组分中限用物质					欧盟						
序号	中文名称	适用及(或)使用范围	化妆品中最大允许使用浓度	其他限制和要求	标签上必须标印的使用条件和注意事项	序号	适用及(或)使用范围	直接用于使用的最大浓度	其他限制和要求	标签上必须标印的使用条件和注意事项	信息来源	注释
					chloride,为防腐剂			化铵的浓度总和) c) 0.5%(西曲氯铵或硬脂基三甲基氯化铵的浓度,或者西曲氯铵和硬脂基三甲基氯化铵的浓度总和)				
					欧盟表Ⅲ第287项为C22-烷基三甲基铵氯化物(C22-alkyltrimethylammonium chloride);而表Ⅴ第44项收录有Alkyl(C12-22)trimethyl ammonium bromide and chloride,为防腐剂		a) 淋洗类发用产品 b) 驻留类发用产品 c) 驻留类面部用产品	a) 5.0%(山嵛基三甲基氯化铵的浓度,或者西曲氯铵、硬脂基三甲基氯化铵和山嵛基三甲基氯化铵的浓度总和;同时,符合265条中西曲氯铵和硬脂基三甲基氯化铵的浓度总和的要求) b) 3.0%(山嵛基三甲基氯化铵的浓度,或者西曲氯铵、硬脂基三甲基氯化铵和山嵛基三甲基氯化铵的浓度总和;同时,符合265条中西曲氯铵和硬脂基三甲基氯化铵的浓度总和的要求) c) 3.0%(山嵛基三甲基氯化铵的浓度,或者西曲氯铵、硬脂基三甲基氯化铵和山嵛基三甲基氯化铵的浓度总和;同时,符合265条中西曲氯铵和硬脂基三甲基氯化铵的浓度总和的要求)	用于防止产品中微生物生长以外的用途。这种用途要从产品的存在形式上显而易见			
5	氟化铝	口腔卫生产品	0.15%(以F计),当与本表允许的其他氟化物混合时,总F浓度不得超过0.15%		含氟化铝	34	口腔产品	0.15%(以F计)。当与本表允许的其他氟化物混合时,总F浓度不得超过0.15%		含氟化铝。对于任何含氟的浓度为0.1%~0.15%的牙膏,除非标签本身已经标明禁止儿童使用(例如"仅适用于成年人"),否则必须进行以下标注: "6岁及以下儿童:豌豆大小用量,并且在监护下刷牙尽量减少吞	化妆品法规1223/2009	

续表

韩国					其他国家和地区							《化妆品安全技术规范》修订情况
序号	化妆品中最大允许使用浓度	其他限制和要求	信息来源	注释	国家/地区	序号	化妆品中最大允许使用浓度	其他限制和要求	标签上必须标印的使用条件和注意事项	信息来源	注释	
												十八烷基三甲氯化铵：2.5%（以单一或其合计）2. 二十二烷基三甲基氯化铵：5.0%（以单一或与十六烷基三甲基氯化铵和十八基三甲氯化铵的合计）；且十六、十八烷基三甲基氯化铵个体浓度之和不超过 2.5%
/					加拿大	36		禁止用于口腔类产品		加拿大化妆品成分清单中的限用清单	加拿大为"含氟物质"包括，但不限于：氟化钠；氟化钙；氟化亚锡；单氟磷酸钠	从限用组分中删除

表3 化妆品组分中限用物质					欧盟						
序号	中文名称	适用及（或）使用范围	化妆品中最大允许使用浓度	其他限制和要求	标签上必须标印的使用条件和注意事项	序号	适用及（或）使用范围	直接用于使用的最大浓度	其他限制和要求	标签上必须标印的使用条件和注意事项	信息来源	注释
										咽的可能。若通过其他途径摄入氟化物,请咨询牙医或医生。"		
6	氯化羟锆铝配合物（AlxZr(OH)yClz）和氯化羟锆铝甘氨酸配合物	抑汗剂	20%（以无水氯化羟锆铝计)5.4%（以锆计)	铝原子数与锆原子数之比应在2~10之间;(Al+Zr)的原子数与氯原子数之比应在0.9~2.1之间;禁用于喷雾产品	不得用于受刺激的或受损伤的皮肤	50	抑汗剂	20%（以无水氯化羟锆铝计);5.4%（以锆计)	1.铝原子数与锆原子数之比应在2~10之间; 2.(Al+Zr)的原子数与氯原子数之比应在0.9~2.1之间; 3.禁用于喷雾产品	不得用于受刺激的或受损伤的皮肤	化妆品法规1223/2009	
7	氨		6%（以NH₃计)		含2%以上氨时,应注明"含氨"	4		6%（以氨计)		含2%以上氨时,应注明"含氨"	化妆品法规1223/2009	
8	氟化铵	口腔卫生产品	0.15%（以F计),当与本表允许的其他氟化物混合时,总F浓度不得超过0.15%		含氟化铵	33	口腔产品	0.15%（以F计)。当与本表允许的其他氟化物混合时,总F浓度不得超过0.15%	含氟化铵。对于任何含氟的浓度为0.1%~0.15%（以F计)的牙膏,除非标签本身已经标明禁止儿童使用(例如"仅适用于成年人"),否则必须进行以下标注:"6岁及以下儿童:豌豆大小用量,并且在监护下刷牙尽量减少吞咽的可能。若通过其他途径摄入氟化物,请咨询牙医或医生。"	委员会法规344/2013	
9	氟硅酸铵	口腔卫生产品	0.15%（以F计),当与本表允许的其他氟化物混合时,总F浓		含氟硅酸铵	42	口腔产品	0.15%（以F计)。当与本表允许的其他氟化物混合时,总F浓度不得超过0.15%	含氟硅酸铵。对于任何含氟的浓度为0.1%~0.15%（以F计)的牙膏,除非标签	委员会法规344/2013	

续表

	韩国				其他国家和地区							《化妆品安全技术规范》修订情况
序号	化妆品中最大允许使用浓度	其他限制和要求	信息来源	注释	国家/地区	序号	化妆品中最大允许使用浓度	其他限制和要求	标签上必须标印的使用条件和注意事项	信息来源	注释	
					加拿大	11	20%(以无水计)	禁止在液化喷雾罐中盛装含有铝锆配合物的除臭类和止汗类化妆品。禁止与氯化铝、氢氯酸铝或其相关配合物或其他铝锆配合物一起使用	所有含有铝锆配合物的除臭类和止汗类化妆品需在内外标签处分别以英语和法语标注以下类似警示语:"如果出现皮疹或过敏,请停止使用。""请不要在破损皮肤处使用。"	加拿大化妆品成分清单中的限用清单	铝锆配合物包括,但不限于:八氯羟铝锆;八氯甘氨酸铝锆;五氯羟铝锆;五氯甘氨酸铝锆;四氯羟铝锆;四氯水合甘氨酸铝锆;四氯羟铝锆PEG配合化合物;四氯羟铝锆PG配合化合物;三氯羟铝锆;三氯甘氨酸羟铝锆。八氯甘氨酸铝锆;五氯羟铝锆;五氯甘氨酸铝锆;四氯羟铝锆;四氯水合甘氨酸铝锆;四氯羟铝锆PEG配合化合物;四氯羟铝锆PG配合化合物;三氯羟铝锆;三氯甘氨酸羟铝锆。加拿大另有以下物质参见"铝锆配合物";锆及其化合物	
43	6%		化妆品安全标准等相关规定									
					加拿大	36		禁止用于口腔类产品		加拿大化妆品成分清单中的限用清单	加拿大为"含氟物质"包括,但不限于:氟化钠;氟化钙;氟化亚锡;单氟磷酸钠	从限用组分中删除
					加拿大	36		禁止用于口腔类产品		加拿大化妆品成分清单中的限用清单	加拿大为"含氟物质"包括,但不限于:氟化钠;氟化钙;氟化亚锡;单氟磷酸钠	从限用组分中删除

表3 化妆品组分中限用物质					欧盟					
序号	中文名称	适用及(或)使用范围	化妆品中最大允许使用浓度	其他限制和要求	标签上必须标印的使用条件和注意事项	序号	适用及(或)使用范围	直接用于使用的最大浓度	其他限制和要求	标签上必须标印的使用条件和注意事项	信息来源	注释
			度不得超过0.15%							本身已经标明禁止儿童使用(例如"仅适用于成年人"),否则必须进行以下标注:"6岁及以下儿童:豌豆大小用量并且在监督下刷牙尽量减少吞咽的可能。若由于其他情况摄入氟,请咨询牙医或医生。"		
10	单氟磷酸铵	口腔卫生产品	0.15%(以F计)当与本表允许的其他氟化物混合时,总F浓度不得超过0.15%		含单氟磷酸铵	26	口腔产品	0.15%(以F计)。当与本表允许的其他氟化物混合时,总F浓度不得超过0.15%		含单氟磷酸铵。对于任何含氟的浓度为0.1%~0.15%(以F计)的牙膏,除非标签本身已经标明禁止儿童使用(例如"仅适用于成年人"),否则必须进行以下标注:"6岁及以下儿童:豌豆大小用量并且在监督下刷牙尽量减少吞咽的可能。若由于其他情况摄入氟,请咨询牙医或医生。"	委员会法规344/2013	
11	苯扎氯铵,苯扎溴铵,苯扎糖精铵(2)	(a) 3%(以苯扎氯铵计)(b) 0.1%(以苯扎氯铵计)	(a)淋洗类发用产品(b)其他产品	(a)如果成品中使用的苯扎氯铵、苯扎溴铵、苯扎糖精铵的烷基链等于或小于C14,则其用量不得大于0.5%(以苯扎氯铵计)	(a)避免接触眼睛(b)避免接触眼睛	Ⅲ/65和V/54(被收录于欧盟的限用物质和防腐剂的表中)	淋洗类发(头)用产品	3%(以苯扎氯铵计)	如果成品中使用的苯扎氯铵、苯扎溴铵、苯扎糖精铵的烷基链等于或小于C14,则其用量不得大于0.1%(以苯扎氯铵计)用于防止产品中微生物生长以外的用途。这种用途要从产品的存在形式上显而易见	避免接触眼睛	化妆品法规1223/2009	
12	苯甲酸及其钠盐(2)	(a)淋洗类产品(b)口腔护理用品	(a) 2.5%(以酸计)(b) 1.7%(以酸计)			V/1(仅被收录于欧盟的防腐剂的表中)						
13	过氧苯甲酰	人造指甲系统	0.7%(使用时浓度)	仅供专业使用	仅供专业使用;避免接触皮肤;仔	94	人造指甲系统	0.7%(混合后使用浓度)	供专业使用	仅供专业使用;避免接触皮肤;仔细阅读使用说	化妆品法规1223/2009	

续表

韩国					其他国家和地区							《化妆品安全技术规范》修订情况
序号	化妆品中最大允许使用浓度	其他限制和要求	信息来源	注释	国家/地区	序号	化妆品中最大允许使用浓度	其他限制和要求	标签上必须标印的使用条件和注意事项	信息来源	注释	
					加拿大	36		禁止用于口腔类产品		加拿大化妆品成分清单中的限用清单	加拿大为"含氟物质"包括，但不限于：氟化钠；氟化钙；氟化亚锡；单氟磷酸钠	从限用组分中删除
					加拿大	13	(1) 0.1% (2) 3%	(1) 仅可用作防腐剂（即碳链长度在14个或以下的苯扎氯铵） (2) 仅允许在洗去型洗护发产品中作为调节剂（即含有16个或以上碳的苯扎氯铵）使用	"含有苯扎氯铵浓度超过0.1%的所有产品需在内外标签处标注以下类似警示语：'避免接触眼睛。'"	加拿大化妆品成分清单中的限用清单	苯扎溴铵，苯扎糖精铵未列入	
												从限用组分中删除
					加拿大	15	10%	可作为美甲或染发剂用产品的催化剂。禁止在皮肤用产品中使		加拿大化妆品成分清单中的		从限用组分中删除

431

	表3 化妆品组分中限用物质					欧盟						
序号	中文名称	适用及(或)使用范围	化妆品中最大允许使用浓度	其他限制和要求	标签上必须标印的使用条件和注意事项	序号	适用及(或)使用范围	直接用于使用的最大浓度	其他限制和要求	标签上必须标印的使用条件和注意事项	信息来源	注释
					细阅读用法说明					明		
14	苯甲醇(2)	溶剂、香水和香料				Ⅲ/45 和 Ⅴ/34 (被收录于欧盟的限用物质和防腐剂的表中)	a) 溶剂; b) 香水或芳香类产品以及其使用的原料		a) 用于防止产品中微生物生长以外的用途。这种用途要从产品的存在形式上显而易见。 b) 当所含含量超过下列情况时,该物质必须按照第19(1)(g)条款标识在成分表中: - 驻留类产品: 0.001%; - 淋洗类产品: 0.01%		委员会法规344/2013	
15	(1) 硼酸、硼酸盐和四硼酸盐(禁用组分表2(1)所列成分除外)	(a) 爽身粉 (b) 口腔卫生产品 (c) 其他产品(沐浴和烫发产品除外)	(a) 5%(以硼酸计) (b) 0.1%(以硼酸计) (c) 3%(以硼酸计)	(a) 不得用于三岁以下儿童使用的产品;产品中游离可溶性硼酸盐浓度超过1.5% (以硼酸计)时,不得用于剥脱的或受刺激的皮肤 (b) 不得用于三岁以下儿童使用的产品 (c) 不得用于三岁以下儿童使用的产品;产品中游离可溶性硼酸盐浓度超过1.5% (以硼酸计)时,不得用于剥脱的或受刺激的皮肤	(a) 三岁以下儿童勿用;皮肤剥脱或受刺激时勿用 (b) 勿吞服;三岁以下儿童勿用 (c) 三岁以下儿童勿用;皮肤剥脱或受刺激时勿用	1a	(a) 爽身粉 (b) 口腔产品 (c) 其他产品(沐浴和烫发产品除外)	(a) 5%(以硼酸计) (b) 0.1%(以硼酸计) (c) 3%(以硼酸计)	(a) 不得用于三岁以下儿童使用的产品;产品中游离可溶性硼酸盐浓度超过1.5% (以硼酸计)时,不得用于脱皮的或受刺激的皮肤 (b) 不得用于三岁以下儿童使用的产品 (c) 不得用于三岁以下儿童使用的产品;产品中游离可溶性硼酸盐浓度超过1.5% (以硼酸计)时,不得用于脱皮的或受刺激的皮肤	(a) 三岁以下儿童勿用;皮肤脱皮或受刺激时勿用 (b) 勿吞服;三岁以下儿童勿用 (c) 三岁以下儿童勿用;皮肤脱皮或受刺激时勿用	化妆品法规1223/2009	
	(2) 四硼酸盐	(a) 沐浴产品 (b) 烫发产品	(a) 18%(以硼酸计) (b) 8%(以硼酸计)	(a) 不得用于三岁以下儿童使用的产品	(a) 三岁以下儿童勿用 (b) 充分冲洗	1b	(a) 沐浴产品 (b) 发用产品	(a) 18%(以硼酸计) (b) 8%(以硼酸计)	(a) 不得用于三岁以下儿童使用的产品	(a) 三岁以下儿童勿用 (b) 充分冲洗	化妆品法规1223/2009	欧盟法规中的笔误,现行法规中的"发用产品"即将被正式纠正为"烫发产品"

续表

序号	韩国				其他国家和地区							《化妆品安全技术规范》修订情况
	化妆品中最大允许使用浓度	其他限制和要求	信息来源	注释	国家/地区	序号	化妆品中最大允许使用浓度	其他限制和要求	标签上必须标印的使用条件和注意事项	信息来源	注释	
									用	限用清单		
收录于韩国其他列表	禁用 #377 Boric acid 硼酸；限用防腐剂 #18 Borates（Sodium borate, Tetraborate）硼酸盐（硼酸钠，四硼酸盐）				加拿大	16	0.05		产品标签应标注以下类似警示语："不得在破损或擦伤皮肤处使用，不得用于 3 岁以下儿童使用的产品。"如果将硼酸作为 pH 调节剂以及其浓度不超过 0.1% 时，不需要警示语。	加拿大化妆品成分清单中的限用清单		删除口腔卫生产品相关规定
					日本		0.76%（限于蜂蜡及黄蜂蜡 50% 以下的配合量时）	使用蜂蜡及黄蜂蜡以乳化剂作为使用目的的产品			硼砂 Sodium borate	
					加拿大	68	0.05		产品内外标签应标注以下类似警示语："不得在破损或擦伤皮肤处使用，""不得用于 3 岁以下儿童使用的产品。"硼酸钠作为 pH 调节剂以及浓度不超过 0.1% 的产品不需要标注警示语	加拿大化妆品成分清单中的限用清单	硼酸钠 硼砂；四硼酸钠	

			表3 化妆品组分中限用物质			欧盟						
序号	中文名称	适用及(或)使用范围	化妆品中最大允许使用浓度	其他限制和要求	标签上必须标印的使用条件和注意事项	序号	适用及(或)使用范围	直接用于使用的最大浓度	其他限制和要求	标签上必须标印的使用条件和注意事项	信息来源	注释
16	氟化钙	口腔卫生产品	0.15%(以F计),当与本表允许的其他氟化物混合时,总F浓度不得超过0.15%		含氟化钙	30	口腔产品	0.15%(以F计)。当与本表允许的其他氟化物混合时,总F浓度不得超过0.15%	/	含氟化钙。对于任何含氟的浓度为0.1%~0.15%(以F计)的牙膏,除非标签本身已经标明禁止儿童使用(例如"仅适用于成年人"),否则必须进行以下标注:"6岁及以下儿童:豌豆大小用量,并且在监护下刷牙尽量减少吞咽的可能。若通过其他途径摄入氟化物,请咨询牙医或医生。"	委员会法规344/2013	
17	氢氧化钙	(a)7%(以氢氧化钙重量计)	(a)含有氢氧化钙和胍盐的头发烫直剂(b)脱毛剂用pH调节剂(c)其他用途,如pH调节剂、加工助剂	(b)pH≤12.7(c)pH≤11	(a)含强碱;避免接触眼睛;可能引起失明;防止儿童抓拿(b)含强碱;避免接触眼睛;防止儿童抓拿	15c	(a)含有氢氧化钙和胍盐的头发烫直产品(b)脱毛产品的pH调节剂(c)其他用途,如pH调节剂、加工助剂	(a)7%(以氢氧化钙重量计)	(b)pH≤12.7(c)pH≤11	(a)含强碱;避免接触眼睛;放置于儿童接触不到的区域;可能引起失明(b)含强碱;放置于儿童接触不到的区域;避免接触眼睛	化妆品法规1223/2009	欧盟法规中的笔误,现行法规中的"<"即将被正式纠正为"≤"
18	单氟磷酸钙	口腔卫生产品	0.15%(以F计),当与本表允许的其他氟化物混合时,总F浓度不得超过0.15%		含单氟磷酸钙	29	口腔产品	0.15%(以F计)。当与本表允许的其他氟化物混合时,总F浓度不得超过0.15%		含单氟磷酸钙。对于任何含氟的浓度为0.1%~0.15%(以F计)的牙膏,除非标签本身已经标明禁止儿童使用(例如"仅适用于成年人"),否则必须进行以下标注:"6岁及以下儿童:豌豆大小用量,并且在监护下刷牙尽量减少吞咽的可能。若通过其他途径摄入氟化物,请咨询牙医或医生。"	委员会法规344/2013	
19	斑蝥素	仅用于育(生)发剂中	1%	儿童产品中禁用	含斑蝥素;防止儿童抓拿;儿童勿用;避免接触眼睛	II/69	(仅被收录于欧盟的禁用组分的表中)					
20	鲸蜡基胺氢氟酸盐	口腔卫生用品	0.15%(以F计),当与本		含鲸蜡基胺氢氟酸盐	36	口腔产品	0.15%(以F计)。当与本表允许的		含鲸蜡基胺氢氟酸盐。	委员会法规344/2013	

续表

韩国					其他国家和地区							《化妆品安全技术规范》修订情况
序号	化妆品中最大允许使用浓度	其他限制和要求	信息来源	注释	国家/地区	序号	化妆品中最大允许使用浓度	其他限制和要求	标签上必须标印的使用条件和注意事项	信息来源	注释	
1					加拿大	36		禁止用于口腔类产品		加拿大化妆品成分清单中的限用清单	加拿大为"含氟物质"包括,但不限于:氟化钠;氟化钙;氟化亚锡;单氟磷酸钠	从限用组分中删除
55	7%	仅用于头发烫直剂	化妆品安全标准等相关规定									头发烫直剂修改为头发烫直产品;脱毛剂修改为脱毛产品
					加拿大	36		禁止用于口腔类产品		加拿大化妆品成分清单中的限用清单	加拿大为"含氟物质"包括,但不限于:氟化钠;氟化钙;氟化亚锡;单氟磷酸钠	从限用组分中删除
2	总量1%	化妆品安全标准等相关规定		收录形式为斑蝥酊、姜酊、辣椒酊	加拿大			加拿大为禁用组分				调整为禁用组分
					日本		总量1.0g	对所有化妆品都限制的成分			斑蝥酊、生姜酊或辣椒酊 Cantharides tincture, Ginger tincture or Capsicum tincture	
												从限用组分中删除

序号	中文名称	适用及（或）使用范围	化妆品中最大允许使用浓度	其他限制和要求	标签上必须标印的使用条件和注意事项	序号	适用及（或）使用范围	直接用于使用的最大浓度	其他限制和要求	标签上必须标印的使用条件和注意事项	信息来源	注释
			表3 化妆品组分中限用物质					欧盟				
			表允许的其他氟化物混合时,总F浓度不得超过0.15%					其他氟化物混合时,总F浓度不得超过0.15%		对于任何含氟的浓度为0.1%~0.15%(以F计)的牙膏,除非标签本身已经标明禁止儿童使用(例如"仅适用于成年人"),否则必须进行以下标注:"6岁及以下儿童:豌豆大小用量,并且在监护下刷牙尽量减少吞咽的可能。若通过其他途径摄入氟化物,请咨询牙医或医生。"		
21	氯胺T		0.20%			5		0.2%			化妆品法规1223/2009	
22	碱金属的氯酸盐类	(a) 牙膏 (b) 其他用途	(a) 5% (b) 3%			6	(a) 牙膏 (b) 其他产品	(a) 5% (b) 3%			化妆品法规1223/2009	
23	二氨基嘧啶氧化物	护发产品	1.50%			93	发用产品	1.5%			化妆品法规1223/2009	
24	二氯甲烷		35%(与1,1,1-三氯乙烷混用时总浓度不得超过35%)	最高杂质的含量不得超过0.2%		7		35%(与1,1,1-三氯乙烷混合时,总浓度不得超过35%)	最高杂质的含量不得超过0.2%		化妆品法规1223/2009	
25	双氯酚		0.50%		含双氯酚	11		0.5%		含双氯酚	化妆品法规1223/2009	
26	二(羟甲基)亚乙基硫脲	(a) 护发产品 (b) 护(指,趾)甲产品	(a) 2% (b) 2%	(a) 禁用于喷雾产品 (b) 使用时产品的pH必须低于4	含二(羟甲基)亚乙基硫脲	44	(a) 发用产品 (b) (指,趾)甲用产品	(a) 2% (b) 2%	(a) 禁用于喷雾产品 (b) pH<4	含二(羟甲基)亚乙基硫脲	化妆品法规1223/2009	
27	羟乙磷酸及其盐类	(a) 护发产品 (b) 肥皂,香皂	(a) 1.5%(以羟乙磷酸计) (b) 2%(以羟乙磷酸计)			53	(a) 发用产品 (b) 肥皂	(a) 1.5%(以羟乙二磷酸 etidronic acid 计) (b) 0.2%(以羟乙二磷酸 etidronic acid 计)			化妆品法规1223/2009	

韩国					其他国家和地区							《化妆品安全技术规范》修订情况
序号	化妆品中最大允许使用浓度	其他限制和要求	信息来源	注释	国家/地区	序号	化妆品中最大允许使用浓度	其他限制和要求	标签上必须标印的使用条件和注意事项	信息来源	注释	
59	0.2%		化妆品安全标准等相关规定		加拿大			加拿大禁用该物质(CAS NO.127-65-1)				
42	3%		化妆品安全标准等相关规定									删除口腔卫生产品相关规定
7	1.5%	仅用于护发产品	化妆品安全标准等相关规定									"护发产品"修改为"发用产品"
韩国为禁用组分	禁用 #241 Methylene chloride				加拿大	56		禁止用于喷雾类制品		加拿大化妆成分清单中的限用清单		
					日本			二氯甲烷在日本为化妆品禁用组分				
韩国为禁用组分	禁用 #185 Dichlorophen											
28	2% 护发产品,指(趾)甲产品(禁用于喷雾产品)	禁用于其他产品	化妆品安全标准等相关规定									"护发产品"修改为"发用产品";"护(指,趾)甲产品"修改为"指(趾)甲用产品"
46	1.5%(以羟乙磷酸计)护发产品 0.2%(以羟乙磷酸计)身体清洁产品	禁用于其他产品	化妆品安全标准等相关规定									中文名称修改为"羟乙二磷酸及其盐类";"护发产品"修改为"发用产品";"香皂、肥皂;

表3 化妆品组分中限用物质					欧盟						
序号	中文名称	适用及(或)使用范围	化妆品中最大允许使用浓度	其他限制和要求	标签上必须标印的使用条件和注意事项	序号	适用及(或)使用范围	直接用于使用的最大浓度	其他限制和要求	标签上必须标印的使用条件和注意事项	信息来源	注释
28	脂肪酸双链烷酰胺及脂肪酸双链烷醇酰胺		仲链烷胺最大含量0.5%	不和亚硝基化体系(Nitrosating system)一起使用;仲链烷胺最大含量5%(就原料而言);亚硝胺最大含量50µg/kg;存放于无亚硝酸盐的容器内		60		仲链烷胺最大含量:0.5%	一不和亚硝基化体系(Nitrosating system)一起使用;一仲链烷胺最大含量5%(就原料而言);一亚硝胺最大含量50µg/kg;一存放于无亚硝酸盐的容器内		化妆品法规1223/2009	
29	甲醛(2)	指甲硬化剂	5%(以甲醛计)	浓度超过0.05%时需标注含甲醛	含甲醛(3);用油脂保护表皮	Ⅲ/13 and Ⅴ/5	指甲硬化剂	5%(以甲醛计)	用于防止产品中微生物生长以外的用途。这种用途要从产品的存在形式上显而易见	用油脂或油保护指(趾)甲周围角质层;含甲醛(仅当含量超过0.05%)	化妆品法规1223/2009	
30	过氧化氢和其他释放过氧化氢的化合物或混合物,如过氧化脲和过氧化锌	(a)护发产品(b)护肤产品(c)指(趾)甲硬化用品(d)口腔卫生用品	(a)12%(40体积氧,以存在或释放的H₂O₂计)(b)4%(以存在或释放的H₂O₂计)(c)2%(以存在或释放		(a)需戴合适手套;含过氧化氢;避免接触眼睛;如果产品不慎入眼,应立即冲洗(b)含过氧	12	(a)发用产品(b)肤用产品(c)指(趾)甲硬化用品(d)口腔用品(包括漱口水,牙膏)	(a)12%(40体积),以存在或释放的H₂O₂计(b)4%(以存在或释放的H₂O₂计)(c)2%(以存在或释放的H₂O₂计)	(e)只能出售给牙医。对于第一个使用周期,需要按照法令2005/36/EC由牙医使用于消费群体,或者能达到相应安全	对于(a)及(f):需要佩戴合适的手套。对于(a)(b)(c)及(e):含过氧化氢。避免接触眼睛。如果产品不慎入眼,应立即冲洗。	委员会法规1197/2013	

韩国					其他国家和地区							《化妆品安全技术规范》修订情况
序号	化妆品中最大允许使用浓度	其他限制和要求	信息来源	注释	国家/地区	序号	化妆品中最大允许使用浓度	其他限制和要求	标签上必须标印的使用条件和注意事项	信息来源	注释	
												2%(以羟乙磷酸计)"修改为"香皂:总量0.2%(以羟乙二磷酸计)"
												限制和要求修改为:不和亚硝基化体系(Nitrosating system)一起使用;避免形成亚硝胺;产品中仲链烷胺最大含量0.5%、亚硝胺最大含量50ug/kg;原料中仲链烷胺最大含量5%;存放于无亚硝酸盐的容器内
韩国为禁用组分	禁用 #886 Formaldehyde and p-formaldehyde				加拿大	37	(1)用于按照说明书使用会释放甲醛蒸汽的非喷雾类化妆品时,允许使用浓度为不超过0.01%。口腔类化妆品允许使用浓度为不超过0.1%。(2)仅可作为防腐剂用于非口腔类化妆品时,允许使用浓度为不超过0.2%。(3)用于指甲强化剂时,允许使用浓度为不超过5.0%。但是,必须搭配护甲产品、使用说明书以及告知用户该产品中存在此类物质的说明一起出售	禁止用于喷雾类化妆品	含有甲醛的指甲强化剂,标签必须告知用户该产品含有甲醛。为此,标签中可使用以下警示语:"本产品含有甲醛,可能会导致皮肤过敏。"	加拿大化妆品成分清单中的限用清单	加拿大另有以下物质参见"甲醛":1.甲二醇	指甲硬化剂修改为指甲硬化产品
3	3%护发产品;2%指(趾)甲硬化产品	禁用于其他产品	化妆品安全标准等相关规定		加拿大	60		含有过氧化物或过氧化物生成化合物的制造商必须向加拿大卫生部提供以下信息:(1)当产品应用于牙齿(一个或多个)时,需提供产品的pH,以确保其符合《化妆品法规》第13节的规	含有过氧化物或过氧化物生成化合物的口腔类化妆品,其标签应当标注以下类似警语:"如果牙龈或口腔出现过敏(比如发红、肿胀、酸痛),请停止使用并咨询	加拿大化妆品成分清单中的限用清单	包括,但不限于:尿素过氧化脲;过氧化钙;二氧化钙;过氧化镁;过硼酸钠;过氧化锌加拿大另有以下物质参见"过氧化氢和过氧化氢生成化合物";	"护发产品"修改为"发用产品";护肤产品修改为肤用产品;指(趾)甲硬化用品修改为指(趾)甲硬化产品;删除口腔卫生

439

序号	中文名称	适用及(或)使用范围	化妆品中最大允许使用浓度	其他限制和要求	标签上必须标印的使用条件和注意事项	序号	适用及(或)使用范围	直接用于使用的最大浓度	其他限制和要求	标签上必须标印的使用条件和注意事项	信息来源	注释
			的H_2O_2计) (d) 0.1%(以存在或释放的H_2O_2计)		化氢;避免接触眼睛;如果产品不慎入眼,应立即冲洗 (c) 含过氧化氢;避免接触眼睛;如果产品不慎入眼,应立即冲洗		牙齿美白或漂白产品) (e) 牙齿美白或漂白产品 (f) 用于睫毛的产品	(d) ≤0.1%(以存在或释放的H_2O_2计) (e) >0.1%,≤6%(以存在或释放的H_2O_2计) (f) 2%(以存在或释放的H_2O_2计)	水平下牙医的亲自指导使用,之后可以供给消费者自己完成使用周期。 十八岁以下勿用。 仅出售给牙科从业人员。 (f) 仅供专业使用	(e) 存在或者释放的H_2O_2的浓度以百分数来表示。十八岁以下勿用。仅出售给牙科从业人员。每个使用周期,第一次使用只能由牙科从业人员完成,或者如果能够确保安全在牙科从业人员的直接监督下使用。此后将产品提供给消费者,由其完成整个使用周期。 (f) 标签上标明:"仅供专业使用避免接触眼睛。如果不慎入眼,立即冲洗。含过氧化氢。"		
31	氢醌	人造指甲系统	0.02%(使用时浓度)	仅供专业使用	仅供专业使用;避免接触皮肤;仔细阅读用法说明	Ⅱ/1339(禁用组分)及Ⅲ	人造指甲系统	0.02%(混合后使用时浓度)	供专业使用	仅供专业使用;避免接触皮肤;仔细阅读使用说明	委员会法规344/2013	同时被收录于欧盟禁用组分、限用物质表
32	氢醌二甲基醚	人造指甲系统	0.02%(使用时浓度)	仅供专业使用	仅供专业使用;避免接触皮肤;仔细阅读用法说明	95	人造指甲系统	0.02%(混合后使用时浓度)	供专业使用	仅供专业使用;避免接触皮肤;仔细阅读使用说明。	化妆品法规1223/2009	
33	无机亚硫酸盐类和亚硫酸氢盐类	(a)氧化型染发剂 (b)烫发	(a) 0.67%(以游离SO_2计)			Ⅲ/99 and Ⅴ/9(被收录于欧盟的限用物质和防腐剂的表中)	(a)氧化型染发剂 (b)头发烫	(a) 0.67%(以游离SO_2计) (b) 6.7%(以游离	用于防止产品中微生物生长以外的用途。		化妆品法规1223/2009	欧盟法规中的笔误,现行

	韩国				其他国家和地区							《化妆品安全技术规范》修订情况
序号	化妆品中最大允许使用浓度	其他限制和要求	信息来源	注释	国家/地区	序号	化妆品中最大允许使用浓度	其他限制和要求	标签上必须标印的使用条件和注意事项	信息来源	注释	
								定,即 pH 值大于或等于 4.0;和(2)产品标签已标注要求的所有警示语。如果口腔类化妆品含有 3% 以上(或等量)的过氧化氢,则必须提交安全性证据,证实该产品 3% 以上的过氧化氢不会引起流口水或口腔软组织伤害,并且在指导下使用是安全的。安全性证据可能包括来自公认机构的模拟研究或独立临床研究。NB:请注意过氧化氢和其他过氧化氢生成化合物之间的转换因子。例如,10% 的过氧化脲(尿素)大约相当于 3% 的过氧化氢	牙医。""含有过氧化物的产品不推荐供 12 岁以下儿童使用。""如果需要使用 14 天以上,请在牙医监督下进行。""避免吞咽化妆品或其一部分。""避免眼睛接触到化妆品。""避免牙龈和/或唾液直接接触牙齿美白产品的活性表面。"		1. 过氧化脲/尿素;2. 过氧化钙;3. 过氧化氢;4. 过氧化镁;5. 过氧化锌	产品相关规定
	韩国为禁用组分	禁用 #956 Hydroquinone				加拿大	44	(1)染发剂的氧化着色剂:0.3% (2)在双组分(丙烯酸)人造指甲系统中:0.02%(混合后使用) (3)氰基丙烯酸酯类黏合剂中:0.1%	限于染发产品、美甲产品和氰基丙烯酸酯类黏合剂	含有对苯二酚的染发剂,需在内外标签处分别以英语和法语标注以下类似警示语:"含有对苯二酚";"不可用于染眉毛和眼睫毛";"眼睛接触产品后应立即冲洗。"含有对苯二酚的美甲产品,需在内外标签处分别以英语和法语标注以下类似警示语:"避免接触皮肤";"使用前请仔细阅读说明。"含有对苯二酚的氰基丙烯酸酯类黏合剂,需在内外标签处分别以英语和法语标注以下类似警示语:"避免接触皮肤";"使用前请仔细阅读说明。"	加拿大化妆品成分清单中的限用清单		从限用组分中删除
												从限用组分中删除
												"烫发和拉直产品"修改为"烫发产品(含

序号	中文名称	适用及(或)使用范围	化妆品中最大允许使用浓度	其他限制和要求	标签上必须标印的使用条件和注意事项	序号	适用及(或)使用范围	直接用于使用的最大浓度	其他限制和要求	标签上必须标印的使用条件和注意事项	信息来源	注释
	(2)	和拉直产品 (c)面部用自动晒黑产品 (d)身体用自动晒黑产品	(b)6.7%(以游离SO_2计) (c)0.45%(以游离SO_2计) (d)0.40%(以游离SO_2计)				卷或拉直产品 (c)面部用自动晒黑产品 (d)其他自动晒黑产品	SO_2计) (c)0.45%(以游离SO_2计) (d)0.40%(以游离SO_2计)	这种用途要从产品的存在形式上显而易见			法规中的"头发拉直产品"即将被正式纠正为"头发烫卷或拉直产品"
34	氢氧化锂	(a)头发烫直剂 1.一般用 2.专业用 (b)脱毛剂pH调节剂 (c)其他用途,如pH调节剂(仅用于淋洗类产品)	(a) 1.2%(以重量计)(4) 2.4.5%(以重量计)(4) (b)pH≤12.7 (c)pH≤11		(a) 1.含强碱;避免接触眼睛;可能引起失明;防止儿童抓拿 2.仅供专业使用;避免接触眼睛;可能引起失明 (b)含强碱;避免接触眼睛;防止儿童抓拿	15b	(a)头发烫直剂 1.一般用 2.专业用 (b)脱毛剂产品的pH调节剂 (c)其他用途,如pH调节剂(仅用于淋洗类产品)	(a) 1.2%(以氢氧化钠重量计) 2.4.5%(以氢氧化钠重量计)	(b)pH<12.7 (c)pH<11	(a) 1.含强碱;避免接触眼睛;可能引起失明;防止儿童抓拿 2.避免接触眼睛;可能引起失明 (b)含强碱;防止儿童抓拿;避免接触眼睛	化妆品法规1223/2009	
35	氟化镁	口腔卫生用品	0.15%(以F计),当与本表允许的其他氟化物混合时,总F浓度不得超过0.15%		含氟化镁	56	口腔用品	0.15%(以F计)。当与本表允许的其他氟化物混合时,总F浓度不得超过0.15%		含氟化镁。对于任何含氟的浓度为0.1%~0.15%的牙膏,除非标签本身已经标明禁止儿童使用(例如"仅适用于成年人"),否则必须进行以下标注: "6岁及以下儿童:豌豆大小用量,并且在监护下刷牙尽量减少吞咽的可能。若通过其他途径摄入氟化物,请咨询牙医或医生。"	委员会法规344/2013	
36	氟硅酸镁	口腔卫生产品	0.15%(以F计),当与本表允许的其他氟化物混合时,总F浓度不得超过0.15%		含氟硅酸镁	43	口腔用品	0.15%(以F计)。当与本表允许的其他氟化物混合时,总F浓度不得超过0.15%		含氟硅酸镁。对于任何含氟的浓度为0.1%~0.15%的牙膏,除非标签本身已经标明禁止儿童使用(例如"仅适用于成年人"),否则必须进行以下标注: "6岁及以下儿童:豌豆大小用量,并且在监护下	委员会法规344/2013	

韩国					其他国家和地区							《化妆品安全技术规范》修订情况
序号	化妆品中最大允许使用浓度	其他限制和要求	信息来源	注释	国家/地区	序号	化妆品中最大允许使用浓度	其他限制和要求	标签上必须标印的使用条件和注意事项	信息来源	注释	
												拉直产品)";增加其他产品限制要求:总量0.2%(以游离 SO_2 计)
18	4.50%	仅限于头发烫直剂	化妆品安全标准等相关规定									"头发烫直剂"修改为"头发烫直产品";脱毛剂修改为脱毛产品;"以重量计"修改为"以氢氧化钠重量计"
					加拿大	36		禁止用于口腔类产品		加拿大化妆品成分清单中的限用清单	加拿大为"含氟物质"包括,但不限于:氟化钠;氟化钙;氟化亚锡;单氟磷酸钠	从限用组分中删除
					加拿大	36		禁止用于口腔类产品		加拿大化妆品成分清单中的限用清单	加拿大为"含氟物质"包括,但不限于:氟化钠;氟化钙;氟化亚锡;单氟磷酸钠	从限用组分中删除

表3 化妆品组分中限用物质						欧盟					
序号	中文名称	适用及(或)使用范围	化妆品中最大允许使用浓度	其他限制和要求	标签上必须标印的使用条件和注意事项	序号	适用及(或)使用范围	直接用于使用的最大浓度	其他限制和要求	标签上必须标印的使用条件和注意事项	信息来源	注释
										刷牙尽量减少吞咽的可能。若通过其他途径摄入氟化物,请咨询牙医或医生。"		
37	单链烷胺,单链烷醇胺及它们的盐类			不和亚硝基化体系(Nitrosating system)一起使用;最低纯度:99%;仲链烷胺最大含量0.5%(就原料而言;亚硝胺最大含量50μg/kg;存放于无亚硝酸盐的容器内		61		仲链烷胺最大含量:0.5%	—不和亚硝基化体系(Nitrosating system)一起使用; —最低纯度:99%; —仲链烷胺最大含量0.5%(就原料而言); —亚硝胺最大含量50μg/kg; —存放于无亚硝酸盐的容器内		化妆品法规1223/2009	
38	麝香酮	所有化妆品(口腔卫生用品除外)	(a) 香精1.4% (b) 花露水0.56% (c) 其他产品0.042%			97	所有化妆品(口腔用品除外)	(a) 香水:1.4% (b) 淡香水:0.56% (c) 其他产品:0.042%			化妆品法规1223/2009	
39	麝香二甲苯	所有化妆品(口腔卫生用品除外)	(a) 香精1.0% (b) 花露水0.4% (c) 其他产品0.03%			96	所有化妆品(口腔用品除外)	(a) 香水1.0% (b) 淡香水0.4% (c) 其他产品0.03%			化妆品法规1223/2009	
40	尼克(甲)醇氢氟酸盐	口腔卫生产品	0.15%(以F计),当与本表允许的其他氟化物混合时,总F浓度不得超过0.15%	含尼克醇氢氟酸盐		47	口腔用品	0.15%(以F计)。当与本表允许的其他氟化物混合时,总F浓度不得超过0.15%	含尼克醇氢氟酸盐。 对于任何含氟的浓度为0.1%~0.15%的牙膏,除非标签本身已经标明禁止儿童使用(例如"仅适用于成年人"),否则必须进行以下标注: "6岁及以下儿童:豌豆大小用量,并且在监护下刷牙尽量减少吞咽的可能。若通过其他途径摄入氟化物,请咨询牙医或医生。"	委员会法规344/2013	

	韩国				其他国家和地区							《化妆品安全技术规范》修订情况
序号	化妆品中最大允许使用浓度	其他限制和要求	信息来源	注释	国家/地区	序号	化妆品中最大允许使用浓度	其他限制和要求	标签上必须标印的使用条件和注意事项	信息来源	注释	
												限制和要求修改为:不和亚硝基化体系(Nitrosating system)一起使用;避免形成亚硝胺;最低纯度:99%;原料中仲链烷胺最大含量0.5%;产品中亚硝胺最大含量50μg/kg;存放于无亚硝酸盐的容器内
20	香水类:1.4% 含有 8% 以上香精的产品;0.56% 含有 8%以下香精的产品;0.042% 其他产品		化妆品安全标准等相关规定									中文名称"麝香酮"修改为"酮麝香";"香精、花露水"修改为"香水、淡香水";删除口腔卫生产品相关规定
19	香水类:1.0% 含有 8% 以上香精的产品;0.4% 含有 8%以下香精的产品;0.03% 其他产品		化妆品安全标准等相关规定									"香精、花露水"修改为"香水、淡香水";删除口腔卫生产品相关规定
												从限用组分中删除

	表3化妆品组分中限用物质					欧盟					
序号	中文名称	适用及(或)使用范围	化妆品中最大允许使用浓度	其他限制和要求	标签上必须标印的使用条件和注意事项	序号	适用及(或)使用范围	直接用于使用的最大浓度	其他限制和要求	标签上必须标印的使用条件和注意事项	信息来源	注释
41	硝甲烷	防锈剂	0.30%			18	防锈剂	0.3%			化妆品法规1223/2009	
42	氟化十八烯基铵	口腔卫生产品	0.15%(以F计),当与本表允许的其他氟化物混合时,总F浓度不得超过0.15%		含氟化十八烯基铵	39	口腔用品	0.15%(以F计)。当与本表允许的其他氟化物混合时,总F浓度不得超过0.15%		含氟化十八烯基铵。对于任何含氟的浓度为0.1%~0.15%的牙膏,除非标签本身已经标印禁止儿童使用(例如"仅适用于成年人"),否则必须进行以下标注:"6岁及以下儿童:豌豆大小用量,并且在监护下刷牙尽量减少吞咽的可能。若通过其他途径摄入氟化物,请咨询牙医或医生。"	委员会法规344/2013	
43	奥拉氟	口腔卫生产品	0.15%(以F计),当与本表允许的其他氟化物混合时,总F浓度不得超过0.15%		含奥拉氟	37	口腔用品	0.15%(以F计)。当与本表允许的其他氟化物混合时,总F浓度不得超过0.15%		含奥拉氟。对于任何含氟的浓度为0.1%~0.15%的牙膏,除非标签本身已经标印禁止儿童使用(例如"仅适用于成年人"),否则必须进行以下标注:"6岁及以下儿童:豌豆大小用量,并且在监护下刷牙尽量减少吞咽的可能。若通过其他途径摄入氟化物,请咨询牙医或医生。"	委员会法规344/2013	
44	草酸及其酯类和碱金属盐类	护发产品	5%		仅供专业使用	3	发用产品	5%	供专业使用	仅供专业使用	化妆品法规1223/2009	
45	羟基喹啉,羟基喹啉硫酸盐	(a)在淋洗类护发产品中,用作过氧化氢的稳定剂 (b)在非淋洗类护发产品	(a)0.3%(以碱基计) (b)0.03%(以碱基计)			51	(a)在淋洗类发用产品中,用作过氧化氢的稳定剂 (b)在驻留类发用产品中,用作过氧化氢的稳	(a)0.3%(以碱基计) (b)0.03%(以碱基计)			化妆品法规1223/2009	

续表

韩国					其他国家和地区							《化妆品安全技术规范》修订情况
序号	化妆品中最大允许使用浓度	其他限制和要求	信息来源	注释	国家/地区	序号	化妆品中最大允许使用浓度	其他限制和要求	标签上必须标印的使用条件和注意事项	信息来源	注释	
5	0.3%		化妆品安全标准等相关规定		加拿大	"三氯硝基甲烷"加拿大禁用						中文名称"硝甲烷"修改为"硝基甲烷"
					加拿大	36		禁止用于口腔类产品		加拿大化妆品成分清单中的限用清单	加拿大为"含氟物质"包括,但不限于:氟化钠;氟化钙;氟化亚锡;单氟磷酸钠	从限用组分中删除
					加拿大	36		禁止用于口腔类产品		加拿大化妆品成分清单中的限用清单	加拿大为"含氟物质"包括,但不限于:氟化钠;氟化钙;氟化亚锡;单氟磷酸钠	从限用组分中删除
48	5%	仅用于护发产品	化妆品安全标准等相关规定									"护发产品:5%"修改为"发用产品:总量5%"
					加拿大	5	可作为护发产品中过氧化氢的稳定剂,其中洗去型护发产品:0.3%;免洗型护发产品0.03%			加拿大化妆品成分清单中的限用清单		中文名称修改为"8-羟基喹啉,羟基喹啉硫酸盐"

表3化妆品组分中限用物质					欧盟						
序号	中文名称	适用及(或)使用范围	化妆品中最大允许使用浓度	其他限制和要求	标签上必须标印的使用条件和注意事项	序号	适用及(或)使用范围	直接用于使用的最大浓度	其他限制和要求	标签上必须标印的使用条件和注意事项	信息来源	注释
		中,用作过氧化氢的稳定剂					定剂					
46	二氢氟酸棕榈酰基三羟乙基丙烯二胺	口腔卫生产品	0.15%(以F计),当与本表允许的其他氟化物混合时,总F浓度不得超过0.15%		含二氢氟酸棕榈酰基三羟乙基丙烯二胺	38	口腔用品	0.15%(以F计)。当与本表允许的其他氟化物混合时,总F浓度不得超过0.15%	含二氢氟酸棕榈酰基三羟乙基丙烯二胺。对于任何含氟的浓度为0.1%~0.15%的牙膏,除非标签本身已经标明禁止儿童使用(例如"仅适用于成年人"),否则必须进行以下标注:"6岁及以下儿童:豌豆大小用量,并且在监护下刷牙尽量减少吞咽的可能。若通过其他途径摄入氟化物,请咨询牙医或医生。"	委员会法规344/2013	
47	苯氧异丙醇(2)	(a)仅用于淋洗类产品 (b)禁用于口腔卫生用品	2%		Ⅲ/54和Ⅴ/43		仅用于淋洗类产品,但禁用于口腔用品	2%	用于防止产品中微生物生长以外的用途。这种用途要从产品的存在形式上显而易见		化妆品法规1223/2009	
48	聚丙烯酰胺	(a)驻留类护肤产品 (b)其他产品	(a)丙烯酰胺单体最大残留量0.1mg/kg (b)丙烯酰胺单体最大残留量0.5mg/kg			66	(a)驻留类肤用产品 (b)其他产品		(a)丙烯酰胺单体最大残留量0.1mg/kg (b)丙烯酰胺单体最大残留量0.5mg/kg		化妆品法规1223/2009	
49	氟化钾	口腔卫生产品	0.15%(以F计),当与本表允许的其他氟化物混合时,总F浓度不得超过0.15%		含氟化钾	32	口腔用品	0.15%(以F计)。当与本表允许的其他氟化物混合时,总F浓度不得超过0.15%	含氟化钾。对于任何含氟的浓度为0.1%~0.15%的牙膏,除非标签本身已经标明禁止儿童使用(例如"仅适用于成年人"),否则必须进行以下标注:"6岁及以下儿童:豌豆大小用量,并且在监护下刷牙尽量减少吞咽的可能。若通过其他途径摄入	委员会法规344/2013	

续表

韩国					其他国家和地区							《化妆品安全技术规范》修订情况
序号	化妆品中最大允许使用浓度	其他限制和要求	信息来源	注释	国家/地区	序号	化妆品中最大允许使用浓度	其他限制和要求	标签上必须标印的使用条件和注意事项	信息来源	注释	
					加拿大	36		禁止用于口腔类产品		加拿大化妆品成分清单中的限用清单	加拿大为"含氟物质"包括,但不限于:氟化钠;氟化钙;氟化亚锡;单氟磷酸钠	从限用组分中删除
												删除口腔卫生产品相关规定
65	驻留类身体产品:丙烯酰胺单体最大残留量0.00001%;其他产品:丙烯酰胺单体最大残留量0.00005%	化妆品安全标准等相关规定										中文名称"聚丙烯酰胺"修改为"聚丙烯酰胺类";"驻留类护肤产品"修改为"驻留类身体用产品"
					加拿大	36		禁止用于口腔类产品		加拿大化妆品成分清单中的限用清单	加拿大为"含氟物质"包括,但不限于:氟化钠;氟化钙;氟化亚锡;单氟磷酸钠	从限用组分中删除

		表3化妆品组分中限用物质				欧盟						
序号	中文名称	适用及(或)使用范围	化妆品中最大允许使用浓度	其他限制和要求	标签上必须标印的使用条件和注意事项	序号	适用及(或)使用范围	直接用于使用的最大浓度	其他限制和要求	标签上必须标印的使用条件和注意事项	信息来源	注释
										氟化物,请咨询牙医或医生。"		
50	氟硅酸钾	口腔卫生产品	0.15%(以F计),当与本表允许的其他氟化物混合时,总F浓度不得超过0.15%		含氟硅酸钾	41	口腔用品	0.15%(以F计)。当与本表允许的其他氟化物混合时,总F浓度不得超过0.15%		含氟硅酸钾对于任何含氟的浓度为0.1%~0.15%的牙膏,除非标签本身已经标明禁止儿童使用(例如"仅适用于成年人"),否则必须进行以下标注:"6岁及以下儿童:豌豆大小用量,并且在监护下刷牙尽量减少吞咽的可能。若通过其他途径摄入氟化物,请咨询牙医或医生。"	委员会法规344/2013	
51	氢氧化钾(或氢氧化钠)	(a)指(趾)甲护膜溶剂 (b)头发烫直剂 1. 一般用 2. 专业用 (c)脱毛剂用pH调节剂 (d)其他用途,如pH调节剂	(a)5%(以重量计)(4) (b) 1. 2%(以重量计)(4) 2. 4.5%(以重量计)(4) (c)pH≤12.7 (d)pH≤11		(a)含强碱;避免接触眼睛;可能引起失明;防止儿童抓拿 (b) 1. 含强碱;避免接触眼睛;可能引起失明;防止儿童抓拿 2. 仅供专业使用;避免接触眼睛;可能引起失明 (c)避免接触眼睛;防止儿童抓拿	15a	(a)指(趾)甲周围角质层用溶剂 (b)头发烫直产品 1. 一般用 2. 专业用 (c)脱毛产品的pH调节剂 (d)其他用途,如pH调节剂	(a)5%(以氢氧化钠重量计) (b) 1. 2%(以氢氧化钠重量计) 2. 4.5%(以氢氧化钠重量计)	(c)pH<12.7 (d)pH<11	(a)含强碱;避免接触眼睛;可能引起失明;防止儿童抓拿 (b) 1. 含强碱;避免接触眼睛;可能引起失明;防止儿童抓拿 2. 仅供专业使用;避免接触眼睛;可能引起失明 (c)防止儿童抓拿;避免接触眼睛	化妆品法规1223/2009	
52	单氟磷酸钾	口腔卫生产品	0.15%(以F计),当与本表允许的其他氟化物混合时,总F浓度不得超过0.15%		含单氟磷酸钾	28	口腔用品	0.15%(以F计)。当与本表允许的其他氟化物混合时,总F浓度不得超过0.15%		含单氟磷酸钾对于任何含氟的浓度为0.1%~0.15%的牙膏,除非标签本身已经标明禁止儿童使用(例如"仅适用于成年人"),否则必须进行以下标注:"6岁及以下儿童:豌豆大小用量,并且在监护下刷牙尽量减少吞	委员会法规344/2013	

	韩国				其他国家和地区							《化妆品安全技术规范》修订情况
序号	化妆品中最大允许使用浓度	其他限制和要求	信息来源	注释	国家/地区	序号	化妆品中最大允许使用浓度	其他限制和要求	标签上必须标印的使用条件和注意事项	信息来源	注释	
					加拿大	36		禁止用于口腔类产品		加拿大化妆品成分清单中的限用清单	加拿大为"含氟物质"包括,但不限于:氟化钠;氟化钙;氟化亚锡;单氟磷酸钠	从限用组分中删除
64	5% 指甲产品溶剂以调节 pH 为目的使用,终产品 pH≤11	化妆品安全标准等相关规定										头发烫直剂修改为头发烫直产品;脱毛剂修改为脱毛产品
					加拿大	36		禁止用于口腔类产品		加拿大化妆品成分清单中的限用清单	加拿大为"含氟物质"包括,但不限于:氟化钠;氟化钙;氟化亚锡;单氟磷酸钠	从限用组分中删除

序号	中文名称	适用及(或)使用范围	化妆品中最大允许使用浓度	其他限制和要求	标签上必须标印的使用条件和注意事项	序号	适用及(或)使用范围	直接用于使用的最大浓度	其他限制和要求	标签上必须标印的使用条件和注意事项	信息来源	注释
										咽的可能。若通过其他途径摄入氟化物,请咨询牙医或医生。"		
53	奎宁及其盐类	(a) 香波(淋洗型) (b) 发露(驻留型)	(a) 0.5%(以奎宁计) (b) 0.2%(以奎宁计)			21	(a) 淋洗类发用产品 (b) 驻留类发用产品	(a) 0.5%(以奎宁计) (b) 0.2%(以奎宁计)			化妆品法规1223/2009	
54	间苯二酚	发露和香波	0.50%		含间苯二酚	22	a) 氧化型染发产品中的染发剂 b) 用于染睫毛的产品 c) 发用乳液和洗发水	a)和b) 在氧化条件下混合后,涂抹于毛发的最大使用浓度不得超过 1.25% b) 专业使用 c) 0.5%		(a) 标签上标注内容: 混合比例。 "染发剂可能会引起严重过敏反应。请仔细阅读安全指示并遵循使用说明。16岁以下勿用。暂时性黑色海娜文身可能会增加过敏风险。如有以下情况请勿染发: — 面部有皮疹或者头皮敏感,刺激且破损, — 曾在染发后出现不良反应, — 曾在使用暂时性黑色海娜文身后出现不良反应。含间苯二酚。使用后将头发冲洗干净。如不慎入眼,请立即冲洗。不能用于染睫毛和眉毛。 b) 标签上标注内容: 混合比例。 "仅供专业使用。含间苯二酚。可能会引起严重过敏反应。请仔细阅读安全指示并遵循使用说明。16岁以下勿用。暂时性黑色海娜文身可能会增加过敏风险。如有以下情况请勿染睫毛: — 面部有皮疹或者头皮敏感,刺激且破损, — 曾在染发后出现不良反应,	委员会法规1197/2013	

	韩国				其他国家和地区							《化妆品安全技术规范》修订情况
序号	化妆品中最大允许使用浓度	其他限制和要求	信息来源	注释	国家/地区	序号	化妆品中最大允许使用浓度	其他限制和要求	标签上必须标印的使用条件和注意事项	信息来源	注释	
58	0.5%(以奎宁计)洗发水；0.2%(以奎宁计)发露	其他产品禁用	化妆品安全标准等相关规定									修改为:(a) 淋洗类发用产品 (b) 驻留类发用产品
9	0.1%		化妆品安全标准等相关规定		加拿大	164	禁止用于皮肤用化妆品。其他参见"煤焦油燃料"			加拿大化妆品成分清单中的限用清单		

表3 化妆品组分中限用物质					欧盟					
序号	中文名称	适用及(或)使用范围	化妆品中最大允许使用浓度	其他限制和要求	标签上必须标印的使用条件和注意事项	序号	适用及(或)使用范围	直接用于使用的最大浓度	其他限制和要求	标签上必须标印的使用条件和注意事项	信息来源	注释
										— 曾在使用暂时性黑色海娜文身后出现不良反应。如不慎入眼,请立即冲洗。"(c)含间苯二酚		
55	水杨酸(2)	(a)驻留类产品和淋洗类护肤产品(b)淋洗类发用产品	(a) 2.0%(b) 3.0%	除香波外,不得用于三岁以下儿童使用的产品中	含水杨酸	III/98 and V/3	(a)淋洗类发用产品(b)其他产品	(a) 3.0%(b) 2.0%	除洗发水外,不得用于三岁以下儿童使用的产品中。用于防止产品中微生物生长以外的用途。这种用途要从产品的存在形式上显而易见	不得用于三岁以下儿童使用的产品中。(仅需要标注于可能用于三岁以下儿童的产品,和皮肤有较持久接触的产品上)	化妆品法规1223/2009	
56	硫化硒	去头皮屑香波	1%		含硫化硒;避免接触眼睛或损伤的皮肤	49	去屑洗发水	1%		含硫化硒;避免接触眼睛或损伤的皮肤	化妆品法规1223/2009	
57	硝酸银	只可用于专染睫毛和眉毛的产品	4%		含硝酸银;如果产品不慎入眼,应立即冲洗	48	只用于染睫毛和眉毛的产品	4%		含硝酸银;如果产品不慎入眼,应立即冲洗	化妆品法规1223/2009	
58	氟化钠	口腔卫生产品	0.15%(以F计),当与本表允许的其他氟化物混合时,总F浓度不得超过0.15%		含氟化钠	31	口腔用品	0.15%(以F计)。当与本表允许的其他氟化物混合时,总F浓度不得超过0.15%		含氟化钠。对于任何含氟的浓度为0.1%~0.15%的牙膏,除非标签本身已经标明禁止儿童使用(例如"仅适用于成年人"),否则必须进行以下标注:"6岁及以下儿童:豌豆大小用量,并且在监督下刷牙尽量减少吞咽的可能。若通过其他途径摄入氟化物,请咨询牙医或医生。"	委员会法规344/2013	
59	氟硅酸钠	口腔卫生产品	0.15%(以F计),当与本表允许的其他氟化物混合时,总F浓度不得超过0.15%		含氟硅酸钠	40	口腔用品	0.15%(以F计)。当与本表允许的其他氟化物混合时,总F浓度不得超过0.15%		含氟硅酸钠。对于任何含氟的浓度为0.1%~0.15%的牙膏,除非标签本身已经标明禁止儿童使用(例如"仅适用于成年人"),	委员会法规344/2013	

续表

韩国					其他国家和地区							《化妆品安全技术规范》修订情况
序号	化妆品中最大允许使用浓度	其他限制和要求	信息来源	注释	国家/地区	序号	化妆品中最大允许使用浓度	其他限制和要求	标签上必须标印的使用条件和注意事项	信息来源	注释	
收录于韩国其他列表	限用防腐剂 #23 Salicylic acid and its salts				加拿大	66	2%			加拿大化妆品成分清单中的限用清单		
												中文名称"硫化硒"修改为"二硫化硒"
34	4%	只可用于专染睫毛和眉毛的产品	化妆品安全标准等相关规定		加拿大	67	漱口水中的允许使用浓度为不超过0.04%	"任何含有银和/或其盐类的化妆品应标注以下类似警示语：该产品含有银和/或其盐类。避免在破损或擦伤皮肤处使用。"		加拿大化妆品成分清单中的限用清单	银及其盐 胶质银	
					加拿大	36		禁止用于口腔类产品		加拿大化妆品成分清单中的限用清单	加拿大为"含氟物质"包括，但不限于：氟化钠；氟化钙；氟化亚锡；单氟磷酸钠	从限用组分中删除
					加拿大	36		禁止用于口腔类产品		加拿大化妆品成分清单中的限用清单	加拿大为"含氟物质"包括，但不限于：氟化钠；氟化钙；氟化亚锡；单氟磷酸钠	从限用组分中删除

序号	中文名称	适用及(或)使用范围	化妆品中最大允许使用浓度	其他限制和要求	标签上必须标印的使用条件和注意事项	序号	适用及(或)使用范围	直接用于使用的最大浓度	其他限制和要求	标签上必须标印的使用条件和注意事项	信息来源	注释
										否则必须进行以下标注:"6岁及以下儿童:豌豆大小用量,并且在监护下刷牙尽量减少吞咽的可能。若通过其他途径摄入氟化物,请咨询牙医或医生。"		
60	单氟磷酸钠	口腔卫生产品	0.15%(以F计),当与本表允许的其他氟化物混合时,总F浓度不得超过0.15%		含单氟磷酸钠	27	口腔用品	0.15%(以F计)。当与本表允许的其他氟化物混合时,总F浓度不得超过0.15%		含单氟磷酸钠。对于任何含氟的浓度为0.1%~0.15%的牙膏,除非标签本身已经标明禁止儿童使用(例如"仅适用于成年人"),否则必须进行以下标注:"6岁及以下儿童:豌豆大小用量,并且在监护下刷牙尽量减少吞咽的可能。若通过其他途径摄入氟化物,请咨询牙医或医生。"	委员会法规344/2013	
61	亚硝酸钠	防锈剂	0.20%	不可同仲链烷胺和(或)叔链烷胺或其他可形成亚硝胺的物质混用		17	防锈剂	0.2%	不可同仲链烷胺和(或)叔链烷胺或其他可形成亚硝胺的物质一起使用		化妆品法规1223/2009	
62	氟化亚锡	口腔卫生产品	0.15%(以F计),当与本表允许的其他氟化物混合时,总F浓度不得超过0.15%		含氟化亚锡	35	口腔用品	0.15%(以F计)。当与本表允许的其他氟化物混合时,总F浓度不得超过0.15%		含氟化亚锡。对于任何含氟的浓度为0.1%~0.15%的牙膏,除非标签本身已经标明禁止儿童使用(例如"仅适用于成年人"),否则必须进行以下标注:"6岁及以下儿童:豌豆大小用	委员会法规344/2013	

续表

韩国					其他国家和地区							《化妆品安全技术规范》修订情况
序号	化妆品中最大允许使用浓度	其他限制和要求	信息来源	注释	国家/地区	序号	化妆品中最大允许使用浓度	其他限制和要求	标签上必须标印的使用条件和注意事项	信息来源	注释	
					加拿大	36		禁止用于口腔类产品		加拿大化妆品成分清单中的限用清单	加拿大为"含氟物质"包括,但不限于:氟化钠;氟化钙;氟化亚锡;单氟磷酸钠	从限用组分中删除
30	0.20%	不可同仲链烷胺和(或)叔链烷胺或其他可形成亚硝胺的物质混用	化妆品安全标准等相关规定									
					加拿大			禁止用于口腔类产品		加拿大化妆品成分清单中的限用清单	加拿大为"含氟物质"包括,但不限于:氟化钠;氟化钙;氟化亚锡;单氟磷酸钠	从限用组分中删除

	表3 化妆品组分中限用物质					欧盟					
序号	中文名称	适用及(或)使用范围	化妆品中最大允许使用浓度	其他限制和要求	标签上必须标印的使用条件和注意事项	序号	适用及(或)使用范围	直接用于使用的最大浓度	其他限制和要求	标签上必须标印的使用条件和注意事项	信息来源	注释
										量,并且在监护下刷牙尽量减少吞咽的可能。若通过其他途径摄入氟化物,请咨询牙医或医生。"		
63	乙酸锶半水合物(5)	牙膏	3.5%(以锶计),当与其他允许的锶产品混合时,总锶含量不得超过3.5%		含乙酸锶;儿童不宜常用	58	口腔用品	3.5%(以锶计)。当与其他允许的锶化合物混合使用时,总含量不得超过3.5%	含乙酸锶。儿童不宜常用	化妆品法规1223/2009	
64	氯化锶六水合物(5)	(a) 牙膏 (b) 香波和护肤产品	(a) 3.5%(以锶计),当与其他允许的锶产品混合时,总锶含量不得超过3.5% (b) 2.1%(以锶计),当与其他允许的锶产品混合时,总锶含量不得超过2.1%		含氯化锶;儿童不宜常用	57	(a) 口腔用品 (b) 洗发水和面部用品	(a) 3.5%(以锶计)。当与其他允许的锶化合物混合使用时,总含量不得超过3.5% (b) 2.1%(以锶计)。当与其他允许的锶化合物混合使用时,总含量不得超过2.1%	含乙酸锶。儿童不宜常用	化妆品法规1223/2009	
65	氢氧化锶(5)	脱毛产品中的pH调节剂	3.5%(以锶计)	pH≤12.7	防止儿童抓拿;避免接触眼睛	63	脱毛产品的pH调节剂	3.5%(以锶计)	pH≤12.7	放置于儿童不可触及的区域。避免接触眼睛	化妆品法规1223/2009	
66	过氧化锶(5)	专业用淋洗类护发产品	4.5%(以备好现用产品中的锶计)	所有产品必须符合释放过氧化氢的要求	避免接触眼睛;如果产品不慎入眼,应立即冲洗;仅供专业使用;戴适宜的手套	64	淋洗类发用产品	4.5%(以锶计)	所有产品必须符合释放过氧化氢的要求。供专业使用	避免接触眼睛。如果产品不慎入眼,应立即冲洗。仅供专业使用佩戴合适的手套	化妆品法规1223/2009	
67	滑石;水合硅酸镁	(a) 3岁以下儿童使用的粉状产品 (b) 其他产品			(a) 应使粉末远离儿童的鼻和口	59	(a) 3岁以下儿童使用的粉状产品 (b) 其他产品			(a) 应使粉末远离儿童的鼻和口	化妆品法规1223/2009	

续表

序号	韩国 化妆品中最大允许使用浓度	其他限制和要求	信息来源	注释	国家/地区	序号	其他国家和地区 化妆品中最大允许使用浓度	其他限制和要求	标签上必须标印的使用条件和注意事项	信息来源	注释	《化妆品安全技术规范》修订情况
					加拿大	73	盐类允许使用浓度为不超过6.6%或者锶元素不得超过2.1%,取锶含量最低者(取决于盐)。脱毛产品允许使用浓度为不超过3.5%(以锶计)	禁止用于喷雾产品		加拿大化妆品成分清单中的限用清单	锶及其盐,不包括亚硝酸盐	从限用组分中删除
					加拿大	73	盐类允许使用浓度为不超过6.6%或者锶元素不得超过2.1%,取锶含量最低者(取决于盐)。脱毛产品允许使用浓度为不超过3.6%(以锶计)	禁止用于喷雾产品		加拿大化妆品成分清单中的限用清单	锶及其盐,不包括亚硝酸盐	中文名称"氯化锶六水合物"修改为"氯化锶";删除口腔卫生产品相关规定
												"专业用淋洗类护发产品:4.5%(以备好现用产品中的锶计)"修改为"淋洗类发用产品:4.5%(以锶计)"
韩国将含石棉的滑石粉收录为禁用组分	禁用 #751 Talc (not suitable for "Asbestos" standard in KP or KFDA specification) (韩国药典规定滑石粉中不得检出石棉,不符合此项规定的滑石粉在化妆品中禁用)				加拿大	75			婴幼儿用粉剂产品,内外标签应当标注以下警示语:"避免儿童接触"、"使用时,远离儿童面部,以免吸人,否则会引起呼吸方面的问题"	加拿大化妆品成分清单中的限用清单		

		表3 化妆品组分中限用物质					欧盟					
序号	中文名称	适用及(或)使用范围	化妆品中最大允许使用浓度	其他限制和要求	标签上必须标印的使用条件和注意事项	序号	适用及(或)使用范围	直接用于使用的最大浓度	其他限制和要求	标签上必须标印的使用条件和注意事项	信息来源	注释
68	(1)巯基乙酸及其盐类	(a)头发烫卷剂或烫直剂 1.一般用 2.专业用 (b)脱毛剂 (c)其他用后清除掉的护发产品	(a)①8%备好现用,pH7~9.5 ②11%备好现用,pH7~9.5 (b)5%备好现用,pH7~12.7 (c)2%备好现用,pH7~9.5 以上百分数以巯基乙酸计	(a)需作如下说明:避免接触眼睛;如果产品不慎入眼,应立即用大量水冲洗,并找医生处治;需戴合适的手套 (b)需作如下说明:避免接触眼睛;如果产品不慎入眼,应立即用大量水冲洗,并找医生处治;需戴合适的手套 (c)需作如下说明:避免接触眼睛;如果产品不慎入眼,应立即用大量水冲洗,并找医生处治;需戴合适的手套	(a)含巯基乙酸盐;按用法说明使用;防止儿童抓拿;仅供专业使用 (c)含巯基乙酸盐;按用法说明使用;防止儿童抓拿	2a	(a)头发烫卷或拉直产品 1.一般用 2.专业用 (b)脱毛产品 (c)其他淋洗类发用产品	(a)①8%(备好现用) ②11%(备好现用) (b)5%(备好现用) (c)2%(备好现用) 以上百分数以巯基乙酸计	(a)①备好现用,pH7~9.5 ②备好现用,pH7~9.5 (b)备好现用,pH7~12.7 (c)备好现用,pH7~9.5	(a)使用条件:避免接触眼睛;如果产品不慎入眼,应立即用大量水冲洗,并找医生处治;需戴合适的手套 注意事项:含巯基乙酸盐;按使用说明使用;防止儿童抓拿;仅供专业使用 (b)使用条件:避免接触眼睛;如果产品不慎入眼,应立即用大量水冲洗,并找医生处治;需戴合适的手套 注意事项:含巯基乙酸盐;按使用说明使用;防止儿童抓拿 (c)使用条件:避免接触眼睛;如果产品不慎入眼,应立即用大量水冲洗,并找医生处治;需戴合适的手套 注意事项:含巯基乙酸盐;按使用说明使用;防止儿童抓拿	化妆品法规1223/2009	欧盟法规中的笔误,现行法规中的"发用产品"即将被正式纠正为"头发烫卷或拉直产品"
	(2)巯基乙酸酯类	头发烫卷剂或烫直剂 1.一般用 2.专业用	①8%备好现用,pH6~9.5 2.11%备好现用,pH6~9.5 以上百分数以巯基乙酸计	需作如下说明:与皮肤接触可能引起过敏反应;避免接触眼睛;如果产品不慎入眼,应立即用大量水冲洗,并找医生处治;需戴合适的手套	含巯基乙酸盐;按用法说明使用;防止儿童抓拿;仅供专业使用	2b	头发烫直或烫卷产品 a)一般用 b)专业用	a)8%(备好现用) b)11%(备好现用) 以上百分数以巯基乙酸计	a)8%(备好现用) b)11%(备好现用),pH6~9.5 以上百分数以巯基乙酸计	a)使用条件:与皮肤接触可能引起过敏反应;避免接触眼睛;如果产品不慎入眼,应立即用大量水冲洗,并找医生处治;佩戴合适的手套 注意事项:含巯基乙酸盐;按使用说明使用;防止儿童抓拿 b)使用条件:与皮肤接触可能引起过敏反应;避免接触眼睛;如果产品不慎入眼,应立即用大量水冲洗,并找医生处治;佩戴合适的手套 注意事项:含巯基乙酸盐;按使用说明使用;防止儿童	化妆品法规1223/2009	

	韩国				其他国家和地区							《化妆品安全技术规范》修订情况
序号	化妆品中最大允许使用浓度	其他限制和要求	信息来源	注释	国家/地区	序号	化妆品中最大允许使用浓度	其他限制和要求	标签上必须标印的使用条件和注意事项	信息来源	注释	
54	11%,以巯基乙酸计,头发烫卷或烫直产品(5%,以巯基乙酸计,两剂型加热烫直产品;19%,以巯基乙酸计,巯基乙酸及其盐类作为主成分,使用在烫发产品的二剂中,需和一剂配合使用。)2%淋洗类发用产品	化妆品安全标准等相关规定			加拿大	77	A. 头发烫曲和拉直产品允许使用浓度为不超过8%,pH为7~9.5。 B. 头发烫曲和拉直产品使用浓度为不超过11%,pH为7~9.5,仅供专业使用。 C. 脱毛产品允许使用浓度为不超过5%,pH为7~12.7		A. 产品标签应当标注使用说明和以下类似警示语:"避免直接接触皮肤,佩戴合适的手套。" B. 除以上说明外,产品标签还应标注以下类似警示语:"仅供专业使用。" C. 产品标签应标注以下类似警示语:"避免接触眼睛,如果不慎接触,请立即用大量清水清洗,并马上就医。"	加拿大化妆品成分清单中的限用清单	巯基乙酸酯类未列入	(1)巯基乙酸及其盐类:"头发烫卷剂或烫直剂"修改为"烫发产品","脱毛剂"修改为"脱毛产品","其他用后清除掉的护发产品"修改为"其他淋洗类发用产品" (2)巯基乙酸酯类:"头发烫卷剂或烫直剂"修改为"烫发产品"
54	11%,以巯基乙酸计,头发烫卷或烫直产品(5%,以巯基乙酸计,两剂型加热烫直产品;19%,以巯基乙酸计,巯基乙酸及其盐类作为主成分,使用在烫发产品的二剂中,需和一剂配合使用。)2%淋洗类发用产品				日本	在日本作为烫发剂有效成分(医药部外品)单独列出	①冷二剂式以硫代乙酸计算;加热二剂式以硫代乙酸计算;冷一剂式以硫代乙酸计算;用时调制第一剂的(1)①冷二剂式2.0~11.0;加热二剂式1.0~5.0;冷一剂式3.0~3.3;用时调制以硫代乙酸计算③用时调制8.0~19.0		.		①Thioglycolic Acid(硫代乙酸) ②Ammonium Thioglycolate Ethanolamine(硫代乙酸铵) ③Thioglycolate(乙醇胺硫代乙酸酯)	

		表3 化妆品组分中限用物质				欧盟					
序号	中文名称	适用及(或)使用范围	化妆品中最大允许使用浓度	其他限制和要求	标签上必须标印的使用条件和注意事项	序号	适用及(或)使用范围	直接用于使用的最大浓度	其他限制和要求	标签上必须标印的使用条件和注意事项	信息来源	注释
										抓拿；仅供专业使用		
69	三链烷胺,三链烷醇胺及它们的盐类	(a)非淋洗类产品 (b)其他产品	(a)2.5%	不和亚硝基化体系(Nitrosating system)一起使用；最低纯度：99%；仲链烷胺最大含量0.5%(就原料而言)；亚硝胺最大含量50μg/kg；存放于无亚硝酸盐的容器内		62	a)驻留类产品 b)淋洗类产品	a)2.5%	一不和亚硝基化体系(Nitrosating system)一起使用；一最低纯度：99%；一仲链烷胺最大含量0.5%(就原料而言)；一亚硝胺最大含量50μg/kg；一存放于无亚硝酸盐的容器内		化妆品法规1223/2009	
70	三氯卡班(2)	淋洗类护肤产品	1.50%	纯度标准：3,3',4,4'-四氯偶氮苯少于1mg/kg；3,3',4,4'-四氯氧化偶氮苯少于1mg/kg		Ⅲ/100 和 V/23	淋洗类产品	1.5%	纯度标准：3,3',4,4'-四氯偶氮苯≤1ppm；3,3',4,4'-四氯氧化偶氮苯≤1ppm；用于防止产品中微生物生长以外的用途。这用途要从产品的存在形式上显而易见		化妆品法规1223/2009	
71	水溶性锌盐(苯酚磺酸锌和吡啶翁锌除外)		1%(以锌计)			24	/	1%(以锌计)			化妆品法规1223/2009	
72	苯酚磺酸锌	除臭剂、抑汗剂和收敛水	6%(以无水物计)		避免接触眼睛	25	除臭剂、抑汗剂和收敛水	6%(以无水物计)		避免接触眼睛	化妆品法规1223/2009	
73	吡硫翁锌(2)	去头屑淋洗类发用产品	1.50%			Ⅲ/101 和 V/8	驻留类发用产品	0.1%	用于防止产品中微生物生长以外的用途。这种用途要从产品的存在形式上显而易见		化妆品法规1223/2009	

	韩国				其他国家和地区							《化妆品安全技术规范》修订情况
序号	化妆品中最大允许使用浓度	其他限制和要求	信息来源	注释	国家/地区	序号	化妆品中最大允许使用浓度	其他限制和要求	标签上必须标印的使用条件和注意事项	信息来源	注释	
61	2.5% 驻留类产品		化妆品安全标准等相关规定									限制和要求修改为:不和亚硝基化体系(Nitrosating system)一起使用;避免形成亚硝胺;最低纯度:99%;原料中仲链烷胺最大含量 0.5%;产品中亚硝胺最大含量 50μg/kg;存放于无亚硝酸盐的容器内
												从限用组分中删除
32	1%(以锌计)		化妆品安全标准等相关规定									中文名称修改为:水溶性锌盐(苯酚磺酸锌和吡硫鎓锌除外)
52	2% 驻留类产品		化妆品安全标准等相关规定		日本		2.0%	根据化妆品的种类及使用目的而有配合限制的成分(肥皂,香波等即洗类以外的产品)			Zinc p-phenolsulfonate	"除臭剂、抑汗剂和收敛水"修改为"除臭产品、抑汗产品和收敛水"
53	1.0% as a total Pyrithione 去屑止痒淋洗类发用产品	禁用于其他产品	化妆品安全标准等相关规定									增加"驻留类发用产品:0.1%"

463

附表 4 其他国家和地区收录而中国《化妆品卫生规范》

序号	CAS 号	欧盟							其他备注
		化学名	别名	适用及(或)使用范围	直接用于使用的最大浓度	其他限制和要求	标签上必须标印的使用条件和注意事项	欧盟附录Ⅲ中的序号	
1	3055-99-0	Polidocanol	Laureth-9	(a) 驻留类产品 (b) 淋洗类产品	(a) 3.0% (b) 4.0%			257	
2	107-22-2	Glyoxal	Glyoxal		100mg/kg			194	
3	108-88-3	Benzene, methyl-	Toluene	指甲产品	25%		远离儿童放置。仅供成人使用	185	
4	111-12-6	Methyl Oct-2-ynoate; Methyl heptine carbonate	Methyl 2-Octynoate	(a) 口腔产品 (b) 其他产品	(b) 当其单独使用时,0.01%;当和辛炔羧酸甲酯(methyl octine carbonate)一起使用时,终产品中含量合计不得超过0.01%,同时,辛炔羧酸甲酯(methyl octine carbonate)的含量不得超过0.002%	(a)和(b)当所含含量超过下列情况时,该物质必须按照第19(1)(g)条款标识在成分表中: - 驻留类产品:0.001%; - 淋洗类产品:0.01%		89	
5	111-46-6	2,2'-oxydiethanol Diethylene glycol (DEG)	Diethylene glycol	作为原料中残留物质	0.1%			186	
6	111-76-2	Ethylene glycol monobutyl ether(EGBE)	Butoxyethanol	(a) 氧化型染发产品中的溶剂 (b) 非氧化型染发产品中的溶剂	(a) 4.0% (b) 2.0%	(a)和(b)不得用于喷雾类产品		188	
7	111-80-8	Methyl octine carbonate; Methyl non-2-ynoate	Methyl octine carbonate	(a) 口腔用品 (b) 其他产品	(b) 当其单独使用时,0.002% 当和庚炔羧酸甲酯(methyl octine carbonate)一			173	

（2007 年版）未收录的限用组分表

韩国			其他国家及地区				《化妆品安全技术规范》修订情况
化学名	中文名称	要求（浓度、范围等）	国家及地区	化学名	中文名称	要求（浓度、范围等）	
Laureth 8,9 and 10	月桂醇聚醚 -8,9,10	2%					限用组分列表中增加月桂醇聚醚 -9,适用于"驻留类产品:3.0%,淋洗类产品:4.0%"
Glyoxal	乙二醛	0.01%					
Toluene	甲苯	25% 指甲产品 其他产品禁用					
Methyl 2-octynoate（Methyl heptine carbonate）	2- 辛炔酸甲酯（庚炔羧酸甲酯）	0.01%（与 methyloctinecarbonate 配合使用时,终产品中两个成分的总量不超过 0.01%, methyloctanecarbonate 不超过 0.002%）					
			加拿大、日本	Diethylene glycol	二甘醇	加拿大:禁止用于口腔类或免洗型产品（参见"丙三醇"）;日本:牙膏中不得使用	
			加拿大	Butoxyethanol	丁氧基乙醇	在染发剂和美甲产品中:10%	
Methyl octine carbonate（Methyl non-2-ynoate）	辛炔羧酸甲酯（2- 壬炔酸甲酯）	0.002%（与 methyl2-octinoatee 配合使用时,终产品中两个成分的总量不超过 0.01%）					

序号	CAS 号	欧盟							其他备注
		化学名	别名	适用及(或)使用范围	直接用于使用的最大浓度	其他限制和要求	标签上必须标印的使用条件和注意事项	欧盟附录Ⅲ中的序号	
					起使用时,终产品中含量合计不得超过 0.01%,同时,辛炔羧酸甲酯(methyl heptine carbonate)的含量不得超过 0.002%				
8	15323-35-0	1,1,2,3,3,6-Hexamethylindan-5-yl methyl ke-tone	Acetyl Hexamethyl indan	(a) 驻留类产品 (b) 淋洗类产品	(a) 2%			134	
9	1604-28-0	Methyl heptadienone; 6-Methyl-3,5-heptadien-2-one	Methyl heptadienone	(a) 口腔用品 (b) 其他产品	(b) 0.002%			178	
10	17369-59-4	Propylidenephthalide; 3-Propylidenephthalide	Propylidenephthalide	(a) 口腔用品 (b) 其他产品	(b) 0.01%			175	
11	17373-89-6	2-Hexylidene cyclopentanone	2-Hexylidene cyclopentanone	(a) 口腔用品 (b) 其他产品	(b) 0.06%			177	
12	18127-01-0	4-*tert.*-Butyldihydrocin-namaldehyde;3-(4-tert-Butylphenyl) propionaldehyde	4-*tert.*-Butyldihydrocin-namaldehyde		0.6%			155	
13	2111-75-3	*p*-Mentha-1,8-dien-7-al	Perillaldehyde	(a) 口腔用品 (b) 其他产品	(b) 0.1%			169	
14	21145-77-7	1-(5,6,7,8-Tetrahydro-3,5,5,6,8,8,-hexamethyl-2-naphthyl)ethan-1-one (AHTN)	Acetyl hexamethyl tetralin	除了口腔产品外的所有化妆品	(a) 驻留类产品:0.1% (除了:水醇产品:1%;香水:2.5%;香膏:0.5%) (b) 淋洗类产品:0.2%			182	
15	23696-85-7	Rose ketone-4(16);1-(2,6,6-Trime-thylcyclohexa-1,3-dien-1-yl)-2-buten-1-one (Damascenone)	Rose ketone-4	(a) 口腔用品 (b) 其他产品	(b) 0.02%			160	

续表

韩国			其他国家及地区				《化妆品安全技术规范》修订情况
化学名	中文名称	要求（浓度、范围等）	国家及地区	化学名	中文名称	要求（浓度、范围等）	
Acetyl hexamethyl indan	乙酰基六甲基二氢化茚	2% 驻留类产品					
Methyl heptadienone	6-甲基-3,5-庚二烯-2-酮	0.002%					
Propylidenephthalide	正丙基苯酞苯酞	0.01%					
2-Hexylidene cyclopentanone	2-亚己基环戊酮	0.06%					
4-tert-Butyldihydrocinnamaldehyde	4-叔丁基苯丙醛	0.6%					
Perillaldehyde	紫苏醛	0.1%					
Acetyl hexamethyl tetralin	乙酰基六甲基四氢化萘	0.1% 驻留类产品（水醇产品:1%,纯香料:2.5%,芳香霜:0.5%）0.2% 淋洗类产品					
Rose ketone-4	玫瑰酮-4	0.02%					

序号	CAS 号	欧盟							其他备注
		化学名	别名	适用及(或)使用范围	直接用于使用的最大浓度	其他限制和要求	标签上必须标印的使用条件和注意事项	欧盟附录Ⅲ中的序号	
16	23726-91-2	*trans*-Rose ketone-2(16);(E)-1-(2,6,6-Trimethyl-1-cyclohexen-1-yl)-2-buten-1-one(trans-beta-Damascone)	*trans*-Rose ketone-2	(a) 口腔用品(b) 其他产品	(b) 0.02%			158	
17	23726-92-3	*cis*-Rose ketone-2(16);(Z)-1-(2,6,6-Trimethyl-1-cyclohexen-1-yl)-2-buten-1-one(cis-beta-Damascone)	*cis*-Rose ketone-2	(a) 口腔用品(b) 其他产品	(b) 0.02%			162	
18	23726-94-5 /	*cis*-Rose ketone-1(16);(Z)-1-(2,6,6-Trimethyl-2-cyclohexen-1-yl)-2-buten-1-one(cis-alpha-Damascone)	Alpha-Damascone	(a) 口腔用品(b) 其他产品	(b) 0.02%			157	
19	2442-10-6	Amylvinylcarbinyl acetate;1-Octen-3-yl acetate	Amylvinylcarbinyl acetate	(a) 口腔用品(b) 其他产品	(b) 0.3%			174	
20	24720-09-0	*trans*-Rose ketone-1(16);(E)-1-(2,6,6-Trimethyl-2-cyclohexen-1-yl)-2-buten-1-one(trans-alpha-Damascone)	*trans*-Rose ketone-1	(a) 口腔用品(b) 其他产品	(b) 0.02%			163	
21	25564-22-1	Amylcyclopentenone;2-Pentylcyclopent-2-en-1-one	Amylcyclopentenone		0.1%			153	
22	33673-71-1	Rose ketone-5(16);1-(2,4,4-Trimethyl-2-cyclohexen-1-yl)-2-buten-1-one	Rose ketone-5		0.02%			164	
23	39872-57-6	*trans*-Rose ketone-5(16);(E)-1-(2,4,4-Trimethyl-2-cyclohexen-1-yl)-2-buten-1-one(Iso-damascone)	*trans*-Rose ketone-5		0.02%			159	
24	53153-66-5	3-Methylnon-2-enenitrile	3-Methylnon-2-enenitrile		0.2%			172	
25	5406-12-2	*p*-methylhydrocinnamic aldehyde;Cresylpropionaldehyde;*p*-Methyldihydro-cinnamaldehyde	*p*-methylhydrocinnamic aldehyde		0.2%			179	
26	57378-68-4	Rose ketone-3(16);1-(2,6,6-Trimethyl-3-cyclohexen-1-yl)-2-buten-1-one(*Delta*-Damascone)	*Delta*-Damascone	(a) 口腔用品(b) 其他产品	(b) 0.02%			161	
27	60372-77-2	Ethyl-*N*-alpha-dodecanoyl-*L*-arginate hydro-chloride(18)	Ethyl Lauroyl Arginate HCl	(a) 香皂(b) 去屑洗发水(c) 非喷	0.8%	用于防止产品中微生物生长以外的用途。这种用途要从产品的存在形式上显而易见		197	

韩国			其他国家及地区				《化妆品安全技术规范》修订情况
化学名	中文名称	要求（浓度、范围等）	国家及地区	化学名	中文名称	要求（浓度、范围等）	
trans-Rose ketone-2	反式 - 玫瑰酮 -2	0.02%					
cis-Rose ketone-2	顺式 - 玫瑰酮 -2	0.02%					
α-Damascone（cis-Rose ketone-1）	α- 二氢突厥酮	0.02%					
Amyl vinyl carbinyl acetate	1- 辛烯 -3- 醇乙酸酯	0.30%					
trans-Rose ketone-1	反式 - 玫瑰酮 -1	0.02%					
Amylcyclopentenone	戊基环戊烯酮	0.1%					
Rose ketone-5	玫瑰酮 -5	0.02%					
trans-Rose ketone-5	反式 - 玫瑰酮 -5	0.02%					
3-methyl non-2-enenitrile	3- 甲基壬烯腈	0.2%					
p-methyl hydrocinnamic aldehyde	p- 甲基苯丙醛	0.2%					
Rose ketone-3	玫瑰酮 -3	0.02%					
ethyl lauroyl alginate hydrochloride	月桂酰精氨酸乙酯 HCl	0.8% 去屑止痒淋洗类产品（洗发水）其他产品禁用					

序号	CAS 号	欧盟						欧盟附录Ⅲ中的序号	其他备注
		化学名	别名	适用及（或）使用范围	直接用于使用的最大浓度	其他限制和要求	标签上必须标印的使用条件和注意事项		
				雾形的除臭产品					
28	6728-26-3	*trans*-2-hexenal	*trans*-2-hexenal	(a) 口腔用品 (b) 其他产品	(b) 0.002%			166	
29	68527-77-5	Isocyclogeraniol；2,4,6-Trimethyl-3-cyclohexene-1-methanol	Isocyclogeraniol		0.5%			176	
30	68683-20-5	Isobergamate；Menthadiene-7-methyl formate	Isobergamate		0.1%			170	
31	71048-82-3	*trans*-Rose ketone-3 (16)；1-(2,6,6-Trimethyl-3-cyclohexen-1-yl)-2-buten-1-one (trans-delta-Damascone)	*trans*-Rose ketone-3	(a) 口腔用品 (b) 其他产品	(b) 0.02%			165	
32	73157-43-4	Allyl heptine carbonate (allyl oct-2-ynoate)	Allyl heptine carbonate		0.002%	该原料不应和其他 2-炔酸酯 (2-alkynoic acid ester) (例如，庚炔羧酸甲酯) 一起使用		152	
33	8007-00-9	*Myroxylon balsamum* var. *pereirae*；extracts and distillates；Balsam Peru oil，absolute and anhydrol (Balsam Oil Peru) (注释：欧盟收录的物质是从秘鲁香树 (*Myroxylon balsamum* var.*pereirae*) 中提取出来的提取物和馏出物)			0.4%			154	
34	8046-19-3	*Liquidambar styraciflua* oil and extract (styrax) (注释：欧盟收录的物质是从北美枫香树 (*Liquidambar styraciflua*) 中提取出来的油和提取物)			0.6%			181	
35	84775-51-9	*Cuminum cyminum* oil and extract (注释：欧盟收录的物质是从枯茗 (*Cuminum Cyminum*) 中提取出来的提取物和馏出物)		(a) 驻留类产品 (b) 淋洗类产品	(a) 0.4% (以枯茗 (*Cuminum Cyminum*) 籽油计)			156	
36	86803-90-9	Methoxy dicylopentadiene carboxaldehyde；Octahydro-5-methoxy-4,7-Methano-1H-indene-2-	Scentenal		0.5%			171	

韩国			其他国家及地区				《化妆品安全技术规范》修订情况
化学名	中文名称	要求（浓度、范围等）	国家及地区	化学名	中文名称	要求（浓度、范围等）	
trans-2-hexenal	反式-2-己烯醛	0.002%					
Isocyclogeraniol	2,4,6-三甲基-3-环己烯-1-甲醇	0.5%					
Isobergamate	4-(1-甲基乙基)环己二烯-1-乙醇甲酸酯	0.10%					
trans-Rose ketone-3	反式-玫瑰酮-3	0.02%					
Allyl heptine carbonate	烯丙基庚炔碳酸酯	0.002% 不可以和 2-alkynoic acid ester（e.g methyl heptine carbonate）同时使用					
Peru balsam（Exudation of Myroxylon pereirae）extracts, distillates	秘鲁香脂（秘鲁香树的分泌物）提取物,蒸馏物	0.4%					
Liquidambar styraciflua balsam oil and its extract	胶皮枫香树（Liquidambar styraciflua）香脂油及其提取物	0.6%					
Cuminum cyminum fruit oil and extract	枯茗（Cuminum cyminum）果油和提取物	0.4% 以 Cumin oil 计驻留类产品					
Methoxy dicyclopentadiene carboxaldehyde	甲氧基双环戊二烯甲醛	0.5%					

序号	CAS号	欧盟						欧盟附录Ⅲ中的序号	其他备注
		化学名	别名	适用及(或)使用范围	直接用于使用的最大浓度	其他限制和要求	标签上必须标印的使用条件和注意事项		
		carboxaldehyde							
37	93384-32-8	Opopanax chironium resin			0.6%			184	
38	93686-00-1	*Commiphora erythrea* Engler var.*glabrescens* Engler gum extract and oil	Opoponax oil		0.6%			183	
39	94891-27-7	*Liquidambar orientalis* oil and extract(styrax)(注释:欧盟收录的物质是从苏合香树(*Liquidambar orientalis*)中提取出来的油和提取物)			0.6%			180	
40		Methylphenylenediamines, their *N*-substituted derivatives and their salts(1)with the exception of the substance under reference number 9a in this annex and substances under reference numbers 364,1310 and 1313 in Annex II		氧化型染发产品中的染发剂		a) 一般用b) 专业用a)和b):在氧化条件下混合后,涂抹于头发的最大使用浓度不得超过5%(以自由基计)	a) 标签上需要标注的信息:调配比例。"可能引起严重过敏反应。阅读并遵循使用说明。16岁以下的人不宜使用。暂时性"黑色海娜"文身可能增加过敏风险。出现以下情况,不要染发:- 脸上有皮疹,头皮敏感、发痒或破损。- 曾在染发后有过敏反应症状。- 曾在使用暂时性"黑色海娜"文身后有过敏反应症状。"含苯二胺类(甲苯二胺类)不可用于染睫毛和眉毛b) 标签上需要标注的信息:调配比例。"仅供专业使用可能引起严重过敏反应。阅读并遵循使用说明。16岁以下的人不宜使用。暂时性"黑色海娜"文身可能增加过敏风险。出现以下情况,不要染发:- 脸上有皮疹,头皮敏感、发痒或破损。- 曾在染发后有过敏反应症状。- 曾在使用暂时性"黑色	9	染发剂

472

韩国			其他国家及地区				《化妆品安全技术规范》修订情况
化学名	中文名称	要求（浓度、范围等）	国家及地区	化学名	中文名称	要求（浓度、范围等）	
Opopanax	愈伤草	0.6%					
Commiphora erythraea Engler var.glabrescens gum extract and oil	红没药树胶提取物和油	0.6%					
Liquidambar orientalis Balsam oil and extract	胶皮糖香树（Liquidambar orientalis）香脂油及其提取物	0.6%					

序号	CAS 号	欧盟							其他备注
		化学名	别名	适用及(或)使用范围	直接用于使用的最大浓度	其他限制和要求	标签上必须标印的使用条件和注意事项	欧盟附录Ⅲ中的序号	
							海娜"文身后有过敏反应症状。" 含苯二胺类(甲苯二胺类) 佩戴合适手套		
41	101-85-9	2-Pentyl-3-phenylprop-2-en-1-ol	Amylcinnamyl alcohol			当所含含量超过下列情况时,该物质必须按照第19(1)(g)条款标识在成分表中: - 驻留类产品:0.001%; - 淋洗类产品:0.01%		74	
42	101-86-0	2-Benzylidene-octanal	Hexyl cinnamal			当所含含量超过下列情况时,该物质必须按照第19(1)(g)条款标识在成分表中: - 驻留类产品:0.001%; - 淋洗类产品:0.01%		87	
43	103-41-3	2-Propenoic acid, 3-phenyl-, phe-nylmethyl ester	Benzyl cinnamate			当所含含量超过下列情况时,该物质必须按照第19(1)(g)条款标识在成分表中: - 驻留类产品:0.001%; - 淋洗类产品:0.01%		81	
44	104226-19-9	1-Propanol,3-[[4-[bis(2-hydroxyethyl)amino]-2-nitro phenyl]amino](17)	HC Violet No.2	非氧化型染发产品中的染发剂	2.0%	不和亚硝基化试剂(Nitrosating agents)一起使用;亚硝胺最大含量为50μg/kg;存放于无亚硝酸盐的容器内	可能引起过敏反应	224	染发剂
45	104226-21-3	1-(4'-Aminophenylazo)-2-methyl-4-(bis-2-hydroxyethyl)aminobenzene	HC Yellow No.7	非氧化型染发产品中的染发剂	0.25%			260	染发剂
46	10442-83-8	N-(2-Hydroxyethyl)-2-nitro-4-trifluor-methyl-aniline	HC Yellow No.13	a) 氧化型染发产品中的染发剂 b) 非氧化型染发产品中的染发剂	b) 2.5%	a) 在氧化条件下混合后,涂抹于头发的最大使用浓度不得超过2.5% a)和b):不和亚硝基化试剂(Nitrosating agents)一起使用;亚硝胺最大含量为50μg/kg;存放于无亚硝酸盐的容器内	a) 标签上需要标注的信息: 调配比例。 "可能引起严重过敏反应。 阅读并遵循使用说明。 16岁以下的人不宜使用。 暂时性"黑色海娜"文身可能增加过敏风险。 出现以下情况,不要染发:	261	染发剂

续表

韩国			其他国家及地区				《化妆品安全技术规范》修订情况
化学名	中文名称	要求（浓度、范围等）	国家及地区	化学名	中文名称	要求（浓度、范围等）	

序号	CAS 号	欧盟						欧盟附录Ⅲ中的序号	其他备注
		化学名	别名	适用及(或)使用范围	直接用于使用的最大浓度	其他限制和要求	标签上必须标印的使用条件和注意事项		
							- 脸上有皮疹,头皮敏感、发痒或破损。 - 曾在染发后有过敏反应症状。 - 曾在使用暂时性"黑色海娜"文身后有过敏反应症状。"		
47	104516-93-0	1-(beta-Hydroxyethyl)amino-2-nitro-4-N-ethyl-N-(beta-hydroxyethyl)aminobenzene and its hydrochloride	HC Blue No.12	a)氧化型染发产品中的染发剂 b)非氧化型染发产品中的染发剂	b)1.5%(以盐酸盐计)	a)在氧化条件下混合后,涂抹于头发的最大使用浓度不得超过0.75%(以盐酸盐计) a)和b):不和亚硝基化试剂(Nitrosating agents)一起使用;亚硝胺最大含量为50μg/kg;存放于无亚硝酸盐的容器内	a)标签上需要标注的信息:调配比例。 "可能引起严重过敏反应。 阅读并遵循使用说明。16岁以下的人不宜使用。暂时性"黑色海娜"文身可能增加过敏风险。出现以下情况,不要染发: - 脸上有皮疹,头皮敏感、发痒或破损。 - 曾在染发后有过敏反应症状。 - 曾在使用暂时性"黑色海娜"文身后有过敏反应症状。"	225	染发剂
48	104-54-1	Cinnamyl alcohol	Cinnamyl alcohol			当所含含量超过下列情况时,该物质必须按照第19(1)(g)条款标识在成分表中: - 驻留类产品:0.001%; - 淋洗类产品:0.01%		69	
49	104-55-2	2-Propenal,3-phenyl	Cinnamal			当所含含量超过下列情况时,该物质必须按照第19(1)(g)条款标识在成分表中: - 驻留类产品:0.001%; - 淋洗类产品:0.01%		76	
50	105-13-5	4-Methoxybenzyl alcohol	Anise alcohol			当所含含量超过下列情况时,该物质必须按照第19(1)(g)条款标识在成分表中: - 驻留类产品:0.001%; - 淋洗类产品:0.01%		80	
51	106-22-9	Citronellol/(±)-3,7-dimethyloct-6-en-1-ol	Citronellol			当所含含量超过下列情况时,该物质必须		86	

续表

韩国			其他国家及地区				《化妆品安全技术规范》修订情况
化学名	中文名称	要求 (浓度、范围等)	国家及地区	化学名	中文名称	要求 (浓度、范围等)	

序号	CAS 号	欧盟							其他备注
		化学名	别名	适用及(或)使用范围	直接用于使用的最大浓度	其他限制和要求	标签上必须标印的使用条件和注意事项	欧盟附录Ⅲ中的序号	
						按照第19(1)(g)条款标识在成分表中: - 驻留类产品:0.001%; - 淋洗类产品:0.01%			
52	106-24-1	2,6-Octadien-1-ol,3,7-dimethyl-,(2E)-	Geraniol			当所含含量超过下列情况时,该物质必须按照第19(1)(g)条款标识在成分表中: - 驻留类产品:0.001%; - 淋洗类产品:0.01%		78	
53	107-75-5	7-Hydroxycitron-ellal	Hydroxycitronellal	(a)口腔产品 (b)其他产品	(b)1.0%	(a)和(b) 当所含含量超过下列情况时,该物质必须按照第19(1)(g)条款标识在成分表中: - 驻留类产品:0.001%; - 淋洗类产品:0.01%		72	
54	109023-83-8	1,5-Di(beta-hydroxyethyl amino)-2-nitro-4-chlorobenzene(17)	HC Yellow No.10	非氧化型染发产品中的染发剂	0.1%	不和亚硝基化试剂(Nitrosating agents)一起使用;亚硝胺最大含量为50μg/kg;存放于无亚硝酸盐的容器内		231	染发剂
55	110102-85-7	5-Amino-4-chloro-2-methylphenol hydrochloride	5-Amino-4-Chloro-o-Cresol HCl	氧化型染发产品中的染发剂		在氧化条件下混合后,涂抹于头发的最大使用浓度不得超过1.5%(以盐酸盐计)	标签上需要标注的信息:调配比例。 "可能引起严重过敏反应。 阅读并遵循使用说明。 16岁以下的人不宜使用。 暂时性"黑色海娜"文身可能增加过敏风险。 出现以下情况,不要染发: - 脸上有皮疹,头皮敏感、发痒或破损。 - 曾在染发后有过敏反应症状。 - 曾在使用暂时性"黑色海娜"文身后有过敏反应症状。"	208	染发剂
56	112-34-5	Diethylene glycol monobutyl ether(DEGBE)	Butoxydiglycol	染发产品中的溶剂	9%	不得用于喷雾类产品		187	
57	118-58-1	Benzyl salicylate	Benzyl salicylate			当所含含量超过下列情况时,该物质必须		75	

续表

韩国			其他国家及地区				《化妆品安全技术规范》修订情况
化学名	中文名称	要求（浓度、范围等）	国家及地区	化学名	中文名称	要求（浓度、范围等）	

序号	CAS 号	欧盟							
		化学名	别名	适用及(或)使用范围	直接用于使用的最大浓度	其他限制和要求	标签上必须标印的使用条件和注意事项	欧盟附录Ⅲ中的序号	其他备注
						按照第19(1)(g)条款标识在成分表中: - 驻留类产品:0.001%; - 淋洗类产品:0.01%			
58	120-51-4	Benzyl benzoate	Benzyl benzoate			当所含含量超过下列情况时,该物质必须按照第19(1)(g)条款标识在成分表中: - 驻留类产品:0.001%; - 淋洗类产品:0.01%		85	
59	122-40-7	2-Benzylidene-heptanal	Amyl cinnamal			当所含含量超过下列情况时,该物质必须按照第19(1)(g)条款标识在成分表中: - 驻留类产品:0.001%; - 淋洗类产品:0.01%		67	
60	123-68-2	Allyl hexanoate	Allyl Caproate			酯中游离的烯丙醇的含量应少于0.1%		140	
61	127-51-5	3-Methyl-4-(2,6,6-trimethyl-2-cyclohexen-1-yl)-3-buten-2-one	alpha-Isomethyl ionone			当所含含量超过下列情况时,该物质必须按照第19(1)(g)条款标识在成分表中: - 驻留类产品:0.001%; - 淋洗类产品:0.01%		90	
62	131657-78-8	Phenol, 2-Chloro-6-(ethylamino)-4-nitro	2-Chloro-6-ethylamino-4-nitrophenol	a)氧化型染发产品中的染发剂 b)非氧化型染发产品中的染发剂	b) 3.0%	a) 在氧化条件下混合后,涂抹于头发的最大使用浓度不得超过1.5% a)和b):不和亚硝基化试剂(Nitrosating agents)一起使用;亚硝胺最大含量为50μg/kg;存放于无亚硝酸盐的容器内	a) 标签上需要标注的信息: 调配比例。 "可能引起严重过敏反应。 阅读并遵循使用说明。 16岁以下的人不宜使用。 暂时性"黑色海娜"文身可能增加过敏风险。 出现以下情况,不要染发: - 脸上有皮疹、头皮敏感、发痒或破损。 - 曾在染发后有过敏反应症状。 - 曾在使用暂时性"黑色海娜"文身后有过敏反应症状。"	201	染发剂
63	13466-78-9	3-Carene;3,7,7-Trimethylbicyclo[4.1.0]hept-3-				过氧化物含量小于10mmol/L(就原料而		121	

续表

韩国			其他国家及地区				《化妆品安全技术规范》修订情况
化学名	中文名称	要求（浓度、范围等）	国家及地区	化学名	中文名称	要求（浓度、范围等）	

序号	CAS 号	欧盟						欧盟附录Ⅲ中的序号	其他备注
		化学名	别名	适用及(或)使用范围	直接用于使用的最大浓度	其他限制和要求	标签上必须标印的使用条件和注意事项		
		ene(isodiprene)				非成品而言)			
64	138-86-3	dl-Limonene(racemic);1,8(9)-p-Menthadiene;p-Mentha-1,8-diene(Dipentene)	Limonene			过氧化物含量小于20mmol/L(就原料而非成品而言)		168	
65	142-19-8	Allyl heptano-ate;2-Propenyl heptanoate	Allyl heptanoate			酯中游离的烯丙醇的含量应少于0.1%		139	
66	14289-65-7	Allyl phenethyl ether	Allyl phenethyl ether			酯中游离的烯丙醇的含量应少于0.1%		151a	
67	149861-22-3	Phenol, 2-Amino-5-Ethyl-,Hydrochloride	2-Amino-5-Ethylphenol HCl	氧化型染发产品中的染发剂		在氧化条件下混合后,涂抹于头发的最大使用浓度不得超过1.0%	标签上需要标注的信息:调配比例。"可能引起严重过敏反应。阅读并遵循使用说明。16岁以下的人不宜使用。暂时性"黑色海娜"文身可能增加过敏风险。出现以下情况,不要染发:- 脸上有皮疹,头皮敏感、发痒或破损。- 曾在染发后有过敏反应症状。- 曾在使用暂时性"黑色海娜"文身后有过敏反应症状。"	269	染发剂
68	1797-74-6	Allyl phe-nylacetate;2-Propenyl Ben-zeneacetate	Allyl phenyacetate			酯中游离的烯丙醇的含量应少于0.1%		144	
69	18472-87-2	Fluorescein,2',4',5',7'-tetrabromo-4,5,6,7-tetrachlo-ro-,disodium salt(CI 45410)	Acid Red 92	a) 氧化型染发产品中的染发剂 b) 非氧化型染发产品中的染发剂	b) 0.4%	a)在氧化条件下混合后,涂抹于头发的最大使用浓度不得超过2.0%	a) 标签上需要标注的信息:调配比例。"可能引起严重过敏反应。阅读并遵循使用说明。16岁以下的人不宜使用。暂时性"黑色海娜"文身可能增加过敏风险。出现以下情况,不要染发:- 脸上有皮疹,头皮敏感、发痒或破损。- 曾在染发后有过敏反应症状。- 曾在使用暂时性"黑色海娜"文身后有过敏反应症状。"	270	染发剂
70	1866-31-5	Allyl cinnamate;2-Propenyl 3-Phenyl-2-propenoate	Allyl cinnamate			酯中游离的烯丙醇的含量应少于0.1%		136	

续表

韩国			其他国家及地区				《化妆品安全技术规范》修订情况
化学名	中文名称	要求（浓度、范围等）	国家及地区	化学名	中文名称	要求（浓度、范围等）	

序号	CAS 号	欧盟							其他备注
		化学名	别名	适用及(或)使用范围	直接用于使用的最大浓度	其他限制和要求	标签上必须标印的使用条件和注意事项	欧盟附录Ⅲ中的序号	
71	1934-21-0 / 12225-21-7	Trisodium 5-hydroxy-1-(4-sulphophenyl)-4-(4-sulphopheny lazo)pyrazole-3-carboxylate and aluminium lake(17);(CI 19140)	Acid Yellow 23; Acid Yellow 23 Aluminum lake	非氧化型染发产品中的染发剂	0.5%			189	染发剂
72	2051-78-7	Allyl butyrate;2-Propenyl Butanoate	Allyl butyrate			酯中游离的烯丙醇的含量应少于0.1%		135	
73	223398-02-5	Quinolinium, 4-formyl-1-methyl-, salt with 4-methylbenzenesulfonic acid(1:1)	4-Formyl-1-Methylquinolinium-p-Toluenesulfonate	氧化型染发产品中的染发剂		在氧化条件下混合后,涂抹于头发的最大使用浓度不得超过2.5%	标签上需要标注的信息:调配比例。"可能引起严重过敏反应。阅读并遵循使用说明。16岁以下的人不宜使用。暂时性"黑色海娜"文身可能增加过敏风险。出现以下情况,不要染发: - 脸上有皮疹,头皮敏感、发痒或破损。 - 曾在染发后有过敏反应症状。 - 曾在使用暂时性"黑色海娜"文身后有过敏反应症状。"	274	染发剂
74	23920-15-2	1-[(2'-Methoxyethyl)amino]-2-nitro-4-[di-(2'-hydroxyethyl)amino]benzene(17)	HC Blue No.11	非氧化型染发产品中的染发剂	2.0%	不和亚硝基化试剂(Nitrosating agents)一起使用;亚硝胺最大含量为50μg/kg;存放于无亚硝酸盐的容器内		220	染发剂
75	2408-20-0	Allyl propionate	Allyl propionate			酯中游离的烯丙醇的含量应少于0.1%		150	
76	24905-87-1	2-(4-Amino-3-nitroanilino	HC Red No.7	非氧化型染发产品中的染发剂	1.0%	不和亚硝基化试剂(Nitrosating agents)一起使用;亚硝胺最大含量为50μg/kg;存放于无亚硝酸盐的容器内	标签上需要标注的信息:"可能引起严重过敏反应。阅读并遵循使用说明。16岁以下的人不宜使用。暂时性"黑色海娜"文身可能增加过敏风险。出现以下情况,不要染发: - 脸上有皮疹,头皮敏感、发痒或破损。 - 曾在染发后有过敏反应症状。 - 曾在使用暂时性"黑色海娜"文身后有过敏反应	251	染发剂

续表

韩国			其他国家及地区				《化妆品安全技术规范》修订情况
化学名	中文名称	要求（浓度、范围等）	国家及地区	化学名	中文名称	要求（浓度、范围等）	

序号	CAS号	欧盟							其他备注
		化学名	别名	适用及(或)使用范围	直接用于使用的最大浓度	其他限制和要求	标签上必须标印的使用条件和注意事项	欧盟附录Ⅲ中的序号	
							症状。"		
77	25956-17-6	Disodium 6-hydroxy-5-〔(2-methoxy-4-sulphonato-m-tol-yl)azo〕naphthalene-2-sulphonate(17);(CI 16035)	Curry Red	非氧化型染发产品中的染发剂	0.4%			191	染发剂
78	2611-82-7 / 12227-64-4	Trisodium 1-(1-naphthylazo)-2-hydroxynaphthalene-4′,6,8-trisulphonate and aluminium lake(17);(CI 16255)	Acid Red 18; Acid Red 18 Aluminum Lake	非氧化型染发产品中的染发剂	0.5%			192	染发剂
79	2705-87-5	Allyl cyclohexylpropionate;2-Propenyl 3-Cyclohexanepro-panoate	Allyl cyclohexylpropionate			酯中游离的烯丙醇的含量应少于0.1%		138	
80	27080-42-8	1-(beta.-Ureidoethyl)amino-4-nitrobenzene and its salts	4-Nitrophenyl aminoethylurea	a)氧化型染发产品中的染发剂 b)非氧化型染发产品中的染发剂	b) 0.5%	a)在氧化条件下混合后,涂抹于头发的最大使用浓度不得超过0.25% a)和b);不和亚硝基化试剂(Nitrosating agents)一起使用;亚硝胺最大含量为50μg/kg;存放于无亚硝酸盐的容器内	a)标签上需要标注的信息:调配比例。"可能引起严重过敏反应。阅读并遵循使用说明。16岁以下的人不宜使用。暂时性"黑色海娜"文身可能增加过敏风险。出现以下情况,不要染发:-脸上有皮疹,头皮敏感、发痒或破损。-曾在染发后有过敏反应症状。-曾在使用暂时性"黑色海娜"文身后有过敏反应症状。"	249	染发剂
81	27311-52-0 63969-46-0	Phenol,2,2'-methylenebis〔4-amino-〕,dihydrochloride	2,2'-Methylenebis-4-aminophenol HCl	a)氧化型染发产品中的染发剂 b)非氧化型染发产品中的染发剂	b) 1.0%	a)在氧化条件下混合后,涂抹于头发的最大使用浓度不得超过1.0%	a)标签上需要标注的信息:调配比例。"可能引起严重过敏反应。阅读并遵循使用说明。16岁以下的人不宜使用。暂时性"黑色海娜"文身可能增加过敏风险。出现以下情况,不要染发:-脸上有皮疹,头皮敏感、发痒或破损。-曾在染发后有过敏反应症状。	284	染发剂

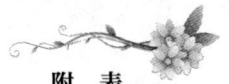

续表

韩国			其他国家及地区				《化妆品安全技术规范》修订情况
化学名	中文名称	要求 (浓度、范围等)	国家及地区	化学名	中文名称	要求 (浓度、范围等)	

序号	CAS 号	欧盟						欧盟附录Ⅲ中的序号	其他备注
		化学名	别名	适用及(或)使用范围	直接用于使用的最大浓度	其他限制和要求	标签上必须标印的使用条件和注意事项		
							- 曾在使用暂时性"黑色海娜"文身后有过敏反应症状。"		
82	2835-39-4	Allyl isovalerate;2-Propenyl 3-Methylbutanoate	Allyl isovalerate			酯中游离的烯丙醇的含量应少于0.1%		141	
83	28365-08-4	2,6-Pyridinediamine,3-(3-pyridinylazo)	2,6-Diamino-3-((Pyridine-3-yl)azo) Pyridine	a) 氧化型染发产品中的染发剂 b) 非氧化型染发产品中的染发剂	b) 0.25%	a) 在氧化条件下混合后,涂抹于头发的最大使用浓度不得超过0.25%	a) 标签上需要标注的信息:调配比例。"可能引起严重过敏反应。阅读并遵循使用说明。16岁以下的人不宜使用。暂时性"黑色海娜"文身可能增加过敏风险。出现以下情况,不要染发: - 脸上有皮疹,头皮敏感、发痒或破损。 - 曾在染发后有过敏反应症状。 - 曾在使用暂时性"黑色海娜"文身后有过敏反应症状。"	277	染发剂
84	29539-03-5 /	2,3-Dihydro-1H-indole-5,6-diol and its hydrobromide salt(17)	Dihydroxy indoline	非氧化型染发产品中的染发剂	2.0%		可能引起过敏反应	204	染发剂
85	29705-39-3	2,2'-[(4-Amino-3-nitrophenyl)imino]bisethanol and its hydrochloride salts	HC Red No.13	a) 氧化型染发产品中的染发剂 b) 非氧化型染发产品中的染发剂	b) 2.5%(以盐酸盐计)	a) 在氧化条件下混合后,涂抹于头发的最大使用浓度不得超过1.25%(以盐酸盐计)	a) 标签上需要标注的信息:调配比例。"可能引起严重过敏反应。阅读并遵循使用说明。16岁以下的人不宜使用。暂时性"黑色海娜"文身可能增加过敏风险。出现以下情况,不要染发: - 脸上有皮疹,头皮敏感、发痒或破损。 - 曾在染发后有过敏反应症状。 - 曾在使用暂时性"黑色海娜"文身后有过敏反应症状。"	237	染发剂
86	3131-52-0	1H-Indole-5,6-diol	Dihydroxyindole	a) 氧化型染发产品中的染发剂 b) 非氧化型染发产品中的	b) 0.5%	a) 在氧化条件下混合后,涂抹于头发的最大使用浓度不得超过0.5%	a) 标签上需要标注的信息:调配比例。"可能引起严重过敏反应。阅读并遵循使用说明。16岁以下的人不宜使用。暂时性"黑色海娜"文身	207	染发剂

韩国			其他国家及地区				《化妆品安全技术规范》修订情况
化学名	中文名称	要求 （浓度、范围等）	国家及地区	化学名	中文名称	要求 （浓度、范围等）	

序号	CAS 号	欧盟							
		化学名	别名	适用及(或)使用范围	直接用于使用的最大浓度	其他限制和要求	标签上必须标印的使用条件和注意事项	欧盟附录Ⅲ中的序号	其他备注
				染发剂			可能增加过敏风险。出现以下情况,不要染发: - 脸上有皮疹,头皮敏感、发痒或破损。 - 曾在染发后有过敏反应症状。 - 曾在使用暂时性"黑色海娜"文身后有过敏反应症状。"		
87	3248-91-7	4-((4-Amino-3-methylphenyl)(4-imino-3-methyl-2,5-cyclohexadien-1-ylidene)methyl)-2-methyl-phenylamine monohydrochlo-ride(CI 42520)	Basic Violet 2	a)氧化型染发产品中的染发剂 b)非氧化型染发产品中的染发剂	b) 0.5%	a) 在氧化条件下混合后,涂抹于头发的最大使用浓度不得超过 1.0%	a) 标签上需要标注的信息: 调配比例。 "可能引起严重过敏反应。阅读并遵循使用说明。16岁以下的人不宜使用。暂时性"黑色海娜"文身可能增加过敏风险。出现以下情况,不要染发: - 脸上有皮疹,头皮敏感、发痒或破损。 - 曾在染发后有过敏反应症状。 - 曾在使用暂时性"黑色海娜"文身后有过敏反应症状。"	278	染发剂
88	33229-34-4	2,2'-[[4-[(2-Hydroxyethyl)amino]-3-nitrophenyl]imino]biseth-anol(17)	HC Blue No.2	非氧化型染发产品中的染发剂	2.8%	不和亚硝基化试剂(Nitrosating agents)一起使用;亚硝胺最大含量为50μg/kg;存放于无亚硝酸盐的容器内	可能引起过敏反应	247	染发剂
89	3520-42-1	Hydrogen 3,6-bis(diethylamino)-9-(2,4-disulphonatophetophe-phe-nyl)xanthylium,sodium salt(17);(CI 45100)	Acid Red 52	a)氧化型染发产品中的染发剂 b)非氧化型染发产品中的染发剂	b) 0.6%	a) 在氧化条件下混合后,涂抹于头发的最大使用浓度不得超过 1.5%	a) 标签上需要标注的信息: 调配比例。 "可能引起严重过敏反应。阅读并遵循使用说明。16岁以下的人不宜使用。暂时性"黑色海娜"文身可能增加过敏风险。出现以下情况,不要染发: - 脸上有皮疹,头皮敏感、发痒或破损。 - 曾在染发后有过敏反应症状。 - 曾在使用暂时性"黑色海娜"文身后有过敏反应症状。"	193	染发剂
90	3567-66-6	Disodium 5-amino-4-hydroxy-3-(phenylazo)	Acid Red 33	非氧化型染发产品	0.5%			254	染发剂

续表

韩国			其他国家及地区				《化妆品安全技术规范》修订情况
化学名	中文名称	要求（浓度、范围等）	国家及地区	化学名	中文名称	要求（浓度、范围等）	

序号	CAS 号	欧盟							
		化学名	别名	适用及(或)使用范围	直接用于使用的最大浓度	其他限制和要求	标签上必须标印的使用条件和注意事项	欧盟附录Ⅲ中的序号	其他备注
		naphthalene-2, 7-disulphonate(17)(CI 17200)		中的染发剂					
91	3844-45-9 / 2650-18-2 / 68921-42-6	Benzeneme-thanaminium, N-ethyl-N-[4-[4-[ethyl-[(3-sulfophenyl)-methyl]-amino]-phenyl](2-sulfophenyl) methylene]-2,5-cyclohexadien-1-ylidene]-3-sulfo,inner salts,diso-dium salt and its ammonium and aluminium salts(17);(CI 42090)	Acid Blue 9; Acid Blue 9 Am-monium Salt; Acid Blue 9 Alumi-num Lake	非氧化型染发产品中的染发剂	0.5%			190	染发剂
92	4230-97-1	Allyl octanoate;2-Allyl caprylate	Allyl octanoate			酯中游离的烯丙醇的含量应少于0.1%		142	
93	4368-56-3	Sodium 1-amino-4-(cyclohexylami-no)-9,10-dihydro-9,10-dioxoanthrace-ne-2-sulphonate(17);(CI 62045)	Acid Blue 62	非氧化型染发产品中的染发剂	0.5%	不和亚硝基化试剂(Nitrosating agents)一起使用;亚硝胺最大含量为50μg/kg;存放于无亚硝酸盐的容器内		195	染发剂
94	4471-41-4 67674-26-4 67701-36-4	Mixture of(1),(2)&(3)in dispersing agent(lignosulphate): (1)9,10-Anthracenedione-1,4-bis[[2-Hydroxyethyl)amino] (2)9,10-Anthracenedione-1-[(2-Hydroxyethyl)amino]-4-[(3-Hydroxypropyl)amino] (3)9,10-anthracenedione-1,4-bis[[3-Hydroxypropyl)amino	Disperse Blue 377 is a mixture of three dyes: (1)1,4-bis[(2-hydroxyethyl)amino]anthra-9,10-quinone (2)1-[(2-hydroxyethyl)amino]-4-[(3-hydroxypropyl)amino]anthra-9,10-quinone (3)1,4-bis[(3-hydroxypropyl)amino]anthra-9,10-quinone	非氧化型染发产品中的染发剂	2.0%			271	染发剂
95	4602-84-0	3,7,11-trimethyl-2,6,10-Dodecatrien-1-ol	Farnesol			当所含含量超过下列情况时,该物质必须按照第19(1)(g)条款标识在成分表中: - 驻留类产品: 0.001%; - 淋洗类产品:0.01%		82	
96	4728-82-9	Allyl cyclohex-ylacetate;2-Propenyl Cyclo-hexane acetate	Allyl cyclohexylacetate			酯中游离的烯丙醇的含量应少于0.1%		137	

韩国			其他国家及地区				《化妆品安全技术规范》修订情况
化学名	中文名称	要求（浓度、范围等）	国家及地区	化学名	中文名称	要求（浓度、范围等）	

序号	CAS 号	欧盟							
		化学名	别名	适用及(或)使用范围	直接用于使用的最大浓度	其他限制和要求	标签上必须标印的使用条件和注意事项	欧盟附录Ⅲ中的序号	其他备注
97	502453-61-4	1-Propanaminium,3-[[9,10-dihydro-4-(methylamino)-9,10-dioxo-1-anthracenyl]amino]-N,N-dimethyl-N-propyl-bromide	HC Blue 16	非氧化型染发产品中的染发剂	3.0%	不和亚硝基化试剂(Nitrosating agents)一起使用;亚硝胺最大含量为 50μg/kg;存放于无亚硝酸盐的容器内		282	染发剂
98	51414-25-6/31906-04-4	3 and 4-(4-Hydroxy-4-methylpentyl)cyclohex-3-ene-1-carbaldehyde	Hydroxyisohexyl 3-cyclohexene car-boxaldehyde			当所含含量超过下列情况时,该物质必须按照第19(1)(g)条款标识在成分表中:- 驻留类产品:0.001%;- 淋洗类产品:0.01%		79	
99	5392-40-5	3,7-Dimethyl-2,6-octadienal	Citral			当所含含量超过下列情况时,该物质必须按照第19(1)(g)条款标识在成分表中:- 驻留类产品:0.001%;- 淋洗类产品:0.01%		70	
100	5697-02-9	2-Methyl-1-naphthyl acetate	1-Acetoxy-2-Methylnaphthalene	氧化型染发产品中的染发剂		在氧化条件下混合后,涂抹于头发的最大使用浓度不得超过2.0%[当产品配方中同时含有 2-甲基-1-萘酚(2-Methyl-1-Naphthol)和 1-乙酰氧基-2-甲基萘(1-Acetoxy-2-Methylnaphthalene),头部使用2-甲基-1-萘酚(2-Methyl-1-Naphthol)的最大含量不得超过2.0%]	标签上需要标注的信息:调配比例。"可能引起严重过敏反应。阅读并遵循使用说明。16岁以下的人不宜使用。暂时性"黑色海娜"文身可能增加过敏风险。出现以下情况,不要染发:- 脸上有皮疹,头皮敏感、发痒或破损。- 曾在染发后有过敏反应症状。- 曾在使用暂时性"黑色海娜"文身后有过敏反应症状。"	212	染发剂
101	586-62-9	Terpinolene;p-Mentha-1,4(8)-diene	Terpinolene			过氧化物含量小于10mmol/L(就原料而非成品而言)		133	
102	59820-63-2	2-[3-(Methylamino)-4-nitrophenoxy]ethanol(17)	3-Methylamino-4-nitrophenoxyethanol	非氧化型染发产品中的染发剂	0.15%	不和亚硝基化试剂(Nitrosating agents)一起使用;亚硝胺最大含量为 50μg/kg;存放于无亚硝酸盐的容器内		235	染发剂
103	5989-27-5	d-Limonene(4R)-1-Methyl-4-(1-methylethenyl)	Limonene			当所含含量超过下列情况时,该物质必须		88	

续表

韩国			其他国家及地区				《化妆品安全技术规范》修订情况
化学名	中文名称	要求（浓度、范围等）	国家及地区	化学名	中文名称	要求（浓度、范围等）	

序号	CAS 号	欧盟							其他备注
		化学名	别名	适用及(或)使用范围	直接用于使用的最大浓度	其他限制和要求	标签上必须标印的使用条件和注意事项	欧盟附录Ⅲ中的序号	
		cyclohexene				按照第 19(1)(g)条款标识在成分表中: - 驻留类产品:0.001%; - 淋洗类产品:0.01% 过氧化物含量小于20mmol/L(就原料而非成品而言)			
104	5989-54-8	l-Limonene;(S)-p-Mentha-1,8-diene	Limonene			过氧化物含量小于20mmol/L(就原料而非成品而言)		167	
105	61693-42-3	3-Amino-2,4-dichlorophenol and its hydrochloride	3-Amino-2,4-dichlorophenol	a) 氧化型染发产品中的染发剂 b) 非氧化型染发产品中的染发剂	b) 1.5%(以盐酸盐计)	a) 在氧化条件下混合后,涂抹于头发的最大使用浓度不得超过 1.5%(以盐酸盐计)	a) 标签上需要标注的信息: 调配比例。 "可能引起严重过敏反应。 阅读并遵循使用说明。 16岁以下的人不宜使用。 暂时性"黑色海娜"文身可能增加过敏风险。 出现以下情况,不要染发: - 脸上有皮疹,头皮敏感、发痒或破损。 - 曾在染发后有过敏反应症状。 - 曾在使用暂时性"黑色海娜"文身后有过敏反应症状。"	227	染发剂
106	65996-98-7	Terpenes and terpenoids with the exception of limonene (d-,l-,and dl-isomers) listed under reference numbers 88, 167 and 168 of this Annex Ⅲ				过氧化物含量小于10mmol/L(就原料而非成品而言)		129	
107	66095-81-6	2-[(2-Methoxy-4-nitrophenyl)amino]ethanol and its salts	2-Hydroxy-ethylamino-5-nitroanisole	非氧化型染发产品中的染发剂	0.20%	不和亚硝基化试剂(Nitrosating agents)一起使用;亚硝胺最大含量为 50μg/kg;存放于无亚硝酸盐的容器内		236	染发剂
108	67-56-1	Methanol	Methyl Alcohol	乙醇和异丙醇的变性剂	5%[以乙醇和异丙醇的含量计算(as a% ethanol and isopropyl alcohol)]			52	

续表

韩国			其他国家及地区				《化妆品安全技术规范》修订情况
化学名	中文名称	要求（浓度、范围等）	国家及地区	化学名	中文名称	要求（浓度、范围等）	

序号	CAS 号	欧盟							其他备注
		化学名	别名	适用及(或)使用范围	直接用于使用的最大浓度	其他限制和要求	标签上必须标印的使用条件和注意事项	欧盟附录Ⅲ中的序号	
109	67634-00-8	Allyl isoamyloxyacetate	Isoamyl Allylglycolate			酯中游离的烯丙醇的含量应少于0.1%		147	
110	67634-01-9	Allyl 2-methylbutoxyacetate	Allyl 2-methylbutoxyacetate			酯中游离的烯丙醇的含量应少于0.1%		148	
111	68132-80-9	Allyl trime-thylhexanoate	Allyl trime-thylhexanoate			酯中游离的烯丙醇的含量应少于0.1%		151	
112	68391-31-1	Benzenaminium, 3-[(4,5-dihydro-3-methyl-5-oxo-1-phenyl-1H-pyrazol-4-yl)azo]-N,N,N-trimethyl-chloride	Basic Yellow 57	非氧化型染发产品中的染发剂	2.0%			262	染发剂
113	68901-15-5	Allyl cyclohexyloxyacetate	Allyl cyclohexyloxy-yacetate			酯中游离的烯丙醇的含量应少于0.1%		146	
114	68917-63-5	Terpenes and terpenoids				过氧化物含量小于10mmol/L(就原料而非成品而言)		130	
115	68956-56-9	Terpene hydrocarbons				过氧化物含量小于10mmol/L(就原料而非成品而言)		128	
116	69103-01-1	Terpene alcohols acetates[注释:欧盟收录的物质是萜醇类化合物(Terpene alcohols)的乙酯]				过氧化物含量小于10mmol/L(就原料而非成品而言)		127	
117	71500-37-3	Allyl 3,5,5-trimethyl-hexanoate	Allyl 3,5,5-trimethylhexa-noate			酯中游离的烯丙醇的含量应少于0.1%		145	
118	7469-77-4	1-Hydroxy-2-methy naphthalene	2-Methyl-1-Naphthol	氧化型染发产品中的染发剂		在氧化条件下混合后,涂抹于头发的最大使用浓度不得超过2.0%[当产品配方中同时含有2-甲基-1-萘酚(2-Methyl-1-Naphthol)和1-乙酰氧基-2-甲基萘(1-Acetoxy-2-Methylnaphthalene),头部使用2-甲基-1-萘酚(2-Methyl-1-Naphthol)的最大含量不得超过2.0%。]	标签上需要标注的信息:调配比例。"可能引起严重过敏反应。阅读并遵循使用说明。16岁以下的人不宜使用。暂时性"黑色海娜"文身可能增加过敏风险。出现以下情况,不要染发:- 脸上有皮疹,头皮敏感、发痒或破损。- 曾在染发后有过敏反应症状。- 曾在使用暂时性"黑色海娜"文身后有过敏反应症状。"	213	染发剂
119	7493-72-3	Allyl nonanoate	Allyl nonanoate			酯中游离的烯丙醇的含量应少于0.1%		149	
120	7493-74-5	Allyl phenoxy-acetate; 2-Propenyl Phe-noxyacetate	Allyl phenoxyacetate			酯中游离的烯丙醇的含量应少于0.1%		143	

续表

韩国			其他国家及地区				《化妆品安全技术规范》修订情况
化学名	中文名称	要求（浓度、范围等）	国家及地区	化学名	中文名称	要求（浓度、范围等）	

序号	CAS 号	欧盟							
		化学名	别名	适用及(或)使用范围	直接用于使用的最大浓度	其他限制和要求	标签上必须标印的使用条件和注意事项	欧盟附录Ⅲ中的序号	其他备注
121	78-70-6	7-dimethyl-1,6-Octadien-3-ol,3,	Linalool			当所含含量超过下列情况时,该物质必须按照第 19(1)(g)条款标识在成分表中: - 驻留类产品:0.001%; - 淋洗类产品:0.01%		84	
122	80062-31-3	1-Methylamino-2-nitro-5-(2,3-dihydroxy-propyloxy)-benzene	2-Nitro-5-Glyceryl Methylaniline	a) 氧化型染发产品中的染发剂 b) 非氧化型染发产品中的染发剂	b) 1.0%	a) 在氧化条件下混合后,涂抹于头发的最大使用浓度不得超过 0.8% a) 和 b):不和亚硝基化试剂(Nitrosating agents)一起使用;亚硝胺最大含量为 50μg/kg;存放于无亚硝酸盐的容器内	a) 标签上需要标注的信息: 调配比例。 "可能引起严重过敏反应。 阅读并遵循使用说明。16岁以下的人不宜使用。暂时性"黑色海娜"文身可能增加过敏风险。 出现以下情况,不要染发: - 脸上有皮疹,头皮敏感、发痒或破损。 - 曾在染发后有过敏反应症状。 - 曾在使用暂时性"黑色海娜"文身后有过敏反应症状。"	281	染发剂
123	8006-64-2	Turpentine oil and rectified oil (注释:欧盟收录的物质是从多种松属植物(Pinus species)中提取出来的油以及精馏得到的油)				过氧化物含量小于 10mmol/L(就原料而非成品而言)		125	
124	8006-64-2	Turpentine,steam distilled (Pinus spp.) (注释:欧盟收录的物质是通过蒸馏得到的从多种松属植物(Pinus species)中提取出来的油脂类物质)				过氧化物含量小于 10mmol/L(就原料而非成品而言)		126	
125	8024-12-2	Verbena absolute (*Lippia citriodora* Kunth.)			0.2%			196	
126	80-54-6	2-(4-*tert*-Butylbenzyl)pro-pionaldehyde	Butylphenyl methylpropional			当所含含量超过下列情况时,该物质必须按照第 19(1)(g)条款标识在成分表中: - 驻留类产品:0.001%; - 淋洗类产品:0.01%		83	
127	82576-75-8	Ethanol,2-[(4-amino-2-methyl-5-nitrophenyl)	HC Violet No.1	a) 氧化型染发产	b) 0.28%	a) 在氧化条件下混合后,涂抹于头发的	a) 标签上需要标注的信息:	234	染发剂

韩国			其他国家及地区				《化妆品安全技术规范》修订情况
化学名	中文名称	要求（浓度、范围等）	国家及地区	化学名	中文名称	要求（浓度、范围等）	

序号	CAS号	欧盟							其他备注
		化学名	别名	适用及(或)使用范围	直接用于使用的最大浓度	其他限制和要求	标签上必须标印的使用条件和注意事项	欧盟附录Ⅲ中的序号	
		amino]-and its salts		品中的染发剂 b) 非氧化型染发产品中的染发剂		最大使用浓度不得超过0.25% a)和b):不和亚硝基化试剂(Nitrosating agents)一起使用;亚硝胺最大含量为50µg/kg;存放于无亚硝酸盐的容器内	调配比例。 "可能引起严重过敏反应。 阅读并遵循使用说明。 16岁以下的人不宜使用。 暂时性"黑色海娜"文身可能增加过敏风险。 出现以下情况,不要染发: - 脸上有皮疹,头皮敏感、发痒或破损。 - 曾在染发后有过敏反应症状。 - 曾在使用暂时性"黑色海娜"文身后有过敏反应症状。" b) 标签上需要标注的信息: "可能引起严重过敏反应。 阅读并遵循使用说明。 16岁以下的人不宜使用。 暂时性"黑色海娜"文身可能增加过敏风险。 出现以下情况,不要染发: - 脸上有皮疹,头皮敏感、发痒或破损。 - 曾在染发后有过敏反应症状。 - 曾在使用暂时性"黑色海娜"文身后有过敏反应症状。"		
128	84012-35-1	*Pinus sylvestris* oil and extract (注释:欧盟收录的物质是从欧洲赤松(Pinus sylvestris)中提取出来的油和提取物)				过氧化物含量小于10mmol/L(就原料而非成品而言)		110	
129	84540-47-6	6-Hydroxy-3,4-dimethyl-2-pyridone	2,6-Dihydroxy-3,4-dimethyl-pyridine	氧化型染发产品中的染发剂		在氧化条件下混合后,涂抹于头发的最大使用浓度不得超过1.0%	标签上需要标注的信息: 调配比例。 "可能引起严重过敏反应。 阅读并遵循使用说明。 16岁以下的人不宜使用。 暂时性"黑色海娜"文身可能增加过敏风险。 出现以下情况,不要染	218	染发剂

韩国			其他国家及地区				《化妆品安全技术规范》修订情况
化学名	中文名称	要求 （浓度、范围等）	国家及地区	化学名	中文名称	要求 （浓度、范围等）	

序号	CAS 号	欧盟							其他备注
		化学名	别名	适用及(或)使用范围	直接用于使用的最大浓度	其他限制和要求	标签上必须标印的使用条件和注意事项	欧盟附录Ⅲ中的序号	
							发: - 脸上有皮疹,头皮敏感、发痒或破损。 - 曾在染发后有过敏反应症状。 - 曾在使用暂时性"黑色海娜"文身后有过敏反应症状。"		
130	846-70-8	Disodium 5, 7-dinitro-8-oxido-2-naphthalenesulfonate	Acid Yellow 1	a) 氧化型染发产品中的染发剂 b) 非氧化型染发产品中的染发剂	b) 0.2%	a) 在氧化条件下混合后,涂抹于头发的最大使用浓度不得超过 1.0%	a) 标签上需要标注的信息: 调配比例。 "可能引起严重过敏反应。 阅读并遵循使用说明。 16岁以下的人不宜使用。 暂时性"黑色海娜"文身可能增加过敏风险。 出现以下情况,不要染发: - 脸上有皮疹,头皮敏感、发痒或破损。 - 曾在染发后有过敏反应症状。 - 曾在使用暂时性"黑色海娜"文身后有过敏反应症状。"	214	染发剂
131	84696-07-1	*Cupressus sempervirens* oil and extract (注释:欧盟收录的物质是从地中海柏木(*Cupressus sempervirens*)中提取出来的油和提取物)				过氧化物含量小于 10mmol/L(就原料而非成品而言)		123	
132	85085-34-3	*Abies balsamea* oil and extract (注释:欧盟收录的物质是从香脂冷杉(*Abies balsamea*)中提取出来的油和提取物)				过氧化物含量小于 10mmol/L(就原料而非成品而言)		107	
133	857035-95-1	2,3-Diamino-6,7-dihydro-1H,5H-pyrazolo[1,2-a]Pyrazol-1-one dimethanesulfonate	2,3-Diaminodihydr opyrazolopyrazolone Dimethosulfonate	氧化型染发产品中的染发剂		在氧化条件下混合后,涂抹于头发的最大使用浓度不得超过 2.0%	标签上需要标注的信息: 调配比例。 "可能引起严重过敏反应。 阅读并遵循使用说明。 16岁以下的人不宜使用。 暂时性"黑色海娜"文身可能增加过敏风险。 出现以下情况,不要染	279	染发剂

续表

韩国			其他国家及地区				《化妆品安全技术规范》修订情况
化学名	中文名称	要求（浓度、范围等）	国家及地区	化学名	中文名称	要求（浓度、范围等）	

序号	CAS 号	欧盟							其他备注
		化学名	别名	适用及(或)使用范围	直接用于使用的最大浓度	其他限制和要求	标签上必须标印的使用条件和注意事项	欧盟附录Ⅲ中的序号	
							发: - 脸上有皮疹,头皮敏感、发痒或破损。 - 曾在染发后有过敏反应症状。 - 曾在使用暂时性"黑色海娜"文身后有过敏反应症状。"		
134	85765-48-6	1-(beta-Aminoethyl) amino-4-(beta-hydroxyethyl)oxy-2-nitrobenzene and its salts	HC Orange No.2	非氧化型染发产品中的染发剂	1.00%	不和亚硝基化试剂(Nitrosating agents)一起使用;亚硝胺最大含量为50μg/kg;存放于无亚硝酸盐的容器内	标签上需要标注的信息:调配比例。"可能引起严重过敏反应。阅读并遵循使用说明。16岁以下的人不宜使用。暂时性"黑色海娜"文身可能增加过敏风险。出现以下情况,不要染发: - 脸上有皮疹,头皮敏感、发痒或破损。 - 曾在染发后有过敏反应症状。 - 曾在使用暂时性"黑色海娜"文身后有过敏反应症状。"	233	染发剂
135	86419-69-4	1-Methoxy-3-(β-amnoethyl)amino-4-nitrobenzene, hydrochloride	HC Yellow No.9	非氧化型染发产品中的染发剂	0.5%(以盐酸盐计)	不和亚硝基化试剂(Nitrosating agents)一起使用;亚硝胺最大含量为50μg/kg;存放于无亚硝酸盐的容器内		259	染发剂
136	90028-67-4	Treemoss extract	Evernia furfuracea extract			当所含含量超过下列情况时,该物质必须按照第19(1)(g)条款标识在成分表中: - 驻留类产品:0.001%; - 淋洗类产品:0.01%		92	
137	90028-68-5	Oak moss extract	Evernia prunastri extract			当所含含量超过下列情况时,该物质必须按照第19(1)(g)条款标识在成分表中: - 驻留类产品:0.001%; - 淋洗类产品:0.01%		91	
138	90028-76-5	Abies alba oil and extract (注释:欧盟收录的物质是从欧洲冷杉(Abies alba)中提取出来的油和提取物)				过氧化物含量小于10mmol/L(就原料而非成品而言)		103	

续表

韩国			其他国家及地区				《化妆品安全技术规范》修订情况
化学名	中文名称	要求（浓度、范围等）	国家及地区	化学名	中文名称	要求（浓度、范围等）	

序号	CAS 号	欧盟							
		化学名	别名	适用及（或）使用范围	直接用于使用的最大浓度	其他限制和要求	标签上必须标印的使用条件和注意事项	欧盟附录Ⅲ中的序号	其他备注
139	9005-90-7	Turpentine gum（Pinus spp.）（注释：欧盟收录的物质是从多种松属植物（Pinus species）中提取出来的油脂类物质）				过氧化物含量小于10mmol/L（就原料而非成品而言）		124	
140	90082-72-7	Pinus mugo oil and extract（注释：欧盟收录的物质是从Pinus mugo（欧洲山松）中提取出来的油和提取物）				过氧化物含量小于10mmol/L（就原料而非成品而言）		109	
141	90082-73-8	Pinus mugo pumilio oil and extract（注释：欧盟收录的物质是从Pinus mugo pumilio（偃松）中提取出来的油和提取物）				过氧化物含量小于10mmol/L（就原料而非成品而言）		108	
142	90082-74-9	Pinus nigra oil and extract（注释：欧盟收录的物质是从欧洲黑松（Pinus nigra）中提取出来的油和提取物）				过氧化物含量小于10mmol/L（就原料而非成品而言）		111	
143	90082-75-0	Pinus pinaster oil and extract（注释：欧盟收录的物质是从海岸松（Pinus palustris中提取出来的油和提取物）				过氧化物含量小于10mmol/L（就原料而非成品而言）		113	
144	90131-58-1	Thuja occidentalis oil and extract（注释：欧盟收录的物质是从金钟柏（Thuja occidentalis）中提取出来的油和提取物）				过氧化物含量小于10mmol/L（就原料而非成品而言）		119	
145	91-56-5	1H-Indole-2,3-Dione	Isatin	非氧化型染发产品中的染发剂	1.6%		标签上需要标注的信息：调配比例。"可能引起严重过敏反应。阅读并遵循使用说明。16岁以下的人不宜使用。暂时性"黑色海娜"文身可能增加过敏风险。出现以下情况，不要染发：- 脸上有皮疹、头皮敏感、发痒或破损。- 曾在染发后有过敏反应	210	染发剂

韩国			其他国家及地区				《化妆品安全技术规范》修订情况
化学名	中文名称	要求（浓度、范围等）	国家及地区	化学名	中文名称	要求（浓度、范围等）	

序号	CAS 号	欧盟						欧盟附录Ⅲ中的序号	其他备注
		化学名	别名	适用及(或)使用范围	直接用于使用的最大浓度	其他限制和要求	标签上必须标印的使用条件和注意事项		
							症状。 - 曾在使用暂时性"黑色海娜"文身后有过敏反应症状。"		
146	91-64-5	2H-1-Benzopyran-2-one	Coumarin			当所含含量超过下列情况时,该物质必须按照第19(1)(g)条款标识在成分表中: - 驻留类产品:0.001%; - 淋洗类产品:0.01%		77	
147	91697-89-1	Abies sibirica oil and extract(注释:欧盟收录的物质是从西伯利亚冷杉(Abies sibirica)中提取出来的油和提取物				过氧化物含量小于10mmol/L(就原料而非成品而言)		106	
148	91722-19-9	Picea mariana oil and extract(注释:欧盟收录的物质是从黑云杉(Picea mariana)中提取出来的油和提取物)				过氧化物含量小于10mmol/L(就原料而非成品而言)		118	
149	92128-34-2	Abies pectinata oil and extract(注释:欧盟收录的物质是从梳状冷杉(Abies pectinata)中提取出来的油和提取物				过氧化物含量小于10mmol/L(就原料而非成品而言)		105	
150	92201-55-3	Cedrus atlantica oil and extract(注释:欧盟收录的物质是从北非雪松(Cedrus atlantica)中提取出来的油和提取物)				过氧化物含量小于10mmol/L(就原料而非成品而言)		122	
151	92202-04-5	Pinus cembra oil and extract(注释:欧盟收录的物质是从 Pinus cembra(欧洲五针松)中提取出来的油和提取物)				过氧化物含量小于10mmol/L(就原料而非成品而言)		116	
152	93-15-2	1,2-Dimethoxy-4-(2-propenyl)-benzene	Methyl eugenol	a)香水 b)淡香水 c)香膏 d)其他驻留类及口腔产品 e)淋洗类产品	a)0.01% b)0.004% c)0.002% d)0.0002% e)0.001%			102	

续表

韩国			其他国家及地区				《化妆品安全技术规范》修订情况
化学名	中文名称	要求（浓度、范围等）	国家及地区	化学名	中文名称	要求（浓度、范围等）	

序号	CAS 号	欧盟							
		化学名	别名	适用及(或)使用范围	直接用于使用的最大浓度	其他限制和要求	标签上必须标印的使用条件和注意事项	欧盟附录Ⅲ中的序号	其他备注
153	94266-48-5	*Pinus* species oil and extract (注释:欧盟收录的物质是从松属植物(*Pinus species*)中提取出来的油和提取物)				过氧化物含量小于10mmol/L(就原料而非成品而言)		115	
154	94334-26-6	*Pinus cembra* extract acetylated (注释:欧盟收录的物质是从 *Pinus cembra*(欧洲五针松)中提取出来的提取物的乙酰化物)				过氧化物含量小于10mmol/L(就原料而非成品而言)		117	
155	95576-89-9+ 95576-92-4	1-Amino-2-nitro-4-(2′,3′-dihydroxypropyl)amino-5-chlorobenzene+1,4-bis-(2′,3′-dihydroxypropyl)amino-2-nitro-5-chlorobenzene	HC Red No.10 +HC Red No.11	a)氧化型染发产品中的染发剂 b)非氧化型染发产品中的染发剂	b) 2.0%	a) 在氧化条件下混合后,涂抹于头发的最大使用浓度不得超过1.0% a)和b):不和亚硝基化试剂(Nitrosating agents)一起使用;亚硝胺最大含量为50μg/kg;存放于无亚硝酸盐的容器内	a)标签上需要标注的信息: 调配比例。 "可能引起严重过敏反应。 阅读并遵循使用说明。 16岁以下的人不宜使用。 暂时性"黑色海娜"文身可能增加过敏风险。 出现以下情况,不要染发: - 脸上有皮疹,头皮敏感、发痒或破损。 - 曾在染发后有过敏反应症状。 - 曾在使用暂时性"黑色海娜"文身后有过敏反应症状。"	250	染发剂
156	97435-14-8	*Pinus palustris* oil and extract [注释:欧盟收录的物质是从长叶松 *Pinus palustris* 中提取出来的油和提取物]				过氧化物含量小于10mmol/L(就原料而非成品而言)		112	
157	97-53-0	Phenol,2-methoxy-4-(2-propenyl)	Eugenol			当所含含量超过下列情况时,该物质必须按照第19(1)(g)条款标识在成分表中: - 驻留类产品:0.001%; - 淋洗类产品:0.01%		71	
158	97-54-1 /	Phenol,2-methoxy-4-(1-propenyl)-	Isoeugenol	(a) 口腔产品 (b) 其他产品	(b) 0.02%	(a)和(b) 当所含含量超过下列情况时,该物质必须按照第19(1)(g)条款标识在成分表中: - 驻留类产品:		73	

韩国			其他国家及地区				《化妆品安全技术规范》修订情况
化学名	中文名称	要求 （浓度、范围等）	国家及 地区	化学名	中文 名称	要求 （浓度、范围等）	

序号	CAS号	欧盟							
		化学名	别名	适用及(或)使用范围	直接用于使用的最大浓度	其他限制和要求	标签上必须标印的使用条件和注意事项	欧盟附录Ⅲ中的序号	其他备注
						0.001%； - 淋洗类产品:0.01%			
159	97676-05-6	*Pinus pumila* oil and extract [注释:欧盟收录的物质是从 *Pinus pumila*(长松)中提取出来的油和提取物]				过氧化物含量小于10mmol/L(就原料而非成品而言)		114	
160	99-56-9	4-Nitro-1,2-phenylenediamine	4-Nitro-1,2-phenylenediamine	氧化型染发产品中的染发剂		在氧化条件下混合后,涂抹于头发的最大使用浓度不得超过0.5%	标签上需要标注的信息:调配比例。"可能引起严重过敏反应。阅读并遵循使用说明。16岁以下的人不宜使用。暂时性"黑色海娜"文身可能增加过敏风险。出现以下情况,不要染发: - 脸上有皮疹,头皮敏感、发痒或破损。 - 曾在染发后有过敏反应症状。 - 曾在使用暂时性"黑色海娜"文身后有过敏反应症状。"	240	染发剂
161	99788-75-7	9,10-Anthracenedione,1,4-bis[(2,3-dihydroxypropyl)amino]-	HC Blue No.14	非氧化型染发产品中的染发剂	0.30%	不和亚硝基化试剂(Nitrosating agents)一起使用;亚硝胺最大含量为50μg/kg;存放于无亚硝酸盐的容器内		264	染发剂
162	99-85-4	*gamma*-Terpinene; *p*-Mentha-1,4-diene	*gamma*-Terpinene			过氧化物含量小于10mmol/L(就原料而非成品而言)		132	
163	99-86-5	*alpha*-Terpinene; *p*-Mentha-1,3-diene	*alpha*-Terpinene			过氧化物含量小于10mmol/L(就原料而非成品而言)		131	
164									
165									
166	1317-25-5 97-59-6								
167	13959-02-9								
168	15763-48-1								

韩国			其他国家及地区				《化妆品安全技术规范》修订情况
化学名	中文名称	要求（浓度、范围等）	国家及地区	化学名	中文名称	要求（浓度、范围等）	
Ethanol；Boric acid；Sodium lauryl sulphate（4：1：1）	乙醇：硼酸：月桂醇硫酸钠（4：1：1）	12%,仅用于外阴部清洗产品 其他产品禁用					
RH Oligopeptide-1（Epidermal Growth Factor）	RH 寡肽 -1（表皮生长因子）	0.001%					
Allantoin Chlorohydroxy Aluminium（Alcoloxa）	尿囊素氯羟铝	1%	日本	aluminum chlorohydroxy allantoinate	尿囊素羟基氯化铝	对所有化妆品都限制的成分,化妆品中最大使用量为 1%	
Vitamin E（Tocopherol）	生育酚（维生素 E）	20%					
Photosensitives	感光素	0.002%					

序号	CAS 号	欧盟							
		化学名	别名	适用及(或)使用范围	直接用于使用的最大浓度	其他限制和要求	标签上必须标印的使用条件和注意事项	欧盟附录Ⅲ中的序号	其他备注
	1463-95-2 21034-17-3								
169	52-90-4 52-89-1								
170	57-13-6								
171	103-23-1								
172	107-98-2								
173	108-65-6; 84540-57-8								
174	118-55-8								
175	119-36-8								
176	12042-91-0; 1327-41-9; 173762-81-7; 173762-82-8; 10284-64-7; 173720-80-4; 180324-83-8; 11097-68-0;								

续表

韩国			其他国家及地区				《化妆品安全技术规范》修订情况
化学名	中文名称	要求（浓度、范围等）	国家及地区	化学名	中文名称	要求（浓度、范围等）	
Photosensitives #101 (platonin) Photosensitives #201 (quaternium-73) Photosensitives #301 (quaternium-51) Photosensitives #401 (quaternium-45) and other Photosensitives	感光素101（普拉通宁） 感光素201（季铵盐-73） 感光素301（季铵盐-51） 感光素401（季铵盐-45） 以及其他感光素						
Cysteine, Acetyl cysteine and its Salts	半胱氨酸,乙酰半胱氨酸及其盐类	（1）烫发产品用半胱氨酸限量为3.0%~7.5%（以半胱氨酸计）;但是对于两剂加热型烫发产品,半胱氨酸为1.5%~5.5%（以半胱氨酸计） （2）可配合使用稳定剂巯基乙酸1.0%;添加的巯基乙酸最大量为1.0%时,主成分半胱氨酸的量不能超过6.5%					
Urea	尿素	10%	加拿大	Urea	尿素	10%,需在洗澡水中稀释的产品,其尿素浓度可超过10%	
			加拿大	Diethylhexyl Adipate	二乙基羟胺	浓度在6.0%以上禁止用于免洗型润肤霜	
			加拿大	Methoxyisopropanol	甲氧基异丙醇	2-甲氧基丙醇(1589-47-5)浓度在0.5%或以上时禁止使用	
			加拿大	Methoxyisopropyl acetate	乙酸甲氧基异丙酯	2-甲氧基丙醇(1589-47-5)和/或2-甲氧基-1-丙醇乙酸酯(70657-70-4)二者浓度等于或超过0.5%时禁止使用	
			日本	Phenyl salicylate	水杨酸苯酯	对所有化妆品都限制的成分,化妆品中最大使用量为1.0%	
			加拿大	Methyl salicylate	水杨酸甲酯	1%	
			加拿大	Aluminum chlorohydrate and its associated complexes	氢氯酸铝及其相关配合物	25%（以无水计）,禁止与氯化铝,其他氢氯酸铝配合物或铝锆配合物一起使用	

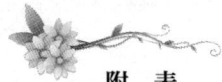

序号	CAS 号	欧盟								
		化学名	别名	适用及(或)使用范围	直接用于使用的最大浓度	其他限制和要求	标签上必须标印的使用条件和注意事项	欧盟附录Ⅲ中的序号	其他备注
	173763-15-0; 242812-86-8; 173763-16-1; 245090-60-2								
177	150-76-5								
178	1948-33-0								
179	50-28-2 53-16-7 57-63-6								
180	56-81-5								
181	68-26-8; 127-47-9; 79-81-2								
182	7085-85-0; 137-05-3; 10586-17-1								

韩国			其他国家及地区				《化妆品安全技术规范》修订情况
化学名	中文名称	要求（浓度、范围等）	国家及地区	化学名	中文名称	要求（浓度、范围等）	
			加拿大	p-Hydroxyanisole	p- 羟基茴香醚	人造指甲系统中的允许使用浓度为不超过 0.02%（混合后），仅供专业使用。化妆品的内外标签应标注以下类似警示语："仅供专业使用"，"避免皮肤接触"，"请仔细阅读使用说明"	
			加拿大	TBHQ	TBHQ	0.1%	
			日本	Estradiol Estrone Ethinylestradiol	雌二醇 雌酮 乙炔雌二醇	(1) 用于头部、黏膜或口腔内以外的不含有脂肪族低级一元醇的化妆品（含以溶解配合成分为目的添加的该类醇），100g 中最大配合量 50000 国际单位（总量） (2) 用于头部、黏膜或口腔内以及其他部位含有脂肪族低级一元醇的化妆品（以溶解配合成分为目的添加的该类醇除外），100g 中最大配合量 20000 国际单位（总量）	
			加拿大	Glycerin	丙三醇	含丙三醇的口腔类和免洗类产品的制造商必须确保所用原料符合公认药典（如最新版美国药典（USP）甘油专论）中关于二甘醇（DEG）杂质的规定	
			加拿大	Retinol and its esters	视黄醇及其酯类	允许使用浓度为不超过 1.0% 视黄醇等同物。 NB：请注意视黄醇和其他视黄醇等同物之间的转换因子。例如，1.0% W/W 视黄醇等同于 1.15% W/W 视黄醇乙酸酯，以及 1.83% W/W 棕榈酸视黄酯	
			加拿大	Cyanoacrylate-based adhesives	氰基丙烯酸酯基粘合剂	眼睛区域假睫毛所用胶黏剂，胶水制造商和 / 或分销商必须向加拿大卫生部提供以下安全性证明： d. 培训方法说明； e. 提交所有培制材料；和 f. 知会公司限制销售以及合格并接受过相关训练的人员使用该产品的方法说明。	

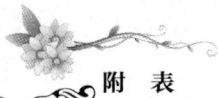

序号	CAS 号	欧盟								
		化学名	别名	适用及(或)使用范围	直接用于使用的最大浓度	其他限制和要求	标签上必须标印的使用条件和注意事项	欧盟附录Ⅲ中的序号	其他备注
183	7446-70-0;7784-13-6								
184	76-22-2								
185	7632-04-4								
186	7789-38-0								
187	79-41-4								
188	8000-48-4								
189	8014-17-3								
190	8016-24-8;89958-21-4								
191	8016-84-0								

韩国			其他国家及地区				《化妆品安全技术规范》修订情况
化学名	中文名称	要求（浓度、范围等）	国家及地区	化学名	中文名称	要求（浓度、范围等）	
						化妆品内外标签应标注以下类似警示语：警告：该产品可瞬时黏住皮肤。避免接触眼睛、嘴和皮肤。远离儿童。黏合眼睑咨询医生。黏合皮肤：浸泡并轻轻剥离。不可用于眼周	
			加拿大	Aluminum Chloride	氯化铝	15%（以六水合氯化铝计），禁止在液化喷雾罐中盛装含有氯化铝的除臭类和止汗类化妆品。含有氯化铝的除臭类和止汗类化妆品必须以水溶液的形式使用。禁止与氢氯酸铝或其配合物或铝锆配合物一起使用。所有含有氯化铝的除臭类和止汗类化妆品需在内外标签处分别以英语和法语标注以下类似警示语："如果出现皮疹或过敏，请停止使用"以及"请不要在破损皮肤处使用"	
			加拿大	Camphor	樟脑	3%	
			加拿大	Sodium perborate	过硼酸钠	参见"过氧化氢和过氧化氢生成化合物"	
			加拿大	Sodium bromate	溴酸钠	根据2001年9月30日发表的《消费者化学制品和容器条例》第二部分，化妆品中溴酸钠含量≥600mg时，需盛装在儿童安全容器中，且产品内外标签应标注以下类似警示语：本产品含有溴酸钠，有毒，勿让儿童接触，如果不慎摄入应立即联系毒物控制中心或医生。	
			加拿大	Methacrylic acid	甲基丙烯酸	甲基丙烯酸浓度在5%以上的化妆品，需在内外标签处分别以英语和法语标注以下类似警示语："本产品含有甲基丙烯酸，有毒，勿让儿童接触"和"如果不慎摄入，应立即联系毒物控制中心或医生。"	
			加拿大	Eucalyptus oil	桉叶油	25%	
			加拿大	Citrus reticulataleaf oil	柑橘叶油	驻留型产品：0.1%	
			加拿大	Cannabis sativa seed oil	大麻籽油	按照《工业大麻规定》，THC（D-9-四氢大麻酚）允许使用浓度为低于10μg／g	
			加拿大	Tagetesoil and absolute	万寿菊油和净油	驻留型产品允许使用浓度为不超过0.01%	

序号	CAS号	欧盟								
		化学名	别名	适用及(或)使用范围	直接用于使用的最大浓度	其他限制和要求	标签上必须标印的使用条件和注意事项	欧盟附录Ⅲ中的序号	其他备注
192	831-52-7								
193	85-91-6								
194	97-63-2								
195									
196									
197									
198									
199									
200									
201									
202									
203									
204									

韩国			其他国家及地区				《化妆品安全技术规范》修订情况
化学名	中文名称	要求(浓度、范围等)	国家及地区	化学名	中文名称	要求(浓度、范围等)	
			加拿大	Sodium picramate	苦氨酸钠	0.001%	
			加拿大	Methyl *N*-methyl anthranilate	N-甲基邻氨基苯甲酸甲酯	0.10%	
			加拿大	Ethyl methacrylate	甲基丙烯酸乙酯	化妆品标签应标注以下类似警示语:"避免接触皮肤。"	
			加拿大	Hydrolyzed Hemp seed protein	水解大麻籽蛋白	按照《工业大麻规定》,允许使用浓度 THC(D-9-四氢大麻酚)低于 10μg/g	
			日本	Aminoether type antihistamines	氨基醚类抗组胺剂	仅用于头部的化妆品,限量为0.01%;不得用于头部以外的化妆品	
			美国	hexachlorophere	六氯苯	可作为化妆品中的防腐剂在皮肤上外用,但不允许用于黏膜,如唇部	
			日本	polyoxyethylene laurylether(8-10E.O.)	聚氧乙烯月桂基醚	对所有化妆品都限制的成分,2%	
			日本	Zirconium	锆	根据化妆品的种类及使用目的而有配合限制的成分(气雾剂)不得使用	
			日本	Thiram	二硫四甲秋兰姆	根据化妆品的种类及使用目的而有配合限制的成分肥皂,香波等淋洗类产品0.5%;肥皂,香波等淋洗类以外的产品0.3%	
			日本	Undecylenic acid monoethanolamide	十一烯酸单乙醇酰胺	根据化妆品的种类及使用目的而有配合限制的成分(肥皂,香波等淋洗类以外的产品)不得使用	
			日本	2-(2-Hydroxy-5-methylphenyl)benzotriazole	2-(2-羟基-5-甲苯基)苯并三唑	根据化妆品的种类及使用目的而有配合限制的成分(肥皂,香波等淋洗类以外的产品)7.0%	
			日本	Sodium lauroyl sarcosinate	月桂酰肌氨酸钠	根据化妆品的种类及使用目的而有配合限制的成分(肥皂,香波等淋洗类以外的产品)不得使用牙膏 0.5%	
			日本	*Phus Jujuba* fruit extract	枣(*Ziziphus jujuba*)果提取物	根据化妆品的类别而有配合限制的成分(1)非黏膜类使用的淋洗类化妆品,无具体限量值;(2)非黏膜类使用的非淋洗类化妆品,无具体限量值;(3)黏膜使用淋洗类和非淋洗类化妆品,5%	

序号	CAS号	欧盟							
		化学名	别名	适用及(或)使用范围	直接用于使用的最大浓度	其他限制和要求	标签上必须标印的使用条件和注意事项	欧盟附录Ⅲ中的序号	其他备注
205									
206									
207									

附表5 《化妆品卫生规范》(2007年版)中表4 限用防腐

表4 化妆品组分中限用防腐剂				欧盟						日本					
序号	中文名称	化妆品中最大允许使用浓度	使用范围和限制条件	标签上必须标印的使用条件和注意事项	序号	化妆品中最大允许使用浓度	使用范围和限制条件	标签上必须标印的使用条件和注意事项	信息来源	注释	序号	化妆品中最大允许使用浓度(100g完成品中的最大配合量)	使用范围和限制条件	标签上必须标印的使用条件和注意事项	信息来源	注释	英文名称
1	2-溴-2-硝基丙烷-1,3二醇	0.10%	避免形成亚硝胺		21	0.10%		避免形成亚硝胺	化妆品法规1223/2009								
2	5-溴-5硝基-1,3-二噁烷	0.10%	仅用于淋洗类产品;避免形成亚硝胺		20	0.10%		仅用于淋洗类产品;避免形成亚硝胺	化妆品法规1223/2009								
3	7-乙基二环噁唑啉	0.30%	禁用于口腔卫生产品和接触黏膜的产品		49	0.30%		禁用于口腔卫生产品和接触黏膜的产品	化妆品法规1223/2009								
4	烷基(C12-C22)三	0.10%			44	0.10%			委员会法规866/2014	欧盟法规附录Ⅲ的跨表收录中,第Ⅲ(286)项和第(287)项的收录形式							

续表

韩国			其他国家及地区				《化妆品安全技术规范》修订情况
化学名	中文名称	要求（浓度、范围等）	国家及地区	化学名	中文名称	要求（浓度、范围等）	
			日本	Thioctic acid	硫辛酸	根据化妆品的类别而有配合限制的成分（1）非黏膜类使用的淋洗类化妆品，0.01%；	
			日本	Ubiquinone	辅酶	根据化妆品的类别而有配合限制的成分（1）非黏膜类使用的淋洗类化妆品，0.03%；（2）非黏膜类使用的非淋洗类化妆品，0.03%；（3）黏膜使用淋洗类和非淋洗类化妆品，不得使用	
			美国	Mercury compounds	含汞化合物	1）在GMP的生产条件下，痕量汞的存在无法避免，化妆品中含量不超过0.001%以汞计，2）在没有其他安全有效的防腐剂可用的情况下，作为防腐剂用于眼部化妆品中并且浓度不超过0.0065%以汞计	

剂在其他国家和地区的收录情况

韩国					加拿大					《化妆品安全技术规范》修订情况
序号	化妆品中最大允许使用浓度	使用范围和限制条件	标签上必须标印的使用条件和注意事项	信息来源	注释	序号	化妆品中最大允许使用浓度	使用范围和限制条件	信息来源	注释	
20	0.1%	避免形成亚硝胺		化妆品安全标准等相关规定		2	0.10%	禁止用于含有胺或酰胺的配方中	加拿大化妆品成分清单中的限用清单		
19	0.1%	仅用于淋洗类产品；避免形成亚硝胺		化妆品安全标准等相关规定		3	0.10%	禁止用于含有胺或酰胺的配方中	加拿大化妆品成分清单中的限用清单		
											中文名称"7-乙基二环噁唑啉"修改为"7-乙基双环噁唑烷"；删除口腔卫生产品相关规定
30	0.1% 发用产品除外			化妆品安全标准等相关规定							

序号	中文名称	化妆品中最大允许使用浓度	使用范围和限制条件	标签上必须标印的使用条件和注意事项	序号	化妆品中最大允许使用浓度	使用范围和限制条件	标签上必须标印的使用条件和注意事项	信息来源	注释	序号	化妆品中最大允许使用浓度（100g完成品中的最大配合量）	使用范围和限制条件	标签上必须标印的使用条件和注意事项	信息来源	注释	英文名称
	甲基铵溴化物或氯化物(2)									分别为"C16-alkyltrimethylammonium chloride 和 C18-alkyltrimethylammonium chloride"及"C22-alkyltrimethylammonium chloride"							
5	苯扎氯铵,苯扎溴铵,苯扎糖精铵(2)	0.1%(以苯扎氯铵计)		避免接触眼睛	54	0.1%(以苯扎氯铵计)		避免接触眼睛	化妆品法规1223/2009	同时收录于欧盟化妆品法规附录Ⅲ(65)和Ⅴ(54)	收录	无上限(1);0.050g(2)(3)	根据化妆品种类面有配合限制的成分				Benzalkonium chloride
6	苄索氯铵	0.10%	(1)淋洗类产品 (2)口腔卫生用品之外的驻留类产品		53	0.10%	(1)淋洗类产品 (2)口腔卫生用品之外的驻留类产品		化妆品法规1223/2009		收录	0.50g(1); 0.20g(2); 不能配合(3)	(1)非黏膜类使用的即洗类化妆品; (2)非黏膜类使用的非即洗类化妆品; (3)黏膜使用即洗类和非即洗类化妆品	化妆品基准			Benzethonium chloride
7	苯甲酸及其盐类和酯类(2)	0.5%(以酸计)			1	(1)除口腔类产品之外的淋洗类产品:2.5%(以酸计) (2)口腔类产品:1.7%(以酸计) (3)驻留类产品0.5%(以酸计)			化妆品法规1223/2009		收录	0.2g 总量1.0g	对所有化妆品均限制的成分	化妆品基准			Benzoic acid Salts of Benzoic acid
8	苯甲醇(2)	1.00%			34	1.00%			委员会法规344/2013	同时收录于欧盟化妆品法规附录Ⅲ(45)和Ⅴ(34)							
9	甲醛苄醇半缩醛	0.15%	仅用于淋洗类产品		55	0.15%	仅用于淋洗类产品		化妆品法规1223/2009								
10	溴氯芬	0.10%			37	0.10%			化妆品法								

	韩国					加拿大					《化妆品安全技术规范》修订情况
序号	化妆品中最大允许使用浓度	使用范围和限制条件	标签上必须标印的使用条件和注意事项	信息来源	注释	序号	化妆品中最大允许使用浓度	使用范围和限制条件	信息来源	注释	
13	0.1%(以苯扎氯铵计)淋洗类产品; 0.05%(以苯扎氯铵计)其他			化妆品安全标准等相关规定		13	(1)0.1%。 (2)3%	(1) 仅可用作防腐剂(即碳链长度在14个或以下的苯扎氯铵) (2) 仅允许在洗去型洗护发产品中作为调节剂(即含有16个或以上碳的苯扎氯铵)使用	加拿大化妆品成分清单中的限用清单	加拿大未收录苯扎溴铵、苯扎糖精铵含有苯扎氯铵浓度超过0.1%的所有产品需在内外标签处标注以下类似警示语:"避免接触眼睛。"	
14	0.1%	禁用于接触黏膜的产品		化妆品安全标准等相关规定		14	(1) 免洗型产品:0.2% (2) 洗去型产品:0.3%	禁止在黏膜用产品中使用。	加拿大化妆品成分清单中的限用清单		删除口腔卫生产品相关规定
15	0.5%(以酸计) (2.5%(以酸计)淋洗类产品)			化妆品安全标准等相关规定							
16	1%(10%作为溶剂用于染发产品中)			化妆品安全标准等相关规定							
17	0.15%	仅用于淋洗类产品		化妆品安全标准等相关规定							
21	0.10%			化妆品安							

		表4化妆品组分中限用防腐剂			欧盟						日本						
序号	中文名称	化妆品中最大允许使用浓度	使用范围和限制条件	标签上必须标印的使用条件和注意事项	序号	化妆品中最大允许使用浓度	使用范围和限制条件	标签上必须标印的使用条件和注意事项	信息来源	注释	序号	化妆品中最大允许使用浓度(100g完成品中的最大配合量)	使用范围和限制条件	标签上必须标印的使用条件和注意事项	信息来源	注释	英文名称
									规1223/2009								
11	氯己定及其二葡萄糖酸盐,二醋酸盐和二盐酸盐	0.3%(以氯己定表示)			42	0.3%(以氯己定表示)			化妆品法规1223/2009	收录形式为Chlorhexidine, Chlorhexidine Diacetate, Chlorhexidine Digluconate, Chlorhexidine Dihydrochloride	收录	0.10g(1)(2);0.0010g(3)无上限(1);0.050g(2)(3)/0.10g(1);0.050g(2)(3)	(1) 非黏膜类使用的即洗类化妆品;(2) 非黏膜类使用的非即洗类化妆品;(3) 黏膜使用即洗类和非即洗类化妆品		化妆品基准		Chlorhexidine hydrochloride/Chlorhexidine gluconate/Chlorhexidine
12	氯乙酰胺	0.30%		含氯乙酰胺	41	0.3%		含氯乙酰胺	化妆品法规1223/2009								
13	三氯叔丁醇	0.50%	禁用于喷雾产品	含三氯叔丁醇	11	0.50%	禁用于喷雾产品	含三氯叔丁醇	化妆品法规1223/2009		收录	0.10g	对所有化妆品均限制的成分		化妆品基准		Chlorobutanol
14	苄氯酚	0.20%			40	0.20%			化妆品法规1223/2009								
15	氯二甲酚	0.50%			26	0.50%			化妆品法规1223/2009		收录	0.30g(1);0.20g(2)(3)	(1) 非黏膜类使用的即洗类化妆品;(2) 非黏膜类使用的非即洗类化妆品;(3) 黏膜使用即洗类和非即洗类化妆品		化妆品基准		Chloroxylenol
16	氯苯甘醚	0.30%			50	0.30%			化妆品法规1223/2009		收录	0.30g(1)(2);不能配合(3)	(1) 非黏膜类使用的即洗类化妆品;(2) 非黏膜类使		化妆品基准		Dehydroacetic acid and dehydroscetate

序号	化妆品中最大允许使用浓度	使用范围和限制条件	标签上必须标印的使用条件和注意事项	信息来源	注释	序号	化妆品中最大允许使用浓度	使用范围和限制条件	信息来源	注释	《化妆品安全技术规范》修订情况
	韩国						加拿大				
				全标准等相关规定							
44	0.1%(以氯己定表示)不接触黏膜的淋洗类产品; 0.05%(以氯己定表示)其他产品			化妆品安全标准等相关规定		25	0.14%(以氯己定游离碱计算); 0.19%(以醋酸氯己定计); 0.20%(以氯己定二葡糖酸盐计); 0.16%(以盐酸氯己定计)		加拿大化妆品成分清单中的限用清单	氯己定及其盐类	
2014 年 12 月 23 日韩国发布法规修订(2015 年 1 月 23 日起执行),将氯乙酰胺从允许使用的防腐剂清单中删除,虽然并未明确列入禁用组分清单,但由于该原料在化妆品中仅有防腐剂的作用,因此实际上相当于在化妆品中禁用						加拿大禁用该物质(CAS No.79-07-2)					调整为禁用组分
39	0.50%	禁用于喷雾产品		化妆品安全标准等相关规定							
42	0.2%			化妆品安全标准等相关规定							
40	0.50%			化妆品安全标准等相关规定							
43	0.30%			化妆品安全标准等相关规定							

表4 化妆品组分中限用防腐剂				欧盟					日本					
序号	中文名称	化妆品中最大允许使用浓度	使用范围和限制条件	标签上必须标印的使用条件和注意事项	序号	化妆品中最大允许使用浓度	使用范围和限制条件	标签上必须标印的使用条件和注意事项	信息来源	注释	序号	化妆品中最大允许使用浓度（100g完成品中的最大配合量）	使用范围和限制条件	标签上必须标印的使用条件和注意事项	信息来源	注释	英文名称
													用的非即洗类化妆品；（3）黏膜使用即洗类和非即洗类化妆品				
17	氯咪巴唑	0.50%			32	0.50%			化妆品法规1223/2009								
18	脱氢醋酸及其盐类	0.6%（以酸计）	禁用于喷雾产品		13	0.6%（以酸计）	禁用于喷雾产品		化妆品法规1223/2009	收录形式为Dehydroacetic acid and its salts	收录	总量0.50g	对所有化妆品均限制的成分		化妆品基准		Dehydroacetic acid and its salts
19	双（羟甲基）咪唑烷基脲	0.50%			46	0.50%			化妆品法规1223/2009								
20	二溴己脒及其盐类，包括二溴己脒羟乙磺酸盐	0.10%			15	0.10%			化妆品法规1223/2009								
21	二氯苯甲醇	0.15%			22	0.15%			化妆品法规1223/2009								
22	二甲基噁唑烷	0.10%	终产品的pH不得低于6		45	0.10%	pH > 6		化妆品法规1223/2009								
23	DMDM乙内酰脲	0.60%			33	0.60%			化妆品法规1223/2009		收录	0.30g(1);不能配合(2)(3)	根据化妆品种类而有配合限制的成分				1,3-Dimethylol-5,5-dimethyl hydantoin
24	甲醛和多聚甲醛(2)	0.2%（口腔卫生产品除外）0.1%（口腔卫生产品）（以游离甲醛计）	禁用于喷雾产品		5	口腔卫生产品中0.1%（游离甲醛），在其他产品中0.2%（游离甲醛）	禁用于喷雾产品		化妆品法规1223/2009	同时收录于欧盟化妆品法规附录Ⅲ(13)和Ⅴ(5)							

	韩国						加拿大				《化妆品安全技术规范》修订情况
序号	化妆品中最大允许使用浓度	使用范围和限制条件	标签上必须标印的使用条件和注意事项	信息来源	注释	序号	化妆品中最大允许使用浓度	使用范围和限制条件	信息来源	注释	
45	0.5%			化妆品安全标准等相关规定							
2	0.6%（以酸计）	禁用于喷雾产品		化妆品安全标准等相关规定							中文名称"脱氢醋酸及其盐类"修改为"脱氢乙酸及其盐类"
5	0.50%			化妆品安全标准等相关规定							
4	0.1% 以二溴己脒计			化妆品安全标准等相关规定							
7	0.15%			化妆品安全标准等相关规定							
3	0.10%	终产品的 pH 不得低于 6		化妆品安全标准等相关规定							
6	0.60%			化妆品安全标准等相关规定							
韩国为禁用组分	禁用 886 Formaldehyde and p-formaldehyde					37	（1）用于按照说明书使用会释放甲醛蒸汽的非喷雾类化妆品时，允许使用浓度为不超过 0.01%。口腔类化妆品允许使用浓度为不超过 0.1%。（2）仅可作为防腐剂用于非口腔类化妆品时，允许使用浓度为不超过 0.2%。	禁止用于喷雾类化妆品。仅可作为防腐剂用于非口腔类化妆品	加拿大化妆品成分清单中的限用清单	不含多聚甲醛	删除口腔卫生产品相关规定

531

表4 化妆品组分中限用防腐剂				欧盟					日本					
序号	中文名称	化妆品中最大允许使用浓度	使用范围和限制条件	标签上必须标印的使用条件和注意事项	序号	化妆品中最大允许使用浓度	使用范围和限制条件	标签上必须标印的使用条件和注意事项	信息来源	注释	序号	化妆品中最大允许使用浓度（100g完成品中的最大配合量）	使用范围和限制条件	标签上必须标印的使用条件和注意事项	信息来源	注释	英文名称
25	甲酸及其钠盐	0.5%（以酸计）			14	0.5%（以酸计）			化妆品法规1223/2009								
26	戊二醛	0.10%	禁用于喷雾产品	含戊二醛（当成品中戊二醛浓度超过0.05%时）	48	0.10%	禁用于喷雾产品	含戊二醛（当成品中戊二醛浓度超过0.05%时）	化妆品法规1223/2009								
27	己脒定及其盐,包括己脒定二个羟乙基磺酸盐和己脒定对羟基苯甲酸盐	0.10%			47	0.10%			化妆品法规1223/2009	收录形式为Hexamidine,Hexamidine diisethionate,Hexamidine paraben							
28	海克替啶	0.10%			19	0.10%			化妆品法规1223/2009								
29	咪唑烷基脲	0.60%			27	0.60%			化妆品法规1223/2009		收录	0.30g(1);不能配合(2)(3)	(1)非黏膜类使用的即洗类化妆品;(2)非黏膜类使用的非即洗类化妆品;(3)黏膜使用即洗类和非即洗类化妆品	在产品的标签上必须包括有下列陈述:不得用于儿童和对甲醛过敏的人群			N,N''-Methylenebis[N'-(3-hydroxymethyl-2,5-dioxo-4-imidazolidinyl)urea]
30	无机亚硫酸盐类和亚硫酸	0.2%（以游离SO_2计）			9	0.2%（以游离SO_2计）			化妆品法规1223/2009	同时收录于欧盟委员会法规附录Ⅲ(99)和Ⅴ(9)							

韩国						加拿大					《化妆品安全技术规范》修订情况
序号	化妆品中最大允许使用浓度	使用范围和限制条件	标签上必须标印的使用条件和注意事项	信息来源	注释	序号	化妆品中最大允许使用浓度	使用范围和限制条件	信息来源	注释	
							(3) 用于指甲强化剂时,允许使用浓度为不超过 5.0%。但是,必须搭配护甲产品,使用说明书以及告知用户该产品中存在此类物质的说明一起出售				
52	0.5%(以酸计)			化妆品安全标准等相关规定							
1	0.10%	禁用于喷雾产品		化妆品安全标准等相关规定							
59	0.1%(以己脒定计)			化妆品安全标准等相关规定							
58	0.1%	仅用于淋洗类产品		化妆品安全标准等相关规定		—					
35	0.60%			化妆品安全标准等相关规定							
12	0.2%(以游离 SO_2 计)			化妆品安全标准等相关规定							

表4化妆品组分中限用防腐剂					欧盟						日本						
序号	中文名称	化妆品中最大允许使用浓度	使用范围和限制条件	标签上必须标印的使用条件和注意事项	序号	化妆品中最大允许使用浓度	使用范围和限制条件	标签上必须标印的使用条件和注意事项	信息来源	注释	序号	化妆品中最大允许使用浓度（100g完成品中的最大配合量）	使用范围和限制条件	标签上必须标印的使用条件和注意事项	信息来源	注释	英文名称
	氢盐类(2)																
31	碘丙炔醇丁基氨甲酸酯	0.05%	不能用于口腔卫生和唇部产品	用后存留在皮肤上的产品,当其浓度超过0.02%时,需注明如下警示语:含碘	56	(a)淋洗类产品中0.02%；(b)驻留类产品中0.01%,(c)除臭/抑汗类产品中0.0075%	(a)不能用于口腔卫生和唇部产品；除了用于沐浴产品(沐浴露和洗发水)之外,不得用于三岁以下儿童使用的产品中。(b)不能用于口腔卫生和唇部产品；不得用于身体乳或身体霜(包括任何在身体上大面积使用的产品);不得用于三岁以下儿童使用的产品中(c)不得用于三岁以下儿童使用的产品中	(a)不得用于三岁以下儿童使用的产品中(针对除了用于沐浴产品(沐浴露和洗发水)之外,可能会用于三岁以下儿童的产品)(b)和(c)不得用于三岁以下儿童使用的产品中(针对可能会用于三岁以下儿童的产品)	化妆品法规1223/2009		收录	0.02g(1)(2)(3)	(1)非黏膜类使用的即洗类化妆品；(2)非黏膜类使用的非即洗类化妆品；(3)黏膜使用即洗类和非即洗类化妆品	化妆品基准	不能配合在气雾剂中	Iodopropynyl butylcarbamate
32	乌洛托品	0.15%			30	0.15%			化妆品法规1223/2009	Not to be used for children under 3 years of age(11)							
33	甲基二溴戊二腈	0.10%	仅用于淋洗类产品														
34	甲基异噻唑啉酮	0.01%			57	0.01% 同时,甲基氯异噻唑啉酮和甲基异噻唑啉酮的混合物(3:1)与甲基异			委员会法规1003/2014		收录	0.01g(1)(2);不能配合使用(3)	(1)非黏膜类使用的即洗类化妆品；(2)非黏膜类使用的非即洗			化妆品基准	Methylisothiazolinone

	韩国						加拿大					
序号	化妆品中最大允许使用浓度	使用范围和限制条件	标签上必须标印的使用条件和注意事项	信息来源	注释	序号	化妆品中最大允许使用浓度	使用范围和限制条件	信息来源	注释	《化妆品安全技术规范》修订情况
28	0.02% 淋洗类产品(除香波沐浴产品外,不得用于三岁以下儿童使用的产品); 0.01% 驻留类产品(不得用于三岁以下儿童使用的产品); 0.0075% 除臭产品(不得用于三岁以下儿童使用的产品)	禁用于唇部产品,喷雾产品,身体乳和身体霜		化妆品安全标准等相关规定							删除口腔卫生产品相关规定,限量修改为: (a) 0.02%,淋洗类产品,不得用于三岁以下儿童使用的产品中(沐浴产品和香波除外);禁止用于唇部产品 (b) 0.01%,驻留类产品,不得用于三岁以下儿童使用的产品中;禁用于唇部用产品;禁用于体霜和体乳 (c) 0.0075%,除臭产品和抑汗产品,不得用于三岁以下儿童使用的产品;禁用于唇部用产品。 标签上必须标印:三岁以下儿童勿用
11	0.15%			化妆品安全标准等相关规定							从化妆品准用防腐剂列表中删除
韩国为禁用组分	禁用 116 1,2-Dibromo-2,4-dicyanobutane(Methyldibromoglutaronitrile)										从化妆品准用防腐剂列表中删除,收录为禁用组分
9	0.01%			化妆品安全标准等相关规定		58	0.01%		加拿大化妆品成分清单中的限用清单		

表4化妆品组分中限用防腐剂					欧盟					日本					
序号	中文名称	化妆品中最大允许使用浓度	使用范围和限制条件	标签上必须标印的使用条件和注意事项	序号	化妆品中最大允许使用浓度	使用范围和限制条件	标签上必须标印的使用条件和注意事项	信息来源	注释	化妆品中最大允许使用浓度(100g完成品中的最大配合量)	使用范围和限制条件	标签上必须标印的使用条件和注意事项	信息来源	注释	英文名称
								噻唑啉酮单独使用不相配伍				类化妆品;(3)黏膜使用即洗类和非即洗类化妆品				
35	甲基氯异噻唑啉酮和甲基异噻唑啉酮与氯化镁及硝酸镁的混合物	0.0015%(以甲基氯噻唑啉酮和甲基异噻唑啉酮为3:1的混合物计)			39	0.0015%(以甲基氯噻唑啉酮和甲基异噻唑啉酮为3:1的混合物计)甲基氯异噻唑啉酮和甲基异噻唑啉酮的混合物(3:1)与甲基异噻唑啉酮单独使用不相配伍	仅用于淋洗类产品		委员会法规1003/2014	欧盟法规附录V中的收录形式为5-Chloro-2-methyl-isothiazol-3(2H)-one和2-methylisothiazol-3(2H)-one的混合物,名称中删除"氯化镁及硝酸镁"。于2014年9月26日欧盟委员会法规1003/2014号中更改增加限用条件为"仅用于淋洗类产品"。并增加备注:甲基氯异噻唑啉酮和甲基异噻唑啉酮的混合物(3:1)与甲基异噻唑啉酮单独使用不相配伍						
36	o-伞花烃-5-醇	0.10%			38	0.10%			化妆品法规1223/2009							
37	o-苯基苯酚	0.2%(以苯酚计)			7	0.2%(以苯酚计)			化妆品法规1223/2009	欧盟CPR法规附录V中的收录形式为o-Phenylphenol and its salts	收录	0.15g(1)(2);不能配合使用(3)/无上限(1);0.30g(2)(3)	(1)非黏膜类使用的即洗类化妆品;(2)非黏膜类使用的非即洗类化妆品;(3)黏膜使用即洗类和非即洗类化妆品	化妆品基准		Sodium o-phenylphenate o-Phenylphenol
38	4-羟基苯甲酸及盐类和酯类	单一酯:0.4%(以酸计)混合酯:0.8%(以酸计)				4-羟基苯甲酸及其甲酯、乙酯以及它们的盐	单一酯:0.4%(以酸计)混合酯:0.8%(以酸计)			委员会法规1004/2014	收录形式为:4-Hydroxybenzoic acid and its Methyl-and Ethyl-esters,and their salts	收录	总量1.0g	对所有化妆品均限制的成分			收录形式为:p-Hydroxybenzoate ester and its sodium salt

	韩国					加拿大					
序号	化妆品中最大允许使用浓度	使用范围和限制条件	标签上必须标印的使用条件和注意事项	信息来源	注释	序号	化妆品中最大允许使用浓度	使用范围和限制条件	信息来源	注释	《化妆品安全技术规范》修订情况
10	0.0015%(以甲基氯异噻唑啉酮和甲基异噻唑啉酮为3∶1的混合物计)			化妆品安全标准等相关规定		59	禁用于驻留类产品,淋洗类产品中限量为0.0015%(15μg/ml或15ppm)	甲基氯异噻唑啉酮仅可与甲基异噻唑啉酮联合使用	加拿大化妆品成分清单中的禁用清单	加拿大未收录与氯化镁及硝酸镁的混合物	中文名称修改为"甲基氯异噻唑啉酮和甲基异噻唑啉酮与氯化镁及硝酸镁的混合物(甲基氯异噻唑啉酮∶甲基异噻唑啉酮为3∶1)";增加使用范围和限制条件:淋洗类产品;不能和甲基异噻唑啉酮同时使用
36	0.10%			化妆品安全标准等相关规定							中文名称修改为"邻伞花烃-5-醇"
22	0.2%(以苯酚计)			化妆品安全标准等相关规定							中文名称修改为"邻苯基苯酚及其盐类"
57	单一酯:0.4%(以酸计)混合酯:0.8%(以酸计)			化妆品安全标准等相关规定							限量修改为"单一酯0.4%(以酸计);混合酯总量0.8%(以酸计);且其丙酯及其盐类、丁酯及其盐类之和分别不得超过0.14%(以酸计)";

表4化妆品组分中限用防腐剂				欧盟						日本					
序号	中文名称	化妆品中最大允许使用浓度	使用范围和限制条件	标签上必须标印的使用条件和注意事项	序号	化妆品中最大允许使用浓度	使用范围和限制条件	标签上必须标印的使用条件和注意事项	信息来源	注释	序号	化妆品中最大允许使用浓度（100g完成品中的最大配合量）	使用范围和限制条件	标签上必须标印的使用条件和注意事项	信息来源	注释	英文名称
					附录V/12												
					羟苯丁酯及其盐和羟苯丙酯及其盐 附录V/12a	0.14%(以酸计)；在本项规定物质含量不超过0.14%(以酸计)的前提下,第12和12a项规定物质的混合物不超过0.8%(以酸计)	不得用于为三岁以下儿童臀部设计的驻留类产品	为三岁以下儿童设计的驻留类产品："不要用于臀部"	委员会法规1004/2014	收录形式为：Butyl 4-hydroxybenzoate and its salts、Propyl 4-hydroxybenzoate and its salts						
						该5个原料已被列入欧盟化妆品禁用物质清单Ⅱ #1374 Isopropylparaben 及其盐, #1375 Isobutylparaben 及其盐, #1376 Phenylparaben #1377 Benzylparaben #1378 Pentylparaben			欧盟委员会法规358/2014							
39	p-氯-m-甲酚	0.20%	禁用于接触黏膜的产品		24	0.20%	禁用于接触黏膜的产品		化妆品法规1223/2009							
40	苯氧乙醇	1.00%			29	1.00%			化妆品法规1223/2009		收录	1.0g	对所有化妆品均限制的成分		化妆品基准		Phenoxyethanol
41	苯氧异丙醇(2)	1.00%	仅用于淋洗类产品		43	1.00%	仅用于淋洗类产品		化妆品法规1223/2009	同时收录于欧盟委员会法规附录Ⅲ(54)和Ⅴ(43)						
42	吡罗克酮乙醇胺盐	(a)1.0% (b)0.5%	(a)淋洗类产品 (b)其他产品		35	(a)淋洗类产品中1.0% (b)其他产品中0.5%			化妆品法规1223/2009	欧盟CPR法规附录Ⅴ中的收录形式为1-Hydroxy-4-methyl-6-(2,4,4-tri-methylpentyl)2-pyridon, Piroctone Olamine	收录	0.05g(1)(2);不能配合(3)	(1)非黏膜类使用的即洗类化妆品;(2)非黏膜类使用的非即洗类化妆品;(3)黏膜使用即洗类和非即洗类化妆品		化妆品基准		Piroctone olamine

	韩国					加拿大					《化妆品安全技术规范》修订情况
序号	化妆品中最大允许使用浓度	使用范围和限制条件	标签上必须标印的使用条件和注意事项	信息来源	注释	序号	化妆品中最大允许使用浓度	使用范围和限制条件	信息来源	注释	
											增加注释:这类物质不包括4-羟基苯甲酸异丙酯及其盐,4-羟基苯甲酸异丁酯及其盐,4-羟基苯甲酸苯酯,4-羟基苯甲酸苄酯及其盐,4-羟基苯甲酸戊酯及其盐
41	0.2%	禁用于接触黏膜的产品		化妆品安全标准等相关规定							中文名称修改为"对氯间甲酚"
49	1%			化妆品安全标准等相关规定							
50	1%	仅用于淋洗类产品		化妆品安全标准等相关规定							
55	1% 淋洗类产品;0.5% 其他产品			化妆品安全标准等相关规定							中文名称修改为"吡罗克酮和吡罗克酮乙醇胺盐"

表4化妆品组分中限用防腐剂					欧盟						日本					
序号	中文名称	化妆品中最大允许使用浓度	使用范围和限制条件	标签上必须标印的使用条件和注意事项	序号	化妆品中最大允许使用浓度	使用范围和限制条件	标签上必须标印的使用条件和注意事项	信息来源	注释	序号	化妆品中最大允许使用浓度（100g完成品中的最大配合量）	使用范围和限制条件	标签上必须标印的使用条件和注意事项	信息来源	注释	英文名称
---	---	---	---	---	---	---	---	---	---	---	---	---	---	---	---	---	---
43	盐酸聚氨丙基双胍	0.30%			28	0.30%			化妆品法规1223/2009	欧盟CPR法规附录V中的收录形式为Polyaminopropyl biguanide	收录	0.1g(1)(2)(3)	(1)非黏膜类使用的即洗类化妆品;(2)非黏膜类使用的非即洗类化妆品;(3)黏膜使用即洗类和非即洗类化妆品		化妆品基准		Polyaminopropyl biguanide
44	丙酸及其盐类	2%(以酸计)			2	2%(以酸计)			化妆品法规1223/2009								
45	聚季铵盐-15	0.20%			31	0.20%			化妆品法规1223/2009	此外，欧盟消费者安全科学委员会在SCCS/1344/10中发布了关于季铵盐-15的意见							
46	水杨酸及其盐类(2)	0.5%(以酸计)	除香波外,不得用于三岁以下儿童使用的产品中	三岁以下儿童勿用(3)	3	0.5%(以酸计)	除香波外,不得用于三岁以下儿童使用的产品中	三岁以下儿童勿用(针对会使用于三岁以下儿童且会长期接触身体的产品中	化妆品法规1223/2009	同时收录于欧盟委员会法规附录III(98)及V(3)	收录	0.20g/总量1.0g	对所有化妆品均限制的成分		化妆品基准		Salicylic acid salicylate
47	苯汞的盐类，包括硼酸苯汞	0.007%(以Hg计),如果同本规范中其他汞化合物混合,Hg的最大浓度仍为0.007%	仅用于眼部化妆品和眼部卸妆品	含苯汞化合物	17	0.007%(以Hg计),如果同本规范中其他汞化合物混合,Hg的最大浓度仍为0.007%	眼部产品	含苯汞化合物	化妆品法规1223/2009	收录形式为Phenyl Mercuric Acetate, Phenyl Mercuric Benzoate							
48	沉积在二氧化钛上的氯化银	0.004%(以AgCl计)	沉积在TiO₂上的20%((w/w))AgCl,禁用于三岁以下儿童使用的产品、口腔卫		52	0.004%(以AgCl计)	沉积在TiO₂上的20%(w/w)AgCl,禁用于三岁以下儿童使用的产品、口腔卫生产品以及眼周和唇部产		化妆品法规1223/2009								

	韩国					加拿大					《化妆品安全技术规范》修订情况
序号	化妆品中最大允许使用浓度	使用范围和限制条件	标签上必须标印的使用条件和注意事项	信息来源	注释	序号	化妆品中最大允许使用浓度	使用范围和限制条件	信息来源	注释	
53	0.30%			化妆品安全标准等相关规定							中文名称修改为"聚氨丙基双胍",调整英文名称及 INCI 名称
54	2%（以酸计）			化妆品安全标准等相关规定							
38	0.20%			化妆品安全标准等相关规定							从准用防腐剂表中删除,收录为禁用组分"季铵盐 -15"
23	0.5%（以酸计）	除香波外,不得用于三岁以下儿童使用的产品中		化妆品安全标准等相关规定		66	2%		加拿大化妆品成分清单中的限用清单	水杨酸及其盐类加拿大未收录该物质	限量修改为:总量0.5%（以酸计）;增加水杨酸警示用语,标签上必须标印:含水杨酸,三岁以下儿童勿用
										加拿大禁用该物质（CAS No.62-38-4）	
											删除口腔卫生产品相关规定

表4化妆品组分中限用防腐剂					欧盟					日本					
序号	中文名称	化妆品中最大允许使用浓度	使用范围和限制条件	标签上必须标印的使用条件和注意事项	序号	化妆品中最大允许使用浓度	使用范围和限制条件	标签上必须标印的使用条件和注意事项	信息来源	注释	序号	化妆品中最大允许使用浓度（100g完成品中的最大配合量）	使用范围和限制条件	标签上必须标印的使用条件和注意事项	信息来源	注释	英文名称
			生产品以及眼周和唇部产品				品									
49	羟甲基甘氨酸钠	0.50%			51	0.50%			化妆品法规1223/2009	收录形式为Sodium Hydroxymethylglycinate						
50	碘酸钠	0.10%	仅用于淋洗类产品													
51	山梨酸及其盐类	0.6%（以酸计）			4	0.6%（以酸计）			化妆品法规1223/2009		收录	总量0.50g	对所有化妆品均限制的成分		化妆品基准		Sorbic acid and sorbate
52	硫柳汞	0.007%（以Hg计），如果同本规范中其他汞化合物混合，Hg的最大浓度仍为0.007%	仅用于眼部化妆品和眼部卸妆品	含硫柳汞	16	0.007%（以Hg计），如果同本规范中其他汞化合物混合，Hg的最大浓度仍为0.007%	眼部产品	含硫柳汞	化妆品法规1223/2009							
53	三氯卡班(2)	0.20%	纯度标准：3,3',4,4'-四氯偶氮苯少于1mg/kg；3,3',4,4'-四氯氧化偶氮苯少于1mg/kg		23	0.20%	纯度标准：3,3',4,4'-四氯偶氮苯少于1mg/kg；3,3',4,4'-四氯化偶氮苯少于1mg/kg		化妆品法规1223/2009	同时收录于欧盟委员会法规附录Ⅲ（100）和Ⅴ（23）	收录	无上限(1)；0.30g(2)(3)	(1)非黏膜类使用的即洗类化妆品；(2)非黏膜类使用的非即洗类化妆品；(3)黏膜使用即洗类化妆品和非即洗类化妆品		化妆品基准		Trichlorocarbanilide
54	三氯生	0.30%			25		(a)牙膏、洗手皂、身体皂、沐浴露、除臭类(非喷雾)、面部用散粉、遮瑕膏、使用假指甲前使用		委员会法规358/2014		收录	0.10g	对所有化妆品均限制的成分		化妆品基准		Trichlorohydroxy diphenyl ether (Triclosan)

	韩国						加拿大				《化妆品安全技术规范》修订情况
序号	化妆品中最大允许使用浓度	使用范围和限制条件	标签上必须标印的使用条件和注意事项	信息来源	注释	序号	化妆品中最大允许使用浓度	使用范围和限制条件	信息来源	注释	
26	0.50%			化妆品安全标准等相关规定							
25	0.10%	仅用于淋洗类产品		化妆品安全标准等相关规定	加拿大实际禁用的是碘(Iodine),但INCI字典认为碘的化合物一并禁用,因此根据INCI字典解读,碘酸钠应为禁用						从化妆品准用防腐剂表中删除,收录为禁用组分
27	0.6%(以酸计)			化妆品安全标准等相关规定							
					加拿大禁用该物质(CAS No.54-64-8)						
48	0.2%	纯度标准:3,3',4,4'-四氯偶氮苯少于1mg/kg;3,3',4,4'-四氯氧化偶氮苯少于1mg/kg		化妆品安全标准等相关规定							
47	0.30%			化妆品安全标准等相关规定		78	(1)漱口水:0.03% (2)其他化妆品:0.3%	所有口腔类产品必须满足以下条件:制造商必须确保多氯代二苯并-对-二噁英(PCDD)和多氯代二苯并呋喃(PCDF)杂质含量不得超过以下数值: i. 2,3,7,8-四氯二苯并-对-二噁英和2,3,7,8-四氯二苯并呋	加拿大化妆品成分清单中的限用清单		增加使用范围和限制条件:洗手皂、浴皂、沐浴液、除臭剂(非喷雾)、化妆粉及遮瑕剂、指甲清洁剂。(指甲清洁剂的使用频率不得高于2周一次)

表4 化妆品组分中限用防腐剂				欧盟						日本						
序号	中文名称	化妆品中最大允许使用浓度	使用范围和限制条件	标签上必须标印的使用条件和注意事项	序号	化妆品中最大允许使用浓度	使用范围和限制条件	标签上必须标印的使用条件和注意事项	信息来源	注释	序号	化妆品中最大允许使用浓度(100g完成品中的最大配合量)	使用范围和限制条件	标签上必须标印的使用条件和注意事项	信息来源	注释	英文名称
						的清洁手指甲和脚趾甲用品中 0.3% (b)漱口水:0.2%										
55	十一烯酸及其盐类	0.2%(以酸计)			18	0.2%(以酸计)			化妆品法规1223/2009	欧盟CPR法规附录V中的收录形式为Undec-10-enoic acid及其盐						
56	吡硫翁锌(2)	0.50%	可用于淋洗类产品,禁用于口腔卫生产品		8	发用产品:1.0% 其他产品:0.5%	可用于淋洗类产品,禁用于口腔卫生产品		化妆品法规1223/2009	同时收录于欧盟委员会法规附录III(101)和V(8)	收录	0.10g(1); 0.010g(2)(3)	根据化妆品种类而有配合限制的成分		化妆品基准		Zinc pyrithionate

附表6　其他国家和地区收录而中国《化妆品卫生规范》

序号	日本21				
	CAS 号	化学名		浓度、要求	
1		*p*-Dimethylaminostyryl heptyl methyl thiazolium iodide	碘化二甲氨基苯乙稀基-3-庚基-4-甲基-噻唑	(1)非黏膜类使用的即洗类化妆品,0.0015%;(2)非黏膜类使用的非即洗类化妆品,0.0015%;(3)黏膜使用即洗类和非即洗类化妆品,不能配合	根据化妆品种类而有配合限制的成分
2		Alkyldiaminoethylglycine hydrochloride	盐酸烷基二氨乙基甘氨酸	0.20%	对所有化妆品均限制的成分

续表

	韩国					加拿大					《化妆品安全技术规范》修订情况
序号	化妆品中最大允许使用浓度	使用范围和限制条件	标签上必须标印的使用条件和注意事项	信息来源	注释	序号	化妆品中最大允许使用浓度	使用范围和限制条件	信息来源	注释	
								喃 0.1ng/g。 ii. 其他 PCDD/PCDF 杂质总量 10μg/g,单个杂质总量不得超过 5μg/g。 制造商必须具备以下材料: i. 三氯生原料规格; ii. 用于测定三氯生中 PCDDs 和 PCDFs 的鉴定分析方法; iii. 成品规格			
34	0.2%(以酸计)	仅用于淋洗类产品	化妆品安全标准等相关规定								
37	0.50%	仅用于淋洗类产品	化妆品安全标准等相关规定								中文名称修改为:吡硫鎓锌; 删除口腔卫生产品相关规定

（2007 年版）未收录的限用防腐剂列表

其他国家及地区			
国家及地区	CAS 号	化学名	浓度、要求
韩国		Alkyldiaminoethylglycine Hydrochloride Solution	盐酸烷基二氨基乙基甘氨酸溶液（30%）	0.3%

序号	日本 21			
	CAS 号	化学名		浓度、要求
3		Alkylisoquinolinium bromide	溴化月桂基异喹啉	（1）非黏膜类使用的即洗类化妆品,无上限;（2）非黏膜类使用的非即洗类化妆品,0.050%;（3）黏膜使用即洗类和非即洗类化妆品,0.050%	根据化妆品种类而有配合限制的成分 在产品的标签上必须包括有下列陈述:不得用儿童和对甲醛过敏的人群
4		Cetylpyridinium chloride	氯化十六基吡啶	（1）非黏膜类使用的即洗类化妆品,5.0%;（2）非黏膜类使用的非即洗类化妆品,1.0%;（3）黏膜使用即洗类和非即洗类化妆品,0.010%	根据化妆品种类而有配合限制的成分
5		Chloramine T	氯胺 T	（1）非黏膜类使用的即洗类化妆品,0.30%;（2）非黏膜类使用的非即洗类化妆品,0.10%;（3）黏膜使用即洗类和非即洗类化妆品,不能配合	根据化妆品种类而有配合限制的成分
6		Chlorcresol	氯甲基酚	0.50%	对所有化妆品均限制的成分
7	1319-77-3	Cresol	混合甲酚	（1）非黏膜类使用的即洗类化妆品,0.010%;（2）非黏膜类使用的非即洗类化妆品,0.010%;（3）黏膜使用即洗类和非即洗类化妆品,不能配合	根据化妆品种类而有配合限制的成分
8	369-77-7	Halocarban	卤卡班	（1）非黏膜类使用的即洗类化妆品,无上限;（2）非黏膜类使用	根据化妆品种类而有配合限制的成

续表

其他国家及地区			
国家及地区	CAS 号	化学名	浓度、要求
韩国		Alkyl isoquinolium Bromide 烷基异喹啉溴化物	0.05% 驻留类产品
国家及地区	CAS 号		浓度、要求

序号	日本 21			
	CAS 号	化学名	浓度、要求	
			的非即洗类化妆品，0.30%；(3) 黏膜使用即洗类和非即洗类化妆品，0.30%	分
9	38094-79-0 499-44-5	Hinokitiol	日扁柏醇	(1) 非黏膜类使用的即洗类化妆品，无上限；(2) 非黏膜类使用的非即洗类化妆品，0.10%；(3) 黏膜使用即洗类和非即洗类化妆品，0.050%	根据化妆品种类而有配合限制的成分
10	3228-02-2 39660-61-2	Isopropyl methylphenol	异丙基甲基苯酚（INCI 应为：o-Cymen-5-olo-伞花烃 -5- 醇）	(1) 非黏膜类使用的即洗类化妆品，无上限；(2) 非黏膜类使用的非即洗类化妆品，0.10%；(3) 黏膜使用即洗类和非即洗类化妆品，0.10%	根据化妆品种类而有配合限制的成分
11	混合物	Methylchloroisothiazolinone·methylisothiazolinone solution	山梨糖醇液（注:指含 1.0~1.3% 的 5- 氯 2-甲基 -4- 异噻唑啉 -3- 酮及 0.30%~0.42% 的 2- 甲基 4- 异噻唑啉 -3- 酮的水溶液）	(1) 非黏膜类使用的即洗类化妆品，0.10%；(2) 非黏膜类使用的非即洗类化妆品，不能配合；(3) 黏膜使用即洗类和非即洗类化妆品，不能配合	根据化妆品种类而有配合限制的成分
12		Pantothenyl ethylether benzoate	安息香酸泛醇乙基醚苯甲酸酯	(1) 非黏膜类使用的即洗类化妆品，无上限；(2) 非黏膜类使用的非即洗类化妆品，0.30%；(3) 黏膜使用即洗类和非即洗类化妆品，0.30%	根据化妆品种类而有配合限制的成分
13		p-Chlorophenol	氯苯酚	(1) 非黏膜类使用的即洗类化妆品，0.25%；(2) 非黏膜类使用的非即洗类化妆品，0.25%；	根据化妆品种类而有配合限制的成分

续表

其他国家及地区			
国家及地区	CAS 号	化学名	浓度、要求

序号	日本 21		
	CAS 号	化学名	浓度、要求
			(3) 黏膜使用即洗类和非即洗类化妆品,不能配合	
14		Phenol	苯酚	0.10%	对所有化妆品均限制的成分
15		Photosensitizing dyes	感光素	总量 0.020%	对所有化妆品均限制的成分
16		Resorcin	间苯二酚	0.10%	对所有化妆品均限制的成分
17		Silver copper zeolite	银铜沸石(注:在强热下,是指含 2.7%~3.7% 的银和含 4.9%~6.3% 的铜的物质)	(1) 非黏膜类使用的即洗类化妆品,0.5%;(2) 非黏膜类使用的非即洗类化妆品,0.5%;(3) 黏膜使用即洗类和非即洗类化妆品,不能配合	根据化妆品种类而有配合限制的成分
18		Sodium lauryl diaminoethyl glycinate	月桂酰肌氨酸钠	0.03%	对所有化妆品均限制的成分
19		Thianthol	二甲基(夹)二硫杂蒽	(1) 非黏膜类使用的即洗类化妆品,0.80%;(2) 非黏膜类使用的非即洗类化妆品,0.80%;(3) 黏膜使用即洗类和非即洗类化妆品,不能配合	根据化妆品种类而有配合限制的成分
20	89-83-8	Thymol	麝香草酚	(1) 非黏膜类使用的即洗类化妆品,0.050%;(2) 非黏膜类使用的非即洗类化妆品,0.050%;(对于黏膜使用化妆品,限制在口腔使用的,麝香草酚不能用于口腔外的黏膜部位);	根据化妆品种类而有配合限制的成分

续表

其他国家及地区			
国家及地区	CAS 号	化学名		浓度、要求
韩国		Sodium lauroyl sarcosinate	月桂酰肌氨酸钠	仅用于淋洗类产品

序号	日本 21			
	CAS 号	化学名		浓度、要求
			（3）黏膜使用即洗类和非即洗类化妆品，无上限	
21	混合物	Zinc-, Ammonia-, Silver-complex-substituted zeolite	锌，氨，银复合置换型沸石（注：在强热下，是指含 0.2%~4.0% 的银和含 5.0%~15.0% 的锌的物质）	（1）非黏膜类使用的即洗类化妆品，1.0%；（2）非黏膜类使用的非即洗类化妆品，1.0%；（3）黏膜使用即洗类和非即洗类化妆品，不能配合	根据化妆品种类而有配合限制的成分
22					
23					
24					
25					
26					
27					
28					
29					

续表

其他国家及地区			
国家及地区	CAS 号	化学名	浓度、要求
韩国	1805-32-9	3,4-Dichlorobenzyl alcohol	3,4-二氯苄醇	0.15%
韩国	1330-43-4	Borates（Sodium borate, Tetraborate）	硼酸盐（四硼酸钠）	0.76% 用于蜂蜡和白蜡的乳化时（不能超过蜂蜡和白蜡的 50%），禁用于其他产品
韩国	60372-77-2	Ethyl lauroyl arginate hydrochloride	月桂酰精氨酸乙酯 HCl	0.4% 禁用于唇部和喷雾产品
欧盟	60372-77-2	Ethyl-*N*-alpha-dodecanoyl-*L*-arginate hydrochloride	Ethyl Lauroyl Arginate HCl 月桂酰精氨酸乙酯 HCl	最高浓度:0.4%;限制要求:不得用于唇部产品、口腔产品及喷雾产品中。备注:当用作防腐剂之外的其他用途时,请参考欧盟化妆品法规附件Ⅲ,第 197 号
韩国	116-25-6	MDM Hydantoin	MDM 乙内酰脲	0.2%
韩国	576-55-6	Tetrabromo-*o*-cresol	四溴邻甲酚	0.3%
欧盟		1,2,3-Propanetricarboxylic acid,2-hydroxy-,monohydrate and 1,2,3-Propanetricarboxylic acid,2-hydroxy-,silver（1+）salt,monohydrate	Citric acid（and）Silver citrate 柠檬酸（与）柠檬酸银	最高浓度:0.2%（对应于银浓度为 0.0024%）;限制要求:不得用于口腔与眼部产品中
韩国	118-55-8	Phenyl salicylate	水杨酸苯酯	1.0%
韩国		Pyridine-2-ol 1-oxide	吡啶 -2- 醇 1- 氧化物	0.50%

附表 7 《化妆品卫生规范》(2007 年版)中表 5 限用防晒

	表 5 化妆品组分中限用防晒剂					欧盟			美国 21 CFR Parts 310, 352, 700, and 740	
序号	中文名称	英文名称	INCI 名称	化妆品中最大允许使用浓度	标签标印	序号	化妆品中最大允许使用浓度	标签标印	信息来源	序号	化妆品中最大允许使用浓度
1	3- 亚苄基樟脑	3-Benzylidene camphor	3-Benzylidene camphor	2%		19	2%		欧盟化妆品法规 1223/2009 附录Ⅵ		
2	4- 甲基苄亚基樟脑	3-(4'-Methylbenzylidene)-d-l camphor	4-Methylbenzylidene camphor	4%		18	4%		欧盟化妆品法规 1223/2009 附录Ⅵ		
3	二苯酮 -3	Oxybenzone(INN)	Benzophenone-3	10%	含二苯酮 -3 (2)	4	10%	含二苯酮 -3(当含量不大于 0.5%, 或者仅用作保护产品用途时, 无须标注)	欧盟化妆品法规 1223/2009 附录Ⅵ	1	6%
4	二苯酮 -4 二苯酮 -5	2-Hydroxy-4-methoxybenzophenone-5-sulfonic acid and its sodium salt	Benzophenone-4 Benzophenone-5	5%(以酸计)		22	5%(以酸计)		欧盟化妆品法规 1223/2009 附录Ⅵ	o	10% (收录形式为 Sulisobenzone, 即 Benzophenone-4)
5	亚苄基樟脑磺酸	*Alpha*-(2-oxoborn-3-ylidene)-toluene-4-sulphonic acid and its salts	Benzylidene camphor sulfonic acid	6%(以酸计)		9	6%(以酸计)		欧盟化妆品法规 1223/2009 附录Ⅵ		
6	双 - 乙基己氧苯酚甲氧苯基三嗪	(1,3,5)-Triazine-2,4-bis((4-(2-ethyl-hexyloxy)-2hydroxy)-phenyl)-6-(4-methoxyphenyl)	Bis-ethylhexyloxyphenol methoxyphenyl triazine	10%		25	10%		欧盟化妆品法规 1223/2009 附录Ⅵ		
7	丁基甲氧基二苯甲酰基甲烷	1-(4-Tert-butylphenyl)-3-(4-methoxyphenyl)propane-1,3-dione	Butyl methoxydibenzoylmethane	5%		8	5%		欧盟化妆品法规 1223/2009 附录Ⅵ	b	3%
8	樟脑苯扎铵甲基硫酸盐	*N*,*N*-trimethyl-4-(2-oxoborn-3-ylidenemethyl)anilinium methyl sulphate	Camphor benzalkonium methosulfate	6%		2	6%		欧盟化妆品法规 1223/2009 附录Ⅵ		
9	二乙氨基羟苯甲酰基苯甲酸己酯	Benzoic acid, 2-(4-(diethylamino)-2-hydyoxybenzoyl)-, hexyl ester	Diethylamino hydyoxybenzoyl hexyl benzoate	10%		28	10%		欧盟委员会法规 344/2013		

剂在其他国家和地区的收录情况

日本 (1)非黏膜类使用的、淋洗类化妆品 (2)非黏膜类使用的、非淋洗类化妆品 (3)黏膜使用的、淋洗类和非淋洗类化妆品				韩国			加拿大 加拿大防晒剂 强制国家标准		《化妆品安全技术规范》修订情况
化妆品中最大允许使用浓度（每100g终产品）	其他限制和要求	中文名称	英文名称	序号	化妆品中最大允许使用浓度	信息来源	序号	化妆品中最大允许使用浓度	
				9	4%	化妆品安全标准等相关规定	表2-11	4%	
无限量值(1)；5.0g(2)(3)	根据化妆品的种类及使用目的而有配合限制的成分	苯酮-3	Benzophenone-3/Oxybenzone	11	5%	化妆品安全标准等相关规定	表2-8	6%	
苯酮-4:10g(1)(2)；0.1g(3) 苯酮-5:10g（以酸计）	对所有化妆品均限制的成分	苯酮-4 苯酮-5	2-Hydroxy-4-methoxybenzophenone-5-sulfonic acid and its sodium salt/ Sulisobenzone	12 （收录形式为Benzophenone-4）	5%	化妆品安全标准等相关规定	表2-7	10%	修改为"总量5%（以酸计）"
									中文名称修改为"亚苄基樟脑磺酸及其盐类"；最大允许浓度修改为"总量6%（以酸计）"
3.0g(1)(2)；不得使用(3)	根据化妆品的种类及使用目的而有配合限制的成分	双-乙基己氧苯酚甲氧基苯三嗪	2,4-bis-〔｛4-(2-ethylhexyloxy)-2-hydroxy｝-phenyl〕-6-(4-methuxyphenyl)-1,3,5-triazine	15	10%	化妆品安全标准等相关规定			英文名称修改为2,2'-(6-(4-Methoxyphenyl)-1,3,5-triazine-2,4-diyl)bis(5-((2-ethylhexyl)oxy)phenol)
10g	对所有化妆品均限制的成分	4-叔丁基-4-甲氧基二苯甲酰甲烷	1-(4-Tert-butylphenyl)-3-(4-methoxyphenyl)propane-1,3-dione/avobenzone	14	5%	化妆品安全标准等相关规定	表2-1	3%	
10g(1)(2)；不得使用(3)	根据化妆品的种类及使用目的而有配合限制的成分	二乙氨羟苯甲酰基苯甲酸己酯	Benzoic acid,2-(4-(diethylamino)-2-hydroxydenzoyl)-,hexylexter	6	10%	化妆品安全标准等相关规定			中文名称修改为二乙氨羟苯甲酰基苯甲酸己酯

表5 化妆品组分中限用防晒剂						欧盟				美国 21 CFR Parts 310, 352,700,and 740	
序号	中文名称	英文名称	INCI 名称	化妆品中最大允许使用浓度	标签标印	序号	化妆品中最大允许使用浓度	标签标印	信息来源	序号	化妆品中最大允许使用浓度
10	二乙基己基丁酰胺基三嗪酮	Benzoic acid,4,4'-((6-(((((1,1-dimethylethyl)amino)carbonyl)phenyl)amino)1,3,5-triazine2,4-diyl)diimino)bis-,bis-(2-ethylhexyl)ester	Diethylhexyl butamido triazone	10%		17	10%		欧盟化妆品法规 1223/2009 附录Ⅵ		
11	2,2'-双-(1,4-亚苯基)1H-苯并咪唑-4,6-二磺酸)的二钠盐	Disodium salt of 2,2'-bis-(1,4-phenylene)1H-benzimidazole-4,6-disulphonic acid	Disodium phenyl dibenzimidazole tetrasulfonate	10%(以酸计)		24	10%(以酸计)		欧盟化妆品法规 1223/2009 附录Ⅵ		
12	甲酚曲唑三硅氧烷	Phenol,2-(2H-benzotriazol-2-yl)-4-methyl-6-(2-methyl-3-(1,3,3,3-tetramethyl-1-(trimethylsily1)oxy)-disiloxanyl)propyl	Drometrizole trisiloxane	15%		16	15%		欧盟化妆品法规 1223/2009 附录Ⅵ		
13	PABA乙基己酯	4-Dimethyl amino benzoate of ethyl-2-hexyl	Ethylhexyl dimethyl PABA	8%		21	8%		欧盟化妆品法规 1223/2009 附录Ⅵ	m	8%
14	甲氧基肉桂酸乙基己酯	2-Ethylhexyl 4-methoxycinnamate	Ethylhexyl methoxycinnamate	10%		12	10%		欧盟化妆品法规 1223/2009 附录Ⅵ	j	7.5%
15	水杨酸乙基己酯	2-Ethylhexyl salicylate	Ethylhexyl salicylate	5%		20	5%		欧盟化妆品法规 1223/2009 附录Ⅵ	k	5%
16	乙基己基三嗪酮	2,4,6-Trianilino-(p-carbo-2'-ethylhexyl-1'-oxy)1,3,5-triazine	Ethylhexyl triazone	5%		15	5%		欧盟化妆品法规 1223/2009 附录Ⅵ		
17	胡莫柳酯	Homosalate(INN)	Homosalate	10%		3	10%		欧盟化妆品法规 1223/2009 附录Ⅵ	f	15%
18	p-甲氧基肉桂酸异戊酯	Isopentyl-4-methoxycinnamate	Isoamyl p-methoxycinnamate	10%		14	10%		欧盟化妆品法规 1223/2009 附录Ⅵ		
19	亚甲基	2,2'-Methylene-bis-6-(2H-	Methylene bis-	10%		23	10%		欧盟化妆品法		

续表

日本 (1)非黏膜类使用的、淋洗类化妆品 (2)非黏膜类使用的、非淋洗类化妆品 (3)黏膜使用的、淋洗类和非淋洗类化妆品				韩国			加拿大 加拿大防晒剂强制国家标准		《化妆品安全技术规范》修订情况
化妆品中最大允许使用浓度(每100g终产品)	其他限制和要求	中文名称	英文名称	序号	化妆品中最大允许使用浓度	信息来源	序号	化妆品中最大允许使用浓度	
				5	10%	化妆品安全标准等相关规定			
				4	10%(以酸计)	化妆品安全标准等相关规定			中文名称修改为"苯基二苯并咪唑四磺酸酯二钠"
15g(1)(2);不得使用(3)	根据化妆品的种类及使用目的而有配合限制的成分	苯并三唑基甲基苯酚三硅氧烷	Phenol,2-(2*H*-benzotriazol-2-yl)-4-methyl-6-(2-methyl-3-(1,3,3,3-tetramethyl-1-(trimethylsily l)oxy)-disiloxanyl)	1	15%	化妆品安全标准等相关规定	表2-10	15%	
10g(1)(2);7.0g(3)	根据化妆品的种类及使用目的而有配合限制的成分	二甲基氨基苯甲酸2-乙基己基酯(二甲基PABA乙基己酯)	4-Dimethylamino benzoate of ethyl-2-hexyl/Padimate O	19	8%	化妆品安全标准等相关规定	表2-12	8%	中文名称修改为"二甲基PABA乙基己酯"
20g(1)(2);8.0g(3)	根据化妆品的种类及使用目的而有配合限制的成分	甲氧基肉桂酸辛酯	2-Ethylhexyl 4-methoxycinnamate/octinoxate	20	7.5%	化妆品安全标准等相关规定	表2-15	7.50%	
10g(1)(2);5.0g(3)	根据化妆品的种类及使用目的而有配合限制的成分	水杨酸辛酯	2-Ethylhexyl salicylate/octyl-salicylate	21	5%	化妆品安全标准等相关规定	表2-6	5%	
5.0g(1)(2);不得使用(3)	根据化妆品的种类及使用目的而有配合限制的成分	2,4,6-三苯胺基-(对羰-2'-乙基己基-1'-氧)-1,3,5-三嗪	2,4,6-Tris[4-(2-ethylhexyloxycarbonyl)anilino]-1,3,5-triazine	22	5%	化妆品安全标准等相关规定			
10g	对所有化妆品均限制的成分	胡莫柳酯	Benzoic acid,2-hydroxy-,3,3,5-trimethylcyclohexyl ester/homosalate	30	10%	化妆品安全标准等相关规定	表2-3	15%	
				23	10%	化妆品安全标准等相关规定	表2-14	10%	
10g(1)(2);	根据化妆品的	亚甲基双-苯	2,2'-Methylenebis(6-(2*H*-	8	10%	化妆品安			

				表5 化妆品组分中限用防晒剂			欧盟			美国 21 CFR Parts 310, 352, 700, and 740	
序号	中文名称	英文名称	INCI 名称	化妆品中最大允许使用浓度	标签标印	序号	化妆品中最大允许使用浓度	标签标印	信息来源	序号	化妆品中最大允许使用浓度
	双-苯并三唑基四甲基丁基酚	benzotriazol-2yl)-4-(tetramehyl-butyl)-1,1,3,3-phenol	benzotriazolyl tetramethylbutylphenol						规 1223/2009 附录VI		
20	奥克立林	2-Cyano-3,3-diphenyl acrylic acid,2-ethylhexyl ester	Octocrylene	10%（以酸计）		10	10%（以酸计）		欧盟化妆品法规 1223/2009 附录VI	i	10%
21	对氨基苯甲酸	4-Aminobenzoic acid	PABA	5%		（表II）167	仅作为禁用物质,收录于欧盟法规的表II中			a	15%
22	PEG-25 对氨基苯甲酸	Ethoxylated ethyl-4-aminobenzoate	PEG-25 PABA	10%		13	10%		欧盟化妆品法规 1223/2009 附录VI		
23	苯基苯并咪唑磺酸及其钾、钠和三乙醇胺盐	2-Phenylbenzimidazole-5-sulphonic acid and its potassium, sodium, and triethanolamine salts	Phenylbenzimidazole sulfonic acid and its potassium, sodium, and triethanolamine salts	8%（以酸计）		6	8%（以酸计）		欧盟化妆品法规 1223/2009 附录VI （收录形式为苯基苯并咪唑磺酸）	n	4%
24	聚丙烯酰胺甲基亚苄基樟脑	Polymer of N-{(2 and 4)-[(2-oxoborn-3-ylidene)methyl]benzyl} acrylamide	Polyacrylamidomethyl benzylidene camphor	6%		11	6%		欧盟化妆品法规 1223/2009 附录VI		
25	聚硅氧烷-15	Dimethicodiethylbenzalmalonate	Polysilicone-15	10%		26	10%		欧盟化妆品法规 1223/2009 附录VI		
26	对苯二亚甲基二樟脑磺酸	3,3'-(1,4-Phenylenedimethylene)bis(7,7-dimethy l-2-oxobicyclo-[2.2.1]hept-1-yl-methanesulphoni c acid)and its salts	Terephthalylidene dicamphor sulfonic acid and its salts	10%（以酸计）		7	10%（以酸计）		欧盟化妆品法规 1223/2009 附录VI （收录形式为对苯二亚甲基二莰酮磺酸）		
27	二氧化钛（3）	Titanium dioxide	Titanium dioxide	25%		27	25%		欧盟化妆品法规 1223/2009 附录VI 同时收录于欧盟化妆品法规	p	25%

日本 (1) 非黏膜类使用的、淋洗类化妆品 (2) 非黏膜类使用的、非淋洗类化妆品 (3) 黏膜使用的、淋洗类和非淋洗类化妆品				韩国			加拿大 加拿大防晒剂强制国家标准		《化妆品安全技术规范》修订情况
化妆品中最大允许使用浓度（每100g终产品）	其他限制和要求	中文名称	英文名称	序号	化妆品中最大允许使用浓度	信息来源	序号	化妆品中最大允许使用浓度	
不得使用(3)	种类及使用目的而有配合限制的成分	并三唑基四甲基丁基酚	benzotriazole-2-yl)-4-(1,1,3,3-tetramethylbutyl)phenol			全标准等相关规定			
10g	对所有化妆品均限制的成分	2-氰基-3,3-二苯基丙烯酸2-乙基己酯（别名奥克立林）	2-Cyano-3,3-diphenyl acrylic acid, 2-ethylhexyl ester/Octocrylene	18	10%	化妆品安全标准等相关规定	表2-7	10%	
4.0g(总量)	对所有化妆品均限制的成分	PABA及其酯	4-Aminobenzoic acid and its esters				表2-12	15%	从表中删除，调整为禁用组分
3.0g(1)(2); 不得使用(3)	根据化妆品的种类及使用目的而有配合限制的成分	2-苯基苯并咪唑-5-磺酸	2-Phenylbenzimidazole-5-sulphonic acid and its potassium, sodium, and triethanolamine salts/ensulizole	29 收录形式为Phenylbenzimidazole sulfonic acid	4%	化妆品安全标准等相关规定	表2-2	4%	
10g(1)(2)(3)	根据化妆品的种类及使用目的而有配合限制的成分	聚硅氧烷-15	Dimethicodiethylbenzalmalonate	24	10%	化妆品安全标准等相关规定			
10g(1)(2); 不得使用(3)	根据化妆品的种类及使用目的而有配合限制的成分	对苯二酰基樟脑磺酸	3,3'-(1,4-Phenylenedimethylene)bis(7,7-dimethyl-2-oxobicyclo-[2.2.1]hept-1-yl-methanesulphonic acid)and its salts/ecamsule	26	10%（以酸计）	化妆品安全标准等相关规定	表2-13	10%	中文名称修改为"对苯二亚甲基二樟脑磺酸及其盐类"；最大允许使用浓度修改为"总量10%（以酸计）"
				28	25%	化妆品安全标准等相关规定	表1-1	25%	

	表5化妆品组分中限用防晒剂					欧盟				美国 21 CFR Parts 310, 352,700,and 740	
序号	中文名称	英文名称	INCI 名称	化妆品中最大允许使用浓度	标签标印	序号	化妆品中最大允许使用浓度	标签标印	信息来源	序号	化妆品中最大允许使用浓度
28	氧化锌 (3)	Zinc oxide	Zinc oxide	25%		(表Ⅳ) 144	仅作为着色剂,收录于欧盟法规的表Ⅳ中		附录Ⅳ(143) 和附录Ⅵ(27)	r	25%

附表 8　其他国家和地区收录而中国《化妆品卫生规范》

序号	日本 (1)非黏膜类使用的、淋洗类化妆品 (2)非黏膜类使用的、非淋洗类化妆品 (3)黏膜使用的、淋洗类和非淋洗类化妆品		
	CAS 号	化学名	化妆品中最大允许使用浓度(每 100g 终产品)
1			
2		Tetrahydroxybenzophenone	苯酮 -2	10g(1)(2); 0.050g(3)
3		Dihydroxybenzophenone	苯酮 -1	10g(1)(2); 不得使用(3)
4		Methyl-2,5-diisopropyl cinnamate	2,5- 二异丙基甲基肉桂酸酯	10g(1)(2); 不得使用(3)
5		Dimethoxybenzylidenedioxo-imidazolidine 2-ethylhexyl propionate	2- 乙基己基二甲氧基苯亚甲基二氧代咪唑烷丙酸酯	3.0g(1)(2); 不得使用(3)
6		4-(2-*beta*-Glucopyranosiloxy) propoxy-2-hydroxybenzophenone	4-(2-β- 葡糖呋喃甲硅烷氧基)丙氧基 -2- 苯并三唑二苯甲酮	5.0g(1)(2); 不得使用(3)
7		Amyl *p*-dimethylamino benzoate	二甲基氨基苯甲酸戊酯	10g(1)(2); 不得使用(3)

续表

日本 (1) 非黏膜类使用的、淋洗类化妆品 (2) 非黏膜类使用的、非淋洗类化妆品 (3) 黏膜使用的、淋洗类和非淋洗类化妆品				韩国			加拿大 加拿大防晒剂 强制国家标准		《化妆品安全技术规范》修订情况
化妆品中最大允许使用浓度(每100g终产品)	其他限制和要求	中文名称	英文名称	序号	化妆品中最大允许使用浓度	信息来源	序号	化妆品中最大允许使用浓度	
				25	25%	化妆品安全标准等相关规定	表1-2	25%	

（2007年版）未收录的防晒剂列表

其他国家及地区				
国家／地区	CAS号	化学名		浓度、要求
韩国		Drometrizole	甲酚曲唑	7%

序号	日本 （1）非黏膜类使用的、淋洗类化妆品 （2）非黏膜类使用的、非淋洗类化妆品 （3）黏膜使用的、淋洗类和非淋洗类化妆品		
	CAS 号	化学名	化妆品中最大允许使用浓度（每100g终产品）
8			
9		Cinoxate	西诺沙酯	无限量值（1）； 5.0g（2）（3）
10		Dihydroxy dimethoxy benzophenone	苯酮 -6	10g（1）（2）； 不得使用（3）
11		Sodium dihydroxy dimethoxybenzophenone disulfonate	苯酮 -9	10g（1）（2）； 不得使用（3）
12	1135-24-6	Ferulic acid	阿魏酸	10g（1）（2）； 不得使用（3）
13		Glyceryl mono-2-ethylhexanoate di-p-methoxy cinnamate	甘油基甲氧基肉桂酸辛酯	10g
14		Isopropyl-methoxycinnamate and diisopropylcinnamate esters mixture	甲氧基肉桂酸异丙酯,肉桂酸二异丙酯混合物（是指含 72.0%~79.0% 甲氧基肉桂酸异丙酯,15.0%~21.0% 的 2,4- 肉桂酸二异丙酯及 3.0%~9.0% 的 2,4- 肉桂酸二异丙酯）	10g（1）（2）； 不得使用（3）
15				
16				
17		Methylbis（trimethylsiloxy）solyl isopentyl trimethoxycinnamate	三甲氧基肉桂酸甲基组胺（三甲硅氧基）硅烷基异戊酯	7.5g（1）（2）； 2.5（3）
18		1-（3,4-Dimethoxyphenyl）-4,4-dimethyl-1,3-pentanedione	1-（3,4- 二甲氧基苯酚）-4,4- 二甲基 -1,3- 戊二酮	7.0g（1）（2）； 不得使用（3）
19				
20				
21				

其他国家及地区			
国家 / 地区	CAS 号	化学名		浓度、要求
美国、韩国、加拿大		Benzophenone-8（Dioxybenzone）	二苯酮 -8	美国、韩国、加拿大限量 3%
美国、韩国、加拿大		Cinnoxate	西诺沙酯	韩国、加拿大限量 5%,美国限量 3%
美国、韩国、加拿大		Menthyl anthranilate	乳酸薄荷酯	美国、韩国、加拿大限量 5%
美国、韩国		TEA-salicylate	TEA- 水杨酸	美国、韩国限量 12%
韩国	17048-39-4	Digalloyl triolate	二没食子酰三油酸酯	5%
韩国	58882-17-0	Ethyl dihydroxypropyl PABA	PABA 乙基二羟丙酯	5%
韩国		Mixture of Lawsone and Dihydroxyacetone	指甲花醌和二羟基丙酮的混合物	0.25% as a Lawsone 3% as a Dihydroxyacetone

序号	日本 （1）非黏膜类使用的、淋洗类化妆品 （2）非黏膜类使用的、非淋洗类化妆品 （3）黏膜使用的、淋洗类和非淋洗类化妆品		
	CAS 号	化学名	化妆品中最大允许使用浓度（每100g终产品）
22			

附表9 《化妆品卫生规范》(2007 年版)中表 6 限用着色

表6化妆品组分中限用着色剂 （限制和要求略）				欧盟					
序号	着色剂索引号 （Color Index）	颜色	通用中文名	序号	限制和要求等	直接用于使用的最大浓度	其他	信息来源	注释
1	CI 10006	绿	颜料绿8	1	用于淋洗类产品			化妆品法规1223/2009附录Ⅳ	
2	CI 10020	绿	酸性绿1	Ⅳ/2 和Ⅱ/1342（禁用于染发产品）	禁用于与黏膜接触产品			欧盟委员会法规344/2013	禁用于染发产品
3	CI 10316(2)	黄	酸性黄1	3	禁用于眼部产品			化妆品法规1223/2009附录Ⅳ	
4	CI 11680	黄	食品黄1	4	禁用于与黏膜接触产品			化妆品法规1223/2009附录Ⅳ	正确着色剂号：CI 11680
5	CI 11710	黄	颜料黄3	5	禁用于与黏膜接触产品			化妆品法规1223/2009附录Ⅳ	
6	CI 11725	橙	颜料橙1	6	用于淋洗类产品			化妆品法规1223/2009附录Ⅳ	

续表

	其他国家及地区			
国家/地区	CAS 号	化学名		浓度、要求
欧盟	31274-51-8	1,3,5-Triazine,2,4,6-tris[1,1'-biphenyl]-4-yl-,including as nanomaterial	Tris-biphenyl triazine (nano)	最高浓度 10%,不得用于喷雾产品; 纳米材料需满足下列条件:主要颗粒中间值大于 80nm,纯度不小于 98%,无涂层(uncoated)

剂在其他国家和地区的收录情况

美国				日本		韩国			《化妆品安全技术规范》修订情况
产品类型,使用产品部位	限制和要求等	着色剂索引号(Color Index)	注释	序号	允许使用范围	序号	其他限制和要求	信息来源	
				表3-21	不用于黏膜的化妆品	2	眼周和唇部禁止使用	化妆品色素种类、标准和试验方法附录1	增加限制"禁用于染发产品"
外用化妆品(**)。外用药品(**)	萃取 D&C 黄 7 号[*** 批次认证(见以下备注)]原料要求见 21CFR 74.1707a	10316	使用要求和限制与中国不同,且其中部分形式美国未收录	表3-15	不用于黏膜的化妆品	18	眼周和唇部禁止使用	化妆品色素种类、标准和试验方法附录1	
				表3-13	不用于黏膜的化妆品	17	眼周和唇部禁止使用	化妆品色素种类、标准和试验方法附录1	
				表3-10	不用于黏膜的化妆品				

表6 化妆品组分中限用着色剂 （限制和要求略）			欧盟					
序号	着色剂索引号 （Color Index）	颜色	通用 中文名	序号	限制和要求等	直接用于使用的 最大浓度	其他	信息来源	注释
7	CI 11920	橙	食品橙3	Ⅳ/7 和 Ⅱ/1343 （禁用于染 发产品）				欧盟委员会 法规 344/ 2013	禁用于染发产 品
8	CI 12010	红	溶剂红3	Ⅳ/8 和 Ⅱ/1344 （禁用于染 发产品）	禁用于与黏膜接触产品			欧盟委员会 法规 344/ 2013	禁用于染发产 品
9	CI 12085（2）	红	颜料红4	Ⅳ/9 和 Ⅱ/1345 （禁用于染 发产品）		3%		欧盟委员会 法规 344/ 2013	禁用于染发产 品
10	CI 12120	红	颜料红3	10	用于淋洗类产品			化妆品法规 1223/2009 附 录Ⅳ	
11	CI 12370	红	颜料红112	Ⅳ/11 和 Ⅱ/1346 （禁用于染 发产品）	用于淋洗类产品			欧盟委员会 法规 344/ 2013	禁用于染发产 品
12	CI 12420	红	颜料红7	12	用于淋洗类产品			化妆品法规 1223/2009 附 录Ⅳ	
13	CI 12480	棕	颜料棕1	13	用于淋洗类产品			化妆品法规 1223/2009 附 录Ⅳ	
14	CI 12490	红	颜料红5	Ⅳ/14 和 Ⅱ/1347 （禁用于染 发产品）				欧盟委员会 法规 344/ 2013	禁用于染发产 品
15	CI 12700	黄	分散黄16	15	用于淋洗类产品			化妆品法规 1223/2009 附 录Ⅳ	
16	CI 13015	黄	食品黄2	16				化妆品法规 1223/2009 附 录Ⅳ	
17	CI 14270	橙	酸性橙6	Ⅳ/17 和 Ⅱ/1330 （禁用于染 发产品）				欧盟委员会 法规 344/ 2013	禁用于染发产 品
18	CI 14700	红	食品红1	Ⅳ/18 和 Ⅱ/1341 （禁用于染				欧盟委员会 法规 344/ 2013	禁用于染发产 品

美国				日本		韩国			《化妆品安全技术规范》修订情况
产品类型,使用产品部位	限制和要求等	着色剂索引号（Color Index）	注释	序号	允许使用范围	序号	其他限制和要求	信息来源	
									增加限制"禁用于染发产品"
									增加限制"禁用于染发产品"
外用化妆品(**)。唇彩（≤3%）。外用药品(**)	D&C 红 36 号［*** 批次认证（参见下方备注）］原料要求见 21CFR 74.1336	12085	使用要求和限制与中国不同,且其中部分形式美国未收录	表 2-20		39		化妆品色素种类、标准和试验方法附录 1	增加限制"禁用于染发产品"
				表 2-15		52	仅适用于使用后立刻清洗与暂时染发用化妆品	化妆品色素种类、标准和试验方法附录 1	
									增加限制"禁用于染发产品"
									增加限制"禁用于染发产品"
									增加限制"禁用于染发产品"
外用化妆品(**)。外用药品(**)	FD&C 红 4 号［*** 批次认证（参见下方备	14700	使用要求和限制与中国不同,	表 3-7	不用于黏膜的化妆品	13	眼周和唇部禁止使用	化妆品色素种类、标准和试验方法附录 1	增加限制"禁用于染发产品"

| 表6化妆品组分中限用着色剂 | | | 欧盟 | | | | | |
| （限制和要求略） | | | | | | | | |
序号	着色剂索引号（Color Index）	颜色	通用中文名	序号	限制和要求等	直接用于使用的最大浓度	其他	信息来源	注释
			发产品）						
19	CI 14720	红	食品红3	19			纯度标准参考欧盟指令95/45/EC（E 122）	化妆品法规1223/2009附录Ⅳ	
20	CI 14815	红	食品红2	20				化妆品法规1223/2009附录Ⅳ	
21	CI 15510（2）	橙	酸性橙7	21	禁用于眼部产品			化妆品法规1223/2009附录Ⅳ	
22	CI 15525	红	颜料红68	22				化妆品法规1223/2009附录Ⅳ	CI 15525
23	CI 15580	红	颜料红51	23				化妆品法规1223/2009附录Ⅳ	CI 15580
24	CI 15620	红	酸性红88	24	用于淋洗类产品			化妆品法规1223/2009附录Ⅳ	CI 15620
25	CI 15630（2）	红	颜料红49	25		0.03		化妆品法规1223/2009附录Ⅳ	
26	CI 15800	红	颜料红64	Ⅳ/26和Ⅱ/1331（禁用于染发产品）	禁用于与黏膜接触产品			欧盟委员会法规344/2013	禁用于染发产品
27	CI 15850（2）	红	颜料红57	27			纯度标准参考欧盟指令95/45/EC（E 180）	化妆品法规1223/2009附录Ⅳ	

美国				日本		韩国			《化妆品安全技术规范》修订情况
产品类型,使用产品部位	限制和要求等	着色剂引号(Color Index)	注释	序号	允许使用范围	序号	其他限制和要求	信息来源	
	注)]原料要求见21CFR 74.1304		且其中部分形式美国未收录						
外用化妆品(**)。外用药品(**)	D&C 橙 4 号[*** 批次认证(参见下方备注)]D&C Orange No.4 原料要求见21CFR 74.1254	15510	使用要求和限制与中国不同,且其中部分形式美国未收录	表2-27		19	眼周禁止使用	化妆品色素种类、标准和试验方法附录1	原规范限制要求 "磺酸钠(Sulfanilic acid, sodium salt)不超过 0.2%",新版修改为 "磺胺酸钠(Sulfanilic acid, sodium salt)不超过 0.2%",修改中文名称
				表3-9	不用于黏膜的化妆品	54	仅适用于使用后立刻清洗与暂时染发用化妆品	化妆品色素种类、标准和试验方法附录1	
				表2-5、6,7,8		6,7,8,9	眼周和唇部禁止使用	化妆品色素种类、标准和试验方法附录1	
外用化妆品(**)。外用药品(**)	D&C 红 31 号[*** 批次认证(见下方备注)]原料要求见21CFR 74.1331	15800(15800:1)	使用要求和限制与中国不同,且其中部分形式美国未收录	表2-13		10	眼周和唇部禁止使用	化妆品色素种类、标准和试验方法附录1	增加限制 "禁用于染发产品"
普通化妆品(*)。D&C No.6 与 D&C No.7 一起摄入量不超过 5mg/L 的药品。	D&C 红 7 号原料要求见21CFR 74.1307;D&C 红 6 号(钠盐)原料要求见21CFR 74.1306[*** 批次认证(见下方备注)]	15850	使用要求和限制与中国不同,且其中部分形式美国未收录	表2-1、2		32,33		化妆品色素种类、标准和试验方法附录1	

| 表6 化妆品组分中限用着色剂 | | | | 欧盟 | | | | | |
| (限制和要求略) | | | | | | | | | |
序号	着色剂索引号 (Color Index)	颜色	通用 中文名	序号	限制和要求等	直接用于使用的 最大浓度	其他	信息来源	注释
28	CI 15865(2)	红	颜料红48	Ⅳ/28 和 Ⅱ/1348 (禁用于染 发产品)				欧盟委员会 法规 344/ 2013	禁用于染发产品
29	CI 15880	红	颜料红63	Ⅳ/29 和 Ⅱ/1349 (禁用于染 发产品)				欧盟委员会 法规 344/ 2013	禁用于染发产品
30	CI 15980	橙	食品橙2	30					化妆品法规 1223/2009 附 录Ⅳ	
31	CI 15985(2)	黄	食品黄3	31			纯度标准参考欧 盟指令 95/45/EC (E 110)	化妆品法规 1223/2009 附 录Ⅳ	
32	CI 16035	红	食品红17	32			纯度标准参考欧 盟指令 95/45/EC (E 129)	化妆品法规 1223/2009 附 录Ⅳ	
33	CI 16185	红	食品红9	Ⅳ/33 和 Ⅱ/1350 (禁用于染 发产品)			纯度标准参考欧 盟指令 95/45/EC (E 123)	欧盟委员会 法规 344/ 2013	禁用于染发产品
34	CI 16230	橙	酸性橙10	34	禁用于与黏膜接触产品			化妆品法规 1223/2009 附 录Ⅳ	
35	CI 16255(2)	红	食品红7	35			纯度标准参考欧 盟指令 95/45/EC (E 124)	化妆品法规 1223/2009 附 录Ⅳ	
36	CI 16290	红	食品红8	36				化妆品法规	

续表

美国				日本		韩国			《化妆品安全技术规范》修订情况
产品类型,使用产品部位	限制和要求等	着色剂索引号（Color Index）	注释	序号	允许使用范围	序号	其他限制和要求	信息来源	
				表3-3	不用于黏膜的化妆品	12	眼周和唇部禁止使用	化妆品色素种类、标准和试验方法附录1	增加限制"禁用于染发产品"
外用化妆品(**)。外用药品(**)	D&C 红34号[*** 批次认证（见下方备注）]原料要求见21CFR 74.1334	15880（15880:1）	使用要求和限制与中国不同,且其中部分形式美国未收录	表2-14		35		化妆品色素种类、标准和试验方法附录1	增加限制"禁用于染发产品"
普通化妆品(*)。普通药品(*)	FD&C 黄6号[*** 批次认证（见下方备注）]原料要求见21CFR 74.706	15985	使用要求和限制与中国不同,且其中部分形式美国未收录	表1-12		47		化妆品色素种类、标准和试验方法附录1	
普通化妆品(*)包括眼部使用（包括铝色淀）,不含可能影响整体的氧化剂或还原剂。普通药品(*),包含眼部区域使用（包含其色锭）	FD&C 红40号[*** 批次认证（见下方备注）]原料要求见21CFR 74.340	16035	使用要求和限制与中国不同,且其中部分形式美国未收录			27		化妆品色素种类、标准和试验方法附录1	原规范限制要求为"4- 氨基 -5- 甲氧基 -2- 甲基苯磺酸(4-Amino-5-methoxy-2-methylbenezene sulfonic acid)不超过 0.2%;6,6'- 羟基双(2- 萘磺酸)二钠盐(6,6'-Oxydi(2-naphthalene sulfonic acid)disodium salt)不超过 1.0%",新版修改为"4- 氨基 -5- 甲氧基 -2- 甲苯基苯磺酸(4-Amino-5-methoxy-2-methylbenezene sulfonic acid)不超过 0.2%;6,6'- 氧代双(2- 萘磺酸)二钠盐(6,6'-Oxydi(2-naphthalene sulfonic acid)disodium salt)不超过 1.0%",修改中文名称
				表1-1		26		化妆品色素种类、标准和试验方法附录1	增加限制"禁用于染发产品"
				表1-3		28		化妆品色素种类、标准和试验方法附录1	

	表6 化妆品组分中限用着色剂 (限制和要求略)			欧盟					
序号	着色剂索引号 (Color Index)	颜色	通用中文名	序号	限制和要求等	直接用于使用的最大浓度	其他	信息来源	注释
								1223/2009 附录Ⅳ	
37	CI 17200（2）	红	食品红 12	37				化妆品法规 1223/2009 附录Ⅳ	
38	CI 18050	红	食品红 10	38	禁用于与黏膜接触产品		纯度标准参考欧盟指令 95/45/EC（E 128）	化妆品法规 1223/2009 附录Ⅳ	
39	CI 18130	红	酸性红 155	39	用于淋洗类产品			化妆品法规 1223/2009 附录Ⅳ	
40	CI 18690	黄	酸性黄 121	40	用于淋洗类产品			化妆品法规 1223/2009 附录Ⅳ	
41	CI 18736	红	酸性红 180	41	用于淋洗类产品			化妆品法规 1223/2009 附录Ⅳ	CI 18736
42	CI 18820	黄	酸性黄 11	42	用于淋洗类产品			化妆品法规 1223/2009 附录Ⅳ	
43	CI 18965	黄	食品黄 5	43				化妆品法规 1223/2009 附录Ⅳ	
44	CI 19140（2）	黄	食品黄 4	44			纯度标准参考欧盟指令 95/45/EC（E 102）	化妆品法规 1223/2009 附录Ⅳ	
45	CI 20040	黄	颜料黄 16	45	用于淋洗类产品	3,3'-dimethylbenzidine concentration 在着色剂中的最高含量:5ppm		化妆品法规 1223/2009 附录Ⅳ	CI 20040
46	CI 20470	黑	酸性黑 1	46	用于淋洗类产品			化妆品法规 1223/2009 附录Ⅳ	
47	CI 21100	黄	颜料黄 13	Ⅳ/47 和	用于淋洗类产品	3,3'-dimethylbenzidine		欧盟委员会	禁用于染发产

续表

美国				日本		韩国			《化妆品安全技术规范》修订情况
产品类型,使用产品部位	限制和要求等	着色剂索引号（Color Index）	注释	序号	允许使用范围	序号	其他限制和要求	信息来源	
外用化妆品(**);口腔或牙齿清洁产品;唇彩(≤3%(重量)化妆品成品).外用药品(**),口腔或牙齿清洁产品	D&C 红 33 号[*** 批次认证(见下方备注)]原料要求见 21CFR 74.1333	17200	使用要求和限制与中国不同,且其中部分形式美国未收录	表 2-19		38		化妆品色素种类,标准和试验方法附录 1	
				表 3-20	不用于黏膜的化妆品	55	仅适用于使用后立刻清洗与暂时染发用化妆品	化妆品色素种类,标准和试验方法附录 1	
普通化妆品(*)。眼部使用(包括铝色淀)。外用药品(**)。眼部区域使用(其色锭同样适用)	FD&C 黄 5 号[*** 批次认证(见下方备注)]原料要求见 21CFR74.1705原料要求见 21CFR 74.2705	19140 19140:1(for Lake)	使用要求和限制与中国不同,且其中部分形式美国未收录	表 1-11		46		化妆品色素种类,标准和试验方法附录 1	
				表 3-25	不用于黏膜的化妆品	56	仅适用于使用后立刻清洗与暂时染发用化妆品	化妆品色素种类,标准和试验方法附录 1	
									增加限制"禁用于染发产品"

表6化妆品组分中限用着色剂			欧盟					
（限制和要求略）								
序号	着色剂索引号 （Color Index）	颜色	通用 中文名	序号	限制和要求等	直接用于使用的 最大浓度	其他	信息来源	注释
				Ⅱ/1351 （禁用于染 发产品）		concentration 在着色剂 中最高含量:5ppm		法规 344/ 2013	品
48	CI 21108	黄	颜料黄 83	48	用于淋洗类产品	3,3'-dimethylbenzidine concentration 在着色剂 中最高含量:5ppm		化妆品法规 1223/2009 附 录Ⅳ	
49	CI 21230	黄	溶剂黄 29	Ⅳ/49 和 Ⅱ/1352 （禁用于染 发产品）	禁用于与黏膜接触产品			欧盟委员会 法规 344/ 2013	CI 21230; 禁用于染发产 品
50	CI 24790	红	酸性红 163	50	用于淋洗类产品			化妆品法规 1223/2009 附 录Ⅳ	
51	CI 27755	黑	食品黑 2	Ⅳ/52 和 Ⅱ/1354 （禁用于染 发产品）				欧盟委员会 法规 344/ 2013	禁用于染发产 品
52	CI 28440	黑	食品黑 1	53			纯度标准参考欧 盟指令 95/45/EC （E 151）	化妆品法规 1223/2009 附 录Ⅳ	
53	CI 40215	橙	直接橙 39	54	用于淋洗类产品			化妆品法规 1223/2009 附 录Ⅳ	
54	CI 40800	橙	食品橙 5	55			纯度标准参考欧 盟指令 95/45/EC （E160a）	化妆品法规 1223/2009 附 录Ⅳ	CI 40800
55	CI 40820	橙	食品橙 6	56			纯度标准参考欧 盟指令 95/45/EC （E 160e）	化妆品法规 1223/2009 附 录Ⅳ	CI 40820
56	CI 40825	橙	食品橙 7	57			纯度标准参考欧 盟指令 95/45/EC （E 160f）	化妆品法规 1223/2009 附 录Ⅳ	
57	CI 40850	橙	食品橙 8	58			纯度标准参考欧 盟指令 95/45/EC （E 161g）	化妆品法规 1223/2009 附 录Ⅳ	
58	CI 42045	蓝	酸性蓝 1	Ⅳ/59 和 Ⅱ/1355 （禁用于染 发产品）	禁用于与黏膜接触产品			欧盟委员会 法规 344/ 2013	禁用于染发产 品
59	CI 42051（2）	蓝	食品蓝 5	Ⅳ/60 和 Ⅱ/1356			纯度标准参考欧 盟指令 95/45/EC	欧盟委员会 法规 344/	禁用于染发产 品

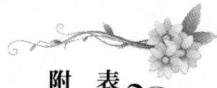

续表

美国				日本		韩国			《化妆品安全技术规范》修订情况
产品类型,使用产品部位	限制和要求等	着色剂索引号（Color Index）	注释	序号	允许使用范围	序号	其他限制和要求	信息来源	
									增加限制"禁用于染发产品"
									增加限制"禁用于染发产品"
普通化妆品(*),包括眼部区域使用。外用药(**),包含眼部区域使用	β-胡萝卜素（β-Carotene）纯度要求见73.1095	CI 40800	使用要求和限制与中国不同						原规范索引通用中文名"食品橙5",新版修改为"食品橙5(β-胡萝卜素)"
									原规范索引通用中文名"食品橙6",新版修改为"食品橙6(8'-apo-β-胡萝卜素-8'-醛)"
									原规范索引通用中文名"食品橙7",新版修改为"食品橙7(8'-apo-β-胡萝卜素-8'-酸乙酯)"
									原规范索引通用中文名"食品橙8",新版修改为"食品橙8(斑蝥黄)"
									增加限制"禁用于染发产品"
									增加限制"禁用于染发产品";原规范限制要求为"N,N-二乙胺

表6化妆品组分中限用着色剂 （限制和要求略）			欧盟					
序号	着色剂索引号 （Color Index）	颜色	通用 中文名	序号	限制和要求等	直接用于使用的 最大浓度	其他	信息来源	注释
					（禁用于染 发产品）		（E 131）	2013	
60	CI 42053	绿	食品绿3	IV/61 和 II/1357 （禁用于染 发产品）				欧盟委员会 法规 344/ 2013	禁用于染发产 品
61	CI 42080	蓝	酸性蓝7	62	用于淋洗类产品			化妆品法规 1223/2009 附 录IV	
62	CI 42090	蓝	食品蓝2	63			纯度标准参考欧 盟指令 95/45/EC （E 133）	化妆品法规 1223/2009 附 录IV	
63	CI 42100	绿	酸性绿9	64	用于淋洗类产品			化妆品法规 1223/2009 附 录IV	
64	CI 42170	绿	酸性绿22	65	用于淋洗类产品			化妆品法规 1223/2009 附 录IV	CI 42170
65	CI 42510	紫	碱性紫14	IV/66 和 II/1329 （禁用于染 发产品）	禁用于与黏膜接触产品			欧盟委员会 法规 344/ 2013	禁用于染发产 品
66	CI 42520	紫	碱性紫2	67	用于淋洗类产品	5ppm		化妆品法规 1223/2009 附 录IV	CI 42520
67	CI 42735	蓝	酸性蓝104	68	禁用于与黏膜接触产品			化妆品法规 1223/2009 附 录IV	

美国				日本		韩国			《化妆品安全技术规范》修订情况
产品类型,使用产品部位	限制和要求等	着色剂索引号（Color Index）	注释	序号	允许使用范围	序号	其他限制和要求	信息来源	
									基苯磺酸（N,N-diethylamino benzenesulfonic acid）总量不超过 0.5%"新版修改为"N,N- 二乙氨基苯磺酸（N,N-diethylamino benzenesulfonic acid）总量不超过 0.5%",修改中文名称
普通化妆品(*)。普通药品(*)	FD&C 绿 3 号 [*** 批次认证（见下方备注）] 原料要求见 21CFR 74.203	42053	使用要求和限制与中国不同,且其中部分形式美国未收录	表 1-15		21		化妆品色素种类、标准和试验方法附录 1	增加限制"禁用于染发产品"；原规范限制要求为"2- 甲酸基 -5- 羟基苯磺酸及其钠盐（2-Formyl-5-hydroxybenzenesulfonic acid and its sodium salt）不超过 0.5%"新版修改为"2- 甲酰基 -5- 羟基苯磺酸及钠盐（2-Formyl-5- hydroxy–benzenesulfonic acid and its sodium salt）不超过 0.5%",修改中文名称
FD&C 蓝 1 号：普通化妆品(*)。眼部区域使用产品(包含色锭)。外用药品(**)。眼部区域使用产品(含色锭)。D&C 蓝 4 号(铵盐)：外用化妆品(**),外用药品(**)	FD&C 蓝 1 号原料要求见 21CFR 74.101；D&C 蓝 4 号(铵盐)原料要求见 21CFR 74.1104。[*** 批次认证（见下方备注）]	42090	使用要求和限制与中国不同,且其中部分形式美国未收录	表 1-16；表 2-43		41,45		化妆品色素种类、标准和试验方法附录 1	原规范限制要求为"2-,3- 和 4- 甲酰苯磺酸钠(2-,3-and 4-Formyl benzene sulfonic acids）总量不超过 1.5%"新版修改为"2-,3- 和 4- 甲酰苯磺酸(2-,3-and 4-Formyl benzene sulfonic acids）总量不超过 1.5%",修改中文名称
									增加限制"禁用于染发产品"

表6 化妆品组分中限用着色剂 （限制和要求略）				欧盟					
序号	着色剂索引号 （Color Index）	颜色	通用 中文名	序号	限制和要求等	直接用于使用的 最大浓度	其他	信息来源	注释
68	CI 44045	蓝	碱性蓝 26	Ⅳ/69 和 Ⅱ/1340 （禁用于染 发产品）	禁用于与黏膜接触产品			欧盟委员会 法规 344/ 2013	禁用于染发产 品
69	CI 44090	绿	食品绿 4	70			纯度标准参考欧 盟指令 95/45/EC （E 142）	化妆品法规 1223/2009 附 录Ⅳ	
70	CI 45100	红	酸性红 52	71	用于淋洗类产品			化妆品法规 1223/2009 附 录Ⅳ	CI 45100
71	CI 45190	紫	酸性紫 9	Ⅳ/72 和 Ⅱ/1335 （禁用于染 发产品）	用于淋洗类产品			欧盟委员会 法规 344/ 2013	禁用于染发产 品
72	CI 45220	红	酸性红 50	73	用于淋洗类产品			化妆品法规 1223/2009 附 录Ⅳ	
73	CI 45350	黄	酸性黄 73	Ⅳ/74 和 Ⅱ/1332 （禁用于染 发产品）		6%		欧盟委员会 法规 344/ 2013	禁用于染发产 品
74	CI 45370（2）	橙	酸性橙 11	Ⅳ/75 和 Ⅱ/1333 （禁用于染 发产品）		2-(6-hydroxy-3-oxo-3H- xanthen-9-y1）benzoic acid 含量不超过 1%。 2-(bromo-6-hydroxy-3- oxo-3H-xanthen-9-yl) benzoic 含量不超过 2%		欧盟委员会 法规 344/ 2013	禁用于染发产 品

续表

美国				日本		韩国			《化妆品安全技术规范》修订情况
产品类型,使用产品部位	限制和要求等	着色剂索引号(Color Index)	注释	序号	允许使用范围	序号	其他限制和要求	信息来源	
									增加限制"禁用于染发产品"
									原规范限制要求为"4,4'-双(二甲胺基)二苯甲基醇(4,4'-Bis(dimethylamino)benzhydryl alcohol)不超过0.1%;4,4'-双(二甲胺基)二苯酮(4,4'-Bis(dimethylamino)benzophenone)不超过0.1%",新版修改为"4,4'-双(二甲氨基)二苯甲基醇(4,4'-Bis(dimethylamino)benzhydryl alcohol)不超过0.1%;4,4'-双(二甲氨基)二苯酮(4,4'-Bis(dimethylamino)benzophenone)不超过0.1%",修改中文名称
				表1-10		51	仅适用于使用后立刻清洗与暂时染发用化妆品	化妆品色素种类、标准和试验方法附录1	
				表3-1	不用于黏膜的化妆品	53	仅适用于使用后立刻清洗与暂时染发用化妆品	化妆品色素种类、标准和试验方法附录1	增加限制"禁用于染发产品"
外用化妆品(**)。外用药品(**)	D&C黄7号原料要求见21CFR74.1707;D&C黄8号(钠盐)原料要求见21CFR74.1708[***批次认证(见下方备注)]	45350	使用要求和限制与中国不同,且其中部分形式美国未收录	表2-30、31、32		15,48,49	15:眼周和唇部禁止使用	化妆品色素种类、标准和试验方法附录1	增加限制"禁用于染发产品"
外用化妆品(**)。口腔和牙齿清洁产品。口红和其他唇化产品(≤5%)。外用药品(**)(≤5mg/D药品用量;口腔及牙齿清洗产品	D&C橙5号[***批次认证(见下方备注)]D&C Orange No.5原料要求见21CFR74.1255	45370	使用要求和限制与中国不同,且其中部分形式美国未收录	表2-22		24		化妆品色素种类、标准和试验方法附录1	增加限制"禁用于染发产品"

表6化妆品组分中限用着色剂			欧盟					
（限制和要求略）								
序号	着色剂引号 （Color Index）	颜色	通用 中文名	序号	限制和要求等	直接用于使用的 最大浓度	其他	信息来源	注释
75	CI 45380（2）	红	酸性红87	Ⅳ/76 和 Ⅱ/1334 （禁用于染 发产品）		2-(6-hydroxy-3-oxo-3H- xanthen-9-yl)benzoic acid 含量不超过1%。 2-(bromo-6-hydroxy-3- oxo-3H-xanthen-9-yl) benzoic 含量不超过2%		欧盟委员会 法规 344/ 2013	禁用于染发产 品
76	CI 45396	橙	溶剂橙16	77		用于唇部产品的限值 为1%	用于唇部产品时 以游离酸形式出 现	化妆品法规 1223/2009 附 录Ⅳ	
77	CI 45405	红	酸性红98	78	禁用于眼部产品	2-(6-hydroxy-3-oxo-3H xanthen-9-yl)benzoic acid 不超过1% 2-(bromo-6-hydroxy-3- oxo-3H-xanthen-9-yl) benzoic acid 不超过2%		化妆品法规 1223/2009 附 录Ⅳ	
78	CI 45410（2）	红	酸性红92	79		2-(6-hydroxy-3-oxo-3H xanthen-9-yl)benzoic acid 不超过1% 2-(bromo-6-hydroxy-3- oxo-3H-xanthen-9-yl) benzoic acid 不超过2%		化妆品法规 1223/2009 附 录Ⅳ	
79	CI 45425	红	酸性红95	仅收录于 Ⅱ/1336	收录于欧盟禁用组分列 表，收录形式为：3',6'- Dihydroxy-4',5'-diiodospiro (isobenzofuran-1(3H),9'- [9H]xanthene)-3-one； (Solvent Red 73) and its sodium salt(Acid Red 95； CI 45425) when used as a substance in hair dye products, 即禁用于染发产 品			欧盟委员会 法规 344/ 2013	禁用于染发产 品
80	CI 45430（2）	红	食品红14	Ⅳ/80 和 Ⅱ/1337 （禁用于染 发产品）			纯度标准参考欧 盟指令 95/45/EC （E 127）	欧盟委员会 法规 344/ 2013	禁用于染发产 品
81	CI 47000	黄	溶剂黄33	Ⅳ/81 和 Ⅱ/1358 （禁用于染 发产品）	专用于不与黏膜接触的化 妆品			欧盟委员会 法规 344/ 2013	禁用于染发产 品

美国				日本		韩国			《化妆品安全技术规范》修订情况
产品类型,使用产品部位	限制和要求等	着色剂索引号（Color Index）	注释	序号	允许使用范围	序号	其他限制和要求	信息来源	
普通化妆品(*)。普通药品(*)	D&C 红 21 号原料要求见 21CFR 74.1321;D&C 红 22 号(钠盐)原料要求见 21CFR 74.1322.［*** 批次认证(见下方备注)］	45380	使用要求和限制与中国不同,且其中部分形式美国未收录	表 2-16、21-2、21-3		29,36,40		化妆品色素种类、标准和试验方法附录 1	增加限制"禁用于染发产品"
普通化妆品(*)。普通药品(*)	D&C 红 27 号原料要求见 21CFR 74.1327;D&C 红 28 号(钠盐)原料要求见 21CFR 74.1328［*** 批次认证(见下方备注)］	45410	使用要求和限制与中国不同,且其中部分形式美国未收录	表 1-6;表 2-12、表 21-4		30,31,34		化妆品色素种类、标准和试验方法附录 1	
外用化妆品(**)。外用药品(**)	D&C 橙 11 号原料要求见 21CFR 74.1261;D&C 橙 10 号(酸性形式)原料要求见 21CFR 74.1260［*** 批次认证(见下方备注)］	45425	使用要求和限制与中国不同,且其中部分形式美国未收录	表 2-28、表 2-29		3,4	眼周和唇部禁止使用	化妆品色素种类、标准和试验方法附录 1	增加限制"禁用于染发产品"
				表 1-2					增加限制"禁用于染发产品"
外用化妆品(**)。外用药品(**)	D&C 黄 11 号［*** 批次认证(见下方备注)］原料要求见	47000	使用要求和限制与中国不同,且其中部	表 2-34		16	眼周和唇部禁止使用	化妆品色素种类、标准和试验方法附录 1	增加限制"禁用于染发产品"

表6化妆品组分中限用着色剂				欧盟					
序号	着色剂索引号（Color Index）	颜色	通用中文名	序号	限制和要求等	直接用于使用的最大浓度	其他	信息来源	注释
82	CI 47005	黄	食品黄13	82	所有化妆品		纯度标准按照委员会指令95/45/EC 的规定（E104）	化妆品法规1223/2009	
83	CI 50325	紫	酸性紫50	83	淋洗类产品			化妆品法规1223/2009	
84	CI 50420	黑	酸性黑2	II/1359 和IV/84（禁用于染发产品）	专用于不与黏膜接触的化妆品			欧盟委员会法规344/2013	禁用于染发产品
85	CI 51319	紫	颜料紫23	II/1360 和IV/85（禁用于染发产品）	淋洗类产品			欧盟委员会法规344/2013	禁用于染发产品
86	CI 58000	红	颜料红83	II/1361 和IV/86（禁用于染发产品）	所有化妆品			欧盟委员会法规344/2013	禁用于染发产品
87	CI 59040	绿	溶剂绿7	II/1362 和IV/87（禁用于染发产品）	专用于不与黏膜接触的化妆品			欧盟委员会法规344/2013	禁用于染发产品
88	CI 60724	紫	分散紫27	88	淋洗类产品			化妆品法规1223/2009	
89	CI 60725	紫	溶剂紫13	II/1363 和IV/89（禁用于染发产品）	所有化妆品			欧盟委员会法规344/2013	禁用于染发产品
90	CI 60730	紫	酸性紫43	90	专用于不与黏膜接触的化妆品			化妆品法规1223/2009	
91	CI 61565	绿	溶剂绿3	II/1364 和IV/91	所有化妆品			欧盟委员会法规344/	禁用于染发产品

美国				日本		韩国			《化妆品安全技术规范》修订情况
产品类型,使用产品部位	限制和要求等	着色剂索引号（Color Index）	注释	序号	允许使用范围	序号	其他限制和要求	信息来源	
	21CFR74.1711		分形式美国未收录						
普通化妆品(*)。普通药品(*)	D&C 黄 10 号[*** 批次认证（见下方备注）]原料要求见 21CFR 74.1710	47005	使用要求和限制与中国不同,且其中部分形式美国未收录	表 2-33		20	眼周禁止使用	化妆品色素种类、标准和试验方法附录 1	
									增加限制"禁用于染发产品"
									增加限制"禁用于染发产品"
									增加限制"禁用于染发产品"
外用化妆品(**)（≤0.01%(重量)化妆品成品)。外用药品(**)≤0.01%(重量)	D&C 绿 8 号[*** 批次认证（见下方备注）]D&C Green No.8原料要求见 21CFR 74.1208	59040	使用要求和限制与中国不同,且其中部分形式美国未收录	表 2-38		1	眼周和唇部禁止使用	化妆品色素种类、标准和试验方法附录 1	增加限制"禁用于染发产品"
外用化妆品(**)。外用药品(**)	D&C 紫 2 号[*** 批次认证（见下方备注）]原料要求见 21CFR 74.1602	60725	使用要求和限制与中国不同,且其中部分形式美国未收录	表 2-45		25		化妆品色素种类、标准和试验方法附录 1	增加限制"禁用于染发产品"
外用化妆品(**)	萃取 D&C 紫 2 号[*** 批次认证（见下方备注)]原料要求见 74.2602a	60730	使用要求和限制与中国不同,且其中部分形式美国未收录	表 3-24	不用于黏膜的化妆品	5	眼周和唇部禁止使用	化妆品色素种类、标准和试验方法附录 1	
外用化妆品(**)。	D&C 绿 6 号[*** 批次认证	61565	使用要求和限制与	表 2-37		23		化妆品色素种类、标准和试	增加限制"禁用于染发产品"

	表6 化妆品组分中限用着色剂 （限制和要求略）			欧盟					
序号	着色剂索引号 （Color Index）	颜色	通用 中文名	序号	限制和要求等	直接用于使用的 最大浓度	其他	信息来源	注释
					（禁用于染 发产品）			2013	
92	CI 61570	绿	酸性绿25	92	所有化妆品			化妆品法规 1223/2009	
93	CI 61585	蓝	酸性蓝80	93	淋洗类产品			化妆品法规 1223/2009	
94	CI 62045	蓝	酸性蓝62	Ⅲ/195 和 Ⅳ/94 （限制允许 使用的染发 剂）	淋洗类产品			欧盟委员会 法规344/ 2013	Ⅲ/195: 非氧化型染发 产品中的染发 剂:最大使用浓 度0.5%。 使用条件: 1) 不和亚硝基 化试剂一起使 用。2) 亚硝 胺最大含量为 50μg/kg。3) 存 放于无亚硝酸 盐的容器内
95	CI 69800	蓝	食品蓝4	95	所有化妆品			化妆品法规 1223/2009	
96	CI 69825	蓝	还原蓝6	96	所有化妆品			化妆品法规 1223/2009	
97	CI 71105	橙	还原橙7	97	专用于不与黏膜接触的化 妆品			化妆品法规 1223/2009	
98	CI 73000	蓝	还原蓝1	98	所有化妆品			化妆品法规 1223/2009	
99	CI 73015	蓝	食品蓝1	99	所有化妆品		纯度标准按照 委员会指令 95/45/EC 的规定 （E132）	化妆品法规 1223/2009	
100	CI 73360	红	还原红1	Ⅱ/1365 and Ⅳ/100 （禁用于染 发产品）	所有化妆品			欧盟委员会 法规344/ 2013	禁用于染发产 品

续表

美国				日本		韩国			《化妆品安全技术规范》修订情况
产品类型,使用产品部位	限制和要求等	着色剂索引号（Color Index）	注释	序号	允许使用范围	序号	其他限制和要求	信息来源	
外用药品(**)	（见下方备注）]原料要求见21CFR 74.1206		中国不同,且其中部分形式美国未收录					验方法附录1	
普通化妆品(*)包括眼部区域使用。普通药品(*),包含眼部区域。	D&C绿5号[*** 批次认证（见下方备注）]原料要求见21CFR 74.1205	61570	使用要求和限制与中国不同,且其中部分形式美国未收录	表2-36		22		化妆品色素种类、标准和试验方法附录1	
						44		化妆品色素种类、标准和试验方法附录1	
				表2-39		43		化妆品色素种类、标准和试验方法附录1	
				表1-17		42		化妆品色素种类、标准和试验方法附录1	
普通化妆品(*)。普通药品(*)	D&C红30号[*** 批次认证（见下方备注）]原料要求见21CFR 74.1330	73360	使用要求和限制与中国不同,且其中部分形式美国未收录	表2-18		37		化妆品色素种类、标准和试验方法附录1	增加限制"禁用于染发产品"

表6化妆品组分中限用着色剂 （限制和要求略）			欧盟					
序号	着色剂索引号 （Color Index）	颜色	通用中文名	序号	限制和要求等	直接用于使用的最大浓度	其他	信息来源	注释
101	CI 73385	紫	还原紫2	101	所有化妆品			化妆品法规 1223/2009	
102	CI 73900	紫	颜料紫19	Ⅱ/1366 和 Ⅳ/102 （禁用于染发产品）	淋洗类产品			欧盟委员会法规 344/2013	禁用于染发产品
103	CI 73915	红	颜料红122	103	淋洗类产品			化妆品法规 1223/2009	
104	CI 74100	蓝	颜料蓝16	104	淋洗类产品			化妆品法规 1223/2009	
105	CI 74160	蓝	颜料蓝15	Ⅱ/1367 和 Ⅳ/105 （禁用于染发产品）	所有化妆品			欧盟委员会法规 344/2013	禁用于染发产品
106	CI 74180	蓝	直接蓝86	Ⅱ/1368 和 Ⅳ/106 （禁用于染发产品）	淋洗类产品			欧盟委员会法规 344/2013	禁用于染发产品
107	CI 74260	绿	颜料绿7	Ⅱ/1369 和 Ⅳ/107 （禁用于染发产品）	除眼部用化妆品之外的其它化妆品			欧盟委员会法规 344/2013	禁用于染发产品
108	CI 75100	黄	天然黄6	108	所有化妆品			化妆品法规 1223/2009	
109	CI 75120	橙	天然橙4	109	所有化妆品		纯度标准按照委员会指令95/45/EC的规定（E160b）	化妆品法规 1223/2009	
110	CI 75125	黄	天然黄27	110	所有化妆品		纯度标准按照委员会指令95/45/EC的规定（E160d）	化妆品法规 1223/2009	
111	CI 75130	橙	天然黄26	111	所有化妆品		纯度标准按照委员会指令95/45/EC的规定（E160a）	化妆品法规 1223/2009	
112	CI 75135	黄	玉红黄	112	所有化妆品			化妆品法规 1223/2009	
113	CI 75170	白	天然白1	113	所有化妆品			化妆品法规	

续表

美国				日本		韩国			《化妆品安全技术规范》修订情况
产品类型,使用产品部位	限制和要求等	着色剂引索号（Color Index）	注释	序号	允许使用范围	序号	其他限制和要求	信息来源	
									增加限制"禁用于染发产品"
				表 3-23	不用于黏膜的化妆品	14	眼周和唇部禁止使用	化妆品色素种类、标准和试验方法附录 1	增加限制"禁用于染发产品"
									增加限制"禁用于染发产品"
									增加限制"禁用于染发产品"
									原规范索引通用中文名"天然黄6",新版修改为"天然黄 6(8,8'-diapo,psi,psi-胡萝卜二酸)"
普通化妆品(**),包括眼部区域使用。外用药品(**)包括眼部区域使用	胭脂树红（Annatto）纯度要求见 21 CFR73.30	CI 75120	使用要求和限制与中国不同			1		化妆品色素种类、标准和试验方法附录 2	原规范索引通用中文名"天然橙4",新版修改为"天然橙 4(胭脂树橙)"
						2		化妆品色素种类、标准和试验方法附录 2	原规范索引通用中文名"天然黄27",新版修改为"天然黄 27(番茄红素)"
普通化妆品(*),包括眼部区域使用。外用药(**),包含眼部区域使用	β-胡萝卜素（β-Carotene）纯度要求见 73.1095	CI 75130	使用要求和限制与中国不同			3		化妆品色素种类、标准和试验方法附录 2	原规范索引通用中文名"天然黄26",新版修改为"天然黄 26(β-阿朴胡萝卜素醛)"
									原规范索引通用中文名"玉红黄",新版修改为"玉红黄(3R-β-胡萝卜 -3-醇)"
普通化妆品(*),	鸟嘌呤	CI 75170	使用要求			4		化妆品色素种	原规范索引通用中文名"天然白

表 6 化妆品组分中限用着色剂 (限制和要求略)				欧盟					
序号	着色剂索引号 (Color Index)	颜色	通用中文名	序号	限制和要求等	直接用于使用的最大浓度	其他	信息来源	注释
								1223/2009	
114	CI 75300	黄	天然黄 3	114	所有化妆品		纯度标准按照委员会指令 95/45/EC 的规定 (E100)	化妆品法规 1223/2009	
115	CI 75470	红	天然红 4	115	所有化妆品		纯度标准按照委员会指令 95/45/EC 的规定 (E120)	化妆品法规 1223/2009	
116	CI 75810	绿	天然绿 3	116	所有化妆品		纯度标准按照委员会指令 95/45/EC 的规定 (E140,E141)	化妆品法规 1223/2009	
117	CI 77000	白	颜料金属 1 (铝,Al)	117	所有化妆品		纯度标准按照委员会指令 95/45/EC 的规定 (E173)	化妆品法规 1223/2009	
118	CI 77002	白	颜料白 24	118	所有化妆品			化妆品法规 1223/2009	
119	CI 77004	白	颜料白 19	119	所有化妆品			化妆品法规 1223/2009	
120	CI 77007	蓝	颜料蓝 29	120	所有化妆品			化妆品法规 1223/2009	
121	CI 77015	红	颜料红 101, 102(氧化铁	121	所有化妆品			化妆品法规 1223/2009	

美国				日本		韩国			《化妆品安全技术规范》修订情况
产品类型,使用产品部位	限制和要求等	着色剂索引号(Color Index)	注释	序号	允许使用范围	序号	其他限制和要求	信息来源	
包括眼部区域使用。外用药品(**),包含眼部区域使用	(Guanine)原料要求见21CFR 73.1329		和限制与中国不同					类、标准和试验方法附录2	1",新版修改为"天然白1(2-氨基-1,7-二氢-6H-嘌呤-6-酮)"
						5		化妆品色素种类、标准和试验方法附录2	原规范索引通用中文名"天然黄3",新版修改为"天然黄3(姜黄素)"
普通化妆品(*),包括眼部区域使用。外用药品(*)	深红色(Carmine)原料要求见21 CFR 73.100胭脂红酸,不少于50.0%	CI 75470	使用要求和限制与中国不同			6		化妆品色素种类、标准和试验方法附录2	原规范索引通用中文名"天然红4",新版修改为"天然红4(胭脂红)"
属于化妆品的牙齿清洁剂(≤0.1%);属于药品的牙齿清洁剂(≤0.1%)	叶绿酸铜钾钠(叶绿酸-铜络合物)Potassium sodium copper chlorophyllin(chlorophyllin-copper complex)纯度要求见21CFR 73.1125	75810	使用要求和限制与中国不同,且其中部分形式美国未收录			7		化妆品色素种类、标准和试验方法附录2	原规范索引通用中文名"天然绿3",新版修改为"天然绿3(叶绿酸-铜络合物)"
外用化妆品(**),包括眼部区域使用。外用药品(**),包含眼部区域使用	铝粉 Aluminum powder原料要求见21CFR 73.1645	CI 77000	使用要求和限制与中国不同			8		化妆品色素种类、标准和试验方法附录2	
普通药品(*)	原料要求见21 CFR 73.1010	氢氧化铝粉	使用要求和限制与中国不同						原规范索引通用中文名"颜料白24",新版修改为"颜料白24(碱式硫酸铝)"
						9		化妆品色素种类、标准和试验方法附录2	原规范索引通用中文名"颜料白19",新版修改为"颜料白19天然水合硅酸铝,A1$_2$O$_3$·2SiO$_2$·2H$_2$O(所含的钙,镁或铁碳酸盐类,氢氧化铁,石英砂,云母等等.属于杂质)"
外用化妆品(**),包含眼部区域使用产品	群青类原料要求见21CFR 73.2725	CI 77007	使用要求和限制与中国不同			10		化妆品色素种类、标准和试验方法附录2	原规范索引通用中文名"颜料蓝29",新版修改为"颜料蓝29(天青石)"
									原规范索引通用中文名"颜料红101,102(氧化铁着色的硅

表6化妆品组分中限用着色剂 （限制和要求略）				欧盟					
序号	着色剂索引号 （Color Index）	颜色	通用 中文名	序号	限制和要求等	直接用于使用的 最大浓度	其他	信息来源	注释
			着色的硅酸镁）						
122	CI 77019	白	颜料白20（云母）						
123	CI 77120	白	颜料白21，22（硫酸钡，BaSO$_4$）	122	所有化妆品			化妆品法规1223/2009	
124	CI 77163	白	颜料白14（氯氧化铋，BiOCl）	123	所有化妆品			化妆品法规1223/2009	
125	CI 77220	白	颜料白18（碳酸钙，CaCO$_3$）	124	所有化妆品		纯度标准按照委员会指令95/45/EC的规定（E170）	化妆品法规1223/2009	
126	CI 77231	白	颜料白25（硫酸钙，CaSO$_4$）	125	所有化妆品			化妆品法规1223/2009	
127	CI 77266	黑	颜料黑6，7	126	所有化妆品		纯度标准按照委员会指令95/45/EC的规定（E153）	化妆品法规1223/2009	
128	CI 77267	黑	颜料黑9	127	所有化妆品			化妆品法规1223/2009	
129	CI 77268:1	黑	食品黑3	128	所有化妆品			化妆品法规1223/2009	
130	CI 77288	绿	颜料绿17（三氧化二铬，Cr$_2$O$_3$）	129	所有化妆品		无游离铬酸盐离子	化妆品法规1223/2009	
131	CI 77289	绿	颜料绿18	130	所有化妆品		无游离铬酸盐离	化妆品法规	

续表

美国				日本		韩国			《化妆品安全技术规范》修订情况
产品类型,使用产品部位	限制和要求等	着色剂索引号(Color Index)	注释	序号	允许使用范围	序号	其他限制和要求	信息来源	
									酸镁)",新版修改为"颜料红101,102(氧化铁着色的硅酸铝)"
普通化妆品(**),包含眼部用产品。外用药品(**),包含眼部区域使用。牙齿清洁产品	云母(Mica)原料要求见21CFR 73.1496	CI 77019	使用要求和限制与中国不同			44		化妆品色素种类、标准和试验方法附录2	
						11		化妆品色素种类、标准和试验方法附录2	
普通化妆品(*),包括眼部区域使用。外用药品(**),包含眼部区域使用	氯氧化铋(Bismuth oxychloride)原料要求见21 CFR 73.1162	CI 77163	使用要求和限制与中国不同			12		化妆品色素种类、标准和试验方法附录2	
普通药品(*)	原料要求见21CFR 73.1070		使用要求和限制与中国不同			13		化妆品色素种类、标准和试验方法附录2	
						14		化妆品色素种类、标准和试验方法附录2	
眼线笔、眉刷、眼影、睫毛油、口红、腮红和胭脂、化妆品和粉底、指甲油	D&C黑2号[*** 批次认证(见下方备注)]原料要求见21CFR 74.2052	77266	使用要求和限制与中国不同,且其中部分形式美国未收录			15		化妆品色素种类、标准和试验方法附录2	原规范索引通用中文名"颜料黑6,7",新版修改为"颜料黑6,7(炭黑)"
眼线笔、眼影、睫毛油、扑面粉	D&C黑3号[*** 批次认证(见下方备注)]原料要求见21 CFR 74.2053	CI 77267	使用要求和限制与中国不同			16		化妆品色素种类、标准和试验方法附录2	原规范索引通用中文名"颜料黑9",新版修改为"颜料黑9骨炭(在封闭容器内,灼烧动物骨头获得的细黑粉。主要由磷酸钙组成)"
						17		化妆品色素种类、标准和试验方法附录2	原规范索引通用中文名"食品黑3",新版修改为"食品黑3(焦炭黑)"
外用化妆品(**),包含眼部区域使用产品。外用药品(**),包含眼部区域使用产品	氧化铬绿(Chromium oxide green)原料要求见21CFR 73.1327	CI 77288	使用要求和限制与中国不同			18		化妆品色素种类、标准和试验方法附录2	原规范限制要求为"无游离铬酸盐(Chromate)离子",新版修改为"以Cr_2O_3计,铬在2%氢氧化钠提取液中不超过0.075%"
外用化妆品	氢氧化铬绿	CI 77289	使用要求			19		化妆品色素种	原规范限制要求为"无游离铬酸

表6 化妆品组分中限用着色剂（限制和要求略）			欧盟					
序号	着色剂索引号（Color Index）	颜色	通用中文名	序号	限制和要求等	直接用于使用的最大浓度	其他	信息来源	注释
			$[Cr_2O(OH)_4]$				子	1223/2009	
132	CI 77346	蓝	颜料蓝28	131	所有化妆品			化妆品法规 1223/2009	
133	CI 77400	棕	颜料金属2（铜,Cu）	132	所有化妆品			化妆品法规 1223/2009	
134	CI 77480	棕	颜料金属3（金,Au）	133	所有化妆品		纯度标准按照委员会指令95/45/EC的规定（E175）	化妆品法规 1223/2009	
135	CI 77489	橙	氧化亚铁,FeO	134	所有化妆品			化妆品法规 1223/2009	
136	CI 77491	红	颜料红101,102（氧化铁,Fe_2O_3）	135	所有化妆品		纯度标准按照委员会指令95/45/EC的规定（E172）	化妆品法规 1223/2009	
137	CI 77492	黄	颜料黄42,43 $[FeO(OH)\cdot nH_2O]$	136	所有化妆品		纯度标准按照委员会指令95/45/EC的规定（E172）	化妆品法规 1223/2009	

美国				日本		韩国			《化妆品安全技术规范》修订情况
产品类型,使用产品部位	限制和要求等	着色剂索引号（Color Index）	注释	序号	允许使用范围	序号	其他限制和要求	信息来源	
(**),包含眼部区域使用产品。外用药品(**),包含眼部区域使用产品	(Chromium hydroxide green)原料要求见21CFR 73.1326		和限制与中国不同					类、标准和试验方法附录2	盐（Chromate）离子",新版修改为"以 Cr_2O_3 计,铬在 2% 氢氧化钠提取液中不超过 0.1%"
						20		化妆品色素种类、标准和试验方法附录2	原规范索引通用中文名"颜料蓝28",新版修改为"颜料蓝28（氧化铝钴）"
普通化妆品(**)包括眼部区域使用产品。外用药品(**),包含眼部区域使用产品	青铜粉（Bronze powder）;铜粉（Copper powder）原料要求见21CFR 73.1646或原料要求见21CFR 73.1647	CI 77400	使用要求和限制与中国不同			21		化妆品色素种类、标准和试验方法附录2	
						22		化妆品色素种类、标准和试验方法附录2	
普通化妆品(*),包含眼部区域使用产品。普通局部外用药(**)	铁氧化物（Iron oxides）;合成铁氧化物（Synthetic iron oxide）原料要求见21CFR 73.200;21CFR 73.1200或73.2250	CI 77489	使用要求和限制与中国不同			23		化妆品色素种类、标准和试验方法附录2	
普通化妆品(*),包含眼部区域使用产品。普通局部外用药(**)	铁氧化物（Iron oxides）;合成铁氧化物（Synthetic iron oxide）原料要求见21CFR 73.200;21CFR 73.1200或73.2250	CI 77491	使用要求和限制与中国不同			24		化妆品色素种类、标准和试验方法附录2	
普通化妆品(*),包含眼部区域使用产品普通局部外用药(**)	铁氧化物（Iron oxides）;合成铁氧化物（Synthetic iron oxide）原料要求见21CFR 73.200;21CFR 73.1200或73.2250	CI 77492	使用要求和限制与中国不同			25		化妆品色素种类、标准和试验方法附录2	

| 表6化妆品组分中限用着色剂 | | | 欧盟 | | | | | |
| (限制和要求略) | | | | | | | | |
序号	着色剂索引号 （Color Index）	颜色	通用 中文名	序号	限制和要求等	直接用于使用的 最大浓度	其他	信息来源	注释
138	CI 77499	黑	颜料黑11 （FeO+Fe$_2$O$_3$）	137	所有化妆品		纯度标准按照 委员会指令 95/45/EC的规定 （E172）	化妆品法规 1223/2009	
139	CI 77510	蓝	颜料蓝27, Fe$_4$[Fe(CN)$_6$]$_3$+ FeNH$_4$Fe(CN)$_6$	138	所有化妆品		无游离铬酸盐离 子	化妆品法规 1223/2009	
140	CI 77713	白	颜料白18（碳 酸锰,MnCO$_3$）	139	所有化妆品			化妆品法规 1223/2009	
141	CI 77718	白	颜料白26（滑 石）	Ⅲ/59 （Talc 收录 于限用物质 表）					Talc 收录于限 用物质表
142	CI 77742	紫	颜料紫16 [（NH$_4$)$_2$ MnP$_2$O$_7$]	140	所有化妆品			化妆品法规 1223/2009	
143	CI 77745	红	磷酸锰,Mn$_3$ (PO$_4$)$_2$·7H$_2$O	141	所有化妆品			化妆品法规 1223/2009	
144	CI 77820	白	银,Ag	142	所有化妆品		纯度标准按照 委员会指令 95/45/EC的规定 （E174）	化妆品法规 1223/2009	
145	CI 77891（3）	白	颜料白6（二 氧化钛,TiO$_2$）	143	所有化妆品		纯度标准按照委 员会指令 95/45/ EC的规定（E171）	化妆品法规 1223/2009	
146	CI 77947（3）	白	颜料白4（氧 化锌,ZnO）	144	所有化妆品			化妆品法规 1223/2009	

美国				日本		韩国			《化妆品安全技术规范》修订情况
产品类型,使用产品部位	限制和要求等	着色剂索引号(Color Index)	注释	序号	允许使用范围	序号	其他限制和要求	信息来源	
普通化妆品(*),包含眼部使用产品。普通局部外用药(**)	铁氧化物(Iron oxides);合成铁氧化物(Synthetic iron oxide)原料要求见21CFR 73.200;21CFR 73.1200或73.2250	CI 77499	使用要求和限制与中国不同			26		化妆品色素种类、标准和试验方法附录2	
外用化妆品(**),包含眼部区域产品。外用药品(**),包含眼部区域使用产品	亚铁氰化铁(Ferric ferrocyanide)原料要求见21CFR 73.1299亚氰化铁铵(Ferric ammonium ferrocyanide)原料要求见21CFR 73.1298	CI 77510	使用要求和限制与中国不同			27,28		化妆品色素种类、标准和试验方法附录2	原规范限制要求为"无氰化物离子",新版修改为"水溶氰化物不超过10mg/kg"
						29		化妆品色素种类、标准和试验方法附录2	原规范索引通用中文名"颜料白18(碳酸锰,MnCO₃)",新版修改为"颜料白18(碳酸镁,MgCO₃)"
普通药品(*)	原料要求见21CFR 73.1550		使用要求和限制与中国不同						
普通化妆品(*),包含眼部区域使用产品	锰紫(Manganese Violet)原料要求见21CFR 73.2775	CI 77742	使用要求和限制与中国不同			30		化妆品色素种类、标准和试验方法附录2	
着色指甲油(≤最终产品的1%)	银(silver)原料要求见21CFR 73.2500	CI 77820	使用要求和限制与中国不同			31		化妆品色素种类、标准和试验方法附录2	
化妆品(*),包含眼部区域使用产品。普通药品(*),包含眼部区域使用产品	二氧化钛(Titanium dioxide)原料要求见21CFR 73.575	CI 77891	使用要求和限制与中国不同			32		化妆品色素种类、标准和试验方法附录2	
外用化妆品(**),包括眼部区域使用产品。原料要求见	氧化锌(Zinc oxide)	CI 77947	使用要求和限制与中国不同			33		化妆品色素种类、标准和试验方法附录2	

表6 化妆品组分中限用着色剂				欧盟					
（限制和要求略）									
序号	着色剂索引号 (Color Index)	颜色	通用 中文名	序号	限制和要求等	直接用于使用的 最大浓度	其他	信息来源	注释
147		红	酸性红195	153	专用于不与黏膜接触的化妆品			化妆品法规 1223/2009	
148		白	硬脂酸铝、锌、镁、钙盐	150	所有化妆品			化妆品法规 1223/2009	收录形式为铝、锌、镁及钙的硬脂酸盐
149		红	花色素苷	149	所有化妆品		纯度标准按照委员会指令95/45/EC的规定（E163）	化妆品法规 1223/2009	收录形式为各种花色苷（花青素,芍药素,锦葵花素,飞燕草素,牵牛花色素,蹄纹天竺素）
150		红	甜菜根红	148	所有化妆品		纯度标准按照委员会指令95/45/EC的规定（E162）	化妆品法规 1223/2009	
151		绿	溴甲酚绿	152	淋洗类产品			化妆品法规 1223/2009	
152		蓝	溴百里酚蓝	151	淋洗类产品			化妆品法规 1223/2009	
153		橙	辣椒红	147	所有化妆品		纯度标准按照委员会指令95/45/EC的规定（E160c）	化妆品法规 1223/2009	收录形式为辣椒提取物、辣椒黄素、辣椒玉红素
154		棕	焦糖	146	所有化妆品		纯度标准按照委员会指令95/45/EC的规定（E150a-d）	化妆品法规 1223/2009	
155		黄	乳黄素	145	所有化妆品		纯度标准按照委员会指令95/45/EC的规定（E101）	化妆品法规 1223/2009	
156		咖啡	高粱红						

（*）允许普遍使用的着色剂不可以用于眼部、注射或手术缝合线，除非着色剂列表中规定了这样的用途。目前无着
（**）允许外用的着色剂不可以用于眼部、注射或手术缝合线，除非着色剂列表中规定了这样的用途。目前无着色剂
膏或口红中使用。
（***）对于美国《联邦法规法典》第21篇（21CFR）74和82部分所列出的着色剂，在用于食品药品管理局所监管的产

美国				日本		韩国			《化妆品安全技术规范》修订情况
产品类型,使用产品部位	限制和要求等	着色剂索引号（Color Index）	注释	序号	允许使用范围	序号	其他限制和要求	信息来源	
外用药品(**),包含眼部区域使用	21CFR 73.1991								
						39		化妆品色素种类、标准和试验方法附录2	
						38		化妆品色素种类、标准和试验方法附录2	原规范索引通用中文名"花色素苷",新版修改为"花色素苷(矢车菊色素、芍药花色素、锦葵色素、飞燕草色素、牵牛花色素、天竺葵色素)"
						37		化妆品色素种类、标准和试验方法附录2	
						36(收录形式为:红辣椒提取物/辣椒红)		化妆品色素种类、标准和试验方法附录2	原规范索引通用中文名"辣椒红",新版修改为"辣椒红/辣椒玉红素"
普通化妆品(*),包含眼部区域使用产品。普通局部外用药(*)	焦糖(Caramel)原料要求见21CFR 73.85	焦糖(CI码不适用)	使用要求和限制与中国不同			35		化妆品色素种类、标准和试验方法附录2	
						34(收录形式为:核黄素,乳黄素)		化妆品色素种类、标准和试验方法附录2	

色剂可在注射产品中使用(如文身或永久化妆等)。

可在注射产品中使用(如文身或永久化妆等)。对于一些被允许外用的着色剂,可按照规定的最大使用浓度,在漱口剂、牙

品前,必须经由食品药品管理局进行批次认证。

附表 10　其他国家和地区收录而中国《化妆品卫生规范》

	美国			日本		
	CI 号 (或 CAS 号)	化学名(中文)	要求 (浓度、范围等)	CI 号 (或 CAS 号)	化学名	要求 (浓度、范围等)
1				CI 11380		不用于黏膜的化妆品
2				CI 11390		不用于黏膜的化妆品
3				CI 12075		
4				CI 12100		不用于黏膜的化妆品
5				CI 12140		不用于黏膜的化妆品
6				CI 12315		不用于黏膜的化妆品
7				CI 13065		不用于黏膜的化妆品
8				CI 14600		不用于黏膜的化妆品
9				CI 15585		
10				CI 16150		不用于黏膜的化妆品
11				CI 16155		不用于黏膜的化妆品
12				CI 18950		不用于黏膜的化妆品
13	CI 20170	D&C 棕 1 号(D&C Brown No.1)	外用化妆品(**)。批次验证	CI 20170		
14				CI 21090		
15				CI 21110		
16	CI 26100	D&C 红 17 号(D&C Red No.17)	外用化妆品(**),外用药品(**)。批次验证	CI 26100		

（2007 年版）未收录的着色剂列表

其他国家及地区			
国家 / 地区	CI 号或 CAS 号	化学名	要求 （浓度、范围等）
韩国	CI 21110		韩国：仅适用于使用后立刻清洗与暂时染发用化妆品
欧盟、韩国、 加拿大	CI 26100		欧盟：不得用于与黏膜接触的化妆品。同时，纯度要求为 aniline≤0.2%；2-naphtol≤0.2%；4-aminoazobenzene≤0.1%； 1-（phenylazo）-2-naphtol≤3%；1-［2-（phenylazo）phenylazo］-2- napthalenol≤2%。 韩国：眼周和唇部禁止使用。 加拿大：禁止用于黏膜及其周围部位（如眼部、鼻部或嘴部）用

美国			日本		
CI号 (或CAS号)	化学名(中文)	要求 (浓度、范围等)	CI号 (或CAS号)	化学名	要求 (浓度、范围等)
17			CI 26105		不用于黏膜的化妆品
18			CI 42085		不用于黏膜的化妆品
19			CI 42095		
20			CI 45170		
21			CI 45440		
22			CI 61520		不用于黏膜的化妆品
23	CI 77013	群青色(Ultramarines) CI 77013	外用化妆品(**),包括用于眼睛周围			
24	CI 75480	散沫花(Henna)	用于染毛发,但不用于睫毛、眉毛和眼睛周围			
25						
26				钡色淀	在本表中27,33和40和表1中6,11,12和16的钡色淀	
27				钡色淀	11和21-2的钡色淀	不用于黏膜的化妆品
28				锆色淀	在本表中的27,33和38-2及在表1中的11,12和16的锆色淀	
29				铝色淀	1到3,6,8,10到12,和15到17的铝色淀	

续表

其他国家及地区			
国家/地区	CI号或CAS号	化学名	要求 （浓度、范围等）
			产品中。其他参见"煤焦油染料"。含有溶剂红23号的染发产品必须附带使用说明，告知用户不可用于染睫毛或眉毛，并且避免在眼部、嘴部或鼻部周围使用。为此，标签可标注以下警示语："不可用于染睫毛或眉毛。""避免在眼部、嘴部或鼻部周围使用。"
欧盟	CI 77891	Titanium dioxide	用作防晒剂（V/27）时，最大使用浓度为25%

	美国			日本		
	CI 号 （或 CAS 号）	化学名（中文）	要求 （浓度、范围等）	CI 号 （或 CAS 号）	化学名	要求 （浓度、范围等）
30				铝色淀	19,21-2 到 21-5,27,29,31 到 33,36,38,38-2,43 和 44 的铝色淀	
31				铝色淀	1,5 到 7,9,11,14,15,19,20,21-2,24 到 25 的铝色淀	不用于黏膜的化妆品
32	489-84-9	愈创蓝油烃（Guaiazulene）	外用化妆品 铅（Pb）≤20ppm； 砷（As）≤3ppm； 汞（Hg）≤1ppm； 总着色剂不低于99%			
33	813-93-4	柠檬酸铋（Bismuth citrate）	仅用于染头发的化妆品（≤0.5%）			
34	14025-15-1	乙二胺四乙基二钠 - 铜（Disodium EDTA-copper）	化妆品类洗发水的着色			
35	96-26-4	二羟基丙酮（Dihydroxyacetone）	外用化妆品（**），目的仅为或部分为给人体着色。外用药品（**），目的仅为或部分为给人体着色			
36	301-04-2 15347-57-6	乙酸铅（Lead acetate）	仅用于染头发的化妆品（以Pb计），≤0.6%（W/V）			
37		发光硫化锌（Luminescent zinc sulfide）	指甲油和外用面部彩妆（**）≤成品的10%,有限、偶尔使用			
38		叶蜡石（Pyrophyllite）	外用化妆品（**）。外用药品（**）			
39						

续表

其他国家及地区			
国家 / 地区	CI 号或 CAS 号	化学名	要求 （浓度、范围等）
韩国		guaiazulene 愈创蓝油烃	
韩国		disodium EDTA-copper EDTA- 铜二钠	
韩国		pyrophyllite 叶蜡石	
韩国		bronze 青铜色	

	美国			日本		
	CI号 (或CAS号)	化学名(中文)	要求 (浓度、范围等)	CI号 (或CAS号)	化学名	要求 (浓度、范围等)
40						
41						
42		D&C红39号(D&C Red No.39)	外用季铵盐杀菌液≤0.1%。批次验证			

　　(**):允许外用的着色剂不可以用于眼部、注射或手术缝合线,除非着色剂列表中规定了这样的用途。目前无着牙膏或口红中使用。

附表 11　《化妆品卫生规范》(2007 年版)中表 7 暂时允

	表7化妆品组分中暂时允许使用的染发剂					欧盟					
序号	中文名称	INCI名称	化妆品中最大允许使用浓度%	其他限制和要求	标签上必须标印的使用条件和注意事项	序号	信息来源 (是否在法规1223/2009后续修订版中)	化妆品中最大允许使用浓度	其他限制和要求	是否有标签要求	注释
1	1,3-双-(2,4-二氨基苯氧基)丙	1,3-Bis-(2,4-diaminophenoxy) propane HCl	2.0(以游离基计)	当与氧化乳混合使用时,最大使用浓度应为1.0%		226	欧盟委员会法规344/2013	(a)氧化型染发产品中的染发剂:在氧化条件下混合后,使用		有标签要求	欧盟法规收录形式:4,4'-[1,3-Propane-diylbis (oxy)]bis-,benzene-1,3-

其他国家及地区			
国家 / 地区	CI 号或 CAS 号	化学名	要求 （浓度、范围等）
加拿大		Coal tar dye 煤焦油染料	根据《化妆品法规》第 14 节，"任何人都不得出售用于眼睛区域的含有任何煤焦油染料、煤焦油染料基或煤焦油染料中间体的化妆品。""眼睛区域"定义为眶上嵴和眶下嵴之间的区域，包括眉毛、眼睑、睫毛、结膜囊、眼球以及眼睛下部和眶下嵴内部的软组织。以下煤焦油染料可用于眼睛区域:分散蓝 1（3844-45-9）和色淀，绿色 5 号（4403-90-1），红色 40 号（25956-17-6）和色淀，柠檬黄（1934-21-0）和色淀。化妆品的内外标签应标注以下类似警示语:注意:本产品含有的成分可能会导致某些人皮肤过敏，使用前请按照附带说明书进行测试。本产品不能用于染眉毛和眼睫毛，否则可能会导致失明。 染发剂每个包装都需附带以下使用说明: 该产品可能会引起严重皮肤炎症，在使用前务必进行初步测试，以确定是否存在特殊过敏症状，和在耳后或前臂内表面一小块皮肤处，使用肥皂和水或酒精清洁，并取少量待用染发剂涂在该区域至其干燥。24 小时后，用肥皂和水轻轻地清洗该区域。如果未出现明显的过敏或炎症，则通常假定无染料过敏症状存在。但是，每次使用前都应该进行该测试。染发剂严禁用于染眉毛或睫毛，否则会引起严重的眼睛炎症，甚至可能会导致失明
韩国		dihydroxyacetone 二羟丙酮	

色剂可在注射产品中使用（如文身或永久化妆）。对于一些被允许外用的着色剂，可按照规定的最大使用浓度，在漱口剂、

许使用染发剂在其他国家和地区的收录情况

日本 *			韩国（由于染发产品不属于化妆品，会出现本表限用物质和禁用物质重合的地方）			加拿大				《化妆品安全技术规范》修订情况
化妆品中最大允许使用浓度 %	其他限制和要求	英文名称（INCI 名称）	序号	化妆品中最大允许使用浓度 %	注释	国家 / 地区	序号	化妆品中最大允许使用浓度	注释	
			韩国为禁用		禁用 905 4,4'-[1,3-Propanediylbis（oxy）]bisbenzene-1,3-diamine and its					最大允许使用浓度修改为"氧化型染发产品 1.0%（以游离基计）;非氧化型染发

表7 化妆品组分中暂时允许使用的染发剂					欧盟					
序号	中文名称	INCI 名称	化妆品中最大允许使用浓度 %	其他限制和要求	标签上必须标印的使用条件和注意事项	序号	信息来源（是否在法规1223/2009后续修订版中）	化妆品中最大允许使用浓度	其他限制和要求	是否有标签要求	注释
	烷 HCl							到头发上最大浓度为1.2%(以游离基计)或1.8%(以四盐酸盐计算)(b) 非氧化型染发产品中的染发剂:最大使用浓度为1.2%(以游离基计)或1.8%(以四盐酸盐计算)			diamine and its tetrahydrochloride salt
2	1,3-双-(2,4-二氨基苯氧基)丙烷	1,3-Bis-(2,4-Diaminophenoxy)propane	2.0	当与氧化乳混合使用时最大使用浓度应为1.0%		226	欧盟委员会法规 344/2013	(a) 氧化型染发产品中的染发剂:在氧化条件下混合后,使用到头发上最大浓度为1.2%(以游离基计)或1.8%(以四盐酸盐计算)(b) 非氧化染发产品中的染发剂:最大使用浓度为1.2%(以游离基计)或1.8%(以四盐酸盐计算)		有标签要求	欧盟法规收录形式:4,4'-[1,3-Propane-diylbis(oxy)]bis-,benzene-1,3-diamine and its tetrahydrochloride salt
3	1,5-萘二酚(CI 76625)	1,5-Naphthalenediol	1.0	当与氧化乳混合使用时,最大使用浓度应为0.5%		238	欧盟委员会法规 344/2013	(a) 氧化型染发产品中的染发剂:在氧化条件下混合后,使用到头发上最大浓度为1.0%(b) 非氧化型染发产品中的染发剂:最大使用浓度为1.0%		有标签要求	
4	1-羟乙基-4,5-二氨基吡唑硫酸盐	1-Hydroxyethyl 4,5-Diamino Pyrazole Sulfate	2.3	当与氧化乳混合使用时,最大使用浓度应为1.125%		273	欧盟委员会法规 1197/2013	(a) 氧化型染发产品中的染发剂:在氧化条件下混合后,使用到头发上最大浓度为3.0%		有标签要求	欧盟法规收录形式:4,5-Diamino-1-(2-hydroxyethyl)-1H-pyrazole sulfate(1∶1)
5	1-萘酚(CI 76605)	1-Naphthol	2.0	当与氧化乳混合使用时,最大使用浓度应为1.0%	含1-萘酚	16	欧盟委员会法规 658/2013	(a) 氧化型染发产品中的染发剂:在氧化条件下混合后,使用到头发上最大浓度为2.0%		有标签要求	
6	2,4-二氨基苯酚	2,4-Diaminophenol	10.0		含二氨基苯酚类	Ⅱ/1338(禁用物质)					欧盟法规收录形式:1-Hydroxy-2,4-diaminobenzene(2,4-Diaminophenol) and its dihydrochloride salts(2,4-Diaminophenol HCl) when used as a substance in hair dye products
7	2,4-二氨基苯酚 HCl	2,4-Diaminophenol HCl	10.0(以游离基计)		含二氨基苯酚类	Ⅱ/1338(禁用物质)					欧盟法规收录形式:1-Hydroxy-2,4-diaminobenzene(2,

日本*			韩国（由于染发产品不属于化妆品,会出现本表限用物质和禁用物质重合的地方）			加拿大				《化妆品安全技术规范》修订情况
化妆品中最大允许使用浓度 %	其他限制和要求	英文名称（INCI 名称）	序号	化妆品中最大允许使用浓度 %	注释	国家/地区	序号	化妆品中最大允许使用浓度	注释	
					tetrahydrochloride salt（ex：1,3-bis-（2,4-diaminophenoxy）propane HCl,1,3-bis-（2,4-diaminophenoxy）propane hydrochloride）					产品 1.2%（以游离基计）"
										最大允许使用浓度修改为"氧化型染发产品 1.0%；非氧化型染发产品 1.2%"
0.5	A/I	1,5-Naphthalenediol	37	0.5						
										最大允许使用浓度修改为"氧化型染发产品：1.125%；非氧化型染发产品：不可使用"
	B/I	1-Naphthol	45			加拿大			可作为氧化着色剂用于染发剂中,最大使用浓度不得超过2%。与过氧化氢联合使用时,允许浓度为不超过1%	最大允许使用浓度修改为"氧化型染发产品：1.0%；非氧化型染发产品：不可使用"
										从表中删除,调整为禁用物质
0.5	A/I	2,4-Diaminophenol HCl	33	0.5						从表中删除,调整为禁用物质

	表7 化妆品组分中暂时允许使用的染发剂					欧盟				
序号	中文名称	INCI 名称	化妆品中最大允许使用浓度 %	其他限制和要求	标签上必须标印的使用条件和注意事项	序号	信息来源（是否在法规1223/2009后续修订版中）	化妆品中最大允许使用浓度	其他限制和要求	是否有标签要求	注释
											4-Diaminophenol）and its dihydrochloride salts（2, 4-Diaminophenol HCl）when used as a substance in hair dye products
8	2,4-二氢基苯氧基乙醇 HCl	2,4-Diaminophenoxyethanol HCl	4.0（以游离基计）	当与氧化乳混合使用时，最大使用浓度应为2.0%		242	欧盟委员会法规1197/2013	（a）氧化型染发产品中的染发剂：在氧化条件下混合后，使用到头发上最大浓度为2.0%（以盐酸盐计）（b）染睫毛用的产品：在氧化条件下混合后，使用到睫毛上最大浓度为2.0%（以盐酸盐计）	（b）仅限专业使用	有标签要求	欧盟法规附录Ⅲ中以2, 4-Diaminophenoy-ethanol，其氢氯化物及其硫酸盐类，序列242
9	2,4-二氢基苯氧基乙醇硫酸盐	2,4-Diaminophenoxyethanol sulfate	4.0（以游离基计）	当与氧化乳混合使用时，最大使用浓度应为2.0%		242	欧盟委员会法规1197/2013	（a）氧化型染发产品中的染发剂：在氧化条件下混合后，使用到头发上最大浓度为2.0%（以盐酸盐计）（b）染睫毛用的产品：在氧化条件下混合后，使用到睫毛上最大浓度为2.0%（以盐酸盐计）	（b）仅限专业使用	有标签要求	欧盟法规附录Ⅲ中以2, 4-Diaminophenoy-ethanol，其氢氯化物及其硫酸盐类，序列242
10	2,6-二氢基吡啶	2,6-Diaminopyridine	0.004	当与氧化乳混合使用时，最大使用浓度应为0.002%		285	欧盟委员会法规1197/2013	（a）氧化型染发剂中的染发剂：在氧化条件下混合后，使用到头发上最大浓度为0.15%（b）染睫毛用的产品：在氧化条件下混合后，使用到睫毛上最大浓度为0.15%	（b）仅限专业使用	有标签要求	
11	2,6-二氢基吡啶硫酸盐	2,6-Diaminopyridine sulfate	0.004（以游离基计）	当与氧化乳混合使用时，最大使用浓度应为0.002%							未收录于欧盟法规中
12	2,6-二羟乙基氨甲苯	2, 6-Dihydroxyethylaminotoluene	2.0	当与氧化乳混合使用时，最大使用浓度应为1.0%		9	欧盟委员会法规344/2013	氧化型染发产品中的染发剂：在氧化条件下混合后，使用到头发上最大浓度为5%（以游离基计）	（a）一般使用（b）专业使用	有标签要求	欧盟法规收录形式：Methylphenylenediamines，their N-substituted derivatives and their salts（1）with the excep-tion of the sub-stance under reference num-ber 9a in this annex and sub-stances under reference numbers 364,1310 and 1313 in Annex Ⅱ
13	2,6-二甲氧基-3,5-吡啶二胺 HCl	2,6-Dimethoxy-3, 5-pyridinediamine HCl	0.5	当与氧化乳混合使用时，最大使用浓度应为0.25%		232	欧盟委员会法规344/2013	氧化型染发产品中的染发剂：在氧化条件下混合后，使用到头发上最大浓度为		有标签要求	欧盟法规收录形式：2,6-Dimethoxy-3, 5-pyridinediamine and its hydrochloride

日本*			韩国(由于染发产品不属于化妆品,会出现本表限用物质和禁用物质重合的地方)			加拿大				《化妆品安全技术规范》修订情况
化妆品中最大允许使用浓度 %	其他限制和要求	英文名称(INCI 名称)	序号	化妆品中最大允许使用浓度 %	注释	国家/地区	序号	化妆品中最大允许使用浓度	注释	
0.5	A/I	2,4-Diaminophenoxyethanol HCl	11	0.5						最大允许使用浓度修改为"氧化型染发产品:2.0%;非氧化型染发产品:不可使用"
			韩国为禁用		禁用 145 2,4-diaminophenoxyethanol and its salts					最大允许使用浓度修改为"氧化型染发产品:2.0%(以盐酸盐计);非氧化型染发产品:不可使用"
1.0	A/I	2,6-Diaminopyridine	30	1.0						最大允许使用浓度修改为"氧化型染发产品:0.15%;非氧化型染发产品:不可使用"
										最大允许使用浓度修改为"氧化型染发产品:0.002%(以游离基计);非氧化型染发产品:不可使用"
			韩国为禁用		禁用 259 Methylphenylenediamine, its N-N-Substituted derivatives and its salts(ex:2,6-Dihydroxyethylaminotoluene)					最大允许使用浓度修改为"氧化型染发产品:1.0%;非氧化型染发产品:不可使用;不和亚硝基化体系一起使用;亚硝胺最大含量50g/kg;存放于无亚硝酸盐的容器内"
										最大允许使用浓度修改为"氧化型染发产品:0.25%;非氧化型染发产品:不可使用"

	表7化妆品组分中暂时允许使用的染发剂					欧盟					
序号	中文名称	INCI名称	化妆品中最大允许使用浓度%	其他限制和要求	标签上必须标印的使用条件和注意事项	序号	信息来源（是否在法规1223/2009后续修订版中）	化妆品中最大允许使用浓度	其他限制和要求	是否有标签要求	注释
								0.25%（以盐酸盐计）			
14	2,7-萘二酚（CI 76645）	2,7-Naphthalenediol	1.0	当与氧化乳混合使用时，最大使用浓度应为0.5%		216	欧盟委员会法规344/2013	（a）氧化型染发产品中的染发剂：在氧化条件下混合后，使用到头发上最大浓度为1%（b）非氧化型染发产品中的染发剂：最大使用浓度为1.0%		有标签要求	
15	2-氨基-3-羟基吡啶	2-Amino-3-hydroxypyridine	0.6	当与氧化乳混合使用时，最大使用浓度应为0.3%		211	欧盟委员会法规658/2013	氧化型染发产品中的染发剂：在氧化条件下混合后，使用到头发上最大浓度为1%		有标签要求	
16	2-氨基-4-羟乙氨基茴香醚硫酸盐	2-Amino-4-hydroxyethylaminoanisole Sulfate	3.0	当与氧化乳混合使用时，最大使用浓度应为1.5%		245	欧盟委员会法规1197/2013	（a）氧化型染发产品中的染发剂：在氧化条件下混合后，使用到头发上最大浓度为1.5%（以硫酸盐计）（b）染睫毛用的产品：在氧化条件下混合后，使用到睫毛上最大浓度为1.5%（以硫酸盐计）	（a）（b）—不和亚硝基化体系一起使用—亚硝胺最大含量：50μg/kg—存放于无亚硝酸盐的容器（b）仅供专业使用	有标签要求	欧盟法规收录形式：2-[（3-amino-4-methoxphenyl）amino]ethanol and its sulphate
17	2-氨基-4-羟乙氨基茴香醚	2-Amino-4-hydroxyethylaminoanisole	3.0（以游离基计）	当与氧化乳混合使用时，最大使用浓度应为1.5%		245	欧盟委员会法规1197/2013	（a）氧化型染发产品中的染发剂：在氧化条件下混合后，使用到头发上最大浓度为1.5%（以硫酸盐计）（b）染睫毛用的产品：在氧化条件下混合后，使用到睫毛上最大浓度为1.5%（以硫酸盐计）	（a）（b）—不和亚硝基化体系一起使用—亚硝胺最大含量：50μg/kg—存放于无亚硝酸盐的容器（b）仅供专业使用	有标签要求	欧盟法规收录形式：2-[（3-amino-4-methoxphenyl）amino]ethanol and its sulphate
18	2-氨基-6-氯-4-硝基苯酚	2-Amino-6-chloro-4-nitrophenol	2.0	当与氧化乳混合使用时，最大使用浓度应为1.0%		252	欧盟委员会法规344/2013	（a）氧化型染发产品中的染发剂：在氧化条件下混合后，使用到头发上最大浓度为2%（b）非氧化型染发产品中的染发剂：最大使用浓度为2.0%		有标签要求	
19	2-氨基-6-氯-4-硝基苯酚HCl	2-Amino-6-chloro-4-nitrophenol HCl	2.0（以游离基计）	当与氧化乳混合使用时，最大使用浓度应为1.0%							未收录于欧盟法规中

续表

日本*			韩国（由于染发产品不属于化妆品，会出现在本表限用物质和禁用物质重合的地方）			加拿大				《化妆品安全技术规范》修订情况
化妆品中最大允许使用浓度%	其他限制和要求	英文名称（INCI名称）	序号	化妆品中最大允许使用浓度%	注释	国家/地区	序号	化妆品中最大允许使用浓度	注释	
			韩国为禁用		禁用15 2,7-naphthalenediol and its salts					最大允许使用浓度修改为"氧化型染发产品：0.5%；非氧化型染发产品：1.0%"
										最大允许使用浓度修改为"氧化型染发产品：0.3%；不得用于非氧化型染发产品"
										最大允许使用浓度修改为"氧化型染发产品：1.5%（以硫酸盐计）；非氧化型染发产品：不可使用；不和亚硝基化体系一起使用；亚硝胺最大含量50g/kg；存放于无亚硝酸盐的容器内"
			韩国为禁用		禁用490 2-[（3-Amino-4-methoxyphenyl）amino]ethanol and its salts（ex：2-Amino-4-hydroxyethylaminoanisole）					最大允许使用浓度修改为"氧化型染发产品：1.5%（以硫酸盐计）；非氧化型染发产品：不可使用；不和亚硝基化体系一起使用；亚硝胺最大含量50g/kg；存放于无亚硝酸盐的容器内"
			韩国为禁用		禁用500 2-Amino-6-chloro-4-nitrophenol and its salts					最大允许使用浓度修改为"氧化型染发产品：1.0%；非氧化型染发产品：2.0%"
										最大允许使用浓度修改为"氧化型染发产品：1.0%（以游离基计）；非氧化型染发产品：2.0%（以游离基计）"

611

表7 化妆品组分中暂时允许使用的染发剂						欧盟					
序号	中文名称	INCI 名称	化妆品中最大允许使用浓度 %	其他限制和要求	标签上必须标印的使用条件和注意事项	序号	信息来源（是否在法规 1223/2009 后续修订版中）	化妆品中最大允许使用浓度	其他限制和要求	是否有标签要求	注释
20	2- 氯 -p- 苯二胺	2-Chloro-p-phenylenediamine	0.1	当与氧化乳混合使用时，最大使用浓度应为 0.05%							未收录于欧盟法规中
21	2- 氯 -p- 苯二胺硫酸盐	2-Chloro-p-phenylenediamine sulfate	1.0	当与氧化乳混合使用时，最大使用浓度应为 0.5%							未收录于欧盟法规中
22	2- 羟乙基苦氨酸	2-Hydroxyethyl picramic acid	(a) 3.0 (b) 2.0 (3)	当与氧化乳混合使用时，最大使用浓度应为 1.5%		222	欧盟委员会法规 344/2013	(a) 氧化型染发产品中的染发剂：在氧化条件下混合后，使用到头发上最大浓度为 1.5% (b) 非氧化型染发产品中的染发剂：最大使用浓度为 2.0%	(a)(b) 一 不和亚硝基化体系一起使用 一 亚硝胺最大含量：50μg/kg 一 存放于无亚硝酸盐的容器	有标签要求	
23	2- 甲基 -5- 羟乙氨基苯酚	2-Methyl-5-hydroxyethylaminophenol	2.0	当与氧化乳混合使用时，最大使用浓度应为 1.0%		229	欧盟委员会法规 1197/2013	(a) 氧化型染发产品中的染发剂：在氧化条件下混合后，使用到头发上最大浓度为 1.5% (b) 染睫毛用的产品：在氧化条件下混合后，使用到睫毛上最大浓度为 1.5%	(a)(b) 一 不和亚硝基化体系一起使用 一 亚硝胺最大含量：50μg/kg 一 存放于无亚硝酸盐的容器 (b) 仅限专业使用	有标签要求	
24	2- 甲基雷琐辛	2-Methylresorcinol	2.0	当与氧化乳混合使用时，最大使用浓度应为 1.0%	含 2- 甲基雷琐辛	243	欧盟委员会法规 344/2013	(a) 氧化型染发产品中的染发剂：在氧化条件下混合后，使用到头发上最大浓度为 1.8% (b) 非氧化型染发产品中的染发剂：最大使用浓度为 1.8%		有标签要求	
25	2- 硝基 -p- 苯二胺	2-Nitro-p-phenylenediamine	0.3	当与氧化乳混合使用时，最大使用浓度应为 0.15%		Ⅱ/1319 （禁用物质）				收录于欧盟法规附录 Ⅱ，序号 1319，欧盟法规收录形式：2-Nitro-p-phenylenediamine and its salts, when used as a substance in hair dye products
26	2- 硝基 -p- 苯二胺 2HCl	2-Nitro-p-phenylenediamine dihydrochloride	0.3 (以游离基计)	当与氧化乳混合使用时，最大使用浓度应为 0.15%		Ⅱ/1319 （禁用物质）				收录于欧盟法规附录 Ⅱ，序号 1319，欧盟法规收录形式：2-Nitro-p-phenylenediamine and its salts, when used as

日本*			韩国（由于染发产品不属于化妆品，会出现本表限用物质和禁用物质重合的地方）			加拿大				《化妆品安全技术规范》修订情况
化妆品中最大允许使用浓度 %	其他限制和要求	英文名称（INCI 名称）	序号	化妆品中最大允许使用浓度 %	注释	国家/地区	序号	化妆品中最大允许使用浓度	注释	
			s							最大允许使用浓度修改为"氧化型染发产品：0.05%；非氧化型染发产品：0.1%"
1.5	A/I	2-Chloro-*p*-phenylenediamine Sulfate	43	1.5						最大允许使用浓度修改为"氧化型染发产品：0.5%；非氧化型染发产品：1.0%"
										最大允许使用浓度修改为"氧化型染发产品：1.5%；非氧化型染发产品：2.0%；不和亚硝基化体系一起使用；亚硝胺最大含量 50g/kg；存放于无亚硝酸盐的容器内"
0.5	A/I	2-Methyl-5-hydroxyethylaminophenol	列于染发剂表，同时也列于韩国化妆品禁用物质表	0.5	禁用 973 5-[（2-hydroxyethyl）amino]-*o*-cresol and its salts（ex：2-methyl-5-hydroxyethylaminophenol）					最大允许使用浓度修改为"氧化型染发产品：1.0%；非氧化型染发产品：不可使用；不和亚硝基化体系一起使用；亚硝胺最大含量 50g/kg；存放于无亚硝酸盐的容器内"
			47	0.5						中文名称修改为"2-甲基间苯二酚"；最大允许使用浓度修改为"氧化型染发产品：1.0%；非氧化型染发产品：1.8%；含 2-甲基间苯二酚"
3.0		2-Nitro-*p*-phenylenediamine	列于染发剂表，同时也列于韩国化妆品禁用物质表	3.0	禁用 55 2-nitro-*p*-phenylenediamine and its salts（ex：nitro-*p*-phenylenediamine sulfate）					新版从表中删除，调整为禁用物质
			韩国为禁用		禁用 55 2-nitro-*p*-phenylenediamine and its salts（ex：nitro-*p*-phenylenediamine sulfate）					新版从表中删除，调整为禁用物质

	表 7 化妆品组分中暂时允许使用的染发剂					欧盟				
序号	中文名称	INCI 名称	化妆品中最大允许使用浓度 %	其他限制和要求	标签上必须标印的使用条件和注意事项	序号	信息来源（是否在法规1223/2009后续修订版中）	化妆品中最大允许使用浓度	其他限制和要求	是否有标签要求	注释
											a substance in hair dye products
27	2- 硝基 -p- 苯二胺硫酸盐	2-Nitro-p-phenylenediamine sulfate	0.3（以游离基计）	当与氧化乳混合使用时，最大使用浓度应为0.15%		Ⅱ/1319（禁用物质）					收录于欧盟法规附录Ⅱ，序号1319，欧盟法规收录形式：2-Nitro-p-phenylenediamine and its salts, when used as a substance in hair dye products
28	3- 硝基 -p- 羟乙氨基酚	3-Nitro-p-hydroxyethylaminophenol	6.0	当与氧化乳混合使用时，最大使用浓度应为3.0%		248	欧盟委员会法规 344/2013	(a) 氧化型染发产品中的染发剂：在氧化条件下混合后，使用到头发上最大浓度为3%（b) 非氧化型染发产品中的染发剂：最大使用浓度为1.85%	(a)(b)— 不和亚硝基化体系一起使用— 亚硝胺最大含量：50μg/kg— 存放于无亚硝酸盐的容器	有标签要求	
29	4,4'- 二氨基二苯胺	4,4'-Diaminodiphenylamine	6.0	含苯二胺类		Ⅱ/1309（禁用物质）					欧盟法规收录形式：4,4'-Diaminodiphenylamine and its salts, when used as a substance in hair dye products
30	4,4'- 二氨基二苯胺硫酸盐	4,4'-Diaminodiphenylamine Sulfate	6.0（以游离基计）	含苯二胺类		Ⅱ/1309（禁用物质）					
31	4- 氨基 -2- 羟基甲苯	4-Amino-2-hydroxytoluene	3.0	当与氧化乳混合使用时，最大使用浓度应为1.5%		241	欧盟委员会法规 1197/2013	(a) 氧化型染发产品中的染发剂：在氧化条件下混合后，使用到头发上最大浓度为1.5%（b) 染睫毛用的产品：在氧化条件下混合后，使用到睫毛上最大浓度为1.5%	(b) 仅限专业使用	有标签要求	
32	4- 氨基 -3- 硝基苯酚	4-Amino-3-nitrophenol	3.0	当与氧化乳混合使用时，最大使用浓度应为1.5%		215	欧盟委员会法规 344/2013	(a) 氧化型染发产品中的染发剂：在氧化条件下混合后，使用到头发上最大浓度为1.5%（b) 非氧化型染发产品中的染发剂：最大使用浓度为1.0%		有标签要求	
33	4- 氨基 -m- 甲酚	4-Amino-m-cresol	3.0	当与氧化乳混合使用时，最大使用浓度应为1.5%		244	欧盟委员会法规 1197/2013	(a) 氧化型染发产品中的染发剂：在氧化条件下混合后，使用到头发上最大浓度为1.5%（b) 染睫毛用的产品：在氧化条件下混	(b) 仅限专业使用	有标签要求	

日本*			韩国(由于染发产品不属于化妆品,会出现本表限用物质和禁用物质重合的地方)			加拿大				《化妆品安全技术规范》修订情况
化妆品中最大允许使用浓度 %	其他限制和要求	英文名称(INCI名称)	序号	化妆品中最大允许使用浓度 %	注释	国家/地区	序号	化妆品中最大允许使用浓度	注释	
3.5	A/I	2-Nitro-p-phenylenediamine sulfate	韩国为禁用		禁用 55 2-nitro-p-phenylenediamine and its salts (ex:nitro-p-phenylenediamine sulfate)					新版从表中删除,调整为禁用物质
			韩国为禁用		禁用 969 4-(2-Hydroxyethyl) amino-3-nitrophenol and its salts (ex:3-Nitro-p-hydroxyethylaminophenol)					最大允许使用浓度修改为"氧化型染发产品:3.0%;非氧化型染发产品:1.85%;不和亚硝基化体系一起使用;亚硝胺最大含量50g/kg;存放于无亚硝酸盐的容器内"
			韩国为禁用		禁用 138 4,4'-Diaminodiphenylamine and its salts					新版从表中删除,调整为禁用物质
1.0	A/I	4,4'-Diaminodiphenylamine sulfate	韩国为禁用		禁用 138 4,4'-Diaminodiphenylamine and its salts					新版从表中删除,调整为禁用物质
1.0	A/I	4-Amino-2-hydroxytoluene	/							最大允许使用浓度修改为"氧化染发产品:1.5%;非氧化型染发产品:不可使用"
			韩国为禁用		禁用 481 4-Amino-3-nitrophenol and its salts					最大允许使用浓度修改为"氧化型染发产品:1.5%;非氧化型染发产品:1.0%"
			韩国为禁用		禁用 498 4-Amino-m-cresol and its salts					最大允许使用浓度修改为"氧化型染发产品:1.5%;非氧化型染发产品:不可使用"

	表7 化妆品组分中暂时允许使用的染发剂					欧盟			
序号	中文名称	INCI 名称	化妆品中最大允许使用浓度 %	其他限制和要求	标签上必须标印的使用条件和注意事项	序号（信息来源，是否在法规1223/2009后续修订版中）	化妆品中最大允许使用浓度	其他限制和要求	是否有标签要求	注释
							合后，使用到睫毛上最大浓度为1.5%			
34	4-氯雷琐辛	4-Chlororesorcinol	1.0	当与氧化乳混合使用时，最大使用浓度应为0.5%		199		氧化型染发产品中的染发剂：在氧化条件下混合后，使用到头发上最大浓度为2.5%		有标签要求	
35	4-羟丙氨基-3-硝基苯酚	4-Hydroxypropylamino-3-nitrophenol	(a) 5.2 (b) 2.6 (3)	当与氧化乳混合使用时，最大使用浓度为2.6%		219	欧盟委员会法规344/2013	(a) 氧化型染发产品中的染发剂：在氧化条件下混合后，使用到头发上最大浓度为2.6%（以游离基计算）(b) 非氧化型染发产品中的染发剂：最大使用浓度为2.6%	(a)(b) — 不和亚硝基化体系一起使用 — 亚硝胺最大含量：50μg/kg — 存放于无亚硝酸盐的容器	有标签要求	
36	4-硝基-o-苯二胺	4-Nitro-o-phenylenediamine	1.0	当与氧化乳混合使用时，最大使用浓度应为0.5%		240	欧盟委员会法规658/2013	氧化型染发产品中的染发剂：在氧化条件下混合后，使用到头发上最大浓度为0.5%		有标签要求	
37	4-硝基-o-苯二胺硫酸盐	4-Nitro-o-phenylenediamine sulfate	1.0（以游离基计）	当与氧化乳混合使用时，最大使用浓度应为0.5%						未收录于欧盟法规中
38	5-氨基-4-氯-o-甲酚	5-Amino-4-chloro-o-cresol	2.0	当与氧化乳混合使用时，最大使用浓度应为1.0%						未收录于欧盟法规中［相近原料收录于欧盟法规附录Ⅲ，条目208，as 5-Amino-4-Chloro-o-Cresol HCl。氧化类染发剂混合后，最大浓度为1.5%（as HCl）］
39	5-氨基-6-氯-o-甲酚	5-Amino-6-chloro-o-cresol	2.0	当与氧化乳混合使用时，最大使用浓度应为1.0%		283	欧盟委员会法规1197/2013	(a) 氧化型染发产品中的染发剂：在氧化条件下混合后，使用到头发上最大浓度为1% (b) 非氧化型染发产品中的染发剂：最大使用浓度为0.5%		有标签要求	欧盟法规收录形式：3-amino-2-chlor-6-methylphenol 3-amino-4-chloro-6-methylphenol HCl
40	6-氨基-m-甲酚	6-Amino-m-cresol	2.4	当与氧化乳混合使用时，最大使用浓度应为1.2%						未收录于欧盟法规中
41	6-氨基-o-甲酚	6-Amino-o-cresol	3.0	当与氧化乳混合使用时，最大使用浓度应为1.5%		Ⅱ/1315（禁用物质）				欧盟法规收录形式：6-Amino-o-cresol and its salts, when used as a substance in hair dye products

续表

日本*			韩国（由于染发产品不属于化妆品，会出现本表限用物质和禁用物质重合的地方）			加拿大				《化妆品安全技术规范》修订情况
化妆品中最大允许使用浓度%	其他限制和要求	英文名称（INCI名称）	序号	化妆品中最大允许使用浓度%	注释	国家/地区	序号	化妆品中最大允许使用浓度	注释	
										中文名称修改为"4-氯间苯二酚"；最大允许使用浓度修改为"氧化型染发产品:0.5%；非氧化型染发产品:不可使用"
			韩国为禁用		禁用 961 1-Hydroxy-3-nitro-4-（3-hydroxypropylamino）benzene and its salts（ex: 4-Hydroxypropylamino-3-nitrophenol）					最大允许使用浓度修改为"氧化型染发产品:2.6%；非氧化型染发产品:2.6%；不和亚硝基化体系一起使用；亚硝胺最大含量50g/kg；存放于无亚硝酸盐的容器内"
1.5	A/I	4-Nitro-o-phenylenediamine	1	1.5						最大允许使用浓度修改为"氧化型染发产品:0.5%；非氧化型染发产品:不可使用"
2.0		4-Nitro-o-phenylenediamine sulfate	20	2.0						最大允许使用浓度修改为"氧化型染发产品:0.5%(以游离基计)；非氧化型染发产品:不可使用"
										最大允许使用浓度修改为"氧化型染发产品:1.0%；非氧化型染发产品:不可使用"；此外还新增组分"5-氨基-4-氯邻甲酚盐酸盐"，最大允许使用浓度相同
										最大允许使用浓度修改为"氧化型染发产品:1.0%；非氧化型染发产品:0.5%"
										最大允许使用浓度修改为"氧化型染发产品:1.2%；非氧化型染发产品:2.4%"
			韩国为禁用		禁用 499 6-Amino-o-cresol and its salts					新版从表中删除，调整为禁用物质

617

表7 化妆品组分中暂时允许使用的染发剂					欧盟				
序号	中文名称	INCI 名称	化妆品中最大允许使用浓度 %	其他限制和要求	标签上必须标印的使用条件和注意事项	序号（是否在法规1223/2009后续修订版中）	化妆品中最大允许使用浓度	其他限制和要求	是否有标签要求	注释
42	6-羟基吲哚	6-Hydroxyindole	1.0	当与氧化乳混合使用时,最大使用浓度应为0.5%		209	欧盟委员会法规658/2013	氧化型染发产品中的染发剂:在氧化条件下混合后,使用到头发上最大浓度为0.5%	有标签要求	
43	6-甲氧基-2-甲氨基-3-氨基吡啶HCl	6-Methoxy-2-methylamino-3-aminopyridine HCl	2.0	当与氧化乳混合使用时,最大使用浓度应为1.0%		203	欧盟委员会法规1197/2013	(a)在氧化条件下混合后,使用到头发上最大浓度为0.68%(以游离基计)[或者1%(以二盐酸盐计)];(b)非氧化型染发产品中的染发剂:最大使用浓度为0.68%(以游离基计)[或者1%(以二盐酸盐计)];(c)在氧化条件下混合后,使用到睫毛上最大浓度为0.68%(以游离基计)[或者1%(以二盐酸盐计)]	(a)(b)(c)— 不和亚硝基化体系一起使用— 亚硝胺最大含量:50μg/kg— 存放于无亚硝酸盐的容器;(c)仅限专业使用	有标签要求	欧盟法规收录形式:6-Methoxy-N2-methyl-2,3-pyridinediamine hydrochloride and dihydrochloride salt
44	酸性橙3号[CI 10385]	Acid Orange 3	0.2			Ⅱ/1280（禁用物质）				欧盟法规收录形式:Benzenesulfonic acid,5-[(2,4-dinitrophenyl)amino]-2-(phenylamino)-,and its salts,when used as a substance in hair dye products
45	酸性紫43号[CI 60730]	Acid Violet 43	1.0	所用染料纯度不得<80%,其杂质含量必须符合以下要求:挥发性成分(135℃)及氯化物和硫酸盐(以钠盐计)小于18%,水不溶物不得小于0.4%,1-羟基-9,10-蒽二酮(1-hydroxy-9,10-anthracenedione)小于0.2%,p-甲苯胺(p-toluidine)小于0.1%,p-甲苯胺磺酸钠(p-tolluidine sulfonic acids,sodium salts)小于0.2%,其他染料(subsidiary colors)小于1%,铅小于20mg/kg,砷小于3mg/kg,汞小于1mg/kg		Ⅳ/90（限用着色剂）				作为限用着色剂收录欧盟法规附录表Ⅳ中的收录形式:Sodium 4-[(9,10-dihydro-4-hydroxy-9,10-dioxo-1-anthryl)amino]toluene-3-sulphonate

附　表

续表

日本*			韩国（由于染发产品不属于化妆品，会出现本表限用物质和禁用物质重合的地方）			加拿大				《化妆品安全技术规范》修订情况
化妆品中最大允许使用浓度%	其他限制和要求	英文名称（INCI名称）	序号	化妆品中最大允许使用浓度%	注释	国家/地区	序号	化妆品中最大允许使用浓度	注释	
										最大允许使用浓度修改为"氧化型染发产品:0.5%;非氧化型染发产品:不可使用"
										最大允许使用浓度修改为"氧化型染发产品:0.68%（以游离基计）;非氧化型染发产品:0.68%（以游离基计）;不和亚硝基化体系一起使用;亚硝胺最大含量50g/kg;存放于无亚硝酸盐的容器内"
										从表中删除，调整为禁用物质
										最大允许使用浓度修改为"氧化型染发产品:不可使用;非氧化型染发产品:1.0%"

619

表7 化妆品组分中暂时允许使用的染发剂					欧盟					
序号	中文名称	INCI 名称	化妆品中最大允许使用浓度 %	其他限制和要求	标签上必须标印的使用条件和注意事项	序号	信息来源（是否在法规1223/2009后续修订版中）	化妆品中最大允许使用浓度	其他限制和要求	是否有标签要求	注释
46	碱性蓝26号[CI 44045]	Basic Blue 26	0.5	当与氧化乳混合使用时,最大使用浓度应为0.25%		II/1340及IV/69（禁用物质及限用着色剂）					欧盟法规附表II的收录形式:4-[[4-Anilino-1-naphthyl][4-(dimethylamino)phenyl]methylene]cyclohexa-2,5-dien-1-ylidene]dimethylammonium chloride（Basic Blue 26; CI 44045）when used as a substance in hair dye products
47	碱性橙31号	Basic Orange 31	0.2	当与氧化乳混合使用时,最大使用浓度应为0.1%		276	欧盟委员会法规1197/2013	(a)氧化型染发产品中的染发剂:在氧化条件下混合后,使用到头发上最大浓度为0.5% (b)非氧化型染发产品中的染发剂:最大使用浓度为1.0%		有标签要求	
48	碱性红51号	Basic Red 51	0.2	当与氧化乳混合使用时,最大使用浓度应为0.1%		268	欧盟委员会法规1197/2013	(a)氧化型染发产品中的染发剂:在氧化条件下混合后,使用到头发上最大浓度为0.5% (b)非氧化型染发产品中的染发剂:最大使用浓度为1.0%		有标签要求	
49	碱性红76号（CI 12245）	Basic Red 76	2.0	.		267	欧盟委员会法规1197/2013	非氧化型染发产品中的染发剂:最大使用浓度为2%			
50	碱性紫14号（CI 42510）	Basic Violet 14	0.3			II/1329及IV/66（禁用物质及限用着色剂）					其中,欧盟法规附表II的收录形式:4-[[(4-Aminophenyl)(4-iminocyclohexa-2,5-dien-1-ylidene)methyl]-o-toluidine and its hydrochloride salt（Basic Violet 14; CI 42510）when used as a substance in hair dye products
51	碱性黄87号	Basic yellow 87	0.2	当与氧化乳混合使用时,最大使用浓度应为0.1%		275	欧盟委员会法规1197/2013	(a)氧化型染发产品中的染发剂:在氧化条件下混合后,使用到头发上最大浓度为1% (b)非氧化型染发产品中的染发剂:最大使用浓度为1.0%		有标签要求	
52	分散黑9号	Disperse Black 9	0.4			263	欧盟委员会法规658/2013	非氧化型染发产品中的染发剂:最大使用浓度为0.3%(以2,2'-			

续表

日本 *			韩国（由于染发产品不属于化妆品，会出现本表限用物质和禁用物质重合的地方）			加拿大			《化妆品安全技术规范》修订情况
化妆品中最大允许使用浓度 %	其他限制和要求	英文名称（INCI 名称）	序号	化妆品中最大允许使用浓度 %	注释	国家/地区	序号	化妆品中最大允许使用浓度	注释	
										从表中删除，着色剂表中，增加限制"禁用于染发产品"
										最大允许使用浓度修改为"氧化型染发产品:0.1%；非氧化型染发产品:0.2%"
										最大允许使用浓度修改为"氧化型染发产品:0.1%；非氧化型染发产品:0.2%"
										最大允许使用浓度修改为"氧化型染发产品:不可使用；非氧化型染发产品:2.0%"
										从表中删除，着色剂表中，增加限制"禁用于染发产品"
										最大允许使用浓度修改为"氧化型染发产品:0.1%；非氧化型染发产品:0.2%"
										最大允许使用浓度修改为"氧化型染发产品:不可使用；非氧化型染发产品:

序号	中文名称	INCI 名称	化妆品中最大允许使用浓度 %	其他限制和要求	标签上必须标印的使用条件和注意事项	序号	信息来源（是否在法规1223/2009后续修订版中）	化妆品中最大允许使用浓度	其他限制和要求	是否有标签要求	注释
								[4-(4-氨基苯偶氮基)苯亚胺基]二乙醇与木质素磺酸盐1:1的混合物计)			
53	分散紫1号	Disperse Violet 1	1.0	当与氧化乳混合使用时,最大使用浓度应为0.5%		265	欧盟委员会法规1197/2013	非氧化型染发产品中的染发剂:最大使用浓度为0.5%	分散紫1中分散红15号杂质需<1%(w/w)		
54	分散紫4号[CI 61105]	Disperse Violet 4	0.08	当与氧化乳混合使用时,最大使用浓度应为0.04%		Ⅱ/1283（禁用物质）					欧盟法规收录形式:1-Amino-4-(methylamino)-9,10-anthracenedione（Disperse Violet 4）and its salts,when used as a substance in hair dye products
55	HC 橙 No.1	HC Orange No.1	3.0			256	欧盟委员会法规658/2013	非氧化型染发产品中的染发剂:最大使用浓度为1%			
56	HC 红 No.1	HC Red No.1	0.5			258	欧盟委员会法规658/2013	非氧化型染发产品中的染发剂:最大使用浓度为1%		有标签要求	
57	HC 红 No.3	HC Red No.3	0.5	原料中游离二乙醇胺含量≤0.5%,并不得与亚硝化物质配伍		266	欧盟委员会法规1197/2013	(a)氧化型染发产品中的染发剂:在氧化条件下混合后,使用到头发上最大浓度为0.45% (b)非氧化染发产品中的染发剂:最大使用浓度为3.0%	(a)(b)—不和亚硝基化体系一起使用—亚硝胺最大含量:50μg/kg—存放于无亚硝酸盐的容器	有标签要求	
58	HC 黄2号	HC Yellow No.2	3.0	当与氧化乳混合使用时,最大使用浓度应为1.5%		255	欧盟委员会法规658/2013	(a)氧化型染发产品中的染发剂:在氧化条件下混合后,使用到头发上最大浓度为0.75% (b)非氧化染发产品中的染发剂:最大使用浓度为1.0%	(a)(b)—不和亚硝基化体系一起使用—亚硝胺最大含量:50μg/kg—存放于无亚硝酸盐的容器	有标签要求	
59	HC 黄4号	HC Yellow No.4	3.0			253	欧盟委员会法规658/2013	非氧化型染发产品中的染发剂:最大使用浓度为1.5%	—不和亚硝基化体系一起使用—亚硝胺最大含量:		

日本 *			韩国（由于染发产品不属于化妆品，会出现本表限用物质和禁用物质重合的地方）			加拿大				《化妆品安全技术规范》修订情况
化妆品中最大允许使用浓度 %	其他限制和要求	英文名称（INCI 名称）	序号	化妆品中最大允许使用浓度 %	注释	国家/地区	序号	化妆品中最大允许使用浓度	注释	
										0.3%，以 2,2'-［4-(4-氨基苯基偶氮）苯基亚氨基］二乙醇胺和木质素磺酸盐 1:1 的混合物计"
0.5	A/I	Disperse Violet 1	36	0.5						最大允许使用浓度修改为"氧化型染发产品不可使用；非氧化型染发产品：0.5%；作为原料杂质分散红 15 号应小于 1%"
0.5	A/I	Disperse Violet 4	31	0.5						从表中删除，调整为禁用物质
										最大允许使用浓度修改为"氧化型染发产品：不可使用；非氧化型染发产品：1.0%"
										最大允许使用浓度修改为"氧化型染发产品：不可使用；非氧化型染发产品：0.5%"
										最大允许使用浓度修改为"氧化型染发产品：不可使用；非氧化型染发产品：0.5%；不和亚硝基化体系一起使用；亚硝胺最大含量 50g/kg；存放于无亚硝酸盐的容器内"
										最大允许使用浓度修改为"氧化型染发产品：0.75%；非氧化型染发产品：1.0%；不和亚硝基化体系一起使用；亚硝胺最大含量 50g/kg；存放于无亚硝酸盐的容器内"
										最大允许使用浓度修改为"氧化型染发产品：不可使用；非氧化型染发产品：1.5%；不和亚硝基化体系一起使用；亚硝胺最大含量 50g/kg；

表7 化妆品组分中暂时允许使用的染发剂						欧盟				
序号	中文名称	INCI 名称	化妆品中最大允许使用浓度 %	其他限制和要求	标签上必须标印的使用条件和注意事项	序号	信息来源（是否在法规1223/2009后续修订版中）	化妆品中最大允许使用浓度	其他限制和要求	是否有标签要求	注释
									50μg/kg —存放于无亚硝酸盐的容器		
60	HC 黄 NO.6	HC Yellow No.6	(a) 2.0 (b) 1.0 (3)	当与氧化乳混合使用时,最大使用浓度应为1.0%		II/1324（禁用物质）					欧盟法规收录形式:3-[(2-Nitro-4-(trifluoromethyl)phenyl)amino]propane-1,2-diol(HC Yellow No.6)and its salts,when used as a substance in hair dye products
61	氢醌	Hydroquinone	0.3		含氢醌	II/1339及III/14（禁用物质和限用物质）					其中,欧盟法规附表II的收录形式:1,4-Dihydroxybenzene(Hydroquinone),with the exception of entry 14 in Annex III
62	羟苯并吗啉	Hydroxybenzomorpholine	2.0	当与氧化乳混合使用时,最大使用浓度应为1.0%		230	欧盟委员会法规344/2013	氧化型染发产品中的染发剂:在氧化条件下混合后,用到头发上最大浓度为1%	—不和亚硝基化体系一起使用 —亚硝胺最大含量:50μg/kg —存放于无亚硝酸盐的容器	有标签要求	
63	羟乙基-2-硝基-p-甲	Hydroxyethyl-2-nitro-p-toluidine	(a) 2.0 (b) 1.0	当与氧化乳混合使用时,最大使		221	欧盟委员会法规658/2013	(a)氧化型染发产品中的染发剂;在氧化	(a)(b) —不和亚	有标签要求	

日本*			韩国（由于染发产品不属于化妆品，会出现本表限用物质和禁用物质重合的地方）			加拿大				《化妆品安全技术规范》修订情况
化妆品中最大允许使用浓度 %	其他限制和要求	英文名称（INCI名称）	序号	化妆品中最大允许使用浓度 %	注释	国家/地区	序号	化妆品中最大允许使用浓度	注释	
										存放于无亚硝酸盐的容器内"
			韩国为禁用		禁用 53 3-[（2-Nitro-4-（trifluoromethyl）phenyl）amino] propane-1,2-diol（HC Yellow No.6）and its salts					从表中删除，调整为禁用物质
2.5	B/I	Hydroquinone	韩国为禁用		禁用 956 Hydroquinone	加拿大		（1）染发剂的氧化着色剂：0.3%； （2）在双组分（丙烯酸）人造指甲系统中：0.02%（混合后使用） （3）氰基丙烯酸酯类粘合剂中：0.1%	限于染发产品、美甲产品和氰基丙烯酸酯类粘合剂。含有对苯二酚的染发剂，需在内外标签处分别以英语和法语标注以下类似警示语： "含有对苯二酚"； "不可用于染眉毛和眼睫毛"；"眼睛接触产品后应立即冲洗。" 含有对苯二酚的美甲产品，需在内外标签处分别以英语和法语标注以下类似警示语： "避免接触皮肤"； "使用前请仔细阅读说明。" 含有对苯二酚的氰基丙烯酸酯类粘合剂，需在内外标签处分别以英语和法语标注以下类似警示语： "避免接触皮肤"； "使用前请仔细阅读说明。"	从表中删除，调整为禁用物质
			韩国为禁用		禁用 196 2,3-Dihydro-2H-1,4-benzoxazine-6-ol and its salts （ex：Hydroxybenzomorpholine）					最大允许使用浓度修改为"氧化型染发产品：1.0%；非氧化型染发产品：不可使用； 不和亚硝基化体系一起使用；亚硝胺最大含量 50g/kg；存放于无亚硝酸盐的容器内"
										最大允许使用浓度修改为"氧化型染发产品：1.0%；

625

序号	中文名称	INCI 名称	化妆品中最大允许使用浓度 %	其他限制和要求	标签上必须标印的使用条件和注意事项	序号	信息来源（是否在法规1223/2009后续修订版中）	化妆品中最大允许使用浓度	其他限制和要求	是否有标签要求	注释
	苯胺		(3)	用浓度应为1.0%				条件下混合后,使用到头发上最大浓度为1%;(b)非氧化型染发产品中的染发剂:最大使用浓度为1.0%	硝基化体系一起使用 —亚硝胺最大含量:50μg/kg —存放于无亚硝酸盐的容器		
64	羟乙基-3,4-亚甲二氧基苯胺HCl	Hydroxyethyl-3,4-Methylenedioxyaniline HCl	3.0	当与氧化乳混合使用时,最大使用浓度应为1.5%		246	欧盟委员会法规344/2013	氧化型染发产品中的染发剂:在氧化条件下混合后,使用到头发上最大浓度为1.5%	—不和亚硝基化体系一起使用 —亚硝胺最大含量:50μg/kg —存放于无亚硝酸盐的容器	有标签要求	
65	羟乙基-p-苯二胺硫酸盐	Hydroxyethyl-p-phenylenediamine sulfate	3.0	当与氧化乳混合使用时,最大使用浓度应为1.5%		206	欧盟委员会法规658/2013	氧化型染发产品中的染发剂:在氧化条件下混合后,使用到头发上最大浓度为2%(以硫酸盐计)		有标签要求	
66	羟丙基双(N-羟乙基-p-苯二胺)HCl	Hydroxypropyl Bis (N-Hydroxyethyl-p-Phenylenediamine)HCl	3.0	当与氧化乳混合使用时,最大使用浓度应为1.5%		239	欧盟委员会法规344/2013	氧化型染发产品中的染发剂:在氧化条件下混合后,使用到头发上最大浓度为0.4%(以四盐酸盐计)		有标签要求	欧盟法规收录形式:Hydroxypropyl bis (N-hydroxyethyl-p-phenylenedia-mine) and its tet-rahydrochloride
67	m-氨基苯酚［CI 76545］	m-Aminophenol	2.0	当与氧化乳混合使用时,最大使用浓度应为1.0%		217	欧盟委员会法规1197/2013	(a)氧化型染发产品中的染发剂:在氧化条件下混合后,使用到头发上最大浓度为1.2%(b)染睫毛用的产品:在氧化条件下混合后,使用到睫毛上最大浓度为1.2%	(b)仅限专业使用	有标签要求	欧盟法规收录形式:m-Aminophenol and its salts
68	m-氨基苯酚 HCl	m-Aminophenol HCl	2.0(以游离基计)	当与氧化乳混合使用时,最大使用浓度应为1.0%		217	欧盟委员会法规1197/2013	(a)氧化型染发产品中的染发剂:在氧化条件下混合后,使用到头发上最大浓度为1.2%(b)染睫毛用的产品:在氧化条件下混合后,使用到睫毛上最大浓度为1.2%	(b)仅限专业使用	有标签要求	欧盟法规收录形式:m-Aminophenol and its salts
69	m-氨基苯酚硫酸盐	m-Aminophenol sulfate	2.0(以游离基计)	当与氧化乳混合使用时,最大使用浓度应为1.0%		217	欧盟委员会法规1197/2013	(a)氧化型染发产品中的染发剂:在氧化条件下混合后,使用到头发上最大浓度为1.2%	(b)仅限专业使用	有标签要求	欧盟法规收录形式:m-Aminophenol and its salts

日本*			韩国（由于染发产品不属于化妆品，会出现本表限用物质和禁用物质重合的地方）			加拿大				《化妆品安全技术规范》修订情况
化妆品中最大允许使用浓度%	其他限制和要求	英文名称（INCI名称）	序号	化妆品中最大允许使用浓度%	注释	国家/地区	序号	化妆品中最大允许使用浓度	注释	
										非氧化型染发产品：1.0%；不和亚硝基化体系一起使用；亚硝胺最大含量50g/kg；存放于无亚硝酸盐的容器内"
			韩国为禁用		禁用967 Hydroxyethyl-3,4-methylenedioxyaniline；2-（1,3-benzindioxol-5-ylamino）ethanol hydrochloride and its salts（ex：Hydroxyethyl-3,4-methylenedioxyaniline hydrochloride）					最大允许使用浓度修改为"氧化型染发产品：1.5%；非氧化型染发产品：不可使用；不和亚硝基化体系一起使用；亚硝胺最大含量50g/kg；存放于无亚硝酸盐的容器内"
										最大允许使用浓度修改为"氧化型染发产品：1.5%；非氧化型染发产品：不可使用"
			韩国为禁用		禁用981 Hydroxypropyl bis（N-hydroxyethyl-p-phenylenediamine）and its salts					最大允许使用浓度修改为"氧化型染发产品：0.4%（以四盐酸盐计）；非氧化型染发产品：不可使用"
2.0	A/I	m-Aminophenol	7	2.0						最大允许使用浓度修改为"氧化型染发产品：1.0%；非氧化型染发产品：不可使用"
										最大允许使用浓度修改为"氧化型染发产品：1.0%（以游离基计）；非氧化型染发产品：不可使用"
2.0	A/I	m-Aminophenol sulfate	23	2.0						最大允许使用浓度修改为"氧化型染发产品：1.0%（以游离基计）；非氧化型染发产品：不可使用"

表7 化妆品组分中暂时允许使用的染发剂					欧盟					
序号	中文名称	INCI 名称	化妆品中最大允许使用浓度 %	其他限制和要求	标签上必须标印的使用条件和注意事项	序号	信息来源（是否在法规1223/2009后续修订版中）	化妆品中最大允许使用浓度	其他限制和要求	是否有标签要求	注释
								(b) 染睫毛用的产品：在氧化条件下混合后，使用到睫毛上最大浓度为1.2%			
70	N,N-双(2-羟乙基)-p-苯二胺硫酸盐	N,N-Bis(2-Hydroxyethyl)-p-Phenylenediamine Sulfate	6.0(以游离基计)		含苯二胺类	198	欧盟委员会法规658/2013	氧化型染发产品中的染发剂：在氧化条件下混合后，使用到头发上最大浓度为2.5%(以硫酸盐计)	一不和亚硝基化体系一起使用 一亚硝胺最大含量：50μg/kg 一存放于无亚硝酸盐的容器	有标签要求	
71	N,N-二乙基-p-苯二胺硫酸盐(2)	N,N-Diethyl-p-Phenylenediamine Sulfate	6.0(以游离基计)		含苯二胺类	Ⅱ/1311(禁用物质)					欧盟法规收录形式：N,N-Diethyl-p-phenylenediamine and its salts, when used as a substance in hair dye products
72	N,N-二乙基甲苯-2,5-二胺 HCl(2)	N,N-diethyltoluene-2,5-diamine HCl	10.0(以游离基计)		含苯二胺类	Ⅱ/1310(禁用物质)					欧盟法规收录形式：4-Diethylamino-o-toluidine and its salts, when used as a sub-stance in hair dye products
73	N,N-二甲基-p-苯二胺(CI 76075)(2)	N,N-Dimethyl-p-Phenylenediamine	6.0		含苯二胺类	Ⅱ/1312(禁用物质)					欧盟法规收录形式：N,N-Dimethyl-p-phenylenediamine and its salts, when used as a substance in hair dye products
74	N,N-二甲基-p-苯二胺硫酸盐(2)	N,N-Dimethyl-p-Phenylenediamine Sulfate	6.0(以游离基计)		含苯二胺类	Ⅱ/1312(禁用物质)					欧盟法规收录形式：N,N-Dimethyl-p-phenylenediamine and its salts, when used as a substance in hair dye products
75	N-苯基-p-苯二胺[CI 76085](2)	N-phenyl-p-phenylenediamine	6.0		含苯二胺类	8	欧盟委员会法规344/2013	氧化型染发产品中的染发剂：在氧化条件下混合后，使用到头发上最大浓度为3%(以游离基计)	(a) 一般使用 (b) 专业使用	有标签要求	欧盟法规收录形式：N-substituted derivatives of p-Phenylenediamine and their salts; N-substituted derivatives of o-Phenylenedia-mine (1), with exception of those derivatives listed elsewhere in this Annex and under reference numbers 1309, 1311, and 1312 in Annex Ⅱ
76	N-苯基-p-苯二胺 HCl [CI 76086](2)	N-phenyl-p-phenylenediamine HCl	6.0(以游离基计)		含苯二胺类	8	欧盟委员会法规344/2013	氧化型染发产品中的染发剂：在氧化条件下混合后，使用到头发上最大浓度为3%	(a) 一般使用 (b) 专业使用	有标签要求	欧盟法规收录形式：N-substituted derivatives of p-Phenylenediamine and their salts; N-substituted

日本*			韩国(由于染发产品不属于化妆品,会出现本表限用物质和禁用物质重合的地方)			加拿大				《化妆品安全技术规范》修订情况
化妆品中最大允许使用浓度%	其他限制和要求	英文名称(INCI名称)	序号	化妆品中最大允许使用浓度%	注释	国家/地区	序号	化妆品中最大允许使用浓度	注释	
			29	2.9						最大允许使用浓度修改为"氧化型染发产品:2.5%(以硫酸盐计);非氧化型染发产品:不可使用;不和亚硝基化体系一起使用;亚硝胺最大含量50g/kg;存放于无亚硝酸盐的容器内;含苯二胺类"
			韩国为禁用		禁用165 *N,N*-Diethyl-*p*-phenylenediamine and its salts					从表中删除,调整为禁用物质
										从表中删除,调整为禁用物质
			韩国为禁用		禁用107 *N,N*-Dimethyl-*p*-phenylenediamine and its salts					从表中删除,调整为禁用物质
			韩国为禁用		禁用107 *N,N*-Dimethyl-*p*-phenylenediamine and its salts					从表中删除,调整为禁用物质
2.0	A/I	*N*-Phenyl-*p*-phenylenediamine	18	2.0						最大允许使用浓度修改为"氧化型染发产品:3.0%;非氧化型染发产品:不可使用"
0.5	A/I	*N*-Phenyl-*p*-phenylenediamine HCl	34	0.5						最大允许使用浓度修改为"氧化型染发产品:3.0%(以游离基计);非氧化型染发产品:不可使用"

	表7 化妆品组分中暂时允许使用的染发剂					欧盟				
序号	中文名称	INCI 名称	化妆品中最大允许使用浓度 %	其他限制和要求	标签上必须标印的使用条件和注意事项	序号	信息来源（是否在法规1223/2009后续修订版中）	化妆品中最大允许使用浓度	其他限制和要求	是否有标签要求	注释
								(以游离基计)			derivatives of o-Phenylenedia-mine (1), with exception of those derivatives listed elsewhere in this Annex and under reference numbers 1309, 1311, and 1312 in Annex Ⅱ
77	N-苯基-p-苯二胺硫酸盐(2)	N-phenyl-p-phenylenediamine sulfate	6.0(以游离基计)		含苯二胺类	8	欧盟委员会法规 344/2013	氧化型染发产品中的染发剂:在氧化条件下混合后,使用到头发上最大浓度为3%(以游离基计)	(a) 一般使用 (b) 专业使用	有标签要求	欧盟法规收录形式: N-substituted derivatives of p-Phenylenediamine and their salts; N-substituted derivatives of o-Phenylenedia-mine (1),with exception of those derivatives listed elsewhere in this Annex and under reference numbers 1309, 1311, and 1312 in Annex Ⅱ
78	o-氨基苯酚 [CI 76520]	o-Aminophenol	2.0	当与氧化乳混合使用时,最大使用浓度应为1.0%		Ⅱ/1372 (禁用物质)					欧盟法规收录形式:2-Aminophenol (o-Aminophenol;CI 76520)and its salts
79	o-氨基苯酚硫酸盐	o-Aminophenol sulfate	2.0(以游离基计)	当与氧化乳混合使用时,最大使用浓度应为1.0%		Ⅱ/1372 (禁用物质)					欧盟法规收录形式:2-Aminophenol (o-Aminophenol;CI 76520)and its salts
80	p-氨基苯酚 [CI 76550]	p-Aminophenol	1.0	当与氧化乳混合使用时,最大使用浓度应为0.5%		272	欧盟委员会法规 1197/2013	氧化型染发产品中的染发剂:在氧化条件下混合后,使用到头发上最大浓度为0.9%		有标签要求	
81	p-氨基苯酚硫酸盐	p-Aminophenol sulfate	1.0(以游离基计)	当与氧化乳混合使用时,最大使用浓度应为0.5%							未收录于欧盟法规中
82	苯基甲基吡唑啉酮	Phenyl methyl pyrazolone	0.5	当与氧化乳混合使用时,最大使用浓度应为0.25%		228	欧盟委员会法规 344/2013	氧化型染发产品中的染发剂:在氧化条件下混合后,使用到头发上最大浓度为0.25%		有标签要求	
83	p-甲氨基苯酚	p-Methylaminophenol	3.0	当与氧化乳混合使用时,最大使用浓度应为1.5%		223	欧盟委员会法规 344/2013	氧化型染发产品中的染发剂:在氧化条件下混合后,使用到头发上最大浓度为0.68%(以硫酸盐计)	—不和亚硝基化体系一起使用 —亚硝胺最大含量:50μg/kg —存放于无亚硝酸盐的容器	有标签要求	欧盟法规收录形式: p-Methylaminophe-nol and its sulphate

日本*			韩国（由于染发产品不属于化妆品，会出现本表限用物质和禁用物质重合的地方）			加拿大				《化妆品安全技术规范》修订情况
化妆品中最大允许使用浓度 %	其他限制和要求	英文名称（INCI名称）	序号	化妆品中最大允许使用浓度 %	注释	国家/地区	序号	化妆品中最大允许使用浓度	注释	
			/							最大允许使用浓度修改为"氧化型染发产品:3.0%(以游离基计);非氧化型染发产品:不可使用
3.0	A/I	o-Aminophenol	8	3.0						从表中删除,调整为禁用物质
3.0	A/I	o-Aminophenol sulfate	24	3.0						从表中删除,调整为禁用物质
3.0	A/I	p-Aminophenol	9	3.0						最大允许使用浓度修改为"氧化型染发产品:0.5%;非氧化型染发产品:不可使用"此外还新增组分"对氨基苯酚盐酸盐",最大允许使用浓度相同(以游离基计)
4.0	A/I	p-Aminophenol sulfate	25	4.0						最大允许使用浓度修改为"氧化型染发产品:0.5%(以游离基计);非氧化型染发产品:不可使用"
			韩国为禁用		禁用 258 3-Methyl-1-phenyl-5-pyrazolone and its salts（ex: phenyl methyl pyrazolone）					最大允许使用浓度修改为"氧化型染发产品:0.25%;非氧化型染发产品:不可使用"
1.0	A/I	p-Methylaminophenol	39	1.0						最大允许使用浓度修改为"氧化型染发产品:0.68%(以硫酸盐计);非氧化型染发产品:不可使用;不和亚硝基化体系一起使用;亚硝胺最大含量50g/kg;存放于无亚硝酸盐的容器内"

表7 化妆品组分中暂时允许使用的染发剂					欧盟				
序号	中文名称	INCI 名称	化妆品中最大允许使用浓度%	其他限制和要求	标签上必须标印的使用条件和注意事项	序号	信息来源（是否在法规1223/2009后续修订版中）	化妆品中最大允许使用浓度	其他限制和要求	是否有标签要求	注释
84	p-甲基氨基苯酚硫酸盐	p-Methylaminophenol sulfate	3.0(以游离基计)	当与氧化乳混合使用时,最大使用浓度应为1.5%		223	欧盟委员会法规344/2013	氧化型染发产品中的染发剂:在氧化条件下混合后,使用到头发上最大浓度为0.68%(以硫酸盐计)	—不和亚硝基化体系一起使用 —亚硝胺最大含量:50μg/kg —存放于无亚硝酸盐的容器	有标签要求	欧盟法规收录形式:p-Methylaminophe-nol and its sulphate
85	p-苯二胺	p-Phenylenediamine	6		含苯二胺类	8a 和 8b	欧盟委员会法规344/2013	(a)氧化型染发产品中的染发剂:在氧化条件下混合后,使用到头发上最大浓度为2%(以游离基计) (b)染睫毛用的产品:在氧化条件下混合后,使用到睫毛上最大浓度为2%(以游离基计)	(a) 1)一般使用; 2)专业使用 (b)仅限专业使用	有标签要求	欧盟法规收录形式:p-Phenylenediamine and its salts
86	p-苯二胺 HCl	p-Phenylenediamine HCl	6.0(以游离基计)		含苯二胺类	8a 和 8b	欧盟委员会法规344/2013	(a)氧化型染发产品中的染发剂:在氧化条件下混合后,使用到头发上最大浓度为2%(以游离基计) (b)染睫毛用的产品:在氧化条件下混合后,使用到睫毛上最大浓度为2%(以游离基计)	(a) 1)一般使用; 2)专业使用 (b)仅限专业使用	有标签要求	欧盟法规收录形式:p-Phenylenediamine and its salts
87	p-苯二胺硫酸盐	p-Phenylenediamine sulfate	6.0(以游离基计)		含苯二胺类	8a 和 8b	欧盟委员会法规344/2013	(a)氧化型染发产品中的染发剂:在氧化条件下混合后,使用到头发上最大浓度为2%(以游离基计) (b)染睫毛用的产品:在氧化条件下混合后,使用到睫毛上最大浓度为2%(以游离基计)	(a) 1)一般使用; 2)专业使用 (b)仅限专业使用	有标签要求	欧盟法规收录形式:p-Phenylenediamine and its salts
88	间苯二酚	Resorcinol	5		含间苯二酚	22	欧盟委员会法规1197/2013	a)氧化型染发产品中的染发剂:在氧化条件下混合后,涂抹于毛发的最大使用浓度不得超过1.25%; b)用于染睫毛的产品:在氧化条件下混合后,涂抹于毛发的最大使用浓度不得超过1.25% c)发用乳液和洗发水:0.5%	a)仅限专业使用	有标签要求	

日本 *			韩国（由于染发产品不属于化妆品,会出现本表限用物质和禁用物质重合的地方）			加拿大				《化妆品安全技术规范》修订情况
化妆品中最大允许使用浓度 %	其他限制和要求	英文名称（INCI 名称）	序号	化妆品中最大允许使用浓度 %	注释	国家/地区	序号	化妆品中最大允许使用浓度	注释	
3.0	A/I	*p*-Methylaminophenol sulfate	21	3.0						最大允许使用浓度修改为"氧化型染发产品:0.68%;非氧化型染发产品:不可使用;不和亚硝基化体系一起使用;亚硝胺最大含量 50g/kg;存放于无亚硝酸盐的容器内"
3.0	A/I	*p*-Phenylenediamine	17	3		加拿大		禁止用于皮肤用化妆品。只允许用于氧化型染发剂,和氧化剂混合以后限量 3%	其余要求,如警示语等见煤焦油色素	最大允许使用浓度修改为"氧化型染发产品:2.0%;非氧化型染发产品:不可使用"
4.5	A/I	*p*-Phenylenediamine HCl	14	4.5		加拿大		禁止用于皮肤用化妆品。只允许用于氧化型染发剂,和氧化剂混合以后限量 3%	其余要求,如警示语等见煤焦油色素	最大允许使用浓度修改为"氧化型染发产品:2.0%(以游离基计);非氧化型染发产品:不可使用"
4.5	A/I	*p*-Phenylenediamine sulfate	28	4.5		加拿大		禁止用于皮肤用化妆品。只允许用于氧化型染发剂,和氧化剂混合以后限量 3%	其余要求,如警示语等见煤焦油色素	最大允许使用浓度修改为"氧化型染发产品:2.0%(以游离基计);非氧化型染发产品:不可使用"
2.0	B/S	Resorcinol	46	2		加拿大			禁止用于皮肤用化妆品。其他参见"煤焦油染料"。	最大允许使用浓度修改为"氧化型染发产品:1.25%;非氧化型染发产品:不可使用"

表7化妆品组分中暂时允许使用的染发剂					欧盟					
序号	中文名称	INCI 名称	化妆品中最大允许使用浓度 %	其他限制和要求	标签上必须标印的使用条件和注意事项	序号	信息来源（是否在法规1223/2009 后续修订版中）	化妆品中最大允许使用浓度	其他限制和要求	是否有标签要求	注释
89	苦氨酸钠	Sodium picramate	0.1	当与氧化乳混合使用时,最大使用浓度应为0.05%		280	欧盟委员会法规 1197/2013	(a) 氧化型染发产品中的染发剂:在氧化条件下混合后,使用到头发上最大浓度为0.6% (b) 非氧化型染发产品中的染发剂:最大使用浓度为 0.6%		有标签要求	欧盟法规收录形式:2-Amino-4,6-dinitrophenol and 2-amino-4,6-dinitrophenol, sodium salt
90	四氨基嘧啶硫酸盐	Tetraaminopyrimidine sulfate	5.0	当与氧化乳混合使用时,最大使用浓度应为 2.5%		200	欧盟委员会法规 658/2013	(a) 氧化型染发产品中的染发剂:在氧化条件下混合后,使用到头发上最大浓度为3.4%(以硫酸盐计) (b) 非氧化型染发产品中的染发剂:最大使用浓度为 3.4%(以硫酸盐计)		有标签要求	
91	甲苯-2,5-二胺	Toluene-2,5-diamine	10.0		含苯二胺类	9a	欧盟委员会法规 1197/2013	氧化型产品中的染发剂:在氧化条件下混合后,使用到头发上最大浓度为2%(以游离基计)或3.6%(以硫酸盐计)	(1) 一般使用 (2) 专业使用	Sodium Carbonate Peroxide	欧盟法规收录形式:1,4-Benzene-diamine,2-methyl-2,5-Diaminotoluene sulphate
92	甲苯-2,5-二胺硫酸盐	Toluene-2,5-diamine sulfate	10.0(以游离基计)		含苯二胺类	9a	欧盟委员会法规 1197/2013	氧化型产品中的染发剂:在氧化条件下混合后,使用到头发上最大浓度为2%(以游离基计)或3.6%(以硫酸盐计)	(1) 一般使用 (2) 专业使用	有标签要求	欧盟法规收录形式:1,4-Benzene-diamine,2-methyl-2,5-Diaminotoluene sulphate
93	甲苯-3,4-二胺	Toluene-3,4-diamine	10.0		含苯二胺类	Ⅱ/1313（禁用物质）					欧盟法规收录形式:Toluene-3,4-Diamine and its salts, when used as a substance in hair dye products

注:* 1. A 代表氧化型染发剂中必须配合的有效成分,B 代表氧化型染发剂中可以配合的有效成分。氧化型染发剂妆品原料基准。

附表 12　其他国家和地区收录而中国《化妆品卫生规范》

	欧盟							
序号	CAS 号	化学名	中文名称	限制要求 - 适用及(或)使用范围	限制要求 - 直接用于使用的最大浓度	限制要求 - 其他限制和要求	信息来源	欧盟附录Ⅲ中的序号
1	5697-02-9	2-Methyl-1-naphthyl acetate	1-乙酰氧基-2-甲基萘	氧化型染发产品中的染发剂		在氧化条件下混合后,涂抹于头发的最大使用浓度不得超	欧盟委员会法规 658/2013	212

续表

日本*			韩国(由于染发产品不属于化妆品,会出现本表限用物质和禁用物质重合的地方)			加拿大				《化妆品安全技术规范》修订情况
化妆品中最大允许使用浓度%	其他限制和要求	英文名称(INCI名称)	序号	化妆品中最大允许使用浓度%	注释	国家/地区	序号	化妆品中最大允许使用浓度	注释	
1.0	A/I	Sodium picramate	40	1.0						最大允许使用浓度修改为"氧化型染发产品:0.05%;非氧化染发产品:0.1%"
										最大允许使用浓度修改为"氧化型染发产品:2.5%;非氧化染发产品:3.4%"
2.5	A/I	Toluene-2,5-diamine	15	2.5						最大允许使用浓度修改为"氧化型染发产品:4.0%;非氧化型染发产品:不可使用"
4.5	A/I	Toluene-2,5-diamine sulfate	26	4.5						最大允许使用浓度修改为"氧化型染发产品:4.0%(以游离基计);非氧化型染发产品:不可使用"
0.5	A/I	Toluene-3,4-diamine	38	0.5						从表中删除,调整为禁用物质

中使用 A 中两种以上的功效成分时,使用时的浓度合计值不超过 5.0%。2. I 代表医药部外品原料规格。3. S 代表日本化

(2007 年版)未收录的染发剂列表

日本				其他国家及地区				
CAS 号	化学名		要求(浓度%、使用等)	国家/地区	CAS 号	化学名		要求(浓度%、使用等)

序号	CAS 号	化学名	中文名称	限制要求 - 适用及(或)使用范围	限制要求 - 直接用于使用的最大浓度	限制要求 - 其他限制和要求	信息来源	欧盟附录Ⅲ中的序号
						过 2.0%[当产品配方中同时含有 2- 甲基 -1- 萘酚(2-Methyl-1-Naphthol)和 1- 乙酰氧基 -2- 甲基萘(1-Acetoxy-2-Methylnaphthalene),头部使用 2- 甲基 -1- 萘酚(2-Methyl-1-Naphthol)的最大含量不得超过 2.0%]		
2	27311-52-0 63969-46-0	Phenol,2,2'-methylenebis[4-amino-],dihydrochloride	2,2'- 亚甲基双 4- 氨基苯酚 2,2'- 亚甲基双 -4- 氨基苯酚 HCl	a) 氧化型染发产品中的染发剂 b) 非氧化型染发产品中的染发剂	b) 1.0%	a) 在氧化条件下混合后,涂抹于头发的最大使用浓度不得超过 1.0%	欧盟委员会法规 1197/2013	284
3	857035-95-1	2,3-Diamino-6,7-dihydro-1H,5H-pyrazolo[1,2-a]Pyrazol-1-one dimethanesulfonate	2,3- 二氨基二氢吡唑吡唑啉酮甲磺酸盐	氧化型染发产品中的染发剂		在氧化条件下混合后,涂抹于头发的最大使用浓度不得超过 2.0%	欧盟委员会法规 1197/2013	279
4	28365-08-4	2,6-Pyridinediamine,3-(3-pyridinylazo)	2,6- 二氨基 -3-((吡啶 -3- 基)偶氮)吡啶	a) 氧化型染发产品中的染发剂 b) 非氧化型染发产品中的染发剂	b) 0.25%	a) 在氧化条件下混合后,涂抹于头发的最大使用浓度不得超过 0.25%	欧盟委员会法规 1197/2013	277
5	84540-47-6	6-Hydroxy-3,4-dimethyl-2-pyridone	2,6- 二羟基 -3,4- 二甲基吡啶	氧化型染发产品中的染发剂		在氧化条件下混合后,涂抹于头发的最大使用浓度不得超过 1.0%	欧盟委员会法规 344/2013	218
6	149861-22-3	Phenol,2-Amino-5-Ethyl-,Hydrochloride	2- 氨基 -5- 乙基苯酚 HCl	氧化型染发产品中的染发剂		在氧化条件下混合后,涂抹于头发的最大使用浓度不得超过 1.0%	欧盟委员会法规 1197/2013	269
7	131657-78-8	Phenol,2-Chloro-6-(ethylamino)-4-nitro-	2- 氯 -6- 乙氨基 -4- 硝基苯酚	a) 氧化型染发产品中的染发剂 b) 非氧化型染发产品中的染发剂	b) 3.0%	a) 在氧化条件下混合后,涂抹于头发的最大使用浓度不得超过 1.5% a) 和 b):不和亚硝基化试剂(Nitrosating agents)一起使用;亚硝胺最大含量为 50μg/kg;存放于无亚硝酸盐的容器内	欧盟委员会法规 344/2013	201
8	66095-81-6	2-[(2-Methoxy-4-nitrophenyl)amino]ethanol and its salts	2- 羟乙氨基 -5- 硝基茴香醚	非氧化型染发产品中的染发剂	0.20%	不和亚硝基化试剂(Nitrosating agents)一起使用;亚硝胺最大含量为 50μg/kg;存放于无亚硝酸盐的容器内	欧盟委员会法规 344/2013	236
9	7469-77-4	1-Hydroxy-2-methy naphthalene	2- 甲基 -1- 萘酚	氧化型染发产品中的染发剂		在氧化条件下混合后,涂抹于头发的最大使用浓度不得超过 2.0%[当产品配方中同时含有 2- 甲基 -1- 萘酚(2-Methyl-1-Naphthol)和 1- 乙酰氧基 -2- 甲基萘(1-Acetoxy-2-Methylnaphthalene),头部使用 2- 甲基 -1- 萘酚(2-Methyl-1-Naphthol)的最大含量不得超过 2.0%]	欧盟委员会法规 658/2013	213

续表

日本			其他国家及地区			
CAS 号	化学名	要求 (浓度 %、使用等)	国家/地区	CAS 号	化学名	要求 (浓度 %、使用等)

序号	CAS 号	化学名	中文名称	限制要求 - 适用及(或)使用范围	限制要求 - 直接用于使用的最大浓度	限制要求 - 其他限制和要求	信息来源	欧盟附录Ⅲ中的序号
				欧盟				
10	80062-31-3	1-Methylamino-2-nitro-5-(2, 3-dihydroxy-propyloxy)-benzene	2-硝基-5-甘油基-N-甲基苯胺	a) 氧化型染发产品中的染发剂 b) 非氧化型染发产品中的染发剂	b) 1.0%	a) 在氧化条件下混合后,涂抹于头发的最大使用浓度不得超过 0.8% a)和 b):不和亚硝基化试剂(Nitrosating agents)一起使用;亚硝胺最大含量为 50μg/kg;存放于无亚硝酸盐的容器内	欧盟委员会法规 1197/2013	281
11	61693-42-3	3-Amino-2,4-dichlorophenol and its hydrochloride	3-氨基-2,4-二氯苯酚	a) 氧化型染发产品中的染发剂 b) 非氧化型染发产品中的染发剂	b) 1.5%(以盐酸盐计)	a) 在氧化条件下混合后,涂抹于头发的最大使用浓度不得超过 1.5%(以盐酸盐计)	欧盟委员会法规 344/2013	227
12	59820-63-2	2-[3-(Methylamino)-4-nitrophenoxy]ethanol(17)	3-甲氨基-4-硝基苯氧基乙醇	非氧化型染发产品中的染发剂	0.15%	不和亚硝基化试剂(Nitrosating agents)一起使用;亚硝胺最大含量为 50μg/kg;存放于无亚硝酸盐的容器内	欧盟委员会法规 344/2013	235
13	223398-02-5	Quinolinium, 4-formyl-1-methyl-, salt with 4-methylbenzenesulfonic acid(1:1)		氧化型染发产品中的染发剂		在氧化条件下混合后,涂抹于头发的最大使用浓度不得超过 2.5%	欧盟委员会法规 1197/2013	274
14	27080-42-8	1-(beta-Ureidoethyl)amino-4-nitrobenzene and its salts	4-硝基苯氨基乙基脲	a) 氧化型染发产品中的染发剂 b) 非氧化型染发产品中的染发剂	b) 0.5%	a) 在氧化条件下混合后,涂抹于头发的最大使用浓度不得超过 0.25% a)和 b):不和亚硝基化试剂(Nitrosating agents)一起使用;亚硝胺最大含量为 50μg/kg;存放于无亚硝酸盐的容器内	欧盟委员会法规 344/2013	249
15	4368-56-3	Sodium 1-amino-4-(cyclohexylami-no)-9,10-dihydro-9,10-dioxoanthrace-ne-2-sulphonate(17);(CI 62045)	酸性蓝 62	非氧化型染发产品中的染发剂	0.5%	不和亚硝基化试剂(Nitrosating agents)一起使用;亚硝胺最大含量为 50μg/kg;存放于无亚硝酸盐的容器内	欧盟委员会法规 344/2013	195
16	3844-45-9 / 2650-18-2 / 68921-42-6	Benzeneme-thanaminium, N-ethyl-N-[4-[[4-[ethyl[(3-sulfophenyl)-methyl]-amino]-phenyl](2-sulfophenyl)methylene]-2,5-cyclohexadien-1-ylidene]-3-sulfo, inner salts, disodium salt and its ammonium and aluminium salts(17);(CI 42090)	酸性蓝 9 酸性蓝 9 铵盐 酸性蓝 9 铝色淀	非氧化型染发产品中的染发剂	0.5%		欧盟委员会法规 344/2013	190
17	2611-82-7 / 12227-64-4	Trisodium 1-(1-naphthylazo)-2-hy-droxynaphthalene-4',6,8-trisulphonate and aluminium lake(17);(CI 16255)	酸性红 18 酸性红 18 铝色淀	非氧化型染发产品中的染发剂	0.5%		欧盟委员会法规 344/2013	192
18	3567-66-6	Disodium 5-amino-4-hydroxy-3-(phenylazo)naphthalene-2,7-disulphonate(17)(CI 17200)	酸性红 33	非氧化型染发产品中的染发剂	0.5%		欧盟委员会法规 344/2013	254
19	3520-42-1	Hydrogen 3,6-bis (diethylamino)-9-(2, 4-disulphonatophetophe-phe-nyl)	酸性红 52	a) 氧化型染发产品 b) 非氧化型染发	b) 0.6%	a) 在氧化条件下混合后,涂抹于头发的最大使用浓度不得超过 1.5%	欧盟委员会法规 344/2013	193

续表

日本			其他国家及地区			
CAS号	化学名	要求（浓度%、使用等）	国家/地区	CAS号	化学名	要求（浓度%、使用等）

序号	CAS 号	化学名	中文名称	限制要求 - 适用及（或）使用范围	限制要求 - 直接用于使用的最大浓度	限制要求 - 其他限制和要求	信息来源	欧盟附录Ⅲ中的序号
				欧盟				
		xanthylium, sodium salt (17); (CI 45100)		产品中的染发剂				
20	18472-87-2	Fluorescein, 2',4',5',7'-tetrabromo-4,5,6,7-tetrachloro-, disodium salt (CI 45410)	酸性红 92	a) 氧化型染发产品中的染发剂 b) 非氧化型染发产品中的染发剂	b) 0.4%	a) 在氧化条件下混合后，涂抹于头发的最大使用浓度不得超过 2.0%	欧盟委员会法规 1197/2013	270
21	846-70-8	Disodium 5,7-dinitro-8-oxido-2-naphthalenesulfonate	酸性黄 1	a) 氧化型染发产品中的染发剂 b) 非氧化型染发产品中的染发剂	b) 0.2%	a) 在氧化条件下混合后，涂抹于头发的最大使用浓度不得超过 1.0%	欧盟委员会法规 658/2013	214
22	1934-21-0 / 12225-21-7	Trisodium 5-hydroxy-1-(4-sulphophenyl)-4-(4-sulphophenyl azo) pyrazole-3-carboxylate and aluminium lake (17); (CI 19140)	酸性黄 23 酸性黄 23 铝色淀	非氧化型染发产品中的染发剂	0.5%		欧盟委员会法规 344/2013	189
23	3248-91-7	4-((4-Amino-3-methylphenyl)(4-imino-3-methyl-2,5-cyclohexadien-1-ylidene) methyl)-2-methyl-phenylamine monohydrochloride (CI 42520)	碱性紫 2	a) 氧化型染发产品中的染发剂 b) 非氧化型染发产品中的染发剂	b) 0.5%	a) 在氧化条件下混合后，涂抹于头发的最大使用浓度不得超过 1.0%	欧盟委员会法规 1197/2013	278
24	68391-31-1	Benzenaminium, 3-[(4,5-dihydro-3-methyl-5-oxo-1-phenyl-1H-pyrazol-4-yl) azo]-N,N,Ntrimethyl-, chloride	碱性黄 57	非氧化型染发产品中的染发剂	2.0%		欧盟委员会法规 658/2013	262
25	25956-17-6	Disodium 6-hydroxy-5-[(2-methoxy-4-sulphonato-m-tol-yl) azo]naphthalene-2-sulphonate (17); (CI 16035)	咖喱红	非氧化型染发产品中的染发剂	0.4%		欧盟委员会法规 344/2013	191
26	3131-52-0	1H-Indole-5,6-diol	二羟吲哚	a) 氧化型染发产品中的染发剂 b) 非氧化型染发产品中的染发剂	b) 0.5%	a) 在氧化条件下混合后，涂抹于头发的最大使用浓度不得超过 0.5%	欧盟委员会法规 658/2013	207
27	29539-03-5	2,3-Dihydro-1H-indole-5,6-diol and its hydrobromide salt (17)	二羟基二氢吲哚 二羟基二氢吲哚 HBr	非氧化型染发产品中的染发剂	2.0%		欧盟委员会法规 658/2013	204
28	(1)4471-41-4 (2)67674-26-4 (3)67701-36-4	Mixture of (1),(2)&(3) in dispersing agent (lignosulphate); (1)9,10-Anthracenedione-1,4-bis[(2-Hydroxyethyl) amino] (2)9,10-Anthracenedione-1-[(2-Hydroxyethyl) amino]-4-[(3-Hydroxypropyl) amino] (3)9,10-anthracenedione-1,4-bis[(3-hydroxypropyl) amino]	分散蓝 377	非氧化型染发产品中的染发剂	2.0%		欧盟委员会法规 1197/2013	271
29	23920-15-2	1-[(2'-Methoxyethyl) amino]-	HC 蓝 No.11	非氧化型染发产	2.0%	不和亚硝基化试剂（Nitrosating	欧盟委员会法	220

续表

日本			其他国家及地区			
CAS 号	化学名	要求 （浓度%、使用等）	国家/ 地区	CAS 号	化学名	要求 （浓度%、使用等）

序号	CAS 号	化学名	中文名称	限制要求 - 适用及(或)使用范围	限制要求 - 直接用于使用的最大浓度	限制要求 - 其他限制和要求	信息来源	欧盟附录Ⅲ中的序号
		2-nitro-4-［di-(2'-hydroxyethyl) amino］benzene(17)		品中的染发剂		agents)一起使用;亚硝胺最大含量为 50μg/kg;存放于无亚硝酸盐的容器内	规 344/2013	
30	104516-93-0	1-(.beta-Hydroxyethyl)amino-2-nitro-4-N-ethyl-N-(beta-hydroxyethyl)aminobenzene and its hydrochloride	HC 蓝 No.12	a) 氧化型染发产品中的染发剂 b) 非氧化型染发产品中的染发剂	b) 1.5%(以盐酸盐计)	a) 在氧化条件下混合后,涂抹于头发的最大使用浓度不得超过 0.75%(以盐酸盐计) a)和 b):不和亚硝基化试剂(Nitrosating agents)一起使用;亚硝胺最大含量为 50μg/kg;存放于无亚硝酸盐的容器内	欧盟委员会法规 344/2013	225
31	99788-75-7	9,10-Anthracene dione,1,4-bis［(2,3-dihydroxypropyl)amino]-	HC 蓝 No.14	非氧化型染发产品中的染发剂	0.30%	不和亚硝基化试剂(Nitrosating agents)一起使用;亚硝胺最大含量为 50μg/kg;存放于无亚硝酸盐的容器内	欧盟委员会法规 658/2013	264
32	502453-61-4	1-Propanaminium,3-［［9,10-dihydro-4-(methylamino)-9,10-dioxo-1-anthracenyl］amino]-N,N-dimethyl-N-propyl-,bromide	HC 蓝 No.16	非氧化型染发产品中的染发剂	3.0%	不和亚硝基化试剂(Nitrosating agents)一起使用;亚硝胺最大含量为 50μg/kg;存放于无亚硝酸盐的容器内	欧盟委员会法规 1197/2013	282
33	33229-34-4	2,2'-［［4-［(2-Hydroxyethyl) amino］-3-nitrophenyl］imino］biseth-anol(17)	HC 蓝 No.2	非氧化型染发产品中的染发剂	2.8%	不和亚硝基化试剂(Nitrosating agents)一起使用;亚硝胺最大含量为 50μg/kg;存放于无亚硝酸盐的容器内	欧盟委员会法规 344/2013	247
34	85765-48-6	1-(beta-Aminoethyl)amino-4-(beta-hydroxyethyl)oxy-2-nitrobenzene and its salts	HC 橙 No.2	非氧化型染发产品中的染发剂	1.00%	不和亚硝基化试剂(Nitrosating agents)一起使用;亚硝胺最大含量为 50μg/kg;存放于无亚硝酸盐的容器内	欧盟委员会法规 344/2013	233
35	95576-89-9+ 95576-92-4	1-Amino-2-nitro-4-(2',3'-dihydroxypropyl)amino-5-chlorobenzene+1,4-bis-(2',3'-dihydroxypropyl)amino-2-nitro-5-chlorobenzene	HC 红 No.10 HC 红 No.11	a) 氧化型染发产品中的染发剂 b) 非氧化型染发产品中的染发剂	b) 2.0%	a) 在氧化条件下混合后,涂抹于头发的最大使用浓度不得超过 1.0% a)和 b):不和亚硝基化试剂(Nitrosating agents)一起使用;亚硝胺最大含量为 50μg/kg;存放于无亚硝酸盐的容器内	欧盟委员会法规 658/2013	250
36	29705-39-3	2,2'-［(4-Amino-3-nitrophenyl) imino-］bisethanol and its hydrochloride salts	HC 红 No.13	a) 氧化型染发产品中的染发剂 b) 非氧化型染发产品中的染发剂	b) 2.5%(以盐酸盐计)	a) 在氧化条件下混合后,涂抹于头发的最大使用浓度不得超过 1.25%(以盐酸盐计)	欧盟委员会法规 344/2013	237
37	24905-87-1	2-(4-Amino-3-nitroa-	HC 红 No.7	非氧化型染发产品中的染发剂	1.0%	不和亚硝基化试剂(Nitrosating agents)一起使用;亚硝胺最大含量为 50μg/kg;存放于无亚硝酸盐的容器内	欧盟委员会法规 658/2013	251
38	82576-75-8	Ethanol,2-［(4-amino-2-methyl-5-nitrophenyl)amino］-and its salts	HC 紫 No.1	a) 氧化型染发产品中的染发剂 b) 非氧化型染发产品中的染发剂	b) 0.28%	a) 在氧化条件下混合后,涂抹于头发的最大使用浓度不得超过 0.25% a)和 b):不和亚硝基化试剂(Nitrosating agents)一起使用;	欧盟委员会法规 344/2013	234

续表

日本			其他国家及地区			
CAS 号	化学名	要求 （浓 度 %、使 用等）	国家 / 地区	CAS 号	化学名	要求 （浓度 %、使用等）

序号	CAS号	化学名	中文名称	限制要求-适用及(或)使用范围	限制要求-直接用于使用的最大浓度	限制要求-其他限制和要求	信息来源	欧盟附录Ⅲ中的序号
				欧盟				
						亚硝胺最大含量为50μg/kg;存放于无亚硝酸盐的容器内		
39	104226-19-9	1-Propanol, 3-[[4-[bis(2-hydroxyethyl)amino]-2-nitro phenyl]amino](17)	HC 紫 No.2	非氧化型染发产品中的染发剂	2.0%	不和亚硝基化试剂(Nitrosating agents)一起使用;亚硝胺最大含量为50μg/kg;存放于无亚硝酸盐的容器内	欧盟委员会法规 344/2013	224
40	109023-83-8	1,5-Di(beta-hydroxyethy amino)-2-nitro-4-chlorobenzene(17)	HC 黄 No.10	非氧化型染发产品中的染发剂	0.1%	不和亚硝基化试剂(Nitrosating agents)一起使用;亚硝胺最大含量为50μg/kg;存放于无亚硝酸盐的容器内	欧盟委员会法规 344/2013	231
41	10442-83-8	N-(2-Hydroxyethyl)-2-nitro-4-trifluormethyl-aniline	HC 黄 No.13	a) 氧化型染发产品中的染发剂 b) 非氧化型染发产品中的染发剂	b) 2.5%	a) 在氧化条件下混合后,涂抹于头发的最大使用浓度不得超过2.5% a)和b):不和亚硝基化试剂(Nitrosating agents)一起使用;亚硝胺最大含量为50μg/kg;存放于无亚硝酸盐的容器内	欧盟委员会法规 658/2013	261
42	104226-21-3	1-(4'-Aminophenylazo)-2-methyl-4-(bis-2-hydroxyethyl)aminobenzene	HC 黄 No.7	非氧化型染发产品中的染发剂	0.25%		欧盟委员会法规 658/2013	260
43	86419-69-4	1-Methoxy-3-(β-amnoethyl)amino-4-nitrobenzene, hydrochloride	HC 黄 No.9	非氧化型染发产品中的染发剂	0.5%(以盐酸盐计)	不和亚硝基化试剂(Nitrosating agents)一起使用;亚硝胺最大含量为50μg/kg;存放于无亚硝酸盐的容器内	欧盟委员会法规 658/2013	259
44	91-56-5	1H-Indole-2,3-Dione	靛红	非氧化型染发产品中的染发剂	1.6%		欧盟委员会法规 658/2013	210
45								
46								
47								
48								
49								
50								
51								
52								
53								
54								

日本			其他国家及地区				
CAS 号	化学名	要求（浓度%、使用等）	国家/地区	CAS 号	化学名		要求（浓度%、使用等）
96-91-3	Picramic Acid	苦氨酸	3.0	韩国		Picramic acid	3.0
74283-34-4	2,4'-Diaminophenol Sulfate	2,4'-二氨基苯酚硫酸盐	1.0	韩国		2,4-Diaminophenol sulfate	1.0
99-57-0	2-Amino-4-Nitrophenol	2-氨基-4-硝基苯酚	2.5	韩国		2-Amino-4-nitrophenol	中国禁用	2.5
121-88-0	2-Amino-5-Nitrophenol	2-氨基-5-硝基苯酚	1.5	韩国		2-Amino-5-nitrophenol	中国禁用	1.5
	2-Amino-5-nitrophenol Sulfate	2-氨基-5-硝基苯酚硫酸盐	1.5	韩国		2-Amino-5-nitrophenol sulfate	1.5
	3,3'-Iminodiphenol	3,3'-亚氨基二酚	1.5	韩国		3,3'-Iminodiphenol	1.5
183293-62-1	5-Amino-*o*-Cresol Sulfate	5-氨基邻甲酚硫酸盐	4.5	韩国		*p*-Amino-*o*-cresol Sulfate	4.5
7727-54-0	Ammonium Persulfate	过硫酸铵					
149-91-7	Gallic Acid	棓酸	4.0	韩国		Gallic Acid	4.0
	N,*N*'-Bis(4-aminophenyl)-2,5-diamino-1,4-quinonediimine	*N*,*N*'-双(4-氨基苯基)-2,5-二氨基-1,4-醌二亚胺	1.5	韩国		*N*,*N*'-Bis(4-aminophenyl)-2,5-diamino-1,4-quinonediamine	1.5

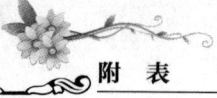

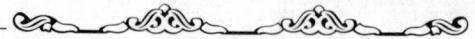

序号	欧盟							
	CAS号	化学名	中文名称	限制要求-适用及(或)使用范围	限制要求-直接用于使用的最大浓度	限制要求-其他限制和要求	信息来源	欧盟附录Ⅲ中的序号
55								
56								
57								
58								
59								
60								
61								
62								
63								
64								
65								
66								
67								
68								
69								
70								
71								
72								
73								
74								
75								
76								
77								

续表

日本			其他国家及地区			
CAS 号	化学名	要求（浓度%、使用等）	国家/地区	CAS 号	化学名	要求（浓度%、使用等）
	N-Phenyl-p-phenylenediamine Acetate	N-苯基-对苯二胺乙酸酯	4.5	韩国		N-Phenyl-p-phenylenediamine Acetate	4.5
7727-21-1	Potassium Persulfate	过硫酸钾				
	Sodium 2-Hydroxy-5-nitro-2',4'-diaminoazobenzene-5'-sulfonate	2-羟基-5-硝基-2',4'-二甲基偶氮苯-5'-磺酸钠	5.0			
7775-27-1	Sodium Persulfate	过硫酸钠				
615-50-9	Toluene-2,5-diamine Hydrochloride	甲苯-2,5-二胺盐酸盐	4.5	韩国		Toluene-2,5-diamine Hydrochloride	4.5
541-69-5	m-Phenylenediamine Hydrochloride	间苯二胺盐酸盐	0.5	韩国		m-Phenylenediamine Hydrochloride	0.5
5307-14-2	Nitro-p-phenylenediamine hydrochloride	2-硝基-p-苯二胺盐酸盐	2.0			
200295-57-4	p-Nitro-m-Phenylenediamine Sulfate	4-硝基-m-苯二胺硫酸盐	3.0			
1066-33-7	Ammonium Bicarbonate	碳酸氢铵				
506-87-6; 8000-73-5; 10361-29-2	Ammonium Carbonate	碳酸铵				
1336-21-6	Ammonium Hydroxide	氢氧化铵				
7783-20-2	Ammonium Sulfate	硫酸铵				
141-43-5	Ethanolamine	乙醇胺				
7720-78-7	Ferrous Sulfate	硫酸亚铁				
8005-33-2	Haematoxylon Campechianum Wood Extract	苏木提取液				
7722-84-1	Hydrogen Peroxide	过氧化氢				
108-45-2	m-Phenylenediamine	m-苯二胺	1.0	韩国		m-phenylenediamine	1.0
541-70-8	m-Phenylenediamine Sulfate	m-苯二胺硫酸盐	3.0	韩国		m-phenylenediamine sulfate	3.0
120-80-9	Pyrocatechol;catechol	邻苯二酚	1.5	韩国		Catechol(儿茶酚,邻苯二酚)	1.5
87-66-1	Pyrogallol	邻苯三酚	2.0	韩国		Pyrogallol	2.0
7631-90-5	Sodium Bisulfite	亚硫酸氢钠				
497-19-8	Sodium Carbonate	碳酸氢钠				
1303-96-4（hydrous）1330-43-4	Sodium Borate	硼酸钠				

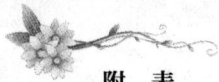

序号	欧盟							
	CAS 号	化学名	中文名称	限制要求-适用及(或)使用范围	限制要求-直接用于使用的最大浓度	限制要求-其他限制和要求	信息来源	欧盟附录Ⅲ中的序号
78								
79								
80								
81								
82								
83								
84								
85								
86								
87								

续表

日本			其他国家及地区			
CAS 号	化学名	要求（浓度%、使用等）	国家/地区	CAS 号	化学名	要求（浓度%、使用等）
7775-14-6 (7631-94-9)	Sodium Hydrosulfite (Sodium Dithionate)	连二亚硫酸钠				
7632-04-4; 11138-47-9 (10332-33-9)	Sodium Perborate	过硼酸钠（1水和物）				
1401-55-4	Tannic Acid	鞣酸				
108-73-6	Phloroglucinol	间苯三酚				
15630-89-4	Sodium Carbonate Peroxide	碳酸钠过氧化物				
			韩国		diphenylamine	二苯胺
			韩国	2835-96-3	p-amino-o-cresol	1.0
			韩国		Nitro-p-phenylenediamine Hydrochloride	2.0
			加拿大	111-76-2	Butoxyethanol	丁氧基乙醇	在染发剂和美甲产品中：10%
			加拿大	95-70-5 615-50-9	Coal tar dye	煤焦油染料	根据《化妆品法规》第14节，"任何人都不得出售用于眼睛区域的含有任何煤焦油染料、煤焦油染料基或煤焦油染料中间体的化妆品。"眼睛区域"定义为眶上嵴和眶下嵴之间的区域，包括眉毛、眼睑、睫毛、结膜囊、眼球以及眼睛下部和眶下嵴内部的软组织。以下煤焦油染料可用于眼睛区域：分散蓝1（3844-45-9）和色淀，绿色5号（4403-90-1），红色40号（25956-17-6）和色淀，柠檬黄（1934-21-0）和色淀。化妆品的内外标签应标注以下类似警示语：注意：本产品含有的成分可能会导致某些人皮肤过敏，使用前请按照附带说明书进行测试。本产品不能用于染眉毛和眼睫毛，否则可能会导致失明。染发剂每个包装都需附带以下使用说明：该产品可能会引起严重皮肤炎症，在使用前务必进行初步测试，以确定是否存在特殊过敏症状，和在耳后或前臂内表面一小块皮肤处，使用肥皂和水或酒精清洁，并取少量待用染发剂涂在该区域至其干燥。24小时后，用肥皂和水轻轻地清洗该区域。如果未出现明显的过敏或炎症，则通常假定无染料过敏症状存在。但是，每次使用前都应该进行该测试。染发剂严禁用于染眉毛或睫毛，否则会引起严重的眼睛炎症，甚至可能导致失明

序号	欧盟							
	CAS 号	化学名	中文名称	限制要求 - 适用及(或)使用范围	限制要求 - 直接用于使用的最大浓度	限制要求 - 其他限制和要求	信息来源	欧盟附录III中的序号
88								
89	110102-85-7	5-Amino-4-chloro-2-methylphenol hydrochloride	5- 氨基 -4- 氯 -o- 甲酚 HCl	氧化型染发产品中的染发剂		在氧化条件下混合后,涂抹于头发的最大使用浓度不得超过 1.5%(以盐酸盐计)	欧盟委员会法规 658/2013	208
90								
91								
92								
93								

日本			其他国家及地区			
CAS 号	化学名	要求 （浓度 %、使用等）	国家 /地区	CAS 号	化学名	要求 （浓度 %、使用等）
			加拿大	85-86-9	Solvent Red 23	溶剂红 23	禁止用于黏膜及其周围部位（如眼部、鼻部或嘴部）用产品中。其他参见"煤焦油染料"。含有溶剂红 23 号的染发产品必须附带使用说明，告知用户不可用于染睫毛或眉毛，并且避免在眼部、嘴部或鼻部周围使用。为此，标签可标注以下警示语："不可用于染睫毛或眉毛。""避免在眼部、嘴部或鼻部周围使用。"
200295-57-4	p-Nitro-m-phenylenediamine sulfate	4- 硝基 -1,3 苯二胺硫酸盐	3.0				
122-39-4	Diphenylamine	二苯胺					
15630-89-4	Sodium percarbonate	过碳酸钠					
475-25-2	Hemateine	氧化苏木精					

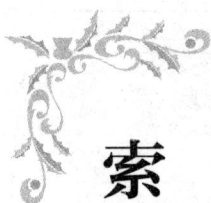

索 引

图片索引

英文缩写对照表

英文缩写	英文(外文)全称	中文
ABIHPEC	Associação Brasileira da Indústria de Higiene Pessoal, Perfumaria e Cosméticos	巴西化妆品、浴室用品和香水协会
ACA	ASEAN Cosmetics Association	东盟化妆品协会
ACC	ASEAN Cosmetics Committee	东盟化妆品委员会
ACCSQ	ASEAN Consultative Committee on Standards and Quality	东盟标准和质量咨询委员会
ACD	ASEAN Cosmetic Directive	东盟化妆品指令
ACSB	ASEAN Cosmetics Scientific Body	东盟化妆品科学机构
ANSI	American National Standards Institute	美国国家标准学会
ANVISA	AgênciaNacional de Vigilância Sanitária	(巴西)国家卫生监督局
ARGS	Australian Regulatory Guidelines for Sunscreens	澳大利亚防晒剂法规指南
ASA	Advertising Standards Authority of South Africa	南非广告标准机构
ASC	Advertising Standards Canada	加拿大广告标准协会
ASEAN	Association of Southeast Asain Nations	东南亚国家联盟
BIS	Bureau of Indian Standards	印度标准局
BSE	Bovine Spongiform Encephalopathy	牛海绵性脑病
CAERS	CFSAN Adverse Events Reporting System	(美国)食品安全与应用营养学中心不良反应报告系统
CAS Number	Chemical Abstracts Service Number	化学文摘服务社编号
CCTFA	Canadian Cosmetic, Toiletry and Fragrance Association	加拿大化妆品、化妆用具和香水协会
CDER	Center for Drug Evaluation and Research	(美国)药品评价与研究中心
CDSCO	Central Drug Standard and Control Organization	(印度)中央医药品标准管理机构
CE	Cosmetics Europe	欧洲化妆品协会
CFR	Code of Federal Regulations	(美国)联邦法规法典
CFSAN	Center for Food Safety and Applied Nutrition	(美国)食品安全与应用营养学中心
CIR	Cosmetic Ingredient Review	(美国)化妆品原料评价委员会
CMR	carcinogenic, mutagenic, or toxic to reproduction	致癌、致突变和生殖毒性

续表

英文缩写	英文(外文)全称	中文
CPNP	Cosmetic Product Notification Portal	(欧盟)化妆品备案门户网站
CPSB	Consumer Product Safety Bureau	(加拿大)消费品安全局
CTFA	Cosmetic,Toiletry & Fragrance Association of South Africa	南非化妆品和香化协会
EC	European Commission	欧盟委员会
EDI	Electronic Data Interchange	电子数据交换系统
EEC	European Economic Community	欧洲经济共同体
EPA	Environmental Protection Agency	(美国)环境保护署
EU	European Union	欧洲联盟
FD&C Act	Federal Food, Drug, and Cosmetic Act	(美国)联邦食品、药品和化妆品法案
FDA	Food and Drug Administration	(美国)食品药品管理局
FDR	Food and Drug Regulations	(加拿大)食品和药品法规
FPLA	Fair Packaging and Labeling Act	(美国)公平包装和标签法案
FTC	Federal Trade Commission	(美国)联邦贸易委员会
GCP	Good Clinical Practice	药物临床试验质量管理规范
GLP	Good Laboratory Practice	良好实验室规范
GMP	Good Manufacturing Practices	良好生产规范
GRAS	Generally Recognized as Safe	一般认为安全
HECSB	Healthy Environments and Consumer Safety Branch, Health Canada	加拿大卫生部健康环境及消费者安全委员会
HHS	Department of Health and Human Service	(美国)卫生与公众服务部
IARC	International Agency for Research on Cancer	国际癌症研究中心
ICCR	International Cooperation on Cosmetic Regalation	国际化妆品法规合作组织
ICCVAM	Intergency Coordinating Committee on the Validation of Alternative Methods	替代方法验证跨部门协调委员会
IFOAM	International Federation of Organic Agriculture Movement	国际有机农业运动联盟
IFRA	International Fragrance Association	国际日用香料香精协会
INCI	International Nomenclature for Cosmetic Ingredients	国际化妆品成分命名法
ISO	International Organization for Standardzation	国际标准化组织
JCIA	Japan Cosmetic Industry Association	日本化妆品工业联合会
JCSS	Japanese Cosmetic Science Society	日本香妆品学会
KCA	Korea Cosmetic Association	大韩化妆品协会

英文缩写	英文(外文)全称	中文
KCII	Foundation of Korea Cosmetic Industry Institute	大韩化妆品产业研究院
KFDA	Korean Food and Drugs Administration	韩国食品医药品安全厅
KP	Korean Pharmacopoeia	韩国药典
KPTA	Korea Pharmaceutical Traders Association	韩国医药品进出口协会
MERCOSUR	South American Common Market	南方共同市场
MFDS	Ministry of Food and Drug Safety	(韩国)食品医药品安全部
MHLW	Ministry of Health, Labor and Welfare	(日本)厚生劳动省
MOHFW	Ministry of Health and Family Welfare	(印度)卫生和家庭福利部
NAD	National Advertising Division	(美国)国家广告部
NHPR	Natural Health Products Regulations	(加拿大)天然健康产品法规
NICEATM	The National Toxicology Program Interagency Center for the Evaluation of Alternative Toxicological Methods	毒理学替代方法跨部门机构评价中心
NIFDC	National Institutes for Food and Drug Control	中国食品药品检定研究院
NIFDS	National Institute of Food and Drug Safety Evaluation	(韩国)食品医药品安全评价院
NITE	National Institute of Technology and Evaluation	(日本)国家产品技术与评价院
NNHPD	Natural and Non-Prescription Health Products Directorate	(加拿大)天然和非处方健康产品管理中心
NTP	National Toxicology Program	(美国)国家毒理学计划
OECD	Organization for Economic Co-operation and Development	经济合作与发展组织
OEHHA	Office of Environmental Health Hazard Assessment	(美国加州)环境卫生危害评估办公室
OTC	over the counter	非处方药
PAAC	Product Assessment against Criteria	(加拿大)产品分类评估标准
PCDIs	Classification of Products at the Cosmetic-Drug Interface	(加拿大)介于化妆品和药品之间的产品
PCPC	Personal Care Products Council	(美国)个人护理产品协会
PEMSAC	Platform of European Market Surveillance Authorities for Cosmetics	欧盟化妆品市场监督部门平台工作组
PIF	Product Information File	产品信息资料
PMDA	Pharmaceutical and Medical Devices Agency	(日本)医药品医疗器械综合机构
QMS	Quality Management System	质量管理体系

英文缩写	英文(外文)全称	中文
RAPEX	Rapid Alert System for Non-food Consumer Products	(欧盟)非食品类消费产品快速警报系统
RDC	Resolução da Diretoria Colegiada	(巴西)联合法规决议
SAC	Standardization Administration of China	中国国家标准化管理委员会
SCCS	Scientific Committee on Consumer Safety	(欧盟)消费者安全科学委员会
SOP	Standard Operation Procedure	标准作业程序
SPF	Sun Protection Factor	防晒系数
TPD	Therapeutic Products Directorate	(加拿大)治疗产品委员会
VCRP	Voluntary Cosmetic Registration Program	(美国)化妆品自愿登记系统
WHO	World Health Organization	世界卫生组织